娄绍昆经方系列

娄莘杉 ◎ 编著

娄绍昆

讲康治本《伤寒论》

——65条学完一本《伤寒论》

全国百佳图书出版单位
中国中医药出版社
·北京·

图书在版编目（CIP）数据

娄绍昆讲康治本《伤寒论》：65 条学完一本《伤寒论》/ 娄莘杉编著 .—北京：中国中医药出版社，2023.12（2024.5重印）

（娄绍昆经方系列）

ISBN 978–7–5132–8328–1

Ⅰ .①娄… Ⅱ .①娄… Ⅲ .①《伤寒论》—研究

Ⅳ .① R222.29

中国国家版本馆 CIP 数据核字（2023）第 160506 号

中国中医药出版社出版

北京经济技术开发区科创十三街 31 号院二区 8 号楼

邮政编码　100176

传真　010–64405721

鑫艺佳利（天津）印刷有限公司印刷

各地新华书店经销

开本 787×1092　1/16　印张 43　字数 885 千字

2023 年 12 月第 1 版　2024 年 5 月第 3 次印刷

书号　ISBN 978 – 7 – 5132 – 8328 – 1

定价　198.00 元

网址　www.cptcm.com

服 务 热 线　010-64405510

购 书 热 线　010-89535836

维 权 打 假　010-64405753

微信服务号　zgzyycbs

微商城网址　https://kdt.im/LIdUGr

官 方 微 博　http://e.weibo.com/cptcm

天猫旗舰店网址　https://zgzyycbs.tmall.com

如有印装质量问题请与本社出版部联系（010–64405510）

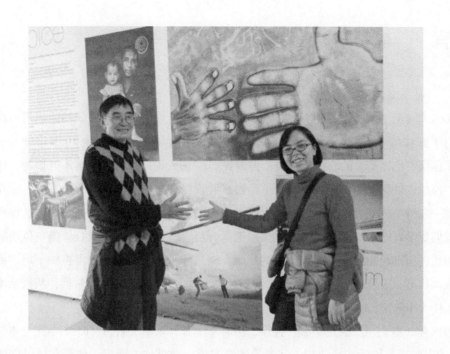

娄绍昆简介

娄绍昆 (1944 年 9 月 18 日 –2023 年 2 月 6 日),汉族 ,浙江温州人。当代著名中医经方临床家、教育家。南京中医药大学国际经方学院客座教授 ,仲景书院仲景国医导师 ,欧洲经方中医学会专家顾问 ,温州市卫生干校中医学高级讲师。

毕生潜心研究《伤寒论》、日本汉方、伤寒派腹诊和针灸等外治法的临床应用 ,著作等身。著有《中医人生——一个老中医的经方奇缘》、《娄绍昆经方医案医话》、《娄绍昆讲经方》、《娄绍昆一方一针解伤寒》、《娄绍昆讲〈康治本伤寒论〉》等中医畅销书。在灵兰中医网络平台开设 " 一方一针解《伤寒》" 和 "65 条学完一本伤寒论 " 等精品中医音频在线课程 ,广受中医同道和爱好者推崇。

娄莘杉简介

娄莘杉:浙江温州人 ,执业中医师 ,娄绍昆学术传承人 ,温州市中医药学会经典与经方专业委员会委员 ,原温州大学国际学院英语教师、办公室副主任。擅长运用《伤寒论》方证辨证与针灸、按摩等外治法结合治疗各种疑难杂症。

编著整理中医畅销书《中医人生——一个老中医的经方奇缘》、《娄绍昆经方医案医话》、《娄绍昆讲经方》、《娄绍昆一方一针解伤寒》、《娄绍昆讲＜康治本伤寒论＞》等娄绍昆经方系列丛书 ,阐释娄绍昆医学理论 ,传承中医经方临床精髓。

前　言

2008年1月31日（农历腊月二十四），父亲娄绍昆在浙江大学医学院附属第一医院成功进行了肝移植手术。术后15年，父亲潜心研究《伤寒论》，根据他40多年学习、研究和临床运用《伤寒论》的心得与总结，告诉我们："前人说西方的哲学离不开康德，康德就好像一座桥，任何的船都要从他的桥下经过。我说张仲景的《伤寒论》这本书，也正像中医学的一座桥一样，任何流派、任何中医学里面的分科、各科医生，都要经过这座桥。所以，我们要学好中医，必须要学习《伤寒论》。但是，《伤寒论》的核心就像一位美貌的新娘，历代医家都想给她穿上一件美丽的华服，结果到了今天，美人变得臃肿不堪、面目全非，谁也认不出了。"他大胆地提出："学习《伤寒论》，要回归前经方时代，从康治本入手直接抓住《伤寒论》的核心和精髓。"

2018年，我们与"灵兰中医"合作，历时4个月，录制了名为"65条学完一本《伤寒论》"的中医精品语音在线课程。父亲曾经跟我说，通过这个课程，他要在尽可能的范围内，回答好有关《伤寒论》的"天问"，尽可能抛弃以往的阅读经验，引入多学科与现代哲学的知识，期望能够展现出《伤寒论》诊治体系的真面目。该课程以康治本《伤寒论》（简称康治本）为蓝本，通过康治本65条条文，逐条解读分析，并上下条文进行联系；以临床为准绳，与宋本《伤寒论》（简称宋本）逐条进行对比学习；通过深入浅出的病案实例，解析条文里面的50个方和42味中药。该课程共116讲，迄今为止，参与人数已达3011人。本书就是以灵兰中医"65条学完一本《伤寒论》"的语音课程为主要内容，并增加父亲近5年来进一步深入研究康治本《伤寒论》的心得体会整理而成。

2023年2月6日（农历腊月十六），父亲因病医治无效而永远离开了我们。去世前，他还经常问我《娄绍昆讲康治本〈伤寒论〉——65条学完一本〈伤寒论〉》什么时候能够出版。因为本书内容专业，涉及范围较广，中国中医药出版社张钢钢、华中健等老师花费近两年时间对本书做了精心策划和编校，在此表示衷心的感谢！虽然父亲生前未能亲眼看到本书的出版，实为遗憾。但我相信，他在天之灵得知本书的出版，肯定会非常欣慰。

在此，还要感谢"灵兰中医"全体老师为本课程所付出的辛勤努力，特别是蔡仲逊老师、程立业老师和王韬老师对本课程的设计、策划和制作花了大量的心血！感谢灵兰学员志愿者朱思诚同学不辞辛劳，帮忙整理该课程语音文字！感谢方新云老师对本书的文稿提出了很多宝贵的意见！感谢所有为本书的出版做出过努力和贡献的老师！

希望本书的出版，能够帮助大家在学习《伤寒论》时，一下子就抓住《伤寒论》的核心，进而灵活高效地运用经方，提高临床疗效，为更多的患者解除病痛。由于水平有限，书中难免有不妥和错误之处，恳请广大读者提出宝贵意见。

娄莘杉

2023年7月8日于温州

目 录

引言：由康治本《伤寒论》谈起

1. 康治本《伤寒论》是《伤寒论》的原始本

中国中医药史记载，《伤寒论》是东汉张仲景所著，但据研究事实可能并非如此。日本学者认为，《伤寒论》产生于先秦时期，《金匮要略》（以下简称《金匮》）则晚于《伤寒论》，《伤寒论》与《金匮》并非同一时期、同一人的著作。张仲景的历史贡献，只是把《伤寒论》与《金匮》两本书合并为一本《伤寒杂病论》，他只是伤寒学的整理者与集大成者。

先秦时期是中国古代文明群星灿烂的时代，是一个流派迭出、学术活跃的年代。在同一时期，世界上的主要文明都经历了对以后历史发展具有很大影响的思维定势阶段，不同国家、不同民族共同塑造了此后 2000 多年人类的心灵。德国哲学家雅斯贝尔斯在《历史的起源与目标》一书中，把公元前 800 年至公元前 200 年这段时间，称为人类文明的"轴心时代"。这一时期，人类的各种文明都先后出现了伟大的文化人物——古希腊的苏格拉底、柏拉图、亚里士多德，以色列的摩西，古印度的释迦牟尼，中国的孔子、老子、韩非子、墨子……启示录般地使人顿悟的医学典籍《伤寒论》出现在这一时期可谓恰逢其时，它与同一时期的《申辩篇》《斐多篇》《会饮篇》《理想国》《工具论》《形而上学》《周易》《老子》《论语》等文化经典具有同一水平、同一价值，极具生命力和超越性，它们都是共时态横向并列的典范性、权威性的煌煌大作，迄今仍然在发挥着重要的作用。

《伤寒论》的行文用词接近于先秦时期的作品。日本汉方家剑持久根据对《伤寒论》行文用词与篇章、文辞等方面的研究，认为康治本《伤寒论》（以下简称康治本）与《周易》是同一时代的产物。如果把康治本和长沙出土的马王堆帛书《五十二病方》的行文用词、篇章结构，以及论叙内容等进行比较，其历史的距离不可以道里计，前者高雅，后者通俗。这里所谓的历史距离，是指轴心时代文化的积极构建与非轴心时代的文化同质化之间的距离。

有客问，是否存在先秦时期的著述被汉代人编辑完成的先例？金克木教授回答了这个问题。他在《书读完了·传统思想文献寻根》中就提出"先秦古籍几乎都是经过汉朝人之手"编辑与整理的。由此可见，东汉张仲景作为先秦遗留下来伤寒学的整理者完全有其可能性。

《伤寒论》不是从天而降的，前经方医学的实践经验才是《伤寒论》形成的肥沃土壤，前经方医学的医学理念才是伤寒学思想范式的创造者，《伤寒论》只是对前经方医学临床经验的概括、总结与整理。

一个中医师如果不了解《伤寒论》，在临床诊治工作中便会有一种漂浮之感。特别是现在，为了复兴与弘扬中医药学，更应该掀起重新学习《伤寒论》的热潮。记得文化史学者金观涛教授在《面对"新轴心时代"我们需要更宏大的历史视野》一文中说过："每当人类社会面临危机或新的飞跃，都必须回顾轴心时代的价值创造，让文化再被超越突破的精神火焰所点燃。"

然而伤寒学整理后的原始文本在哪里呢？ 1963 年，当时日本汉方界著名的汉方家荒木正胤（1908—1975）在其《论伤寒论的原始型》的论文中认为：康治本就是原始本的《伤寒论》，它与目前流传的宋版系统的《伤寒论》完全不同，很有特殊价值。他的研究结果引起了汉方界的轰动和争论。有人（如龙野一雄）认为康治本是伪本，也有人认为康治本只是宋本的一个简略本等。对康治本持否定意见的医家虽然众说纷纭，但谁也拿不出足以令人信服的证据。后来有更多的汉方家加入康治本的研究行列中，有的研究康治本的结构和体系，有的则去比较研究康治本与宋本等不同版本之间的关系……他们的研究成果表明，康治本是一个真实可靠的古代原始本《伤寒论》。至今，研究仍在继续，新的认识、新的观点层出不穷。

康治本文本中不同药方的证治没有辨析，不涉及任何不同的观点，也没有引文注释，没有考证、分析、论证、总结之类的常规套路，完全像编者对三阴三阳框架下方证辨证的"个人论叙"。令很多初学者纳闷的是，到底应该如何读这部作品呢？它为什么有如此的魅力？它有什么特殊的价值？这部仅仅由 65 条条文、50 个药方、42 味药物构成的手抄本是《伤寒论》真正的文本吗？为此，我愿意为那些渴望了解《伤寒论》的莘莘学子，介绍我对康治本的一些认知、理解与感悟。我们只有全景式地从整体上把握康治本的特质，才会发现其异常丰富的疾病总论的内容，才会体悟到它的诊治价值与生命力所在，并从其"退而瞻远"的结构中发掘出对临床疗效有帮助的东西。

"退而瞻远"一词，出自 20 世纪俄裔法国哲学家科耶夫，他为了阐释视野中的人与自然二元论及其辩证法，曾在一封与法国哲学家的通信中，描述过一个"金戒指"的形象。他写道："我所设想的是一个金戒指的形象，如果没有中间的洞，也就不存在戒指的形象。然而，我们也不能说，指环中间的洞和金是同等的。正是这个金戒指中包含了两种存在，因此这个指环就是那个统一性。"他从辩证法的角度将人与自然的对立统一隐喻为一个"金戒指"的结构。金子就是自然，洞就是人，指环就是两者的统一性与恒久不变的同一性。《伤寒论》在三阴三阳框架下的方证辨证，就是康治本编者"退而瞻远"之作，是对自发的依治法类方方证辨证的超越。请注意，在前经方医学时代以四神治法类方（以青龙、白虎、朱雀、玄武四神的名称分别去命名青龙汤、白虎汤、十枣汤、真武汤）来自自发秩序，《伤寒论》要超越前经方医学时代，寻找独立于自发秩序规范之外的主观意识，就把以四神治法类方的方证辨证在内的知识作为基础，从而完成了在三阴三阳框架下的方证辨证。其中"退"是从以四神治法类方的方证辨证中走出，"远瞻"则是把意向性指向独立于以治法类方的方证辨证之外的三阴三阳。这个过程，不仅在对天然形成的依治法类方的方证辨证中发现了医者有意识理性思维着的自己，同时也在这种能动关系中，将医者自己的辨证意愿存在转换为一种三阴三阳的时代观念，反馈给了经方医学，寻求到了经方医学诊治方法的同一性。

2. 原始社会汉民族的前经方医学时代，相当于伤寒学的童年

人类学家认为，这一时期先人的思维就像儿童一样还处于野性思维阶段。野性思维是指未开化人类（原始人）的具体、整体、直观直觉的思维，它是人类文化的源头。野性思维是无意识理性，不同于文明时期的有意识理性。"方证辨证"就是中国未开化时代先人的"无意识理性"的产物，是"野性思维"的结晶。它是一种自发的规矩与秩序，不是先人所创造、所设计的，而是先人在数亿次的医治疾病的实践中，通过反复"试错"而发现的诊治疾病的规矩而已。可以说，方证辨证是发生（happen）的，而不是制造（make）的。

野性思维与我们现代思维一样，包括三大内容，即记忆、理解与发现，不过它是人类的原始逻辑在无意识中进行的理性活动。野性思维强于知觉与想象，善于直观地捕捉到事物的本质，但是它缺乏分析、归纳、综合的抽象思维能力。因此，在这种"药证辨证""方证辨证"的诊治方法中，看得见摸得着的方证、药证就是知其然而不知其所以然的"具体的科学"，只需要通过原始逻辑与直观直觉去诊治病证，而不需要有意识的理性去解释，去论证。就像警犬扑捕犯人一样，无须更多人为的说明。当然警犬扑捕犯人是动物的本能，不能与人类的野性思维相提并论。

野性思维与现代思维，这两种思维在人类历史上始终存在，平行发展，各司其职，互补互渗。但是进入文明社会以后，野性思维的发展被有意识理性思维的发展所深深地隐藏与掩盖。（列维－斯特劳斯《野性的思维》）药证辨证、方证辨证的合理性就在于它是运用人类与生俱来的野性思维来诊治疾病的，远离那个原始社会的野性思维就不可能发现与创建药证辨证、方证辨证。由此可见，对于以药证、方证为核心的前经方医学的总结与整理工作也只能开始于刚刚迈进文明社会的殷商、西周时期，所以原始本《伤寒论》的成书时代只能在商周、春秋等先秦前期，而不会太晚。

前经方医学是经历了几千万年的长时间的积累，先人们在所处的特定生活环境中，通过反复尝试从偶然巧合中得来的极其珍贵的诊疗经验——药证、方证。这些有关生命存亡

的经验，是先人通过自己的眼睛、耳朵、面部表情、手的动作等密码、暗号和周围的人们共同分享着，甚至无须特别地用语言来沟通。然而此类经验是外人看不出来、内部人说不出来的东西，很难找到恰当的形式来加以表达与保存。如果此类经验永远找不到合适的表达形式，便可能永远不存在了。前经方医学能够存在与发展，就在于先人能从药物和病人抵抗疾病的趋向出发而发现健病之变的奥秘，他们从野性思维整体认知水平出发，通过药证、方证找到了诊治疾病发生、发展、变化、转归的方法。

药证、方证是具有野性思维的先人所发现的经验现象，医者在患者身上寻求与发现了"生药结合基"与脉症之间不可分离的关系，然后用最简化的方式把它们表示出来，再根据汗、下、和、补四法进行方证分类。

前经方医学中以法类方的贡献巨大是不言而喻的，它用汗、下、和、补四法就犹如一条丝线将一颗颗犹如珍珠般零散的方证串联成一条美丽的项链。如果没有这样的"串联"整理，前经方医学的原始方证体系就难以保存。总之，实践走在理论的前头。前经方医学实践经验的积累，为原始《伤寒论》的出现铺平了道路。康治本以三阴三阳作为理论框架，把前经方医学的方证辨证和以法类方整理起来，使之走向系统化、理论化，于此同时也为经方医学的发展设置了障碍，是经方医学被《内经》化的发端。

总之，前经方医学存在的历史可能性与合理性在哪里呢？这是一个值得夙兴夜寐、苦心孤诣所寻求的大问题。

3. 康治本是初学《伤寒论》的最佳入门教材

《伤寒论》的版本众多，有敦煌本、淳化本、唐本、宋本、成本、明赵开美编著的宋本和桂林古本《伤寒杂病论》、长沙本《伤寒杂病论》、《金匮玉函经》，以及流传于日本的康治本、康平本等。这些传世的不同版本，在其传播过程中，裹挟了大量的历史信息。由于年代久远，词语变迁以及文化环境的转换，往往会给我们的阅读带来困难；而且阅读时，还要处理好原生文本和次生文本的关系。毋庸置疑，这是一件艰涩不易的工作。

对于经方医学初学者来说，应该先选择简易而能快捷入门的版本为好，而这个版本就是康治本。因为康治本不仅简易，而且已经呈现了《伤寒论》的核心内容，是保存前经方医学原初状态的最佳文本。然而可惜的是，康治本迄今还没有进入中国中医师的视野。

长期以来，我们学习《伤寒论》总认为宋本《伤寒论》是最佳教材，同时对《伤寒论》的理论研究越来越复杂，越来越烦琐，其结果大家都心知肚明。现在应该到了洗尽铅华的时候了。孔夫子说过"温故而知新"，教导我们溯流从源才能返璞归真，如同尤瓦尔·赫拉利在《人类简史·从动物到上帝》所说的那样："明白从哪里来，才能清楚去哪里。"

基于上述的观点，我倡议学习《伤寒论》要从康治本入手。通过对康治本的学习，还原古人在方证、药证原生态的基础上所构造的经方医学的核心内容，这样就可以逐渐靠近最初的、原生态的古方医学的体系。

尽管目前对于康治本是否为《伤寒论》的原始文本尚未取得一致的看法，但可以肯定的是，从康治本入手是一条学习《伤寒论》的捷径，因为它仅以 65 条的条文准确地论述了大论的核心理论，这一点是无可否定的事实。我的这次讲学，就是试图努力恢复与重构前经方时代原始医学体系的观念。

4.《伤寒论》的抄本，在日本为什么被命名为康治本

《伤寒论》流传到日本是公元七八世纪的事情了。在公元 6 世纪以前的弥生时代，日本人主要的治病方式是巫师祷告鬼神和单味的野草治疗。公元 6 世纪以后，中医药学才随着佛教经书由遣隋使与遣唐使渐渐传入日本。"医学"这两个字就是从中国传到日本的，而"汉方"这个词，则是江户时期荷兰医学传入日本时，为了与中医药学区分而出现的。中日文化的交流，在唐代的鉴真时期达到了高潮。康治本是日本最澄和尚抄写的，他当时担任日本的遣唐使，相当于日本国家派遣到中国的文化大使。他在中国听讲、研习天台教义的同时，亲手抄写、带回了大量的天台宗典籍和名家碑帖拓本等，其中就包括《伤寒论》。

最澄和尚抄回的《伤寒论》只有 1 卷，条文仅 65 条，其中太阳病 43 条，阳明病 4 条，少阳病 1 条，太阴病 2 条，少阴病 12 条，厥阴病 3 条。全书处方 50 首，比宋本少 63 首；药物 42 味，比宋本少 46 味，且无丸剂、散剂等剂型。"青龙汤""陷胸汤""建中汤"等药方无大小之分，只有大承气汤而无小承气汤。这 65 条条文有 40% 被加入了一些说明文字而编入了宋本之中，另外的 60% 则是原封不动地编入了宋本。此外还有一个非常重要的特点，就是这些条文中还没有出现柴胡桂枝汤、桂枝二麻黄一汤、桂枝麻黄各半汤、桂枝二越婢一汤等宋本中经常出现的合方。

最澄和尚把《伤寒论》的抄本带回国后，先是秘藏于比睿山延历寺（见池内奉时康治本《伤寒论·跋》），后来又传到滋贺县神崎郡的永源寺中（见户上玄斐《刻康治本伤寒论叙》），在这里默默地藏了 339 年。一直到了日本康治二年，也就是 1143 年，永源寺里的一位了纯和尚，从一个秘藏的楼阁上发现了这本书，并进行了再次抄写。这件事引起了一些人的关注，他们就以了纯和尚第二次抄写的"康治"年代来命名这本书，叫作"康治本"。当时这些抄写本只是在寺庙中的僧侣之间传阅、学习，虽然后来有一个姓奥的医师又再一次做了抄写，但直到 19 世纪中叶，康治本都不为社会外界所知，并没有引起日本汉方界的注意。1846 年，日本柳河医官户上氏的朋友河口春龙从奥姓医师那里借阅了康治本并抄写。之后，有个叫户上玄斐的人，见到这本书并和宋本、成无己本做了勘查校对，于日本嘉永元年（1848）对康治本抄本进行了首次刻印，扩大了康治本的传播范围。1858 年，京

都书林根据户上玄斐的校刻本影印刊行，由此开启了汉方界的人士对康治本的学习、研究与运用。

5. 康治本在唐代就已经传入日本，为什么过了1000年之后才得以传播

从唐代到明末，中国中医界都处于钱超尘教授所称的"《伤寒论》研究中一千年的空白地带"，这1000年是伤寒学由于早熟而陷入停滞、创痛巨深的岁月。而在日本，这1000年由最澄和尚带回国的《伤寒论》抄本，秘藏于延历寺、永源寺黑暗的藏经楼之中未见天日，其中所显示出来的历史吊诡，仿佛不是几句话能够说清楚的。

日本在17世纪之前流行的是金元医学，直到江户时期，随着复古思想的兴起，医学界才大力提倡溯流从源，返璞归真，回到古代医学的原典。正是在复古思潮的推动之下，日本的医学界才开始重视《伤寒论》，日本汉方古方派医家才把《伤寒论》视为最高医典。此后，《伤寒论》才渐渐地进入汉方医学的主流，从唐代就传入日本的康治本，在沉默了1000多年以后才得以传播。

日本汉方界开始认为康治本只是康平本的原文缩写本。荒木正胤博士、长泽元夫博士研究后，认为康治本是《伤寒论》原始文本的古抄本，并由日本民族医学研究所复刻重印。远田裕正教授赞同长泽元夫博士的观点，也认为康治本是《伤寒论》的原始版本，并从药方的分布、汤的形成等做了详尽的探讨与研究。

对于康治本以及康平本的研究一直是日本现代汉方界汉方研究的热点。江户时代复刻康治本时，丹波赖易为之作序。当时在日本宫廷中最有名的医家是丹波家族与和气家族的和气清磨，和气清磨是第一代御医，其三子和气真纲的子孙复刻刊行《和气本伤寒论》，促使了康平本的流传。后来，丹波家的子孙又复刻了康治本《伤寒论》。康治本《伤寒论》目前在日本有两种版本。从江户时代版本重印的有出版科学综合研究所本和日本民族医学所究所本。《贞元伤寒论》根据出版科学综合研究所元穷会图书馆所藏抄本之复刻出版。京都大学医学部图书馆藏的《永源寺古写本伤寒论》是富士川文库中抄本之复刻，出版科学综合研究所出版。对康治本《伤寒论》深有研究的是长泽元夫博士与远田裕正教授。（摘自俞雪如教授的《康治本与康平本伤寒论》，浙江中医学院学报，1997年第21卷第2期）

6. 日本汉方学者对康治本的研究

康治本《伤寒论》原系唐人手抄卷子本，长期流传在日本寺庙中，直到近代才得以刊行。根据现代诸多日本汉方家的研究，这个唐代的手抄本更多地保留着前经方时代医学理念的口诀条文，更为精准地呈现了古方医学的真实面目。因此，得到了日本汉方界的高度重视，被视为国宝级的中医学典籍。

古人都是把口诀条文记在心中，然而将其全部倒背出来记录成文字在古代也并不奇怪，比如"今文"《尚书》二十八篇，据说就是先由秦代博士伏生在汉初背诵出来，后由大小夏侯二人传授写定的。

长泽元夫、山元章平、冈本洋明、村木毅、远田裕正等日本汉方学者都用毕生精力去发掘康治本深层的精义。如1982年出版了长泽元夫博士撰著的《康治本伤寒论之研究》、山元章平教授撰著的《康治本伤寒论的虚实阴阳》，1987年出版了冈本洋明教授的《康治本伤寒论考》、2000年村木毅教授的《康治本伤寒论解读与应用》等。这些著作都肯定了康治本是《伤寒论》原始本，并肯定了康治本的临床指导意义与应用价值，一致认为康治本是学习《伤寒论》必读之典籍。远田裕正教授自1982年始，把自己多年研究康治本的成果写成一系列的论文，先后发表在《汉方の临床》等汉方杂志上。他从诸多《伤寒论》版本的比较研究中，论证了康治本是还没有经过王叔和整理的《伤寒论》文本，是现存《伤寒论》最早的原始文本，其成书年代应该远在《内经》之前。

远田裕正继承了吉益东洞、尾台榕堂、汤本求真、大塚敬节的学术神韵，并将吉益东洞的思想当作思考问题的基本预设，在吉益东洞、尾台榕堂终止思维的地方继续前行。他用后半生几十年时间醉心于康治本的研究，他基于经方医学终极问题的精深思考所倡导的"个体生物学"，是迄今让人叹为观止的一项重大成果。

远田裕正认为，只有学习康治本，才能在还原古人药方结构的基础上认识到古方医学的内核。他把这些研究康治本的论文整理编著为《伤寒论再发掘》一书，近40万字。后来他又撰写了《近代汉方总论》《近代汉方分论》《近代汉方治疗篇》等著作。他具有超乎常人的敏锐和看透事物本质的视野，能以独特的眼光追溯探讨经方医学的原始真相。他既能够在史料上爬梳，细微求证，又能够密切联系临床实践加以印证。我个人认为，他的研究与前经方医学源头的联系比其他人更紧密、更自觉，他所确立的解构方证的立场，是一把解开康治本之谜的钥匙。在他以小见大、娓娓道来的行文中，蕴含着独具卓识的观点。这些观点打开了我学习经方的新视角，给了我恰当事实细节感的体验。他的著作告诉我们，经方的临床诊治是一桩个体自力更生的事业，经方医生应该对自己的本我建立起真正的信心，将临床的方证系统看作联动的、一体化的整体。只有这样，才能真正接受和掌握《伤寒论》这一随证治之的诊治系统。

远田裕正教授真正开启了徐灵胎所倡导的溯流从源研究《伤寒论》的道路，使我们后学者"从隧道的现代这一头，已经看到了隋唐乃至先秦那一头的亮点了"（《黄翔鹏纪念文集》）。

由于时代与史料的局限，远田裕正教授对康治本的研究也暴露出了一些问题。这些问题还需要我们以一种更原始的视角与更为宽广的思路来解决。

7. 康治本（贞元）《伤寒论》的版本源流及相关研究简述

唐贞元二十一年（805），遣唐使最澄和尚在台州龙兴寺抄写后带回日本→比睿山延历寺流传

↓

日本康治二年（1143），沙门了纯再抄写→永源寺流传

↓

奥医师抄写（时间不详）

↓

河口春龙再抄写（1846 年）

↓

日本嘉永元年（1848），户上玄斐与宋本、成无己本校对后翻刻

↓

日本昭和三十八年（1963 年），荒木正胤提出康治本是《伤寒论》的原型

↓

日本昭和四十一年（1966），长泽元夫开始研究康治本《伤寒论》→撰著《康治本伤寒论之研究》
（1982 年出版）

↓

日本昭和五十七年（1982），远田裕正开始研究康治本《伤寒论》→撰著《伤寒论再发掘》
（1995 年出版）

↓

日本昭和六十二年（1987），冈本洋明撰著《康治本〈伤寒论〉考》

↓

日本平成二十年（2008），村木毅撰著《康治本伤寒论的解读与应用》

8. 康治本的历史性贡献

　　康治本除给我们提供了一部中医学临床诊治总论之外，还给世界文化提供了一种独特的写作范本。康治本极为简明，假如把它所有的条文单独打印出来的话，只需要两页 A4 纸，其内容之少出乎意料。面对如此少的内容，我们阅读、学习起来恐怕就不会感到畏惧了吧。相比之下，宋本有将近 400 条条文，113 个药方，88 味药物，其繁多的内容会使初学者如牛负重，望而生畏。更为重要的是，康治本比宋本更加古朴平实，更少浮辞骈语。也许我们会产生另外一种相反的想法，如此简单直白的语言和白描的手法似乎与其宏伟而丰富的内容极不相称，书不尽言，言不尽意。开始学习的时候，恐怕难以领悟其特殊的文本结构，特别是其用理性的语言刻画出经方医学诊治系统非理性图像的表达方式，会令人一头雾水。

　　康治本经远田裕正深入发掘后，一些勘破天机的特殊内容破土而出，以其吞吐万象的气概吸引着我们，使我们能够摆脱传统中医理论的束缚而获得新知。正如费维光《中医经

方临床入门》所云："远田先生根据这本小册子（康治本），运用了自己的天才与灵感，创造出中医学史上一颗光辉灿烂的巨星。"回顾自己学习经方医学的心路历程，如果说读陆渊雷《陆氏论医集》是我思想第一次受到颠覆性冲击的话，那么拜读远田裕正《伤寒论再发掘》就是第二次受到如此的冲击了。这两次冲击，使我体味到了读书间其乐融融的意境。

9. 中国的中医学者对康治本是怎么看的

由于国内一些学者认为康治本是伪书，因而在详细论述其内容之前，必须先阐述一下该书并非伪书的理由。

从我看到的资料，最早介绍康治本的是北京中医药大学的杨维益教授。1982 年，他在该校学报上发表了"关于康治本《伤寒论》"的论文。杨教授 1980 年曾以访问学者的身份在日本国立癌症中心工作过，他对康治本持肯定的态度。1983 年，钱超尘教授在《北京中医》杂志上发表了"康治本《伤寒论》考"；1984 年，张家骏在《新中医》杂志上发表《论日本康治本伤寒论》；1997 年，上海中医药大学钮桂祥、俞雪如在《浙江中医学院学报》（现《浙江中医药大学学报》）上也发表了介绍康治本的文章。

钱超尘教授主编了《康治本·康平本伤寒论》，他在这本书的前言中指出："康治本是公元 805 年由我国传入日本，日本康治二年（1143）和尚沙门了纯根据唐朝传入的本子重新抄写，日本安政五年（1858）由医官户上雕版刊行。该本系是节录本，其中有 65 条条文，50 首方，42 味药，无疑是唐代的传本，在学术史上有重要意义。"钱超尘教授肯定康治本是唐代的一个抄本，而不是后人假造的，但认为它只是一个节录本，不是完整的文本，这与日本专门研究《伤寒论》的远田裕正教授所认定的"康治本是《伤寒论》的原始本"的结论不一样。

马继兴教授也肯定康治本早在林亿校对宋本《伤寒论》之前就已经有了，也就是说在北宋之前就有了，具有一定的历史价值，可以供校勘参考。

那么，康治本究竟是不是《伤寒论》最早的原始本呢？近百年来，已经有多位日本汉方家进行了研究，发表了很多的论文与专著，几乎都做出了肯定的论断。千万不要认为这些都是闭门造车、凌空蹈虚之作，参与研究的这些汉方家都是高才饱学、渊综广博之士，康治本是原始本《伤寒论》是他们经过旷日持久的深入研究所得到的结论。相比之下，国内对于康治本的研究则比较薄弱，只有俞如雪等少数学者发表了一些介绍康治本的文章，也没有引起足够的重视。这里值得注意的是，国内极力介绍日本康治本研究状态的学者竟是非医学专业人士——费维光。他在《中医经方临床入门》一书中说："日本学者多年来对于这本书的真伪问题一直争论不休，有人认为是江户时期一个抄本，抄《伤寒论》假冒唐朝的作品。"又说，后来"远田先生在日本《汉方の临床》杂志上，连续发表 8 篇文章，结束了关于这本书真伪的争论，做了一个结论。这引出了《伤寒论》和《金匮》的奥秘，使人明确地理解康治本是《伤寒论》最早的原始文本。这是中医学史上的一个大事"。他说远田先生当然并没到此为止，"他又创造性地研究了康治本的方药是怎么形成的整个过程"。远田裕正《伤寒论再发掘》的出版，在某种程度上结束了有关康治本真伪的争论。

对我们来说，目前学习和研究日本汉方是在寻找一个失去的视野，既是当务之急，更是长远之思。当然，学习日本汉方应该有更冷静的思考，更清醒的认识，表现出更多的理性、更多的智慧，而不是照搬照抄、机械地运用或拙劣地模仿，更不是故弄玄虚，卖弄和唬人，而是将其作为一种基本的理论素养，脚踏实地地观察、研究我们自己的临床对象，不断提高临床疗效，做出更高水平的研究成果。总之，要以开放、理解、接纳与包容的心态来广泛地接纳日本汉方医学的优秀成果。

10.《伤寒论》与《金匮》

远田裕正研究所得出的一个结论：康治本是《伤寒论》的原始本，而《金匮》是在康治本的基础上衍变而来的，康治本和《金匮》的成书不是一个时代。东汉末年，张仲景把初期的《伤寒论》和初期的《金匮》合编为一本，叫《伤寒杂病论》。"盖仲景书经汉末丧乱，即便散佚，后之编次者不止叔和一人，各以己意作为篇首耳。"（陆渊雷《金匮今释自序》）到了宋代，王洙在宫廷的藏书室里找到了《金匮》的残本，然后把它整理出来，文本中增加了后世的一些内容，如《金匮》附方有很多《千金翼方》《外台秘要》的内容，这就成了现在我们所看到的《金匮》。《伤寒论》也一样，宋本中也插入了很多后世医家的一些经验与体会。而宋本的原本现在也难觅其踪，我们现在看到所谓的宋本，是"赵开美以北宋元祐三年（1083）小字本为底本翻刻之自称《宋版伤寒论》，此名延续至今。翻刻毕，小字本旋即亡佚，今世已无名实相副的《宋版伤寒论》，只有赵开美翻刻的《宋版伤寒论》，则称《赵开美本伤寒论》更为确切"（引自钱超尘教授的《北宋大字本伤寒论》）。远田裕正认为，前经方时代原有的条文是散见的，原始《伤寒论》，即康治本是对诸多散见条文的整理与总结。远田裕正做了一个很生动的比喻，他说原始的《伤寒论》就好像一个水果里面的果核，初期《金匮》和《伤寒论》就等于在果核的外面有了一层果肉，后期的宋本和《金匮》才是有了果皮的果实。由果核到果肉再到果皮的生成，我们就看到了伤寒学的形成、发展、成熟的全过程。

这个比喻很生动，但是在这里我还是想保留一点小小的意见。我认为前经方时代的条文并非是无序、松散的，而是已经初步成形的医学诊治体系。这一诊治体系是用汗、下（吐）、和、补四种治法将诸多不同的方证类聚在一起，在各种版本《伤寒论》中所出现的白虎汤、青龙汤、真武汤这三个以四神命名的药方就是汗、下（吐）、和、补四种治法分类的残留物，是先人使用神话、图腾等原始社会的文化基因来解释与分类前经方时代条文群的遗迹。现在看来，在以四神为方向感辨证的前经方时代的伤寒学中，我们看到了"未立法而法自然"（黄宾虹语）的"'简单'的力量"。然而，现代经方学者很少有人对四神命名加以注意，比如祝味菊在《伤寒新义》中对于青龙、白虎、真武的方名，就不予解释，认为这些药方的命名"玄学染色太深"。

我们在学习康治本的过程中，就会渐渐地了解哪些是《伤寒论》的核心，符合最原始《伤寒论》的思路和医学体系；而哪些是不符合的，是后人加进去的。这样的学习过程颇有趣味，你会为康治本中出现的对疾病的独特见解而惊喜，甚至会有醍醐灌顶之感，因为康治本编者自己的很多总结性的条文结构设计、医学见解与临床感悟，恰恰是游离在条文论叙之外的。

远田裕正的研究并非仅仅凭借推理想象，而是从一个非常巧妙的角度入手，用很多论据来证明他的观点。他在40万字的《伤寒论再发掘》书中，将宋本、《金匮》、康治本三本书分成两组进行对照研究。一组是宋本和《金匮》相比较，通过条文的对比研究，得出《金匮》成书应该比宋本早的结论。一组是康治本和《金匮》相比较，其结论是康治本比《金匮》更早。由此得出最后的结论：康治本最早，《金匮》次之，宋本最晚。他所采用的方法就是从原文的比较中慢慢发掘。我们举一个例子：他把宋本里面的一些方和方名与《金匮》的方和方名相比较，发现《金匮》里面有越婢汤，而宋本里没有，却有桂枝二越婢一汤。众所周知，桂枝二越婢一汤一定是在越婢汤的基础上才有的，即一定是先有越婢汤，然后才会有桂枝二越婢一汤。由此可以得出结论：载有越婢汤的《金匮》，其成书年代要比只有桂枝二越婢一汤的宋本早。更为重要的证据是，越婢汤是一个单独的方子，而桂枝二越婢一汤是一个合方，也就是说在《金匮》里面还没有出现合方。杨大华在《皇汉医学选评·合方之方法》中指出："'合方'原本就不是古方医学固有的范畴，是后世古方研究者们的创举。"事物总是由简单发展为复杂的，这应该是一个常识。可见，在《金匮》时代还只有一个个单独的药方，渐渐地发展到宋本时代才出现了复杂化的合方，这是一个顺理成章的结论。

也有人提出《金匮》《伤寒论》如果是同一个人写的话，就没有什么早晚的事情了。因为康治本里所有的方在宋本里全部有，这个方在什么书中出现、什么书中不出现，早一点出现、迟一点出现的问题就根本不存在了。这个问题远田裕正通过对康治本、《金匮》与宋本具体条文的研究，得到非常肯定的回答。他举例说，康治本里有桂枝汤，而没有桂枝加栝楼汤（栝楼根是天花粉），假如有桂枝加栝楼汤的话，根据康治本方子的命名方法，一个方子加了一味药，如果所加之药是原方中没有的，那么这味药就应该放在这个方组成药物的最后。如桂枝加附子汤，附子就应该加在整个桂枝汤的最后面，桂枝加葛根汤、桂枝加芍药汤也都是这样。也就是说，康治本如果有桂枝汤加栝楼的话，其方名一定是桂枝加栝楼汤。但《金匮》第一个六味药的方子，其方名却是栝楼桂枝汤，而不是桂枝加栝楼汤，可见《金匮》与康治本这两本书中对方子的命名方法是不一样的，说明二者不是同一个人、同一个时代的作品。这些客观真实的例子，都是三本书成书年代不同的铁证。

在《伤寒论再发掘》中，远田裕正举出了康治本、《金匮》和宋本中大量的条文作为第一手研究资料来反复证明这三本书成书年代的不同，后面我们还会进一步介绍、讨论。

11. 完成我的使命

在这次康治本的讲解中，我只是一座桥梁，任务是引起大家对康治本的兴趣，唤起大家读康治本的欲望，一旦大家读了康治本原著，走进了《伤寒论》，我的使命就完成了。希望大家能在阅读康治本原著时，有自己的独立思考与认识，不要受我阐释的约束与限制。如果能够这样，就达到我所要追求的讲解效果了。

最后，再交代一句。在下面的讲解过程中，宋本《伤寒论》简称为宋本，成本《伤寒论》简称为成本，《金匮要略》简称为《金匮》，康治本《伤寒论》简称为康治本，康平本《伤寒论》简称为康平本。

第1讲　康治本第1条——太阳病提纲证

1. 学习条文

第1条：太阳之为病，脉浮，头项强痛而恶寒。

如果康治本是原始本《伤寒论》的话，当编著者写下这第1条条文时，已经在经方医学发展史上画下了一条分界线：之前是没有三阴三阳的前经方医学时代；之后就进入以三阴三阳为方向感辨证的经方医学时代了。

解读条文是学习康治本的第一步，其重要性是不言而喻的。把条文吃透、消化，实际上等于超越时空而了解到前经方时代与经方时代初期先人凝结在口诀与文字中的生命体验与经验结晶。通过条文解读，我们就能够从中感受到伤寒学鲜活的气息与宏大的格局，感受到它以共时态与历时态的纵向演进来论叙病证诊治独一无二的体系。

康治本的条文基本上是使用对话体，有的表面不是，实际也是。编著者心中是有个预定读者，即听话者范围的。宋本中对话体的结构更为明显，有的条文就直接使用了"问曰""师曰""答曰"的句式。古代有"医学别传，不立文字"的传统，对话是师父对门徒们讲的，讲的内容不全记下来，记下来的是备忘录，其中的答案或明或暗。诸位学习康治本的条文，除了用"词释""解读""例举"等方法之外，还要朗读原文，从中得其声韵、语气，这是文字注释与语译所不能代替的。

2. 词语解析

（1）脉浮：是指寸、关、尺三部都是浮脉，也就是全脉都浮。诊治时，医者的三个指头压按在寸口的桡动脉上，同时感受到三个指头脉象的反应。如果三个指头轻轻地按压就能够感受到了指下反应，这是浮脉，犹如用手指按压漂浮在水面上的一块木板，手指按压时感受到水所冲撞的感觉，这是第一个特征；接着把三个指头稍稍用力向深部压下去，一般会感到冲撞力量会减弱，然而没有虚空无力，这是浮脉的第二个特征。《脉经》里用了"举之有余，按之不足"八个字来形容脉浮的这两个特征，虽然已经表达得很巧妙了，然而毕竟还只是一种"明确知识"，无法真正被初学者掌握。因为脉象是一种"默会知识"（个人知识），没有传承者手把手地示教，没有初学者自己反反复复地实践与临床，是无法走出

"心中了了，指下难明"困境的。

康治本把"脉浮"写在"太阳之为病"的第一条，无疑是提示"脉象"非常重要。那是不是仅凭"脉浮"这一点就可以确定是太阳病呢？当然不是！少阳病、阳明病、太阴病、少阴病偶然也是会出现浮脉的，所以不能光凭一个脉浮就确定是太阳病。有一些条文与病例之中只有脉象作为诊治的记录，那也是有很多的背景材料支撑着的。

临床脉诊有两种方法，上述的是经方医学的脉法，即寸口脉的全脉，不分寸、关、尺各部。另一种则是现在教科书中传统的脉诊方法，即根据寸口三部分左右定位，左、右部的寸、关、尺分别代表心、肝、肾、肺、脾、命门的运行状态。日本汉方家通过比较研究两种不同的诊脉法来进一步证实《伤寒论》诊治方法的理论基础不是经络脏腑学说。日本针灸家本间祥白先生撰写的《经络治疗讲话》中就有关于寸口脉的寸、关、尺三部单按法是针灸医学与医经学派临床所用脉法的论述。有人会说宋本里面也看到有些地方分别讲到寸、关、尺三部脉，但大家只要学习了康治本与康平本以后就会明白，宋本里所讲到的有关寸、关、尺三部脉的内容都是后人加进去的追文、嵌注与旁注等，并不是《伤寒论》的原文。而康治本中的脉象全部都是寸口脉的全脉，没有分寸、关、尺各部脉象的记载，由此也说明，康治本的文本要早于宋本。

脉诊是医者的认知能力与治疗能力能够学习与接受的诊疗方法，每一个中医师都要重视这种诊察手段。脉诊是默会知识，通常需要通过师带徒的方式，经过较长时间高语境下的反复磨合才能完成。正如和少英等教授在《中医人类学视野下的具身性与多重世界》一文中所说的："很多的医学体系都会通过脉诊来诊断病情。古希腊医生、印度阿输吠陀医生、藏医医生、蒙古医医生、中医医生在诊疗时，都会把手搭在腕部桡动脉相似的地方，但查知获得的信息却各有差别，这在跨文化比较时尤其突出。栗山茂久在《身体的语言：古希腊医学与中医之比较》中，比较了古希腊医学中对脉搏的重视和中医对脉象的重视，认为同样的身体结构，会因为医学文化的不同而得出不同的解释。而且这种对身体的不同解释，进而又发展出完全不同的身体认识。"同时，人类学的跨文化脉诊经验，还可以有效地帮助中医医生减少对中医脉诊作"本质主义"式的理解，进而避免出现"钻牛角尖"或轻视脉诊的倾向。

（2）头项强痛：是古文中的一种互文结构，说明患者具有头痛、项强的症状。如宋本第166条的瓜蒂散证云："病如桂枝证，头不痛，项不强。"可以看作以否定词暗示肯定的意思，从另一个角度说明了"头项强痛"是指头痛、项强。像这种互文结构在古文中是经常出现的，如《后汉书》里面讲到"车马羸败"，就是指"车败""马羸"，即破车瘦马。白居易《琵琶行》里的"主人下马客在船"，我们可能会觉得有点奇怪，主人才刚刚下马，客人怎么就先在船上了？其实这也是另一种形式的互文，意思是主人和客人都下了马，然后一起上了船。"头项强痛"在临床意义上，不光是头痛、颈项强直，还可以延伸到腰背部位。背部的僵直甚至腰部的僵直疼痛都可以用"头项强痛"去指代。临床上对一些强直性的腰背疼痛疾病，我们经常用桂枝加葛根汤与葛根汤去治疗的依据就是它们具有"头项强痛"的症状。

（3）恶寒与恶风：恶寒是怕冷，即使棉被盖上去，还是瑟瑟发抖，保暖也没什么用。恶风，是风吹来感到发冷，在室内不怕冷。恶风、恶寒只是程度上有点不一样，不必要太过于仔细地去区分。有时条文里面讲到恶寒，其实也包括了一些恶风的症状。山田正珍《伤寒论集成》云："其所谓恶寒，亦兼恶风言之，恶风轻恶寒重，舍轻取重，所谓举大而小从者也。"马堪温、赵洪钧等医家在《伤寒论新解·太阳篇新解》中写道："今日常见患者主诉'好像脊梁沟里浇凉水''老觉得被窝里刮凉风'，便如经文中形容的恶风寒症状。"《宋以前伤寒论考》中的各论一《针对风湿相搏的发汗即解法》云："作为一般的倾向，'恶寒的桂枝和恶风的麻黄'，宋代以后校勘为'恶风的桂枝和恶寒的麻黄'。受宋版《伤寒论》'中风和伤寒定义'的影响，宋版《伤寒论》条文有'恶寒的桂枝'和'恶风的麻黄'的相对存在。"

整个三阳病全部都有发热，只有"恶寒"才是太阳病表证，可见"恶寒"一症对于诊断太阳病，以及与三阳病鉴别的重要性了。太阳病提纲证条文中的"恶寒"前面有"而"字，这也是突出"恶寒"一症的重要手法。

外感热病体温升高时，经方医生关心的是"恶寒""恶风"的有无，而病家关心的是发热，是体温到底升高了多少。

对于外感热病表证的体温升高使用辛温的方药，不仅仅是患者，甚至很多中医师心里觉得别扭而难以接受。然而温病学派用"风热犯表"来概括，就符合人们的思维习惯了，所以"辛凉解表"法风行一时。因为温病学派的病因病机理论，表面上能够解释中医药诊治的机制，所以颇受社会欢迎。

一言以蔽之，太阳病诊断的正确与否，对于《伤寒论》初学者来说无疑是一个能否入门的大门槛。特别是出现高热、恶寒、脉象浮数，患者的体温飙高与脉搏增快时，初学者能否诊断为太阳病？能否敢于使用辛温药物的处方？无疑是一个考验。

我遇见一位西学中的乡村医生，我也把如何诊断太阳病，如何使用辛温解表的麻黄汤、葛根汤、桂枝汤告诉了他。他听了以后说自己已经全部了解、熟悉与掌握了，要在临床上一一使用。他那自信满满的样子，令人担忧不安。事实果然如此。一个月之后，我们又一次碰面，他哭丧着脸。我问他出了什么事，他也不回答，一脸恨恨的，好像是我害了他的样子。原来他用麻黄汤治疗一位体能壮实的10岁外感热病的肺炎儿童，服药后体温升高，惊厥，呼吸困难，面色发暗，口唇发绀，烦躁不安。他连夜把患儿送到大医院抢救，解除了危险。经过我追根究底的询问，方知道具体的内情。他接诊时，这位体能壮实的患儿发热、拒食、喘憋、无汗、食欲不振，体温为39℃，是一个不典型的麻杏甘石汤证。其不典型在于患儿是一个没有"汗出"的麻杏甘石汤证，其脉症是发热、喘咳，无恶寒恶风而脉数。这和发热、恶寒恶风、无汗而脉浮数的麻黄汤证已经截然不同。如果辨证时分辨不清，就会祸不旋踵。我们可以在这个病例中看到，"恶寒恶风"症状对于太阳病诊断的不可或缺性与重要性。

《伤寒论》被《内经》化以后，在《伤寒论》中掺入了大量的病因病机理论，外感热病表证的体温升高用"风热犯表"来概括，符合人们的思维习惯，所以"辛凉解表"法风行一时；而外感热病表证的体温升高使用辛温的方药，人们心里总觉得别扭。对于初学者，这是一个掌握太阳病诊断的大门槛。在患者出现高热、恶寒、脉数时，患者自己关心体温高、脉搏数的心态，也会动摇初学者针对太阳病处方时使用辛温药物。

3. 条文释义

（1）太阳之为病："……之为病"这样的句式在整个《伤寒论》里出现不是偶然的，而是一种特定的设计。"太阳之为病"是太阳病提纲证首句，康治本中一共有 6 条类似的提纲证。如第 44 条以"阳明之为病"作为首句的阳明病提纲证，第 48 条以"少阳之为病"作为首句的少阳病提纲证，第 49 条以"太阴之为病"作为首句的太阴病提纲证，第 51 条以"少阴之为病"作为首句的少阴病提纲证，以及第 63 条以"厥阴之为病"作为首句的厥阴病提纲证。

三阴三阳这六种病的提纲证提示我们，如果是某病的提纲证，就要具备"某病"最重要的、最特殊的脉证。柯琴在《伤寒来苏集》中指出："仲景作论大法，三阴三阳各立病机一条，必择本经至当之脉证而表彰之。"换句话说，你判断是"某病"就应该拿出是"某病"的具体证据来。

太阳病的提纲证开宗明义地告示医者：所有外感热病与内伤杂病的患者只要具有"脉浮，头项强痛而恶寒"这样的脉证，就是太阳病。正如柯琴在《伤寒来苏集》中所云："太阳病，脉浮头项强痛六字，当作六句读之。言脉气来，尺寸俱浮，头与项，强而痛。"

把"太阳之为病，脉浮，头项强痛而恶寒"的条文用现代的语言翻译出来，就是：太阳病所表现的脉证是脉象浮，头痛，项部牵强不舒和恶风恶寒。凡是见到这些证候，就可诊断为太阳病。

（2）太阳病提纲证：行文简洁，只言症状、脉象等临床表现的事实而不言病因病机。正如陆渊雷在《伤寒论今释》所言："夫病有脉浮、头项强痛而恶寒者，事实也；用麻黄、桂枝诸方治此病而愈，亦事实也。事实则古今中外无异。若夫脉之所以浮，头项之所以强痛，乃至麻桂诸方之所以愈此病，则属病理、药理，而有待于研究矣。"《伤寒论》的条文是记录知其然之客观事实，而尽量避开一切事实还不能够证实的所以然。使用这种撰写方法的作者，应该是具备了实事求是的科学态度。

（3）太阳病提纲证中没有"发热"症状：如果"太阳病"仅仅是指外感发热疾病，其提纲证中肯定会有"发热"症状。然而《伤寒论》是疾病总论，其"太阳病"还包括浮肿、关节痛疼、皮肤病等内伤杂病，所以太阳病提纲证中没有"发热"一症。其中的深层含意与良苦用心，必须了解与体会。

（4）太阳病就是"表证"，就是发汗疗法的目标：在没有三阴三阳的前经方时代，太阳病就是"汗法"所使用的范畴。我们对于发汗疗法的作用要有高度的认识，特别要重视发汗的程度，要做到"取微似汗"，以周身微汗为好。不管病人体质的强弱，也无论使用哪种发汗的方剂或各种发汗的辅助手段，都不应该离开这个原则，这样才能达到治病的效果。宋本条文中对于发汗的研究更为深入与周密，对于"可汗或不可汗""汗法的禁忌""发汗的程度""发汗过多的救治方法与后果"等问题都做了具体的规定。如：

宋本第42条：太阳病，外证未解，脉浮弱者，当以汗解。

第46条：表证仍在，此当发其汗。

第23条：脉微而恶寒者，此阴阳俱虚，不可更发汗。

第27条：脉微弱者，此无阳也，不可发汗。

第35条：覆取微似汗。

第38条：取微似汗，汗出多者，温粉粉之。一服汗者，停后服。若复服，汗多亡阳遂虚。

日本汉方家伊原信夫在一篇名为《〈伤寒论〉对发汗疗法的周密考虑》的论文中说："中西医在治疗某些疾病时，都用发汗这一手段，可是对发汗的意义及发汗的程度看法并不一样。可以说，西医对发汗疗法是不太重视的，而汗法在中医中却占有极其重要的地位。汗法用于发病的早期，能起到防止疾病深入发展的作用，发汗疗法在《伤寒论》的论述是非常全面和细致的。"的确如此，诊治疾病无异于一场战争，伊原信夫的观点符合中国古代"御敌于国门之外"的兵法。

（5）康治本提纲证是老子哲学思想的体现：康治本提纲证的出现，是先人对于总体、整体诊治系统追求的一种表现，是编者接受了老子的哲学思想。三阴三阳，是老子"道生一，一生二，二生三，三生万物"的哲学思想在医学上的应用。他们把方证辨证的经验条文安置在三阴三阳的框架内，把以对空间与时间的揭示纳入了"此在"诊治万病的结构。可以说，引进了"三阴三阳"提纲证，来替代前经方时代的"以法类方"整体分类法，是伤寒学从经验主义走向了理性主义的一大转变。对于三阴三阳的出现，可以说是伤寒学的一个巨大进步与升华。

（6）"三阴三阳"与"以法类方"：虽然是两个不同范畴的概念，但两者之间的逻辑关系其实是一致的，都属于疾病总论中方向感辨证的分类法。太阳病又称为大阳病，康平本就称之为大阳病。在还没有用三阴三阳整理之前的前经方时代，太阳病是"可汗"的诸多方证的集合。

三阴三阳提纲证替代了前经方时代的"以法类方"的整体分类法，其临床实践意义是否全部都是正面的呢？这是一个复杂而有待探讨的问题，在后面的讲课中我会一一分析。

经方医学时代以三阴三阳把方证进行有序的分类。三阳病与汗、吐、下、和的内在联系，兰洪喜在《山东经方论坛》上发表的"中医十分钟学会治感冒"一文中总结为："太阳汗，少阳和，阳明下。"可谓直截了当，切中要害。

（7）脉证非常重要：条文首先出现"脉浮"，可见编著者把脉证放在了非常重要的位置。脉浮者，气血与外邪搏击于肌表也。"头项强痛"是身体证，说明患者具有头痛、项强的症状。"头项强痛"有的说是头部与项部的强痛，这样的解读好像跟原意有点不一样。"恶寒"则是寒热证。

（8）方向感辨证的重要根据：以上提到的脉证、身体证、寒热证，是《伤寒论》经常出现的三个证。具体辨别方证时，还要加上腹证与舌证。在太阳病阶段，人体的整个体能，五脏六腑各方面情况还是正常运转，津液没有大的损耗，所以在舌象上的表现不大明显。太阳病一般还没有出现局部特异性腹证，正如龙野一雄在《龙野一雄论腹诊》中所云："腹诊的方法不用于理解表证，或者说表证的场合无腹诊所见，这一点可以用于消极地认证纯表证的存在。"即便如此，我认为在表证诊察时，还是要进行腹诊的。为什么呢？因为在初学阶段，诊治任何病证都要从方向感的辨证开始，而方向感的辨证就需要进行腹诊，通过按压腹部肌肉的弹力来决定虚实阴阳。用前经方时代的话语来说，方向感辨证是辨别"可汗不可汗""可下不可下"最为重要的根据。

（9）腹诊分两类：一类是基础腹诊，即通过诊察患者腹部肌肉弹力的强弱，来辨别患者的虚实状态。香川修庵所谓："吾门以按腹为六诊之要务，何则？大概按诊腹部，可以辨人之强弱也。"腹部肌肉弹力的状态一般分成三种：一种是比较结实的，一种是中等，一种偏于虚的。偏虚的就是虚证，虚证就要用补法，不能用汗法，不能用下法，不能用利尿法。另一类腹诊，就是特异性腹诊，即重视腹部某一部位的状态，如心下痞硬、胸胁苦满、脐上悸动、胃部振水音、小腹急结等。这种腹诊能够直接建立起和某种方证的关系，指导方剂的选用。

太阳病的诊断也需要腹诊。即使寻找不到局部的特异性腹证，也可以通过基础腹诊，了解腹肌弹力的强弱来帮助判断是否为太阳病，因为太阳病的腹部肌肉弹力都会在中等程度或中等程度以上。我的经验，是在混沌中通过腹诊寻找腹证，通过腹证就容易抓住方证。

（10）"脉浮，头项强痛而恶寒"的太阳病是表证，然而表证中的"头项强痛而恶寒"并非太阳病所独有，在三阴病的表阴证阶段也会出现。三阴病中的表阴证是脉沉微细、头项强痛而恶寒。两相比较：太阳病的表证，我们可以说是表阳证，表阳证可以用汗法。那表阴证能用汗法吗？看来是不行的，它要通过"和法"与"补法"才能达到治疗的目的。

娄绍昆讲康治本《伤寒论》

可见，同样是表证，表阴证与表阳证的治法大不相同。因此，临证不仅仅要通过脉象来鉴别，还要在腹证上把它们区别开来。用"汗法"的表阳证患者的腹肌弹力是中度或者中度以上；用"和法"与"补法"的表阴证患者的腹肌弹力是中度或中度以下，即使表面肌肉比较紧张，但深压时还是中度以下或空虚软弱的。

当然，腹证还要与脉象综合起来考虑。治法（汗、下、和、补）分类上的辨别就是方向感的辨证，它和三阴三阳辨证的确是异曲同工，前一个是经验主义的产物，后一个是理想主义的产物。

4. 太阳病是表热证

太阳病，是表证，是阳证，一般不会有人反对吧？太阳病是表阳证，大家也是可以接受的吧？如果进一步说，表阳病就是表热证，我估计很多人会难以接受。

"太阳病是表热证"这一核心概念是理解太阳病证治的关键与难点。

为什么呢？为什么表热证还要使用辛温辛热的药物？在传统中医学的概念中，早已把表热证划分给了温病学中的卫分证。由此，我们就需要多费点口舌来说说这个问题了。

疾病在太阳阶段的发热是机体自然抗病的反应，此时亟需辛温解表的方药予以因势利导。如果使用寒凉方药压制发热，就会挫伤正气。那什么样的发热是病理性的呢？就是人体不恶寒反恶热的时候，此时体温升高的发热已经不是表证而是里证了，这个时候才可以使用清热、泻火、解毒、凉血等寒凉方药。

外感热病太阳病阶段一般都有发热的症状，都有体温上升而脉象频数。因为传统中医学把其定义为"风寒束表证"，在理论上就无法解释脉象频数这一事实，从而造成初学者在中医学入门处就感到一头雾水，无法入门。

太阳病的"太阳"表示人体的阳气（津液）还是充足的，机体处于能够积极抵抗疾病的阶段。此阶段人体阳气开始发动，通过皮肤排水（发汗）的方法以祛除病邪。从前经方医学的角度来看，太阳病是一系列可以因势利导，给予发汗法的方证群。

太阳病是表热证，而治疗太阳病的麻黄汤、桂枝汤、青龙汤都是由辛温、辛热药物组成。热的病怎么用热的药？这是一个非常重要的问题。太阳病的一个重要的特异性症状就是"恶寒"，古人有一句话说得很好："有一分恶寒，即有一分表证"，而太阳病正是有"恶寒"这个症状，我们就可以用热性的药。人体发烧了，即使体温到了40℃、41℃，只要具有"恶寒"的症状，就说明人体抗病所需的热度还没有达到位点，就要用辛温、辛热的药物来继续帮助它抗病。这种发热是反应性发热，是人体抗病需要的发热，假如把它抑制了，身体就会遭到很大的损害，等于削弱了抗病的力量。用辛温的药去帮助发汗，这样病邪就有了出路，正如《内经》所云："身如燔炭，汗出即散。"病邪在人体身上所造成的毒性，总是要通过一个通道排出去，发汗、泻下、利尿就是这样的重要管道。

我在《中医人生》一书中，专门有一章讲太阳表证是中医入门的开篇。其中说到，辛温方药治疗太阳病表证是晋唐以前中医治疗外感表证的主要方法。金元时代，刘河间认为"六气皆用火化""三阴三阳传受皆是热证"，自"制双解、通圣之剂，不遵仲景法桂枝麻黄之药"，倡导辛凉甘寒解表，为外感表证的诊治开辟了新的门径。其弟子张子和"伤寒宗仲景，热病从河间"，辛热、辛凉并行不悖。时至明清，温病学从伤寒学中分化出来，自成体系，新感用辛凉，伏邪以苦寒，渐成共识。晚清以降，随着温病学说的普及，偏爱辛凉而畏惧辛温的见解渐渐成为社会风气。为了纠正时弊，伤寒学派医家矫枉过正，否定温病学说，如陆九芝认为太阳病唯有表寒证，所谓的"表热证"其实是阳明病。陆渊雷继承了陆九芝的观点，他在一篇《伤寒之外没有温热》的论文中痛陈自身经历："仆自从师实习以来，遇所谓温病者，未尝一用银翘桑菊，亦未尝一遇逆传心包之症，有之则银翘桑菊之坏病耳。是知逆传心包，正是辛凉轻剂所造成，时师投辛凉轻剂时，必预言其逆传心包，既而果然，则病家以为神，医家亦自以为神。"虽然言之凿凿，但不免有失偏颇。因为"风寒束表"与"风热犯表"都是外感热病的表证，只是一个在外感表证的前期，另一个处在外感表证的后期，所以"银翘桑菊""辛凉轻剂"的病证并非没有，而是处于外感表证后期而已。"风热犯表"与"风寒束表"的共同症状是发热、头痛、脉象浮数，甚至还有咽痛，其区别只是恶寒恶风的轻重和有无。如果不强调恶寒恶风的话，那就难以辨别"风热犯表"还是"风寒束表"了。

感冒初起治以辛温解表法，不仅仅属于伤寒学说。倡导辛凉甘寒解表，不遵仲景桂枝麻黄之法的刘河间，临床上遇见发热、恶寒、无汗的太阳病也还是乖乖地使用辛温解表的麻黄汤。刘河间在《素问病机气宜保命集·热病》中曰："寒伤皮毛则腠理闭密，阳气怫郁不通而为热。故伤寒身表热者，表热在表也，宜以麻黄汤类甘辛热药发散，是以腠理开通，汗泄热退即愈也。"

由此可见，提出麻黄汤证是表热证的始作俑者并不是日本汉方家，而是刘河间，只是他的著作观点不一，顾此失彼，首尾两端。

5. 审证求因与病因病机

审证求因是在审察了所有的证据（包括脉证、身体证、寒热证、舌证、腹证等）之后，才能够确定病因病机，而不是把一个外来的病邪当作病因。但温病学说中有关病因的含义，却超出了审证求因的范畴。对此，当今中医教科书中还从西医传染病学的角度给予了肯定，认为"戾气"概念已经走到了微生物学的边沿，这对于中医辨证施治理论来说是一种误导。其实，中医学还无法认识到现代意义的"原始病因"，其所谓的病因只是"发病学原因"而已。"发病学原因"只是证候的展开式，而方证才是使用规定方药解决证候的完成式。杨大华对病因问题有过深刻的研究，他在《皇汉医学选评》中写道："事实上，古方医学着眼于疾病在人体的反应状态，属于'状态的医学'。'风''寒'等病原概念以及病名只不过是对状态形成机理的哲学化探讨。"可以说，方证是证候学的高级形式。

学习太阳病，首先要明白太阳病表阳病（证）是表热病（证）。但是中医院校教材认为太阳病是风寒束表，这个观点强调了"风寒"的外因，而看不到人体抗病的趋向。中医治病正是靠人体的抗病趋向取胜的，如果看不到人体的抗病趋向，而采用医者主观臆测病因病机的寒热则是错误的，这是中医学陷入理论陷阱的重要原因之一。所谓六淫致病，只是发病时的诱因。这种诱因其实是中医学中发病学的内容之一，而不是原始病因。即使我们知道了某种传染病是某病毒或某细菌所导致的，但从中医诊治学的角度看它是什么病证，还是要看人体的反应。所以说风寒束表这个说法具有极大的混淆性，对整个中医学外感热病的诊治来说，是一个破坏性的概念。按照这个概念，我们诊治外感热病时就会注重辨别哪个是风寒束表，哪个是风热犯表，温病学说就是以"温邪上受"（风热犯表）作为逻辑的起点。温病学说的病因就是把这个看不见、摸不到的，其实也无法测定的病因当作原始病因，主观地认为温病是热性的病，进入人体的都是热邪，伤害人的阴液，并将其分为四个阶段，卫分是表热证，到了气分就是气分热证，到了营分是营分热证，到了血分是血分热证。温病学说认为，温热病都是热邪在人体各个阶段起着主导的作用，这是一个活脱脱的外因决定论，它不仅把极为复杂的正邪斗争状态简单化了，而且远离了"审证求因"的证候定位的底线。

6. 大塚敬节认为太阳病有五种情况

太阳病的临床表现刚才讲了三个方面，那是不是每个太阳病患者都会出现这三方面的临床表现呢？这也不一定。

大塚敬节认为，太阳病可以出现很多种情况：①脉浮，若有头痛、恶寒，则为太阳病；②脉浮，若有发热、恶寒，亦为太阳病；③脉浮，若有项硬直、恶寒，亦为太阳病；④脉浮，若有发热、恶寒、身体痛，亦为太阳病；⑤脉浮，若有头痛、发热、恶寒、关节痛，亦为太阳病。

可见，大塚敬节除了脉浮、头项强痛和恶寒这3个症状之外，又追加了发热、身体痛和关节痛这3个症状作为太阳病的指征。另外，前面已经讲到的项部发硬的症状，如果扩大其范围，背部的硬直紧张感也成为太阳病的指征。

大塚敬节有很高的临床敏感性，发现不同寻常的现象，不看作是偶然，而认为其必有意义，并深入研究，加以总结。他悉心剖析了上述多种太阳病表证的脉症状态，可见临床脉症表现的错综性、交叉性；也说明临床脉症比条文中所论叙的要更加多样，需要医者综合读书、治病之经验加以领会，若刻求过深，反茫无头绪。

被称为18世纪日本汉方界"一代宗师"的内藤希哲，认为太阳病提纲证的脉症不必悉具，提出"此以后称太阳病者，指此脉此症一二见者而言，非单指脉症悉具者而言也"（山田正珍《伤寒论集成》所引内藤希哲语）。这是活看活用条文的临床家之言，与只知空言坐谈的理论家相去奚啻云泥也。

7. 康治本的结构由条文构成

这里就涉及编写康治本的时代背景、传授者的身份及阅读对象等问题。康治本的条文是刻在竹片上的，竹简刻字一定是省而又省，慎之又慎，绝不会啰唆的。如此言简意赅的文字，必然会出现有骨无肉的句式结构。条文中以字组词，以词构句，句子顺序排列成文。这些词句表达的是思想，而顺序就是思路，与算术列算式相仿。不过古文的修辞方法与现代有所不同，其中所蕴藏的信息处理和解说，以及判断和记录另有特点，有的条文还隐藏着私传秘授自家弟子的密码信息。

有些条文像密语一样地省略了一些内容，从中我们仿佛看到医者授徒时耳提面命的场景。在前经方医学时代，医者的经验只能够通过口诀条文耳传口授，而上述那些条文之外的诸多问题，对于我们理解条文的深层含义也有所帮助。

总之，读康治本的时候，要注意两个方面：一是讲什么？二是怎么讲？正如金克木教授在《书读完了》中所说的，阅读古代典籍时，"讲的什么，很重要。怎么讲的，同样重要"。

8. 问题讨论

问：请老师谈谈，康治本在条文、结构、内容等方面与宋本有什么不同与联系？

答：康治本虽然只有65条条文，但它和宋本在结构、内容上有非常相似的地方。可以说，康治本是宋本的袖珍本。但是在康治本里面没有像宋本那样以太阳病上、太阳病中、太阳病下、阳明病、少阳病、太阴病、少阴病、厥阴病等这样的分篇，而宋本中这样的三阴三阳分篇在康治本教学上是有用的。因此，我这次讲课也结合了宋本三阴三阳分篇的方法。

太阳病上，宋本是第1条到第30条，康治本是第1条到第11条，宋本多出19条。

太阳病中，宋本是第31条到第127条，康治本是第12条到第31条，宋本多出77条。

太阳病下，宋本是第128条到第178条（有51条），康治本是第32条到第43条（只有12条），宋本多出39条。

阳明病，宋本从第179条一直到第262条（有84条），康治本则是第44条到第47条（只有4条），宋本多出80条。学习时，掌握了康治本的四条条文精神，几乎就可以掌握整个阳明病的核心。当然，宋本所增添的80条也是有用的，但是先掌握这核心的4条总是比较容易的。

少阳病，宋本是第 263 条到第 272 条（有 10 条），康治本只有 1 条。

太阴病，宋本是第 273 条到第 280 条（有 8 条），康治本是第 49 条到第 50 条（只有 2 条）。

少阴病，宋本是第 281 条到第 325 条（有 45 条），康治本是第 51 条到第 62 条（只有 12 条），宋本多出 33 条。

厥阴病，宋本是第 326 条到第 381 条（有 56 条），而康治本是第 63 条到第 65 条（只有 3 条）。

辨霍乱，宋本是第 382 条到第 391 条（有 10 条），而康治本就没有。

辨阴阳易差后劳复，宋本是第 392 条到第 398 条（有 7 条），而康治本也没有。

通过以上的对照，把康治本 65 条划分成这样几个篇章，对我们的讲课是非常有利的。

第2讲 康治本第2、3条——太阳中风伤寒提纲证

1.学习条文

（1）第2条：太阳病，发热汗出恶风，脉缓者，名为中风。

条文中的症状有发热、汗出、恶风、脉象缓。考虑到第1条太阳病提纲脉证的"脉浮"，这条"脉缓"就应该是脉浮缓，这是《伤寒论》常用的一种省略笔法。脉浮缓，就是脉象浮而软弱，这是诊断太阳病桂枝汤证最为重要的依据，正如黄煌教授所说的那样："桂枝汤的条文很多，但是其中有些词是方证的眼睛，是我们使用这张方的抓手。比如说'脉浮弱'，用桂枝汤一定要摸脉搏，脉搏要浮，要弱，按之如葱管，跳得也不快。'脉浮缓''脉浮弱'都是一个指征，这是第一个指征。"

在这里我要插一句话，就是黄煌教授把经方医学的传授从一种不熟练的追溯方式改变成为可以正式进行课堂教学的专业技术。从2016年10月16日他出任南京中医药大学国际经方学院院长以后，经方医学教育的工作更是走上了正式的轨道。黄煌教授对于经方医学在现代社会的传承与发展所做的工作厥功甚伟，必将载入史册。

好，再回到我转变的话题上来。

条文里除了"太阳病"这一病名外，又出现了一个"中风"。

"中风"，即被风所中，被风所伤。用"中风"这个病理病因概念的名称去形容外感热病表证中比较轻浅的一种病。而"伤寒"之名则是形容另一种比较严重的病证。"中风""伤寒"这样的构词方法在古代是很常见的，比如被剑所中，被刀所伤，就称为"中剑伤刀"。"中剑伤刀"与"中风伤寒"中的"中"与"伤"都是动词。

"脉缓"的"缓"，我们有时候会认为是迟缓，而在这条条文中则应该是松缓。"脉缓"与"脉紧"是相对应的。下面要讲到的伤寒，其脉象就是浮紧，而中风的脉象比较松缓。胡希恕老用了一个比喻来说明脉象的紧与缓，对于我们理解脉象的紧缓有所帮助。他说一根香烟，我们摸上去感到紧巴巴的，这是紧脉的感觉；如果把香烟里的烟丝抽出一部分，再按按，则觉得软软的，这就是缓脉的感觉。中风是太阳病表虚证，"浮缓"的脉象跟它相对应。

《伤寒论》对于脉象的论叙，我体会有两种意思。

一种是指脉象的真实感觉，另一种是医者通过脉象指代"太阳中风"表虚证的病理病因诊断。中医理论中习惯用脉象来指代病因病机，或者说古人从脉象中推导出病因病机。比如八纲中的脉象：脉数，为热证；脉迟，为寒证；脉实，为实证；脉虚，为虚证；脉浮，为表证；脉沉，为里证。条文中所谓中风"脉（浮）缓"，浮为表，缓为虚，由此推导出"表虚证"，而真正临床上脉证能如此相对应的并不多见，只是作为一种与证候对应脉象的常规论叙而已。总之，脉象既实指具体的脉应，也暗含病因病机的概念。现在教学、考试、病例讨论等脉象的辨析与病因病机诊断几乎同步，这种常规做法其实远离临床实践，初学者心里要有清醒的认识。我们既要知道脉象和病因病机相对应的常规论叙，更要正视临床上大量的"脉症不符"现象。

（2）第3条：太阳病，或已发热，或未发热，必恶寒，体痛，呕逆，脉阴阳俱紧者，名为伤寒。

患者自觉全身恶寒，身体疼痛，并有呕逆，脉象浮紧，这样的脉症是太阳伤寒病证。

条文对于太阳中风的"发热"症状是正面的论叙，而对于太阳伤寒的发热症状却是以"或已发热，或未发热"这样不确定性的语句进行论叙，可见太阳伤寒的病情要比太阳中风严重而复杂。

条文中"名曰中风""名曰伤寒"的含义，陆渊雷在1940年《国医导报》上发表的《伤寒与温热》一文中有过恰如其分的注解，他写道："云名为中风、名为伤寒。名为者，不知其审而姑名之之意，此乃不知为不知，而非骑墙滑头话也。""仲景却并未把风寒认为真正原因，只说如何的脉症该用如何的药方。"陆渊雷之解释非常明了，所谓"名曰中风""名曰伤寒"，姑妄名之而已，治疗并非针对风寒等病因。

鉴于上述的思考，我对于"或已发热，或未发热"做如下的解释，以供参考。

太阳伤寒提纲证中的"或已发热，或未发热"和前面的太阳病提纲证与太阳中风提纲证相比较，就可知《伤寒论》是以外感发热为例来论叙所有疾病的证治。

太阳病，泛指所有疾病的表阳证，只要出现"脉浮，头项强痛而恶寒"就可诊断为太阳病，有无"发热"无所谓。所谓太阳病，实际包括了外感热病与内伤杂病的表阳证。而"太阳中风"与"太阳伤寒"则是专指外感热病的表阳证。因此，条文分别以"发热"与"或已发热，或未发热"来点明其感染之后的发热状态，并借此外感热病为例，来论叙所有疾病表阳证的诊治。

条文中其他三阴三阳的提纲证都没有"发热"的症状，而方证证治条文中则出现"发热"症状，只是其方证出现在"发热"状态之中，"发热"并非是方证自身的特异性症状。

大塚敬节认为，"或已发热，或未发热"是暗示伤寒证之热深而隐藏。他在《临床应用伤寒论解说》中写道："相对于前条的中风，本条举出、呈示的是太阳病中恶性的重笃的伤寒之证。就像第一条所述的恶寒发生于发热之前，所以热尚未出的场合有恶寒，热已出的场合也有恶寒。这里有'太阳病，或已发热，或未发热，必恶寒'，前一条有'太阳病，发热'，均在暗示中风证之热浅，易于出现发热；相反，伤寒证之热深而隐藏，不易出现发热。"

这样一说，太阳病提纲证中为什么没有"发热"这个症状，可能就明白了吧？很多人认为太阳病提纲证中之所以没有"发热"这个症状，是因为三阳病都发热，发热在提纲证中就被省略了。我认为此说不妥。作为第一条的提纲证，是不会贸然地把这个最重要的主症省略掉。如果把"发热"写进去，那太阳病提纲证就真的成了专指外感热病表证的一条提纲了。其中的奥妙值得我们去深思。

这就要回到《伤寒论》究竟是一本什么书的问题上来了。

中医界对于这个问题的答案有多种多样，大多数医家都赞同王孟英之曾祖王秉衡的观点，他在《温病正宗》中云："伤寒，外感之总名也；《伤寒论》，统论外感之书也。"

长期以来，"《伤寒论》，统论外感之书也"这一观点被普遍接受。其实这是一种不准确的观点，它大大贬低了《伤寒论》的医学价值。因为《伤寒论》是疾病总论，是诊治所有疾病的典籍，并非仅仅是诊治外感热病。只有消除王秉衡等医家所谓"《伤寒论》统论外感之书"观点的影响，才能够恢复《伤寒论》的真正价值。学习经方就应该从这里开始补偏救弊，归于正道，才能够找到取之不尽的思想源泉。

比如太阳病，除了指多种外感热病的表证以外，还包括很多内伤杂病的表证，如浮肿、皮肤病、关节痛等疾病。

柯韵伯《伤寒来苏集》云："三阴三阳之为病，不是三阴三阳之伤寒，乃是三阴三阳分司诸病之提纲。""盖伤寒之外皆杂病，病名多端，不可以数计，故立三阴三阳而分司之。伤寒之中，最多杂病，内外夹杂，虚实互呈，故将伤寒杂病合而参之。正以合中见泾渭之清浊，此扼要法也。"又曰："凡《伤寒论》条文中不贯伤寒者，皆是杂病。"以上论叙，虽然含义暧昧，表达不很确切，但其中亦多多少少指向上述的"《伤寒论》是疾病总论"的观点。

康治本第3条中"脉阴阳俱紧"，是指太阳伤寒的脉象呈现：浮取、沉取都是紧绷绷的脉应。"脉阴阳俱紧"中的"阴阳"，是指寸口部位浮取与沉取的脉位。医者在寸口部，用手指轻轻地按到的是紧脉，加重力量按到的还是紧脉。而宋本辨脉篇云："阳脉为寸口脉，阴脉为尺中脉。"那种把寸口部分为寸、关、尺三部，再根据这三部不同的脉应来推导五脏六腑的气血阴阳状态的脉学理论，不是《伤寒论》原有的脉学理论，而是《伤寒论》以后另派医家的脉学理论，被王叔和、林亿等不同时期整理者编集到《伤寒论》的辨脉篇中。正如吉益东洞的儿子吉益南涯在《续医断·脉候》指出的那样："古者脉分阴阳，而不论三部。《伤寒论》之举脉，莫不皆然。上部为阳，下部为阴，以切总身之脉也。"

上部浮取是紧脉，可以理解为太阳伤寒的脉应。那下部沉取脉紧是什么意思呢？

娄绍昆讲康治本《伤寒论》

根据中医主流脉学知识，脉沉紧是里寒证。"里"在《伤寒论》中一般都是指胃肠道，胃肠道有病邪时的症状如何呢？条文中的"呕逆"就是其病在消化道的症状。太阳伤寒并不像太阳中风那么简单，它既有表证又有里证，我们虽然把它定位于太阳表证，但其实"里"已经受到了伤害。面对"脉阴阳俱紧"这样的论叙，我们应该认识到表证、里证只是一个概念上人为的区域划分，而实际病证的衍变界限并没有那么清楚，表证会波及到里证，里证也会反射到表证。当然，为了便于初学者临床诊治体系的建立，这样的主观划分也是必要的。实际临床上，使用汗法的患者并非一定没有里证，第3条条文中所叙的"脉阴阳俱紧"就是一个太阳伤寒夹有里证的例子。大塚敬节在《临床应用伤寒论解说》中说："'脉阴阳俱紧'，列举说明相对于中风的缓脉，伤寒之脉为紧。这里所言阴阳指表里，所以此处表明了伤寒证病变并非仅存在于所谓表之体表，亦连及在里之内脏。"

　　从以上太阳伤寒"脉阴阳俱紧"的论叙中，我们可见到康治本重视脉症的原始形态，把一种更为复杂、精巧的尺度带入诊治中去，使之呈现一种真实的状态，避免了诊治过程中的粗糙化、简单化。整部《伤寒论》是由许多相关的条文有序排列而成的，一些条文处于前后条文的关系当中，其作用在于积累和传递上下文之间的信息，而不是独立存在的。编写者知道如何把握条文的分寸，什么时候该写什么，什么时候不该写，或只能写出部分；该省略的一概省略，该沉默的时候决不多说一句话；既要避免太笼统，也要避免太具体，前者会让人们感觉不知所云，后者会引起不必要的麻烦和争执。有的条文从一个更为隐晦的地方进行深入挖掘，揭示那些尚未挑明的事情真相，而不是直奔事情的核心，等等。康治本第3条就给我们提供了一个活生生的样本。在宋本《伤寒论》400来条条文中真正脉证相对应的，只有少数的几十条，大部分都是脉证不符。即使你按脉按得很准确，但是脉证不符，你得出来的结论也是不准确的，所以千万不要掉入这一陷阱之中。

　　"呕逆"当然是胃的问题，是胃气上逆所引起的。这说明什么呢？说明胃气上逆引起的"呕逆"症状和"脉阴阳俱紧"相关联，因为"阴"位上的"紧"脉是"呕逆"症状的脉应。

　　中医讲的发热是患者的自觉症状，是患者自己感到发热，这时测体温大多也有体温升高，但也有一些人体温却是正常的，这情况算不算发热呢？当然也算发热！这点一定要记清楚。《伤寒论》中的发热、微热、无大热、往来寒热、身热、潮热等症状，都是指患者的主观感受，而不是体温计上的升高数值，当然体温计的数值也是一个辅助的指标。大塚敬节指出，"发热"这个词，在《伤寒论》里面是特指太阳病，假如是少阳病、阳明病发热，就不称发热，而一般称之为往来寒热、身热、蒸蒸而热、潮热等，用词不一样。

　　这让我想起自己初学中医时遇见的一位农村老中医。他在民国时期就获得了中医师证书，在周围群众中的口碑也很好。他对我非常热情，主动地告诉我许多中医药知识与诊治时的注意点，我也隔三差五地去他诊所里闲聊。他说自己过去看病用药从没用过体温计，一点也没有影响临床诊治，现在用上了体温计，反而在处方用药时进退维谷，仿佛像穿橡皮鞋走泥淖，踏不下又拔不出。有一次，他跟我说："以前，患者说自己感到很热，我就按照'发热'的症状去辨证。现在有了体温计，如果患者体温升高了，但他主观上没有发热的感觉，那就使我举棋不定了。更加棘手的是，这种状态下，患者感到恶寒肢冷。"老人家的坦率，以及探索的精神令人肃然起敬。我想进一步弄清楚引起他踌躇的原因所在，就问："你举棋不定的时候，心里是怎么想的？"他说："我想体温计是客观的指标，是科学的结晶，体温计测出发热我想就应该是发热的症状，就根据发热恶寒的表证处方，使用辛凉解表剂治疗。说一句掏心窝子的话，自从使用了体温计以后，我治病的效果反而没有过去那样好了。"这一番肺腑之言，道出了西医学诊治模式对于中医师辨证思维的冲击。痛定思痛，中医师还是应该依靠老祖宗的那一套方法去辨证处方为好。像这种患者本身没有感到发热，但是体温计上出现体温升高的病证，患者自我感觉是恶寒肢冷，如果脉象沉弱，从中医的角度来看就是一种表阴证，应该是麻黄附子细辛汤证，或者是桂枝加附子汤证，甚至是白通汤证。可现在说他体温高，就用辛凉解表，其治疗结果必然会是南辕北辙。

在《伤寒论》里，有先讲脉象后讲症状的条文结构，如第 1 条"太阳之为病，脉浮，头项强痛而恶寒"；也有先讲症状后讲脉象的条文结构，如第 2 条"太阳病，发热，汗出恶风，脉缓者，名为中风"；第 3 条"太阳病，或已发热或未发热，必恶寒，体痛，呕逆，脉阴阳俱紧者，名为伤寒"。这些脉症不同结构的条文，说明脉象和症状在诊治过程中有同样重要的作用，医者既不要忽略脉象，也千万不要故意地抬高脉象的作用，更不能以脉象去定证。现在个别中医生觉得自己高明，让患者不要讲述自己的病情，他就凭着脉象，就把处方开出来了。这是一种对患者不负责的作风，《内经》里批评这种医生说："独持寸口，何病能中？"

当然，我们也不能走另一个极端，就是舍弃脉象，把四诊变为三诊。的确现在也有医师持这样的主张。比如倪海厦医师在《倪海厦诊疗日志·故事篇·专讲案例给大家听》中写道："正统中医是唯有利用望、闻、问三诊来断病的，这样的医师才是真正能够治病的医师，靠切脉看病的医师是治不好病的。所以患者只要能够对正统中医说明白你身体的感觉，我们利用问诊也是一样能够治好你的病，根本不需要看到你的脉。"这样的说法也是一种误导。

总之，我们既不能独持寸口，也不能舍弃脉象，而是要四诊合参。更要强调，应该以开阔的视角、泰然的心境，以及开放的心态，不带任何成见地去研究与体悟脉象，扬弃脉学。

2. 中风与伤寒

中风、伤寒作为病名都是指外感热病。如果关节痛、皮肤病、浮肿等内伤杂病出现桂枝汤证、麻黄汤证、葛根汤证、大青龙汤证，只能说是太阳病，应该把"中风""伤寒"理解成一种外感病邪所引起的外感热病。康治本论述的是针对外邪袭人致病，作用于不同体质而引发的临床不同诊治，它同时对比了外感病和内伤杂病证治的异同，反复讨论了方证辨证治疗所有疾病的可行性。曹颖甫《经方实验录》云："惟严格言之，桂枝汤证四字，其义较广；中风二字，其义较狭。易言之，中风特桂枝汤证之一耳。"诚哉斯言。

外感热病的诊治，应该把中风、伤寒看作太阳病的不同证型，轻一点的叫太阳中风，重一点的叫太阳伤寒，趋向阳明里热的则叫太阳温病。

对太阳中风与太阳伤寒病证的轻重之分，大塚敬节在《临床应用伤寒论解说》中引用了日本江户时代名医宇津木昆台的一个比喻，他说："中风证的变化局限于表，而伤寒证的变化深及于里。对于中风与伤寒的关系，宇津木昆台这样举例说明：中风证犹如风吹窗户，可以摇动窗户的套板，但变动仅限于风吹到的地方，房屋的里面没有异常。在伤寒证，却犹如即使关严窗户，但寒气却透彻了屋内的各个角落。所以，如果把中风证当作单纯的感冒，则伤寒证犹如恶性流感和肠伤寒样的疾病。前者为良性轻症，而后者即使在发病初期表现如单纯的感冒，但渐渐出现里证，往往陷于重笃状态。如果说病情变化是从开始的表而及里的话，不如说病变发起于里而出现证候于表，这样解释应该更易于理解吧。"

平心而论，宇津木昆台的这个比喻，比较生动地说明了中风是较轻的表证，而伤寒是较重的表证。但这样一比喻，也有个问题，就好像人体也是风进来是风，寒进来是寒，就会造成外因致病论。众所周知，内因是根本，外因是条件；内因决定着事物的根本属性，外因推动发展。如果我们不假思索地接受了宇津木昆台的观点，可能就会造成误读。他用屋子来比喻人体，却忽视了人体是活的生命体，而房屋是死的对象。因此，这样比喻虽然生动易懂，但也容易造成误解。俗语说："任何比喻都是蹩脚的。"也就是说，要警惕比喻不恰当的一面。

一般状态下，在外感热病过程中体能弱的人容易出现中风的症状，而身体强壮的人往往出现伤寒的症状。我们知道中风是比较轻的表证，而伤寒是比较重的表证。这就出现了一个悖论：体能弱的人生的病比较轻，体能强的人生的病反而比较重。人体就是这样的诡秘，使人难以理解。有一个寓言故事也能说明这一点："有一天，狂风刮断了一棵大树。大树看见弱小的芦苇没受一点损伤，便问芦苇：'为什么我这么粗壮都被风刮断了，而柔细、软弱的你却什么事也没有呢？'芦苇答：'我们感觉到自己的软弱无力，便低下头给风让路，避免了狂风的冲击，你们却仗着自己的粗壮有力，拼命抵抗，结果被狂风刮断了。'"所以讲强壮的人不生病则已，一生病即是大病，甚至危重病；而整天病恹恹的人，反而能寿终正寝。当然这也不是绝对的，虚弱的人患重病，体能好的人患轻病，也随处可见。总之，用任何语言表达一个真实的情况，总是有距离，总是不能够表达完善。

现在把前面讲的内容简单地小结一下。

康治本开头的 3 条都是提纲证，第 1 条是太阳病的提纲证，第 2、3 条分别是外感热病太阳中风与太阳伤寒的提纲证。远田裕正教授所著的《伤寒论再发掘·传来的条文群》中没有这 3 条条文。我认为，在前经方时代可能就没有这 3 条条文，康治本中的这 3 条条文有整理者后加入的可能性。从伤寒学发展史的角度来看，康治本这 3 条有论无方的大小提纲证的加入，有助于临床诊治的提高与升华，对《伤寒论》的理论建设可谓居功厥伟。

还要再唠叨几句。前面讲的这些东西，诸位回去以后除了要重新复习与思考外，还要通过今后的临床见习与实习来补充与巩固。因为我讲课时，即使想尽量做到通俗易懂，但也不一定都能够表达到位，这里就涉及知识的传递与接受的问题。

知识可以分为两种，一种是可以明确表达的"显性知识"，另一种是难以明确表达的"默会知识"。讲课其实就是显性知识如何被人接受的过程。匈牙利哲学家波兰尼 1958 年在其名著《个体知识》中，首先把难以明确表达的知识称为"默会知识"，他"将明显带有个人色彩的知识作为我们的理想"。他强调"认知者对知识形成的作用"，他的理论被视为"认识论上的第三次哥白尼式的革命"。"默会知识"又称"隐蔽知识"，它是一种在"行动中的知识"，只可意会不可言传。"默会知识"的提出是对传统的实证主义将知识看成是完全客观的、静态的一种挑战。因为自近代科学革命以来，人们用客观主义的科学观和知识观来看待知识，认为知识都是明确的、可表达的。传统观点认为"知识"是具有公共性的特点，是可以明确表达的。波兰尼则认为，明确知识一旦为人所熟悉并成为个人的一部分后，它就会成为"日用而不知"的默会知识。因此，默会知识实际上是明确知识内在化的结果。

崔卫平教授在《伟大的外行》一文中把默会知识称为"存在于'气氛'中的东西"。她写道："什么叫存在于'气氛'中的东西？它是人人都能感受得到，受这种力量的支配和拉扯，但未必说得出来的那一种。在某种意义上，天才（如果我们不把这个词神秘化）是能抓住对一般人来说，是在心头倏忽即逝的东西，也即伯林所说的'与人们的各种感情和行为密不可分''越来越晦暗、越来越隐密，但又四处弥漫着的特征'，把它们大声表达出来。这种人拥有一种罕见的诚恳和忠直。即使不知道所感到所表达的东西效果如何，别人会怎么想，但他义无反顾、直奔要害，没有时间在别的地方停留，迅速抓住生活中只差一点就可以挑明的东西。"

经方医师在诊治疾病时，很多知识只能通过临床现场的直接观察和老师的耳提面命才能接收变成自己的知识。

3. 问题讨论

问：在前经方医学时代，先人是如何用药治病的呢？在初始阶段有没有病名呢？

答：先人用药治病的"病"，在初始阶段只能是针对一个、两个或者几个症状组合。也就是说，药物的治疗目标是具象的症状而已，这是先人运用野性思维通过知觉与想象的平面而捕捉到的一种抗病方法。日本汉方家把这种药物的治疗目标与疾病的临床症状合二为一的现象，命名为"药证"。先人自小从部落周围人群习得的经验和"药证"知识，以不断实践重复的方式，发展成为"药基证""方证"知识，传授给每一个个体在自然界生存下去的抗病知识，维系着每个个体的生命安全。

"野性思维"一说，源自克洛德·列维－斯特劳斯的著作《野性的思维》。1935—1939年，斯特劳斯与其妻子到巴西对那里的原著民进行了系统性的实地考察工作后，发现原著民有特殊的思维方式。他把这种思维称之为"野性思维"。他认为野性思维与文明时代有意识理性思维一样，都是有秩序的。野性思维，是人类文化的源头，能够对经验进行极其详细的总结归类，具有具体性与整体性的思维特点。

药证形成确实是先人在尝试性地使用药物反复诊治病证过程中，歪打正着的偶然巧合。先人开始时就像瞎猫碰到死耗子一样，发现了这样一种能诊治疾病的方法，并把它保留下来，不断发展，的确很了不起。虽然偶然性是一个没有答案的答案，但当我们都失去对当下问题的准确判断时，或者我们找不到方向时，则因为偶然性而有救了。这些偶然中得来的经验，通过尝试、修正、仿效和总结，形成传统并得以延续。像方证辨证这样的诊治疾病的方法，使人们能够利用如此分散且根本无法全盘观测到的生命知识，形成某种超越人们想象力的疗效。

这些并非出自人类的本能，也不是来自遗传，而是经由学习与模仿，形成传统并得以延续的。这些诊治方法中好多是一些"禁忌"的记录，从反面告诉人们那些是不能做的，实际上是对人的某些本能的限制。只有按照这些方法去做，才可能维持大规模人群的健康繁衍，才可能减轻、消除疾病的痛苦。

在原始社会的前经方医学初期，还不可能有病名的概念。因为病名与症状不一样，它是"虚构"的抽象思维的产物，而当时人们的野性思维缺乏概括与抽象的能力，还无法从诸多症状中概括出具有公共性、相似性、群体性的病名来，只能是针对一个、两个与几个症状来用药治疗，而针对某个病来诊治应该是后来的事情了。

当然，上述这些看法也只是个人的合理推论而已。由于时间的久远，其中多少漫长曲折的场景与内容尽付东流，而无法复原或钩隐抉微了。

第3讲 太阳表证是学习经方医学的第一课

1. 温习条文

第1条：太阳之为病，脉浮，头项强痛而恶寒。

作为外感热病的一个主症，"发热"当然是最重要的，但在这条太阳病的提纲中并没有出现发热这个症状，这就说明在没有"发热"的情况下，如果出现"脉浮，头项强痛而恶寒"，同样是太阳病，包括内伤杂病中的风湿关节病、浮肿病、皮肤病等只要具有"脉浮，头项强痛而恶寒"的脉症，就可以看作是太阳病，并且可用太阳病的汗法去选方用药，大量临床事实都证明了这一点。也就是说，太阳病不仅仅是外感热病的表证，也同样是内伤杂病的表病。这里不妨引用汉方医学的研究成果加以进一步的佐证："日本一则案例报道介绍了1例类风湿关节炎的老年女性患者，多关节疼痛，尤其以双膝关节肿胀发热显著。根据其无汗、脉洪大而数及关节疼痛，辨证为太阳病期实证，再结合便秘倾向，最终予以大青龙汤加大黄治疗。服药后，患者并无明显出汗，反而排尿次数增多，同时两膝关节疼痛明显减轻，CRP值下降，症状缓解而出院。"（《黄煌经方使用手册》第4版）

通过学习第2条"太阳病，发热，汗出恶风，脉缓者，名为中风"和第3条"太阳病，或已发热，或未发热，必恶寒体痛呕逆，脉阴阳俱紧者，名为伤寒"，我们知道中风与伤寒是有"发热"症状的太阳病。比较中风与伤寒的异同是掌握两者的关键。凡鉴别诊断，当取显而易见之证候，因此，中风与伤寒之鉴别，不在热之已发未发，不在恶风、恶寒之异，不在体痛呕逆与否，也不在有汗无汗，而在于其脉象与体质。即太阳中风者，体弱而脉浮缓无力；太阳伤寒者，体实而脉浮紧有力。条文就是通过"脉浮缓"与"脉阴阳俱紧"来表达出患者的不同状态，如体质的强弱、病情的轻重等。

条文里还有诸多的信息需要我们去挖掘，尤其是要注意从前后相关条文的联系、对比中获取。大家看一下第3条条文，按照太阳伤寒的常规叙述，是不是还缺了一个特异性的症状？对，缺了汗出与否。第2条太阳中风的条文明确指出"发热汗出恶风"，而与之相对应的太阳伤寒就应该是"无汗"，但是第3条中却没有"无汗"两字，显然是被省略了。如果太阳伤寒出现汗自出的话，那就是比较严重的病证，就可能是太阳病开始陷入三阴病了。我们可以看一下康治本的第11条："伤寒脉浮，自汗出，小便数，心烦，微恶寒，脚挛急，反服桂枝汤，得之便厥。咽中干，烦躁，吐逆者，与甘草干姜汤以复其阳。"这个条文就明示，太阳伤寒有汗是大病，有陷入阴证的趋向，急需用甘草干姜汤、四逆汤类方以复其阳。

2. 关于"脉阴阳俱紧"

日本汉方家大塚敬节认为："紧脉与缓脉相反，为较强拉曳感的脉象，有形容犹如将绳索拧紧后突然松手，绳索恢复原状时感觉指下砰砰然的脉象。这种峻剧而带有紧状之脉势为伤寒的特征，脉阴阳俱紧则表示伤寒时在表之邪气已涉及里的状态。"

从大塚敬节的论叙中可见，太阳伤寒这个病特别重笃，特别容易传变。这里讲的传变是容易发展为阳明病、少阳病，或者陷入阴证，各种可能性都有。

3. 治疗太阳病都用汗法

汗法是通过皮肤排水，给邪一个出路。那汗法的指标是什么呢？应该就是太阳病的第1条。在前经方时代还没有经过三阴三阳理论的整理之前，可能就没有这样的条文，如果有的话，就应该是"脉浮，头项强痛而恶寒，可以汗之"。

康治本第2条和第3条是互相对照的。第2条太阳中风是"汗出"，第3条太阳伤寒应该是"无汗"，这一点上已述及，康治本第15条麻黄汤证的条文（太阳病，头痛发热，身疼腰痛，骨节疼痛，恶风无汗而喘者，麻黄汤主之）也可以印证。太阳中风脉象浮缓，太阳伤寒脉象浮紧，脉浮是共同的，紧张和松缓则互相对照。临床上恶寒发热的外感太阳病，脉象出现浮缓或浮紧，患者体温大都应该会升高；体温升高后，脉象除了浮缓、浮紧以外，大家想想脉象上还缺一个什么？对，还缺一个数脉。在外感热病体温升高的情况下，脉象应该是脉浮缓数或者脉浮紧数，其中包括发热时出现相对的迟脉的伤寒和副伤寒病。所谓相对的迟脉，就是体温升一度，脉率只增加三五次，比一般疾病发热的时候体温升一度，脉率增加10次左右要少一些。这一点是极为重要的。为什么呢？发烧，体温升高的时候，太阳中风脉象应该是浮缓而数，太阳伤寒脉象应该是浮紧而数，这本来是个基本常识。可现行中医学教材却把脉浮数作为风热表证的脉象依据，这就给初学者造成了混乱，不知所措。目前临床大部分中医师也把外感发热、脉象浮数辨为外感风热证，而用桑菊饮、银翘散等辛凉解表剂，其临床疗效可想而知。其实对于太阳表证脉浮数，《伤寒论》就有明示，如宋本第52条云："脉浮而数者，可发汗，宜麻黄汤。"第57条云："脉浮数者，可更发汗，宜桂枝汤。"日本汉方家龙野一雄在《中医临证处方入门》也说过："例如伤风有发热、头痛，其脉诊所见浮紧数者用麻黄汤、葛根汤等，浮弱数者用桂枝汤。"临床上所谓风寒束表的发烧患者，脉象都是浮数，我用麻黄汤、桂枝汤或葛根汤大都一二帖药就能解表退热。

4. 医案介绍

一个中医师如果连外感表证都处理不好，病人怎么还会信任他，他自己还会有什么自信？在这里我举一个病例来说明太阳病高热时出现的脉象，不仅仅是浮紧或浮缓，而一定是浮紧数或浮缓数。

那是2019年酷热的7月，有一天，我的远房亲戚阿来表兄来找我，他说妻子高热住院已经半个月了，39.5℃上下的高热一直不退，医生查来查去查不出原因，想请我去看看，于是我跟着他来到医院的住院病房。患者姜嫂，70岁，持续高热，体温39.7℃，神疲嗜睡，头痛不适，颈项强直，头额极烫，而两足温暖，恶风恶寒，食欲还好，口和不渴，皮肤干燥无汗，无呕恶，大便正常，小便稍黄，毛孔悚立呈恶风寒状。原来医生在给她用冰囊、冰枕降温。前一段时间使用过激素，出了汗以后，体温能够恢复正常，但停用了激素又出现高热；近3天没用激素，而是用了冰囊、冰枕进行物理降温。舌红，苔薄白，脉浮数；按其腹部，中度弹力。当时我直观的印象，正是葛根汤证。但考虑到其高热多日，年老神疲，加上诊疗中用过药物后多次出汗，于是就投了桂枝汤，每日1剂，煎成两小碗，分两次温服，每次服药后15分钟，再喝一碗热稀粥，并让她撤去所有的冰囊、冰枕。意想不到的是，服用1天以后，体温降到了38℃；服完3剂，体温完全恢复正常而出院。

普普通通的一个外感发热，患者从发病到治愈，颇费周折。现在回过头来想想，这真是一则可遇不可求、弥足珍贵的病例。在西医医院里也只有西药黔驴技穷之时，患者家人才会把这样的高热患者交给中医师诊治。幸好患者只有用了几次激素，还没形成激素依赖，因此中医药的治疗还能取效；如果长期使用激素来维持正常体温的话，能否取效就不知道了。

5年前，我曾诊治过一位不明原因高热1年的女大学生。她长期使用激素，可以维持在校正常学习，一旦停药，马上高热头痛。来我诊所门诊时，就面临一个停激素或不停激素的两难选择，她选择了不停激素。我考虑再三，根据不同激素状态下的脉症进行方证辨证，诊治了3周，再试着停用激素，仍然发热头痛。由于中医药治疗没有到达预期效果，患者就没有继续进行治疗了。因此，不明原因的高热患者长期使用激素后如何进行中医药的诊治，还有待进一步研究。

5.问题讨论一

问：太阳病"发热"是自觉症状，"恶寒"也是自觉症状，临床上患者会同时出现发热、恶寒吗？如果不是同时出现，那与少阳病的"往来寒热"和阳明病的"身热""潮热""恶热""手足烦热"等如何区分呢？

答：太阳病发热、恶寒，是患者可以同时感受到的两个自觉症状。古代有一句话叫"怀抱火炉吃西瓜"，那种怀抱火炉的温热感和吃西瓜的清凉感，在一个人身上是同时可以感受到的，这恐怕毋庸置疑吧？就像我们现在流行的一句话"痛并快乐着"，两种绝对不一样的感受，却在一个人心中同时存在。

大塚敬节等在《汉方诊疗之实际·诊察方式》里对于《伤寒论》的恶寒、恶风与发热的论叙非常经典，现介绍如下，以供参考。

（1）恶寒、恶风：恶寒者，即卧床温暖，亦还觉寒冷；恶风者，只是身体当风或接触外气，才觉不适。成无己《明理论》云："恶风则比之恶寒而轻也。恶寒者，啬啬然憎寒也，虽不当风而自然寒矣。其恶风者，谓常居密室之中，帷帐之内，则舒缓而无所畏也。一或用扇，一或当风，淅淅然而恶者，此为恶风也。"

恶寒不尽属表证，恶寒与发热同时存在固是表证。如恶寒止后始发热，发热之后又恶寒，此则为往来寒热，乃少阳病之热型。现在所谓间歇热等热型，患者出现恶寒的症状就并非表证，乃半表半里少阳病。尚有热已消退，仅残留恶寒，脉象沉细者，则是阴证之恶寒，为附子剂之证。

（2）热：中医所谓热，不限于体温上升，其种类大别如下：①发热体表有热感，他觉亦有热象。如仅发热，究系表证或里证难以区别，必须诊其有无恶寒和脉症等。②微热，热隐在里，微现于表。微是幽微之微，不是微少之微，所以微热是里证而不是表证。西医所谓微热是指 37.2～37.3℃ 之体温，而《伤寒论》之微热则不同。③大热乃大表之热，即诊表之热，与微热相反，出现于体表之热。所谓"无大热者"，是里有热而表无热之意。④往来寒热，谓寒与热互相往来，厥寒止而热上升，热止而恶寒，乃半表半里证之热型，多为柴胡剂之适应证。然亦有与往来寒热相似而属于表证之热，但凭热型断证是危险的。⑤潮热不伴随恶寒、恶风，有热时全身普遍发热，同时头部到四肢常有微汗。如下肢冷，仅头部或腋下出汗者，不是潮热。潮热是阳明病之热型，谓热充满于里。日本汉方家中西惟忠在《伤寒之研究》云："潮热者，热之发也，必有时矣，犹潮汐之来去以时也，所以名曰潮也。且其于常也必身热，当其发也必恶热，所以使人烦躁也。不但于日晡所，或于午未申之间，亦可以名矣。若必于日晡所而名矣，惟曰潮热足矣，复何烦日晡所字乎？"⑥身热是指全身均热，虽与潮热相同，但不伴随全身出汗，此亦属于阳明病之热型。⑦恶热不伴有恶寒与恶风，但发热难忍，此亦属于阳明病之热型。⑧手足烦热是指手足有热感，欲伸出被外或好接触冷物。此多属于虚热，为地黄剂之适应证，不适宜攻下。仅在发热时欲伸手足于被外者，乃为烦热。但此情况，患者多不自觉，必须由医生详细询问。后世派将此热分为燥热与湿热，尿利减少而热者曰湿热，尿利不减而热者曰燥热。

以上这段文字基本上代表了现代日本汉方医学界的对寒热症状的观点，对于我们学习《伤寒论》大有帮助，诸位要了解、熟悉与掌握。其"热隐在里，微现于表"的幽微之热是和大热相对应的热型，一般不会是表热而是里热。

6. 问题讨论二

问：为什么临床中医师要学习《伤寒论》呢？为什么中医初学者首先要学习《伤寒论》呢？请老师说说，《伤寒论》与经方医学的关系。

答：我们中医师学习《伤寒论》的目的是提高疗效，并且以其为坐标，确认自己临床诊治的水平与位置；以其为尺度，丈量我们自己和经方医学要求之间的差距。可以说，《伤寒论》既是临床打开处方用药之锁的钥匙，也是医者开启思维之门的钥匙。

被吉益东洞誉为"必定能登上海内医流的冠冕之位"的汉方家永富独啸庵在《漫游杂记》中说："凡欲学古医道者，当首先熟读《伤寒论》。"参照张文江教授在《〈五灯会元〉讲记》中所说的《金刚经》一切诸佛，及诸佛阿耨多罗三藐三菩提法，皆从此经出"，《伤寒论》就像诸佛法中的《金刚经》，学习经方医学者要把《伤寒论》置于万卷医书之上，而不能把它当作中医科目中的一门普通课程。因为它适用于所有人，你理解到什么程度，它就能达到相应的程度，不但可以作为入门，而且可以作为归宿。正如日本人尾台榕堂先生所言："研究张氏方者，能自幼而壮而老，造次颠沛，必在于斯。"

《伤寒论》是经方医学的经典理论，而经方医学是临床上运用《伤寒论》思想诊治疾病的实践。作为一个经方医生如果不学习《伤寒论》就难以把握经方医学的精髓，说得严重一点，可谓数典忘祖。然而临床实践是中医的唯一源泉，《伤寒论》本身并不能产生经方医学，只有活生生的患者，患者身上许许多多同中有异的临床现象才能产生经方医学。经方医师除了从自身丰富的临床体会中，还能从别的什么地方获得有关诊治的经验呢？对于我们来说，重要的不仅仅"是什么"，而是去"做什么"；"是什么"只是一种状态，而只有去"做什么"才能提供一种说服力。《伤寒论》那些不言自明的方证，其中决定性的力量，并不是来自"不言自明"的条文，而是来自"我认为"。"我认为"并不是自以为是的自我言说，而是经过打磨和历练才会在尝试中寻找到的自己的声音。临床实践告诉我们，每当我们用"方证辨证"治好一个病案时，就会感到对《伤寒论》又多了一层理解；与此同时，"我认为"也会相应地提高一点点。这个内在的收获虽然肉眼看不见，但却是实实在在可以感觉到的。只要医者注意到每个患者诊治前后的病情变化，并对其中的细微差异引起高度重视，医者原本的眼光趣味、观察力和敏感性就会得到相应的提高。这一点，我们在自己的临床实践中，在每一个无名无声但知冷知热的普通患者身上，都会得到反复的验证。汪丁丁（著名经济学家）说的好："实践之所以高于理论，因为理论只是话语，是等待着被人理解的文本，是没有实现的意志。实践则是理解的过程，是实行中的意志。"所以医学家也认为，临床实践永远是理论和学问的老祖宗。

当然，在学习与实践的旅途上肯定困难重重，希望我的讲课能够起到穿针引线的作用。我会想方设法用通俗易懂的语言给大家讲解《伤寒论》的古老条文，尽量多地介绍活生生的具体临床病例，以加深对条文方证的理解与应用。我希望初学者最好降低对中医理性概念的追求热情，严格遵循方证辨证规则下的诊治思维，接受这些方证辨证规则下所出现的经验与规矩，而不论其是理性还是非理性。回顾历史，历代经方医生并不都是凭借理性思考后而选择了经方医学，在更多的情况下，往往是由于目睹经方的神奇疗效在情感上受到震惊才走上了经方之路。

娄绍昆讲康治本《伤寒论》

第4讲 康治本第4条——桂枝汤证治

1. 医案介绍

在讨论康治本第4条桂枝汤证治之前，先转录大塚敬节在《汉方诊疗三十年》中的第一个病例——患感冒辄畏寒不止，以了解桂枝汤证临床上的具体脉症。

某患者，每次患感冒都特意从福井县来东京找我诊治。或许有人认为，像感冒这样的病没必要如此费事。但是该患者每次感冒，必须服用我的处方才能治愈。

与该患者的交往可上溯到1942年，当时患者30岁左右，住在镰仓。有一次患感冒，持续出现低热、畏寒、头痛等症状不见好转而来我处就诊。当时给予桂枝汤治疗，病情立刻好转，后来每次感冒，给予桂枝汤或桂枝麻黄各半汤，便会很快治愈。

后因战争激烈化，该患者疏散到了福井县。每次感冒仍然是畏寒、低热、头痛等症状总不见好转，所以特意从福井县来东京就诊。

大塚敬节在这则病例中，强调了患者"畏寒、低热、头痛等症状"，而省略了脉象与出汗的症状，由此可见条文方证与临床方证的距离。这一距离就是我们学习《伤寒论》的重中之重，这也是大塚敬节把《临床应用伤寒论解说》作为他研究《伤寒论》专著书名的原因所在。

2. 学习条文

第4条：太阳中风，阳浮而阴弱。阳浮者，热自发；阴弱者，汗自出。啬啬恶寒，淅淅恶风，翕翕发热，鼻鸣干呕者，桂枝汤主之。

外感热病太阳中风的患者，出现脉象浮缓无力、恶寒、恶风、发热，以及鼻鸣干呕等症状，这是桂枝汤证，要用桂枝汤作为主治的药方。

条文用"啬啬""淅淅""翕翕"等叠词来形容恶风、恶寒、发热的状态。我们在读的时候，仿佛身临其境，看到了患者因怕风寒而畏缩的状态，感受到了患者散发于皮肤毛孔的热气。《中庸》用"肫肫其仁""渊渊其渊""浩浩其天"等叠词来形容圣人真诚的仁心、幽深的思虑和广阔的美德。《中庸》的作者为孔子后裔子思，后经秦代学者修改整理。康治本条文的遣词用语和《中庸》文法一格，由此可以推断其成书的年代也不会离《中庸》太远。

鼻鸣，祝味菊在《伤寒新义·桂枝汤》中的注释："鼻鸣，谓体温升腾，鼻腔分泌增加，呼吸障碍作声也。"日本汉方家森立之对于"鼻鸣"二字考证的结论是："鼻鸣，打喷嚏也。"

但是汉方家龙野一雄博士却不这样认为，他说桂枝汤条文中的鼻鸣，是鼻孔里有嘘嘘的声音，乃由肺气动摇造成的，用西医学的病名来讲就是鼻炎。他说鼻炎应该包括在桂枝汤证当中。从这些注家的不同观点中可以看出，"鼻鸣"可能表现为"打喷嚏"，也可能是鼻孔里有东西塞住的样子。

条文中还有一个症状是"干呕"。古人认为，"干呕者，有声无物也"。就是有呕的声音但没有东西吐出来。说明患者的胃比较弱，也许是患有慢性胃病，在外感太阳中风的状态下，出现胃气上逆而"干呕"的症状。由此我们就会认识到，桂枝汤证，除了太阳病表证之外，也会牵涉到内脏的一些病证。表证、里证等证候并非真实存在，而是我们先人用逻辑认知框架构想出来的图景。我们说是表证，也只是用一个框架把它划分一下，并非说表证中就不存在里证了，后面要讲到的太阳伤寒也同样会有这种情况。总之，患者外表所出现的脉症，是由于内外各种各样的原因所引发，也许患者原来就有胃虚弱的基础病，或胆寒的基础病，或肝热的基础病等。由此可见，同样是外感太阳病，有基础病的人和没有基础病的人会出现不同的表现，这是初学者心里要明白的。

3. 桂枝汤证治解读

听了以上我对康治本第4条桂枝汤证治的解读，很多人会发现和原来条文的论叙有较大的差异。其差异主要有以下三点：一是在"太阳中风"病名前冠以"外感热病"；二是把"阳浮而阴弱"解读为脉象浮缓无力；三是没有"阳浮者，热自发；阴弱者，汗自出"这一句的解释。下面我就把为什么如此解读的原因一一道来。

（1）康治本中的"太阳病"指代的是表阳病，那么"太阳中风""太阳伤寒"就是指代外感热病中的表阳病。所以我在"太阳中风"病名前冠以"外感热病"，成为"外感热病的太阳中风"。

（2）我在上节课讲了，中医往往以脉象去指代病因病机，说明体内阴阳气血的状态，这条条文也不例外。条文以"阳浮而阴弱"来叙说体内阴阳气血的状态。在康平本里，"阳浮而阴弱"前面还有一个"脉"字，即"脉阳浮而阴弱"，而康治本与宋本里都没有这个"脉"字。一字之差，值得我们深思。这就说明，脉象有时是指实质性的脉，有时则是指代人体的一种病因病机的状态。汤本求真在《皇汉医学》中就已经提到了这个问题，他对"阳浮而阴弱"的注释是："阳浮而阴弱者，谓脉有浮于外而弱于内之状。"当时他可能还没有读到康平本。康平本是1937年由他的学生大塚敬节发现后而整理出版，而《皇汉医学》早在1927年就出版了。但是他的注释却十分得当，和康平本桂枝汤条文中"脉阳浮而阴弱者"完全相同。可见汤本求真目光锐利，其医学修为非一般学者可及。

（3）什么是"阳浮而阴弱"？康治本第4条里用了"阳浮者热自发，阴弱者汗自出"12个字进行了解释。然而，这12个字并不是原文。比较一下康平本就知道，这12个字是后人的"旁注"而误入了正文，故应该删除不要。

（4）从这个条文可以看到，整理者用阴阳学说来解释原始的方证，做了很多的工作。根据历代《伤寒论》研究者的心得，《伤寒论》里面的注释和进一步说明的文字，往往都是后人加上去的。康治本也不例外，在传抄过程中完全有可能发生这样的事情，我们应该给予充分的理解。池内奉时在《康治本伤寒论·跋》中就说到了这一点。一个名叫户上玄斐的人，发现康治本以后，跟宋本、成无己本进行校勘后首次刻印。在这个勘查校对过程中，他对条文或文字做增添、删减是完全有可能的。《宋以前伤寒论考》各论一《伤寒论三阴三阳的变迁》中说的好："对问题的理解，不能仅仅依据个别条文和处方解释，以及发挥、运用，而应该以各种典籍独到的病理框架作为大的前提才有可能实现。"

（5）对于条文中"阳浮者热自发，阴弱者汗自出"这句话，大塚敬节的意见如下：该12字在康平本为旁注，可以推测到这是"脉阳浮而阴弱"的注释文字。由于宋本、成本、《玉函》均将该句当作正文，从而引起了混乱。脉阳浮，意味着气盛于上，热聚集于体表；脉阴弱，意味着邪气未潜入深，所以汗自然而出。因为这里有"汗自出"一句，所以后世多将本条解释为桂枝汤证为自汗的场合。但在桂枝汤方后，明确写有如果无汗则缩短服药时间，半日内服完一日量。这样一来，便表现出很大的矛盾。本条并非论述汗自然而出的场合，在桂枝汤证中自汗的场合与无自汗的场合均存在，本条论述的是无自汗的场合，下一条举出了有自汗的例子。

4. 条文对照

宋本条文和康治本第4条相对应的第12条。宋本第12条桂枝汤方后面有食禁记载："禁生冷、黏滑、肉面、五辛、酒酪、臭恶等物。"正如山田氏在《伤寒论集成》中所云："食禁十五字，后人所加。古无五辛之目，其说盖出释氏。酪者兽乳所制，其法本出胡貉，古昔中国人之所不食者。魏晋以来，其法渐入中国。若夫《礼记》所谓体酪、盐酪之酪，皆指酢截言之，非乳浆也。"查考孙思邈《千金要方》与《千金翼方》的桂枝汤方，也还没有食禁的记载。由此看来，有没有"五辛之禁"是魏晋医学与上古医学的分水岭。而康治本没有这一段文字，可见康治本成书年代应该是魏晋之前。

5. 关于桂枝汤

康治本从第4条条文开始，药物与药方出现了。最早出现在大论中的药物是桂枝，药方是桂枝汤。为什么编著者把一个调和营和、补养气血的桂枝汤，摆在诊治外感太阳病所有方剂的首位？这是《伤寒论》异于寻常之处。一般来说，外感表证用辛散发汗的麻黄汤类方是常法，应该首先论述。而使用调和营和，强壮补体的桂枝汤来治疗外感表证是变通的方法，应该摆在次要的位置上。临床疾病的诊治有一定的规律与秩序，然而疾病的变化发展往往会超越人为规定的认识。医师既要有规可循，又要善于随机应变，有时候不拘成法的随机应变更为重要。

现在讲一下桂枝汤中的第一味药——桂枝。我发现很多中医师认为桂枝是辛温的药物备而不用，这样的中医师可谓是叶公好龙。桂枝在宋本的 112 个方剂中出现了 43 方次。《伤寒论》如果去掉了桂枝，也就等于抽掉了《伤寒论》的主心骨。不敢使用桂枝的医生，常常以宋本《伤寒论·伤寒例》中的"桂枝入咽，阳盛则毙"这句话来吓唬自己，认为阳热盛的疾病如果用桂枝汤的话，就可能造成死亡。其实条文里的"毙"字是高度夸张而已，绝不是指"死亡"。这是中医界的通病，陈修园曾苦口婆心地说："闽医习见余用桂枝汤，万无一失。此数年来，自三钱亦用至八九钱而效者，咸知颂予创始之德。"

陆渊雷曾经把自己有关桂枝的认识与体会全盘托出。他的经验对我们有用，故摘录如下：

桂枝一药，温热派医家及一般社会皆认为猛烈大热而不敢用的。若在夏日尤其视为禁药，其实是极和平、极有效的药。姜、桂为自古以来的调味品，若使猛烈大热，岂可作为日常食品呢？（引自《国医导报》中的《桂枝汤新解》）

在下对于桂枝，可说千尝万试统计它结果，虽有用得不中病的，却怎样也不见大热的流弊，更没有吃桂枝吃死了的。如今把在下的实验说几桩出来，诸君照样去用桂枝，请放一千二百个心，倘或热坏了，在下可以拍胸脯赔偿。在下未学汤液之前，曾先学过针灸。那位针灸老师替人治病，有时也开药方，却是完完全全的古方。那天在下偶患感冒，咳嗽很厉害，请教老师，老师说是膀胱咳，开了一剂桂枝汤，加象贝三钱，杏仁三钱，桂枝、白芍也是三钱，吃两剂。在下因为从未吃过桂枝，怀着好奇心、尝试心，照单煎服，但觉十分香甜可口，服完两剂，咳嗽居然好了，丝毫没有热象。在下幼年在乡间，体弱多病，乡医断定是什么内热体气，吃起药来总有一味鲜铁皮石斛。计 13 岁以前所吃石斛，不折不扣，总在 10 斤上下。今番两天之内吃下六钱桂枝，不觉其热。从前耳濡目染，把桂枝当作大热药的观念，从此一扫而空了。在下呢，因为自己吃过六钱，又见到吉益东洞的书，深信经方的奇效，等到自己动手治病，便跃跃欲试起来。诸君，做医生的，把病人当作药靶子试验，这原是不道德的事情。若要试验药效，最公平是自己吃，吃掉了性命，也好死而无怨。若把外来病人做试验品，岂非与北平最著名的某医院一样不仁呢？可是自己吃药，先须要自己害病，若使无病时空吃，哪里看得出这味药治病的效验？可恨贱躯从十五六以后，渐渐顽健起来，轻易不肯害病，简直没有试验的机会。无奈，只得把病人试验起来。不过虽是试验，却根据仲景的成法，东洞所考证，绝对不是盲人瞎马，无的放矢。还有一说，即算存心不做试验，规规矩矩治病，那么"幼而学之，壮而欲行之"。既读了仲景、东洞的书，除却仲景、东洞之法，还有什么别的标准呢？这样一想，心中泰然。遇到可用桂枝的病，放胆尽用，分量少则一钱，多则三钱，通常总是一钱半。用法也有因冲逆证而用的，也有因成方而用的（如桃仁承气汤、桂枝茯苓丸等），却从来未见吃坏了的。（引自《陆氏论医集·用药标准》）

陆渊雷对于桂枝与桂枝汤的说辞对于我们学习《伤寒论》是有帮助的。

6. 桂枝汤证治

为了进一步理解康治本第4条条文，先讲两个无汗的桂枝汤证治。

（1）清代赵晴初在《存存斋医话稿》卷一中所载吴瑭用桂枝汤治疗无汗的"酒后寐中受风，遍身肌肤麻痹"的医话。

古人有方必有法。如桂枝汤服已，须啜热稀粥，以助药力而取汗。附子泻心汤，附子用煎，三味用泡。扶阳欲其熟而性重，开痞欲其生而性轻。若此之类，不胜枚举，其方其法，丝丝入扣，细心体会，妙义始见。族侄柏堂谓余言21岁时，酒后寐中受风，遍身肌肤麻痹，搔之不知痛痒，饮食如常时。淮阴吴鞠通适寓伊芳家，请诊。吴用桂枝汤：桂枝五钱，白芍四钱，甘草三钱，生姜三片，大枣两枚。水三杯，煮二杯，先服一杯，得汗止后服，不汗再服。并嘱弗夜膳，临睡腹觉饥，服药一杯，须臾啜热稀粥一碗，覆被取汗。柏堂如其法，只一服，便由头面至足，遍身得微汗。汗到处以手搔之，辄知痛痒，次日病若失，此用古方古法也。假令此证知用桂枝汤，而不知啜热稀粥，恐未必得汗。即使稍有汗，去病岂能若是之尽且速耶？

（2）山东临清市人民医院孙百善医生用桂枝汤治疗一个无汗的病例，被北京中医药大学陈明老师编的《伤寒名医验案精选》一书选收进去了，可见这个病例很典型。

这位医生治疗的是一个9岁的孩子。孩子妈说，孩子自小就不出汗，每年到天气热的时候全身的皮肤都发红、干燥、瘙痒，经常痒得皮肤都抓出血痕来，抓出来的血后来又结成了血痂，痛苦难忍。多次到医院去求治，西医诊断为自主神经功能紊乱，用谷维素等药物进行调节，没有效果。现在求诊于孙医生。刻诊：全身的皮肤发红、干燥、四肢、胸部、腹部可见一条一条血痂或出血的痕迹，呼吸气粗，心情烦躁，口鼻干燥，舌质淡红，舌苔薄白，脉象浮数。这个孩子虽然呼吸有点气粗，有时候有点烦躁，但是舌苔以及舌色是正常的，说明里面没有实质性的热病。孙医生就给他用桂枝汤透达营卫，开通毛孔，促使其出汗。开通毛孔，促使其出汗，我们一般会想到用麻黄汤类方。但是这位医生根据当时的状态、脉象，却用了桂枝汤。处方如下：桂枝5g，芍药5g，甘草5g，生姜3片，大枣5枚。投药5帖。家里人说，孩子服药以后唯有腋下稍微有点汗丝渗出，与原来干巴巴的情况相比皮肤变柔和了，湿润了。孩子总是不喜欢喝汤药，于是就改用桂枝、芍药、甘草3

味药等分，捣成粉末装在胶囊里面，一个胶囊 10g，每天 2 次，用生姜大枣煎汤给他吞服。连着吃了 20 天，孩子全身汗出，所有的症状全部消失殆尽，就停药观察。3 个月以后随访，无汗没有复发，近期疗效较好。至于一年以后、两年以后的远期疗效怎么样，这位医生没有讲。就事论事，用桂枝汤治疗这个无汗患者，能够达到发汗、病退，这和我们过去传统的理解距离很大。

历代中医都认定桂枝汤证的"汗出"症状是无须争议的，比如恽铁樵先生在《热病讲义·伤寒治法》中言桂枝汤："本方之作用是退热、敛汗，假如本来无汗，本方是禁药。"所以讲，上面这两个病例是为了让大家破除陈规思维习惯，知道桂枝汤不仅可以止汗，也可以发汗，治疗无汗，甚至效果很好。这样，我们再学习桂枝汤证的条文，对于桂枝汤证的理解就能全面了。

7. 康治本第 4、5 条条文对照解读

康治本第 4 条：太阳中风，阳浮而阴弱。阳浮者，热自发；阴弱者，汗自出。啬啬恶寒，淅淅恶风，翕翕发热，鼻鸣干呕者，桂枝汤主之。桂枝三两，去皮；芍药三两；甘草二两，炙；生姜三两，切；大枣十二枚，擘。上五味，㕮咀三味，以水七升，微火煮取三升，去滓。适寒温，服一升。（宋本第 12 条）

康治本第 5 条：太阳病，头痛，发热，汗出，恶风者，桂枝汤主之。（宋本第 13 条）

桂枝汤证：恶风，恶寒，发热，头痛，脉象浮缓等。也许你已经发现，这里面没有提到汗出与否。因为临床上存在两种不一样的桂枝汤证，一种是有汗的桂枝汤证，另一种是无汗的桂枝汤证。康治本第 4 条论叙的是"无汗"的桂枝汤证，第 5 条论叙的则是"汗出"的桂枝汤证。

"无汗的桂枝汤证"，这在注释《伤寒论》的书中很少有人提及，唯有日本的大塚敬节独辟蹊径，发前人所未发，指出了太阳中风桂枝汤证有两种形式：一种是有汗，另一种是无汗。有汗是常规证，无汗是非常规证。我们在临床上也经常遇见"无汗的桂枝汤证"，但是在还不真正了解桂枝汤证之前，处方时往往会陷入举棋不定的境地。因此，一定要明确这个非常重要的概念。如果学习《伤寒论》的第一个药方就遇见了拦路虎，对于接下去的学习就会造成阻碍。

8. 医案介绍

我们再举一个例子来证实无汗的桂枝汤证的存在。

这个例子来源于网名"愚悟岐黄"的一则医案。

某年某月某天，当时初秋，白天热，夜晚温度却不高，昼夜温差开始加大。女儿尚小，又淘气，洗澡时候一直嬉水，结果水慢慢凉了。出水时候，我听见她开始鼻塞，稍后又略

流清涕，遂抱到屋里，穿上厚衣服，用热水袋塞到她背部，让她在床上玩耍。过了1个多小时，依然鼻塞流清涕，还一个劲地说热，也没咋出汗。无奈之下，煮一剂桂枝汤，成人量，煮好后，倒出小半碗，加点红糖，放温了让她喝。喝完之后就坐床上看电视，约莫20分钟，女儿叫着热啦热啦，不要穿这么厚。我哄劝说，再等一小会，出汗了再脱衣服，听话。又等一会儿，女儿又叫着出汗啦出汗啦。我摸了摸，胳膊甚至手背也隐隐汗出，于是给她换了薄点的衣服，后来困了就睡了。第二天起来，一切如常。

这个病例写得很生动，很有现场感，是桂枝汤迅速治愈无汗的桂枝汤证的范例。

9. 桂枝汤的主症与客症

龙野一雄博士认为汗出与否在桂枝汤证中仅仅是"客症"而已，不是每一个桂枝汤证一定都要出现。他在《中医临证处方入门·解答普遍性问题》中写道："例如桂枝汤，以脉浮弱而有头痛或上冲为主，其他恶风、自汗、发热为客。"

日本江户时期医家津田玄仙在其著作《飧庭家百方口诀》论述主症为何、客症为何时，是这样说的："用通俗易懂的说法，主症的主犹如主人，客症的客犹如客人，症指病证，在所有的适应证中，都有主症和客症的区别。一家的主人，什么时候都在家里，而客人是外来的，来了走，走了又来，来去无定着是客症。"由此可见，在主症为"浮弱而有头痛"的桂枝汤证，如果没有"自汗"的客症的时候，就会出现无汗的桂枝汤证。

10. 吉益东洞解读条文的方法

吉益东洞教学生读《伤寒论》时采取悬置原则，即对条文里有关三阴三阳、病因病机的这些文字先不要关注，把它们用括弧括起来，存而不论；并把一切存在判断的内容也加上括弧，排除于考虑之外。也就是说，任何一个条文的论叙，如果包含了超出方证证治自身范围的东西需要加以断定，这种超越的东西就要被"放入括弧中"。初学者先不要受括弧内文字的影响，而将学习的重点集中在条文中有症状、有药方的文字上。吉益东洞就是想通过这种还原，达到那些自身显现的方证证治的纯现象。我觉得这是比较审慎的态度。

比如康治本第4条："太阳中风，阳浮而阴弱。阳浮者，热自发；阴弱者，汗自出。啬啬恶寒，淅淅恶风，翕翕发热，鼻鸣干呕者，桂枝汤主之。"读条文的时候，要把"太阳中风，阳浮而阴弱。阳浮者，热自发；阴弱者，汗自出"这一部分放一放，先读"啬啬恶寒，淅淅恶风，翕翕发热，鼻鸣干呕者，桂枝汤主之"和桂枝汤方与服法："桂枝三两（去皮），芍药三两，甘草二两（炙），生姜三两（切），大枣十二枚（擘），上五味，㕮咀三味，以水七升，微火煮取三升，去滓。适寒温，服一升。"

这一段有脉症、有药方、有药物煎煮及服药以后如何护理的文字，已经构成了方证证治的条件。这是《伤寒论》中最为核心的问题。如果从现象学的角度来看也是如此，因为它涉及"知识的纯现象问题"。

条文中"㕮咀"二字，是古代药物炮制还处于原始状态的真实记录。正如张景岳所云："古人以口嚼药，碎如豆粒而用之，后世虽用刀切，而犹称㕮咀者，其义本此。"

远田裕正教授对于吉益东洞的倡议赞不绝口。他在1985年《汉方の临床》第31卷7号发表的《关于康治本伤寒论中药方的形成过程》一文中写道："这是一件大胆的、大快人心的行为，证明了作为临床家东洞的直观见解的优越性。我对康治本研究到现在，临床上为了真正实现《伤寒论》的精神，认真细心地理解和应用纯粹经验结晶化的条文群和条文的基本姿态，比起对其后出现的各种概念的研究和理解，具有更多的重要性，这是明若观火的事。要想从古来根源的地方开始研究《伤寒论》，必须抛弃以'阴阳'概念为首的各种概念，由最纯粹的经验归纳出来的经验法则的条文群开始来研究才行。这么做，能够站在与康治本的创始人相同的立场上，发现作为素材的条文群的本来面目。也可以看出康治本的编辑人，没有被作为编辑方针所使用的前代的各种概念所左右。当然，以近代的、合理的立场重新进行编辑也是可以的。不，而是应当的。这样做才是《伤寒论》的生命之所在。它的纯粹经验，难道现在中医真的不能利用吗？如果不是这样进行《伤寒论》的研究，只能是无休止的，永远停留在对前代各种概念的注释阶段，并且无休止地反复下去。其能量的消耗，是无法测知的，确实是一种浪费。为避免误解，附带说明一下，我并不是说所有的各种'概念'都是无用的，而是说对于必不可少的概念和用语，如果不用近代用语和定义给予阐明，就会成为永远地、无休止地空洞议论的根源。另一方面，通过吸取什么样的'概念'，形成什么样的《伤寒论》，或什么样的'概念'怎样形成或怎样展开等问题的研究，也会逐步消除关于《伤寒论》的空洞理论。"

上述远田裕正教授高度赞扬吉益东洞的观点也正是他研究《伤寒论》的基本立场。

11. 多个层面分析第4条条文论述的是无汗的桂枝汤证

如果有人怀疑临床存在无汗的桂枝汤证，并认为结论应该是相反的，那么他可以在宋本第12条桂枝汤方后面的文字中找到答案。

请看原文："服已须臾，啜热稀粥一升余，以助药力。温覆令一时许，遍身漐漐微似有汗者益佳，不可令如水流离，病必不除。若一服汗出病差，停后服，不必尽剂。若不汗，更服依前法。又不汗，后服小促其间，半日许令三服尽。若病重者，一日一夜服，周时观之。服一剂尽，病证犹在者，更作服。若不汗出，乃服至二三剂。禁生冷、黏滑、肉面、五辛、酒酪、臭恶等物。"

条文写到喝了桂枝汤后，过了一会儿，要喝一升多热稀饭。一升相当于现在的纸杯一杯。桂枝汤煎汁喝一杯，稀饭要喝一杯多，稀饭的量比药还多。喝了热稀饭后，其热量与能量帮助了桂枝汤的力量，再用比较厚的棉被或者衣服把患者盖起来。盖一个时辰左右，患者遍身微微出汗，这个是最佳的结果。这里既然说到"遍身絷絷微似有汗"，就说明未服桂枝汤之前是没有汗出的。接着告诫护理者，不可以让患者汗出太多，像流水一样，这样不好。出汗太多的结果，反而"病必不除"。

这段文字，宋本比康治本交代的更加仔细，增加了喝热粥，同时吩咐热粥的量要比桂枝汤煎汁还要多一点，还要加上温覆。温覆的目的是什么？就是帮助患者出汗。假如患者服药前已经有汗出，那怎么知道喝药以后到底有没有汗出？可见患者原来是没有汗出的。这是第一层医嘱。

第二层医嘱，是假如服药以后病好了就"停后服，不必尽剂"；假如不汗出，"复服依前法"。试想，假如患者原来就自汗出，怎么可能还会说"若不汗"呢？由此也可知，患者原来就无汗。接下去"更服依前法，又不汗""若病重者，一日一夜服，周时观之"，是假设这个患者病得很重，就要一天一夜不断地服用桂枝汤煎汁并观察，"服一剂尽，病证犹在者，更作服""若不汗出，乃服至二三剂"。这里的"若不汗""又不汗""若不汗出""若一服汗出"都是反复指明患者无汗。假如患者本身就自汗，那这些不都成了废话。所以只要你仔细地、认真地、实事求是地读了这个条文就会明白，康治本第4条讲的桂枝汤证是无汗出的桂枝汤证。只是康治本与宋本条文中"阴弱者，汗自出"这一后人掺入的句子，带来了条文含意的混乱，致使我们对这种无汗桂枝汤证的认识模糊不清。

12. "阳浮者热自发，阴弱者汗自出"非原文，是后人的旁注

由上可知，我们学习康治本第一个药方，就要排除许多的障碍。首先要知道"阳浮者热自发，阴弱者汗自出"这12个字原本是不存在的，是后人加进去的。并且还要思考这12个字的叙述到底合理不合理？"阳浮者热自发"，机体为了抗病，全身的阳气动员起来，就出现发热，这个可以理解。而"阴弱者，汗自出"，本身体能就不足，体液就不够，为什么还会出汗？体液不够，人体出于保护自己的能力也可以不出汗嘛，为什么"阴弱者"和"汗自出"要等同起来？这个没有道理。阴弱者汗自出或者汗不出应该都有可能。由于阴弱，体能差，体液不足，有时控制不住出了汗；也有时候为了保护自己不出汗。这两种看上去似乎对立的症状，其实都是合情合理的，把这两种情况都写进去才合理。这样一分析，这个条文所指之证可能有汗，也可能无汗，而有汗之证在下面的第5条已明明白白地叙述了，那么这一条很可能就是叙述无汗之证。无汗出有没有可能呢？上面讲的那个9岁孩子的病例，其生来就没有汗出，用桂枝汤把他治好，这就说明了这个条文论叙无汗的桂枝汤证是有可能的。

远田裕正教授在《伤寒论再发掘》一书中认为，康治本第4条条文在前经方时代应该是："恶寒或恶风，发热，鼻鸣干呕者，桂枝芍药甘草生姜大枣主之。"非常明确，没有"汗出"的症状。通过研读宋本桂枝汤方后服法的交代，就可以体会到这个条文是指无汗的

桂枝汤证。通过与康平本作对照，就知道"阳浮者，热自发；阴弱者，汗自出"这12字并非原文，而是后人的"旁注"。从而更加明确了康治本第4条的实际内容就是无汗的桂枝汤证的证治。

13. 现代经方家胡希恕对这个条文的解释是无汗的

《胡希恕讲伤寒论》中写道："'啬啬恶寒，淅淅恶风，翕翕发热，鼻鸣干呕者'这个表证啊，这个气不得旁达。我们平时这个人啊，皮肤感觉不出透气，（其实）也是透气的，要不然我们衣服总得清洗，我们老洗澡，衣服还脏，它也往外排出废物，也通透气息。那么这个表证呢？是不透。不透，这个气就不得旁达，那就往上壅，逆于上，就鼻鸣干呕，这都是气往上壅的一种反应。那么这一节说的是太阳中风的证候，比以前说的太阳中风的证候详细多了。至于治疗呢，他用桂枝汤，桂枝汤主治这种病。"他说这个表证，气不得旁达，向外面透不出去，向外透不出去可以说就是无汗。他的话语中隐隐地意味着汗出不来。从这些临床家、注家对这个条文的理解、体会里，我们可以进一步认识到，这个桂枝汤证是指无汗的桂枝汤证。

14. 脉证不相符很常见，要尊重临床事实

无汗的桂枝汤证是整个桂枝汤证里面一种非常规情况。为什么把非常规的放在前面讲？这是《伤寒论》的一个叙说方式。教科书教给我们的大部分是典型的、常规的诊治方法，然而临床碰到患者的病证往往是非常规的，甚至是脉症不相符的。《伤寒论》就把平时不常见的、非典型的先讲，引起你的注意，再讲常规的就容易接受。非常规的东西往往会被忽视。

前面讲到的山东某医院的孙医生用桂枝汤治好了一个无汗的病例，这是非常有意义的。但作者在叙述为什么用桂枝汤治疗无汗证的时候，犯了一个错误。病治好了以后，他怕自己讲不出令人信服的道理，就指鹿为马地引用《伤寒论》的条文。他说："本案无汗，自幼即见，并无外感风寒之病史，又无恶寒、脉浮紧之见，知非营卫郁滞之风寒表实证，仍为'荣弱卫强'之桂枝证也。营气内弱，不济卫阳，则卫气不营，滞于玄府而逞其'卫强'之势。荣气内弱，汗孔闭塞，则见无汗；卫气'外强'，郁于腠理，而见皮肤发红、瘙痒甚则渗血结痂、烦躁脉浮数一派热象。但此与烦渴引饮、溲赤便结之实热内存毕竟不同本质，切勿苦寒直折，衰败营卫，又忌麻黄洞开腠理，损伤营卫。只宜桂枝汤发汗解肌，济营畅卫，待营卫相济，各司其职，则汗出肌利，烦热自除。诚信桂枝汤发汗之功寓于解肌与调和营卫之中也。"中国中医药出版社刘观涛老师看了这一段临床事实与理论印证不匹配的病例后，批评作者引用这节文字的时候截头去尾，把对自己有利的内容放进去。其实这个条文的原意是患者汗出，由于营行脉中，卫行脉外，营卫不和，通过桂枝汤使营卫调和而止

汗。病案的作者为了说明自己治好是有道理的，把这条讲止汗条文中对自己不利的文字删掉，而留下有利的内容来解释自己发汗的病例，可谓张冠李戴，反而弄巧成拙。说明医者对自己治好了这个病并不自信，试图借助于理论的解释。

我们在学习《伤寒论》的时候，中医理论的解释是必要的，但更应该重视临床事实。值得注意的是，我们应该对中医理论的工具性保持高度警惕，它们既能为方证辨证所用，也能为非方证辨证所用。同时，它们具有很强的渗透性，可以通过话语进入方证辨证，使方证辨证异化或失范。

第5讲 康治本第5条——桂枝汤证治

1.学习条文

第5条：太阳病，头痛，发热，汗出，恶风者，桂枝汤主之。（宋本第13条）

这一条条文的特殊之处有二：一是桂枝汤证径称太阳病而不分中风伤寒；二是太阳病桂枝汤证中没有脉象。

条文中桂枝汤证径称太阳病而不分风寒，其中意味深长。这就告诉我们，《伤寒论》以中风伤寒为病因病名的分类是次要的，应该让位于方证辨证。

马堪温、赵洪钧等医家在《伤寒论新解·第五节中风伤寒新解》中写道："太阳中风为表虚，中寒为表实。太阳虚实竟取决于外邪，而与正气无关。可见，一开始便与'邪盛为实，正夺为虚'的公理相矛盾。我们总不能说正虚者不能中寒，即便中寒，必见表实。实际情况是，虚人见微寒即病，病后见微风即恶寒。或本无风而自觉若有凉风（即啬啬恶风，淅淅恶寒）。这种恶风寒得热辄止；正不虚者，冒风寒重者方病，恶风寒的感觉与风无关，见热不即止。把这种微妙的病理反应理解为病因不同是错误的。因而，即使在'中风'二字出现最多（共计11次）的太阳篇中，也发生了风寒混淆（太阳中风而有大青龙汤证便不妥）或不得不径称太阳病而不分风寒。中风、伤寒的实质虽然是虚实，但病在表尚可以有汗无汗、恶风恶寒，以及脉紧脉缓等相鉴别。一旦病入里或不始于太阳，便无法鉴别。太阳篇之外尚有七条经文有中风之说。它们是阳明篇第189、第190、第231条，少阳篇第264条，太阴篇第274条，少阴篇第290条，厥阴篇第327条。以阳明而论，若能食，名中风；不能食，名中寒（第190条）。显然，中风不因胃家虚，也不造成胃家虚；中寒倒造成胃家虚寒，这便与在表之风寒病理发生了矛盾。第189条实则三阳合病轻证，第231条偏重少阳。总之，第190条应删，第189、第231条中不必有'中风'字样。少阳篇之后的四条尤其无关紧要，留则删除'中风'字样，否则全文删去。"（马堪温等医家所指的条文号码都是来源于宋本）

《伤寒论》的整理者在方证辨证之中加入中风、伤寒之类病因病机概念，对于经方医学来说算不上深化与升华，而是走向"被《内经》化"的开始。马堪温、赵洪钧等医家在《伤寒论新解·桂枝汤新解》中写道："读者需牢记，人体接触外邪，是否致病及病后表现，并非外邪一方决定。正气夺者，太阳（他经同）稍受寒即病，呈表虚，有汗而恶风，古人视为中风。壮实人受大寒方病，呈表实，必有恶寒、脉紧、体痛等。中医论外感病理，必同时分析正邪双方虚实盛衰，以推断发病之态势。然而，正气夺否，邪气盛衰，均系相对而言，而非截然两极。""宋代人提出表虚说之后，风寒之争原可解决。可是古人难得有勇气推翻经典，也难以认到风与寒的关系，只好多方曲护旧说。"

黄煌教授认为："方证与病机，犹如硬币的两面，不可分割。只是有时要强调正面，有时要强调反面。对初学者来说，方证最为重要；在掌握方证后，需要研究该方证的病机。对于拘泥于病机的人，需要强调方证以棒喝之；对于拘泥于方证的人，则需要强调病机以善诱之。"黄煌教授对于病机与方证关系的论叙客观中肯，堪称经典。

2. 条文中没有脉象，是否为常见的省略笔法

可能不会这样简单。如果你用心地把《伤寒论》通读几遍就会发现，如果条文所论述的方证和其他方证相类似、难以辨别清楚时，条文中一般会特地加上脉象来帮助医者加以区别。比如康治本第 4 条的桂枝汤证，正因为它是无汗，当同时出现发热、恶风、恶寒等一系列症状时，就很容易和麻黄汤证相混淆，诊治时难以鉴别，所以加了"脉阳浮而阴弱"这般详尽的论述。这在《伤寒论》其他条文中也有体现。如宋本第 16 条云："桂枝本为解肌，若其人脉浮紧，发热汗不出者，不可与之也。常须识此，勿令误也。"也就是说：太阳病，发热汗不出，可以用桂枝汤解肌发汗。如果脉象出现浮紧，则不可以使用。医者要记住，千万不能有误。这条条文就准确地表达出大论的医学思想。反之，某条条文中几个重要主症完备而清楚，和其他方证也没有混淆之处的话，条文中就没有脉象的记载。这才是康治本第 5 条条文中没有脉象的原因。我的这点认识，是接受了大塚敬节的观点。他在《临床应用伤寒论解说》中对该条的注释是："本条无脉象的记载。关于这一点，有观点认为因为前一条举出了脉象，所以本条便省略了，这也是一种理由吧。本来在《伤寒论》，在即使不举出脉象辨证也很清楚而不必担心与其他证混淆的场合，便省略脉象。如果证相似而鉴别有困难时，特别举出脉象，以进行明确地区别。"

3. 医案介绍

前面两讲，我们已经对第 4、5 条桂枝汤证做了比较。在讲叙方证与病因、病机的关系之前，先介绍一则大塚敬节《汉方诊疗三十年》中使用桂枝汤治疗丹毒的病例，以说明临床桂枝汤证的具体证治。关节炎后的丹毒病例如下：

51 岁男性，十几天前患急性关节炎，投予甘草附子汤七日量，服药治愈。但是昨天晚上开始出现重度恶寒，发热，体温达 39.0℃，要求我往诊。

患者像是感冒，但是详细诊察时，发现前额部稍微红肿，触摸局部有灼热感，轻微疼

痛，诊为丹毒。脉浮弱，自诉头痛。

遂以脉浮弱、头痛、发热、恶寒为指征，投予桂枝汤治疗。

服药后恶寒减轻，汗出，翌日体温降至37.5～37.6℃，服药8天痊愈。

关于丹毒，曾用过白虎加桂枝汤、十味败毒汤，这次知道了用桂枝汤也能治愈。

急性关节炎初期疼痛剧烈时，有时使用甘草附子汤。这种情况下，恶寒、脉浮大而数是其指征。体温上升接近39.0℃时，也可使用。

大塚敬节的病例，揭示了桂枝汤的良好疗效与使用之容易。只要医者抓住了"恶寒、脉浮大而弱"的临床指征，就会覆杯而愈。从方证辨证的角度来看，病例的证治很一般，读了以后可以静静地流淌入你心里。但由于有些中医师满脑子的病名、病因、病机的概念，使得医者对于眼前的方证熟视无睹，才会失之交臂。

4. 方证与病因病机的关系

条文中方证对应、诊治合一，虽是散点透视，但合在一起则分明打开了一条穿越病名病因遮蔽，真切体察方药对机体抗病趋向因势利导的诊治通道。

古代留下来的条文经过历代医家的注、添、补，其原意受到了掩盖与混淆。即使是作为原始本的《伤寒论》，其条文上也夹带有病因、病机的文字，如"阳浮而阴弱，阳浮者热自发，阴弱者汗自出"等，这些混淆了原始条文概念的文字可能是在传抄过程中混入的，正如户上玄斐在《刻康治本伤寒论序》中所云："柳河户上玄斐传写以示余。余曰：'唐贞元乙酉即皇朝延历二十四年，而传教航海东阳之岁也。曾闻最澄博物兼知阴阳医方，则了纯所写原本或出最澄手书，亦未可知也。但了纯不知何人耳？'玄斐愕然曰："何以征诸？"余曰："尝观横川松禅院所藏澄手书《将来目录》，卷尾曰：'大唐贞元二十一年岁次乙酉五月溯十三日，日本国求法沙门最澄录。'今此本干支亦同，故云尔。子若能影钞以传，则亦可嘉尚也。玄斐曰：'此书盖尝在延历寺人或得之后，往江户传之奥人某，珍重如拱璧不妄示人，友人河口春龙窃誊之，而不及影钞，为可惋也。余得此与宋板校雠，互有异同，而此本为优。'"在户上玄斐"与宋板校雠"的过程中，康治本的文字就有可能发生了难以预测的变动。幸好在康治本中，这样的情况少之又少，仅仅出现了几处。

在没有文字的年代，先人的医疗活动一直在进行。开始是药证相对应，逐渐地摸索出药基证相对应的方法，后来又形成了方证相对应的方法。药方和证候永远处于一种微妙的均衡状态，处于一种必要的张力之中。这是一种自生自发与不断自行扩展的诊治，其中所潜蛰着的汗吐下治法，在以后的发展过程中被先人所发现，从而从药证方证相对应诊治模式衍变出"汗下（吐）和补"的治法分类模式。康治本中"青龙""白虎""玄武（真武）"等以四神命名的药方，就是前经方医学时期所遗留下来的标志。

在前经方医学时期还没有三阴三阳理论。陆渊雷在《陆氏论医集·医药的起源是单方》中记载："记得章太炎先生说过，医药的太初是单方。单方都是病人自己发明的，单方渐渐多起来，汇齐记录，便成一部本草。太炎先生的话，委实极有道理。"其在《陆氏论医集·化学分析及动物试验不能解决中药药性》中又进一步论叙了这个问题。他说："单方药效由人类的本能偶然碰彩，陆续发明出来，发明的人并不是什么医学家、药学家。医生搜罗了这些药效，不知怎样配合成方，在病人身上一次次试验下来，经过千百年，才成立了中医的汤液一派。如今说患者身上试验下来的作不得准，须从动物身上重新试验过，然后把来应用，岂不像俗语所谓放了马步行？真是大开倒车，倒行而逆施了。""中药之起源是单方，单方多系病人自己发明。近来首都国医界，因为不乐意不佞参加中央国医馆的整理工作，特地在日报上开一栏医刊，直接、间接攻击不佞的学说。有一人竟这样说：'中医学先有了五运六气等基本学说，然后由此发明药效，药效绝不是碰彩般得来。'说这话的人，自然是伪黄帝、伪岐伯的忠实信徒，生成的铁皮脑子，灌不进辨别是非的思想。不过他读的书也实在太简陋，想必是《素灵类纂》《药性赋》这一类东西吧。若读过堂堂皇皇《本草》，也不至于如此糊涂了。《本草》怎么说？《名医别录·序例》云：'藕皮散血，起自庖人；牵牛逐水，近出野老。'《证类本草》藕实下引陶隐居云：'宋帝时，太官作血𩑶。庖人削藕皮，误落血中，遂皆散不凝。医乃用藕疗血，多效也。'又，牵牛子下引陶隐居云：'比来服之，以疗脚满气急，得小便利，无不差，此药始出田野人牵牛易药，故以名之。'这正是偶然碰彩而发明药效的事实，《本草》明明载着，《本草纲目》也引入。"

5. 问题讨论一

问：麻黄汤能够发汗，是汗法，无可非议，而桂枝汤的功效称为解肌，也是汗法吗？

答：康治本治疗太阳病而使用汗法的药方是桂枝汤、桂枝加葛根汤、麻黄汤、葛根汤、葛根加半夏汤、青龙汤等6首。桂枝汤当然是汗法，只不过是具有补益强壮作用的特殊汗法。奇怪的是，康治本条文中没有一条条文记载桂枝汤的"发汗"功效，而宋本却有很多条文直接指出了桂枝汤具有发汗的作用。比如宋本第54条："先其时发汗则愈，宜桂枝汤。"宋本第56条："当须发汗，若头痛者，必衄，宜桂枝汤。"宋本第57条："脉浮数者，可更发汗，宜桂枝汤。"宋本第234条："表未解也，可发汗，宜桂枝汤。"宋本第240条："发汗，宜桂枝汤。"宋本第276条："太阴病，脉浮者，可发汗，宜桂枝汤。"把桂枝汤的功效称为解肌，来源于宋本第16条，条文在论叙桂枝汤与麻黄汤的方证鉴别时所提的"桂枝本为解肌"。条文显示桂枝汤与麻黄汤同为汗法，但具有补益强壮作用的桂枝汤和强烈发汗剂麻黄汤的功效不完全相同。此外，宋本还对桂枝汤发汗法机制使用了阴阳营卫气血学说加以说明。比如宋本第53、第54条中称之为"病常自汗出者，此为荣气和。荣气和者，外不谐，以卫气不共荣气谐和故尔。以荣行脉中，卫行脉外，复发其汗，荣卫和则愈，宜桂枝汤"与"病人脏无他病，时发热自汗出而不愈者，此卫气不和也。先其时发汗则愈，宜桂枝汤"。条文引入"荣卫不和"的概念来论叙桂枝汤证中这种特殊的太阳病表虚证。

古往今来，"解肌"一词并不是桂枝汤的专利。正如《伤寒论今释》所引用的丹波氏语："解肌，解散肌表之邪气也。言桂枝虽为解肌之剂，若其人脉浮紧，发热汗不出者，不可与桂枝汤，当以麻黄汤解散其肌表之邪也。解肌二字，不专属于桂枝，《外台秘要》有麻黄解肌汤、葛根解肌汤，《名医别录》麻黄主疗云解肌，可以见耳。"

最后，还要唠叨一句。从康治本与宋本对于桂枝汤有否"发汗"的记载，也可以得知这两个文本在遣词用语上的不同。

6. 问题讨论二

问：一个高中女生，在月经期间因感冒发热而在寝室里卧床休息。后来同寝室里的女生发现她全身寒战来告诉老师。校医检查后发现体温39.5℃，就送她去医院。在去医院的路上，她又一次全身寒战，寒战之后全身出了大汗就热退而痊愈了。请问老师，这个寒战高热的女生，如果用经方辨治，应该用什么药方？

答：全身寒战，经方医学认为也是"恶寒"的症状。处方用药，要根据当时的脉症来决定。第一步也是方向感辨证，辨别患者的虚实。如果是虚证就进一步辨别是阴虚，还是阳虚，或是阴阳并虚；如果非虚证，就要辨别是太阳病，还是阳明病，或是少阳病，辨别清楚以后再选择相对应的药方。这个女生，在月经间感冒发热，寒战，无汗，如果排除了虚证，脉象浮紧数的话，一般选用麻黄汤、葛根汤；如果伴有烦躁或口渴的话，可以选择大青龙汤。

总之，不管是什么病，都要在方向感辨证的基础上进行方证辨证而随证治之。

第6讲 读懂桂枝汤①

1. 桂枝汤的药物

读懂桂枝汤，让我们从桂枝汤药物的讨论开始吧。

《伤寒论》的药方，除甘草汤之外，所有药方都由二味、三味或三味以上药物组成，每一味组成药物都有一个、二个或几个症状作为自己的治疗目标。

药物和药物治疗目标，就组成了"药证"（药征）这个概念。

提出"药证"（药征）这个概念的是吉益东洞。他写了一本《药征》的书，书中指明了《伤寒论》中每一味药的治疗目标。《药征》和我们本草学中所讲的四气五味、归经、升降浮沉等药性不一样，没有阴阳五行这一类的内容。吉益东洞这本书奠定了汉方医学临床研究的基础。

《伤寒论》的条文中没有单独地讲每一味药的性能与效用，后世医家都是利用《神农本草经》或《本草纲目》等本草专著来解释《伤寒论》药物的性能与效用的，而这样的解释对于《伤寒论》的药物效用并不一定适用。可以说，几千年来对《伤寒论》药物治疗目标的研究没有系统地进行。

吉益东洞的研究是一个创举，《药征》的书名即有深意。这个"征"字就是用药时应该依据什么征兆和证据的意思。《药征》刊行 100 年以后，尾台榕堂根据《药征》临床应用后的情况，以及自己的经验撰写了一本《重校药征》，对《药征》的内容进行了补充、校订。我国清朝邹澍的《本经疏证》与周岩的《本草思辨录》中也记录了一些有关《伤寒论》的药征。

黄煌教授在《药征》《重校药征》《本经疏证》《本草思辨录》等基础上进一步研究与发挥，撰写了《张仲景 50 味药证》，其分类更为科学，临床应用更为方便。

先人对于方证辨证的认识，应该是先懂得了药证，接着了解了药基证，然后才把握了方证，通过这样一个阶梯一个阶梯地发展起来，其中的基础就是药证。

然而，几千年来我国中医界却很少有对药证方证进行深入研究的著作，屈指可数的只有清代黄元御的《长沙药解》、邹澍的《本经疏证》、周岩的《本草思辨录》、莫枚士《经方例释》等几本。民国时期的陆士谔先生肯定了药证的临床研究价值，对邹澍的研究做了极高的评价。他在《士谔医话》中写道："日本医学博士眼光中，只认识李时珍之《本草纲目》，尚未认识邹润庵之《本经疏证》。仅知药性，不识方义。""以武进邹润庵《本经疏证》为研究方法，处处脚踏实地，字字皆有来历，不矜奇不立异，大中至正，必以实用为归。""中医的学说，大别之可分作两种：一种是依据《内经》，偏重说理的；一种是依据《伤寒论》，偏重认证的。就可惜历来注释《伤寒论》的几位名家，《内经》的主观太重，总用《内经》的见解来解释《伤寒论》，以致《伤寒》一书，不解倒还明白，愈解愈糊涂，什么标本中见，什么寒化、热化、湿化，一大堆不相干的话，听得人家莫名其妙。正如翠屏山戏中潘老丈所讲，你不说我倒明白，你一说我越糊涂了。医不是仙人，病不会开口，因此偏重认证的，总说症者证也，要认清是表是里，属虚属实，在经在络，还须辨出个寒热，辨出个脏腑。旁敲侧击，审之必确，问之必详。就为病证关系人命出入，不敢草草，亦不忍草草。偏偏依据《内经》的，好为理论，自作聪明，创出'医者意也'的谬说，用演绎法推测百病，不用归纳法归纳病证，毫厘之谬，差及千里。一人有过，遗及全体。我们中医吃亏的地方，即在于此。照我偏见，大家研究仲景之书，研究入手，照武进前辈邹润庵夫子《本经疏证》做去，我们中医才有光明的一日。""仲景《伤寒论》，研究家用尽心机，辨明某几句是仲景原文，某几句是叔和改作，某条该移方向前，某条该退之使后，吃饱了清水白米饭，没事做，把这些工作来消遣。依我，张仲景也不是我的亲家，王叔和也不是我的冤家，究竟哪一位动的笔，我也不曾亲眼看见。我现在只要瞧他合理不合理。王叔和合理，我也该信仰；张仲景不合理，我也该驳斥。古人是古人，书是书，理是理，一一分析，不得稍有含混。遇到于理未合处，发生疑问，便当反复推勘，以求彻底。如邹润庵之疏本草，读《伤寒》，一字一句，不肯轻易放过，必求其奥，必得其理，这才是中医改良工作。自打天下，杀开一条血路，不是去依傍人家，影戤人家的响牌子。"

陆士谔真是一个明白人，他能够透过邹润庵《本经疏证》这本著作，看到了邹润庵已经洞悉大论之原旨。如果他不是一个精透领悟《伤寒论》而圆机活法的医者，绝不能有此等之眼光。

2. 桂枝汤中的甘草

甘草，是中国人最熟悉的中药之一。"甘草，帖帖有份"是民间的口头禅，其意思是在中药方中甘草无处不在，却又无所事事。连专门研究《伤寒》《金匮》的陆渊雷也这样认为。他在《陆氏论医集·肺主皮毛的解释》中以漫不经心的口吻写道："甘草好像是位党国要人，各机关都有他的大名，却不甚负责办事。"可见几千年来，人们对于《伤寒论》中甘草的作用所知甚少。

甘草，在康治本桂枝汤（桂枝芍药甘草生姜大枣）的药物排序中列第三位。那我们为什么要提前讲甘草呢？因为甘草在经方医学发生发展的道路上厥功甚伟。日本汉方家对甘草的赞誉更是无以复加，说"甘草的使用是《伤寒论》构成药方的第一原则"。这是日本汉方家远田裕正教授提出的，在这之前大塚敬节也提出过类似的观点。他们的这一观点发掘出了《伤寒论》所隐藏的秘密，冲破了传统药方构成的认识框架，无疑是在中国中医药界撕裂出一个不小的口子。

他们的这种观点是如何形成的呢？这是一个有趣味的话题。

人类都是"喜甘爱甜"，汉人也不例外。甘草是一味甘甜的东西，在中国汉民族生活圈里，可以说是无人不知，无人不晓。为什么呢？在没有糖果之前的千万年的社会里，甘草就是小孩子们的"糖果"。记得20世纪50年代，我在小学读书的时候，当时糖果已经可以在大大小小的商店里买到，但我还是经常和同学一起到中药铺里买甘草吃，觉得甘草有和糖果不一样的甜味，大家都吃得津津有味。当然，那时我们还不知道甘草不能够乱吃，吃多了会引起水肿与血压升高等水钠潴留的副作用。遥想上万年之前的仰韶文化时期，我们的先人生活在一个以打猎、捕鱼，摘树上的果实、挖草根维生的年代。当他们发现甘草的时候，其可口的甘甜之味所引起的轰动可想而知。我认为没有什么药物的发现能够比甘草的发现，更加激动人心，更加快速度地传播了。

原始社会，先人的医疗活动除了外治方法之外，所服用中的药物也只能是周围的动植物。治病的药却大都是苦口的东西，所以服药是一种无奈的需求。人类是"喜甘厌苦"的，科学研究证明人吃到甜味，大脑中会分泌多巴胺，让人感到愉悦和幸福。服药是人类求生本能战胜"喜甘厌苦"本能的无奈之举。而甘草是一味甘甜的良药，它的发现在无意之中打破了单味药治病的僵局。于是先人自然而然地把甘草作为矫味矫臭的药物引进了以往单味药治病的实践，引发了一场药方配伍的革命。真可谓"无心插柳柳成荫"。发现了甘草之后，开启了中药配伍的机会，而中药配伍的开展与展开，又出现了药方形成的机会。据此我认为，有没有发现甘草的中医药是两个完全不一样的世界。甘草这一无可替代的里程碑样作用，也许就是其"国老"别名的由来吧！

3. 甘草的治疗目标

先人在发现甘草的同时，也渐渐地掌握了它的治疗目标。《伤寒论》由单味甘草而独立成方的"甘草汤"，明确地指出它能主治"咽痛"。吉益东洞认为，甘草的药证是"主治急迫"，就是具有"缓急"的作用。"缓急"作用表现在哪里呢？吉益东洞在《药征》做了具体的讲解："故治里急、急痛、挛急，而旁治厥冷、烦躁、冲逆之等诸般迫急之毒也。"我们结合临床实践来说，"甘草"可以治疗所有的急性病，因为它能缓解人体抗病中的激烈反应。说得具体一点，就是它能治疗各种急性疼痛、心脏的剧烈跳动、精神的极度兴奋、肌肉的过度痉挛、瘨病和癫痫的发作，以及由以上诸多原因造成的昏厥与肢冷等病证。当然吉益东洞说的治疗目标不是指由甘草单独完成的，而是在由它组方的方证中所表现出来的。

甘草具有"主治急迫"的效用，和中国历代本草文献对甘草功效的记载有所不同。本草文献认为甘草能解毒，能调和诸药。如此论叙甘草的性能，显得比较抽象与笼统。

4. 以甘草为配伍的药基证

以甘草为配伍的药基证是自然而然发现的。

甘草和其他几种当时已经发现的药物组成了药对（药基），形成了药基证。如桂枝甘草基证、芍药甘草基证、茯苓芍药甘草基证、茯苓桂枝甘草基证、麻黄甘草基证、大黄甘草基证、黄芩甘草基证、甘草干姜基证、麻黄甘草基证、栀子甘草基证、石膏甘草基证、知母甘草基证、甘草大枣基证、甘草干姜附子基证、大黄甘草芒硝基证等。

为什么会出现这么多以甘草为核心的药基证呢？这并不是有意识理性的思考，而是先人运用野性思维所形成的经验。比如桂枝和甘草一起服用，服用后发觉味道比以前容易下咽。而且发现，桂枝治疗目标是汗出、心悸，和甘草配伍后，汗出、心悸等症状的改变比前服用桂枝还好，服药后的疗效也更加稳定了。古人就觉得如此配伍，何乐而不为呢？桂枝甘草基的证治就固化了下来。芍药也一样，芍药有酸酸的味道，但是跟甘草配伍之后，甘酸相合，其味更佳。芍药能够止痛减痉，加上甘草以后，止痛减痉效果倍增。干姜、甘草，甘辛味醇不辣，单味干姜治疗胃冷、疼痛、腹泻等效用，加上甘草后，干姜作用大大地提高了。麻黄、甘草，甘辛相合，其味可口，比单用一味麻黄治疗气喘的效果更好，同时又避免了出汗过多的弊病，后来就成了《金匮》的甘草麻黄汤了。大黄、甘草配伍后，大黄的苦涩味变淡而容易下咽。大黄会引起腹泻，但是腹痛便秘的人腹泻了以后，其原来的腹痛便秘就好了。于是，人们就知道虽然大黄不适合每一个人吃，但是对有那种腹痛腹胀、大便拉不出的人，大黄是个好药。单独服用大黄，有时候腹泻止不住或者腹泻以后肛门很痛，而服用大黄甘草基后，大便能够泻下，但又不至于腹泻无度，肛门也不会那么痛。

经反复积累、沉淀，上述的药物就渐渐地形成了《伤寒论》里最基本的药对。如果把这些最核心的药对再进一步进行配伍，《伤寒论》整部书中的基本药方就会在无形之中呈现出来。这些方子在《伤寒论》《金匮要略》里都可以看到。这些最基础的方子，几千年来都始终保留着，主要就是因为这些方子还有作用。这些只有两味药的方子，在最早的时候，可能就是一批治病的药方。这几个最为核心的药基证，为下一步重要药方的产生打下了坚实的基础。

尾台榕堂在《类聚方广义》里对这几个方所进行的对照，是我们临床医生比较好掌握的。大黄甘草汤的治疗目标：大便秘结而急迫者。大便秘结主要是大黄所针对的症状；急迫是疼痛、神志方面感到很紧张，这是甘草所起的作用。当然，这样的人症状偏实，这个方主要是用来治疗怀孕后呕吐。

《金匮要略·呕吐哕下利病脉证并治》云："病人欲吐者，不可下之。"一般理解为，中医药治疗要因势利导，患者欲上吐，不可强之使下。但这并非是硬性规定，不是所有呕吐者都不能用大黄等泻下剂。只要这个人有大便秘结而急迫，即使有呕吐，也可以使用大黄甘草汤等泻下剂。《金匮要略·呕吐哕下利病脉证并治》云："食已即吐者，大黄甘草汤主之。"呕吐可以说是大黄甘草汤的应用性症状，而特异性症状是大便秘结而急迫。《千金要方》治胃反吐逆不消食、吐不止方，皆用大黄。学习《伤寒论》，要辩证地看待问题，不可画地为牢而死于句下。

大塚敬节把甘草当作核心药来展开讨论。在他的《汉方的特质》这本书里，就把桂枝甘草汤、芍药甘草汤、甘草干姜汤、桔梗甘草汤、麻黄汤、大黄甘草汤都解读成为甘草所派生出来的方剂。这些方剂不是普通方剂，是核心又核心的方剂，是最重要的方剂，其他方剂都是在这个基础上发展起来的。所以他认为在组方方面，甘草的作用非常重大。远田裕正的《伤寒论再发掘》更进一步论叙了甘草的作用，他通过大量的论证、举例、比较，得出一个结论：甘草是经方医学药方形成的第一原则。他提出《伤寒论》里那么多方的形成都离不开甘草的参与，没有甘草，这些方的组成就不可能，所以他认为要组方，首先要讨论甘草的效用。除了上述的桂枝甘草汤、芍药甘草汤、甘草干姜汤、桔梗汤甘草、麻黄汤、大黄甘草汤之外，还有知母甘草基、石膏甘草基、黄芩甘草基、柴胡甘草基、栀子甘草基、茯苓甘草基，这些都非常重要。若把这些再展开，几乎就可以看到整个《伤寒论》的全貌，所有方剂都在这个基础上形成。可见，甘草在组方方面的重要性。

总之，甘草在《伤寒论》从药到方的过程中的作用是不可低估的。用甘草配合成汤方，在不改变治疗目标的基础上使人容易下咽，并能缓和主药的烈性，使服药更为安全。同时甘草药源丰富，容易采集。

5. 甘草有储水的作用

《伤寒论》的理论核心是存津液，所有方药的证治都是紧紧地围绕着有关水的代谢问题。甘草有储水的作用，古人很早就发现了这个储水作用。前面讲到甘草吃多了就会浮肿，古人对浮肿的理解是人体把水储藏起来了。甘草能够把水储存起来，虽然会形成病，但是相反的，有的人大量丧失水的时候，吃会储水的甘草就能够好了。这样的想法应该是顺理成章的，临床实践也证实了这一点。对于一些出汗过多、腹泻过多、小便失禁，甚至出血过多的人使用甘草，或与甘草配伍的甘草干姜汤、芍药甘草汤都会出现明显疗效。

由于甘草的使用范围极广，又与最为重要的药物组合成核心药基证，这才使得《伤寒论》方证群的构成有了可能性。因为药方配伍中最为重要的是要了解药物与药物之间的拮抗与协同关系。甘草的储水作用，在与其他排水或储水不同效用的药物配伍时，就使药物配伍中的拮抗与协同关系得以充分的发挥。甘草与桂枝、麻黄、大黄、芒硝等强排水的药物配伍时，通过拮抗作用，使发汗与泻下得以有效的控制，这样发汗与泻下就具有了可操作性。可以说，假如没有甘草的配伍，发汗、泻下的治疗方法就无法施行。在那个远古社会原始的医疗活动中，这种拮抗作用是通过大量反复发生的实践而得知的，其可靠性经得起重复检验。拮抗作用的重要性就好像汽车、火车、电车、飞机里的减速器与刹车机构，假如没有这两样东西，汽车、火车、电车、飞机绝对无法使用。减速器、刹车机构和发动机组成的关系，就是拮抗关系。这个拮抗关系对于桂枝、麻黄、大黄等通过排水治病的药物所发生的作用非常之大。这也是经方医学的方药与民间单方、验方的一个不同之处。大塚敬节在《汉方的特质·汉方药与民间药之区别》中曾说："最近的化学药品一若没有制动器之汽车，乱向目的地突进，出事满不在乎的样子。可是汉方汉药，由于有各种各样成分，互相牵制合成，正如汽车有制动器与方向转换机，能安全运转。"

那甘草与干姜、芍药等储水的药物配伍又是起怎样的作用呢？毫无疑问，起的是加强储水的协同作用。干姜具有储水的作用，是通过反出汗、反吐、反泻下而达到其效用的，与甘草配伍以后，同气相求，就会强强联合，增加这种效用。芍药也一样，也是储水的，能够使机体无法控制的津液流失减少或停止。甘草和芍药配合就起协同作用，这也就确定了三阴病治疗时的储水目的。三阴病需要津液的补充，需要储水。回阳救逆就是防止津液的流失，而防止津液的流失就是间接地储水，所以就有了"补阳气是补津液"这句话。三阴病的津液不足有三种状态：一种是功能不足引起津液的流失；一种是体液不足；还有一种是功能、体液都不足。甘草干姜汤类方、芍药甘草汤类方、芍药甘草附子汤类方分别承担了补阳、补阴、阴阳并补的作用。

总之，甘草在《伤寒论》从药到方的过程中的作用是不可低估的。用甘甜的甘草配伍的药方，通过矫臭、矫味，缓和主药的烈性；通过协同与拮抗的作用，使每一个药方达到有效与安全。《伤寒论》中唯一一张以一味药组成的方剂就是"甘草汤"，足见在整理者的心目中是多么重视甘草的作用。

桂枝汤中的甘草，通过桂枝甘草基与芍药甘草基，一动一静，共同完成皮肤排水的解表作用和收敛津液、补充津液的作用；再加上生姜大枣基的配合，治疗太阳病"恶寒，头痛，脉浮缓"的病证。

这种在方药中加入生姜、大枣、甘草（简称"姜枣草"）的方法，在古代是很流行的，甚至在现代中医界也还传承着。比如由三位日本汉方医家编著的《宋以前伤寒论考》各论一《〈医心方〉中的古代伤寒治法》中写道："我在北京中医药大学留学时，受到过老中医焦树德的教诲。在患者诊疗中最后我决定处方的时候，当大部分的药物考虑成熟时，最后的二三味药物用什么呢，我很快添加了'甘草、生姜、大枣'。"我们要注意这一现象，对于其中的机制值得深入研究。

6.问题讨论

问：太阳中风桂枝汤证是虚证还是实证？

答：太阳中风是三阳病之一，其中的桂枝汤证的治疗是通过皮肤排水的汗法，因此非阴病，非虚证。然而和太阳伤寒麻黄汤证相比较，太阳中风桂枝汤证则偏于虚。因此，选用调和气血营卫的桂枝汤解肌发汗，而不用麻黄汤、葛根汤等强烈辛温解表发汗剂。马堪温、赵洪钧等医家在《伤寒论新解·太阳篇新解》中写道："（宋本）第12条桂枝汤服法中即明言，桂枝汤可连服至三剂，麻黄汤服法无此说。故读者须牢记桂枝汤之'发汗'与麻黄汤大不同。又，麻黄汤见微汗即止服，桂枝汤则不然。"

第7讲 读懂桂枝汤②

1. 桂枝汤的主药桂枝

（1）桂枝与肉桂：现在的医生、病家，以及药店的药工，总以为桂枝是发表药，肉桂是温补药。其实，在《伤寒论》中并没有区分桂枝与肉桂，《外台秘要》也不分桂枝与肉桂，吉益东洞也认为不必区分彼此。

"桂枝是发表药，肉桂是温补药"这仅仅是李东垣的个人的观点。陆渊雷在《陆氏论医集·用药标准》中详细地论叙了这一问题。现在我把他的观点抄录如下，供大家参考。

肉桂是桂树干上的皮，桂枝是桂树细枝，有效成分也是皮，枝干虽殊，为皮则一，功效当然不能大异。只是现在市医的观念，桂枝是发散药，肉桂是温补药，立于相反的地位。倘从书本子上研究，《本草经》有牡桂、菌桂两味，人们总以为一味是肉桂，一味是桂枝，若问牡桂、菌桂孰为桂枝，孰为肉桂，说的人便主张不一了。而且《本草》上两味主疗，也看不出什么别异的所在。仲景书中只用桂枝，既无牡桂、菌桂之分，也没什么肉桂。假令现在的医生在药方上开了牡桂或是菌桂，药铺里包管会退回问询，因为药铺朝奉只识肉桂、桂枝，不知牡桂、菌桂故也。那么《本经》上的名目，徒乱人意，只索丢开，还是研究桂枝、肉桂罢。仲景用的一律桂枝，到《千金》《外台秘要》里，便很不一律起来。有桂枝，有桂，有肉桂，有桂心，在下曾经发过呆，把《千金》《外台秘要》彻底翻检，一一与仲景方比较。比较的方法：写桂枝的不必说，是桂枝。写桂心、肉桂的，就姑且当它现在的肉桂，单写桂的姑且提开一边再讨论。岂知翻检了两天一夜，算得头昏脑涨，结果丝毫没有头绪。尤其《外台秘要》格外夹杂，例如一个桂枝汤，它却先后复出好几处，一处写桂，一处写桂心，也有写肉桂、写桂枝的。这样要辨别它异同时，岂非问道于盲么？唐以前的古书上，既考不出桂枝、肉桂之异，所以吉益东洞在《药征》上爽爽快快说道："桂枝也，肉桂也，桂心也，一物而三名也。"不过这话也有语病，肉桂与桂心可以说是一物。因为把肉桂去掉外面枯皮，里面的嫩皮，只用中心油多香烈一层，就叫桂心。桂枝与肉桂分明是形态不同的两种东西，怎能说是一物呢？若说"桂枝也，肉桂也，桂心也，本出一树，其效同"，则无语病矣。

（2）桂枝的基本作用：是扩张皮肤的血管，把血液吸引到皮肤上来，增加心脏的输出量，促进经过皮肤的排水反应，也就是排汗。桂枝的趋表性、排水性、增加心脏的输出量这几个作用贯穿在《伤寒论》中所有与它配伍的药方中。

（3）桂枝的治疗目标：桂枝能够治疗"上冲"，治疗冲逆，这在吉益东洞的《药征》里反复讲过。尾台榕堂在《重校药征》中也指出桂枝主治"上冲"。然而我们还要进一步知道"上冲"所涵盖症状的具体内容。"上冲"是一个状态，作为一个概括性的叙述语，不仅是感觉到气从胃里往上顶，甚至顶到咽喉，有时候还表现为奔豚、头痛、眩晕、心悸等一系列症状。"上冲"时常还兼有发热、恶风、自汗、身体疼痛、骨节疼痛、月经不调等症状。以上这些系列症状也是桂枝的主要治疗目标。

（4）桂枝药证："药证"在日本汉方医学里是常识性的东西，是每个汉方医生临床诊治的起点，而在中国主流中医药学中却是不讲"药证"的。对于初学经方来说，必须要了解药证这个概念，吉益东洞的《药征》、尾台榕堂的《重校药征》，以及黄煌教授的《张仲景50味药证》，就是学习药证的好教科书。

我们不能够一听到桂枝的药证，由于跟传统的四气五味药性知识有冲突，就说"桂枝治疗冲逆"是胡说八道。我们应该去看看《伤寒论》中的论叙。比如宋本的第15条讲："太阳病，下之后，其上冲者，可与桂枝汤，方用前法；若不上冲者，不得与之。"宋本第117条云："烧针令其汗，针处被寒，核起而赤者，必发奔豚。气从少腹上冲心者，灸其核上各一壮，与桂枝加桂汤，更加桂二两也。"这条讲的则是治疗一种比较厉害的冲逆——奔豚。奔豚是一种神经性的症状，由于腹部内脏神经丛的悸动引发了中下腹部动脉的悸动，患者会感觉到气流向上冲逆，甚至一直冲到整个颈部、头部，出现昏昏然要死的样子。过一会儿，这种向上冲逆的气流又突然地消失了。康治本第20条云："发汗后，脐下悸，欲作奔豚者，茯苓桂枝甘草大枣汤主之。"以上条文都很明白地指出，桂枝汤能够治疗冲逆，而治疗气从小腹上冲心者或奔豚的主要药物就是桂枝。如桂枝加桂汤，桂枝汤中的桂枝用量本来是三两，现在"更加桂二两"，桂枝的用量达到了五两，五两换算成现在的用量就是15g左右。桂枝加桂汤证的主症是"其人脐下悸，欲作奔豚者"，这一症状在桂枝汤证中是不明显的。桂枝加桂汤证的治疗，需要用桂枝汤加桂，就是因为气冲的厉害而欲作奔豚，桂枝治疗气上冲的作用在这里体现得一清二楚。由此可见，桂枝主治上冲的结论不是闭门造车的结果。

（5）病案举例：陆渊雷在《陆氏论医集·用药标准》中记录了一个他自己用桂枝治疗冲逆的病例。病例很生动、很真切，现介绍如下：

二十余岁壮盛男子来诊时，两人扶绰而行，看他呼吸，连头颅肩背一齐动摇，油光光一脸极汗。自诉胃气痛，困苦欲死，历数医，痛愈剧。细问痛发情形，乃小腹右边先起一块，渐大渐上攻而痛。在下告以此非胃气痛，特奔豚耳。病家问："诸医一律断为胃气痛，先生何云是奔豚？且奔豚之名，未之前闻，世岂有此病耶？"在下告以："胃气痛但痛而已，此则疼痛之外，腹中似有气上冲，更为难受。"病人虽不能言，闻此亦点头首肯。病家乃问："性命可保否？务请直说。"在下大笑告之曰："只吃我的药，不许乱吃别的东西，倘有人见了我的药方吐舌害怕，休得睬他。如此依我施治，倘或死了，我可自己偿命。"病家亦知重病须重药，表示惟命是听。乃与桂枝加桂汤，桂枝用五钱。隔了一天，病人跑来复诊，已气息安和，语言无阻，惟隐隐小痛未全止耳。原来在下治病的善堂给药，与近地两家药铺订了合同，凭条付药，限定每条一剂。这两家药铺看惯了在下的经方，倒也恬不为怪。那人取服一剂后，一身大汗，奇臭非常，痛与冲逆便好了大半，觉得药方对，第二天自己掏腰包连一剂，却换了另一家药铺。药铺里一见五钱桂枝，咕哝着说："哪里来的野郎中，桂枝可以用五钱的吗？这药怕吃不得。"病家告以："业已吃了一服，病都好了一大半，你省得什么？"药铺才照配给他。于是复诊，把方减轻些，加些大黄通了大便，完全复原。后来过四个月光景，又发一次，远不如前次之剧烈，吃了一服三钱桂枝，马上痊愈，至今不复发。

再举一个我治的案例。一个出生只有 5 个月的婴儿，腹部阵发性的腹胀，一下子肚子胀起来很大，肚子一胀起来就哭闹。根据当地流传的经验，用了专门治疗婴儿腹胀气冲的芎姜藤汤，主药就是一种叫芎姜藤的草药，吃下去行气，加强胃肠的动力。这个药对有些单纯的病证可能有效，但这个孩子的病情复杂了一点，所以就没有效了。这就说明专病专药虽然是有效用的，但也是有限的，不是万能的。一个中医师，如果不懂《伤寒论》疾病总论的通治法，单一地使用所谓的专病专药往往会陷入认识上的刻舟求剑。

这个孩子吃了芎姜藤却没有效，按压腹部悸动明显，同时看到有一股有型的气包样的东西慢慢地上升，随之孩子腹部就鼓胀起来，啼哭起来。当气包样的东西不上升时，腹胀状与啼哭声也就没了。当时我诊断为疑似的奔豚证，开的处方是桂枝加桂：桂枝 3g，白芍 1.5g，生姜 1 片，大枣 1 枚，甘草 2g。这个药吃下去以后，效果很好，所有症状消失，从此孩子平安无事。

从以上《伤寒论》条文的记载，特别是中外医家的临床实践，都表明桂枝具有治疗冲逆的作用。

（6）桂枝的用量：康治本中桂枝的用量一般是二两到三两，在宋本药方中除了桂枝二越婢一汤、半夏散及汤之外，桂枝的用量一般是一两到五两，换算成现代的剂量一般在 3～15g。然而江南有些医家惧怕使用桂枝，包括像恽铁樵这样的名家也是如此。我在《中医人生》中就谈到这个问题，现在我把其中叙述陆渊雷跟随恽铁樵学习汤液的时候亲眼看到的一些情况，转录如下：

恽铁樵先生大力倡导经方，也著了一本《伤寒论研究》，然而恽先生治病不大用经方，对于桂枝尤其谨慎，往往是很典型的桂枝证，他老人家也只用一分桂枝，相当于 0.3g，并且还在桂枝的旁边注上小字"泡汤煎药"。就是叫病家先用开水泡桂枝，然后撩出桂枝，再把这汤拿来煎其他的药。陆渊雷问他为什么如此小心，恽铁樵先生说自己用桂枝栽过跟头，所以才在临床上极力设法规避。近读章巨膺先生回忆文章，佐证了陆渊雷所言不虚。他在《恽铁樵先生轶事》中写道："先生处方极平稳，偶用经方，必中病。晚年用药更轻，使麻桂仅三四分。"

陆渊雷对恽铁樵极力设法规避使用桂枝一事，是持批评的态度。我自己几十年临床使用桂枝都是 5 ～ 20g，从未偾事。在有些需要使用桂枝的关键时候，桂枝的剂量不足是会影响疗效的。

下面我举张存悌等主编的《中医往事·谭总督发烧陈大剂治愈》中所记载的一则医话加以说明。

清末光绪年间，一次两广总督谭某患外感，缠绵一个月未愈。其友人推荐名医陈伯谭诊治。陈熟读《伤寒》，善用重剂，人称"陈大剂"，为岭南伤寒"四大金刚"之一。谭总督请友人带陈来府中，友人告诉陈，谭曾服桂枝三分便流鼻血，嘱他千万不可用桂枝。时值初夏，陈伯谭来到谭总督跟前，但见谭仍穿棉衣，头上还渗出点点汗珠。切脉之后，陈诊断为《伤寒论》桂枝汤证，仍开出桂枝汤原方，而且桂枝用量达九钱。友人大吃一惊，心中暗想："你陈医生是否找死，早已告诉你别用桂枝呀！这次要牵累到我这个介绍人了。"但在谭总督面前，却又不便哼声。谭总督拿过陈开的方子，细看他写的脉论，大为赞赏，说道："此公诊症有理有据，果是真知灼见。"随即命人照方煎服，第二天病状尽除。

这个医案告诉我们，中医师临证之际，必须以方证相对应为第一要义，有是证投其方，用其药。其他所谓的嘱咐，比如"曾服桂枝三分便流鼻血""千万不可用桂枝"等话语，都是不利于辨证处方用药的闲言碎语，一定要置之不理。

2. 构成桂枝汤的基础药基之一——桂枝甘草

桂枝甘草基构成的桂枝甘草汤没有出现在康治本中，而是出现在宋本第 64 条："发汗过多，其人叉手自冒心，心下悸，欲得按者，桂枝甘草汤主之。"汤本求真认为宋本第 75条"未持脉时，病人手叉自冒心，师因教试令咳，而不咳者，此必两耳聋无闻也。所以然者，以重发汗虚故如此"也是论叙桂枝甘草汤证的条文（《皇汉医学·桂枝甘草汤》）。至于为什么发汗过多会引起"叉手自冒心"？为什么发汗过多会导致"两耳聋无闻"？在2019年国庆节期间举办的"苏州——经方学习班"上，杨大华医师从西医的角度对此提出了一些发人深思的独到观点。他认为："桂枝甘草汤仅用桂枝与甘草两味药。甘草有类肾上腺皮质激素样作用，可以引起水钠潴留。通俗地说，甘草属于'保水剂'。很显然，这一作用对发汗过多导致的血容量不足有治疗意义。有人认为《伤寒论》中的桂枝就是今天的肉桂。剧烈心跳及心动过速会导致心肌耗氧量增加，肉桂能够改善心肌血液供应，对于恢复心脏功能无疑是有帮助的。同时，肉桂含有桂皮醛等成分，对于中枢神经系统有镇静作用。当交感神经处于高度兴奋状态时，镇静中枢可能会降低其兴奋性。也就是说，肉桂的镇静作用应该在桂枝甘草汤整体功用中起到不可忽视的作用。那么，为什么不选用其他药物来镇静？或许，改善心肌供血的作用是其他镇静剂所不及的。""第二条描述了发汗过多导致双侧耳聋，这又该如何解读呢？我们先来复习一下听觉的形成过程：外界声波→外耳道→鼓膜振动→听小骨→内耳（耳蜗内）纤毛细胞→形成神经冲动→听神经上传→最终到达听觉中枢（大脑皮层颞叶）患者耳聋，说明上述某一环节出现障碍。那么，最有可能是哪一个环节呢？我们知道，在脱水时，可能会导致听神经功能障碍，从而出现耳聋。"

杨大华医师这次讲课的具体内容，这里就不展开详细介绍了。有兴趣者，可以自行在网络上查阅有关资料。总之，他的演讲大快我心。

日本稻叶克等著的《腹证奇览·桂枝甘草汤》中对该条的注释极为周详，现抄录如下：

叉者，两手交叉也。此证因发汗过多，津液亡失，不足敷布，内虚冲逆迫急所致。冲逆者，迫于心胸而不安，故病人叉手自冒其心。欲得按者，其心下仍突突而更欲求得他人之按。此证从脐至心胸，皆有欲动而不安之感。此乃因冲逆急迫，故以桂枝和解肌表，甘草缓急，心腹之悸自愈。顿服取速效，但方后注云："以水三升，煮取一升，顿服。"凡古人作煎剂，皆以病之轻重，择其剂之大小，及顿服和分服之法。其分服法，以示小剂而图缓效。本方本剂且顿服，以示病重且图速效。

案：心下悸者，乃水气凌心。此证非水气逆迫，但与桂枝去芍药汤相较，而此证偏于急迫。故不曰气冲而曰心下悸。不仅心下悸，心中亦悸，故自冒其心。是以单方大剂而顿服，以倒急救。

稻叶克由条文中得知桂枝甘草汤的治疗目标是汗出，心下悸而喜按。如果把它和"冲逆、心悸"的桂枝汤证相对照，似乎区别不大。然而桂枝甘草汤中甘草的缓急，对于大汗后心悸不已患者的病情稳定有着无可代替的作用。不然的话，治疗"脉结代，心动悸"的炙甘草汤就不会以甘草作为方名了。

3. 医案介绍

两味药的药方，往往被医者所忽视。然而真正研究经方医学的医生，还是会遵循"有是证用是方"的原则，随证选用。比如上海的邢斌老师在《伤寒论求真（上）》中就介绍了自己的一个治验："我曾治一老年女性患者，心悸半月，症伴见出汗、乏力、手抖，要用两手交叉贴紧胸口按压则舒。舌淡红而脉细，用桂枝甘草汤4剂而愈。"

后来，我在网站上非常高兴地看到了邢斌老师诊治该病例更加具体的记录，于是就把它保存了下来。在这里和诸位分享。

王某，女，65岁。2010年1月11日初诊。

主诉：心慌半月。

病史：近半个月来每天均有心慌、出汗、乏力、手抖，持续半小时左右，要用两手交叉贴紧胸口按压则舒。有时胃脘痛，用热水袋贴紧胃脘部好转。今查心电图：左室高电压，ST-T 改变。素有高血压、脑梗死、眩晕病史，服降压药后血压控制尚可，服中药后眩晕已明显缓解。舌质淡红，脉细。

处方：桂枝 15g，炙甘草 15g，7 剂。

2010 年 1 月 18 日二诊：服上方 4 剂，上症大减，昨今两天均未再发。舌质淡红，脉细。

处方：桂枝 12g，炙甘草 12g，7 剂。后愈。

按：患者心慌半月，出汗，胸部喜按，心下喜温。患者平素无大病，发病时间也不长，虽有出汗、乏力、脉细的虚象，但总体考虑还是处于非虚证的范畴。由于和条文方证相对应，故投桂枝甘草汤。

通过邢斌老师对患者发病时"要用两手交叉贴紧胸口按压则舒"的形象描述，使人想起了条文"其人叉手自冒心，心下悸，欲得按者"。可见，大论中的一些条文就是临床现场的记录。

4. 康治本中的桂枝去芍药汤

康治本里有一个和桂枝甘草汤相似的方剂——桂枝去芍药汤。大家想想，桂枝汤五味药，去掉一个芍药还剩下了桂枝、甘草、生姜、大枣四味。其中生姜大枣基是为保护胃肠，增加调味而增添的辅助性药基，虽然也有调整体能的作用，但毕竟不是桂枝汤中最重要的药物。当然，生姜、大枣的效用也不可轻觑，"但是姜枣至微者矣，而具扶正达邪之妙"（陆九芝在《医林琐语》之语）。

桂枝、甘草、生姜、大枣四味药物如果去掉生姜大枣基，剩下的就是桂枝、甘草了。人们后来发现，桂枝、甘草加生姜、大枣，可能比两味药的桂枝甘草疗效更为稳定，于是就直接以桂枝去芍药汤来替代桂枝甘草汤了。因此，在康治本中就没有收入桂枝甘草汤。就像我们造房子的时候，先要在外面地基的周围搭起了脚手架，等到房子盖好了，就会毫不犹豫地把脚手架拆掉。这只是一个比喻，说明桂枝去芍药汤是在桂枝甘草汤的基础上直接形成的。

5. 医案介绍

接下来介绍门纯德在《名方广用》中所载的一个用桂枝甘草汤治疗失眠重症的病例。

郑某，男，46 岁。初诊日期：1964 年 4 月 27 日。

患者最近 3 个月来持续失眠，屡治不效，收入院。诊见其面色青，双目布满血丝。彻夜不卧，烦躁，在病房四周行走不休。白日喜独自蜷卧，少言，少食。脉弦细，舌淡苔少。所服西药甚多，中药如磁朱丸、柏子养心丸、安神丸也屡服而少效。盖失眠一症，无非邪正两端，寐本乎阴，神其所主，神安则寐。或邪袭，或营虚，阴阳失交，则神不安而不寐。此患者既已养阴精，又潜阳定志，缘何不效？细询之方知其患病前，曾因着雨外感，自己大剂服葱姜红糖汤，得大汗，风寒得解，而不寐旋起。知其气血失和，心气馁虚，疏桂枝甘草汤一料试服。

桂枝 12g，炙甘草 9g，睡前服一煎。

次日晨 8 时，余查房，见此患者正在酣睡。同室人谓其昨一夜安眠。九时半，患者找余问还可服否？遂嘱其再进 2 剂。以后经调理病愈而出院。

仲景桂枝甘草汤，为发汗过多、心下悸之阳伤证设。汗为心液，伤心气则虚，桂枝、甘草甘温相得，取法桂枝汤，但不用姜之辛散，枣之泥滞，芍之酸收，只用桂枝之温，甘草之甘，法在和阳，其效明显。此患者之烦躁，断非痰热，与心中烦、心下有水气而悸者有异，需在辨证上注意鉴别。另曾忆 1970 年曾治陈某，患结核性胸膜炎，经抗痨治疗，其患大愈。只因体质日弱，动辄出汗，患不寐症。经治，屡不收效。后致每每入夜不眠，坐以待旦，偶有小卧，双手冒心。证属心液受伤，心阳已弱。亦以桂枝甘草之小方，投石问路，三服而安。

此持续失眠而屡治不效的患者，使用了桂枝甘草汤后病愈而出院。门纯德对于这类因体质日弱，动辄出汗，患不寐症，投桂枝甘草汤已经颇有经验。吉益东洞《药征》记载，桂枝"主治冲逆也"。细细想来，"冲逆"是一种病理状态，其中应该包括心悸、头痛、头晕、失眠诸多症状。杨大华在《经方用桂的三个方面》一文中剖析了门纯德这一医案。

桂枝加桂治奔豚，炙甘草汤、桂枝甘草汤等治悸，桂枝甘草加龙骨牡蛎汤治烦躁，桂枝去芍药加蜀漆龙骨牡蛎救逆汤之惊狂。这些表现有的精神亢奋，有的是心血管功能亢奋，有的可能是神经兴奋。据此可知，这些方子用桂的目的最有可能是镇静。平冲定悸未必都是针对心脏及大血管的，对神经系统进行镇静无疑有助于缓解这些亢奋。不论从苓桂的配伍，还是与龙骨、牡蛎的配伍，都折射出桂的镇静作用。《名方广用》载门纯德先生用桂枝甘草汤治愈不寐重症似乎可以成为桂枝镇静的注脚。事实上，能够对上述不同原因引发的亢奋症状有治疗作用，并非桂针对不同的功能系统，而是针对神经系统一个途径就够了。或问，酸枣仁汤等治疗失眠的处方为什么不用桂？因为桂适合亢奋之状态，而酸枣仁汤证之失眠非此亢奋。即使桂镇静，也与茯苓、牡蛎、黄连、酸枣仁等镇静不是同一机理。恰如西药之镇静剂一样，有着不同的干预环节。地西泮与鲁米那的作用机理是不同的。桂，作为镇静剂来说，其镇静机理也不同其他。

在门纯德先生通常达变的医案里，我学到了书本上未能学到的东西，心存敬畏与感激。然而病例的诊治成功也深深地刺痛了我，设身处地想到了患者屡治不效的治疗史，颇有感慨。"安神"的确是治疗失眠的目的，然而达到这一目的的方法却是多种多样的方证辨证。如果从治疗目的出发，将治疗目的与治疗方法混为一谈，认为"失眠要安神""高血压要降压""高热要退热""六腑以通为用"等治疗目标就是治疗手段与方法的话，就会诱使医者误入歧途。这些简单、片面的思维成见，一旦在初学者的头脑里生根发芽，其后果就如身临万丈深渊。这一思维的深渊，深不见底，万劫不复。中医学的初学者，警惕啊！

杨大华的论叙深入到桂枝证的深层结构，揭开了桂枝镇惊镇静的机制。杨大华以科学的方法论为工具，以西医药学为基础，以其医生的心态，专家的理性，来客观分析问题、解释问题。他的论述，引起了我深切的共鸣。

6. 构成桂枝汤的另一个基础药基——芍药甘草

在古代芍药不分赤芍、白芍。现在我们临床上遇见芍药的时候一般都是用白芍，只有活血祛瘀药方里的芍药才用赤芍。在远古时代，芍药是调味的食品，陆宗达在《训诂简论》中曰："《说文》：'药，治病草。'汉人谓之'勺药'或'芍药'。勺药之名有调味之义。如《论衡·谴告》：'酿酒于罂，烹肉于鼎，皆欲其气味调得也。时或咸苦酸淡不应于口者，犹入芍药失其和也。'《论衡》所说的'芍药'即今语的'佐料'，'芍药'与'佐料'本一音之转，应是连语。引申之，食物也叫'芍药'。如张衡《南都赋》：'归雁、鸡鷫、黄稻、鲜鱼以为芍药。'此犹今语泛谓食物为调和……可见我国古代的医药与饮食有极密切的联系。"

远田裕正教授认为，芍药的基本作用是储水。他认为芍药能够抑制皮肤与胃肠道的排水，抑制排水的结果就能够储水，能够存津液。通过抑制排水而达到储水，是把人体组织里的水分吸收到血管中来，其结果就促使了有效血容量的增多。远田裕正教授的这种理论深化了陈修园"长沙论，叹高坚，存津液，是真诠"（《医学三字经》）的观点。许多经方家都赞同陈修园的观点。如清代董废翁《西塘感证》云："治感证大法，总以始终照管胃中津液为第一奥旨。"陆九芝在《医林琐语》云："仲景法之者于存津液，夫人而知之矣，其所以存津液者，汗吐下和寒温之六法也。"陆九芝认为，《伤寒论》的秘密就在于通过"汗吐下和寒温之六法"达到"存津液"的治疗目的。

远田裕正教授从个体病理学的角度来讨论经方医学生物学的基础构造，使用"非特异的细胞外液变调疗法"来论叙《伤寒论》的排水、储水治法的科学机制。他发现了医者习以为常的一些现象背后构成的科学背景，将一些表面不相干的事情得以勾连了起来。他的研究实践，为经方医学的发展做出了非常有益的尝试。

《神农本草经》记载芍药具有"利小便，益气"的功效。芍药作为"益气"的补益药，我们如何理解其"利小便"的作用呢？芍药储水存津液的结果促使了有效血容量增多，全身的有效血容量增多之后，经过肾脏的血流量也相应地增多了，这就促使了肾脏的"利小便"作用。这种"利小便"其实就是恢复性的自然排尿。

芍药的治疗目标是什么？是人体的肌肉、关节、腹部平滑肌的痉挛疼痛。芍药能够改善腹满、下利，也可以治疗恶风恶寒、咳喘、肿脓。这就是吉益东洞《药征》所谓的芍药

"主治结实而拘挛也。旁治腹痛头痛、身体不仁、疼痛腹满、咳逆下利肿脓。"

日本汉方家吉田麻美等医生针对"芍药主治结实而拘挛""甘草缓急""芍药甘草汤主治肌肉拘急痉挛"做过实验，他将实验结果整理成论文发表在《神经治疗学》（1995 年第 12 期）上，现摘要如下：

日本一项随机对照研究纳入了 15 例肌肉痉挛的糖尿病患者，其中 10 例服用芍药甘草汤，5 例服用中枢性肌松药乙哌立松，疗程均为 4 周。发现芍药甘草汤疗效不劣于乙哌立松，10% 和 40% 患者的痉挛程度显著和中等程度减轻，20% 和 70% 患者的痉挛频率显著和中等程度降低。［引自《黄煌经方使用手册》（第 4 版）注解］

日本汉方家桂敏夫医生从治疗腹痛（肠道平滑肌痉挛）的角度做实验，结果也表明：芍药、甘草，以及芍药甘草汤具有止痛解痉的效用。论文发表在《日本东洋医学杂志》（1995 年 46 卷第 2 期）上，摘要如下：

日本一项回顾性研究纳入了 130 位受冷或胃肠炎的腹痛患者，其中 40 例服用甘草汤，48 例口含甘草汤（不服下），14 例服用芍药甘草汤，28 例口含芍药甘草汤。发现无论服用或口含，无论使用甘草汤或芍药甘草汤，均可在几分钟内缓解腹痛。［引自《黄煌经方使用手册》（第 4 版）注解·528］

有人称芍药是小大黄，具有泻下的作用，我觉得不怎么恰当。芍药本身能够治疗下利，很多治疗下利的方子里都有芍药，如桂枝加芍药汤、葛根汤、真武汤、黄芩汤等。

我们除了知道芍药能够治疗腹痛、腹泻及骨骼肌、平滑肌的痉挛疼痛以外，还要知道应用芍药时应该注意的问题。汤本求真在《皇汉医学》中提出："夫以是项单纯之理由，固不足以规律全体，然用芍药为配合剂者，于此点不可不深加注意也。""芍药为一种收敛药，如欲发汗、祛痰、泻下、利尿诸作用，以不用此药物为宜，故于一种止汗药之桂枝汤中有芍药，而为猛发汗剂之麻黄汤、大青龙汤中则无之；为镇咳剂之小青龙汤中有芍药，而祛痰剂之桔梗汤、排脓汤中则无之；止泻剂之桂枝汤、桂枝加芍药汤、黄芩汤中有芍药，而大泻下剂之小承气汤、大承气汤、大黄牡丹皮汤中则无之；利尿剂之越婢加术汤、五苓散、猪苓汤中亦无之也。"汤本求真这两段论叙非常重要。他提出使用芍药不能仅仅考虑芍药的效用，还要在药方的治疗目标中进行全面的筹划。他主张：假如你想发汗，你想化痰、祛痰，你想泻下，你想利尿，芍药这个药还是不用为好。经汤本求真这样的点拨，我们对芍药就有了更全面的了解。

对于汉方家汤本求真这样的说法，研究《皇汉医学》的杨大华是如何评价的呢？杨大华说："汤本求真从方剂功用的角度来推测芍药的使用规律，这也是药证研究的不错手法，可以看作是对从条文途径研究的有力补充。把芍药看作'一种收敛药'，不如看成缓急药与滋补津液药的合体。以今观之，骨骼肌、平滑肌痉挛，以及汗出过多的体液不足是使用芍药的最多场合。"我认同杨大华的补充。

芍药储水存津液，是治疗三阴病津液不足，补充津液的基本方药。因此，"骨骼肌、平滑肌痉挛，以及汗出过多的体液不足是使用芍药的最多场合"。在经方中，吉益东洞提出芍药"主治结实而拘挛也"，是"缓急止痛"。然而后世医家认为芍药能够补血。补血是理性的抽象性的叙述，而缓急止痛是立足于症状的一种具体性的叙述，两者的叙述角度是不一样的。

太阴病"腹中时痛"用桂枝加芍药汤，"脚挛急"用芍药甘草汤。"腹中时痛"是空腔器官的一种痉挛性的疼痛，一般是胃肠和子宫的痉挛性疼痛；"脚挛急"则是腓肠肌的痉挛。

芍药甘草汤能够治疗腹痛，能够防止痉挛，也能够治疗脚痛。古代人经常把芍药甘草汤称作去杖汤，这是指脚上的疼痛治好了，拐杖就不要了，这在临床上经常能碰到。条文中的"脚"，是现代的"足"，也是下肢。

吉益东洞使用芍药甘草汤验案一则

《建殊录》云：云州医生祝求马，年可二十。一日，忽苦跟痛，如锥刺，如刀刮，不可触近。众医莫能处方者，有一疡医，以为当有脓，刀擘之，亦无效矣。于是迎先生（吉益东洞也，《建殊录》皆记东洞治验）诊之，腹皮挛急，按之不弛，为芍药甘草汤饮之，一服，痛即已。

《伤寒论》有些方证有腹证的记载，有些方证没有腹证的记载。比如芍药甘草汤证的条文中就没有腹证的记载。康治本第 11 条中讲到芍药甘草汤治疗的目标是："若厥愈者，与芍药甘草汤，以其脚伸。"是针对阳气亡失又阴津亡失的患者，先行扶阳救逆，待到阳回厥愈时候，再使用芍药甘草汤补养阴液而治愈下肢肌肉痉挛拘急。

7. 芍药甘草汤证的腹证

我认为掌握芍药甘草汤证的腹证——腹直肌拘挛紧张极为重要，它涉及一些含有芍药甘草基药方的腹证。在腹诊中，最为常见的腹证有五种：一是心下痞硬；二是胸胁苦满；三是腹直肌拘挛紧张；四是脐部、小（少）腹部抵抗与压痛；五是心下和脐部周围的悸动亢进。其中就有芍药甘草汤证中腹直肌拘挛紧张的腹证。

对于腹诊有深入研究的藤平健博士在《汉方选用医典·芍药甘草汤》中肯定了芍药甘草汤腹证是选用汉方不可或缺的腹部症状诊断法。现将他对芍药甘草汤的论叙以及病例摘录如下：

体力中等，即脉、腹均不强不弱，左右腹直肌自上至下有相当强的紧张等作为主要使用目标。自觉症状即有腹部痛及神经痛。身体某些地方有强烈的疼痛，脚的小腿部肌肉容易抽筋为使用目标。

本处方仅以芍药、甘草二味药组成，具有如吗啡般止痛的效果。疼痛越厉害止痛的效果越好，慢性缓和的疼痛的效果反而不是那样明显。大体来讲，药方中所配伍的药物越少，就如锐利的刀刃一样效果越确切。当然，若不对症反而会使病状恶化。与此相反，药方中配伍的药物越多，其效力就如钝刀切肉一样。

本方治神经痛，或尿路结石者，或因腹部脏器异常发生甚烈苦痛者，以及因脚气小腿抽筋者，常可看到左右的腹直肌强烈紧张。若腹力为中等，用芍药甘草汤可治愈。

举一个我所诊治的病例加以说明：

28岁男性，坐骨神经痛甚，没有办法带到医院来，所以去出诊。我认为患者属于芍药甘草汤证，所以带煎药去。诊断结果不出所料，腹力比中度要弱，左右的腹直肌如弓般地张着，所以将煎药给其喝下，不到20分钟，就不痛了。

另外介绍一例33岁的公司职员，腰部痛甚，不能弯腰作鞠躬礼。此人腹力亦是中等，没有胸胁苦满，但是腹直肌相当紧张，正是芍药甘草汤证。此人治疗稍费点时间，但服药3个礼拜后，腰痛得到消除。

藤平健博士所举的这两个病例，使用芍药甘草汤重要而不可替代的依据就是腹直肌的拘挛紧张。

8. 姜佐景论芍药甘草汤

曹颖甫的学生姜佐景在《经方实验录》中叙述芍药甘草汤时谓："抑芍药甘草汤不仅能治脚挛急，凡因跌打损伤，或睡眠姿势不正，因而腰背有筋牵强者，本汤治之同效。余亲验者屡，盖其属于静脉瘀滞一也。缘动脉之血由心脏放射于外，其力属原动而强，故少阻塞。静脉之血由外内归于心脏，其力近反动而较弱，故多迟滞。迟滞甚者，名曰血痹，亦曰恶血。故《本经》谓芍药治血痹，《别录》谓芍药散恶血。可知千百年前之古语，悉合千百年后之新说，谁谓古人之言陈腐乎？"

姜佐景强调了芍药活血祛瘀的效用。

最后我们还要从虚实的方向感辨证角度看待芍药的效用。要知道芍药是一味补性的药物，它具有补阴液的效用。唐代甄权在《药性论》中说了"调和阴液的芍药"，汉方家远田裕正教授认为《伤寒论》的芍药甘草汤是滋阴补津液的基础药方。

总之，人们使用过的植物药、动物药、矿物药一定很多很多，然而能够寻找到有确定目标的，有稳定疗效的药物一定是极为少数的，桂枝与芍药无疑是其中最有活力的品种之一。时间虽然已经过去了千万年，然而它们的效用依然永葆青春。

当先人已经知道桂枝甘草基证与芍药甘草基证以后，下一步自然而然地会发现更为复杂的生药复合体了。假如有一个"汗多恶风，心悸亢进"的桂枝甘草基证患者，现在又有"头痛，脚挛急"的症状，先人选用桂枝甘草基和芍药甘草基的合用就有了极大的可能性。

9. 生姜大枣基

生姜、大枣在远古时期是先人的食物和厨房中的一种调料，具有开胃口、调口味的作用。大枣起源于中国野生的红枣，是先人采集的食物。大枣有养胃的效用，《医心方》引用《小品方》云："胃中干燥，以大枣润之。"生姜具有特殊的香辣味，可调味添香。日本的寿司中，把生姜切成薄片，和食醋搅拌后放在寿司饭的上面。在《伤寒论》里，这两味药组成药对（药基），开始是给桂枝、芍药等药物调味，后来发现它们具有保护胃肠、增加食欲等功效，逐渐地就广泛使用在其他所有药物的配伍里。

远田裕正认为，先人在最初组方的时候，"当一种生药或生药复合物（汤）与另一种生药或生药复合物一起煎煮时，放入生姜大枣基，这种汤的口味便随之改善，并增加开胃效果，因之成为被广泛使用的药。从另一立场来看，也可以认为，是要求对各种生药与汤起到"黏结"作用而被使用的"。因此，生姜与大枣总是在药方组成最后被另外加进去的，如《太平圣惠方》中的桂枝汤。

生姜的基本作用和干姜是相似的，都能够防止消化道的排水，也能够治疗呕吐和下利。生姜改善呕吐方面的能力比干姜强，而干姜在止泻方面比生姜强。

大枣的基本作用主要抑制胃肠道血管的扩张，抑制血流趋向于胃肠，也抑制胃肠的排水反应。这三个抑制，形成了大枣的基本作用。对一种作用强烈的泻下药物，为了防止它过于强力的腹泻，往往用上大枣。十枣汤为什么用大枣10枚？葶苈大枣泻肺汤为什么用大枣12枚？因为这些药物的泄水作用都过于强烈，为了防止它们的副作用，保护人体胃肠道，所以用上大量的大枣。大枣的治疗目标，根据尾台榕堂《重校药征》所定，主治挛引强急，就是主治痉挛牵引引起的肌肉紧张；兼治胸胁牵引疼痛、咳嗽上气、里急、腹痛、奔豚、烦躁、身疼、颈项强、多涎沫等。

患者吃了你开的中药以后感到胃里或其他方面不舒服的时候，打电话向你询问，这是中医师常常遇到的一件头痛的事。患者来电话，医生心中总会有几分紧张，这时候如何应对是非常重要的。如果你感到处方没有什么大问题，基本上已经方证对应了，就可以在原方中加上生姜、大枣。假如处方中已经有了生姜、大枣，可以再加一些，这样患者再服往往就消除了胃里或其他什么地方的不舒服。几十年来，我碰到无数次这样的情况，用这样的方法效果都很好。

10. 并非每个方加生姜、大枣都有好疗效

我想，古人组方的时候也会碰到类似的情况，两个药基证合用的时候出现一些问题。当加上生姜、大枣后，这些问题可能就不会出现。但在实践中并不都是加了生姜、大枣就好，当出现不好的情况以后，先人就把药方中的生姜、大枣重新去掉。费维光在《中医经方临床入门》引用了远田裕正的说法："青龙汤的生药排列为：麻黄、桂枝、甘草、杏仁、生姜、大枣、石膏。这明显表明为麻黄汤＋生姜大枣＋石膏。开始时，首先打算给与麻黄汤以发汗，可是汗不出，很痛苦，对此病态，进而把麻黄增量一倍，以促使发汗。其中，也许有的人体温升高，强烈口渴而烦躁苦恼。此时又采用增加石膏的办法，以改善由口渴

发烧引起的烦躁。在此情况下，要求具有保护胃肠管和改善口味，调整胃口的作用，于是加上'生姜大枣'基，就形成了青龙汤的生药排列。给与这种生药排列的复合物，如果得到了良好的效果，一定会把这一经验固定化的。这种被称为青龙汤的汤，如果获得比麻黄汤有更强烈的发汗作用时，其适用范围也将会通过经验的积累，更加扩大起来。""顺便提一下，麻黄甘草汤和桂枝甘草汤一起煎煮时，也同桂枝汤一样，很可能也是和'生姜大枣基'一起煎煮，以后知道没有这种必要。为了节省手续，麻黄汤中就没有'生姜大枣基'了。对麻黄汤中没有'生姜大枣基'，这样解释是很有可能性的。"

远田裕正认为，在构组药方的过程中，加添生姜大枣基，是《伤寒论》药方构组的第二原则。桂枝汤就是在桂枝芍药甘草基的基础上，再加上了生姜大枣基而成为桂枝芍药甘草生姜大枣汤的。

生姜大枣基的加加减减、进退化裁的历史过程一定是非常有意思的，如果不深入研究的话，就是面对《伤寒论》里随处可见的姜枣现象也只能是率以为常。临床上每当病家服用中药以后出现胃中不适时，我经常在原方中加上几颗大枣、几片生姜，以后继续服用原方就不会再出现上述不良反应。

综上所述，就是在这样坚实的基础上，才水到渠成地出现了桂枝芍药甘草生姜大枣汤证。

11. 桂枝汤的煎服法

康治本对桂枝汤的煎法及服用以后的交代是很简单的，而到了《千金方》时代的《伤寒论》就已经出现桂枝汤服用以后"须臾饮热粥一升余，以助药力，温覆令汗出，一时许益善。若不汗再服如前，复不汗后服小促其间，令半日许三服，病重者，一日一夜乃差，当时观之，服一剂汤病证犹在，当复作服之，至不汗出，当服三剂乃解"的记录。宋本桂枝汤服药后还要喝热的粥，喝下去以后还要注意有没有发汗，假如没有发汗在24个小时内（一昼一夜）患者还要连续喝，一直喝到出汗为止等，这些记载基本和唐本《伤寒论》相同。唐本、宋本中也都提到桂枝汤服用后，除了要喝热粥，还要温覆进行保温，使身体容易出汗。唐本、宋本中的桂枝汤服药后的护理比康治本有更加深入、细致、具体的交代。

顺便提一下，较能反映北宋前期的医学水平的《太平圣惠方》卷九中记载，"太阳病头痛项强、壮热、恶寒"用"桂枝、麻黄、附子、干姜、葱白"组成的桂枝汤，服药后再用稀葱粥。《宋以前伤寒论考》各论一《运用桂枝和附子的发汗法》中认为："宋版《伤寒论》桂枝汤服用后为了不过汗，而采用了微汗法。其理由或许是以前使汗出过多的葱粥的方法需要反省，这也是不难理解的。结果，依据阳病发汗是否要用附子，由此而出现了很大的差别。"宋本中桂枝汤药后辅助食用的是"白粥"，而不是"葱粥"，个中原因值得进一步研究。

第 8 讲　读懂桂枝汤③

1. 如何研究桂枝汤的形成

日本汉方家远田裕正教授竭尽心血，研究这个棘手的问题。他认为，对于康治本中的药方形成过程的研究需要通过假说来完成。为什么呢？

因为，方证的形成年代太久远了，需要"追本溯源"的"本源"处于一片空白之中，已经无法通过考古学的知识去得以证实，只能通过现有研究成果与典籍进行合理地预想与推理，形成假说以解古方之谜。在科学研究中，有时猜想可能比实证准确。

远田裕正以小小罗塞塔斯残片石碑的破译为例，来说明通过联想而提出假说的合理性。他在 1982 年《汉方の临床》第 29 卷 12 期《康治本伤寒论についての一私见》一文中写道："据传，古埃及的绘画文字，通过拿破伦的远征带回来的小小罗塞塔斯残片石碑的破译，才明白了它的内容。现在已经能使用这种文字自由自如地写东西了。破译者是年轻的法兰西人香波林，他所完成的是多么伟大的任务。康治本实际上是由数目不多的条文和药方组成的，但却具有一个完整的体系。通过这次的研究，如能理解《伤寒论》药方的形成过程，解释《金匮》和《伤寒论》的趋向，解开中国智慧的结晶，即《伤寒论》的种种之谜。这本康治本，必将起到'罗塞塔斯'石碑的作用。当然，还需要有几位香波林式的人物来破译。"

2. 桂枝汤的形成

我们现在沿着远田裕正研究的轨迹来看一下桂枝汤具体是怎么形成的？

第一阶段：发现桂枝、芍药证。远古时代，先人们最初在寻找药物治疗疾病时，肯定是单味药的使用。在大量试错而偶中的过程中，认识到每一味药都有它自己固定的治疗目标，也就是发现了单味药的药证。比如发现了桂枝的药证是心悸、有汗、气上冲，医者称之为"桂枝证"；芍药的药证是腹痛、头痛、足抽筋，医者称之为"芍药证"。所谓的药证，是某一味药与其相对应的几个症状。开始的时候，药证可能只是一个症状，后来发现一个症状的药证容易产生混淆。为了药证之间的鉴别，就形成一个药证两个或两个以上的症状。

第二阶段：发现桂枝甘草基、芍药甘草基证。在发现桂枝、芍药、麻黄、大黄等几个核心药证的同时，也发现了其味香甜的甘草。为了服药时的矫味矫臭，就把甘草加入进去，这样就自然而然地出现了桂枝甘草合用、芍药甘草合用等现象。这样的合用，不仅使得药物容易入口，而且疗效更为稳定，于是就形成了桂枝甘草、芍药甘草的"药基证"。远田裕正说："在康治本中，凡使用桂枝时，必使用甘草。因此，可以认为它们是一个基本的结合基，故称之为'桂枝甘草'基。由这种基做成的汤，就叫作桂枝甘草汤。""芍药甘草汤，正如汤名所示，是芍药与甘草配合的汤。甘草这味生药，可以与很多的而且各种不同生药相配合而形成为汤的。一定是由于古代人因为它味甘，刺激五官，使人感到舒适便于饮用才配合到各种生药中的。这一单纯朴素的理由，也可以说明这一现象。理由姑不多论，用甘草配合成汤，可以说是汤的形成过程的第一原则。芍药甘草汤即是一例。对此现象，从古方汤的全体来看也是如此。"（费维光编著《中医经方临床入门·关于康治本伤寒论的汤名形成过程》）

第三阶段：发现桂枝芍药甘草基证。先人在临床中发现，对于一些复杂的病证单独使用一个药基还是疗效不佳。比如患者身上既存在着心悸、汗出的桂枝甘草基证，又存在着腹痛、头痛、小腿挛急的芍药甘草基证时，古人就会想到是不是可以把这两个不同的基证合起来治疗。当发现合起来治疗的结果非常满意时，就发现了"桂枝芍药甘草基证"。桂枝甘草加芍药甘草，去掉两个重复甘中的一个，把甘草排列在桂枝芍药的后面，就是桂枝芍药甘草基。当时可能还没有文字，先人就用口诀记住了桂枝芍药甘草基。如果没有后来用文字那结实的绳索将前经方时代的口诀条文紧紧地捆绑在一起，《伤寒论》的出现将是匪夷所思的事情。我们从康治本的芍药甘草汤、甘草干姜汤、干姜附子汤、栀子豉汤、栀子甘草豉汤、栀子生姜豉汤、芍药甘草附子汤、茯苓桂枝甘草大枣汤、茯苓桂枝甘草白术汤、麻黄甘草杏仁石膏汤等 10 首以全部生药名为汤名者的条文中，还可以看到这些记录下来具有某种原始朴素的口诀条文的面貌。这些条文真实地表达了前经方医学的"察证候而罕言病理，出方剂而不言药性，准当前之象征，投药石以祛疾"（岳美中语）的特征。这些口诀方证记录先人"怎么样诊治病证"，一般不记录"为什么这样诊治"。

这样的现象在古代典籍中很普遍。《论语》中的论叙就是断案、结论，而没有理由和证据。中国是这样，古印度也是如此。比如《金刚经》里问了许多"何以故"，结果往往是所答非所问，不成为理由，仍是断案。从现象学的角度来解读这种"重术轻道"的思想，就是"问题在于描述，而不在于解释和分析"（法国哲学家梅洛·庞蒂《知觉现象学》）。因为现象学认为，一切意义的源头是人的直接经验。因而我们的诊治原则是要求进入到真实的、原本的临床体验之中，而不是那些已被中医理论框架加工过的经验。由此可见，现象学在方法上已经一并包含了对无意识理性的野性思维的认同。

第四阶段：发现桂枝芍药甘草生姜大枣生药复合体。在发现桂枝芍药甘草基证的同时或以后，为了改善服药时所引起的口味与副作用，再把能够改善口味的生姜、大枣加了进去。如果真的效果更好了，就形成了桂枝芍药甘草生姜大枣五味药的一个生药复合体。把这个生药复合体用口诀背诵下来就是："心悸汗出、头痛身痛腹痛者，桂枝芍药甘草生姜大枣主之。"类似于这样的口诀条文，或许就是桂枝芍药甘草生姜大枣汤证的雏形了。

"桂枝汤的生药排列为：桂枝、芍药、甘草、生姜、大枣。按上述结合基分别考虑时，则为（桂枝甘草）+（芍药甘草）+生姜大枣。这两个结合基中，共有的生药为甘草，在生药排列中都在桂枝、芍药之后，故而成为桂枝芍药甘草汤。这个排列，确实比一个一个地书写甘草简洁些，而在调剂生药时又可减少手续上的麻烦。因此，结合基不同时，在书写生药排列时，将共有的生药放在后边，其理由是可以充分理解的了。对此，为了以后叙述上的方便，称之为'结合基共用生药的后置原则'。"（费维光编著《中医经方临床入门·关于康治本伤寒论的汤名形成过程》）

第五阶段：出现了桂枝芍药甘草生姜大枣汤证。一个固定组合的桂枝芍药甘草生姜大枣汤以试错的形式去治疗其他的一些病证。在大量试错性治疗中，可能发现桂枝汤对于各种各样的疾病多多少少都有些效果，而效果比较肯定的是方证相对应的疾病。在那个原始社会，面对繁多的疾病，其成功概率并不会太高，但在当时也只能试用这种试错性治疗方法。现在看来，当时一段时期使用桂枝汤为基础方，试错性治疗百病的可能性是存在的。正如浅田宗伯在《勿误方函口诀》中所说的那样："此方为众方之祖古方，以此为胚胎者有百余方，其变化运用无穷。"

我们还可以从以下两个例子中得到佐证。

日本江户时期古方派领袖名古屋玄医，在晚年编著《医方规矩》时所编入的方剂都是以桂枝汤加味方为主。大塚敬节在《汉方诊疗三十年》中写道："名古屋玄医，经常在桂枝汤的基础上加减应用于各种疾病。他认为疾病是由于阴阳不调和引起的，所以宜于用桂枝汤来调和。"

严育斌等编著的《桂枝汤的临证应用》一书中，介绍了桂枝汤以及桂枝汤类方在内、妇、儿、外、皮肤、五官科 300 余病例应用的成功治验。

以上两个例子都佐证了桂枝汤存在着极为广泛的疾病谱。

第六阶段：形成桂枝芍药甘草生姜大枣汤证口诀。人们在桂枝汤大量试错性诊治的实践中，渐渐地形成共识：患者只要有恶风、恶寒、有汗、头痛、脉浮缓等症状，用桂枝芍药甘草生姜大枣汤效果特别好。经过几千年甚至上万年的积累以后，这个方就固定下来，形成了固定的一种口诀。在不断淘汰、选择的过程中，逐渐调整、确定了桂枝芍药甘草生姜大枣汤的治疗目标，既可以治疗头痛、发热、恶风、恶寒、汗出等证候群，也可以治疗没有发烧的头痛、恶风、恶寒、汗出等证候群。于是这个条文就逐渐地形成，并以口诀的形式被一代一代地传下来。

第七阶段：汗法与桂枝芍药甘草生姜大枣汤证。再随着有效药方的增多，先人们就根据服药后的反应把诸多药方分为可汗法、可下法、可和（利尿）法、可补（可温）法等几类不同的治法。在以法类方的时代，桂枝芍药甘草生姜大枣汤就归属于发汗法，于是就可能在口诀条文的开头或结尾处加上"可汗"的治法。估计桂枝汤最初的口诀条文就是"头痛、汗出、恶风、脉浮缓者，可用桂枝芍药甘草生姜大枣汤汗之"。

第八阶段：太阳病与桂枝芍药甘草生姜大枣汤证。到了用三阴三阳整理前经方医学的康治本时代，就形成了康治本第6条："太阳病，头痛，发热，汗出，恶风者，桂枝汤主之。"

3. 康治本方子药物排列次序的原则

远田裕正教授认为，在康治本中给药方命名时，方名中药物排列次序是属于大原则的，在大原则下又有一项小原则。这些自然形成的原则来自于前经方时代，由远田裕正教授把它们发掘了出来。费维光在《中医经方临床入门》一书中对远田裕正教授有关药物排列次序的大原则、小原则，以及药基组合做了介绍。

（1）命名法的大原则：方名中的中药排列顺序，即认为是中药的制作顺序。方名开头的中药名，即药方上排列在最前头的中药名；方名最后的中药名，即药方上排列在末位的中药名；方名中间的中药名，自然也是药方上排列在中间的中药名。作为加味方，一是原方中没有的中药，加味后放在药方的最后；一是原方中已有的中药需要增量时，该中药仍在原药方上的位置不变。

（2）药方上药名排列顺序的小原则：单味中药通过各种组合，在形成多味药方的过程中，根据药方药物形成顺序，以中药名字顺序来命名，是一种单纯朴素的命名法。在康治本中极易见到，而且容易理解。

下面，再单纯地就中药排列顺序有关联的小原则进行叙述。这里说的小原则，是在至今研究过的大原则基础上的小原则。在康治本中麻黄、桂枝、芍药、甘草、生姜、干姜、附子、大枣等药在药方中的前后排列次序是有规律的：麻黄→桂枝→芍药→甘草→生姜→干姜→附子→大枣。

（3）中药排列中"结合基"的发现：药方名与中药排列、形成过程有着非常密切的关联，其中值得注意的是某两味中药组合的存在。在化学上，也有与此类似之处，如由特殊原子的结合所形成的具有特殊性质的"基"——硫酸基或硝酸基。如把一味一味的中药看作是原子，它们的特殊结合会产生特殊作用。如果把这些中药的结合叫作结合基的话，在康治本中很容易找到如下的"结合基"。

现在就以桂枝芍药甘草生姜大枣汤（桂枝汤）为例，利用上述的原则加以分析。桂枝甘草和芍药甘草合在一起的时候，它们的排列次序是桂枝芍药甘草。为什么桂枝排在芍药的前面呢？大家只要对照以上的有关中药排列顺序的大、小原则就一目了然。桂枝芍药甘草基形成以后，再加上生姜大枣基就组成了桂枝芍药甘草生姜大枣汤。《伤寒论》的整理者，如果规定了对前经方时代传承而来的条文论及核心方证时要尽量省略药名进行简化的编辑方法，当然就会把桂枝芍药甘草生姜大枣汤进行简化，命名为桂枝汤了。

我认为这样重视药方中药物的排列次序，有两个原因：一是当时的药方还是口诀条文，必须靠背诵记忆，所以形成了药方中药物排列次序的固化；二是前经方医学产生在巫医时代，那时不仅仅是巫医合一，而且还是巫王合一。在原始的祈求祝愿的巫术活动中极为重视事物之间前后的次序，各种活动中什么东西放在前面，什么东西放在后面，都规定得很清楚。李泽厚在《寻求中国现代性之路·为什么巫术才是中国独特传统的核心根源》中写道："很多人类学家研究部族巫术，假如有一步弄错了，就得处死，因为弄错一步就认为会给部族带来灾难。"所以当时打乱程序与次序是很严重的问题。后来随着文明的进化，以上两个方面的限制渐渐地淡化而趋于消失。

综上所述，桂枝汤证不是一开始的时候就那么完备，它是从桂枝证到桂枝甘草基证，再到桂枝汤证，这样由简单到复杂一步步完善；特别是经受了千万年上亿人次的人体试验，临床疗效肯定，于是桂枝汤证就生根落地了。桂枝汤证是所有方证形成的缩影，同时从桂枝汤证出发可以衍生出许许多多的方证。

4. 问题讨论

问：我们在讨论康治本每一味药物的时候，首先会遇见的问题是康治本中的药物名称是不是我们现在药物市场上的药物？

答：这是一个极为重要的问题，每一个中医生都渴望解开这一谜团。矢数道明博士的弟子日本茨城大学真柳诚教授对历代本草所用中药的基源问题有所研究，也取得了不少的成果。他曾经在东京临床中医学研究会做过一个题为《本草和古方世界》的特别讲演，引起了中日医药学界对于这一问题探究的兴趣。但是到目前为止，这个问题的确定性回答还在努力之中。《宋以前伤寒论考》写道："在《伤寒杂病论》的时代，可能有与现代所用中药截然不同的药物。""将柴胡、前胡等主治按照时代的顺序作排列一下的话，可以发现其内容有很大的差异。关于其他的药物，也常常可以看到有这样的倾向。""在张仲景时代，前胡有可能被称作柴胡来用。柴胡剂用前胡来代替的做法，使人感到开放，而且可以证明这也不是完全没有道理的。今后，对于难于使用柴胡的症例，可以进一步试用前胡来代替，使《伤寒杂病论》的处方适应面有更大的拓展。""真柳氏的讲演中提到古代'桂枝是桂皮（肉桂）''枳实是枳壳''术是苍术''芍药是赤芍'，可见同一种属中的确定也是在不断变化的。""想要确定古代运用药物基原植物是不可能的，我们充其量只能推测不同的时代以何种植物为常用。"

综上所述，可见在古今药物基原确定性还没有完全揭秘之前，我们还是应该视康治本时代的药物即为现代常用药物为妥。

5. 思考题

康治本的药方中，药物排列次序是有序的。如果药物排列的有序有变动的话，变动之处就隐藏着重要的组方秘密，这就给我们提供很多值得思考的地方。大家回去也不妨想一下，哪几个药方里的药物排列次序有不符合这样的原则的？这里面是不是有问题？是不是提示了什么东西？

第9讲　读懂桂枝汤④

1. 桂枝汤的使用目标

桂枝汤使用的目标是"恶风、头痛、脉象浮缓"的桂枝汤证。我先来看范中林老师的一个病例。

郭某，女，24岁，北京某医院医务人员。病史：近3年来，常间歇性低热。1976年3月，感冒发烧，曾服用感冒冲剂、四环素等药。其后经常自觉畏寒发热，常患扁桃体炎和关节痛。腋温在37.4～38℃，偶尔在38℃以上。曾查血沉25 mm/h，其他如白细胞和基础代谢均正常。注射卡那霉素后，热暂退，但始终呈间歇性发作。自1978年年初以后，每日皆发热2次，体温在37.5℃上下。虽经治疗，未愈。1979年3月来诊，按太阳伤寒证发热论治，两诊热退。

初诊：3月1日。今晨自觉畏寒发热，测体温37.4℃，畏寒发热、身无汗，两膝关节疼痛，面色正常，唇淡红，舌质淡红而润、微紫暗，苔黄夹白较腻，脉浮紧。此为太阳伤寒表实证，法宜开腠发汗、安中攘外，以麻黄汤主之。处方：麻黄10g，桂枝6g，甘草18g，杏仁15g。

二诊：3月3日。服药后，身觉微汗出，恶寒减，舌紫暗渐退，苔白滑根部微黄，脉细微缓。尚有轻微发热，病仍在太阳。服麻黄汤后，发热恶寒皆减，但现身汗出，脉微缓，营卫失和之象。法宜通阳解表、调和营卫，以桂枝汤加味主之。处方：桂枝10g，白芍10g，甘草6g，生姜60g，大枣10枚，白薇12g，3剂。

三诊：3月8日。上方服3剂后热退。两日来未再低热，体温36.7℃。膝关节偶尔有短瞬疼痛，微觉头昏，梦多，此外身无明显不适，舌脉均转正常。再少进调和营卫之剂，巩固疗效，并嘱其注意饮食起居，避免病情反复。

7月17日随访，患者说：自第二诊服药后低热退，至今未再复发，自觉一直良好。

这是《范中林三阴三阳辨证医案选》中的第一个医案。由于辨证准确，抓住太阳病恶寒发热这一基本特征，根据太阳病内在的麻黄汤证、桂枝汤证的相互转化的规律，使3年缠绵之疾在短期之内得以治愈。其中的方证对应而随证治之的方法值得我们深思。据说日本汉方界为了深入探讨范中林这个病案的奥秘，召开了两次大型的学术讨论会，研究范中林医生诊治疾病的思维特点，会议期间讨论热烈，很多人对于处方中的 60g 生姜的用量颇有兴趣。

我在《经方医学的生长点》说过："要把《伤寒论》当作病案来分析，同时在临床上要把每一个病案当作《伤寒论》来解读。"范中林老师的病例，就是桂枝汤、麻黄汤临床应用的活教材。其中服麻黄汤后，发热恶寒皆减，但现身汗出，脉微缓，投以桂枝汤加味，简直就是康治本第 5 条"太阳病，头痛，发热，汗出，恶风，桂枝汤主之"的再现。我们从范中林老师的病例中更加清楚桂枝汤证是怎么样的。桂枝汤证是一个太阳病发汗之后还存在"头痛、发热、汗出、恶风"等症状者。临床上"太阳病发汗之后"这个要素，可能体现在"体能较差"的体质状态或"久病不愈"的病史等。

岳美中说，《伤寒论》"察证候而罕言病理，出方剂而不言药性"。但是《伤寒论》这种古朴的特点在整个历史演进的过程中，慢慢地添加上越来越多的理论色彩。正如黄煌教授所批评的那样，经方医学就像一个胴体美丽、身姿曼妙的姑娘，历朝历代的医家不断地在她身上添加衣服，慢慢地使她的体型变得臃肿不堪。现在应该把后人添加上去的这些衣服全部去掉，祛除各种附会，从民间的、方证的角度来揭示经方医学的本相。

2. 如何掌握桂枝汤的治疗目标

在文本中，在老师的口中，桂枝汤治疗目标很明确，然而初学者不一定就能够马上掌握。这时不要心急，要知道书本上的方证与临床上的方证是有距离的。矢数道明博士受他哥哥矢数格的影响，医科学校毕业后就拜名医森道伯学习汉方，几年后就能够处方用药，开始诊治疾病了。有一次他自己感冒了，自己给自己诊治，服葛根汤后病情不但没有好转，反而更加严重了。其实他患的只是一个桂枝汤证，然而他却抓不住这个方证。他所遇见的这种情况，有一定的普遍性。矢数道明博士在《临床应用汉方处方解说·桂枝汤》中记载的下面这个亲身治验，就说明初学者对于临床的桂枝汤证也不是一学就会的。

矢数道明 21 岁时患感冒，用葛根汤发汗后湿润不止，更有上冲，左侧偏头痛甚剧，恶寒，脉浮弱。森道伯翁诊视之，此乃桂枝汤证，即与桂枝汤，一服汗止，头昏眼花已除，偏头痛霍然而愈。

病例中记录了森道伯诊视后也不讲是什么病，就说"此乃桂枝汤证，即与桂枝汤"。森道伯根据什么诊断为桂枝汤证？我们可以做如下合理的概括：感冒以后的恶寒、发热、头痛，一般是太阳病，但是处方用药还要方证相对应，并非一定是葛根汤证。不假思索地"用葛根汤"显然是冒失之举。所以"发汗后湿润不止"之外，"更有上冲，左侧偏头痛甚剧，恶寒，脉浮弱"等脉症。这些临床表现说明太阳中风依然存在，由于是发汗后的太阳中风，使用桂枝汤就非常恰当。所以服用桂枝汤后，"一服汗止，头昏眼花已除，偏头痛霍然而愈"。由此可见，汉方家森道伯的诊治方法，简洁明了，直截了当。病例也反映出他们临床思维的直观性，没有什么多余的理论概念。

3. 桂枝汤中的药物

桂枝汤中的药物全部来源于厨房之中。相传桂枝汤是商朝的宰相伊尹所发明的，这些药在古代其实算不上药，都是家中厨房里常用的食物或食物佐料而已。为什么说算不了药呢？桂枝是香料，芍药是调味的佐料，其他的几味药也一样，都是厨房里的东西：甘草是甜味的佐料，生姜也是调味的佐料，大枣可以说是一种食物。

由此可见，桂枝汤中的五味药，桂枝、芍药、甘草、生姜、大枣都是食物或食物的佐料，食疗可能走在药疗的前面。陆渊雷1940年在《国医导报》上发表的《桂枝汤新解》，就曾讨论过这个问题，现摘录如下：

桂枝汤是《伤寒论》第一方。据皇甫谧说，仲景《伤寒论》乃根据《伊尹汤液经》而撰成。伊尹，谁都知道是成汤的开国宰相，虽然古史甚少有翔实的记载，但伊尹的宏猷硕画是可想而知的。但有一事为普通人所不注意，原来伊尹是厨子出身，做得一手好菜肴。《孟子·万章问》曰："伊尹以割亨要汤有诸？"古时分业不细，厨子与屠夫往往一人担任。割便是屠夫之事，亨即是烹字，便是厨子之事。要字平声读如腰，是引诱歆动的意思。战国时，传说伊尹想投身成汤手下做官，苦于不得门路。于是设法先进身做成汤的厨子，让成汤的嘴巴吃得津溜的滑，自然查问是哪个厨子做的菜，而伊尹便有与成汤会面的机会了。孟子虽然否认伊尹的如此进身，却没有说伊尹不是厨子，做厨子不是什么不道德的事，说伊尹是厨子，不算得罪他老人家。晚近的名人大老，也有自己会做菜而讲究吃喝时，雇了厨子，往往先自己训练，务使菜肴特别美味，一以自享，一以夸耀亲朋。假使桂枝汤真是《伊尹汤液经》所传，那足以证明伊尹是厨子了。桂枝汤中五味药，桂枝、甘草、生姜、红枣皆是厨房里的调味品和食物，只有一味芍药不是普通食品，好算纯粹药物。厨子设法医病，利用调味品做药物，当然是十分可能的事了。

陆渊雷的论叙非常生动，有滋有味，但是其中讲到"只有一味芍药不是普通食品，好算纯粹药物"，不很准确。芍药，古人也是把它作为一种调味的佐料。枚乘的《七发》里就讲道："使伊尹煎熬，易牙调和。熊蹯之胹，芍药之酱。"是说伊尹烹饪，易牙调味道，熊的肉可以搞得很熟，很好吃；芍药，做成了调味的酱。由此看来，桂枝汤这个方子应该很平常，但是现今人们对这个方却心存畏惧，特别是江南一带，的确有人怕桂枝。怕桂枝也不是没有理由的，因为个别人吃了桂枝会马上出现咽喉疼痛。所以我们在临床上即使认定是桂枝汤证，使用桂枝汤的时候也一定要仔细询问患者病史。如果是一个服用桂枝容易咽喉疼痛的人，那用桂枝汤时就要格外谨慎。比如减少桂枝的剂量或者加金果榄等药物，或者用玉屏风散之类的后世方替代桂枝汤等。

4. 桂枝汤的药物剂量

康治本中的药物剂量现在到底如何换算呢？这是一个有争议的复杂问题。我们不准备参与到这个问题的讨论中去，只是遵循着近现代著名中医临床家的用药经验。

康治本桂枝汤方：桂枝三两（去皮），芍药三两，甘草二两（炙），生姜三两（切），大枣十二枚（擘）。

换算：桂枝三两，用10g；芍药三两，用白芍10g，或者赤、白芍各5g；甘草二两，一般用6g；生姜3片，相当于5g；大枣12枚，现在用4～5枚。

现在常用桂枝汤方：桂枝10g，白芍10g，甘草6g，生姜3片，大枣4～5枚。

曹颖甫、蒲辅周、范中林、岳美中、黄煌、胡希恕、冯世纶都是用这样的剂量。

日本汉方家临床使用中药的剂量，是上述中国医家的一半或者三分之一。他们用量较少和古今剂量的换算关系不大，主要是考虑中药的安全问题，还和日本的中药材比较少有关，他们使用的中药材大多是从我国进口的。

现在中国经方医学界有人主张应该把日本汉方医学使用中药的剂量翻一番或者翻两番，我现在就是这样做的。当然，以上的剂量换算只是为初涉临床者提供一个指导性的原则，并不是终极的结论。何绍奇在《绍奇谈医·关于仲景方用药剂量的问题》中对此就提出"还有若干疑问"。现在我把他的观点摘录如下，以供参考。

尽管有了这样一个大致可行的标准，但在许多问题上还有疑问，需要探讨。例如桂枝麻黄各半汤：桂枝一两十六铢，芍药、生姜、炙甘草、麻黄各一两，大枣四枚，杏仁二十四枚。按6铢为一分，四分为一两，即24铢为一两计，虽说是小汗之方，但剂量就太轻了。

如桂二越婢一汤：桂枝十八铢，麻黄十八铢，芍药十八铢，炙甘草十八铢，石膏二十四铢，大枣四枚，生姜一两二铢。折合下来，桂枝0.75两，麻黄0.75两，芍药0.75两，炙甘草0.75两，石膏一两，大枣四枚，生姜一两（2铢无法折算）。再按1/10的比例折合现代用量，则桂枝、麻黄、芍药不过2g，石膏不过3g。

徐灵胎《伤寒论类方》说桂麻各半汤就按他的"古一两，今二钱零"折算下来，已经是很小剂量，还要分三服，"犹勿药也"（等于不吃药）。看来他也感到惶惑。今人郭子光《伤寒论汤证新编》可能也看到折算下来剂量太小，乃将桂麻各半汤的桂枝用6g，芍、姜、甘、麻、杏各3g，枣4枚；桂二越一汤，桂、芍、麻、甘各3g，石膏12g，枣4枚，姜3g。

这就提出一个问题："古一两，今一钱"的标准，对某些方也许差不多，但对以上这些方，就有疑窦了。

再如石膏的用量，《伤寒》《金匮》均有"鸡子大一枚"之方，而在大清气热的白虎汤中的石膏用量为一斤，照现在这样的药量折算则为一两，而且还是十六两归斤的一两，实折今31.25g，去掉尾数，则为30g。鸡子大一块石膏，今日实秤为50多克，而作为小青龙加石膏汤的变方，方中用石膏不过是清其郁热的厚朴麻黄汤，却用鸡子大一枚，比白虎汤的石膏还多，有是理乎？从前，我曾就这个问题请教过姜春华先生，姜老也觉得不合适，他开玩笑说："可能汉代的鸡蛋比现在小，但汉代的鸡蛋是多大，我们怎么知道？"今人于急性热病，当用石膏者，远不止30g之量，张锡纯治"脑膜炎"用至每剂120g；蒲辅周治"乙脑"暑热型，虽9岁儿童亦用至60g。因此，按汉一两约等于今一钱，即3g的折算法，一斤等于十六两，则仲景白虎汤之一斤只合今30g，就恐怕是"病重药轻"了。

又如仲景书中附子的用量，四逆汤用附子一枚，生用，去皮，破八片；强人可大附子一枚。桂枝附子汤用附子三枚，炮，去皮，一枚破八片。附子是我家乡四川江油的特产，四逆汤的附子，常人取中者即使如乒乓球大，也在15g以上，大者则在20g以上；桂枝附子汤用三枚，则有50～60g之多。

再如麻黄汤中杏仁七十枚，实秤为27.5g，此方君麻黄，臣桂枝，杏仁是佐药，没有用如此大量的道理。桂枝汤中，桂枝、芍药、炙甘草、生姜剂量都照"古之一两，今用一钱"改了，但大枣原方是以"枚"计，无法改，只好照原书写上十二枚，这么一来，大枣用量就大大超过君药。

至于百合病诸方，俱用百合七枚；炙甘草汤，用大枣三十枚；桃核承气汤、大黄牡丹汤，用桃仁俱用五十枚；抵当汤，用水蛭三十个。这些都说明一个问题：仲景药量比今天重。这恐怕是不争的事实。

应当指出，也有一些医家认为古今药量并无不同之处，看见《伤寒论》用细辛四两，附子四两的，也照量使用。这是清末民初的广东名医陈伯坛、谭彤辉、易巨川与黎庇留。陈伯坛疏方仅三五味，汤分量奇重，如附子、干姜等药，每味动辄数两，或多至十二两者。黎庇留也善用辛热药干姜、附子，虚寒痼疾，往往一剂而起，但误用也可杀人。因而誉之者，称其为"活神仙"；毁之者，则称他是杀人狂[以上见谢永光《香港中医药史话》及刘筱云《近世名医忆述》(载《香港现代中医药》)]。看来，岭南四家是与四川的"火神派"遥相呼应，有一些共同之点的。由此也可见，无视古今度量衡的差异，固然是一种偏见，而不免食古不化之讥；但有一些重要的药，如石膏、附子，其用量是否都要按"古一斤，今一两，约等于30g"去用，则大有可商。例如现在许多研究《伤寒》《金匮》的书，白虎汤的石膏用量都是30g；四逆汤、芍药甘草附子汤、麻黄附子细辛汤、大黄附子汤、桂枝加附子汤、附子汤等方的附子一律都是10g，是不是会直接影响疗效？我认为值得进一步探讨，从中汲取一些有益的东西。

何绍奇先生精通医理，书读万卷，堪称"中医活字典"。以上所提出的药物剂量问题，还有待于今后深入研究。他对中医药学的临床具有敏锐性和洞察力，文章中所提出的"活神仙"现象，已经被近20年"火神派"的临床实践所证实。他在《绍奇谈医·风湿三方》中说："我治风寒湿痹，附子总在每剂30g以上，只要单味先煮40分钟，即无中毒之虞。曾治沈阳一女性类风湿性脊柱炎患者，连续用药4年，已服附子数十斤之多，疗效不错，也未见蓄积中毒。"他使用附子的经验，一直指导着我的临床。

第 10 讲　读懂桂枝汤⑤

1. 桂枝汤对于学习《伤寒论》的重要性

桂枝汤是《伤寒论》第一个方子，是任何一个学习《伤寒论》的人都绕不过的门槛。

汉方家浅田宗伯先生在《勿误方函口诀》里写道："桂枝汤是群方之祖，古方以此方为胚胎者，有一百多个药方。"尾台榕堂在《类聚方广义》中高度评价了桂枝汤。他说："桂枝汤者，盖经方之权威也。""《伤寒论》之始于桂枝汤，《金匮》发端于栝楼桂枝汤。"

刘渡舟教授在《桂枝汤和它的 12 个变通用法》一文中写道："桂枝汤为群方之冠。《伤寒论》《金匮要略》《温病条辨》里把桂枝汤均列为第一张方剂，是耐人寻味的。其加减方剂，向被历代医家所重视。"

要学习掌握桂枝汤的正确运用，首先要明白"《伤寒论》是疾病总论"。《伤寒论》是人类医学的先知先觉者，"疾病总论"不是理论上提出了这一观点，而是在临床实践中实施、贯彻这一观点。这一观点要医者高度重视疾病的发生与发展是机体全体性、整体性的病变。只有把宏观的视野带入局部的处方，方能获得以小见大之效。

明白《伤寒论》是疾病总论，是正确运用桂枝汤的第一步。

桂枝汤的治疗目标始终是桂枝汤证或桂枝汤体质方证，而不是某一个具体的疾病。因为桂枝汤证是全局性判断与治疗，不是针对疾病，而是针对全身整体的脉症、腹证进行诊治的。

2. 桂枝汤中的药物用量

这个问题前面已经简单地讲过。有人反映，需要更深一步的了解，因此这里就引用姜佐景在《经方实验录》的一段按语来进一步说明。

仲圣方之药量，以斤两计，骤观之，似甚重，实则古今权衡不同，未许齐观。历来学者考证，达数千家，比例各异，莫知适从。且古今煎法服法悬殊。古者若桂枝汤，但取初煎之汁，分之为三，日一服，二服，三服。今则取初煎为一服，次煎为二服，是其间不无径庭。姑撇此种种勿论，简言之，吾师之用量，大抵为原方之什一。例如桂枝、芍药原作三两者，师常用三钱是也。余视证之较轻者，病之可疑者，更减半用之，例如桂、芍各用钱半是也。以此为准，利多弊少。近世章太炎以汉五株钱考证，每两约当今三钱，则原方三两，一剂当得九钱，再以分温三服折之，每服亦仅得三钱耳。由是观之，原方三两，今用三钱，于古法正无不合也。

姜佐景所谓的三钱相当于现在的 9g，钱半相当于现在的 4.5g。

3. 学习桂枝汤证必须掌握的康治本 4 条条文

（1）太阳之为病，脉浮，头项强痛而恶寒。

（2）太阳病，发热，汗出，恶风，脉缓者，名为中风。

（3）太阳中风，阳浮而阴弱。阳浮者，热自发；阴弱者，汗自出。啬啬恶寒，淅淅恶风，翕翕发热，鼻鸣干呕者，桂枝汤主之。

（4）太阳病，头痛，发热，汗出，恶风者，桂枝汤主之。

这四条条文综合起来就是：①太阳病的桂枝汤证，脉浮缓，头痛，项强，恶风恶寒（常规情况都有汗出，也不排除不汗出者）。②外感热病太阳中风的桂枝汤证，脉浮缓数，发热，恶风恶寒，头痛，项强（常规情况都有汗出，也不排除不汗出者）。

4. 问题讨论一

问：为什么说康治本第 1～4 条条文，是学习桂枝汤证不可缺少的？

答：康治本这 4 条是学习桂枝汤证必不可少的条文，其理由如下：

（1）欲想抓住桂枝汤证，首先要做方向感辨证。没有方向感辨证做基础，就无法区分表阳病的桂枝汤证与表阴证的桂枝加附子汤证。方向感辨证就要进行虚实表里辨证，所以需要了解康治本第 1、第 2 条的提纲证。

（2）第 1 条是太阳提纲证，是太阳病诸多方证的方向感辨证的条文，也是发汗疗法所必须具有的脉症。它是太阳病中风、伤寒、内伤杂病中诸多方证共同拥有的脉症。条文中没有"发热"的症状，是显示太阳病的诸多方证既可以出现在外感热病之中，也可以出现在内伤杂病之中。

（3）第 2、第 4、第 5 条的桂枝汤证都有"发热"的症状，条文提示《伤寒论》虽然是疾病总论，但是写作上是借用外感热病作为例子来论叙的。中风与伤寒，是外感热病时有"发热"症状的太阳病的两个不同方证，一个是有"发热"症状的桂枝汤证，另一个是有"发热"症状的麻黄汤证。"发热"仅仅是桂枝汤证与麻黄汤证在外感热病时的一种表现，它们在内伤杂病时的临床表现一般没有"发热"症状。和第 1 条没有"发热"症状的条文相比较，第 2、第 4、第 5 条的桂枝汤证都有"发热"症状，其中隐含着一个方证可以具有多种临床表现的伏笔。如果《伤寒论》仅仅是一本治疗外感热证专著的话，一般第 1 条条文中应该有"发热"症状，而第 2、第 3 条中风、伤寒的条文和第 4、第 5 条桂枝汤证的条文都可以省略了"发热"症状。

（4）桂枝汤证在临床上可有多种不同脉症的表现，如第 4 条就是论叙非常规的无汗的桂枝汤证，第 5 条是论叙常规的有汗的桂枝汤证等。

（5）发汗是治疗太阳病的治法，然而选择什么药方发汗是要通过方证辨证才能确定。

5. 问题讨论二

问：请老师结合病例谈谈桂枝加桂汤的证治。

答：桂枝汤证的患者假如气上冲，一般使用桂枝加桂汤。宋本第 117 条云："烧针令其汗，针处被寒，核起而赤者，必发奔豚。气从少腹上冲心者，灸其核上各一壮，与桂枝加桂汤，更加桂二两也。"

条文中所谓的"气上冲"是一种状态，不仅仅是奔豚样的症状，还包括头痛、头晕、面红等有些头部的症状。这里引用一个汤本求真的治验：头痛，30 岁妇女，主诉头痛如锥刺，剧痛难忍，服安替比林、米格来宁、溴剂等西药无效，用桂枝加桂汤，服一次大减，二日痊愈。

桂枝加桂汤的治疗目标都是以太阳病的桂枝汤证为基础的。

第11讲 读懂桂枝汤⑥

1. 桂枝汤的临床适应证

桂枝汤可以治疗很多病证，只要符合以下几个方面的情况，一般就可以考虑用桂枝汤。

（1）体力弱，体型瘦，大多数人小时候多病，有发烧、淋巴结肿大等病史。

（2）恶风，恶寒，头痛，一般会汗出，脉浮缓。

（3）腹肌中等程度弹力，腹壁稍有紧张。

（4）时烘热自汗，出汗后恶风，脉浮缓。

（5）外感热病中，一般发热，脉浮数无力；在内伤杂病中，一般没有发热症状。

2. 关于有汗、无汗情况下用桂枝汤的问题

非三阴病的虚弱患者，有恶风、恶寒，但没有汗，是不是可以用桂枝汤呢？

我们在讲叙康治本第4条的时候已经做了详细的分析。太阳病既存在有汗的桂枝汤证，也存在无汗的桂枝汤证。患者出现恶寒、恶风、头痛，即使没有汗出，也可以通过脉象与体质的鉴别，决定是否可以使用桂枝汤。如果这个脉象是浮缓，体质虚弱，腹肌中度弹力，就可以用桂枝汤；如果脉象浮紧，体质壮实，就应该用麻黄汤；如果脉象沉弱，体质虚弱，就要用麻黄附子细辛汤类方、真武汤、四逆汤等药方了。

太阳病有汗出的桂枝汤证是常规证。康治本第5条云："太阳病，头痛，发热，汗出，恶风者，桂枝汤主之。"条文中，太阳病有汗出的桂枝汤证即使没有脉象的记载，也可以根据"头痛，发热，汗出，恶风者"的症候群得以确诊。

虽然桂枝汤证的常规状态是有汗的，但如果患者体质比较虚弱，没有汗，但有恶风、恶寒、脉象浮缓的话，还是应该用桂枝汤。体会一下康治本第10条"服桂枝汤不汗出者"的含义，就不难得知条文所论叙的，就是一个无汗的桂枝汤证。这位患者服用了桂枝汤以后，仍然没有汗出的现象。

由此看来，《伤寒论译释》中所谓的"仲景有无汗不可与桂枝汤之禁"一语是不准确的，因为它仅仅以有汗无汗作为鉴别桂枝汤的唯一标准，而忽视了最为重要的脉象、腹证与体质。

3. 桂枝汤证的体质、脉象及发热情况

"方证"一词还有更宽泛的含义，它除了临床现场的脉症方证之外，还包含着体质方证。

桂枝汤的体质方证也值得重视。从体质方证的角度来讲，桂枝汤证患者形体偏瘦，体力稍微弱，容易汗出，脉象浮而无力。这里讲的体力虽弱，还具有抗病能力，所以腹肌还是中度弹力。上述患者如果腹肌软弱，就要考虑是否为三阴病了。桂枝汤证处于三阴病和三阳病的交界线，有它非常特殊的地方。但是总体上讲，还应该归为汗法治疗的范围。桂枝汤虽然是个调和气血营卫的汗法，但毕竟还是汗法，这个度我们要心里有数。严育斌等编著的《桂枝汤的临床应用·桂枝汤是解表剂吗》中所谓"桂枝汤不是解表剂，而是补益剂"的结论是不妥的。一旦进入了阴病虚证，使用的药方就不能是桂枝汤，而是用桂枝新加汤或者桂枝加附子汤这类方了。因此宋本第276条的"太阴病，脉浮者，可发汗，宜桂枝汤"中的"太阴病"应该活看，并不是真正的"太阴病"，真正的"太阴病"的脉象应该是"沉脉"，而不会是"脉浮者"。

桂枝汤证的脉象浮缓，是脉浮而无力。脉浮说明患者尚能调动全身的气血趋表，欲图通过发汗抵抗疾病，这是大方向。脉无力说明患者已经有津液气血不足，需要调和营卫气血。

4. 桂枝汤可以治外感热病，也可以治杂病

桂枝汤开始可能是治疗杂病的，以后移用到治疗外感热病，远田裕正教授是持这个观点的。冯世纶教授也是如此。他在《百年百名中医临床家丛书·胡希恕》中论述了如下的观点："由此也可以看出，古人通过治疗痹痛总结治疗规律，把表实热证称为太阳病，把表虚寒证称为少阴病。继之把里证和半表半里也分阴阳两类，这便是三阴三阳的由来。"

5. 应用桂枝汤的两个困惑

（1）不敢用桂枝汤治疗外感发热：这是由于对外感病的分类不当所造成的。现在常规外感病的分类为外感风热和外感风寒。对外感风寒的脉象定为浮紧或浮缓，而对外感风热定为脉浮数。

外感发热的患者，不论是风寒束表或风热犯表，如果体温升高的话，脉都会数。外感风寒的脉象是浮紧数或浮缓数，如果不用辛温解表剂，就是误治。然而现实情况是许多中医师会因为脉象浮数，而误诊为外感风热，使用辛凉解表的银翘散、桑菊饮等药方，而不敢使用桂枝汤、麻黄汤、葛根汤、大青龙汤等辛温解表类方药。

（2）在杂病的治疗中，想不到应用桂枝汤：因为内伤杂病（比如皮肤病、关节痛、植

物神经紊乱等病证）出现汗多、头痛，大多没有外感发热的症状。因为局限于桂枝汤的所谓的"本证"是"发热、恶风、恶寒、头痛、汗出、脉浮缓"，所以就没有机会使用了。

简言之，一个是不清楚、不知道桂枝汤可以用于发热、脉数，一个是因为不能掌握桂枝汤应用的特异性症状，导致这个用途广泛的药方被冷落，失去了许多治病疗伤的机会。

6. 病案一则

现在讲述一个妇女乳汁减少的诊治病例。通过这一病例，使大家比较容易懂得桂枝汤证的临床范围，以及它的特异性症状。

某女，25 岁，产后两个月乳汁一直很少，现在的症状有恶风、头痛、额头上日夜都裹着一条毛巾。她说裹着毛巾后，头部就舒服一点，恶风也不明显了一点。晚上盗汗，在被窝里出汗比较多。脉象浮弱。她已经过中医的治疗，吃过补气血的、疏通经脉的中药，也曾经针灸过，但效果总是不好。我从《伤寒论》是疾病总论这个角度，不困守于这个乳汁减少的主诉，而是根据她恶风、头痛、汗出、脉象浮弱等脉症，投桂枝汤。

处方：桂枝 10g，生白芍 10g，甘草 6g，生姜 5 片，大枣 3 枚。

服用桂枝汤 3 天以后，她夜间的盗汗就明显减少了。二诊时，乳汁依然少，仍然有恶风、头痛，继续服用原方。服用 1 周之后，恶风、头痛消失了，乳汁也明显增多。

临床遇到许多使用桂枝汤的患者，其主诉形形色色，用西医的病名诊断的话，也是应有尽有。总之，跟教科书中讲到的知识不会一模一样。但我们使用经方的通治方法都能取效。这个乳汁减少的妇女，属于典型的桂枝汤证，所以用桂枝汤去治疗。

为什么选这个医案？她的主诉是乳汁少，这个主诉是一个诊治思维的陷阱，它会引导医者去考虑气血不足或者脉络不通等原因。教材中"白天出汗是气虚阳虚，晚上出汗是阴虚"的概念也会误导医者的辨证，这位患者夜间的盗汗就不是阴虚证候。还有一点，患者没有发热，如果只娴熟"太阳病，头痛，发热，汗出，恶风者，桂枝汤主之"条文方证的初学者，会感到这个病例和桂枝汤证不相对应。

这些往往都变成思维上的一种障碍，使你不敢用桂枝汤。

患者用药以后开始是盗汗减少，接着才是乳汁增多。汗和乳汁之间有没有内在的一种联系呢？肯定是有的，这些内容今后都值得进一步去研究。

7. 桂枝汤的广泛应用

桂枝汤，历代中国医生、日本汉方家都非常重视。比如日本江户时期的古方派名医名古屋玄医（1628—1696）就很善于使用桂枝汤。他晚年所著的《医方规矩》就以桂枝汤加味方为主，并采用与以往处方作对比的形式，将各方按各种不同的病名分别加以记述。《金匮注解》是他的最后一部著作，汉方家奥三璞之在为该书所写的序中说："可惜（世人）只知《伤寒论》为治一病之书，而不知其为民百病之规矩。"为什么说《伤寒论》是"百病之规矩"？因为《伤寒论》是一本疾病总论，是以方证相对应的通治法，对所有疾病进行随证治之。

中国中医科学院研究员史欣德老师 2010 年 9 月在黄煌教授主办的"全国经方应用论坛"会议上做了题为《经方的合方运用思路与体会》的演讲，内容是讲桂枝汤的合方应用治疗一些疑难的、反复不愈的疾病。其中有中年女性的哮喘，有幼女的过敏性鼻炎，有男青年的慢性腹泻，有中年男人的阴囊湿疹，有男青年的蛋白尿，有中学男教师的失眠，有中风后遗症，有斑秃，有口腔溃疡，有儿童的慢性湿疹等。史老师或是根据体质，或是根据方证，都在桂枝汤与桂枝汤加味方基础上合用其他相应方药而取效。

史老师指出，学中医要把《伤寒论》搞清楚，而要把《伤寒论》搞清楚，首先就要把桂枝汤搞清楚。她的临床实践告诉我们：学会了桂枝汤，等于读懂了半本《伤寒论》。

曹颖甫《经方实验录》云："仲景之所以为圣，即在先教人以病证之通名通治（指《伤寒论》），后教人以病证之专名专治（指《金匮》）。后人不晓病证之通名通治，独断断于伤寒、温病等病名之争。既不知疾病之通名通治，更不晓何者为证。而余之所欲大声疾呼者，亦即在使学者知仲圣通名通治之大道。柯氏曰：因知仲景方可通治百病，与后人分门证类，使无下手处者，可同年而语耶？"

曹颖甫认为，《伤寒论》就在于教人以病证的"通名通治"。所谓的"通名通治"和我们所说的《伤寒论》是通治法如出一辙，都是说明《伤寒论》一书的特点是全局性判断与治疗，不针对疾病而是针对全身的整体脉症、腹证进行诊治的。

曹颖甫云："盖桂枝汤一方，外证治太阳，内证治太阴，仲师于两篇中既列有专条矣，此又何烦赘说！惟以此治太阳证，人所易知；以之治太阳病之系在太阴者，为人所不信。自有此验案，益可见仲师之言，初无虚设矣。"他不引用《伤寒论》太阴病篇的桂枝汤证治条文，而引用了《金匮要略》妇人篇中的记载作为对他所说"盖桂枝汤一方，外证治太阳，内证治太阴"持有怀疑态度之人的回答。"或问曰：桂枝汤既能治表证，又能治里证，表里不一，方药却同，亦有仲圣之言可资证明乎？曰：师曰妇人得平脉，阴脉小弱，其人渴，不能食，无寒热，名妊娠，桂枝汤主之。夫曰无寒热，非即无表证之互辞乎？曰不能食而渴，非即胃肠虚寒，不能化谷食为精微乎？曰名妊娠，非即谓无病而更无表证乎？"

我希望阅读曹颖甫以上论叙的医者，不要误会了他的观点，误以为桂枝汤是补益剂，真的具有"内证治太阴"的功效。因为曹颖甫的论叙中已经点明了太阴病篇中的桂枝汤证其实质还是太阳病的桂枝汤证。他认为桂枝汤仅仅是"以之治太阳病之系在太阴者"而已。

8. 桂枝汤的加减方

桂枝汤的加减方很多，康治本还只有 6 首，到了宋本就出现了 18 首。对于桂枝汤的加减方我讲几点。

（1）桂枝汤加减方归属不同的治法，不一定都是汗法：在桂枝汤的基础上进行加减的药方，从依法类方的角度来看，有些还是归属于汗法，如桂枝加葛根汤、桂枝加厚朴杏子汤等；有些就不归属于汗法了，如桂枝加附子汤、桂枝加芍药汤、桂枝加芍药大黄汤、小建中汤等就归属于补法；而桂枝去芍药汤、桂枝去桂加茯苓白术汤就归属于和法了。

（2）桂枝汤加减方证研究：龙野一雄博士在《中医临证处方入门·临床体系》中云："头痛、恶风、有汗等桂枝汤之证，如有食欲不振则用柴胡桂枝汤，有下利则用桂枝人参汤，有口渴、小便不利则用五苓散，有喘咳则用小青龙汤，有身重则用防己黄芪汤。桂枝汤的脉为浮弱数，但沉则用麻黄细辛附子汤，迟则用四逆汤，涩则用桂枝附子汤。"

比如桂枝汤是汗法。然而当桂枝汤变成了桂枝加龙骨牡蛎汤时，其治疗目标就发生了很大衍变。桂枝汤是汗法，治疗太阳中风；桂枝加龙骨牡蛎汤则是和法，治疗失精证。两者的腹证也不一样：桂枝汤证的腹肌弹力中度，但没有明显特征性的腹证；桂枝加龙骨牡蛎汤证的腹证则非常典型，腹肌依然还是中度弹力，但是脐部上下悸动，下腹部出现一条铅笔芯大小拘急的腹证。

《金匮要略》腹满寒疝病篇中的乌头桂枝汤条文云："寒疝腹中痛，逆冷，手足不仁，若身疼痛，灸刺诸药不能治，抵当乌头桂枝汤主之。"药方是桂枝汤加乌头。显然，乌头桂枝汤已经由桂枝汤的汗法转变为补法，其治疗目标也转变为脉象沉涩而肢体关节疼痛。

围绕着桂枝汤的加减方证，龙野一雄博士讲了一大节语重心长的话。他说不要认为桂枝汤的加减方证很简单，"认为如果增加了一个症状或者有一个不适于处方的症状，不是任何时候加减一味药就可以的，有时就要把整个处方完全改变"。龙野一雄博士告诉我们，桂枝汤加减并非仅仅在汗法范围之内展开，可能会涉及诸多区域。

总之，桂枝汤加减充分体现了个体化治疗的临床实践。

9. 问题讨论一

问： 中医《方剂学》教材都认为，桂枝汤的功效是调和营卫与解肌发表。康治本没有"调和营卫"与"解肌发表"的词语，宋本出现过"桂枝本为解肌""荣气和者，外不谐，以卫气不共荣气谐和故尔。以荣行脉中，卫行脉外，复发其汗，荣卫和则愈"等语句。请问，调和营卫与解肌发表是一回事吗？

答： 康治本中对于病因病机及治则治法的论叙较少，而宋本中这样的论叙就频繁地出现了。宋本条文中所叙的调和营卫与解肌发表是有所区别的。调和营卫是指桂枝汤治疗外感内伤所有疾病的功效，而解肌则是指发汗解表。陆渊雷在1940年刊出的《国医导报·桂枝汤新解》一文中谈了如下的认识：

医书上说桂枝汤的功用，不出两句套话，叫作调和营卫与发表解肌。营是血，卫是气，而指神经脏腑的功用，平时的生理功能，全恃气血。气血不和，生理功能阻滞，自然百病丛生。这样说来，调和营卫竟是能治百病了。说句苏州话"画一"，平常的小小不适，吃帖桂枝汤，当真会马上舒服。发表解肌，专对发热的病而言。发热的病是所谓伤寒，故《伤寒论》的桂枝汤，不重在调和营卫，而重在发表解肌。用发表解肌的药，目的是要使病人出汗。出汗的目的，旧说是祛除风寒，固为古人认风寒为伤寒的原因，而伤寒初起时，所受的风寒在肌表，故曰发表解肌也。

我赞同陆氏的观点。

10. 问题讨论二

问：定时发热汗出的桂枝汤证，临床表现如何？能够介绍一个具体病例吗？

答：定时发病或定时转机向愈是涉及《伤寒论》时间医学的问题。岳美中用2帖小柴胡汤治愈了季姓10岁女孩，每日午时与子时发作的软瘫，成为医林美谈。宋本三阴三阳中每一经都有一条论叙"欲解时"的条文，也是有关这类问题的论叙。康治本第18条的"周日烦躁不得眠，夜而安静"的干姜附子汤证也是有关定时发病的问题。小柴胡汤证的"往来寒热"也可以解释为定时发热，桂枝麻黄各半汤三个类方也都存在"一日二三度发"的定时发热的现象。

我在临床上遇到定时发热的患者，在排除了虚证的状态下，我们首先会考虑使用小柴胡汤、桂枝汤、桂枝二麻黄一汤类方这些药。特别是遇到定时烘热自汗、出汗后恶风、脉浮缓的患者，一般会考虑桂枝汤证，其理论依据是宋本第53、54条的条文。

为了帮助大家理解临床上定时发热汗出的桂枝汤的证治，我想在下面介绍郝万山老师在《郝万山讲伤寒论》中所记载的一个病例。

男，56岁。下午3时烘热，汗出，4时止，汗出湿遍全身，如此3个月。前医尽服养阴敛汗、益气固表、清热之品，不效。最近处方（部分药物）：麻黄根30g，浮小麦50g，煅牡蛎50g，分心木20g，金樱子30g。服此方后汗不出，但心烦，故停服。予桂枝汤3剂（未服）。3日后找胡老（胡希恕，下同）诊治，予桂枝汤3剂。并嘱每日下午1点半左右服1次，服后多饮热水。3剂后热渐退，汗渐止。后又复发，仍服桂枝汤6剂愈。

我常常在期待与满足中反复回味这个病例。这位久治不愈的下午定时烘热自汗的患者，投与桂枝汤而治愈的事实需要细细斟酌。我揣测病例中每天下午3时烘热汗出湿遍全身后的患者，其中恶风与脉浮缓的脉症有可能是省略了。宋本第53条云："病人脏无他病，时发热自汗出而不愈者，此卫气不和也。先其时发汗则愈，宜桂枝汤。"郝万山老师认为这个患者身上的桂枝汤证和上述条文中的条文方证非常对应。我认为只有具有高度经方医学修养与造诣的医师才能把这条极为简约的条文与临床脉症形成的方证联系在一起。

11. 问题讨论三

问：桂枝汤是一个温和的解表剂，但为什么宋本的伤寒例第21条却说"桂枝下咽，阳盛则毙"呢？从临床实践来看，这是不可能发生的事情啊！到底是怎么一回事？

答：对于这个问题，几十年来我也一直是一头雾水。后来读了日本冈田研吉等汉方家的著作才得到正确的认识。

宋本的伤寒例第 21 条中所指的桂枝（桂枝汤）不是宋本太阳病篇的桂枝汤，而是《太平圣惠方·卷九》中的桂枝汤。这个桂枝汤由桂枝、麻黄、附子、干姜、甘草、葱白等药物组成，服药之后还要再喝热葱粥。显然，它不同于宋本太阳病篇的桂枝汤。现在我把《宋以前伤寒论考》各论三《伤寒例第 21 条所说的桂枝（汤）何指》中的论叙转录如下：

伤寒例第 21 条的条文"桂枝下咽，阳盛则毙；承气入胃，阴盛则亡"的"咽"，是指消化器，意思是桂枝汤与承气汤均进入消化器。但是，用"桂枝下咽"这样不常见的表现，可以说有双重的含义：其一，要强调咽的里面有作为津液通路的三焦；其二，要强调由于桂枝汤造成的伤阴作用。桂枝汤，是指《太平圣惠方》卷九伤寒一日的桂枝汤，其中包含了附子、麻黄、葱白，是比宋本《伤寒论》桂枝汤更加厉害的发汗处方。

读了冈田研吉等汉方家的文章，我才如梦初醒。原来我望文生义、张冠李戴，把"桂枝下咽"中的"桂枝"误认了几十年。

12. 问题讨论四

问：您能否介绍一下桂枝汤类方治疗皮肤病的临床病例？

答：使用桂枝汤类方治疗皮肤病是临床经常遇见的事情，只要方证相对应而且持之以恒，就能取效。2021 年 3 月在北京海淀区经方学习班上，我介绍了使用桂枝加黄芪汤治愈的一位严重的皮肤病患者的病例，现在我把病例转录如下：

患者，男，69 岁，退休行政人员。自述，一年有大半时间都在外出差。2014 年 3 月在深圳，某一晚上，浴后觉得左脚板前凹陷处有 3 个蚕籽大小的泡泡。几年前手脚处也曾有过，只要把这些小泡泡推在一起，再用针头或牙签一戳，流出带有黏性的液体，当即就消，几天后皮损处自痊。这次依以往之法却始终不见效，偶然发现出血，起先用创口贴一张，也管用几天，但几次重复使用就不灵验了，而且整个脚部的皮肤反复出现此起彼伏的脓疡。于是去店买专治皮肤病的药膏涂抹，药膏先用国产，无效后又用香港产的、国外产的，越涂溃烂面积越大，并且右脚也开始了同一症状。右手食指则出现干燥性脱皮出血，有水泡时痒痛不堪言语。无奈之下，只得去医院皮肤科就诊。除了口服药外，其他外用药与我之前用过的基本类似。一日发现左脚腿下肢体红肿惊人，脚板出血步行触痛刺心，急诊医生开了抗生素药吞服并挂静脉输液，3 天后红肿虽消退，但脚板溃烂开裂和渗血现象仍未改变且有加重。一友人带我找大医院皮肤科主任医师诊治，坚持诊治 2 个月，外敷内服，但毫无见效。这位医师也不知道什么原因，甚至怀疑是恶性的疾病。2015 年至 2017 年我到处求医，后来经某某权威皮肤病专家确诊为"掌跖脓疱病"，但是治疗无效，病情继续慢慢地发展，双手皮肤多处裂痕处出现渗血、溃烂，要戴上手套与客人见面，心理压力很大。

2017 年 7 月 13 日初诊。患者为进行性掌跖脓疱病。

体形魁梧高大，肌肉虚胖松软，面色黄白不华，容易汗出。舌大齿痕，脉象虚大，腹部膨大，腹壁紧张，腹肌弹力软弱。

辨证思路：

①表阴证：虚证；皮肤病缠绵。

②桂枝加黄芪汤证：患者体能虚弱，但是不恶寒，皮肤有分泌物，时有透明的水疱。

③后来发现患者下肢时有沉重，合用防己黄芪汤，即桂枝加黄芪汤再加防己、白术。

处方：桂枝 10g，生白芍 10g，生甘草 6g，生姜 1 片，大枣 3 枚，生黄芪 30g，防己 10g，生白术 10g。

《金匮要略》水气病篇："黄汗之病，两胫自冷；假令发热，此属历节。食已汗出，又身常暮盗汗出者，此劳气也。若汗出已，反发热者，久久其身必甲错。发热不止者，必生恶疮。若身重，汗出已辄轻者，久久必身瞤。瞤即胸中痛，又从腰以上必汗出，下无汗，腰髋弛痛，如有物在皮中状，剧者不能食，身疼重，烦躁，小便不利，此为黄汗，桂枝加黄芪汤主之。"

2021 年 2 月 15 日患者自叙：娄绍昆医生嘱咐需吃半年中药，我说自己是一犟脾气，是一匹没有缰绳的野马。而半年的服药，这个缚束真是不可思议，但也只得遵医嘱了。自服中药后，就停服了西药和其他外抹药膏。服药 1 周后，没有什么变化。娄医生的女儿娄莘杉医师改了处方，增加了防己、黄芪 2 味药的剂量。约半个月后裂痕见细。接下去都是娄莘杉医师诊治，处方用药变化不大，渐渐地手掌与足跖皮肤的渗血止住了，溃烂的疮疤开始逐层出新皮。坚持服用了 3 个多月，全部痊愈。至今已经 3 年多过去了，我的掌跖脓疱病一直没有复发。

我也经常使用桂枝加黄芪汤治疗容易出汗的虚证小儿的湿疹，湿疹部位湿湿地流水。此方具有不可替代的疗效，患儿腹肌软弱是此方使用的重要依据。

我还曾经用桂枝加附子汤治愈 1 例带状疱疹。这是一位胃癌手术后 6 个月的患者，男，65 岁，带状疱疹发病后 1 周受诊。左侧腰、左季肋区皮肤刺痛，出现簇集性粟粒大小的丘疹、水疱，水疱内清亮透明。

2019 年 10 月 5 日初诊：患胃病多年，手术后恶风恶寒，自汗，表情痛苦，神情焦虑烦躁，舌淡胖大舌苔薄白，脉象沉弱，腹肌软弱。这是一个典型的桂枝加附子汤证，投桂枝加附子汤 3 帖。处方如下：

桂枝 10g，白芍 10g，甘草 6g，生姜 1 片，大枣 3 枚，附子 10g（先煎 1 小时）。

二诊：自诉服药后全身舒适，左侧腰、左季肋区皮肤刺痛大为减轻，水疱萎缩，恶风、恶寒、自汗减少。继服 5 剂。

三诊：水疱已消，疼痛不再发作，但出现口淡，食欲不振，稍有恶心，大便变软。

改投六君子汤，服药后食欲恢复，恶心消失，大便正常。患者带状疱疹治愈后，至今没有复发。

第12讲 康治本第6条——桂枝加葛根汤证治

1. 医案介绍

在解读条文之前，我先介绍胡希恕老使用桂枝加葛根汤的一个病例来帮助我们对于这条条文方证的理解。病例如下：

任某，女，21岁。门诊病历号：49703。

1965年12月10日初诊。昨日感冒，头疼头晕，汗出恶风，肩背疼痛，头向左顾则左项发紧且痛，苔薄白，脉浮稍数。属太阳表虚而见项背强几几之证，予桂枝加葛根汤。

桂枝10g，白芍10g，生姜10g，大枣4枚，炙甘草6g，葛根12g。

结果：上药服1剂症大减，2剂症已。

胡希恕老病例中的患者感冒后出现"头疼头晕，汗出恶风，肩背疼痛，头向左顾则左项发紧且痛，苔薄白，脉浮稍数"等脉症，但是没有发热的症状，然而临床表现恰恰与桂枝加葛根汤条文方证完全符合。可见桂枝加葛根汤治疗太阳病项背强直时，和桂枝汤、麻黄汤、葛根汤证一样，其寒热证可以出现，也可以不出现。

2. 条文浅释

第6条：太阳病，项背强几几，反汗出恶风者，桂枝加葛根汤主之。

此条文的文字很清晰，意思也很明白。一个有汗出恶风的太阳病桂枝汤证患者，现在又出现颈项部、背部的肌肉拘挛、强直、疼痛，转动不利，用桂枝加葛根汤治疗。再唠叨一句，条文中没有发热的症状。

3. 词句解析

（1）项背强几几：是说颈项部、背部牵强，感到痉挛，很不舒适，向前向后俯仰都不能自如。《金匮要略》云："太阳病，其证备，身体强，几几然，脉反沉迟，此为痉，栝楼桂枝汤主之。"其中的"几几然"与《素问·刺腰痛论》中的"腰痛侠脊而痛至头，几几然"都是指肌肉的牵强、痉挛状态而活动不得自如。桂枝加葛根汤证中的"项背强几几"，其肌肉拘挛强直甚至延伸到腰部、臀部。因此，临床上治疗颈、腰椎间盘突出，以及强直性脊椎炎，有的时候，也可以用葛根汤、桂枝加葛根汤，其根据就在这里。

（2）反汗出：汗出的前面为什么加一个"反"字，汗出就汗出，为什么说"反汗出"呢？"项背强几几"，颈项部的肌肉强直性痉挛，是葛根的药证。当筋膜、肌腱、肌肉等软组织都高度紧张、拘挛收缩时，体表的皮肤毛孔腠理等组织也都会收缩紧张，一般就不会出汗。而这个桂枝加葛根汤证有悖于常规临床表现，当颈项部的肌肉强直性痉挛时，反而身上有汗，因此称之为"反发汗"。桂枝加葛根汤证与康治本第12条的葛根汤证相比较，葛根汤证是"太阳病，项背强几几，无汗恶风者"，条文中两个方证的区别仅仅是汗出与否。其实，汗出、不汗出也并不是辨别桂枝加葛根汤证和葛根汤证的一个绝对标准，更重要的是脉象、腹证与体能。桂枝加葛根汤证与葛根汤证相比，体能比较弱，容易汗出，脉象浮而无力，腹肌弹力也相对软弱一些。

大塚敬节对这个条文的体会，对我们很有启发意义。他认为《伤寒论》的结构是精心设计的，并不是像流水账一样随意写下来的。他说作者设计这个条文的时候，有全局的考虑，有些前面的条文设有伏笔，起前后呼应的作用。比如这个桂枝加葛根汤证"反汗出恶风者"的症状，就和后面葛根汤证的"无汗恶风"相呼应作对比。葛根汤的证治条文还没有出现，而先出现一个"反汗出恶风者"的桂枝加葛根汤的证治，这就是条文结构上的一个伏笔。《伤寒论》很多条文中的病证是由于汗、吐、下、和等误治后出现的变证，然而桂枝加葛根汤条文中没有论叙误治病史。因此，大塚敬节认为这个桂枝加葛根汤证是桂枝汤证的自然变证。而接下去第7条的桂枝加附子汤证就是论叙一个桂枝汤证误治以后的变证了。解读《伤寒论》编著者对于条文结构匠心独运的设计，也是学习大论时有趣味的内容。

4. 桂枝加葛根汤证的临床表现

先讲一个病例，通过这个病例的诊治过程，帮助我们了解桂枝加葛根汤证在临床上的表现。

患者，男性，35岁，职业是中药店的经理。身体消瘦，长期在外地采购中药材非常辛苦，平时经常胃痛，西医诊断是慢性胃炎。他是我的老患者。2003年1月30日初诊，刚刚从外地长途跋涉回到温州，由于近来感冒了，自觉疲劳，还没有回到家就先找我看病来了。他说自己感冒以后，一直发热恶寒，颈项部强硬疼痛，难以转动。问他有没有出汗，他说搞不清楚。我触摸其背、腹部的皮肤，感觉皮肤滋润得似有汗出，脉象浮数无力，舌淡红，苔薄白。腹诊发现腹肌中度弹力，腹壁有点紧张。我通过方向感辨证排除了虚证。发热恶寒，皮肤滋润有汗，脉象浮数无力，这样的状态，我基本上判断就是桂枝汤证。再加上现在最重要的主诉是颈项部的肌肉紧张痉挛、疼痛不能转动，这是典型的桂枝加葛根汤证。为了迅速解除他的苦痛，我就先给他针刺风池、丰隆穴位，左右共4个穴位。针刺以后，颈项部的肌肉明显放松了，随后就给他处方：桂枝10g，芍药10g，甘草5g，生姜5

片，大枣 3 枚，葛根 60g。这里重用葛根是针对患者颈项部的肌肉紧张痉挛、疼痛不能转动。这个患者的病证跟我们条文中的桂枝加葛根汤证基本相对应。患者没有颈椎病病史，这次的颈项部肌肉紧张痉挛、疼痛不能转动是由于外感发热所引起的，借用郝万山教授的话来命名，就叫"感染性的项肌痉挛"。

5. 桂枝加葛根汤的形成

古人刚刚知道桂枝汤的那个时代，又发现患者既有桂枝汤证，又伴有颈项强直的症状，于是也就可能把治疗颈项强直的葛根加到桂枝汤中去，桂枝汤就变成了桂枝加葛根汤。药方中，使用桂枝汤来治疗"汗出恶风者"，用葛根治疗"项背强几几"。有了使用桂枝汤的对象，又有"项背强几几"的目标，这才使用了桂枝加葛根汤。无疑，桂枝汤的证治范围就向前走了一步。随着这样一步一步成功经验的积累，使得桂枝汤的加减方一个个地增多起来。千万年的临床实践，把这些有效方慢慢地固化下来，最后就变成了一条条口诀条文，口传心授，代代相传。一直到了有文字的时代就记录下来，这就是前经方时代条文形成的大概轮廓。远田裕正教授认为，前经方时代的桂枝加葛根汤条文可能是："项背强几几，反汗出恶风者，桂枝芍药甘草生姜大枣葛根汤主之。"

6. 桂枝加葛根汤的药物组成

桂枝加葛根汤方：桂枝三两，芍药三两，甘草二两，生姜三两，大枣十二枚，葛根四两。

桂枝汤方加上葛根，葛根是后加的药，它的位置应该排在药方的最后一位。康治本中桂枝加葛根汤的生药排列为：桂枝、芍药、甘草、生姜、大枣、葛根，即"桂枝汤"加葛根。把葛根放在"桂枝汤"之后，就成了桂枝加葛根汤，这个才符合前经方时代先人口诀的原则。这个方子主要治疗桂枝汤证的颈项强直、拘挛、僵硬、活动不利。

宋本的桂枝加葛根汤中除多了一味麻黄外，其生药的排列次序也有问题，即把葛根四两排列在首位，已经丢弃了康治本中对方名中药物排列次序的原则。远田裕正教授在 1984年《汉方の临床》第 31 卷 07 号上发表的文中，总结宋本、成本丢弃了康治本中对方名药物排列次序的原则时说："以后时代的药方名而论，与组成的中药的关联，渐渐被忽视，况且是根据其某种作用相关而命名的。时代在变迁，时代越新，用药效表示的药方名越多，已经成了理所当然的事了。到了更近的时代，使用中药表示的药方名予以药效表示的药方名群的存在，也能清楚地说明这一点。"（引自费维光《中医经方临床入门》）

宋本的桂枝加葛根汤有了麻黄以后，其组成就成为：葛根、麻黄、桂枝、芍药、生姜、大枣、甘草，这样的药物组成和葛根汤就没有了区别。宋本的整理者林亿在桂枝加葛根汤条文的后面加上按语云："臣亿等谨按：仲景本论，太阳中风自汗用桂枝，伤寒无汗用麻黄，今证云汗出恶风，而方中有麻黄，恐非本意也。"由此可见，宋本的桂枝加葛根汤的药物组成多了一味麻黄。

我们再看宋本中桂枝加葛根汤的药物排列，已经看不到康治本中那样的药物排列次序。通过两个文本的对照，宋本把葛根放在了第一位，并且多了一味麻黄，生姜的位置和甘草的位置也前后颠倒了。几千年来，研究《伤寒论》的学者中，只有远田裕正教授发现了这一秘密。

7. 葛根的基本作用

葛根与皮肤排水作用有密切的关联。葛根能够增加项背部的血流，当背部、项部出现痉挛、强直的时候，组织上的血流肯定会减少，血流减少的结果是项背部肌肉等软组织容易发生痉挛、强直、疼痛。通过葛根增大项背部的血流，就起到了解痉挛、止疼痛的效果。

葛根的治疗目标是头痛、头重、肩痛、肩凝、肩背痛、腰痛，以及耳朵、鼻孔、咽喉、眼睛等五官科的各种异常状态。

8. 方证鉴别

桂枝加葛根汤证的方证鉴别，除了桂枝汤证和葛根汤证外，还有《金匮》的栝楼桂枝汤证。栝楼桂枝汤证常常出现在破伤风、小儿急惊风等痉病之中，它来源于《金匮要略·痉湿暍病脉证治》，条文记载："太阳病，其证备，身体强几几，然脉反沉迟是为痉，栝楼桂枝汤主之。"这是太阳病桂枝汤证的患者，现在出现全身的肌肉筋骨都有一种强直，甚至口噤不开、角弓反张，脉象沉迟，其脉症意味着大量的津液流失。栝楼桂枝汤证与桂枝加葛根汤证相同的地方是都有桂枝汤证，但桂枝加葛根汤证的脉象浮弱，而栝楼桂枝汤证的脉象沉迟；桂枝加葛根汤证仅仅是颈项拘痉强直，栝楼桂枝汤证则出现角弓反张、口噤不开等严重的症状。栝楼桂枝汤是治疗痉病的专方，但是它的构成是通治法与专病专药相结合的典范，药方中既有太阳桂枝汤作为通治法的体现，又有了治疗口噤不开、角弓反张、脉象沉迟的专病专药——栝楼根。

9. 病例一

一个小孩10岁，人很瘦，经常伤风感冒，鼻涕黄黏，夜里都张口呼吸，西医诊断是化脓性的鼻窦炎，引流、服药等治疗只有短期疗效，反复治疗，反复发作。腹壁表层比较拘急，腹肌弹力稍弱。考虑到鼻孔、耳朵等部位也是葛根使用的范围，于是就用桂枝加葛根汤加上芍药、桔梗、川芎。其实这应该是属于桂枝加芍药汤加葛根，用此方药来帮助这种化脓性鼻窦炎排脓。处方：桂枝5g，芍药10g，甘草3g，生姜2片，大枣2枚，葛根10g，川芎5g，桔梗5g。每帖药煎好后加入薄荷5g，然后趁热先闻，用手或布或纸，合围在鼻子的周围，减少药气的散溢。要求孩子闻到脸部的鼻子三角区充血，之后再把药汁喝了。第二煎也用以上的方法。第三煎药汁可以不喝，再熏1次，这样效果就特别好。这个小孩子开始服5帖，非常有效。就坚持服药1个月而痊愈。好多年过去了，也没有复发。在成长期的孩子，一旦方证相对应，往往恢复起来就更快。用桂枝加葛根汤再加芍药，是考虑到患儿体能与腹肌弹力稍弱。

10. 病例二

桂枝汤、桂枝加葛根汤、葛根汤和麻黄汤这一类解表的药方，不仅能够治疗外感热病，对于水肿病、关节痛、皮肤病也有效。

有个姓李的妇女，37岁，荨麻疹多年了，每天都发，其特点是汗出或吹风的时候发作。荨麻疹发作时，全身的肌肉也不舒服，用了种种办法，效果都很差。虽然是个小病，但是这样难受也影响工作。后来有位封万富医师感到这个病是桂枝加葛根汤证，就用这个方，为了祛风止痒再加了一味防风15g，吃了20多天就全部治好。这个病例1979年在《江苏医药·中医分册》里报道过。

这个病例告诉我们，专病专治与随证通治是可以互相补充的。荨麻疹是皮肤病，可以使用皮肤病专科的专病专药，也可以看作是太阳病表证，使用方证相对应的通治法。表证有两种，一种表阳证是太阳病，相对应的药方应该从桂枝汤、葛根汤、麻黄汤等药方中去选择；另一种是表阴证，我们可以在上述相对应的桂枝汤、葛根汤、麻黄汤等药方基础上再加附子或芍药。我认为《伤寒论》通治法的有效率应该比那些专病专药、单方、秘方更高。

11. 问题讨论

问：江西的万友生先生在《当代医家论经方·经方十谈》一文中说："我认为芍药甘草汤当属治痛第一方，无论人体上下内外诸般痛症之属寒热虚热诸种病机，此方均堪选用。"万友生先生认为的"芍药能够止人体所有之痛"的观点，对吗？

答：芍药缓急止痛似乎是一个定论，但是并非芍药就可以治疗所有的疼痛。一般胸痹、胸痛、胸闷就要避开芍药，康治本第8条云"太阳病，下之后，脉促胸满者，桂枝去芍药汤主之"就是明证。治疗心悸胸闷的炙甘草汤方也没有芍药，至于其中的机制到目前为止还不清楚。

杨大华从西医学的角度探究芍药的作用，对于我们认识芍药的功效很有帮助。他在《皇汉医学选评》中谈道："至于心肌，则是特殊类型的肌肉，不仅具有兴奋性和传导性，更有平滑肌和骨骼肌所不具有的自律性。芍药对心肌是否也有抑制性，不得而知。可见，《神农本草经》说芍药'止痛'，并非'止'所有之'痛'，而是由于肌肉痉挛导致的疼痛。"

第13讲 康治本第7条——桂枝加附子汤证治

1. 学习条文

第7条：太阳病，发（汗），遂漏不止，其人恶风，小便难，四肢微急，难以屈伸者，桂枝加附子汤主之。

桂枝三两（去皮），芍药三两，甘草三两（炙），生姜三两（切），大枣十二枚（擘），附子一枚（炮，去皮，破八片）。

上六味，以水七升，煮取三升，去滓，温服一升。

该条文中的"发汗"两字，缺漏了一个"汗"字，现在根据宋本加以修订。

大家注意，条文中未举出脉象。

在学习条文之前，我想先介绍一下许叔微《本事方》中一个桂枝加附子汤的医案。

2. 医案与桂枝加附子汤证

有一士人，得太阳病，因发汗，汗不止，恶风，小便涩，足挛屈而不伸。予诊其脉，浮而大。浮为风，大为虚。予曰：在仲景方中，有两证大同而小异，一则小便难，一则小便数，用药稍差，有千里之失。仲景第七证云："太阳病，发汗，遂漏不止，其人恶风，小便难，四肢微急，难以屈伸者，桂枝加附子汤。"十六证云："伤寒脉浮，自汗出，小便数，心烦，微恶寒，脚挛，反与桂枝，欲攻其表，此误也。得之便厥，咽中干，烦躁吐逆。"一则漏风、小便难，一则自汗、小便数，或恶风，或恶寒，病各不同也。予用第七证桂枝加附子汤，三啜而汗止，佐以甘草芍药汤，足便得伸。

许叔微所谓的第十六证者，乃康治本第11条是也。康治本第11条当主何方？尚难论定。《医宗金鉴》云："是当与桂枝增桂加附子汤，以温经止汗。"丹波元坚反对《金鉴》所云，谓："此条本证，盖自汗出、小便数、心烦等症，与伤寒二三日，心中悸而烦（百七条小建中汤证），稍同其情。而系从前虚乏，为邪凌虐者，则亦是小建中所主也。喜多村《伤寒论疏义》说与小丹波略同，以为建中新加（六十三条桂枝加芍药生姜各一两人参二两新加汤也）之属所主。陆渊雷在《伤寒论今释》中认为："此条本证，当主桂枝加附子汤。若上冲不剧者，不须增桂。"

许叔微以桂枝加附子汤治疗外感热病太阳病发汗过多"汗不止，恶风，小便涩，足挛屈而不伸"和条文中的方证相对应的方法，值得我们后学者仿效。然而在上述医案中提出的"一则漏风、小便难，一则自汗、小便数，或恶风，或恶寒，病各不同也"的观点，我难以认同。我认为他认证过于入细，求深反凿。陆渊雷在《伤寒论今释》中对于许叔微这个医案的评论倒是值得我们深思。他认为："许氏以小便难、小便数、恶风、恶寒辨其异，亦不足据。至谓脉浮大为风为虚，则因袭陈言，于审证用药上无所取则。"

条文论叙了医者将太阳病中风证误诊为太阳伤寒证而使用了麻黄汤发汗，当下仍汗出如流而不停。因而患者诉恶风、小便淋漓不畅、四肢肌肉拘挛而引起屈伸不自如，应该使用桂枝加附子汤治疗。

康治本的第7条论叙了桂枝汤加附子的证治，和上一条同样是桂枝汤的加味方证——桂枝加葛根汤证相比较，第7条不是论叙桂枝汤证的自然演变，而是桂枝汤证误治以后的坏病变证。

康治本第7条讲叙太阳病发汗太过，津液耗伤而使病陷入三阴的诊治举例。这里发汗太过可作三种理解：一种可能是太阳中风无汗的桂枝汤证，医者误用了麻黄汤；另一种可能是太阳伤寒麻黄汤证，虽然使用了麻黄汤，但由于麻黄的分量过多，或服药后护理不当；还有一种可能性是太阳伤寒麻黄汤证，误用了大青龙汤。这三种情况都有可能引起汗出"遂漏不止"而使病陷三阴。太阳病误治使病陷三阴后的表阴证，患者恶风恶寒更甚，小便量少而困难，四肢的肌肉拘急，关节活动不利而难以伸屈，这就是桂枝加附子汤证，要服用桂枝加附子汤。

3. 词句解读

对于条文中的"太阳病，发汗，遂漏不止"的解读，汤本求真《皇汉医学》的注解是："太阳病桂枝汤证，以麻黄剂误汗，其药力虽尽，而漏汗不止。"杨大华在《皇汉医学选评》中认为，汤本求真的注解过于单一与拘谨。他说："'太阳病发汗，遂漏不止'未必是桂枝汤证以麻黄剂误汗的结果，麻黄汤证以麻黄剂后汗出不止也可以使用。今天临床使用阿司匹林、布洛芬等发汗剂导致的'遂漏不止'也可以使用。"杨大华的点评非常客观，这不是单纯的否定，而是具有一种贯穿着经验之光的清晰认知。

这里还要注意条文中"遂漏不止"所揭示的患者出汗不止的严重程度。正如何绍奇在《绍奇谈医·桂枝加附子汤》中所云："一'漏'字，形容汗出不止历历如绘，似比'如水流漓'更重，盖'如水流漓'犹有止时，'漏'则无休无止之谓。"何绍奇的解读生动恰切，合情合理。

4. 条文解读

康治本第 7 条的条文，如果从陈修园的"存津液，是真诠"的角度来解释就容易理解。

太阳病发汗是治疗的正当途径，但是发汗有桂枝汤、葛根汤、麻黄汤、大青龙汤等不同的药方，由于方证不对应，或虽然方证能够相对应，但因为剂量等多种原因造成发汗"遂漏不止"的病态。由于大量津液的流失，血液中的有效血容量减少而出现脉沉、恶风恶寒。

如何鉴别这种阴证的恶风恶寒跟太阳表证的恶风恶寒呢？这时最重要的根据就是脉象。太阳病的恶风恶寒是浮脉，津液流失的三阴病的恶风恶寒是沉脉。《伤寒论》的浮沉脉象，除了区别表里证外，更为重要的是区别虚实证。比如宋本第 323 条云："少阴病，脉沉者，急温之，宜四逆汤。"

而条文中其他的症状，用大量津液的流失来解读就顺理成章。如小便量少而困难，也是由于津液流失而有效血容量减少，引起通过肾脏的血流量减少而产生。同样的道理，由于津液流失而有效血容量减少，肌肉、关节的营养失调，因此出现四肢肌肉的拘急，关节活动不利而难以伸屈。

5. 山田光胤博士的独特认识

我在阅读《汉方临床应用的诀要·桂枝加附子汤》时，发现山田光胤博士对于桂枝加附子汤证的脉象和症状有着与其他注家不一样的认识。我把他的说法转录如下：

桂枝汤证是脉浮弱，这个是沉弱，虽然理论上是这样，有时候也未必。有时候也有点浮，但是浮的发虚，发空。这是太阳少阴合病的方子，表有点热，但是里寒。太阳病发热，数日内比较多，有较强的怕风的感觉。典型的当然是四肢痉挛疼痛，当然也不是一定就要有。

我认为山田光胤的说法可圈可点，真实地反映了临床方证的动态变化，反映了临床可能出现典型的方证，也可能出现不典型的方证。我们学习《伤寒论》是为了治病，而不是为了什么"理论正确"。真正从事临床的中医生都知道，脉症不相应的现象、条文方证和临床方证不符合的现象大量存在。

6. 临床方证的非典型观

路振平在《医圣秘法·非典型观》中指出：

医生为什么会误诊？其原因固然很多，但主要还是由于临床上出现的病证往往是非典型性的，不容易诊断清楚。吴阶平同志曾说，他刚开始接触第一个病人时，就发现"这个病人没有书本上所说的东西"，于是"就认为病人不对，或者说叫作不典型"。经过一段时间的临床，才"开始懂得事情并不那么简单，所谓绝对的典型性是没有的"。然而，令人迷惑不解的是，一方面，非典型证在临床上经常出现；另一方面，却又常常被人们所忽视。就以《伤寒论》而言，在全部三百九十八条条文中，典型证只有那么十几条，非典型证占三百多条，但研究《伤寒论》典型证的文章可以说是连篇累牍，而对非典型证的探讨却尚付阙如。因此，我拟从《伤寒论》非典型证的原因、分类和辨别三个方面谈一点肤浅之见，也许对搞清《伤寒论》的诊断思维方法有所裨益。

路振平老师从临床上的病证极其错综复杂、扑朔迷离的基本事实，揭示了临床方证的不典型观。他的《医圣秘法》打开了我阅读《伤寒论》的视域，给我临床诊治引进了另外一个参照的维度。

7. 大塚敬节的观察和体会

现在把大塚敬节在《临床应用伤寒论解说》中有关此条条文的临床观察与心得体悟摘录如下：

将太阳病桂枝汤证误诊为麻黄汤证而发汗，在药物效力消失后仍汗出如流而不止，因而患者诉恶风、小便淋漓不得快通、四肢肌肉拘挛、屈伸困难。

这已经不是桂枝汤证，为桂枝加附子汤的主治证。我从学校毕业开始行医不久的时候，看过一名患者，患肠伤寒，在确诊之前连续使用发汗剂十余日，具有与本条描述相同的症状。另外，对于发热的病人，如果连续数日使用退热药物发汗，便会出现这种症状，同时出现轻微的手足颤抖。

小便淋漓不畅、四肢拘挛等症状可出现于急性吐泻性疾病的体液突然丧失时，本条的情况是发汗过度，体液丧失而引起了以上的症状。

那么，以上所举症状全部具备时，即使不考虑脉象，也是桂枝加附子汤证，所以这里未举出脉象。但如果必须说出脉象的话，其脉象一般应是浮大而无力的。

我们从大塚敬节的论叙中已经看到桂枝加附子汤的证治，同时他还通过自己亲身经历叙说了连续使用发汗剂而出汗过度，体液丧失，但还未完全陷入四逆汤类方证时的处方用药。可见桂枝加附子汤证应该归属于表阴证，虽然有陷入里阴证的趋向，但是还未陷入里阴证的危境。至于其脉象"浮大而无力"也非定论，我时常也遇见沉脉的桂枝加附子汤证患者。

8. 津液流失与阳气亡失的区别

凡发表药或泻下药分量失当，服不如法，或药不对证者，则会产生两种副作用，一曰伤津，一曰亡阳。三阳病阶段的病情，如有少量的津液耗伤，只要通过适当的汗、下（吐）、和的方法，消除其病邪则可以自行恢复。阳气亡失往往是在津液流失的基础上形成的，如少阴病阳气亡失而津液不继时，虽然面临阳气亡失与津液枯竭的状态，但是不能阴阳并补，唯有四逆汤类方回阳救逆才能使津液自生。山田氏在《伤寒论集成》中云："论中唯有亡阳，而无亡阴。"这句话值得深思。

三阴病津液流失出现阳气衰弱而未到阳气亡失之时，医者可以以扶阳为重点兼顾补养津液，比如使用芍药甘草附子汤、真武汤、附子汤等药方。条文中的桂枝加附子汤，是针对表阴证使用"补益"储水类的药方。远田裕正教授把它归到"弱阴和类方"，可见附子具有反发汗、反泻下的"补益"储水作用。但这并不是中医界的共识，有人就认为附子是发汗药，桂枝加附子汤是发汗剂。如《宋以前伤寒论考》各论二《桂枝加附子汤是发汗剂还是止汗剂》中就讨论过这个问题："关于伤寒一日发汗用附子，《太平圣惠方》卷九有含附子的'桂枝汤'的记载，同书伤寒阳病期有主动运用附子的记载。《太平圣惠方》卷九中的三阳病期多用附子，提示伤寒（狭义）因寒邪的存在，所以可用附子。实际经验证明，麻黄附子细辛汤（宋版《伤寒论》少阴病处方）在伤寒初期也可使用。对于伤寒初期（本来应为阳病期）的少阴病这个矛盾，江户时代的先哲用'直中少阴'的新解释加以说明。《太平圣惠方》卷九的立场是'只要寒邪存在，无论什么病期都可用附子'，故阳病期用附子也是理所当然的。在《千金要方》《外台秘要》记载中'附子是伤寒发汗剂'，这是隋唐时期的用药准则。"

"只要寒邪存在，无论什么病期都可用附子""附子是伤寒发汗剂"等说法，是"隋唐时期的用药准则"。对于这种依据"病因""病名"的用药准则，晚年的孙思邈站在经方医学的立场上认为"极与仲景本意相反"（《千金翼方·卷第九》）。

康治本或宋本中都没有使用附子发汗，附子剂用于阴病温里储水止汗。太阳病篇讲到的桂枝加附子汤与桂枝去芍药加附子汤等附子剂，都是用在"发汗后""下后"等误治所导致的坏病与变证；同时几千年的大量临床事实已经反复证明了附子的扶阳储水止汗效用。因此，"附子是伤寒发汗剂"等观点，无论是指治疗手段或是指治疗目的，都缺乏依据。

9. 医案介绍

一位70岁的王老大爷，有心肌炎的病史，左心右心都有扩大，因急性肺炎刚刚治愈而出院不久。近来感冒发烧，出现恶风、头痛、发热，就自己服用发汗退热的西药。服药以后不到半个小时，全身汗止不住来诊所就诊。

初诊：2017年10月8日。患者又高又瘦又憔悴，脸色苍白，全身都是冷汗，尿频、尿急、尿量少，有恶风、发热、头痛等症状。同时感到自己手脚、关节拘急，活动不利。脉象沉微数，腹肌偏软。患者的年龄、病史、体质与体能状态倾向于虚证，脉象、腹证也是虚证。再根据汗出不止、小便难、恶风、发热、头痛等临床症状，诊断为桂枝加附子汤证。

处方：桂枝10g，白芍10g，甘草6g，生姜1片，大枣3枚，附子10g（先煎）。生姜应该3片，但当时患者家中只有一点点生姜。服用后1天，出汗"遂漏不止"的现象消失了，热也退掉了，恶风也没了，小便难也改变了。

这个病例的脉症接近于康治本第7条的条文方证。通过这个具体的病例，使我对条文有了更深的理解。

10. 桂枝加附子汤的药物组成

桂枝加附子汤方：桂枝三两，芍药三两，甘草三两，生姜三两，大枣十二枚，炮附子一枚。

方名中药物有序性的排列是5味的桂枝汤排列在前，后加的附子排列在药方的最后。药方中的药物排列次序与药方名中完全一样，这是康治本中有规律性的现象，桂枝加葛根汤如是，桂枝加附子汤也如是，这是深入学习《伤寒论》的重要内容。桂枝加附子汤方为什么比桂枝汤方增加了甘草、生姜的剂量？为什么增添了一枚炮附子？因为甘草、生姜、附子都是反排水的药物，都能够储水而增加津液，对于太阳病误治后汗出遂漏不止而病陷三阴的病证是相对应的药物。

条文中"附子一枚"，附子的分量到底是多少？我们估计，大的附子是30g左右，中等15g左右，小的10g左右。当时用的是附子一枚，没有讲剂量，现在常用剂量15g左右。

11. 附子的基本作用、治疗目标及毒性

附子在《伤寒论》里是一味非常重要的药物，我们要对它做一个解释。

（1）附子的基本作用：远田裕正教授认为附子具有强力保持体内水分的作用，能够抑制经皮肤、胃肠道的排水反应，对于经肾脏的排水反应有促进作用。这些作用，都能保持与增加血管内的水分，也能够保持与增加人体的有效血容量。

（2）附子的治疗目标：吉益东洞《药征》云附子"主逐水也，故能治恶寒、身体四肢及骨节疼痛，或沉重，或不仁，或厥冷，而旁治腹痛、失精、下利"。

汤本求真《皇汉医学》认为附子："此药物用于阴虚证，即新陈代谢机能之极度衰沉者，能使之兴奋，则以此机能衰沉之甚者为主要目的，以仲景论及诸说为副目的而用之可也。若更详论之，凡新陈代谢机能甚衰沉时，则体温之发生减少，故皮肤寒冷而恶寒粟起；至于呼气及粪便等之排泄物，亦带冷气也。又以致心脏衰弱，脉变微细、沉弱、沉微、沉小、沉迟等。口唇、四肢之末端郁血厥冷，且四肢之运动神经因营养不良而引起不全麻痹或全麻痹，知觉神经由停滞老废物之刺激而发异常感觉或疼痛。又肌肉亦为营养失调而弛纵，故在外表感四肢倦怠、脱力、腹壁软弱无力，于里致大便失禁或下利（完谷下利）。又以分解机转减弱而排泄物之臭气消失，尿变稀薄、透明等，招来其他脏器组织机能之衰沉。此时若用乌头、附子，若生机不至于完全绝灭，则能兴奋此等机能。非因此证而用之，则极有害矣。"

汉方家汤本求真所谓的"阴虚证"其实质是阴证、寒证、虚证，就是我们讲的"阳虚证"。

（3）附子的毒性

日本汉方家高度重视附子的疗效，也高度重视附子的毒性问题，因为他们有过血的教训。日本学者白井光太郎博士就是因为生病吃了附子后中毒死亡的。他是研究《本草纲目》的专家，《头注国译本草纲目》的校注者。

矢数道明博士的博士论文是一篇研究附子的报告。他提出附子是世界上最好的强心药，但是使用的时候要小心。他发现乌头、附子含有6种乌头碱，前4种含有毒性的成分，后2种含有效成分；前4种在高温下可以破坏，后两种则不被破坏。于是，大阪大学的高桥真太郎教授又经过大量的动物实验与临床实践，研究成功一种"无毒附子"，经过日本政府厚生省的批准，作为普通药而推广使用。他们加工"无毒附子"的方法很简单，就是用高压锅把附子加温到120℃，经过2小时就达到了去毒的目的。

12. 关于桂枝加附子汤证是"桂枝汤证而恶寒或者肢节微痛"

吉益东洞认为，桂枝加附子汤证是"桂枝汤证而恶寒或者肢节微痛"。

大家想想这样的结论，对不对？吉益东洞的这个结论在日本汉方家中间流行了300年，江户时期著名汉方家、《类聚方广义》的作者尾台榕堂也同意吉益东洞的结论，但是汤本求真认为吉益东洞的结论不妥。汤本求真认为，桂枝汤证本身就有恶寒、身体疼痛的症状，把桂枝汤证加上有恶寒、身体疼痛作为桂枝加附子汤证，那两个方证就会出现混淆的现象，因此一定要在桂枝加附子汤证中加上"阴证"两个字。他认为桂枝加附子汤证是桂枝汤证又陷入了阴证，这就涉及我平时讲的一个方向感辨证问题。辨证的第一步应该知道是否是阴证，是否是虚证。我们通过体质、腹诊、脉诊，通过患者的精神、面色、形体、动态的诊察把它判断出来。判断出来以后是阴证，就根据阴证去治。假如不先辨别是不是阴证的话，初学者对于桂枝汤证和桂枝加附子汤证可能就难以辨别，即使有些经验很丰富的临床家也会出现这个问题。

汉方家山田光胤博士在《汉方临床应用的诀要》中有关于桂枝汤的一段话值得我们回味。他说："我也用桂枝汤治疗一些发热，如果使用以后疗效不好，我就用桂枝加附子汤。不过，这种机会不多。"这说明对一些方证诊断并非一锤定音，而是要根据服药后的疗效来决定。医者在"有方有守"与"改方换药"之间还存在着一大片模糊的地带。

13. 桂枝加附子汤的治疗范围

（1）外感热病中，一般有发热、汗多、小便不利，以及神经痛、肌肉痛、关节痛、腹痛等各种疼痛。

（2）慢性的关节痛、坐骨神经痛、"五十肩"，或者其他疼痛。整形外科的一些疾病，整形后出现的关节、肌肉等疼痛，患者可能没有恶寒，甚至也没有汗多，可能小便也没有不利，但是有阴证的状态，腹肌比较软，脉象比较弱。如果这样的话，就要考虑到这是表阴证。表阴证关节疼痛，我们有时候就要考虑到桂枝加附子汤。当然这种情况下不仅是一个桂枝汤加附子，有时候是葛根汤加附子，有时候是麻黄汤加附子等。

我们诊治慢性风湿性关节炎使用桂枝加附子汤的依据是：方向感辨证是虚证，或者体能是中等度以下，疼痛的各个关节处畏寒，容易出汗，稍微强烈的运动都会汗出不止，平时患者下肢容易出现抽筋。

（3）中风后遗症、胃肠道病、皮肤病等。

临床上还存在一种桂枝加附子汤证，就是在阴病虚证基础上的不典型外感表证。山田光胤在《汉方临床应用的诀要·桂枝加附子汤》中所记录的两则病例就属于不典型的桂枝加附子汤证治，现转录如下，以供参考。

病例一

很久以前给一个中年妇女用过这个方子，治好了无热性肺炎。

感冒半月未愈，微热许久未除，无力，起卧困难。平时乃是照看大小的当家旦，一朝惨兮兮、病恹恹，便是个卧榻大娘。

看将去，人不瘦而面憔悴，脉沉弱而呼吸音差，时而有无力之咳。想来便是个支气管肺炎不差，却不是那表里俱虚之真武汤证。于是便果断予以此方。

两周之后，她一人乘电车而来。再一月，容光复还。此证的要点是没有特别显著的阴证、虚证表现。

病例二

最近有个挺有趣的案子。

某男，47岁。10年来易感冒，感冒了就低热，一般为37.2℃，而且总是出现肋间和手指关节不舒服。喝酒第二天，打喷嚏不停是惯例。已经吃了一年中药了。

冬天怕冷，夏天怕热。手冷，脚烦热。体格大，腹部肥满。腹壁软，脉沉小弦。因为这样，患者自己觉得很难受。腹证、脉症、身痛都是些阴证，但没什么特别的症状，发些小烧，这和着一推，用了桂枝加附子汤。两周后患者说，胃觉得挺好的，低烧还有。再吃了一周，低烧还有，但患者自己没那么不爽的感觉了，肋间痛也轻些。两个月后，一直有点感冒的那种感觉完全没有了，喷嚏也不打了。之后，对于烧心的感觉给了一些安中散，对于腹胀的情况给予了桂枝加芍药汤，基本上是收功了，时长四月有余。

14. 方证中的对称现象

可以说，《伤寒论》都是对称性的汤方。比如大柴胡汤和柴胡桂枝干姜汤是以小柴胡汤为对称轴的两个相对称的汤方，桔梗汤和半夏散及汤是以甘草汤为对称轴的两个相对称的汤方，黄芩汤和芍药甘草附子汤是以芍药甘草汤为对称轴的两个相对称的汤方，大黄黄连泻心汤和附子泻心汤是以半夏泻心汤为对称轴的两个相对称的汤方，真武汤和猪苓汤是以五苓散为对称轴的两个相对称的汤方，大黄黄连泻心汤和干姜黄芩黄连人参汤是以黄连汤为对称轴的两个相对称的汤方等。

日本汉方家中西惟忠把这一种对称现象称之为核心方证的热化证与寒化证。上述几组方证中，排在前面的是热化证，后面的是寒化证。比如大柴胡汤证是小柴胡汤证的热化证，柴胡桂枝干姜汤证是小柴胡汤证的寒化证。

我们发现，桂枝加附子汤是桂枝去芍药加附子汤和芍药甘草附子汤之间的对称轴。这两个方子，一个是桂枝去芍药加附子汤，一个是桂枝去桂加附子汤。芍药甘草附子汤可以看作是桂枝去桂加附子汤，当然它还缺两味药生姜、大枣。桂枝加附子汤，既有桂枝，又有芍药，又有附子。而前面两个方一个去芍药，一个去桂枝，这样形成了一个对称轴的三个方。这些药方的组合非常有意思，桂枝加附子汤假如进一步衍变，就变成了桂枝去芍药加附子汤，再变成桂枝附子汤、白术附子汤、甘草附子汤，这类方都是治疗风湿关节病的，其重要的药基证就是桂枝附子基与附子白术基。芍药甘草附子汤进一步变化，就变成真武汤、附子汤这一类方子。

15. 问题讨论

问：我对于桂枝加附子汤可以治"桂枝汤证发汗过多，自汗出，恶寒，小便不通，四肢屈伸不利者"的论叙可以理解，因为这里的诸多症状都是桂枝加附子汤条文方证。我对于桂枝加附子汤可以治"感冒恶寒，发汗不止者，产后汗出不止，半身不遂，小儿麻痹，肌痉挛，神经痛，风湿病，手足冷等"的论叙也还可以理解，这里诸多病证都和条文方证多多少少还有一些紧密的联系。但是对于桂枝加附子汤可以治疗皮肤病实在是不得其解。请您告诉我这是为什么？

答：《伤寒论》的药方可以治疗所有的疾病，皮肤病也不例外。日本汉方家中很多就是皮肤病的专家，如高桥邦明、饭岛正文、远田裕正、小林裕美、阪东正造等。广东欧阳卫权医师在《伤寒论三阴三阳辨证与方证新探经方辨治皮肤病心法》一书中也是运用方证相对应的诊治方法治疗许许多多疑难皮肤病的临床心得。

当然，桂枝加附子汤可以治疗皮肤病，是有条件的。其条件就是，桂枝加附子汤只能治疗皮肤病中的桂枝加附子汤证，而不是所有的皮肤病。有人问，皮肤病中的桂枝加附子汤证是怎样的状态？桂枝加附子汤证是三阴病的虚证，是体弱、恶寒、汗出、脉虚、腹肌软弱的表阴证，这是辨证的起点。其次，桂枝加附子汤证适用于皮肤病中疹色不红、分泌物稀薄量多或者皮肤上有水疱、水疱内清亮透明等临床表现。

值得我们研究的是，桂枝加附子汤证中哪些症状与皮肤病有关联呢？我们再来看一下桂枝加附子汤证的条文："太阳病，发汗，遂漏不止，其人恶风，小便难，四肢微急，难以伸屈者，桂枝加附子汤主之。"条文中的"遂漏不止"，类似于皮肤病患者的分泌物稀薄量多或清亮透明的水疱。一个表阴证的皮肤病患者，如果分泌物稀薄量多或具有清亮透明的水疱是桂枝加附子汤证。这种进行症状的联想与替代的方法是日本汉方家们诊治疾病的常规。龙野一雄博士把这种方法称之为条文症状的"转用"或"借用"。他对这种"转用"或"借用"的方法有专门研究，他在《汉方入门讲座·治疗方法实例》中写道："皮肤病、溃疡、耳漏、蓄脓症、痔瘘等分泌的稀薄分泌物可以和汗同样处理，即作为汗出而用桂枝加附子汤、桂枝加黄芪汤等方。皮肤干燥或乳汁分泌不足可视同无汗而用发汗剂。稀薄的带下可视同小便自利而用肾气丸或其他利尿调整剂。"

总之，我们临床诊治之际，要深入研究条文症状的"转用"与"借用"，这是一片尚未开拓的处女地。比如有人认为肢节烦疼还包括手足发疹、瘙痒；心下支节还包括腹直肌挛急、腹皮拘急、中脘穴凝结等。"日本的一项病例系列研究，介绍了3位（一男二女）考虑为更年期畏寒潮热导致失眠，使用柴胡桂枝汤治疗的成功案例。作者体会支节烦疼除手足关节的热感、疼痛、不适外，亦可包括手足发疹、瘙痒，因瘙痒是程度较轻的疼痛。心下支节除心下痞硬外，还包括腹直肌挛急、腹皮拘急、中脘穴凝结等。"［引自《黄煌经方使用手册》（第4版）注解·135］比如笹冈彰一等把治疗"火迫劫之"的桂枝加龙牡汤转用为治疗反射性伤害所造成的放射性皮炎而竟然取效。他们以"使用桂枝加龙骨牡蛎汤治疗反射性皮肤损害的经验"为题，发表在《日本东洋医学杂志》1999年第3期上。其摘录如下：

日本研究者受《伤寒论》"火迫劫之"用桂枝去芍药加蜀漆牡蛎龙骨救逆汤启发，采用桂枝加龙骨牡蛎汤预防放射性皮炎。研究纳入了9例肺癌接受放疗的患者，3例放疗同时给予桂枝加龙骨牡蛎汤，均未发生放射性皮炎；6例未服用者中，有4例发生严重放射性皮炎。［引自《黄煌经方使用手册》（第4版）注解·340］

第14讲 康治本第8条——桂枝去芍药汤证治①

1.医案举例

在解读条文之前，先举刘渡舟老师使用桂枝去芍药汤治疗胸闷的一个医案，看看条文方证在临床诊治时是如何运用的。医案如下：

李某，女，46岁。因患心肌炎而住院治疗。患者每当入夜则胸中憋闷难忍，气短不足以息，必须靠吸氧气才能得以缓解。舌质淡，苔白，脉弦而缓。辨为胸阳不振，阴气内阻证。

桂枝10g，生姜10g，大枣12枚，炙甘草6g。

服药2剂后，症状减轻，原方加附子6g，再服3剂后症除。

患者病情严重，住院期间夜里胸部憋闷、难受，甚至要靠氧气维持，用这4味药吃2剂，病证就有所减轻，可见这个方和证是相对应的。刘老认为，这个人还是有点阳虚，其表现是什么呢？舌质颜色比较淡。宋本第22条云："若微寒者，桂枝去芍药加附子汤主之。"刘老认为，患者胸中憋闷难忍，气短不足以息，投桂枝去芍药汤虽然有效，但是"舌质淡、苔白"的舌象不符合桂枝去芍药汤证，若再加上一味附子，方证、药证方可环环紧扣。于是就在原方的基础上加上附子6g，投药3剂而愈。

桂枝去芍药汤证和《金匮》里的茯苓杏仁甘草汤证、橘皮枳实生姜汤证、瓜蒌薤白半夏汤证等同样是少阳病的方证，都有"脉促、胸满"等心脏病样的脉症，因此我们要做出方证鉴别之后才可以处方。对于经方医学来说，越是直觉的判断，越是要有理性的认同。

太阳病篇的桂枝去芍药汤证，应该是指外感热病太阳病的表邪入里的证治。患者"每当入夜则胸中憋闷难忍，气短不足以息"的心肌炎症状，也是由于外感热病处理不及时或处理不当而引发。

桂枝去芍药汤证与桂枝去芍药加附子汤证，有许多相似的症状。虽然两者在方向感辨证上不同，前者是和法所治的方证，后者是补阳法所治疗的方证，从理论上的确可以分得一清二楚。然而临床脉症并非如此泾渭分明，因此医者出现辨证不精确是难以避免的。患者"胸闷"，脉象"脉弦而缓"，没有恶寒的症状，投桂枝去芍药汤，疗效平平。刘老后来才发现，患者"舌质淡、苔白"是阳虚证，于是在桂枝去芍药汤中用了附子，才和患者的脉症相对应。条文里的文字，不一定是能够和临床症状一一对应。有时候可以通过患者的腹证、脉象、舌象去琢磨，也可以抓住方证。通过这个病例，我们了解到"舌质淡、苔白"跟"脉微、恶寒"的内在联系。

2.学习条文

第8条：太阳病，下之后，脉促、胸满者，桂枝去芍药汤主之。

原来是太阳中风桂枝汤证，下之后出现了桂枝汤证伴有"胸满、脉促"的症状，是桂枝去芍药汤证，应该使用桂枝去芍药汤。

脉促，是短促而浮的脉象；胸满，是胸闷而烦满。杨大华在《皇汉医学选评》中认为，此条文中"'脉促，胸满者'是心脏疾病的表现，有可能是基础性心脏病被诱发。另外，本方不妨与炙甘草汤对照起来看。二者都是治疗心律不齐，一为脉促、胸满，一为脉结代而动悸。抛开剂量不论，桂枝去芍药汤所用的四味药完全涵盖于炙甘草汤中。基于此，是否可以认为桂枝去芍药汤治炙甘草汤证之轻者呢"。杨大华的论叙有理有据。

历来医家根据各自的临床经验，对"脉促"的解读并不一致。我的意见是，应该交流互鉴而不必强求统一。正如《名老中医之路（三）·迂回曲折艰难困苦》中洪子云教授所说："历来对'脉促'见解不一，聚讼纷纭，有以'急促短促'为解者，有以'数中一止'为训者。据临床所见，'急促短促'者确有之，且为多数学者赞同。而'数中一止'者亦时有所见。如病毒性心肌炎，初起酷似外感，或寒热未罢，而脉促（指'数中一止'，下同）已见，或外证已除，而脉促不休。其中有心阳虚劫者，投桂枝去芍药汤化裁，常获佳效。于是，以上两种意见，兼收并蓄可也，不必由理论而理论，辨其是非。"

宋本第21条的条文内容跟康治本第8条是一样的。宋本第22条是桂枝去芍药加附子汤证，条文云："若微恶寒者，桂枝去芍药加附子汤主之。"这里的"微恶寒者"应该理解为是"脉微、恶寒者"。桂枝汤证本身就有恶寒，这个恶寒在脉微的状态下，就意味着桂枝去芍药汤证趋向于阴证，所以在桂枝去芍药汤的基础上增加了附子，这个方证就是桂枝去芍药加附子汤证。从康治本的桂枝去芍药汤，到宋本的桂枝去芍药汤与桂枝去芍药加附子汤，宋本是在康治本的基础上逐渐地增加了一些内容。

客观地评价宋本所增加的内容，有些增添的内容非常好，有些增添的内容则有悖于原意。

3.条文再解读

康治本第8条的内容很丰富。太阳病下之后，还有没有其他的表现呢？汤本求真在《皇汉医学》中认为，此条文与宋本第15条的"太阳病，下之后，气上冲者，宜与桂枝汤"相似。这个"气上冲者"与桂枝去芍药汤证的"脉促、胸满"等脉症之间是否有一定的联系呢？后人对这个问题研究后认为，桂枝去芍药汤证是桂枝汤证气冲得更厉害，气冲得厉害就容易引发"脉促、胸满"等脉症，这时候就应该发挥桂枝治疗气冲的特点。那有什么药物会牵制着桂枝治疗气冲的作用呢？可能是芍药。所以桂枝去芍药汤调整桂枝的比例，并去掉芍药，就是使桂枝治疗气冲的作用发挥出来，并减去芍药对桂枝、生姜的拮抗作用。

对于桂枝去芍药汤的去芍药问题，尤在泾在《伤寒贯珠集》中说："邪气仍在阳分，故以桂、甘、姜、枣甘辛温药，从阳引而去之。去芍药者，恐酸寒气味，足以留胸中之邪，且夺桂枝之性也。"桂枝能扩张皮肤的血管，把血流吸引到皮肤上来；芍药能扩张内脏血管，把血流吸引到内脏中去。先人在临床实践中得知，对于"脉促、胸满者"的桂枝汤证，去掉了芍药的桂枝汤才能与其相对应。

4. 郝万山对此条文的解读

郝万山老师对桂枝去芍药汤条文的解读颇有新意。他在《郝万山讲伤寒论》中写道："太阳病，不应当泻下，泻下以后造成了胸闷，这是表邪内陷胸中。因为表离胸是最近的，所以表邪内陷胸中，使胸中气机不畅快，出现了胸闷。脉促就是脉快，那么这个脉快是邪陷胸中，胸中阳气抗邪的一种表现。它为什么快？在这里还没有完全化热，因为胸阳不足，胸阳不振，奋力抗邪，它就是以这种增快心率的方式，来勉强抗邪的一种表现。我这句话没有说得太清楚。比方说，我们一个人平常扛上 30 斤的大米走路，什么事都没有，心率不会加快。现在让你扛上 100 斤的大米，你恐怕走上一段路以后，你就开始心率加快了，你说这个心率加快是热吗？它不是热，它是一个虚性的代偿。现在邪气陷于胸中，胸中阳气不足，所以奋力抗邪，它以一种脉搏加快的方式来提高抗邪的能力。在这个证候里，这种脉快、脉促是无力的，所以我们说是胸阳不振，邪陷胸中，也就是胸中阳气不足，治疗的方法是用桂枝去芍药汤温振胸阳，祛邪达表。"

5. 关于"去芍药"的问题

为什么在桂枝去芍药汤中要拆散桂枝芍药基，留下桂枝而去掉芍药呢？

一个太阳中风的患者投泻下剂后，不但表虚证未解，反增添了心脏部不适的"脉促、胸满"症状。这种误治后出现心脏部不适症状的患者，大多原先就有心脏方面的基础病，"脉促、胸满"症状是在误治后被引发而已。先人反复摸索的结果发现，桂枝汤中去掉一味芍药才能治愈，于是就产生了桂枝去芍药汤。桂枝去芍药汤其实是在治疗"汗多，心脏部、胃脘部或腹部悸动喜按"的桂枝甘草汤中加了两味调味、开胃、和胃的生姜、大枣而构成。有人认为，桂枝去芍药汤是世界上第一张治疗心脏病的方剂。这个结论当然没有错。但是回过头来看看桂枝甘草汤的诊治目标，不也是治疗心悸等心脏病的吗？再说桂枝去芍药汤其实是桂枝甘草汤加生姜、大枣，可见桂枝去芍药汤只是桂枝甘草汤加味方而已。

从现代医学的角度研究"去芍药",对于我们的理解也有帮助。李同宪在《伤寒论现代解读》中说:"白芍药对豚鼠呈短暂的降压作用(《中草药学》),本条比上条(桂枝加附子汤证)血容量下降严重,这时不应当使用具有降压作用的芍药,所以芍药应当去。"

《伤寒论》研究不要拒绝现代实验,如果现代实验也能够证明方证存在的合理性,何乐而不为呢?上述李同宪的豚鼠实验数据可以帮助我们理解桂枝汤为什么要去掉芍药,也有助于现阶段学习与理解桂枝去芍药汤的证治。

6. 正确理解条文中的"脉促"

条文记载桂枝去芍药汤证的脉象是"脉促"。脉促的讲法多种多样,有人认为脉促是数,有人认为脉促是脉数而脉律不齐有间歇,还有人认为脉促是短促而浮的脉象。陆渊雷开始从恽铁樵先生之说,以促为数中一止之脉;其后临床经验稍多,乃知其不然。太阳病下以后,在人体津液有所消耗的情况下,气冲上逆,出现"胸满、脉促"的症状,脉象可能会偏于数,至于会不会数中一停,那就不一定了。假如这个人原来是有心脏方面的基础病,由于外感病引发脉律不齐的情况就有可能出现;假如这个人本身没有心脏病,绝不至于因为一次"下了以后",就出现脉律不齐。所以我们要灵活地看这个问题。

对于条文中"脉促"的脉象形态是一个值得讨论的问题。《伤寒论》的条文中如果出现"脉促"这两个字,基本上都是太阳表证,可见"脉促"中除了有短促脉应之外,可能还带有一种浮脉的成分。如宋本第 34 条就直接点明了这一点:"太阳病,桂枝证,医反下之,利遂不止,脉促者,表未解也。"又如宋本第 140 条:"太阳病,下之,其脉促,不结胸者,此为欲解也。"条文中的"脉促者""其脉促"都是表证仍在或表证欲解未解的脉象。还有宋本第 349 条:"伤寒脉促,手足厥逆,可灸之。""伤寒脉促"是太阳病出现伤寒的情况,它一般是脉浮紧,但是患者也可能出现了脉促。

7. 胸满去芍药,腹满倍加芍药

条文中的"胸满",是胸闷,胸部感到不舒服。桂枝汤证出现"胸满",桂枝汤要去掉芍药。陆渊雷在《伤寒论今释》中认为:"胸满迥异乎结胸之剧,已非不结胸之比。脉促、不结胸为欲解,可知脉促、胸满为未解。未解,故犹须桂枝汤解其未尽之毒。胸之所以满,盖因胸腔内充血之故。芍药阴药,作用于内部,药征谓其主治挛急,可知能扩张内部血管,血管扩张,则愈益充血,此胸满之所以忌芍药欤?其互结之毒,既因下而排除,所余游离不结之毒,不复须芍药之破结,此所以用桂枝汤而去芍药欤?"

陆渊雷的解释比较平实,通俗易懂,有助于我们对这条条文的理解。

与"胸满去芍药"相对应的是太阴病中的"腹满下利"。日本汉方家奥田谦藏有句名言:"胸满去芍药,腹满倍加芍药。"他把人体两个不同部位的"胀满"提出来进行比较,一个是加，一个是减，帮助我们理解，也帮助我们记忆。

8. 桂枝芍药基起改善血液循环作用

针对气血不调的桂枝汤证患者，外感以后急于发汗解表，发汗后津液消耗但表证未解，使用桂枝汤是最佳的选择。桂枝汤就在调和气血的基础之上谨慎地发汗，古人把这种谨慎的发汗称之为"解肌"。用桂枝芍药基加强全身的血液循环，送血液趋表，再通过桂枝甘草基、生姜大枣基的谨慎地发汗，就达到了既能够解表又能够补充人体营卫气血的目的。由此可见，桂枝汤主要是通过桂枝、芍药的配合，改善全身的血液循环而使其趋表。桂枝茯苓丸里也有桂枝芍药基，也是通过改善全身的血液循环而达到活血祛瘀的作用。桃仁丹皮基在桂枝芍药基的作用下，既能够改善血液循环，又能够改变局部的瘀血停滞。当归四逆汤也是通过桂枝芍药基改善血液循环，再加上细辛就能温经驱寒，在改善血液循环的基础上，再温经驱寒以起到了治疗四肢厥冷的作用。在这3个不同的药方中，桂枝芍药基都起到了改善血液循环的作用。

9. 关于复脉汤

值得注意的是，吴瑭《温病条辨》的复脉汤，是以桂枝汤去桂枝加芍药作为核心的药物，研究经方者都认为吴瑭的复脉汤的药物组合有问题。因为《伤寒论》的炙甘草汤是以桂枝去芍药汤作为核心的药物，两相比较，吴瑭的复脉汤中的药物组合值得进一步推敲。黄仕沛在《经方亦步亦趋录》中就明确提出："炙甘草汤三见于仲景之书，又名复脉汤。顾其名思其义，可治脉结代可知，是一首治疗心律失常之方剂，临床上不论是功能性的或是器质性的均可用之。桂枝则为仲景治悸之要药，乃本方不可缺少之品。本方为桂枝去芍药汤衍化而来。《伤寒论》第21条：'太阳病下之后，脉促胸满者，桂枝去芍药汤主之。'促脉者，数而时止也；胸满者，即含悸之意。刘渡舟认为：'在临床上，对胸闷、心悸、咳逆等症，凡属阴寒邪盛，胸阳不振者，用桂枝去芍药汤或再加附子颇有疗效。'可见，炙甘草汤为桂枝去芍药汤加味在情在理。后世加减复脉汤为本方去参、桂、枣、姜，并加芍药，或再加味而成一甲、二甲、三甲复脉及救逆汤、大定风珠等，作为纯养阴液尚可，要治'心中震震''脉细促，心中憺憺大动，甚则心中痛'，无异痴人说梦，徒有'复脉'之名，而无'复脉'之实矣！"

10. 问题讨论

问：课程中讲到《伤寒论》的脉象是整体脉，不分寸关尺，不分左右。诊脉时，应该如何应对以下两种不协调的脉应：①当左右手脉不一样时，如左手脉沉缓、右手浮缓，怎么选择？②当寸关尺三部所表现出来的脉象不同时，该怎么选择？

答：这个问题很现实，是学习经方脉学时首先遇见的问题，更是临床之际会马上用到的问题。我个人的经验是，如左右或寸、关、尺各部都是实脉，只是浮沉不同时，以浮脉为主。至于出现虚实的不同，一般以虚脉为主。

这里介绍一点日本汉方家的意见，以供参考：《伤寒论》正文中并未将寸口脉分为寸、关、尺，亦不设左右之另。如左右不同或寸、关、尺各部有所不同，则以其虚象为主。例如左脉浮紧、右脉浮弱，即按浮弱定证；如寸脉沉滑、尺脉沉涩，即按沉涩定证。（大塚敬节、矢数道明博士等著《中医诊疗要览·切脉》）

第15讲 康治本第8条——桂枝去芍药汤证治②

1. 医案举例

我先讲个病例，通过这个病例说明各种各样的病证都可以用桂枝去芍药汤进行治疗。当然，在使用桂枝去芍药汤的病证中，一定有桂枝去芍药汤证。

这是一个复视的眼科病例，虽然我并没有对眼科病有什么深入的研究，但是这个患者所反映的脉症符合桂枝去芍药汤的方证，于是投桂枝去芍药汤而效。

患者，男，35岁。眼睛已经近视多年，但是没有戴眼镜，眼压正常。近来他发现视力模糊，眼睛看到一个物体的时候总觉得有两个物象重叠。西医眼科做了大量的检查，排除了脑肿瘤、颅内动脉瘤、海绵窦的血栓形成、糖尿病、重症肌无力、眼科外伤等可能性以后，最后的诊断是原因不明的复视。为什么复视？原因不明。医生建议患者给中医师、针灸医生看看。

初诊是2003年8月10日。患者中等体型，神志清晰，脸色看上去有点暗红。他说自己近年来偶有胸闷、心悸，心电图检查窦性的心动过速，反复检查也没有查出来什么明显的心脏疾病。平时工作疲劳的时候，容易出汗，夜中也经常盗汗，睡觉睡得不好。近一周来外感了，有头痛、恶风、眼睛畏光。脉象浮数，舌淡红，舌苔薄白。这样的舌象是正常的。腹肌中度弹力，但是心下悸动很明显。当时根据这样的情况，外感表证，太阳中风桂枝汤证的表现非常典型，所以用了桂枝汤。两天以后，这些症状也的确消除了。根据患者胸闷、心悸的症状，又给开了一个星期的桂枝去芍药汤。处方：桂枝10g，生甘草6g，生姜3片，大枣3枚。生姜、大枣自己加的话，到店里只需买两味药。服药以后，眼睛复视的状态还是一样，不过其他症状觉得好一点，胸闷、心悸也稍微有改善。

二诊以后就坚持原方不变，服药1个星期，停1天。服药1个月后，眼睛复视稍有改善，胸满、胸闷、自汗、盗汗等症状在服药期间没有出现。以后的诊治，仍然是守方不变。2个月以后复视消失，就停药观察。半年后回访，眼睛的复视没有复发，但是胸闷、心悸还是偶有发生。

对这种病的治疗，假如专门以中医眼科的角度，不用《伤寒论》的总论精神是很难找到这个桂枝去芍药汤的。正如日本汉方家藤平健博士在《汉方腹诊讲座》所说的那样："在汉方医学中'依照临床的事实'的思路非常重要，无论看上去多么伟大的理论，如果在临床现场不能被实证，只会终于一场虚拟的结局。"毕竟，方证辨证是先人经过反复试错的检验所积淀下来的对付疾病发展的控制方法。

方证辨证可以治疗所有病，眼科也不例外。日本汉方家藤平健博士是"藤平健博士眼科医院"的院长。多年来，他运用《伤寒论》《金匮》的药方治疗眼科疾病取得很好的疗效。我反复阅读了藤平健博士的著作以后深有启发，也把经方应用于一些眼科的疾病，以上这个病例治疗的成功就是其中的收获。

2. 方证鉴别

我们在使用桂枝去芍药汤的时候要特别注意，需要跟桂枝去桂加白术茯苓汤进行鉴别。桂枝去芍药汤证是胸满、脉促，桂枝去桂加白术茯苓汤证是由于水饮停滞造成的心下满、微痛。

如何深入认识这两个方证呢？

桂枝去芍药汤其实是桂枝甘草汤。我们前面讲桂枝汤的时候，提到它是由桂枝甘草、芍药甘草，再加上生姜大枣这三个方基构成。桂枝甘草基也是一个方，桂枝甘草汤治疗汗多、心悸，是津液流失以后出现心悸、心慌，而桂枝去芍药汤治疗胸满、脉促。杨大华说这类患者原来就有心悸的心脏病作为基础病，现在外感热病过程中由于治疗不当，或者由于病情增长，出现了津液进一步流失，就出现了这样的情况。

桂枝去桂加白术茯苓汤证是"微邪郁表合水饮证"。"头项强痛，翕翕发热"应该是微邪郁表的表现；"心下满微痛，小便不利"应该是水饮停滞的症状。药方中的白术、茯苓利水祛除水饮，生姜具有趋表解表的作用。

3. 桂枝去芍药汤的药物组成

桂枝去芍药汤的药物组成排列次序是：桂枝三两，甘草二两，生姜三两，大枣十二枚。前面是桂枝甘草基，后面是生姜大枣基，因此可以看作是一个桂枝甘草基和生姜大枣基的合方。在远古时代，先人在大量试错中偶得桂枝甘草基治疗脉促、胸满，生姜大枣基调味开胃、保护胃肠，后来就把桂枝甘草基再加上生姜大枣基而构建了桂枝甘草生姜大枣汤。

4. 心下悸与心悸

康治本时代肯定已经发现了桂枝甘草汤，但是后来有了桂枝甘草生姜大枣汤，就没有记载下桂枝甘草汤。宋本第55条记载了桂枝甘草汤："发汗过多，其人叉手自冒心，心下悸，欲得按者，桂枝甘草汤主之。"这条条文的描述非常形象，颇有现场感。一个患者发汗过多，感到心慌心悸、胸闷不适，就不自觉地用手按压着自己的胸口。一只手压住还不够，就用两只手交叉在一起压在胸部，按压以后胸部的症状有所改善，但是心下这个位置又出现了悸动。患者的这种状态就是桂枝甘草汤证。条文虽然已经把心悸、心下悸描述清楚，但心悸和心下悸这两个概念还是容易混淆，不仅是一般人混淆了，甚至连汤本求真对这个条文的解释也有问题。汤本求真在《皇汉医学·桂枝甘草汤注》中云："叉手者，即叉手以蔽心脏部之意。此证以心悸亢进甚，虽自叉手以蔽心脏部而制之，然尚不能镇静，故欲他人为按此部。"汤本求真也把"心下悸"误认为是"心悸"。我曾拜读过《皇汉医学》好多遍，但却一味地虔诚信服而缺乏质疑，因此都没有发现这个问题，没能认识到"心下悸"与"心悸"的差异。前年我读了杨大华的《皇汉医学选评》，书中就指出了汤本求真对此注释的不到位，他说："'欲得按者'是'心下'部位，而不是心脏部。'按'是'以手抑之使下'（段玉裁所注）。当时腹主动脉异常搏动，需要外力抑制。因为患者双手已自冒心，故欲借他人为之。经文似乎可以如此理解：先是以心悸为主叉手自冒心，心悸缓解，但心下悸得以突出欲得按。如果腾出手来自按心下，则心悸又复作。心脏剧烈搏动与腹部主动脉异常搏动是同时发生的，患者却不能同时顾及。"心下部位的跳动是什么？不是心脏的跳动，而是腹部主动脉的异常搏动。腹部主动脉为什么会异常搏动？往往是由于腹部内脏神经丛的亢进，其部位不是心脏。汉方家汤本求真是学西医出身的，后来搞中医，应该讲对西医比较熟悉，但是读这个条文的时候也没有注意。

条文的原意是说，桂枝甘草汤不仅仅能够治疗心悸，也能够治疗心下悸。当桂枝、甘草和一些利水的药如茯苓在一起的时候，就组成了茯苓桂枝甘草基，苓桂术甘汤、苓桂姜甘汤、茯苓甘草汤、苓桂五味甘草汤等都是茯苓桂枝甘草基加味的药方，可以治疗心下悸动或胃脘部悸动或脐周部悸动。

杨大华仿用马克思的"我们为什么觉得那些所谓的伟人那么厉害？正因为我们跪着"这句话，对学习《伤寒论》的莘莘学子说了一句振聋发聩的话："不要跪着读条文。"的确，经典是我们的老师，但并不是完美无缺的。对于名家的注释更不能盲目听信，不要完全仰视。凡经方名家都能够扬弃经典，活学活用。曹颖甫《经方实验录》云："众说纷纭，吾将安从？虽然我侪自当从实验中求解决，安可囿于前贤近哲之说，以自锢也哉？"又云："固知治病用药，当观其通，墨守成方，直土木偶人耳。"

曹颖甫是这样说的，也是这样做的。因此，他把自己的临床医案集命名为《经方实验录》，突出"自当从实验中求解决"的心迹。所以我们应该用知识性、常识性、现代医学、科学的眼光去看待《伤寒论》的条文和诸医家的注释与评论。

第16讲　康治本第9条——桂枝去桂加白术茯苓汤诊治①

1.病案举例

康治本第9条是诸家有争议的一条条文。许多医家认为桂枝去桂加白术茯苓汤证是一个临床不存在的方证。所以我在讨论条文之前，先转引刘渡舟教授在《伤寒论通俗讲话·桂枝去桂加茯苓白术汤治太阳中风证》中所介绍的陈慎吾先生用桂枝去桂枝加茯苓白术汤治愈一例外感发热病案，以说明桂枝去桂加白术茯苓汤证存在的客观性与合理性。病案如下：

陈慎吾老大夫曾治一发热患者，屡经医治，发热不退。

问其小便不利而胃脘胀满不舒，脉沉而弦，舌苔白而水滑。辨为水饮内停，阳气外郁，乃不治热而治水，用桂枝去桂加茯苓白术汤，三剂热退而安。

2.学习条文

第9条：服桂枝汤或下之后，仍头项强痛，翕（翕）发热，无汗，心下满微（痛），小便不利者，桂枝去桂枝加白术茯苓汤主之。

原条文中有几个字可能在传抄中脱落，"翕翕发热"，原条文里是"翕发热"，只有一个"翕"字；"心下满微痛"，原条文是"心下满微"，少一个"痛"字。现在根据宋本及其他版本的《伤寒论》还原为以上内容。

条文论叙了一个外感太阳病发热的患者，服了桂枝汤或泻下了以后，仍然具有头项强痛、发热、无汗、心下满微痛、小便不利等症状，可以使用桂枝汤去桂枝，加上白术、茯苓去治疗。

3.关于桂枝去桂

历代的中日《伤寒论》研究者对该条文中的药方存在多种疑问。有人认为没有理由去主药桂枝，或者将"桂枝去"三字删去而当作桂枝加茯苓白术汤；有人认为应该是桂枝去芍药加茯苓白术汤。然而在《伤寒论》的药方中，类似去主药的例子是存在的，如桂枝附子汤的主药是桂枝，但是也有桂枝附子去桂加白术汤；《金匮》桂苓五味甘草汤中的主药是桂枝，然而也存在桂苓五味甘草去桂加干姜细辛半夏汤。由此可见，认为一个药方之中的主药是不能去掉的观点是不可靠的。

徐灵胎也认为主药是不能去掉的。他在《伤寒论类方》中说："凡方中有加减法，皆佐使之药。若去其君药，则另立方名。今去桂枝，而仍以桂枝为名，所不可解。殆以此方虽去桂枝，而意仍不离乎桂枝也。"这句话什么意思？第一句话认为去掉桂枝有疑问，主药不能去；第二句话认为即使桂枝去掉了，但是这个方"意仍不离乎桂枝也"。这种"意仍不离乎桂枝也"的状态是徐灵胎的一种直观的体悟，这种体悟难以言说，是野性思维所产生的直觉。有人把桂枝二麻黄一汤证、桂枝麻黄各半汤证、桂枝二越婢一汤证等三个轻剂量的方证称之为"微邪郁表证"，那么，桂枝汤去桂也就有"微邪郁表"的意味了。

汤本求真认为桂枝汤去桂是不对的，应该是桂枝汤去芍药加白术茯苓。而汤本求真的学生大塚敬节对老师的这个观点并不赞同，他认为临床上这个方应该是桂枝汤去桂枝加白术、茯苓。

赞同桂枝去桂加白术茯苓汤的医家大都认为其方证是表里同病，但只需利水法就可以了，无须用桂枝解表发汗。比如陈修园就持如是观点。他说："太阳病服桂枝汤，服后未愈，医者不审其所以未愈之故，或疑桂枝汤之不当而又下之。仍然表证不解而为头项强痛、翕翕发热无汗，且又兼见里证而为心下满痛、小便不利者。然无汗则表邪无外出之路，小便不利则里邪无下出之路，此时须知利水法中，大有转旋之妙用，而发汗亦在其中，以桂枝去桂加茯苓白术汤主之。所以去桂者，不犯无汗之禁也。所以加茯苓、白术者，助脾之转输，令小便一利而诸病霍然矣。"

我认为陈修园的观点有点牵强，难以服人。桂枝去桂加茯苓白术汤不仅仅是一个利水方，其中的生姜就是一味发汗解表的药物。

根据古代先人野性思维中的对称轴原理，在形成桂枝汤、桂枝去芍药汤的同时就应该有桂枝去桂枝汤，桂枝去芍药汤和桂枝去桂枝汤是围绕着桂枝汤这一对称轴的两个相对称的药方。虽然在现存的医籍里已经寻找不到桂枝去桂枝汤，然而也的确发现过它存在的踪迹。清代名医莫枚士就给我们提供了这一信息，他在《经方例释》桂枝汤方的条下说："古经方有以芍、姜、甘、枣四味为一方，加桂枝则以桂枝一味名之。"所谓的"古经方有以芍、姜、甘、枣四味为一方"的药方，不就是桂枝去桂枝汤吗？由此可见，桂枝去桂加白术茯苓汤的存在是完全可能的。

大家思考一下，桂枝去桂加白术茯苓汤证是怎么样的一种病机状态？

桂枝去桂加白术茯苓汤证应该是"微邪郁表合水饮证"。药方中的白术、茯苓利水祛除水饮已是一目了然，关键是用什么样的药去治疗"微邪郁表"的表证呢？其实只要认识到生姜也具有趋表解表的作用，这个问题也就不辨自明了。条文中的"头项强痛，翕翕发热"应该是微邪郁表的表现，条文中的"心下满微痛，小便不利"应该是水饮停滞的症状。治疗的时候以利水化饮为主，兼顾散郁解表，使用桂枝去桂加白术茯苓汤就颇为恰当。

4. 条文再解读

大塚敬节对本条条文的解读，使得我们要谨小慎微地看待条文中的每一个字。

条文中"服桂枝汤或下之后"的"或下之后"四个字，诸位觉得有没有问题？大塚敬节说这个"或"字不对，他把"或下之"改为"复下之"。大塚敬节是读了柳田子和的书后而得知"服桂枝汤或下之后"的"或"字的不妥。日本的语言学家柳田子和中国近代的章太炎一样，对文字有专门的研究。大塚敬节在《临床应用伤寒论解说》说："先贤诸家没有把这一点当作问题，未存疑问地去理解本条。但是，在《伤寒论》有'复下之''若下'的用例，而'或下之'用例仅见于本条。对于这一点，柳田子和论述到：'或字恐为误。无论如何，或字为未定之辞。盖之以下，所言为事实，岂有用未定之辞之理。再者，论中于'下之'之上而加'或'字者，仅限于该条，且亦未见其他'或发汗''或吐'之言。"

经大塚敬节纠正后的条文意思就清楚了，是医者用了桂枝汤以后又用了泻下的药方。

大塚敬节对整个条文是怎么理解的呢？他认为这是"平素胃肠虚弱之人，像感冒一样受到外邪侵袭而发生的症状。里虚，又表现出类似表证的病状。将其误认为桂枝汤证而服用桂枝汤，但并无好转。于是，因项强和心下满微痛等症状类似结胸证，便用如大陷胸丸等攻下；或者也可能误认为是大柴胡汤证、茵陈蒿汤证吧。原本胃虚弱，已经表现出心下满而微痛、小便不利的症状，再经上述方药攻下，不仅无好转，反而其里越来越虚。所以，首先必须考虑补益其里，巧妙地处理在里之水。在里之水消去、体力旺盛后，即使不使用治表的方药，那些类似表证的症状也会就此消失的。所以，首先将作用于表的桂枝去掉，加上调理在里之水的茯苓和白术，便为可以使用的桂枝去桂加白术茯苓汤。给予本方，尿量可增加，不仅心下停滞之水得以祛除，膨满消除，还可以使汗出而热解，头痛、项强也自然消退。如果里水去后，依然残存有表证，此时再施以以治表为目标的药方即可。"

大塚敬节认为医者误以为是大陷胸丸证而泻下，其根据在哪里？宋本第131条提出，结胸证里有一种状态叫大陷胸丸证，条文云："结胸者项亦强如柔痉状，下之则和，宜大陷胸丸。"条文中大陷胸丸证的腹证应该是整个腹肌弹力强，上腹部压之疼痛强烈。桂枝去桂加白术茯苓汤证的"心下满微痛"，其压痛的范围与压痛的程度都没有达到这个状态。患者头项强痛又出现心下有痛，医者就误认为是大陷胸丸证，于是误用了大陷胸丸而攻下。

我对大塚敬节的观点有一点不同的看法。他认为桂枝去桂加白术茯苓汤中的药全都是和里、利尿的药是不恰当的，因为桂枝去桂加白术茯苓汤中的生姜也是一味解表的药。我们只能够认为桂枝去桂加白术茯苓汤是以利水化饮为重，兼顾散郁解表的表里两解的治法。

5. 生姜的解表

尤在泾也忽略生姜是一味解表药。他在《伤寒串珠集》中对于桂枝去桂加茯苓白术汤条文的注释，认识到这是一个"表邪夹饮"的病证，但认为桂枝去桂加白术茯苓汤是逐饮于里的利水药方。至于表证的解除是"饮去则不特满痛除，而表邪无附，亦自解矣"。尤在泾在这里也忽略了生姜是一味解表的药。

6. 我释条文

患者原本就有水饮停滞的基础病，再经上述桂枝汤与攻下药物的治疗，病证不仅没有好转，反而其水饮越来越严重，出现"心下满微痛、小便不利"等症状，而且"头项强痛、翕翕发热"等微邪郁表状态仍然存在。水饮停滞的太阳病表证，如果在使用解表药物的同时不进行利水的话，其表证是不会解除的。因此，必须考虑表里证的孰轻孰重，高明地兼顾表里来处理水邪与表证。首先将解表明显的桂枝去掉，其解表的任务由稍具趋表作用的生姜担任，再加上利水的茯苓、白术，而达到表里两解的目的。

7. 病例一则

我想通过日本汉方家藤平健博士使用桂枝去桂加白术茯苓汤治愈一例肩背痛老妇人的病案，和大家一起体会如何使用通治法来运用桂枝去桂加白术茯苓汤的临床诊治过程与疗效。

藤平健博士在《汉方选用医典》中记录的这个病例如下：

58岁的女性，同在千叶大学勤务的药剂师同事。有一次在走廊相遇时颇吃惊，其步履真是"几几"而行，像驼鸟要起跑的那个样子，将下颚突出，弯背而走。她"怎么啦"？她说"颈后强硬严重、上下楼梯都感觉辛苦，服用葛根汤未能见效"等言。颈后一按，真是硬邦邦的。此人的脉及腹力皆稍弱一点，所以推荐应用桂枝去桂加白术茯苓汤。一个礼拜后又在回途上遇到，看她走路的样子，业已回复正常。"试用该药后次日即转轻松……"等言。那时起她就把该药当作常备药，稍为肩硬即服用。我自己在诊察中，若感觉颈后部硬，马上服用一服，经过一分钟，该肩硬即能疏解去除，试验了好多次。

藤平健博士在这本书中比较详细论叙了肩背痛的治疗，以及使用桂枝加葛根汤、葛根汤、栝楼桂枝汤等药方的经验。藤平健博士说桂枝去桂加白术茯苓汤证有它的特殊性，并总结为五个特殊症状。

第一，要确定患者的体能是中等程度，不是虚证，不是三阴病；第二，颈项部位拘挛紧张；第三，患者没有明显的汗出；第四，心下部位有痞胀不适；第五，小便不利而尿量少。

藤平健博士的经验基本上符合条文的精神。他说的颈项部位拘挛紧张，几乎跟葛根汤证很相似，有时候也很难区别。那桂枝去桂加白术茯苓汤证和葛根汤证的区别在哪里？桂枝去桂加白术茯苓汤证有心下痞胀，甚至有轻微压痛，而葛根汤证则没有这样的腹证。但是临床之际腹证的存在与否也并不是那么黑白分明，经常会遇见一些似是而非的灰色地带。藤平健博士的经验是每当方证鉴别不清楚的时候就先吃葛根汤。如吃了葛根汤没有效，再试用桂枝去桂加白术茯苓汤。病例中的药剂师开始的时候也是自己服用了葛根汤，吃了以后没有效，再由藤平健博士投桂枝去桂加白术茯苓汤而取效的。

设身处地替藤平健博士想一想，的确佩服。

8. 用法及药后反应

康治本条文在每一个药方后面一般都记载有药物的煎法、服法，以及每日分几次服用等，如小柴胡汤、半夏泻心汤等和剂之去滓再煎；大承气汤之先煎枳壳、厚朴，后纳芒硝、大黄等。比如康治本第9条的药方后云："上六味，以水七升，煮取三升，去滓，温服一升。"相比之下，宋本每条药方后的医嘱就更为周到，不仅有药物的煎法和服法，一般还有记载服药以后患者的反应。如同样是这条桂枝去桂加茯苓白术汤的宋本第28条云："上六味，以水八升，煮取三升，去滓，温服一升。小便利则愈。"多了"小便利则愈"五字，提示医者，患者服药后是否有效是以小便通利与否为征兆。这些记载非常宝贵，可以帮助我们进一步研究方证与治法的联系，以及服药后正气祛邪的趋向。

9. 桂枝去桂加白术茯苓汤证和五苓散证的鉴别

桂枝去桂加白术茯苓汤证和五苓散证都是水饮停滞的太阳病表证，就是尤在泾所谓的"表邪夹饮"证。本证头项强痛、翕翕发热、无汗、心下满微痛、小便不利，却不标出脉浮，是因水郁气结为主，表邪为轻之故，因此要求以通利小便为主而稍稍兼顾解表。从服药以后的"小便利则愈"五字也可见其机体祛邪的趋向以利尿为主。同样是表里两解的五苓散却是"多饮暖水，汗出愈"，其机体祛邪的趋向则以发汗为主。这两个方证诊治时因势利导的趋向，宋本中都是通过服药以后患者的反应来表达。从这里我们也可以得知，伤寒学在发展的过程中日臻成熟与完善。

桂枝去桂加白术茯苓汤以通利小便为主，但并不否定其兼顾解表；五苓散以发汗为主，也不否定其兼顾利尿。唐容川论五苓散与本方效用时说："五苓散重在以桂枝以发汗，发汗即所以利水也；此方重在苓术以利水，利水即所以发汗也。实知水能化气，气能行水之故。"唐容川遣词用语中的"重在"两字已经说明发汗也好，利水也好，仅仅是治疗的侧重点不同而已。

10. 问题讨论一

问：陆渊雷"中医不能识病却能够治病"的观点，听说他后来有所改变，主张中医也要学会西医的病名诊断。对于陆渊雷的这一观点的转变，您是怎样看待的？

答： 陆渊雷"中医不能识病却能够治病"的观点刊登在1933年出版的《陆氏论医集》上，到了1936年在苏州国医学校研究院演讲时，他对自己早年的看法做了补充，其内容后来以《苏州国医学校研究院演讲录》为题刊登在他主编的《中医新生命》上。现摘要如下：

若要识病必须研读西医书，中医病名不但各书互异，简直无有是处，不能成立。往时鄙人有一种主张，以为治病只凭证候，不须识病。实际上，固有病已治愈而未识其病者（时医臆造之病名，当然不算），现在觉得此主张不甚妥。识了病有种种便利，例如预后之断定，非识病则不能明确，有时识病既确，治疗上亦大有裨益。譬如痢疾，中医但以里急后重、大便不爽为候。苟研究过西医书，则知仅仅里急后重、无发热等全身症状，食欲起居如常者，病不过发炎，无病菌之毒，治之只需黄芩消炎，桔梗、枳实、赤芍等排脓；更视脉舌，或热或湿等各加副药治之，无有不愈。若身症状重者，则有细菌为毒，此时白头翁为除痢毒主药，芩、连为消炎主药，枳实、桔梗、赤芍为排脓主药，木香为腹痛主药，油当归可以增阴气而助滑肠。此中黄芩、赤芍合甘草、红枣，又本是治下利之黄芩汤。若有副证，加副药治之，愈亦不难。更有一种"小肠性赤痢"，亦可名"伤寒型赤痢"，病灶在小肠上部而不及直肠，故无里急后重之症，甚有反便秘者，若非验大便中菌，谁也不能识为痢疾。然其菌毒所布，发甚重之全身症，疑似伤寒，用对症的伤寒法，始不能退热，不能减轻病势。鄙人所遇二三例，舌色及脉不是真伤寒（肠窒扶斯），而其他疑似之急性热病，又皆在否决之例，其可能者惟小肠痢疾。于是放胆用痢药治之，病即大瘥。此种若非读过西医书，只怕无论丹溪、景岳再生，都办不了。读西医书而识病，有如许便益，故西医的病理，以及简要诊断方法，不可不兼学焉。以上临床学理两种研究，皆就鄙人所经历者言之，虽未能确然不易，要亦失之不遗，讲说至此。

我认为，坚持中西医两种诊断方法对于中医临床医师是必不可少的。读西医书而识病，对于中医师临床诊治的确"有如许便益"，陆渊雷的演讲应该当作如是观。如果因此而得出"中医不能识病却能够治病"的说法错了的结论，那是得到了芝麻，丢掉了西瓜。陆渊雷所说的"小肠痢疾，此种若非读过西医书，只怕无论丹溪、景岳再生，都办不了"的说辞只是针对不进行方证辨证的现象而言，并非针对任何医家。这是对事不对人的说法，即使指姓点名也应该理解为只是一种不恰当的表达方式而已。再说我们在临床遇见许许多多连西医都不明病名的病证，也都能正常处理的事实也说明了"中医不能识病却能够治病"的说法没错。就拿"小肠性赤痢"来说，并不是都能够使用白头翁汤这类所谓的治疗痢疾的药方取效的，陆氏"小肠痢疾，放胆用痢药治之，病即大瘥"的说法仅仅是一种情感化的表达而已，我们读者不能死于句下。大塚敬节等日本汉方家在编写的《中医诊疗要览》中，其诊治痢疾（日本通称赤痢）的方法也是老老实实的方证辨证，而不是"放胆用痢药治之"。现在把其有关内容摘录如下，以供参考。

赤痢疗法

【葛根汤】发病初期如有恶寒、发热、腰痛、腹泻等症状，脉浮数有力者，即太阳与阳明之合病，乃葛根汤证。此时发汗，热即可退，其后经过亦能顺利，里急后重亦可缓解。轻症者，用此方可能获得治愈。

【桂枝加芍药大黄汤】此方用于热虽不高而里急后重甚者，尤其在乙状结肠部能触有对按压过敏之索状物，按压时疼痛难忍者为此方目标。

【桂枝人参汤】发病开始呈水样性腹泻，腹痛，里急后重虽轻，但恶寒甚强而脉紧。如一旦误治，即易陷于阴证，此时应速用本方以解热，同时温补其里。

还要考虑到【本方芍药汤】【桂枝加芍药汤】【真武汤】【附子理中汤】【四逆汤】【大黄牡丹皮汤】【大柴胡汤】【白头翁汤】【白头翁加甘草阿胶汤】【白虎加人参汤】【真武汤】【附子理中汤】【茯苓四逆汤】【半夏泻心汤】【参连汤】【黄芩加半夏生姜汤】【桃花汤】【白头翁加甘草阿胶汤】【真人养脏汤】【黄芩汤】【参苓白术散】等药方。

由此可以看到，临床之际，知道或不知道赤痢病名诊断并不重要，其诊治和急性肠炎等疾病的治法并无什么本质上的区别，都是在虚实等方向感辨证的基础上依据患者现场的脉症，做出方证相对应的诊治才能取效，而不存在所谓的"小肠痢疾，放胆用痢药治之，病即大瘥"。白头翁汤之类治疗痢疾的专方，临床实际使用的机会也是很有限的。孟子说得好："尽信《书》，则不如无《书》。"

11. 问题讨论二

问：请问老师，白术与苍术在古代是同一种药物吗？

答：白术与苍术在古代不是同一种药物。陆渊雷在《金匮要略今释·痉湿暍病》中写道："术分赤白始于《名医别录》，仲景书本但称术，后人辄加白字，别录之赤术，即今之苍术。"

第17讲 康治本第9条——桂枝去桂加白术茯苓汤诊治②

1. 复习条文

第9条云：服桂枝汤或下之后，仍头项强痛，翕翕发热，无汗，心下满微痛，小便不利者，桂枝去桂加白术茯苓汤主之。

桂枝汤到底是去桂还是去芍药？这是千年的争论，而我们又不得不把这个问题搞清楚，因为它涉及很多中医方证的理论问题。我的看法，桂枝去桂加白术茯苓汤这个方证，它起码有两个方面的情况：一种是外感热病的发热、无汗、头项强痛，心窝部有膨满感，心下动悸，小便不利；另一种是没有发烧，没有外感热病，患者出现颈项肩背拘挛不利，同时伴有心窝部有不适的感觉和小便不利。这就涉及很多内伤杂病，比如很多颈椎病、肩背痛等。前面所举藤平健博士诊治病例中的药剂师就是一个典型：她的走路姿态，颈部硬邦邦的，下颚突出，弯背而走，像驼鸟要起跑的样子。

2. 医案介绍

先讲一个陈修园的医案。

嘉庆戊辰，吏部谢芝田先生会亲，患头项强痛，身疼，心下满，小便不利。服表药无汗，反烦，六脉洪数。初诊疑为太阳阳明合病。谛思良久，曰：前病在无形之太阳，今病在有形之太阳，但使有形之太阳小便一利，则所有病气俱随无形之经气而汗解矣。用桂枝去桂加茯苓白术汤，一服遂瘥。

医案中的谢芝田先生出现头项强痛、身痛、心下满、小便不利等症状，已经吃过解表发汗的药，但是没有汗出反而出现烦躁、脉象洪大等脉症。陈修园第一次看的时候怀疑这是太阳阳明合病。为什么呢？一是太阳病证比较明显，患者具有头项强痛、无汗等症状；二是阳明的外证也比较明显，有脉象洪数、烦躁等脉症。但是陈修园思来想去很久，最后的结论是桂枝去桂加茯苓白术汤证。因为太阳病兼夹水饮者，服解表发汗的药方之后，仍然表证不解而为头项强痛、身疼、无汗，且又兼见心下满、小便不利而烦躁。他认为无汗则表邪无外出之路，小便不利则里邪无下出之路。因此，小便能够通利的话，所有的病气就会随着无形经气而通过发汗而解。这里涉及太阳有两种状态，一种是无形之太阳表证应该发汗，一种是有形之太阳膀胱水腑应该利小便。已经吃过解表发汗的药，但是没有效，他认为应该利小便才会好。虽然还有一点表证，但只有通过利小便，这个表证也会随着小便的通利而汗出而愈。因此，他用桂枝去桂加茯苓白术汤，一服药吃下去就好了。

陈修园想通过这个病例告诉我们，在心下痞满、小便不利等水饮停滞的状态下，即使还有发热、无汗、头项强痛等表郁不解的症状，不通过利小便这个表郁证是去不掉的。其实他的处方用药并非单纯地利小便，而是以利小便为主而稍稍兼顾解表，从而治愈此太阳病微邪郁表合水饮证。

3. 从治疗目标去理解去桂还是去芍药的问题

清代徐灵胎在《三阴三阳病解》中云："发汗、利水是治疗太阳的两个法门。发汗有五种方法，利水有三种方法。"假如水停留在膀胱，小便不利，这是水气在下焦，应该通过利小便才能够把表证解掉，才能够把太阳病去掉，最好的选择是"桂枝去桂加白术茯苓汤是也"。他说太阳病患者已经出现心下满、小便不利的水饮停滞时，单独解表发汗是没有用的。

去桂还是去芍药的问题，我们最主要的是应该知道桂枝去桂加白术茯苓汤的治疗目标为心下满微痛、小便不利，同时也要照顾到头项强痛、无汗发热的"微邪郁表证"。为了利尿，我们应该把桂枝去掉，因为桂枝趋表比较厉害，会影响到利尿。为什么不是去芍药呢？你看这个病是心下满微痛，而不是胸闷、脉促。若是胸闷、脉促就应该去芍药。那心下满微痛提示是什么证呢？是芍药证！小便不利，只有白术茯苓芍药基能够利尿来消除心下满微痛。

4. 从现代药理学角度解释去桂为好

李同宪等在《伤寒论现代解读》中是这样解读桂枝去桂加白术茯苓汤条文的："解读本条在中医界是有激烈争论的，争论的焦点是去桂还是去芍药，病机是什么？按照现代医学的观点，感冒经过发汗，再经过腹泻，如果感冒没有治愈，可能出现的病理状态是水电解质紊乱和感冒并存。从临床表现'头项强痛，翕翕发热，无汗'这是感冒未愈，'小便不利'是失盐失水，'心下满微痛'是胃部胀满、轻微疼痛，在这种情况下，尽管表证未解，再也不能用麻黄、桂枝发汗了。保留芍药是针对'心下满微痛'的，因为芍药具有解除胃肠道平滑肌痉挛的作用，在用了下法之后或者腹泻之后，胃肠道平滑肌处于轻度痉挛状态，所以出现'心下满微痛'。桂皮醛能使胃肠蠕动亢进，桂皮酸对大鼠有轻泻作用，所以桂枝应当去除，而保留芍药。"

李同宪老师从现代药理学角度来看，认为桂枝去桂加白术茯苓汤应该是去掉桂枝为好。

5. 胡希恕对桂枝去桂加白术茯苓汤的看法

胡希恕认为，在表证还存在的时候，假如有小便不利，你的眼光不能光看到表证，同时要对小便不利进行考虑。他在《胡希恕讲伤寒论》中讲道："说一个感冒，那随便吃点发汗药就可以了。但是他要是有明显的小便不利、身上发烧等，你要不利小便，他这个表绝对不会解的。"

胡希恕的观点非常重要。他强调《伤寒论》的方证辨证，教给我们的既是经验，也是一种方法。《伤寒论》对药物的运用已经达到环环紧扣的高度，加减一味药都会"牵一发而动全身"，这是现代人难以想象的。一个感冒患者出现水电解质紊乱，有小便不利，治疗的时候就要考虑不能解表解得太厉害，不能用桂枝、麻黄，而是用生姜稍稍解表，主要通过利小便使表解热退。你看这种处理办法是多么地巧妙，多么地宝贵。

6. 桂枝去桂加白术茯苓汤的药物组成及排列次序

日本汉方家是怎么对待这个问题的？远田裕正教授主张从前经方时代的起点看，从康治本看。康治本中桂枝去桂加白术茯苓汤的药物排列是芍药三两，甘草二两，生姜三两，大枣十二枚，白术三两，茯苓三两。这6味药我们可以看作是芍药甘草、生姜大枣、白术茯苓这三个药基的组合，这三个药基组合在一起的排列次序是有规律的。宋本桂枝去桂加茯苓白术汤的药物排列次序是：芍药、甘草、生姜、白术、茯苓、大枣，这里的生姜和大枣分开来了，而不是连接在一起的生姜大枣基。这个药方名也已经和康治本的桂枝去桂加白术茯苓汤不一样了。康治本不管是方名还是药方，都是白术摆在茯苓的前面。而宋本这一方名与药方中的药物排列次序已经混乱了，药方名中茯苓排在白术的前面，药方中白术排在茯苓的前面。宋本方后注解云："本云桂枝汤，今去桂枝加茯苓白术"，又是茯苓排在白术的前面。总之，宋本中对这个药基的组成与药方名和药方中的药物排列次序的组方规则已经不加重视，甚至已经消弥殆尽。

7. 白术与茯苓

日本汉方家远田裕正教授对于方证的研究，都从患者全身水液涨落的角度加以考虑。如白术的基本作用是抑制经过皮肤和消化道的排水反应，改善血管内水分的减少，这样就促进了经过肾脏的排水反应，所以能够利尿。茯苓的基本作用也差不多，也是抑制皮肤和胃肠的排水反应，改善血管内水分的减少，最后促进了经过肾脏的排水反应，所以能够利尿。白术与茯苓的不同也比较明显。杨大华在《药证新探》中对于白术和茯苓异同点的研究很深刻。他说："张仲景常把茯苓和白术配伍使用来治疗心下有水饮而证见口渴和小便不利，这是二者主治的共性。那么，茯苓和白术两者之间又有什么不同之处呢？从张仲景原文来看，腹满者可以使用茯苓而不用白术；肌表之水多用白术而少用茯苓，如越婢汤加白术而不加茯苓；肢体关节的肿痛多用白术少用茯苓，如桂枝芍药知母汤、甘草附子汤、去桂加白术汤等。能够配伍附子'走皮中，逐水气'的是白术而非茯苓。不仅是肌表之水，是心下停水之重者，也多用白术而不用茯苓，如泽泻汤和枳术汤都用白术。可见，就治疗水饮来说，茯苓不及白术。若论镇静，茯苓则远较白术擅长，那些治疗悸、动、惊、恐的处方，可以没有白术，但绝不可没有茯苓。"

最近，我在网络上看到了杨大华一篇名为《行走在方证路上（4）·头晕/苓桂术甘汤/白术》的文章，他通过一个病例讲述了白术治疗头晕的机理，妙不可言。现转录如下，以供大家参考。

谢天谢地，她终于来了！这是一个患有颈椎病的中年妇女，面色有些红，以头晕为主诉，颈部旋转时则尤其明显，但没有视物旋转如坐舟车的那种感觉。先是做理疗，后来要求吃中药。2012年10月6日来诊，当时舌象没有特殊表现，脉象沉，但不是很弱。给予苓桂术甘汤加泽泻的颗粒剂，其中还用了苍术。方中白术用了5袋，相当于饮片50g。开了3天量，每天分3次吃。3天后，患者没有来复诊，我跑了两次理疗室也没有找到她。到底吃药如何？我很期盼！在基层，患者吃了几天药以后杳无音信是司空见惯的事。有效了，再来复诊，我打心里感谢！没有疗效，还来复诊，乃至告知并谢绝复诊，更让我感激！时隔9天，她终于来了！

"怎么样？"我问。"怎么又晕了？"她说。答非所问。

原来她服用3天后头晕缓解，但因为农忙停药，头晕又回到服药前的状态。我继续问："耳鸣如何？"耳鸣是她的另一个症状，但不是本次就诊的目标。"耳鸣倒是基本不发作了。"治此愈彼了。不管怎么说，这个结果对她对我都是福音。"头晕半年多了，哪能几服药就除根呢？！"我说，"再坚持吃吃吧！"于是，又开了5剂。

现在说说我为什么要用这么大剂量的白术？那是因为看了《河南中医》1997年第3期185页李华先生写的"白术为治眩晕要药"一文。这是我很喜欢的一篇文章，我偷个懒把原文粘贴一下。以下为原文：余之宗兄曾病眩晕，据证情余投以补中益气汤加减与之。方中白术之量，初用为15g，药下数剂后，诸症悉减，惟眩晕仍迟迟未尽消失，乃求教于老中医姜发。姜老曰："方可也，惟白术之量何其小也，宜倍增之。"余依姜老之意，增白术为30g，再进3剂，眩晕之症即完全告愈。现姜老业已作古多年，余虽未能有机会再面聆其教，但白术于眩晕证之功效则耿耿于怀，乃遍考历代医籍。《名医别录》白术"主……风眩头痛"，此为白术治眩晕的最早记载，而《伤寒论》《金匮要略》仲景于其所制之眩晕名方，诸如苓桂术甘汤、泽泻汤、近效术附汤等亦均重用术。而且二书中凡治疗范围中有眩晕症状的方剂，诸如五苓散、真武汤、桂枝芍药知母汤及后世之《备急千金要方》《外台秘要》《严氏济生方》《证治准绳》《慎斋遗书》《医学心悟》《中医诊疗要览》等医籍所载之治眩名方亦均有白术。其中,《医学心悟》之半夏白术天麻汤,原书载白术之量倍于半夏,二倍于治眩名药天麻,而《严氏济生方》之芎术汤、《证治准绳》之白术饮不惟用白术而且均以之为君药,此岂偶然乎?我多年来每每以白术为主治疗各种眩晕证,如以《中医诊疗要览》之连珠饮(苓桂术甘汤合四物汤)治疗排尿性晕厥、低血压;以之加葛根、川芎、鹿含草等治椎-基底动脉供血不全之眩晕;加半夏、泽泻治疗内耳性眩晕等证,均收效甚为满意。

李氏体会:①应用白术治眩晕,不必拘于痰饮与火的临床见证,除肝阳上亢及舌红无苔,或舌苔黄燥外,其余诸型眩晕均可选用。②应用白术治眩晕用量宜大,成人不宜少于25g,内耳眩晕可用至50g。③白术质润气香,一经炒炙,香损质枯大失其性。近人研究证实,炙白术中挥发油损失 15% 以上,而挥发油很可能是白术治眩晕的主要成分。所以白术治疗眩晕,最好用生品。

这个患者也是我第一次用这么大剂量的白术,意外的疗效是耳鸣也好转。其实,不论眩晕还是耳鸣,从古人朴素的病理观来看,都可以归纳为水饮上冲。在古医道那里,气、血、水、火是致病之源,治病无他,惟除之耳!用经方,最好能回到古医道的思维里去。

8. 思考题

问题一,有茯苓没有白术的那些药方,是不是都用于镇静?

治胸胁苦满的柴胡加龙骨牡蛎汤中有茯苓没有白术,临床应用于胸满烦惊的失眠,镇静作用很明显。半夏厚朴汤中有茯苓没有白术,它治疗烦躁不安、咽喉梅核气等症状也是起镇静作用的。还有治三阴病格阳烦躁的茯苓四逆汤,基础证是形寒肢冷、脉象沉微的四逆汤证,但是又出现烦躁、脸红这样格阳状态,茯苓四逆汤中的茯苓也是起了镇静的作用。

问题二,药方中有白术没有茯苓,是不是都用于腹满与关节疼痛?

问题三,药方中有白术没有茯苓,除了上述的越婢加白术汤、桂枝芍药知母汤、甘草附子汤、桂枝附子汤去桂加白术汤、泽泻汤、枳术汤等药方之外,还有哪些药方?

希望大家回去自己思考,这样我们对一些《伤寒论》的重要药物的作用和配伍关系就会慢慢地熟悉起来。

9. 问题讨论一

问:我已经知道,《伤寒论》是一本在三阴三阳辨证的前提下使用方证相对应的通治法。今天我想问一个使用专病专治方法的诊治问题。试问肩膀酸痛,临床如何选用治药处方?

答:专病专治方法,两千年来已经形成了一整套标准的主导性话语,人们可以不假思索地运用它。但我还是认为中医师使用专病专治方法的前提,应该是在学习《伤寒论》的通治法以后进行为好。因为专病专治方法可以诊治疾病之常，而通治法可以诊治疾病之变。所谓常，是指疾病的一般情况及与之相适应的治法。所谓变，即指较为特殊的病证状况并当有随证而变的治法。所以我们这里所讨论的肩膀酸痛如何选用治药处方，只是围绕着以患者主诉为目标进行辨证分类的"常法"而已。

肩膀酸痛的分类有各种各样，每一个医师都有自己的方法。我喜欢这种个人化的分类，觉得容易仿照使用，特别是日本汉方家的经验更是如此。比如藤平健博士在《汉方选用医典》中有关肩膀酸痛的诊治，就论叙的很清晰，可供参考。现摘录如下：

现在要说如何选用处方，依照病证分为下列三大原则：①颈横部（脖子旁边）起至肩胛部位僵硬者；②正后部（脖子正后）至背后部僵硬者；③两种混合者。

所用的药方为大柴胡汤、小柴胡汤、四逆散、柴胡桂枝汤等柴胡剂较多。

颈部起至背肌部强硬者，主要用葛根剂。唯一的例外是用桂枝去桂加茯苓术汤，其用法分别如下：

（1）葛根汤：脉力及腹力中等度以上充实的人，从首颈正后至背肌强硬的症状，是第一可考虑的处方。如感冒等急性热性疾病兼有肩膀僵硬者，虽然有发烧兼恶寒，但以不流汗为主要目标。葛根汤有似感冒药的代名词，但对急慢性中耳炎、副鼻腔炎、齿痛、神经痛、湿疹等应用范围甚广。

症例

45 岁的主妇，数年来肩膀强硬颇严重，有时也兼有嗳气，经按摩及针灸治疗，也只有暂时的效果。体格系中等身材，脉力、腹力中等，不过首颈正后强硬至上背肩胛（贝壳）骨下部为止，压起来会痛。因此，给与葛根汤处方，过两个礼拜就好了很多，3 个月后即说："最近已不记得有肩硬了。"表示很高兴。

（2）桂枝加葛根汤：体力、腹力均中等，颈后强硬与葛根汤相同；但有流汗倾向，即与葛根汤不同。

感冒初期，时常出现这种处方的症状。

（3）葛根黄连黄芩汤：体力中等以上，颈后僵硬，下痢甚烈，和葛根汤的目标相同；但另有出汗、心下稍有支塞、呼吸困难等为目标，作分别使用。此处方适应证，多半有发热或兼腹痛。除食伤严重下痢时常用外，慢性病即应用于高血压，疗效也不错。

症例

此为我自己的体验。叫"冰头"的鲑鱼软骨醋渍是我最喜欢吃的东西。不知何故，吃这个东西的时候，每次都会伤胃肠而下痢。前年夏天也欲罢不能，终将到手的新鲜鲑鱼又做来吃，次天固然又泻肚子兼发烧，颈后僵硬，所以先服用葛根汤，但一点不见效。勉强到大学医院去看患者。因为脸色太差，同僚的小仓重成博士先生忍不住替我诊察。按脉时说："这个是不是葛根黄连黄芩汤证？"我想到多少有呼吸不畅的倾向。所以马上回家服用该药，蒙头大睡，经约两个钟头醒来，就完全好得清清爽爽了。

（4）桂枝去桂加茯苓白术汤：是治肩硬及其他症状时不可缺少的良方。使用目标为体力中等前后、颈后硬、不出汗、心下胀痛、尿量少者。颈后硬的情况，完全和葛根汤相似，难以分别。但本方心下多少有胀，而葛根汤没有。若辨不清楚即先服葛根汤，而不见效时，再试用此药即可。

藤平健博士医师这里是选择肩膀酸痛中的非虚证进行分类论叙，我们从中可以学习到了许多知识与经验。但使用这些方法时，也要心存警惕，特别在以"辨病辨证—专病专治"作为"学术圈的标准产品"的今天，你心中疾病总论的通治法有可能被使用"辨病辨证—专病专治"成功的病例一点一滴地侵蚀着。

10. 问题讨论二

问：请老师谈谈康治本中的吐法，好吗？

答：康治本中没有吐法。关于吐法的最早文献记载出于《诗经》，《诗经·大雅·丞民》写道："柔则茹（食）之，刚则吐之。"但在诊治疾病中，先人因为种种原因并未广泛使用。《金匮》有吐法的记载，如"百合病，吐之后者""百合病，不经吐、下、发汗，病形如初者""浮大者可吐之""宿食在上脘，当吐之，宜瓜蒂散""以快吐为度而止""医吐下之不愈""后重吐之""温进一服，得吐则止"等。宋本中广泛地使用了吐法，然而其对于魏晋隋唐医学吐法的学习是采取了扬弃的态度。比如宋本改变了《素问·热论》《诸病源候论》《外台秘要》《太平圣惠方》提出的"三阴病吐下"，把吐法放进了三阳病篇，在太阴病篇中没有论及吐法而倡议"阴病温里"的治法。《宋以前伤寒论考》各论一《在三阴三阳编次本草中的柴胡·关于吐法》中写道:"《千金翼方》太阳病用柴胡汤法第四'邪高痛下，故使其呕，小柴胡汤主之'。《千金翼方》的太阳病用柴胡汤法，其开头'邪高痛下'用小柴胡汤治疗。这在宋版《伤寒论》太阳病篇第96条的叙述中得到了体现:'伤寒五六日中风……默默不欲饮食，心烦喜呕，小柴胡汤。'但是上下发生了逆转，对于《千金翼方》'吐法的柴胡'，《宋版伤寒论》强调'止呕法的小柴胡汤'。"又如它把五苓散从魏晋隋唐医学作为吐剂使用的药方中改变为治疗水逆剂等。这些在《宋以前伤寒论考》中都有详尽的论叙。

第18讲　康治本第9条——桂枝去桂加茯苓白术汤证治③

1. 日本千叶派汉方家的医案及认识

2011 年 5 月 26 ～ 29 日，由中华中医药学会、中医之家主办的国际（中日韩）经方学术会议在中国北京召开，日本千叶大学的平崎能郎博士围绕着桂枝去桂加茯苓白术汤做了一个详细的报告。平崎能郎博士是千叶派汉方家寺泽捷年博士的学生，而寺泽捷年博士的著作《汉方开眼》《和汉诊疗学》是汉方界的热门读物。

报告中，平崎能郎博士介绍了一则使用桂枝去桂加茯苓白术汤治疗有效的病例：

女性，55 岁。主诉水样下痢，头痛。素体脾胃虚弱，胃部常有胀满感。某年 10 月 26 日，无特殊诱因而出现下痢，翌日晨始发热 39℃，颠颥至前头部剧烈疼痛。病人因下痢就诊。以头痛、心下痞硬为辨证要点，处方桂枝人参汤颗粒剂，并于门诊实施补液治疗，但症状未见改善，有净现频繁水样下痢。两日后，仍发热，每隔 20 分钟必须如厕，持续水样便。据查有强烈的炎症反应而住院治疗。住院体查：身高 159cm，体重 54kg，血压 130/70mmHg，心跳 88 次 / 分，体温 37.7℃。头颈部：未见异常；胸部：未见异常；腹部：心窝部压痛，肠鸣音亢进；四肢水肿：阴性。自觉症状：水样下痢，腹痛，倦怠感，恶心，食欲不振，下部不适，头痛，项背僵硬，虽有小便不利，但无口渴，无恶寒恶风。自觉症状：体表无汗。面色青白，脉浮弦、力度中等。舌质正常，无胖大及齿痕，舌干燥微黄白苔。腹力中等，腹直肌挛急，心下痞硬。检查所见：电解质异常，炎症反应阳性。对于此炎症反应加以分析，初诊时以发热、剧烈头痛及下痢为主症就诊，投用桂枝人参汤，观察预后，此时诸症状恶化，其 2 日后 CRP（C 反应蛋白）上升，自 1.6mg/dL 激增至 20mg/dL，肠内气体充盈，便培养未见致病菌，考虑为病毒感染。体温曾升至 39℃以上，由于住院前使用消炎镇痛剂，下降至 37℃。但仍见频繁下痢及高度炎症反应。根据所见苔白微黄、心下痞硬，改用半夏泻心汤颗粒剂，但服药后立即呕吐，故重新辨证。以颠颥至前头部剧烈疼痛，住院前后骤然出现项强、心下痞硬、无汗、尿量减少等倾向为辨证要点，遂考虑为桂枝去桂加茯苓白术汤证。汤药组成：芍药 6g，大枣 6g，甘草 4g，生姜 1.3g，白术 6g，茯苓 6g，每日分 4 次服，辅助补液。如此治疗后，小便渐出，头痛项强有所改善，恶心好转可进食，下痢次数由住院时 20 分钟 1 次，致使夜间难以入睡状态；翌日延长至 30 分钟 1 次，夜间仅如厕 2 次，得以入眠。第 3 天症状进一步改善，上午下痢 2 次。住院翌日，电解质异常有所改善，CRP（由住院时 20.1mg/dL 于翌日约 18 小时后）降至 10.6mg/dL，第 3 天（约 42 小时后）明显改善，CRP 迅速降至 4.4mg/dL，出院。出院后，患者希望服用中成药，处方猪苓汤颗粒剂。出院后不久，下痢症状改善，大便正常，CRP 转为阴性。另外，从结果上分析，虽然属于病毒感染，但住院前亦不可否认细菌性肠炎的可能性。因有严重的炎症反应，故并用抗生素。

平崎能郎博士的医案一波三折，始用桂枝人参汤，转投半夏泻心汤，均未能取效。最后不以"频繁水样下痢"为主症而"以颢颥至前头部剧烈疼痛，住院前后骤然出现项强、心下痞鞕、无汗、尿量减少等倾向为辨证要点"，才抓住了桂枝去桂加茯苓白术汤证，方证相对应，患者主症遂明显改善，CRP 迅速降至 4.4mg/dL 而出院。可见临床之际，桂枝去桂加茯苓白术汤证也可能出现在主诉是频繁水样下痢的患者身上，医者要绕过患者的主诉进行辨证是有一定难度的。因为如是的主诉首选桂枝人参汤与半夏泻心汤是常规的辨证思路。

平崎能郎博士对于桂枝去桂加白术茯苓汤的解读反映了日本汉方千叶派的共识。因为千叶古方学派汉方家藤平健博士曾提出"热之替代现象"，小仓重成博士则认为是一种"潜证"，并提醒临床上运用经方之际，对于这种极易造成误诊之病状，当倍加注意。本方证亦见有同样现象，临床上值得重视。

千叶派认为，桂枝去桂加茯苓白术汤这条条文中的"头项强痛、翕翕发热无汗"都是疑似的表证，也就是说不是表证。不是表证那它是什么呢？千叶派的医生们通过大量的临床实践得出一个结论，他们认为条文中的发热是一种"热之替代现象"。为什么会出现这种热的替代现象呢？藤平健博士认为，患者整个身体中有水毒阻滞了正常生理气血的流通，造成了高热不退，高热是机体抗病的替代活动。小仓重成博士认为水毒作为一种潜证，我们一般看不大出来，小便不利、心下满微痛不大看得出来，看出来的是颈项强直、发热、无汗等症状，水毒是作为一种潜证存在的。他们认为，临床上很多场合都会遇到这一方证的，抓住其重要的方证去使用就能取效。因此，下力气把这个方证搞清楚是有很大的临床价值。

平崎能郎博士认为，"去桂枝"是减弱了它的发表能力，增强了逐水的功能。他编撰了一个词语叫"生理性正气"，认为桂枝有一种升提生理正气的作用，这种升提就会分散了利水、向下走的作用。他还提到藤平健博士 1972 年诊治的一个病例，我觉得这个病例非常典型，对我们也有参考价值。

患者女性，25 岁，感冒已经 1 周，发热不退，卧床不起。高热、面红、无汗、项背强，脉浮数，脉管紧张度中等，这样一种状态就很像葛根汤证，但葛根汤吃了以后没用。为什么？患者的脉症与葛根汤证有什么不符合？仔细分析，患者其他脉症都比较符合葛根汤证，只是没有恶寒、恶风。太阳病提纲证条文中必须要有"恶寒"一症，患者她没有恶寒，所以用葛根汤无效。以后每两天诊察1次，用过桂枝麻黄各半汤，用过桂枝二越婢一汤，也用过柴胡桂枝汤，尽管如此，发热仍然退不掉，早晨稍微好一点，晚上的体温都到38.9℃，一点看不到有好转的征兆。医生感到茫然不知所措，这样度过了3个星期。就这样一个简单的感冒的病例，用了各种各样好像都对症的方子。最后再一次仔细的诊查，发现心窝部比较膨隆，压下去有压痛，她自己讲后颈部一直感到很紧张、很疼痛，虽然身上有热，但是汗出来很少。再仔细看心下有振水音。这个时候藤平健博士猛然想到这个疑似表证的患者应该是桂枝去桂加茯苓白术汤证。正因为没有从利水这个角度出发，方中有桂枝、有麻黄，分散了水毒从小便排泄，于是用桂枝去桂加茯苓白术汤煎药服用。服药以后的确见效，吃下去发热就退掉了，几天以后恢复健康，患者马上就去工作了。对于这种发热，藤平健博士体会到是热的替代现象。由于水毒停滞，造成这种热退不掉，所以不能够当作表证用麻黄、桂枝。从此以后，藤平健博士在临床上自己也注意这个问题，碰到很多的病例。其他的汉方医生也发表了很多这方面的报道。

日本现代千叶派汉方家提出了许多汉方医学的新概念、新理论，值得我们经方医生的注意与思考。

2. 生姜与桂枝

胡希恕老反复讲到生姜与桂枝的作用。他在《胡希恕讲伤寒论》中说："生姜发汗与桂枝差不多。这个在咱们研究的太阳病里头有这么一种客观事实，这是中医的一种特别发现。""桂枝和生姜这两味药，这都是辛温嘛，这两味药合起来足以使人发汗的。可是这两味药我们再分析分析，这个桂枝汤，桂枝这个药，我们后头也有，它主要治气上冲。气往上冲逆，它能治；后边那个奔豚气，它能泄。这个生姜治呕逆。那么根据这两个药，一个治气冲，一个治呕逆的这种性能上看，它都有下达之性，都有往下的力量，而升发的力量不强。就这两个药合到一起，固然能使人出汗，但是不至于大出汗。凡是大出汗的药都往上升发的力量非常强，旁的咱们没吃过，大葱就吃过，大葱往上升发的力量就强，所以容易出汗，而是容易出大汗。""那么小便不利，有表证，在临床上很容易找到，这个时候是吃发汗药啊，吃吐药、泻药全不行，你非利小便不可，一利小便这表证也自然解了。但是这个方剂不是一种，不是随便哪个利小便药就行的，这方面的药很多了，苓桂枣甘汤、苓桂术甘汤、五苓散、茯苓甘草汤。"

我们从胡老的讲话里可以体悟到两点：一是生姜是解表药；二是有表证的小便不利患者，不利小便，表证不能够解除。

3. 小结

桂枝去桂加白术茯苓汤证的条文，我几十年来经常在思索，看过各种各样的注解，看过不少医生临床医案的报道。到现在为止，对这个条文的解释可以告一个段落。我认为桂枝去桂加白术茯苓汤主要就是利尿，稍稍也能够解表，还有一种补充津液的作用。利尿主要是白术、茯苓利水；稍稍解表主要是生姜，生姜和大枣还能够健胃；芍药、甘草能够滋阴生津液。我们前面讲过在腹满的时候应该加芍药，在胸满的时候应该去芍药，心下是腹的上腹部，所以心下满我们加芍药。小便通畅后就会出现汗出、热退，这是药物发挥综合作用的结果。

4. 问题讨论

问：康治本第 5 条（太阳病，头痛，发热，汗出，恶风者，桂枝汤主之）的条文，简明、清晰，一看就懂，没有抽象的概念，也没有难懂的词语。然而令人感到疑惑的是，这条论叙太阳中风的条文为什么用"太阳病"开头，而不是用"太阳中风"开头呢？

答：非常感谢你的问题，想不到你能够一下子就抓住了这条条文的牛鼻子。我自己在学习《伤寒论》的初期，特别喜欢这一类文字结构清楚明了、一读就懂的条文。这一点我在《中医人生》有过交代，直到现在，当时那种雀跃欣喜、手舞足蹈的情景还是历历在目。然而，在以后反复学习《伤寒论》的岁月里，总觉得这条条文的字里行间好像还隐藏着什么秘密。

柯琴在《伤寒来苏集》对于该条条文非常重视，认为如果"凿分风寒，不知辨证"的话，就把握不住这条条文的精神实质，其后果是"仲景佳方，置之疑窟"。柯琴谓："此条是桂枝本证，辨证为主，合此证即用此汤，不必问其为伤寒、中风、杂病也。今人凿分风寒，不知辨证，故仲景佳方，置之疑窟。"后世医家，皆从柯琴之意。陆渊雷也以"柯说是也"，毫无保留地赞同了柯琴的论叙。柯琴的意见，特别是"合此证即用此汤，不必问其为伤寒、中风、杂病也"这句话说的没错，依稀恍见传神之亮光。但是深入思考之后，发现柯琴还是没有说到点子上。他把"头痛、发热、汗出、恶风"的太阳病误认为是"桂枝本证"，其实条文只是论叙了太阳病中桂枝汤证具有发热症状的一种证候而已。太阳病桂枝汤的本证应该是没有发热的"太阳病，头痛，汗出，恶风"。只有这样的本证才能适合所有疾病的桂枝汤证，它既适合于"或已发热，或未发热"的太阳中风，也适合于发热或无发热的内伤杂病。如宋本第 276 条的"太阴病，脉浮者，可发汗，宜桂枝汤"，第 387 条的"吐利止而身痛不休者，当消息和解其外，宜桂枝汤小和之"等条文中的桂枝汤证就没有发热的症状。

千百年来，《伤寒论》是疾病总论的观点未能普及，医者把治疗外感病的"头痛，发热，汗出，恶风"视为桂枝汤本证，而没有把"发热"一症排除出桂枝汤证特异性症状的范畴，原书精义反多蔽损，遂使后之学者披卷茫然，有无所适从之感。

一晃几十年过去了，一直到近年，才渐渐地看清了此条条文真实的面目。现在看来，

娄绍昆讲康治本《伤寒论》

条文以"太阳病"开头，而不用"太阳中风"开头是准确无误，恰如其分的。当然，条文以"太阳中风"开头也是可以的，如果以"太阳中风"开头的话，那就是一种桂枝汤治疗太阳中风病证的论叙了。实际上"太阳病，头痛，发热，汗出，恶风者"的桂枝汤证的症候群，不仅仅出现在发热的太阳中风外感热病之中，也可以出现在发热的内伤杂病之中，痉病、疟疾、风湿关节病、肺痈、淋、溢饮、黄疸、肠痈等疾病都可能出现"太阳病，头痛，发热，汗出，恶风者"的桂枝汤证的症候群，都存在着使用桂枝汤的机会。因此，条文的作者以"太阳病"开头是用疾病总论的观点论叙桂枝汤的通治法。然而这里的桂枝汤证仅仅是桂枝汤本证的一部分，是有发热的桂枝汤证，没有包括不发热的桂枝汤证。所以，柯琴所谓的"此条是桂枝本证"的说法不恰当。

记得有一位著名的伤寒学教授，在他的著作中关于如何辨别外感伤寒与内伤杂病，他用了一分为二的阴阳二分法，即有发热的是外感伤寒，没有发热的是内伤杂病。第一次看到这种解读时，我感到十分震惊，似乎是一语击中了要害。但是仔细想想，外感伤寒与内伤杂病的划分并非如此简单划一，这样的结论过于草率与笼统。这位教授的观点发表以后，也引起了许多医者的非议与指责。

客观地讲，这位教授的观点没有大错，只是不精确而已。因为内伤杂病之中也有一部分病证伴有发热，只是这些伴有发热的内伤杂病患者，一般不以发热作为主诉而已。而作为《伤寒论》的研究者则应该全面地看到这些问题，同时也要谨言慎行，循途守辙。

这个问题的回答已经接近尾声了，但是我突然想起来一件同感深铭之事，想和大家聊聊。

前一段时间在看一段视频，题目是《汾阳小子贾樟柯》。电影导演贾樟柯在视频中说："我很绝望的时候是在拍摄顺利的时候，而在拍摄不顺利的时候我不会焦虑。因为在拍摄不顺利的时候，恰恰是我知道我在寻找一个我说不清楚的东西，这个说不清楚的东西可能对我来说是一个崭新的东西。那我知道我正在通往那个崭新的东西，但是我对自己最深刻怀疑的时候是拍得非常顺利的时候，它顺利得好像我没有思维，我没有挑战自己。那这个时候我觉得一定是沿着一种成规、沿着一种工作经验在拍摄，我失去了对新的方向的直觉。"在看着听着贾樟柯这一段令人怦怦心动的独白时，我突然想起了我自己读书的情景。我恰恰和他相反，每当读到自己能够理解的东西就满心欢喜，读到自己似懂非懂的东西就烦躁不安，就不想读下去。我恍然明白了，自己以前之所以在学习《伤寒论》的路上难以进步的原因了。比如50年前读宋本第13条（康治本第5条）的时候，就被其朴素简明地论叙症状与方药的条文结构所吸引，读的时候朗朗上口，非常顺利，没有一点疑义，根本没有对于这种阅读时的顺利产生什么怀疑与不安，当然更不知道在其风平浪静下的暗流涌动。如果当时也能够具有贾樟柯导演那样的敏感心态与直觉思维的话，我肯定不会一直等到几十年以后才会发现条文中的真实含义。

5. 思考题

最后我还要提一个问题给大家思考。为什么这个方的名字叫桂枝去桂加白术茯苓汤？桂枝总是方中最重要的一个药物，它去掉了为什么还要依赖这个名字？很多人对这个问题也感兴趣，有人甚至认为这个方子其实应该是苓芍术甘汤，这是刘渡舟老师的意见。他在晚年思考这个问题的时候，觉得非常的惊讶，发现这个方子应该是苓芍术甘汤，正好和苓桂术甘汤相对应。他寻找到"火中爆豆"这个词语，来形容自己得到这个答案时那种"蓦然回首"的快乐与惊喜。

刘渡舟老师此篇文章来源于他《伤寒论临证指要》一书。文章中的有些见解极为独到，比如其中谈道："我却认为如果没有苓芍术甘汤而与苓桂术甘汤相互对应，在治疗水证方面，只有通阳而无和阴，从仲景一贯体例来看，则是失于偏颇的。"文章中的苓芍术甘汤与苓桂术甘汤相互对应一说，颇合于先人野性思维中对称性的特点。

第19讲 康治本第10条——白虎加人参汤证治①

1. 医案介绍

江应宿治岳母。年六十余，六月中旬，劳倦中暑，身热如火，口渴饮冷，头痛如破，脉虚豁，二三至一止。投人参白虎汤，日进三服，渴止热退；头痛用白萝卜汁吹入鼻中良愈。（摘录自《名医类案》）

江应宿，明代医家。其父江瓘为名医，应宿继承家学。这是他治疗60岁岳母中暑的病例。患者身热如火、口渴饮冷为白虎汤证，劳倦、脉虚代是气津两虚的人参证，方证相对应，投白虎加人参汤渴止热退，但是头痛未愈，使用白萝卜汁吹入鼻中的外治法，内外合治，覆杯而愈。

通过这个病例，使我们知道白虎加人参汤证的临床表现也是各有不同，但其诊治不离"身热如火，口渴饮冷""脉虚豁"的主症。"脉虚豁"是"脉洪大"的另一种说法。开始处方用药并没有顾及"头痛如破"一症，待渴止热退后，才使用外治法处理。

值得注意的是，江应宿在病例中没有记录汗出症状，这和康治本第10条的"不汗出者，大烦渴不解，脉洪大"的脉症严丝合缝，环环相扣。

2. 学习条文

第10条云：服桂枝汤，不汗出者，大烦渴不解，脉洪大者，白虎加人参汤主之。

条文的原意是：患者服了桂枝汤后，汗没有出来。说明这个桂枝汤用的不得当。患者没有汗出，胸部烦躁，大量喝水也解不了渴，脉象洪大，应该使用白虎加人参汤。

条文所记录的现症状是：没有汗，很烦躁，口很渴，要水喝，脉象洪大。

这与我们平时所知道的白虎加人参汤证有哪里不一样呢？中医学教材里所记载的白虎汤与白虎加人参汤都有四大治疗目标：大热、大汗、脉象洪大、大烦渴。而这个条文说患者是一个"不汗出者"。这就是另一个类型的白虎加人参汤证。可见，临床也存在不汗出、大烦渴不解、脉洪大的白虎加人参汤证。

3. 再看一则医案

《续名医类案》：翁具茨感冒壮热，舌生黑苔，烦渴，势甚剧。诸昆仲环视挥泪，群医束手。缪以大剂白虎汤加人参三钱，一剂立苏。或问缪治伤寒有秘方乎？缪曰："熟读仲景书，即秘方也。"

该案翁姓患者感冒了以后，出现壮热。壮热一般都是指里热，而非表热。舌上黑苔，烦躁口渴，病势非常剧烈。其兄弟觉得他这个样子没救了，眼泪都流出来。好多医生看了，也觉得没办法。一个姓缪的医师用大剂的白虎汤加人参三钱，一帖药吃下去，整个病证就好起来了。有人问："你治外感热病的发热有秘方吗？"缪医师说："只要熟读张仲景的书，就掌握了秘方。"

这个病案对症状的叙述不是很细，没有脉象与腹证的记录，只说舌上黑苔，也没有细叙滋润与否。根据我们对这个病例的分析，外感热病以后出现阳明外证，高热不恶寒，严重的烦躁、口渴欲饮水，使用白虎加人参汤为相对应的药方。而患者是否汗出，不是使用白虎加人参汤的特异性症状。

无独有偶，康治本第 42 条、第 43 条的白虎加人参汤证也都没有汗出的症状。

第 42 条："伤寒下后，不解，热结在里，表里但热，时时恶风，大渴，舌上干燥而烦，欲饮水数升者，白虎加人参汤。"

康治本第 43 条："伤寒无大热，口烦渴，心烦，背微恶寒者，白虎加人参汤主之。"

4. 白虎加人参汤的治疗目标

远田裕正教授对白虎加人参汤的治疗目标是怎么定的呢？他赞同尾台榕堂《伤寒论广义》的观点，认为白虎加人参汤证是"大渴引饮，烦躁而心下痞硬者"。

尾台榕堂与远田裕正教授都提出"大渴引饮，烦躁"是白虎汤证，而"心下痞硬"是人参的药证。

康治本的第 10 条、第 42 条、第 43 条白虎加人参汤证条文中并没有"心下痞硬"一症，日本汉方家所认定的人参药证"心下痞硬"，是来源于吉益东洞的《药征》。《药征》云：人参主治心下痞坚、痞硬、支结也。旁治不食呕吐、喜唾、心痛、腹痛、烦悸。

吉益东洞通过医学的自然科学化方法，从木防己汤证、人参汤证、桂枝人参汤证、半夏泻心汤、生姜泻心汤证、甘草泻心汤证等都有人参的药方和心下痞硬腹证的条文中，统计分析出人参药证是"心下痞硬"。从吉益东洞的研究中，我们能够感受到经典医著的厚重，以及研究方法的重要性。

5. 词语解析

对康治本的第 10 条"服桂枝汤不汗出者，大烦渴不解，脉洪大者，白虎加人参汤主之"，我们还要进一步通过词句解析来解读。

（1）服桂枝汤：我们已经学习了康治本的 10 条条文，现在我对这 10 条条文中涉及

"服桂枝汤"的条文简要分析一下，做一个小结。

第 4 条是一个没汗的桂枝汤证，第 5 条是有汗的桂枝汤证；有汗的桂枝汤证是其常规方证，没汗的是非常规的桂枝汤证。第 6 条是桂枝汤的自然变证——桂枝加葛根汤证；第 7 条是论叙桂枝汤误治以后的变证——桂枝加附子汤证。第 8 条是"太阳病下之后"的自然变证——桂枝汤去芍药证。《伤寒论》"下之后"这样的遣词用句是指常规泻下治疗以后的病况。太阳病怎么可以"下"呢？在太阳病那个大的区域里，也有一些其他的病证夹杂在其中，它虽为太阳病的范畴，但有时也可使用"下"法。"下之后"并不是误治，假如是误治就会用"反下之"这样的词语。第 9 条还是论叙桂枝汤的证治，讲一个既有太阳病又有水饮的患者使用了桂枝汤以后，出现桂枝去桂加白术茯苓汤证的证治，也有可能是桂枝汤使用不当以后出现的桂枝汤的加减证。

归纳一下，第 4、第 5、第 6、第 7、第 8、第 9 条都是讲桂枝汤，第 10 条还是论叙桂枝汤的鉴别诊断问题，是介绍一个疑似的桂枝汤证，医者误用了桂枝汤，服药后汗没有出来，病传入阳明外证出现了白虎加人参汤证。对于"服桂枝汤不汗出者"要跟前后的条文连起来考虑，要追问为什么服桂枝汤不汗出的原因。可能患者是麻黄汤证、葛根汤证、大青龙汤证，误认为是没汗的桂枝汤证，因为它们都有恶寒、发热、头痛、无汗的症状，因而医者误用了桂枝汤，服药以后不汗出，不仅是不汗出，而且出现了一系列的反应，太阳病的表热如果不能从表解，其邪热就会向里传，同时邪热会耗伤津液。本来是恶寒、发热，现在变成只热不寒的大烦渴不解了。脉象也变了，出现脉洪大，意味着病情出现里热耗津。

（2）大烦渴不解：我们可以分作一个"大烦不解"，一个"大渴不解"。"大烦不解"比较容易理解，是持续的烦躁，难以消除。"大渴不解"是说口渴了要水喝，水喝了还是感到不解渴。"大渴不解"要跟"口干舌燥"区别开来，"口干舌燥"一般是白虎汤证，"大烦渴不解"就是白虎加人参汤证了。我开始学习的时候，认为两者不相上下，差不多，后来才发现其实相差很远。特别是白虎加人参汤证，还会出现"时时恶风""背部恶寒"的症状，这是一个非常危险的征兆，再进一步就会变成"热厥"。"热厥"的白虎汤证、白虎加人参汤证已经露出了即将陷入阴证的苗头，千万不要把"热厥"理解为"真热假寒"的证候。

这里还要注意一个问题，是不是白虎加人参汤证的脉象都是洪大的呢？不一定。《伤寒论》中的一个方证，其脉象并不只是固定的一个。宋本第 221、第 222、第 223 条（康平本合为一条条文）的三阳合病的白虎加人参汤证，其脉象就是"浮而紧"，《金匮要略》疟疾篇里温疟者的白虎加人参汤证则是"其脉如平"。可见，白虎加人参汤证的脉象不一定都是洪大。

白虎加人参汤证中最为重要的症状是烦与渴，这个渴不仅仅是口干舌燥而已，而是到了渴欲饮水不止的程度。康治本第 42 条讲到白虎加人参汤证"欲饮水数升者"，第 43 条也讲到白虎加人参汤证"口烦渴"。总之，我们不要忘掉"口渴欲饮水"是白虎加人参汤证一个非常重要的指标。

（3）不汗出：再看一下与康治本第10条相对应的宋本第26条："服桂枝汤，大汗出后，大烦渴不解，脉洪大者，白虎加人参汤主之。"我们可以看到，康治本第10条中的"不汗出"在这里变成了"大汗出"。"大汗出"，大家想想会不会有问题？首先我们讲太阳病表证的患者，服了桂枝汤，会不会大汗出？一般这种情况是比较少的。对这个问题，历代医家都提出了疑问，不过他们在当时还不知道这个条文是后人抄写的笔误。他们虽然提出疑问，但还是顺着条文的意思去解释。曹颖甫提出服桂枝汤后大汗出，"是盖其人素有蕴热，因药引起，或药量过剂所致"。胡希恕老说，服桂枝汤一般也不会大汗出，大汗出一定是喝了药以后，家里的人用棉被把他盖起来，勉强出汗，才会大汗出。服桂枝汤后的"大汗出"的确是有点异常，这两位经方家其实也多多少少已经提出了疑问。现在我们发现，原来康治本是"不汗出"。由于"不"与"大"字形相近，宋本的抄写者将"不汗出"误写为"大汗出"。不汗出应该是白虎加人参汤证一个常见的类型，如果否定了这种类型就非常可怕。当我们临床碰到一个人，口渴得很，非常烦躁，脉象洪大，但是没有汗，此时你恐怕就不敢用白虎加人参汤，而可能用大青龙汤了。应该用白虎加人参汤证，假如用了大青龙汤，其后果可想而知。

康治本第10条的"服桂枝汤，不汗出，大烦渴不解"的白虎加人参汤证，以及宋本第26条的"服桂枝汤大汗出，大烦渴不解"的白虎加人参汤证，是白虎加人参汤证的两种不同类型。有了康治本的文本，我们在临床上对白虎加人参汤这种证的辨别，就更加全面了。

有《伤寒论》研究者从宋本第170条"伤寒脉浮，发热无汗，其表不解，不可与白虎汤。渴欲饮水，无表证者，白虎汤加人参主之"的文字中，引申出"伤寒脉浮，发热无汗，不可过早用白虎汤，易冰伏而导致病情恶化"的结论是正确的。但是由此而得出"有汗不可用麻黄，无汗不可用白虎"的警示就错了。这种警示错在哪里？请诸位回去多想一想！

6. 医案故事一则

最后，我想介绍郝万山老师学习与使用白虎加人参汤的一个故事，以供诸位参考。

某女，口渴，未言数语即饮水两杯，两眼深陷，鼻骨高耸，嘴唇菲薄，口露白齿，两腮无肉，面色古铜，欲哭无泪，不思饮食，舌光红无苔。起于众人劳动而口渴不饮，小便忍耐不解。回家后，边喝水边小解，如此反复，一夜未眠，故得之。诊为神经性多饮多尿症。病后体重从164斤减至70斤。予白虎加人参汤合缩泉丸、生脉饮。此方基本不变，治疗期间偶有感冒而调方。面转红润，舌渐有苔，食量渐增，三月而愈。

在《郝万山讲伤寒论》中，郝老师把以上医案做了详尽解读，非常精彩。现抄录如下：

有一段时间，我和一个老大夫在对面桌上班。有一天就看见对面那个老先生给患者开了白虎加人参汤，并和六味地黄丸合方。然后我就问患者，我一看老师用了白虎加人参汤，我想他肯定有四大症状吧，我问：你发烧吗？

这个患者莫名其妙，"我不发烧。"

我说：你出汗吗？

"我不出汗。"脉也不洪大。

我说：你口渴吗？

他说："我是糖尿病，我有点口渴。"

患者拿着老师的方子走了以后，我就问老师："四大"缺"三大"，何以用白虎？

老师就愣住了，说什么四大缺三大？

我说咱们用白虎加人参汤，不是要四大症状都具备才能用吗？他只有一个口渴，您怎么给他用呀？

老师说，我用它是因为这个患者具有胃热而津气两伤的临床表现，他没有力量，他喝那么多的水，所以我没有观察他的四大症状是不是都具备，我是抓病机用方。

我就看老师给这个人用这方子，几乎每次来都不怎么换药，吃了两三个月以后，这个人把所有其他的降糖药都停了，血糖正常了，尿糖阴性了。

我说老师我跟您学了一招儿。他说学了什么？我说用白虎加人参汤和六味地黄丸治疗糖尿病。这个老师很严肃地说，我没有这么教你。我那个时候心想这个老师真保守呀。

过了些日子，我看到了日本的一个报道，是用糖尿病动物模型，用白虎加人参汤按照原来的药物组成，对糖尿病的动物模型有很好的降血糖效果，我就拿这个报道给老师看。

我说，老师，您怎么说您不是用白虎加人参汤治疗糖尿病呀？您看日本都做了动物实验了，白虎加人参汤是可以治疗糖尿病。老师摇摇头，我没有这么教你。

我那个时候还是觉得这个老师很保守。我说他有病例，我这儿有别人的动物实验，怎么白虎加人参汤就不能治疗糖尿病呀？

又过了几天，我在叫号，叫完号之后，因为我的左后侧是门，我觉得进来的不是一个人，回一看，吓我一跳，一个特别消瘦的患者，两人搀着她，慢慢地走进来了。我之所以吓一跳的原因，是这个患者两眼沉陷，鼻骨高耸，嘴唇菲薄，露着两排白白的牙，两个腮帮子的肉全没有了。

最让我可怕的是，她不是那种苍白的面色，苍白的面色咱们知道是重病，她那面色像古铜色一样。所以我的感觉是，我们解剖室的那个东西站起来了。所以我当时就想站起来，我有点毛骨悚然，可是我又坐下了。我想我是大夫呀，怎么这么沉不住气呀。我又坐下了，她坐在我旁边。

我说你怎么不舒服？嘴唇都是薄薄的，都干裂了。

"我渴。"第一句话。

旁边那个人提着那么大暖壶，比我们这个暖壶还要大，我没有见过那么大的暖壶，给她倒了一杯子水，咕咚咕咚喝完了，我还没有来得及问第二句。

"我渴。"

你看，主诉是渴。我那个时候的知识，30年前吧，我就想到糖尿病。

我说你尿糖是阳性还是阴性，血糖怎么样？

"我不是糖尿病。你看，我查过了，我不是糖尿病。"

我说那你查过内分泌吗？

"我不是尿崩证，我刚从反帝医院来。"

反帝医院是哪个医院呀？是"文化大革命"中给协和医院取的名字。协和的名字不是美国给取的吗？"文化大革命"中你们不知道协和医院叫反帝医院？她说刚从反帝医院来，不是尿崩证。你看她清楚得很。

我说那你是什么病呀？

她说："反帝医院说我是神经性多尿证，让我不喝就行了。"说着她眼圈就红了，但是流不下眼泪，伸出舌头来是光红无苔，而且舌面是光光的。

我说那你这个病怎么得的？

"唉，别提了。去年我们那个地方把所有的机关干部都调到一个地方，垒一个大坝，要修一个水库，满山遍野都是人。我是个女同志，平常在机关就喜欢喝水，没有想到我们到那儿之后，带去的水全喝光了。后勤跟不上，根本没有别的地方有水喝。我就忍这个渴，又憋了一泡尿。满山遍野都是人，又没有厕所，男同志转过身就可以，我实在不好意思。我就忍着渴，憋着尿。回到家里，我不知道先喝水好还是先撒尿好，我端着杯子就上茅房，上边喝下边撒，一边喝一边撒，我就完全离不开那个地方。"

我想我们完全可以想象得到这种状况下，这个人是什么样子。这一夜就一点儿也没有睡觉，一边喝水，一边撒尿。从此以后，饭就吃不下去了，就靠喝水活着。体重就由164斤，找我看病的时候剩下70斤了。你想想她消瘦到什么地步。

这么重的一个病，我想到了白虎加人参汤，可是那个动物实验呢，白虎加人参汤能够降血糖，降动物血糖。我想人家血糖本来正常，吃完这个方子血糖低了怎么办？这个时候，我就向我对面的老大夫求救。对面老师早就看出来我开不出方子来了。老师毕竟是老师，他已经在那儿写药了，写完我一看，白虎加人参汤，再加桑螵蛸、益智仁，再加麦冬和五味子。这不是白虎加人参汤、生脉饮，还有桑螵蛸、益智仁，缩泉丸那两个药嘛。

我开不出方，老师开出来了，我当然很恭敬地把老师的方子给患者了。我说，你看我们的老大夫给您开的方子，你吃吃这个方子吧。

患者下楼之后，我就给对面那个老大夫说，我说老师呀，动物实验说白虎加人参汤能够降血糖，这个患者吃了，她已经这么瘦了，不会使她血糖降低吧？老师又是瞪了我一眼，你是中医大夫还是西医大夫？

这个时候听出来，老师是对我说的话不满意，可是我又不敢多说。

我自个沉不住气，我下楼了。我们的药房在一楼，我看患者在凳子上坐着，她那些家属在排队买药，我就坐在患者旁边。我说你口袋里时常预备几块糖，吃了我们的药呢，有心慌心跳，有出冷汗的时候，您就拿出块糖吃。

她说："大夫我口特别渴，从来不想吃糖。"

我说尽管如此，你要预备着几块，她还真听我的话，买了几块水果糖。那个时候只有水果糖，她揣在兜里。7天以后，患者来了，还是那两人陪着，往那儿一坐。那天老大夫没在。她说："大夫呀，我在我们那个地方，大概吃药吃了两麻袋了也忍不住渴，现在吃了你们这个药之后，能够忍20分钟不喝水。"说这是进步，对她来说。

我说有效的话，那我们再继续吃吧。我就原文照抄，我说你这一个星期，有没有出现心慌心跳、出冷汗、手脚发颤的现象？她突然想起来我那天说过这个话，她说没有，从来没有。

这个患者，就这样在北京住了3个月，基本上就这方子，没有什么特别的变化，中间偶尔有感冒的时候，我稍稍地给她调调方，后来陪着她的人走了，这个人的面色逐渐转得红润，舌逐渐有点苔，吃饭也逐渐增多了，喝水也逐渐减少了，她非常高兴地走了。

等我们那位老大夫再来的时候，我告诉她，我说那个患者不是糖尿病，我们用白虎加人参汤治好了。

他说我从来没有告诉你白虎加人参汤可以治糖尿病，我之所以可以用于那个神经性多尿证，之所以可以用于糖尿病，是因为患者有胃热而津气两伤的病机。

这个时候，我才明白，老师为什么不说他教我用白虎加人参汤治疗糖尿病。

所以我们应当注意，在临床上用方的时候要抓病机，用中医辨证论治的思路来用经方。

郝老师这个经方故事中的老大夫反复强调的是，中医药方的治疗目标不是病名而是与其相对应的体质与脉症。正如陆渊雷在《陆氏论医集》所谓的"中医对症有特效，对病是没有特效"。同时也说明了白虎加人参汤证的主症是体质稍弱者的口渴多饮，而不是大热、大汗、脉洪大等脉症。

陆渊雷的"中医不能识病，却能够治病""中医对症有特效，对病是没有特效"的观点，来源于日本汉方医学。大塚敬节在《汉方的特质·诊断与治疗》中谓："吉益东洞曾说：疾病的治疗之际，实无追究病因之必要。并非疾病没有原因，乃是混杂了臆测与想象，真正的原因难以认出。如此之不安定，而以之确立治疗方针，殊属无用云云。同一想法，病名也是认为不要的。因此，东洞是提倡'随证施治'（随证疗法）的。"

提倡随证施治，提倡方证辨证，并非反对方病辨证与专病专方。方病辨证与专病专方也是循证医学（evidence-basedmedicine，EBM）的主要内容之一。然而循证医学也不就是对号入座的方病辨证与专病专方，它也是需要考虑"最佳证据"与选方用药"个体化"。

7. 问题讨论

问：在康治本有关白虎加人参汤的条文中，总是强调口渴欲饮水这一症状，如第 10 条中的"大烦渴不解"，第 42 条中的"大渴，舌上干燥而烦，欲饮水数升者"，第 43 条中的"口烦渴"等。日本汉方医学有关白虎加人参汤的论叙也是这样，比如汉方的经典著作《中医诊疗要览》中对于白虎汤证与白虎加人参汤证的论叙是："白虎汤：本方用于所谓身热、恶热、烦热等热症状，有解热之效。此时脉浮滑数或洪大、口干、口渴。""白虎加人参汤：此方可治白虎汤证而体液高度减少、口甚渴而脉洪大者。"上述这些都是条文方证的规定，是古人经验的记录与总结，当然非常珍贵。我的问题是，临床之际是否可能出现没有口渴欲饮的白虎加人参汤证？请举例说明之。

答：这个问题涉及"条文方证"与"临床方证"之间如何转化。

黄煌教授说过："如何在经典条文和临床主诉之间架起一座桥梁？如何将患者的诉说转化为方证？这是经方学习中的难点，更是临床医生的功夫所在。"

宋本第 101 条所谓的"但见一症便是，不必悉具"就是讲"条文方证"与"临床方证"之间如何转化的问题。临床上的确出现过没有"口渴欲饮"的白虎汤证与白虎加人参汤证，一些非虚证患者以烦躁与皮肤干燥等症状为主诉的，也可以投相应的白虎汤类方而取效。在这里例举大塚敬节在《汉方的特质》中使用白虎汤类方治疗湿疹的病例，来说明古方活用时应该参考所治疗的疾病进行适当的调整。

大塚敬节每当遇见湿疹，也是首先选择常用的治疗湿疹的专病专方为多，比如消风散、十味排毒汤、温清饮、温经汤、当归饮子等药方。虽然这些治疗湿疹的专病专方的疗效非常明显，但是也会遇到黔驴技穷的时候。在这专病专方束手无策之际，他就会相应地开通方证相对应的通治方法，于是葛根汤、大柴胡汤、桂枝茯苓丸、桃仁承气汤、白虎汤类方等经方就大有用武之时了。在使用白虎汤类方的时候，有的患者有"口渴欲饮"，他就以口渴、脉洪大有力为应用指征；有的患者没有"口渴欲饮"，他就以烦躁、脉洪大有力为应用指征。对于患者没有"口渴欲饮"的白虎汤类方证，他颇有感慨。他说："有如吉益东洞在《药征》所述，石膏是具有治疗口渴的作用，但此患者却没有口渴，此点值得重视。"具体病例如下：

患者为 24 岁未婚的妇人，身材矮小，不肥不瘦，约自十年前就为湿疹所苦恼。其间，经过各种各样的治疗，迄无进步。于去年，曾以熟人相劝，进入断食疗院，住院两月，试行断食疗法，此亦罔然。

湿疹是由颜面与项部蔓延于颈部，其他在下肢的膝关节里侧也有少许。患部干燥粗糙，既无结痂，亦无分泌物。如果不涂抹橄榄油等类之时，皮肤就会有僵硬的感觉，并有细的粉末洒落。患部的皮肤，大致不隆起。此种湿疹，夏季增恶。

有食欲，无口渴，而非冷。其脉沉小而有力，舌无苔。大便一日一行。月经，自断食后便停止了，迄今未见恢复。

腹诊之：右腹直肌紧张甚强，在左边季肋下亦呈轻度紧张。

我对此给与白虎加桂枝汤。将石膏之一日量作为20g。服用七日，已见瘙痒减少，并患部变润泽。三周后，便只在膝关节的部分，残留有少许湿疹而已。

大塚敬节的病例，明白地告诉了我们如何看待条文方证与临床脉症，也告诉了我们"悟者自渡"与"迷者师渡"之间的距离。

第20讲 康治本第10条——白虎加人参汤证治②

1. 医案介绍

先介绍一则大塚敬节使用白虎加人参汤治愈牙龈流脓的病例。

一位36岁男子，某大学助教。因为齿槽溢脓，找牙科医治，总是不愈，于是求治于大塚敬节。7月10日初诊，除口渴、多尿、音哑、牙槽溢脓之外，别无所苦。大塚敬节从患者口中得知：患者戒烟后嗜甜食，口袋里老装着糖果，随时取食，如此一年半。春天时口渴得很，讲课时声哑，5月间体检，尿中糖分高，那时开始齿槽溢脓。当日投白虎加人参汤，直到第2年的1月18日。半年之中虽有偶然脱节，差不多天天服药。在治病的过程中，检尿5次，后4次尿检正常；10月上旬口渴、声哑消失，牙槽不溢脓了。

这个患者主诉是牙槽里溢脓，牙槽里溢脓并不是白虎加人参汤证的特异性症状，而是它的应用性的症状。每一个方证的应用性症状多得不得了，讲也讲不清，说也说不完，而我们只要把握好方证的特异性症状就是了。

2. 白虎加人参汤证的辨证及特异性症状

先复习一下条文。康治本第10条云："服桂枝汤，大汗出后，大烦渴不解，脉洪大者，白虎加人参汤主之。"

现在讲讲判断白虎加人参汤证的辨证次序：在判断白虎加人参汤证之前，首先应该辨别它是阴病虚证与否；在确定了非阴病、非虚证之后，接着辨别它是否是少阳病（阳明外证）；在确定了是少阳病（阳明外证）之后，最后判断它是否是白虎加人参汤证。白虎加人参汤虽然已经有了人参证津液不足而口渴欲饮的虚象，但还是归属于阳证（非阴病、非虚证）的范围。

在外感热病时，白虎加人参汤证可能有大热、大渴引饮、烦躁而心下痞硬等症状。在内伤杂病时，白虎加人参汤证可能只有大渴引饮、烦躁而心下痞硬。因此，"大渴引饮，烦躁，心下痞硬"是白虎加人参汤证的特异性症状（本质方证），而有热或无热、有汗或无汗等都是白虎加人参汤证的应用性症状。

外感发热时的白虎加人参汤证，除了"大热、口渴欲饮、烦躁、心下痞硬"等症状外，还有一个非常重要的症状，就是"恶寒"。康治本第42、第43条条文中的白虎加人参汤证就讲到"时时恶风""背部恶寒"等症状。李同宪在《伤寒论现代解读》里提出对这种外感发热时，白虎加人参汤证的"时时恶风""背部恶寒"等临床表现，和西医讲的一种全身炎症反应综合征的早期症状标准是符合的。全身炎症反应综合征是感染性、传染性疾病中的一个非常可怕的病证，它会发展为败血症，主要是由于炎症介质过度的释放所引起的。因此，要清醒地认识到白虎加人参汤证的大热和感染初期由于应激反应所引起的发热是不一样的。感染初期出现的那种高热，即使体温达到40℃、41℃也问题不大。为什么呢？感染初期发热是人体抗病的一种应激反应。而到了人参白虎汤证的这个阶段，假如医者治疗不得法的话，这个病就会向败血症那个方面发展。由此可见，正确使用白虎加人参汤的临床意义就非常重大。

3. 病案介绍

远田裕正教授在《近代汉方治疗篇》中介绍了他自己使用白虎加人参汤成功治疗过敏性皮炎的8个病例（第5～12例）。他的临床经验是，在确认非虚证的前提下，紧紧地抓住白虎加人参汤证中的"烦渴"与"心下痞硬"这两个症状是获效的关键。

现在介绍其中的一个病例。

女，19岁，高校生。初诊：1983年（昭和五十八年）11月10日。

主诉：颜面与颈项部的皮疹。

家族史：祖母有疑似哮喘病史，父亲患肥厚性鼻炎。

既往史：在幼儿园的时候，肘窝部生过皮疹经治疗而愈；9岁那年，患哮喘（约1年的时间）；中学生时代颜面部时有稍微的发红。

现病史：大约2年前开始，全身出现皮疹，约1年前因为颜面部发疹严重，在某医院皮肤科住院2周。出院后，在附近的医院门诊。1983年11月10日要求汉方治疗，来近畿大学东洋医学研究所附属诊疗所受诊。现症：体格、营养中等程度，身高162cm，体重51kg，全身（颜面、颈部、胸腹部、肘窝部、膝窝部）发疹。皮肤干燥，瘙痒明显而影响睡眠，食欲不振，大便3日1次，排尿每日5～6次，脉象沉数滑，舌体干燥，舌苔薄白，口渴。月经在初中一年级来潮，一切正常。腹部弹力中等程度，脐上悸动，腹直肌挛急明显。从耳下咬肌部到头的侧面部，左右都有皮肤糜烂及湿润的渗出物，其他部位干燥而落屑多。肘窝部、膝窝部丘疹为主而伴有皮疹，有搔破的痕迹。

西医检查：血常规中酸性白细胞22%，明显升高；血清免疫球蛋白增多（IgE 146IU/mL）。

诊治经过：首先从整体状态判断为阳证，再在排除汗法适应证的葛根汤，以及下法适应证的桃仁承气汤合桂枝茯苓丸的基础上，推定是和法（利尿）适应证。然后根据体格、营养中等程度，脉象沉数滑，舌体干燥，舌苔薄白，口渴，腹部弹力中等程度等症状，无胸胁苦满，无其周围压痛，无体位性头晕，无小便不利，排除了苓桂术甘汤证，判定为白虎加人参汤适应证。

处方：知母 6g，人参 2g，石膏 16g，甘草 2g，粳米 9g。

1 周后，鼻下部位的皮肤有所改善，整体变化不大，颜面部的红色增多，口渴加强。针对颜面部潮红，加黄连 1g；针对口渴严重，把石膏增加到 24g。1 周后（离初诊的时间已经 2 周）来院时，颜面部的皮疹明显改善。药已经对症，守方不变。离初诊的时间 5 周后，部分皮疹部位出现糜烂的现象。对于这些部分皮疹部位出现糜烂的现象，给与酸亚铅华软膏，结果有所改善。

10 周后，仍有残留的颜面部潮红与瘙痒感，以及严重的口渴，原方把黄连增加到 1.5g，把石膏增加到 32g。12 周后，颜面部的皮疹大为改善，但是颜面部的潮红与瘙痒感加强，口渴加强，把黄连增加到 2g，石膏增加到 40g。

离初诊 18 周后，患者除口渴增强以外，全身的皮疹明显改善。原方加石膏到 48g，坚持服用。离初诊 25 周时，除了颜面部与肘窝部非常完美地治愈之外，全身皮疹接近于基本痊愈。

3 年多来，经常电话来往，得知患者皮肤偶有瘙痒之外，停用所有中西药物，疾病没有复发。

远田裕正教授这个病例告诉我们，在治疗内伤杂病时，白虎加人参汤证的患者一般没有发热、汗出的症状。我们还发现，和白虎加人参汤证鉴别时，要注意口渴时小便正常与否。为什么？因为患者口渴欲饮而小便不利的话，那就应该考虑水饮的病证，如苓桂术甘汤证、五苓散证、猪苓汤证等，这些方证一般都会口渴欲饮而小便不利。

远田裕正教授发表在《近代汉方各论》的治疗过敏性皮炎的经验是：大部分的患者使用白虎加人参汤有效，药方中的石膏要用 48g，人参 4g。少数难以治愈的病例，考虑使用苓桂术甘汤。

4. 白虎汤与白虎加人参汤的治疗目标、方证中的药证及方中药物的基本作用

白虎汤的治疗目标（尾台榕堂《类聚方广义》）：大渴引饮烦躁者。

白虎汤的药证（远田裕正《近代汉方各论》）：大渴引饮（知母、石膏、粳米）烦躁（甘草、石膏）者。

白虎加人参汤的治疗目标（尾台榕堂《类聚方广义》）：白虎汤证而心下痞硬者。

白虎加人参汤的药证（远田裕正《近代汉方各论》）：白虎汤证（知母、石膏、甘草、粳米）而心下痞硬（人参）者。

白虎汤与白虎加人参汤方中的药物基本作用：

远田裕正教授在《近代汉方各论》中从个体病理学出发，认为白虎加人参汤具有利尿

排水作用，是清热为主的和法。其中石膏的基本作用，能够抑制发汗和吐泻的作用，改善血管内水分的减少，促进肾脏的排水作用；知母、粳米的基本作用也和石膏相似；人参能使血管内水分减少。

5. 关于粳米、甘草、人参

胡希恕老对于粳米、甘草、人参的一番议论，对于我们理解这些药物的效用大有教益。他说："这个粳米，咱们一般拿这个大米熬粥就知道了，它黏得很，它能产生一种胶黏质，那么西医说它这个是种黏滑药了。甘草也是，这个搁到一起煎，我们吃下去，它能使胃不吸收，待在胃里头，它能够挂一层这个黏滑药，就能起这个作用。它能保护胃，它对这个知母、石膏这么个大苦寒的，对胃没什么毛病，所以古人这个药配伍得非常有意思，他搁大量的甘药。那么如果他渴，你光用甘草、粳米这个药，也不足以济事了，你非搁人参。这个人参是健胃的，它只有配合甘草、粳米，这个胃气才能够复健起来。这两个药去热，这三个药健胃生津嘛，所以这个大烦渴，这个津液亏到这么一个份上了，你非得加人参不可。""白虎汤这个基础上大量用石膏，更容易影响胃，所以必须加健胃的东西。咱们现在也说呀，这个人参是补气的，补气就生津液，它是起（生津液的作用）。人参这个主治呀，它治心下痞硬啊，是治这个胃，胃虚有心下痞硬的这种情况。你吃人参就对头了，后面有的是加人参的这种方剂，那好理解的。一般对这个白虎汤啊，大家都知道这个石膏是个解渴药，其实它是除热药，患者不一定渴。主要治这个渴的是人参，这个我们在这个书上就可以看出来，凡是白虎汤没有一个说渴的，你们看一看就知道了。连《金匮》带这个《伤寒论》，是加人参都是渴，'欲饮水数升'啊，'渴欲饮水'啊，像这个'大烦渴'啊，全要加人参。可见这个人参啊，它是有健胃生津的作用，也就后世说的补气呀。古人这个气分，在他的书上是津液。"

以上是胡希恕老在《伤寒论》讲课时的录音记录，所以是口语化的文字。

6. 白虎加人参汤的形成

白虎加人参汤是怎么形成的呢？

远田裕正教授认为，"石膏甘草"加"知母甘草"形成石膏知母甘草基，在使用石膏知母甘草基过程中，再加上粳米，可能效果更好。使用粳米可能是有意为之，就像有意加生姜大枣基一样，不是偶然的巧合。粳米既补充营养，又保护胃肠黏膜，又能够改善口干舌燥的症状，于是就形成了石膏知母甘草粳米汤。开始是以药方中所有药物的药名来命方名的，其药方中药物的排列次序也自然地记录了药方从单味药到两味药、三味药，直至四味药，成为一个固定药方的进化衍变轨迹——石膏知母甘草粳米汤。后来发现，上述的石膏知母甘草粳米汤证如果口渴厉害并有心下痞硬的话，加一味人参才能有效果，于是就形成了石膏知母甘草粳米人参汤，也就是白虎加人参汤了。

为什么用"白虎"命名石膏知母甘草粳米汤呢？古代先人认为白虎是天神，能够清热和中。石膏知母甘草粳米汤能清热和中，与白虎神的作用合得上，因此就命名为白虎汤，把石膏知母甘草粳米加人参汤命名为白虎加人参汤。

7. 方证鉴别

白虎加人参汤证和化饮利尿的苓桂术甘汤证、五苓散证、猪苓汤证的鉴别是非常重要的。白虎加人参汤证有口渴，想喝水，甚至想喝冷水的症状，而五苓散证、猪苓汤证也都有口渴的症状。但是白虎加人参汤证一般小便正常或尿多，而五苓散证、猪苓汤证口渴则是小便不利，这是非常重要的一个鉴别点。

日本汉方家龙野一雄治疗非虚证的糖尿病患者，体型羸瘦，口渴多尿，多食不饱，用白虎加人参汤。他认为最重要的就是抓住两个症状，一个口渴，一个多尿。这两点抓住了，我们就可以用这个方了。非虚证是一个方向感的辨证，应该是方证辨证的前提。虚实和患者的胖瘦关系不密切，瘦的人，并非都是虚证。辨别非虚证应该从患者的神色形态、腹证、脉象等方面来判断。非虚证的糖尿病患者，体型羸瘦，又出现口渴、多尿，首先要考虑是白虎加人参汤证。虚证的糖尿病患者，腹肌松软、脉象虚弱、贫血貌，也出现口渴、口干，还有腰痛，这是什么方证？一般应该是金匮肾气丸证。这两种方证相对照一下，白虎加人参汤证是靠近虚证的非虚证，肾气丸证则是虚证。这是龙野一雄的临床经验。

8. 白虎加人参汤的应用

白虎加人参汤的临床可以应用于哪些病证呢？

一是高热，感染性、传染性疾病的高热。当然个别非感染性的疾病，也有出现高热的现象。

二是内伤杂病，比如糖尿病、尿崩症、精神病、皮肤炎症、湿疹、结膜炎、男性更年期抑郁症，也可以治疗眼睛痛、牙齿痛、关节痛、口腔干燥症、异位性皮炎、纤维肌痛等。

例举出这些病证，容易出现白虎加人参汤证，对于初学者来说有好处，也有坏处。好处是可以按图索骥，容易入门；坏处是医生的诊治思维受到先入为主的束缚。事先不例举白虎加人参汤的应用范围，医者临床之际可以不受约束，海阔天空地寻找相对应的方证，这一思维过程就是现象学中的自由想象法。帝亚·梵提到，他听到自由想象法就想到毕加索。因为毕加索画牛的时候就会想：少了这一笔还是牛吗？这样一路下来，到最后就出现一个最精简的牛的形象。方证辨证也一样，确定白虎加人参汤证的时候也可以是做减法，诊断的时候就要想：少了这一症状或脉象还是白虎加人参汤证吗？这样一路下来，不断去揭开那些笼罩在白虎汤证周围的"迷雾"，到最后就出现一个最精简的白虎加人参汤证的完整图景。

9. 再介绍一则医案

现在介绍汤本求真在《皇汉医学》中记载的一个白虎加人参汤治疗鼻子病证的医案。

一男子年六十余，其鼻不闻香臭者四年，来请治。余曰："病已积年，药无益也。"翁曰："某自少壮，即易气逆，幸逆气得治足矣。"余乃漫然作白虎加参连与之。六十余日，忽闻香臭而后平。

求真按："鼻疾患，多石膏剂证，宜注意之。"

当时汤本求真心里对能不能治得好他的病也没有把握。80多天以后，这个患者说自己已经闻到香臭了。患者的临床表现有白虎加人参汤证，还伴有黄连药证。汤本求真诊治时，一心一意在寻找相对应的方证，至于患者的主诉，反而不作为主要的治疗目标。

诸位课后循着汤本求真的诊治思维把这个医案多多思考一下。

10. 问题讨论一

问： 请谈谈诊治时如何看待口渴与口燥的联系和不同？

答： 对于这个问题，我想引用李赵州的观点来回答。他在《日本医家大塚敬节仲景学术思想研究》一文中专辟一个章节来讨论"口渴与口燥的联系"。现摘录如下：

值得指出的是"口渴"与"口燥"内涵不同，但是两者并非完全不相关的症状，在疾病的动态发展过程中也可以见到两者并存的情况。

如："病人胸满，唇痿舌青，口燥，但欲漱水不欲咽，无寒热……为有瘀血。""病者如热状，烦满，口干燥而渴，其脉反无热，此为阴状，是瘀血也，当下之。"这两处以"瘀血"为病因的条文展示了"无寒热"的"口燥，但欲漱水不欲咽"向着"如热状，烦满"的"口干燥而渴"转化的过程，伴随着疾病热势的增长，患者从渴不欲饮水转变为渴欲饮水。

类似条文还有："太阳病，重发汗而复下之……舌上燥而渴，日晡所小有潮热，从心下至少腹硬满而痛不可近者，大陷胸汤主之。"其中"日晡所小有潮热"即提示热势炽盛。再有："腹满，口舌干燥，此肠间有水气，已椒苈黄丸主之。渴者，加芒硝半两。"这两条皆是由于热势增加，患者从口燥发展成渴，故而采取了不同的方剂或加味治疗。

通过分析以上4条条文，可以知道口燥与口渴虽然单独出现时含义不同，但也并非完全对立，在疾病动态发展过程中，随着热势增强时，患者可以由"口燥"发展为"口渴"

原文中还有一种特殊的口渴与口燥同时存在的情况，这种情况的人处于一种很想喝水，但饮水很难缓解口舌干燥感的状态，如白虎加人参汤的3条条文："伤寒若吐若下后……时时恶风，大渴，舌上干燥而烦，欲饮水数升者，白虎加人参汤主之。""伤寒无大热，口燥渴，心烦，背微恶寒者，白虎加人参汤主之。""若渴欲饮水，口干舌燥者，白虎加人参汤主之。"以及五苓散证的"本以下之，故心下痞，与泻心汤。痞不解，其人渴而口燥烦，小便不利者，五苓散主之"。此时的白虎加人参汤证和五苓散证都是一种口渴想喝水，但是喝水后仍觉口舌干燥的状态。以上口渴与口燥并存的条文也从侧面说明，口渴与口燥是两个不同的症状。

在临床诊治过程中，分清口燥与口渴具有重要的临床意义。医生问诊时需要更加详细，不可单单只问患者是否口中干燥，还需要详细问诊患者口干燥的同时是否愿意喝水，以及喝水后是否觉得舒服，这对临床选方意义重大，如前面所举例的大承气汤与白虎汤在临床上的鉴别就可以从口部症状入手：

"少阴病，得之二三日，口燥咽干者，急下之，宜大承气汤。""少阴病，自利清水，色纯青，心下必痛，口干燥者，可下之，宜大承气汤。"指出大承气汤使用指征为"口燥咽干"及"口干燥"。

"阳明病，脉浮而紧，咽燥口苦，腹满而喘，发热汗出，不恶寒反恶热，若渴欲饮水，口干舌燥者，白虎加人参汤主之。"指出由单单的"咽燥、口苦"发展为"渴欲饮水、口干舌燥"才是白虎加人参汤的使用指征。

在《中国内科医鉴》中，大塚敬节曾记载："余尝诊一男子，误口渴为咽干口燥，与以三周不效，以大承气汤，三剂即愈。"

通过对《伤寒杂病论》"口渴"与"口燥"条文的对比分析，可以明确：①"口渴""口燥"两者内涵不同。"口渴"是一种主观上想喝水的感受，而"口燥"为虽觉口中干燥，但并不欲饮水的状态或者欲饮水但是不能饮水的状态。同时虽曰口燥，但并不一定口中津液缺乏。②仲景在辨证中对于口渴与口燥确实作为两个不同的概念来使用，这种区别是客观的、严格的、不容混淆的。明析两者的区别，不仅有利于更加准确地理解《伤寒杂病论》原文，而且对于指导临床处方用药亦具有重要意义。

从以上李耘州所撰写的论文中，我们可以理解到"口渴""口燥"两者的内涵不同和相互的联系，以及临床上的转化。理解了这方面的内容，对于诊治时的处方用药有所帮助。特别令人欣慰的是，年轻一代的中医人对于《伤寒论》的研究已经以方证、药证为重点并紧密地结合临床。对于这两者的区别，还要注意到是否有瘀血病证。金寿山对此有非常真切的体会，他在《名老中医之路·名老中医金寿山的自学之路》中这样记载：

有些理论，必须接触到临床才体会得真切。例如《金匮要略》讲瘀血患者"口燥，但欲漱水，不欲咽"，我曾把它当作"渴不欲饮"看。后来在临床上看到的肝硬变患者多了，有些患者往往诉说口中黏腻，始恍然于"但欲漱水，不欲咽"是因口中黏腻，根本不渴（当然，肝硬变患者也有口渴者）。所以《金匮》说它是口燥而不是口渴，尤在泾释为"血结则气燥也"，与"渴不欲饮"完全是两回事。

11. 问题讨论二

问：请问老师，康治本中还保留着前经方医学的条文吗？

答：我们发现现存《伤寒论》所有版本中的栀子豉汤、苓桂术甘汤、苓桂枣甘汤等条文中的条文结构、行文用语极为平实，没有概念化、抽象化的词语。这些条文都是以"可与不可"汗下后的词句开头，只有症状、腹证与药方，大多数条文没有脉象，更没有三阴三阳、病因病机等词语。它们默默地告诉我们，它们是异类，它们来自更为古远的年代。

康治本第 18 条：发汗，若下之后，昼日烦躁不得眠，夜而安静，不呕，不渴，脉沉微，身无大热者，干姜附子汤主之。（宋本第 61 条）

康治本第 19 条：发汗后，汗出而喘，无大热者，麻黄甘草杏仁石膏汤主之。（宋本第 63 条）

康治本第 20 条：发汗后，脐下悸，欲作奔豚者，茯（苓）桂枝甘草大枣汤主之。（宋本第 65 条）

康治本第 21 条：发汗，若下之后，心下逆满，气上冲胸，起则头眩者，茯苓桂枝甘草白术汤主之。（宋本第 67 条）

康治本第 24 条：发汗，若下之后，虚烦不得眠。若实剧者，必反复颠倒，心中懊恼，栀子豉汤主之；若少气者，栀子甘草豉汤主之；若呕者，栀子生姜豉汤主之。（宋本第 76 条）

康治本第 64 条：发汗，若下之后，烦热，胸中窒者，栀子豉汤主之。（宋本第 77 条）

这些都以两味以上的全部生药名作为汤名的证治记录，都是经过发汗或泻下论及"坏病"或"变证"的通治法的条文。这些条文以通俗、准确和简洁的语言来表述方证的证治。康治本的编写者保持了原汁原味——不添油、不加醋地直接抄录。这些未经过三阴三阳等中医理论整理的原始条文，条文中的方证证治有某种非理性的东西，它高于逻辑，超越理性，无可置喙，是前经方时代医学成果的活化石。

"可与不可"都是治法。坏病的存在都是由于医者违背了"可与不可"的治法而误治所造成的产物。所以上述条文的开首就点明了"发汗，若下之后"等误治的背景。当时治疗的方法可能也只有"汗""吐""下"法，因此误治的也只有"不可汗而汗""不可下而下""不可吐而吐""不可汗下而汗下"等。

因而可知，在前经方时代的后期，方证相对应的伤寒学可能是以"可与不可篇"的治疗规范作为整体辨证分类，系统地存在着，而不是像远田裕正教授所认为的以"散在的条文"形式存在着的一袋各行其是的马铃薯。

是啊！这些条文与其他条文的差异藏在细节里，医者从表面上是难以察觉的，说出来也未必有人相信。虽然它们真实的价值被历史的尘埃所掩盖，但它们存在的重要性是不言而喻的。当你拜读了远田裕正的著作，你就会从字里行间看到它们的影子。让我们睁开全视之眼，接收来自透过时空之门所传来的信息吧！

拜读这些条文，它所包含的信息，它背后所连接的方证状态就进入你的大脑，影响你的潜意识，唤醒你的野性思维，帮助你直觉力与直观力的形成。直觉力与直观力，被德国现代戏剧家布莱希特誉为"不加修饰的思考"的能力。对于经方医生来讲，这种非同寻常的判断力是连接诊治者和被诊治者之间的桥梁。

远田裕正教授重要的贡献之一，就是恢复了经方医学更原初的视野。他在《伤寒论再发掘·传来的条文群》中把康治本所有方证的条文都以上述的栀子豉汤、苓桂术甘汤、苓桂枣甘汤等条文的模样，重新进行了一番整理。他认为，整理后的条文结构更接近于前康治本时代。

第21讲 康治本第11条——甘草干姜汤、芍药甘草汤、调胃承气汤、四逆汤等方的证治

1. 学习条文

第11条：伤寒脉浮，自汗出，小便数，心烦，微恶寒，脚挛急，反服桂枝汤。得之便厥，咽中干，烦躁，吐逆者，与甘草干姜汤，以复其阳。若厥愈者，与芍药甘草汤，以其脚伸；若胃气不和，谵语者，与调胃承气汤；若重发汗者，四逆汤主之。

康治本第11条是讨论汗法的"可与不可"和汗法使用中的"不及与太过"所造成的人体伤害，以及救治的方药。我们学习时，先要把条文分成四小节：

第一小节："伤寒，脉浮，自汗出，小便数，心烦，微恶寒，脚挛急，反服桂枝汤。"

第二小节："得之便厥，咽中干，烦躁，吐逆者，与甘草干姜汤，以复其阳。"

第三小节："若厥愈者，与芍药甘草汤，以其脚伸。"

第四小节："若胃气不和，谵语者，与调胃承气汤；若重发汗者，四逆汤主之。"

（1）第一小节是以一个桂枝加附子汤证的患者为例，由于误诊，而使用了桂枝汤。"伤寒，脉浮，自汗出，小便数，心烦，微恶寒，脚挛急，反服桂枝汤。""伤寒"两字，在外感热病中是指代严重疾病的表证。

"脉浮，自汗出，恶寒"的确是桂枝汤的脉症，但是"小便数，心烦，脉微，恶寒，足挛急"是病陷三阴的脉症。这样一种状态类似于康治本第7条"发汗，遂漏不止，其人恶风，小便难，四肢微急，难以屈伸者，桂枝加附子汤主之"的桂枝加附子汤证。

"小便数"是津液流失的进行式，"小便难"是指津液不足影响到肾脏的血流量。胡希恕老说："我们要重视小便数这个问题，凡是应该发汗的病，小便数的时候绝不可以发汗，《金匮》水气篇里有个条文讲到'然诸病此者小便数者，皆不可发汗'，这个要注意。这个'小便数'是意味着津液已经不守，再发汗就进一步地使津液流失，这个发汗是最能够亡津液的，这叫逆治。""小便数"与"小便难"都可以在阴证中出现，仅仅是在津液不足的程度上稍有不同。用第7条的条文方证去看第11条条文的第一小节，十分契合。

"微恶寒"，应该是"脉微，恶寒"。宋本第22条桂枝去芍药加附子汤证中的"若微恶寒者，桂枝去芍药加附子汤"，也是类似的叙述。大塚敬节认为条文里的"微"字有特殊用

意，它不是微小的微，而是幽微的微，寓有阳气不足之意。"微恶寒"是表阴证的恶寒，区别于表阳证的"恶寒"。我认可大塚敬节的观点，"脉微，恶寒"，"脉微"才能显示其"恶寒"是陷入阴病的"恶寒"。太阳伤寒误治，陷入了阴病，一般由于出汗过多。宋本第 211 条云："发汗多，重发汗者，亡其阳。""亡其阳"是论叙病因病机。其临床脉症会怎么样呢？"亡其阳"的典型脉症就是"脉微，恶寒"，这是太阳病陷入阴证的桂枝加附子汤证。如果医者还是以"脉浮，自汗出，恶寒"为依据而投解表的桂枝汤治疗太阳中风，那就是方向感辨证的错误。因此，条文明确地指出："反服桂枝汤。"

（2）第二小节是使用桂枝汤解肌发汗以后，疾病陷入了阴证，出现了阴阳并虚证候，并且患者已经出现厥逆、吐逆不止的危证，必须先行回阳救逆，使用甘草干姜汤类方。

"得之便厥，咽中干，烦躁，吐逆者，与甘草干姜汤，以复其阳。""得之"，承接第一小节的桂枝加附子汤证，却使用了桂枝汤。

"便"，就，马上。引申出误治以后的症状。"便厥"，是马上出现了四肢冰冷。这个问题，我一直找不到答案。后来反复阅读胡希恕老的著作，终于找到了为什么这么快就出现四肢冰冷的答案。胡希恕老说桂枝汤"这个药用对了，患者好得挺慢；用错了，它立竿见影，马上就给你个样看看。不应该吃桂枝汤给吃了桂枝汤，吃了桂枝汤马上出现四肢逆冷，这是什么道理呀？津液再亡失，同时这个胃也虚，这个津液达不到四末，这个手脚离心脏都远呐，所以血液、津液达不到这个地方了，他就凉。这个在《内经》中有了，它说'脾为胃行津液'，到脚上，脚上能行；到手上，手上能握。那么这个因为发汗津液亡失的太厉害了，远处的地方啊，达不到，所以他厥冷"。

"厥，咽中干，烦躁，吐逆者"，由于津液流失过多，全身有效血容量开始出现不足的厥逆证，如身体变凉、手足变冷的厥证。咽喉中由于唾液不足而咽干，心脑供血受影响出现烦躁，甚至引起呕逆。

"与甘草干姜汤，以复其阳"，给患者具有强烈储水作用的甘草干姜汤，使其恢复丢失的津液。由于厥冷初起，未至于阳脱，为审慎起见而不用四逆汤，以免矫枉过正。

甘草干姜汤方：四两甘草，三两干姜。既能储水，又能截断与扭转津液的继续流失。众所周知，节流是开源，是存津液。津液充畅，人体的有效血容量就得以恢复，四肢的血流量充沛，自然就温了。

远田裕正教授在《伤寒论再发掘》中指出，干姜基本作用是反吐泻，反发汗，抵抗血管内水分的急性减少，间接地保持肾脏血流，起消极的利尿作用。陈修园《三字经》中所云"温摄法，草姜调"之言，早就道出其中的秘密。

《伤寒论》中的阳气是气血，也是津液。《周慎斋医学全书》所说的"阳气足则阴气尽化为血"，就是对《伤寒论》中"阳气"一词是指代"气血"与"津液"的最好注解。

汤本求真也是这样认为的。他在《皇汉医学·甘草干姜汤》中云："以复其阳，即血气是也。"胡希恕也是如是的看法,《胡希恕讲伤寒·甘草干姜汤》云:"这个'以复其阳'是复津液。"可见,"阳气是气血,是津液"的观点几乎是经方医生的共识。

大塚敬节在《临床应用伤寒论解说》中有关甘草干姜汤临床应用的一段话值得注意。他说:"本条中甘草干姜汤的应用指征为厥逆、咽中干、烦躁、吐逆,但《金匮》'肺痿吐涎沫,而不咳者,其人不渴,必遗尿,小便数,所以然者,以上虚不能制下故也。此为肺中冷,必眩,多涎唾,甘草干姜汤以温之'一条指出,并非必须以急性、剧烈的证候作为甘草干姜汤应用指征的。根据《金匮》的这个条文,我们会明白甘草干姜汤也可以口中积稀薄唾液、口中上泛水液、尿频、遗尿、手足冷等样的症状为应用指征。"

尾台榕堂在《类聚方广义》中认为,甘草干姜汤证是"厥而烦躁,多涎沫者"。

远田裕正在《伤寒论再发掘》中列出了甘草干姜汤证中症状与药物的相对应关系:厥(干姜)而烦躁(甘草),多涎沫(甘草干姜)者。现在临床上使用甘草干姜汤治疗口水多、遗尿、鼻血不止等疾病。

(3)第三小节是论叙投回阳救逆的甘草干姜汤类方后,患者阳回肢暖,然而脚挛急等阴津不足的脉症依然存在,于是使用了芍药甘草汤。

"若厥愈者,与芍药甘草汤,以其脚伸。"宋本该节文字为:"若厥愈,足温者,更作芍药甘草汤与之,其脚即伸。"如果服用了甘草干姜汤后患者的厥冷消除,厥还脉亦还,手足暖和了起来,就再用芍药甘草缓急补虚。服用芍药甘草汤后,脚的挛急缓解后就能屈伸自如。

条文中有一个重要的治疗原则值得诸位深入思考,就是对于误治所形成的阴阳两虚患者,为什么不使用合方,同时阴阳并补呢?

大塚敬节在《临床应用伤寒论解说》中提出并解答了这个问题。他说:"甘草干姜汤由甘草、干姜两味组成,芍药甘草汤由芍药、甘草两味组成。在这里,也许会有这样的疑问,能否将两个方剂合方,制成一个甘草、干姜、芍药三味药物组成的药方,而用于服用桂枝汤后发生的手足厥冷、脚挛急等症状?这样一起进行治疗会不会更好一些?有必要分成两次分别来治疗吗?这种疑问是有一定道理的。《伤寒论》的治疗具有固定的法则,而本条又提示了一项法则。服用桂枝汤后引起的手足厥冷等症状,是急性、剧烈而危笃的,然而脚挛急类的症状,不会立即影响到生命的重大事项。所以,以手足厥冷的重笃证候为目标,首先,以甘草干姜汤而救治;其次,再投芍药甘草汤以治疗脚挛急。如果将这两个方剂合方为一而使用时,药方的作用弱,不能适应峻急的病情。一般情况下,药方越简约,组成越单纯,越是能够救治突发的危急证候。就像我们看到的瓜蒂散、走马汤、桔梗白散等。如果言其大概,则组成复杂的药方多用于疾病过程缓慢的场合。"

大塚敬节的观点值得重视,特别对于急性外感热病的津液流失所形成的阴阳两虚病证,如果补阴补阳的药物合治,功效反而会受到牵制,不仅不会起到协同作用,还可能会产生拮抗。这条条文中的以复阳为先、补阴为后的治疗步骤，可以理解为《伤寒论》的治疗原则。由此可见，大论中的经方医学理论只是通过治疗用方前后的步骤表达了出来，经方学子应该从中汲取其理论营养。

根据日本汉方家实验的结论，芍药甘草汤对于老年人不能长期服用，如果连续服用 1 个月以上，可能造成假性醛固酮的增多和低血钾。"日本一项回顾性分析了 37 例服用芍药甘草汤（每剂含甘草 6g）和小柴胡汤（每剂含甘草 15g）后，发生假性醛固酮增多症患者的临床特征，并动态观察了 56 例服用芍药甘草汤和小柴胡汤患者的血钾水平。综合文献报道发现，服用芍药甘草汤后发生假性醛固酮增多症的中位时间为 35 天，服用小柴胡汤后发生假性醛固酮增多症的中位时间为 450 天。60 岁以上患者服用 30 天以上芍药甘草汤发生低血钾和假性醛固酮增多症的可能性约 80%。因此，对于 60 岁以上患者、服药时间超过 30 天及同时服用其他导致低血钾药物者，需警惕低钾血症和假性醛固酮增多症。"［引自《黄煌经方使用手册》（第 4 版）注解］

（4）第四小节讨论了汗法使用中的不及与太过所造成的人体伤害，可以热邪传里，形成阳明调胃承气汤证；或者陷入三阴，形成四逆汤证。"若胃气不和，谵语者，与调胃承气汤；若重发汗者，四逆汤主之。"条文的第一、二、三小节围绕可汗与不可汗的方向辨证，以及误治后的救治进行论叙；第四小节则重点讨论发汗时太过与不及的问题，以及误治后如何救治。

这小节所论叙的内容，和前面的桂枝汤、甘草干姜汤、芍药甘草汤的诊治没有什么直接的联系。从康治本第 11 条条文下所附录的药方，只有甘草干姜汤与芍药甘草汤，而没有调胃承气汤与四逆汤，就可以看出著者的用意。宋本的编者却不理解著者的用意，贸然地把调胃承气汤与四逆汤一并收录在该条文的下面。

"若胃气不和，谵语者，与调胃承气汤。"太阳病发汗不及时，或发汗药的用量不足，或护理不当等，导致汗出不彻会出现太阳未解而热邪传里，形成阳明腑实证。如宋本第 48 条云："二阳并病，太阳初得病时，发其汗，汗先出不彻，因转属阳明。"如果患者胃肠机能失调而便秘，出现谵语，但并未形成"痞满、燥实"的证候，只需给予调胃承气汤，使胃肠机能得到调整，大便得以通畅，病情则会改善。

其"谵语者"，必然神昏而语无伦次，所以常常称之为神昏谵语。又阳明矢燥则谵语，阴病亦有谵语。所以历代医家分谵语为两种，一种曰郑声，一种曰谵语。阳明病神昏谵语，其人如狂，弃衣疾走；阴病郑声，其人语声低微，恍恍惚惚。

"若重发汗者，四逆汤主之。"太阳病发汗太过或反复发汗，病情陷入三阴，引起脉微、四肢厥逆等脉症，此为甘草干姜汤加附子的四逆汤之主治证候。

此小节以误治后出现的两个性质完全不同的方证，来告示后学者病情的变化事先难以预料，要严守"随证治之"的规矩。正如大塚敬节所说的"早晨是承气汤证，晚上就变成四逆汤证"了，转眼之间病情就急转直下，真实地再现了紧张危急的临床现场，颇有深入研究的价值。

《士谔医话》也为此而大发议论："观仲景《伤寒论》，昨进桂枝汤，今进白虎汤者有之；晨进承气汤，夕与四逆汤者有之。不像今人死守一方，不敢稍有变易。"

此小节条文意在说明讲求疾病通治方法的重要性。先验的理论不是绝对的，以给定的先验理性去指导疾病的诊治往往是弊大于利。医者了解、熟悉、掌握了通治法，并在临床上做到"随证治之"和"方证相对应"，就会渐渐地进入"随心所欲不离矩"的境界。然而，医者对"随证治之""方证相对应"的向往，并不等于就找到了"随证治之""方证相对应"的感觉。因为既要娴熟于先辨病后辨证的治法，又要能够不受此治法的束缚，显然这里需要一点必要的过渡。

2. 关于"服桂枝汤"

康治本第9、第10、第11这3条都是有关桂枝汤的误治，即桂枝汤用错了地方。这3条条文里都有一个相同的词语——"服桂枝汤"。第9、第10条是"服桂枝汤"，第11条则是"反服桂枝汤"。其实第9条与第10条的"服桂枝汤"也应该加一个"反"字，都是桂枝汤用错了。

3. 医案介绍

这是我诊治的一个案例。

戴姓的56岁男性患者，外贸公司经理。持续低热近半年，体温37.5℃左右，中西药治疗未效，请假在家养病，心情非常焦急。1995年春天，开始找我看病。患者体型瘦长，神色憔悴，脸色苍白，恶风，头痛，心烦，自汗，下肢膝关节拘急、疼痛，脉象浮数，舌体稍大色淡红，舌苔薄白。腹壁薄而稍为拘紧。根据恶风、低热、心烦、头痛、自汗、脉象浮数，认定是桂枝汤证，就比较自信地投桂枝汤3帖。

二诊时患者说，服药以后出了汗，可是低热还没有退，反而出现恶寒加重，手脚冰冷，恶心厌食，口干咽燥，不欲饮水，手心汗出，有气无力，腰部感觉又冷又重，坐立不安。脉象沉细而数。诊察时闻到患者身上有尿臭味，就问："你小便的情况怎么样？"他说："我一直以来夜里小便次数比较多，吃了你的药以后，小便失禁了。"我意识到初诊时的辨证有错，只发现患者的桂枝汤证，却疏漏了阳虚之证。体型瘦长，神色憔悴，脸色苍白，夜尿频频，膝关节部位软组织拘急等症状都是虚证的表现。虽然脉象浮数，但是舌体稍大。注意到了腹壁稍为拘紧，忽视腹壁薄，其实"腹壁薄"也是虚证的表现。患者初诊时是桂枝加附子汤证，我误用了桂枝汤以后，出现小便失禁、恶寒加重、手脚冰冷、腰部冷重、恶心厌食、脉象沉细等，符合条文中"小便数，心烦，微恶寒，脚挛急，得之便厥，咽中干，烦躁，吐逆”的论叙，应该“与甘草干姜汤，以复其阳”。然而患者还有脐部悸动、腰部冷重的甘姜苓术汤证，于是投甘草干姜白术茯苓汤（肾着汤）3 帖。服药后小便失禁、烦躁不安、口干咽燥等症状明显减轻。原方再服 6 天后，半年以来的低热、恶风、头痛、厌食、恶心这些症状基本上都消失了，体温也恢复正常，但是却出现了疲惫、极度疲惫、嗜睡。患者感到迷惑不解，问我：“低热消退了，人怎么更加疲劳了？”我说：“不要惊慌，这种情况很多，病去人虚，这是久病患者刚刚治愈后的常见症状。”我就给他补中益气汤，吃了 7 帖以后，精神好转，体能也恢复正常了，停药观察。半年以后，我们碰到的时候，患者身体一直健康，低热没有复发。

这个病例开始是一个桂枝加附子汤证，我误用了桂枝汤，出现跟条文所叙相似的甘草干姜汤证与甘姜苓术汤证。这个病例在诊治过程中的脉症衍变和方证对应时的疗效，使我进一步体悟到《伤寒论》这本书的确是临床真实的记录。

4. 日本汉方家的经验

我使用甘草干姜汤也是得益于藤平健博士。他在《汉方选用医典·支气管炎》中记录了自己使用甘草干姜汤治疗支气管炎咳嗽的经验。现转录如下，和大家分享。

体力低落衰弱的人，患慢性支气管炎时被常用，全身稍有虚冷感觉，手足冰冷水般的痰屡出。这样的症状时服用，身体渐暖，咳嗽也会停止。

5. 问题讨论一

问：现在中药店对于中医处方中的药物味数有规定，一张处方一般要求起码要有 5 味药。我是一个年轻的中医执业医师，对于二三味药的小方一向不很重视，中药店这一规定在潜意识里对我也有一定的影响。我临床遇见遗尿比较多，有时有效，有时没有效果。但是还没有使用过甘草干姜汤。您能否介绍一下这方面的医案资料。

答：我临床治疗遗尿，使用比较多的药方是小建中汤、桂枝加龙牡汤、肾着汤与肾气丸，一般都以腹证作为这些方证鉴别的依据。我使用甘草干姜汤治疗此病的典型病例还有待于整理，现在先介绍赵守真的一个医案［广东中医，1962（9）：14］，供你参考。

刘某，男，30 岁。患遗尿症甚久，日则间有遗出，夜则数遗无间，良以为苦。吾见前服诸方于证未尝不合，何以投之无效？细诊其脉，右部寸关皆弱。舌白润无苔。口淡，不咳，唾涎，口纳略减。小便清长而不时遗夜为甚，大便溏薄。又甘草干姜汤证原有遗尿之源，更为借用有力之依据。遂疏予甘草干姜汤。炙甘草 24g，干姜 9g（炮透）。日 2 帖。3 日后，尿遗大减，涎沫亦稀。再服 5 日而诸症尽除。然以 8 日服药 16 帖，竟愈此难治之证，诚非始料所及。

我想，这则医案，用甘草干姜汤治疗遗尿，达到如此好的效果，除方证相对应以外，甘草用量接近干姜的 3 倍，当是一个重要的经验。

6. 问题讨论二

问：什么是随证治之？

答："随证治之"四字，来源于宋本第 16 条："观其脉证，知犯何逆，随证治之。"它只专注诊治现场患者脉证、腹证等状态，是一种无前提性、无中介性的辨证方法。

随证治之的方法是经方医学的基本常识，但一般中医师并不喜欢这种方法。因为这种方法的基础是方证相对应。如果还没有掌握一定数量的方证，就无法进行具体问题具体解决。曹颖甫曾经苦口婆心地说明随证治之与按照病因病机病名辨证的不同。他在《经方实验录》中写道："或谓仲圣之脉症治法似置病因、病原、病理等于不问。非不问也，第不详言耳。惟以其脉症治法之完备，吾人但循其道以治病，即已绰有余裕。故常有病已愈，而吾人尚莫明其所以愈者。"

但是医者的人类本能并不满足于曹颖甫所谓"有病已愈，而吾人尚莫明其所以愈"的境地，总想从成功的"知其然"中，再进一步探求而"知其所以然"。甚至内心深处总认为"知其然"是偶然的经验，而"知其所以然"才是真学问。我对这个问题思考了很久，后来在《经方医学的生长点》一文中曾经做了系统的回答。

随证治之还有一层含义，中医只能通过现场的脉症来辨别病证，在病证的发展过程中，医者要紧紧地跟随着病证的变化而处方用药。相比之下，以病因病名来处方用药是中医走向衰败的根源。事先认定的所谓伤寒、热病，或者时病的先验认识，往往是具体辨证处方的障碍。这样的辨病施治是画地为牢，自设陷阱。

第 22 讲　康治本第 1 ～ 11 条条文小结

《伤寒论》的文本，条文与条文之间，彼此都是有机联系的。为此，学习《伤寒论》先要领会条文排列次序的内在含义，才能更加有利于进入经方医学的大门。

康治本第 1 ～ 11 条的内容，相当于宋本太阳病上篇。

第 1 ～ 3 条，是太阳病的提纲证和分提纲证。

第 1 条：太阳之为病，脉浮，头项强痛而恶寒。

第 2 条：太阳病，发热，汗出，恶风，脉缓者，名为中风。

第 3 条：太阳病，或已发热，或未发热，必恶寒，体痛，呕逆，脉阴阳俱紧者，名为伤寒。

第 4 ～ 8 条都是围绕着桂枝汤证的辨治。

第 4 条：太阳中风，阳浮而阴弱。阳浮者，热自发；阴弱者，汗自出。啬啬恶寒，淅淅恶风，翕翕发热，鼻鸣干呕者，桂枝汤主之。

这是非常规的无汗桂枝汤证治。

第 5 条：太阳病，头痛，发热，汗出，恶风者，桂枝汤主之。

这是常规的有汗桂枝汤证治。

第 6 条：太阳病，项背强几几，反汗出恶风者，桂枝加葛根汤主之。

项背强几几一般以无汗的葛根汤证为多，然而桂枝加葛根汤却有汗出，因此作者谓之"反汗出"。

第 7 条：太阳病，发（汗），遂漏不止，其人恶风，小便难，四肢微急，难以屈伸者，桂枝加附子汤主之。

这是太阳病误治后陷入表阴证的桂枝加附子汤证治。

第 8 条：太阳病，下之后，脉促胸满者，桂枝去芍药汤主之。

这是太阳病下之后，出现脉促胸满的桂枝汤的减味方证。

第 9 ～ 11 条都涉及疑似的桂枝汤证，以及误用桂枝汤后的辨治。

第 9 条：服桂枝汤，或下之后，仍头项强痛，（翕）翕发热，无汗，心下满微（痛），小便不利者，桂枝去桂枝加白术茯苓汤主之。

这是误用了桂枝汤以后，微邪郁表合水饮证依然存在，形成了桂枝汤的加减方证——

桂枝去桂加白术茯苓汤证。

第10条：服桂枝汤，不汗出后，大烦渴不解，脉洪大者，白虎加人参汤主之。

这条论叙医者把麻黄汤类方证误用了桂枝汤，促使病情传变到阳明外证，出现白虎加人参汤证。

第11条在宋本中是太阳上篇的第29条，也是一条总结性的条文。

康治本65条为1卷，没有三阴三阳的冠名分篇，条文也没有标出1、2、3、4、5……的顺序编号。我们这里讲的条文编号，是后人添加的。宋本太阳病一共分三篇，太阳上篇、太阳中篇和太阳下篇。康治本第1～11条，相当于宋本太阳病上篇的第1～30条。康治本中的这11条条文在宋本中都有存在。

第 23 讲　康治本第 12 条——葛根汤证治①

1. 学习条文

第 12 条：太阳病，项背强几几，无汗（恶）风者，葛根汤主之。

上述条文中"无汗"后面本来是没有一个"恶"字，是根据宋本加的，所以用了括号。

条文中以"太阳病"3 个字开头，是一个方向感的辨证，由此我们就知道"太阳病"一般所应该选择的是汗法的药方。在康治本第 1 条的太阳病提纲证中，已经出现"头项强痛"，本条所说的"项背强几几"仍是提纲证中的"头项强痛"，不过"项背强几几"的肌肉拘紧强直与活动不利的部位不仅是颈项部，还一直向下延伸至背部甚至腰骶部。但是单凭该症状并不能区分葛根汤证和桂枝加葛根汤证，因此文中又举出了无汗恶风，以与汗出恶风的桂枝加葛根汤证鉴别。

本条未举出发热，可见发热不是葛根汤证的特异性症状。但因其言及恶风，所以在外感热病时必须考虑伴有发热。同样有"项背强几几"的症状，桂枝加葛根汤用于"反汗出恶风者"，而桂枝加葛根汤再加一味麻黄的葛根汤却用于"无汗恶风者"。古人对于这种现象可能早已注意到了，因此条文采用了桂枝加葛根汤与葛根汤互相对比的形式。一般来说，在外感发热恶寒的情况下，桂枝加葛根汤与葛根汤的鉴别，以汗出与无汗为目标。但在其他无发热的疾病时，如神经痛、关节痛、鼻窦炎等就难以用汗之有无来鉴别了，而体质壮弱、脉象虚实和腹肌弹力强弱，就成为辨治的要点。一般来说，葛根汤证脉浮而有力，体质较壮实，腹部弹力比桂枝加葛根汤证相对要强；而桂枝加葛根汤证的脉浮而无力，体质较虚弱，腹部弹力中度。

矢数道明博士在《临床应用汉方处方解说·葛根汤》中载有一个他自己诊治的案例。现介绍如下：

59 岁男子。虽身体健康，体质充实，但昨起患感冒、微热、头痛激烈、微恶寒、脉浮紧略数。服用葛根浸膏粉末来好转；再服 1 次，30 分钟后，纳食热鱼肉，气血顺畅，头痛、恶寒、肩背凝滞立刻消散，痊愈。

这个案例，展示了从体质状态到临床脉症，基本上等同于条文中的方证。

2. 治疗太阳病以"桂枝汤、麻黄汤、葛根汤"三方鼎立为纲

自从孙思邈在《千金翼方》提出"夫寻方之大意,不过三种:一则桂枝,二则麻黄,三则青龙。此之三方,凡疗伤寒不出之也"的三方鼎立为纲的观点以后,这一方面的研究一直是经方临床家研究的热点。

《宋以前伤寒论考》各论一《关于宋版伤寒论的"三纲鼎立"》中做过如下的综叙:"陆九芝不用'三纲鼎立说',而是以'三级阶升说'立论,以发汗力的大小为基准立论,一大青龙汤、二麻黄汤、三桂枝汤为发汗顺序排列,即麻黄比桂枝强,石膏、麻黄、桂枝比麻黄、桂枝强,石膏的发汗力是最强的。因此,在《宋版伤寒论》的'后序'中,最后有'桂麻剂的非适应例和白虎汤'的论述。张山雷进一步发展了'三纲鼎立'说,在桂麻剂中加入葛根,葛根有升发阳气的作用,治疗胃土的闭塞和胃家的清阳下陷[四纲鼎立(麻黄汤、桂枝汤、葛根汤、青龙汤)]。'阳明如能够升发郁气,便如虎添翼有猛烈之势,使肝木之气柔和',这使传统的三纲鼎立说得以发展。"

假如说桂枝汤证是太阳中风,麻黄汤证是太阳伤寒,那么葛根汤证就是太阳温病。康治本没有出现有关"太阳温病"的条文,然而在宋本中有"太阳病,发热而渴,不恶寒者为温病"的条文。太阳病就可以用太阳中风、太阳伤寒、太阳温病三类病证所概括。孙思邈所谓的"麻黄汤、桂枝汤、青龙汤"来治疗太阳病的三纲思想,其实应该以"麻黄汤、桂枝汤、葛根汤"的三方鼎立为宜。

恽铁樵先生也持同样的观点:"桂枝汤、麻黄汤当同以口中和为主症云云。学子遵此施治,不啻指南良针。实则口中和即不渴之易辞,不渴即由太阳温病之渴字悟来。仲圣待人以智,故遂不自觉其言之约耳。更例如由太阳温病之项背强几几,可以推知太阳痉病之背反张,身体强几几然者,乃疾病之传变也。诚以项背强几几尚为津伤邪袭之轻者,若治不如法,更汗下伤其津,势必背反张,身体强几几然,而为进一层之痉病矣。此《伤寒》《金匮》之可以通释者也。"

曹颖甫《经方实验录》更明确提出:"与太阳温病对称者,为太阳伤寒;与伤寒对称者,为太阳中风。然则太阳温病之异于太阳中风、太阳伤寒者何在乎?曰:太阳中风、太阳伤寒是皆太阳病之津液未伤者也。若其人先自伤津,续得太阳病,是即太阳温病。是故伤津二字,实为太阳温病之内蕴,此乃绝无可疑者。惟其内津已伤,不能上承口舌,故作渴。故仲圣曰:太阳病,发热而渴⋯⋯者,为温病。且将渴字特置于'而'字之下,以彰其首要。惟其内津已伤,不能注输背脊,故非但头痛项强,且进而为背部亦强几几矣。故仲圣曰:太阳病,项背强几几⋯⋯葛根汤主之。是故渴与项背强几几同是伤津之外证,实一而二,二而一者也。学者既已知渴与项背强几几同为太阳温病葛根汤证之主症,更可由此左右推求,自得逢源之乐。例如由太阳温病之渴,可以推知太阳中风、太阳伤寒之不渴。"

曹颖甫所谓的"与太阳温病对称者，为太阳伤寒；与伤寒对称者，为太阳中风"，有意无意地触及了野性思维中的对称性原则。以上是以方药结构的角度来看《伤寒论》方证组合的对称性，在曹颖甫先生的眼中，桂枝汤和葛根汤是以麻黄汤为对称轴的两个相对称的方证。这种对称性，需要用实化与虚化，以及热化与寒化来加以说明。

3. 医案举例

我们再通过两个病例来看看葛根汤证的临床诊治过程。

（1）温某，女，42岁，体重70kg，身高160cm，整体有点胖、壮健的样子。食欲旺盛，适应繁忙的工作。她是外地人，住在我家隔壁。7年前的早春，天气还是比较冷，患者因为自己胖，故每天总是要去晨跑，跑了以后再去上班。那天早晨，她醒过来以后说自己头痛，但是为了坚持锻炼，仍然外出晨跑。本来她一跑就有汗，但那天的晨跑没有出一点汗，身体感觉非常累。跑完回家以后，一点食欲也没有，只喝了一杯牛奶当早餐。头痛得不得了，恶寒非常明显，感到口干、口渴，体温39℃。因为是邻居，她就找我看病了。我急着要上班了，但大家是邻居，不看又不好。于是我匆匆忙忙地给她诊治。根据她当时所叙述的这些发病经过与一系列症状，并看了一下舌象——舌淡红，苔薄白，就开了一个葛根汤的处方：葛根、麻黄、桂枝、白芍、炙甘草、生姜、大枣各10g。开好方以后，我就一路小跑着上班去了。她家里人把药抓来煎好以后放在她的床头，她整个上午都躺在床上翻来覆去说自己很不舒服。中午我下班的时候，家里人说她高热未退，头疼得厉害。奇怪的是，煎好的中药她不喝。我到了她家，看见我她也一声不吭。我问她为什么不吃药？不吃药的话，高热不退就要去住院了。她一听说住院就很怕，外地人在这里打工就怕生病住院。她还是不讲话，用非常不信任的眼神看着我。她的家人把药重新加热后，看着她把药喝了下去。我晚上回来的时候，她已经痊愈了，笑哈哈地一脸高兴。我就问她："中午的时候请你喝药，你为什么眼睛瞪着我看，一脸不信任的样子？"她说："真是对不起，今天早晨我看你看病的时候慌慌张张，脉都不按，也没有腹诊，只看舌头、问一下症状就开了处方，我心里对这个方子不信任，所以不敢喝下去。后来家人逼着我喝了药以后，就睡着了。中午的时候中餐也没有吃，一直睡到下午3点，睡眠中出了一身的大汗，出汗以后就感到整个人轻松了，体温也退了，后来肚子饿了，喝了稀饭。"

我的这个邻居是一个中年妇女，高中文化，是个中医爱好者，经常来问我读什么中医的书好。我告诉她多读读黄煌、冯世纶、胡希恕的书容易入门。近年来，她说自己已经把《胡希恕讲伤寒论》读了两遍。她早晨发热的时候，把《伤寒论》的方证和自己的症状对照着查看了多次，也寻找不到一张合适的药方。她发现《伤寒论》里的条文和自己的病证差距很大，于是心里非常失望，觉得学习了那么长时间的中医，连一个感冒都无法认识清楚。

"你为什么给我开葛根汤？我看我的症状和书上讲的一点也不像。"她问我。

"你把临床诊治具体的患者想得太简单了。书上讲的是典型的方证，但是临床遇见的患者往往是非典型的病证。中间的差距，除了读书与老师讲解之外，主要依靠自己去体悟。"我对她的问题产生很大的兴趣，于是耐心地和她交谈。"你这个人体质还是比较好的，一直没有生过什么病。今天外感发热的病证应该可以排除了虚证。今天早晨，你头痛、恶寒、发热，体温39℃，不按脉也知道是太阳病。为什么给你葛根汤呢？虽然你没有颈项强硬疼痛，但是头痛严重也是"项背强几几"的状态。你的体能壮实，出现恶寒、发热、无汗、头痛等症状，的确靠近于麻黄汤证，但是你有口干、口渴，这就说明你不是一般太阳病的"口中和"，而是太阳温病的葛根汤证。《伤寒论》葛根汤方的药物是葛根四两，麻黄三两，桂枝二两，因为你"项背强几几"的葛根证不明显，葛根的量就不多用了。现在你想想对症不对症？因为对你太熟悉了，一个直观的印象就能决定你的方证。"

她说非常感谢。就和我讨论起葛根汤为什么效果这么好，吃下去只有几个小时热就退了。我说你今天出现的是非常典型的外感发热的葛根汤证，经方医学的方证相对应就能达到这样的效果。日本山本严先生提倡"山本严流汉方"是在被称为"5分·15分测试"的中药试饮基础上，在临床实践中构筑起来的。所谓的"5分·15分测试"，是让患者服用适合患者的中药方颗粒剂5g左右，有时让患者在诊察时服用5分钟后、15分钟后，由患者自己判定自觉症状的改善度。令人惊讶的是，在这个效果判定中，患者的自觉症状的改善非常明显。山本严先生的目标之一就是明确中医方剂的适应病态，是掌握方证并给予与病证相对应的方剂。

（2）大塚敬节在《汉方的特质》中介绍了一个题为"原因与病名俱不明的肌肉疼痛用葛根汤加薏苡仁"的病例。病例如下：

患者为11岁男孩，初诊在1963年11月21日。

据此患者云：幼小时候常会有自家中毒症（神经敏感），其他并无显著的病患。但自4月间起，背部与大腿部感觉疼痛，不能上学，在家也因疼痛而不能做功课。9月起，更变为右腕也痛起来，试过各种治疗，均不见效。到最近，医师却说是神经的影响，而不当为问题。体格营养俱属普通。其脉浮大数，并有心悸亢进，此或因初诊，患者兴奋所致，亦未可知。

其疼痛，为右肩胛与右前膊及左右大腿内侧的肌肉疼痛。腹诊之：只见在左下腹腹直肌略呈紧张而已，他无着变。我对此使用葛根汤加薏苡仁。服药两周，便忘记了有病，能够上学了，且就此而告痊愈。

对此患者，其所以使用葛根汤，乃是脉之浮大数及全身肌肉结实为目标。此际之加薏苡仁也许是画蛇添足，但因此药具有缓解肌肉紧张、消除疼痛的功能，故试加之。

将如此的患者作为神经症而不予治疗，实成问题。自己不能治好，却将之推作神经的影响，那怎么行呢？汉方医学，自古以来，一向是站在身心如一的立场上的，此与近年才开始提倡精神身体医学等学说的西洋医学，迥异其趣。

这个病例中，大塚敬节紧紧地抓住"脉之浮大数及全身肌肉结实为目标"而选择了葛根汤。同时我们可以看到，葛根汤条文中的方证与临床上具体的方证同中有异，异中有同。条文方证中的"项背强几几"可以扩展为"全身肌肉结实"；条文中没有脉象，但条文的"太阳病"，可以与患者出现的"浮大数"脉象相对应。总之，通过具体生动的病例，可以帮助我们更加全面深入地理解条文。

4. 葛根汤是个常用的方剂

胡希恕老常用葛根汤治疗各种各样的疾病。他在谈到这个问题时说："葛根汤这个方剂是最常用的，我们在临床上无论是感冒或者是流感，看到这个人没有汗、特别恶寒就可以使用。项背强有的不明显，有的非常明显，无论明显不明显，只要是无汗，特别是恶寒厉害，就有考虑用葛根汤的机会。"胡希恕老这段话就点明了临床上使用葛根汤不一定像我们书上讲得那么典型。

日本人是怎么看待葛根汤的呢？日本的一般老百姓都把葛根汤作为感冒发热的家庭用药第一方，一有感冒发热恶寒就自己买葛根汤服用，一点也不顾忌麻黄、桂枝的辛温。大塚敬节等人编的《中医诊疗要览》中认为，葛根汤是治疗感冒的有名药方，用于感冒初起太阳病有表实证的时候，以脉象浮有力、有恶寒或者恶风而发热、有背部以及项部的强直、口渴作为目标。此时以不出汗为常。方里有麻黄、桂枝辛热的药物，治疗太阳病伤寒无汗的恶寒发热；有葛根辛平、辛凉的药物，治疗阳明内热，以及内热伤津所造成的颈项强直和口干、口渴。

5. 葛根汤的药物组成

葛根汤的药物有麻黄、桂枝，那么厉害的药，有的医生就不敢开了。这个人发烧了，你还开麻黄、桂枝，认为违反了传统的"寒者热之，热者寒之"的原则。经方从临床的疗效出发，长期以来用葛根汤治疗外感发热，即使是高热，只要体能不虚，有恶寒、颈项强直、无汗、口干等症状，就可以使用葛根汤。

《神农本草经》讲葛谷"味甘平，主消渴，身大热，呕吐，诸痹，起阴气，解诸毒，葛谷，主下利"。什么叫葛谷？葛谷就是野葛的种子，而葛根则是野葛的根。葛谷能够治下利，葛根其实也能够治下利。陶弘景《名医别录》中也讲到，葛根是无毒的，主治伤寒、中风、头痛，解肌发表、出汗，它本身就能够出汗开腠理，疗金疮，止痛、胁风痛；生葛根的汁大寒。《神农本草经》认为，葛根的药性是甘平、甘凉；《名医别录》则认为是大寒，能够治消渴、伤寒壮热。把葛根的这几个作用综合起来，就得知葛根对太阳温病是有作用的。由此可见，葛根汤的治疗范围，有别于太阳中风的桂枝汤证和太阳伤寒的麻黄汤证，它是治疗太阳温病，是太阳阳明合病。

康治本葛根汤的药物排列次序：葛根四两，麻黄三两，桂枝二两，芍药二两，甘草二两，生姜三两，大枣十二枚。

宋本中葛根汤的药物排列次序：葛根四两，麻黄三两，桂枝二两，生姜三两，甘草二两，芍药二两，大枣十二枚。

远田裕正在《伤寒论再发掘》中探讨了葛根汤的命名与药物排列次序，他认为："麻黄汤也许因为麻黄是发汗作用的主药，麻黄汤这个汤名对于生药复合物来说，可能是适合的。但是，不管是青龙汤或葛根汤，起发汗作用的也可认为麻黄是'主药'，那么青龙汤或葛根汤之命名就不适宜了。葛根汤的作用，能使项背僵硬轻快，从这点说，葛根是主药，葛根汤的命名是合适的。那么对桂枝加葛根汤该怎么看呢？这种汤中使项背僵硬轻快作用的葛根也应该是主药。由此，我们就可以说，把桂枝加葛根汤这一生药复合物，也应该叫作葛根汤了。对于葛根汤这一生药复合物，将其称为桂枝加葛根麻黄汤，在明确地表示该汤的形成过程这一点上，可以说是更适合的。该汤之所以命名为葛根汤的理由，可以认为是在主药这一概念之外。不过，对此问题的解答，据我所知，还没有发现过。根据康治本中药方的命名法大原则，把葛根麻黄提到生药排列的前头位置，才把葛根作为汤名的，从道理上可以讲得通。至于为什么发生了生药排列的变化，为什么有必要以单味生药命名葛根汤，根本理由还不清楚，真正最希望知道的是它的必然性。"然而宋本中葛根汤的药物排列次序已无法找到原始的那种排列规律。

6. 葛根汤的煎煮法及服法

康治本中葛根汤的煎煮比较简单，"右七味以水一斗"，以水一斗的量算是比较多的，一般都是用水七升、八升。先煮葛根和麻黄，"减二升去白沫，内诸药，煮取三升，去滓，温服一升"，每次服的量只是所煎汁的三分之一。宋本中对葛根汤煎煮的要求和康治本相同，但服药以后的护理比较细致："覆取微似汗。余如桂枝法将息及禁忌诸汤皆仿此。"对"覆取微似汗"这个要求要活看，体能强壮的人出汗比较多也是可以的。前面介绍我的邻居温姓妇女服用了葛根汤以后的病例，"睡眠中出了一身的大汗"而愈的情况也是存在的。总之，在整个药物的煎煮、护理方面，宋本更加入细，更加周到，这也说明了康治本更原始、更古朴，宋本是在康治本的基础上发展起来的。

7. 从桂枝加葛根汤到葛根汤

在宋本中，葛根汤出现在第31条，而第31条是太阳病中篇的开始。太阳病上篇主要围绕着太阳中风桂枝汤证展开，其中的桂枝加葛根汤证与葛根汤证中都有颈项强几几。通过葛根汤证的诊治承前启后，慢慢地进入了太阳伤寒的论叙。葛根汤以后是麻黄汤、青龙汤，这样一步一步，一个环节一个环节都是连贯的。

其实，《金匮要略》中的第一方——栝楼桂枝汤，其方证中也有颈项强几几，所以组成应该是桂枝加葛根汤，再加栝楼根才是。陆渊雷在《金匮要略今释·痉湿暍病篇》中写道："葛根汤证即刚痉，桂枝加葛根汤证即柔痉，下文栝楼桂枝汤方，吉益氏谓宜有葛根是也，二方皆主项背强几几。""吉益为则在《方极》云：栝楼桂枝汤，治桂枝汤证而渴者。吉益氏又谓此方当有葛根是也。方用桂枝汤以解有汗之太阳，用葛根以输津，楼根以生津。"

外感初期恶寒发热首选葛根汤是常规用法，但它是建立在一般体质患者、未经误治的基础之上。然而医者容易抓住前者而忘掉后者，所以会有意无意地被疾病谱——方证牵着鼻子走，主动的全方位的方证相对应蜕变为被动的一厢情愿的疾病谱——方证辨证。

葛根汤、麻黄汤、桂枝汤治疗太阳病，这是《伤寒论》整理者的论叙。然而我们教科书上却有另外的论叙，认为葛根汤、麻黄汤、桂枝汤治疗风寒束表。这是两种完全不同的观点来解释同一病证与同一诊治方法，前者立足于从人体内部抗病时阳气涨落状态，后者着眼于外部病因侵犯人体的病况。对于同一外感表证，前者认为是太阳病，是表阳证，也是表热证；后者认为是风寒束表，是表寒证。从这里我们就可以体悟到中医学不同学说流派的不同理论叙说。几千年来，我们习以为常地用表寒证来指代太阳病，渐渐地忘记了《伤寒论》原旨——太阳病是指人体阳气刚刚发动，这时的阳气相对储藏量还没有大量消耗，人体是通过升高体温来抵御外感病邪的侵入。这一阶段的发热是反应性发热，需要辛温解表的方药予以因势利导，如果使用寒凉方药压制发热，就会挫伤正气。

承淡安先生在《伤寒论新注（附针灸治疗法）》中指出，葛根汤证广泛地出现在五官科、皮肤科、神经科、骨伤科等疾病的某一阶段，只要方证相对应，使用葛根汤就能取得卓越的疗效。他介绍了吉益东洞用此方治疗头身部疮疡初起与鼻渊鼻漏臭脓浊涕的经验，传统中医学诊治这些疾病肯定以疮疡与浊涕为主症，然而经方医学并不尽然，经方医学自有一套独特的认知系统。

8. 问题讨论

问：学习《伤寒论》的通治法，除了能够提高临床疗效之外，对于医者的诊治思维有什么帮助？历代名医都能够运用通治法吗？如果没有能够掌握通治法，临床上会犯错误吗？请举例说明。

答：在辨病基础上辨证施治占绝对主流的中医学发展史上，《伤寒论》的通治法处于历史记忆的下意识之中。现在要纠正按病辨证的单一思路已经是非常困难的一件事，因为它不仅影响医者的"意识"层面，而且影响到"潜意识"层面，即使是精通《伤寒论》的大医家也未能幸免。比如有一位著名的医学家强调，一定要把太阳病（流感、普通感冒）与温病卫分证区分开来，因为太阳病可以使用汗法，而温病（主要指传染病）不能使用汗法，在传染病的前驱期不能使用汗法，如流行性出血热前驱期误用氨基比林可能会导致死亡，所以发汗剂麻黄汤、大青龙汤、桂枝汤不能使用。在这位著名医学家的眼里，只有抽象的"温病"的病因病名，而没有具体的患者。

从通治法来看，方证可以出现在任何一个病证之中。所有其他医学经典与名著中所罗列的一个疾病常见的几个方证，仅仅是大概率而已。

通治法的临床作用往往会出乎人们的意料之外，具体例子不胜枚举。这里介绍陆渊雷《金匮要略今释·痉湿暍病篇》中的一则病例："清川玄道云：官吏玉井某之妻，年二十八，怀孕八个月，全身水肿，憎寒，肩背强急，心下硬满，短气。乞治于产科某，经四五日，病益甚。因邀余诊之，脉伏弦，面色青惨，舌上滑白，自中脘至小腹，发紫黑斑点，更无胎动，口中带秽气，知其胎已死。然其症时有缓急，缓则能言语，渴而引饮，急则人事不省，角弓反张，三五丈夫不能镇压之。余意若下其死胎，有暴脱之虞，不如先治其痉。连服葛根汤，诸症渐稳，三日乃下其死胎而痉愈。余姊氏十八岁顷，初妊娠八个月，罹此患颇危急，先考泽玄英义用葛根汤，满月而平产。余亦得奏此效。抑此方治外邪项背强急及痉病痢疾，其神效固不待言。即积年之肩背凝结，往往一汗之后，其病若失。渊雷案：此二案并是子痫，子痫发热者，此方或可用。"

然而，通治法这个经方医学的基本知识，对于未了解这一理念的人来说，无疑是天外之音。不仅上述的张山雷如此，日本汉方家巨擘——汤本求真也是如此。他在《皇汉医学·黄芪及建中剂不可应用于肺结核》中以沉痛的笔调，诚恳地告诫后学者："余往年误认关于桂枝加黄芪汤以下仲景之意及此等诸方之诸家学说，用黄芪及建中剂于肺结核而致失败。当时学尚浅陋，不知其故，后读《兰台轨范》等书，乃始得解。余恐后世或有蹈余之故辙者，故将此等诸说特书大书于下，以为鉴戒。"这样悲天悯地的告诫也暴露了汤本求真所掌握的汉方医学概念不准确，因此引起了临床思路大混乱。

对于汤本求真的告诫，陆渊雷是有所警惕的。他在《金匮要略今释·血痹虚劳病篇》中说过："凡慢性病，见营养不良、机能衰减之证者，古人统称虚劳，如肾上腺病、遗精病、前列腺痿、阴痿、坏血病、白血病、贫血病、萎黄病、神经衰弱等，古人皆以为劳伤所致，皆属于虚劳之范围。惟肺结核即次篇之肺痿，而注家亦与虚劳等视。盖中医之用药，视证不视病，故病名多泛滥无断制，虚劳其尤泛滥者已。"

其实，肺结核这个病，不同的人有不同的表现，其中有的就可能是建中汤证。当患者出现了建中汤证时，我们就不能因为他是肺结核病而拒绝使用建中汤。但是汤本求真预先就讲肺结核不能够用建中汤，这就是以病名作为研究对象，而不是以患者作为治疗对象了。杨大华在《皇汉医学选评》中说："汤本求真的建中剂不可应用于肺结核，折射出两个问题。一是对古方医学术语的研究不够深入，二是不能保持古方医学体系的纯洁性，混入后世理会而思路混乱。"

第24讲　康治本第12条——葛根汤证治②

1. 葛根汤医生

在风行"入欧脱亚"的明治时代的日本，人们常常以讥讽的口吻称呼社会上的庸医为"葛根汤医生"。因为低能的汉方医生，遇见任何疾病都只会开葛根汤这张药方。就像我们社会上把这类医生称为"万金油"医生一样。不过，我们也可以通过"葛根汤医生"这一轻蔑称呼的背后，从另一方面体会到葛根汤的应用范围之广大，它可以治疗许许多多的病证。的确如此，葛根汤绝不仅仅限于治疗感冒伤风，如果患者具有葛根汤证，不拘何种疾病都能取效。正如浅田宗伯在《勿误药室方函口诀》中所云："此方用于外感项背强急连五岁孩童皆知，此方具有种种妙用实属不可思议。"

2. 医案举例

先介绍两个日本汉方家的医案，以说明从通治法的角度使用葛根汤时，葛根汤证的主症是腰背部以上部位的肌肉紧张拘挛或肌肉松弛。

病例一　大塚敬节《汉方诊疗三十年·张口困难的患者》中使用葛根汤，治愈一位口噤不开的中年妇女。

36岁妇人，个子和胖瘦均中等。从5个月前开始，出现口张不开的症状，使用多种方法治疗均未见好转而来诊。即使勉强张口，因左侧颌关节发硬，疼痛得不能活动，好不容易才张口到能伸进一根手指的程度。脉诊和腹诊均未见异常。从《金匮》痉湿暍病篇中"口噤不得语，欲作刚痉，葛根汤主之"这一条条文得到启发，使用了葛根汤。葛根汤缓解肌肉紧张的作用广为所知，因此多用于治疗肩凝和腰痛，对于破伤风的痉挛也有缓解作用。考虑到这些情况，给予了葛根汤10日药量。于是出现了不可思议的效果，上述药物服完复诊时，已经能张口到八成的程度。继续服药至1个月余，便痊愈了。

大塚敬节根据患者面部的肌肉紧张痉挛，联想到面部和颈部也有连带的关系而使用了葛根汤。

我自己也患过口噤。1958年，我在温州市第五中学读初中二年级。当时学校响应国家勤工俭学的号召，在瓯江的北岸芦桥村设立农场。我在农场一边读书，一边劳动。有一次，我耳朵感染发热，红肿疼痛，全身恶寒，头痛得厉害，口不能开，心里极度惶恐不安，就请假回城治疗。后来在温州第一医院五官科、口腔科治疗，一边服用消炎药，一边针灸。大概治疗了1个多月，嘴巴才慢慢地张开来。现在回想起来，当时在发热恶寒、头痛厉害、口不能开的时候，如果使用了这个葛根汤，可能就会很快地治愈。

病例二 矢数道明博士使用葛根汤治愈一位眼睑下垂的重症肌无力的男孩

1966年1月21日初诊。去年12月5日发生39℃高热，热退后左眼睑下垂，不久又次发热39.1℃，伴头痛。翌日热退，但右眼睑亦下垂，两眼完全闭合。投中药，孩子都没服，病情加重，手足完全无力，腹直肌紧张，后头、项背硬而紧张，投葛根汤浸膏末，每次1.5g，日3次。服药后第5天，就能睁开双眼，7天为复归正常，手足亦有力。但到了4月份，可能伤食而吐利后，翌日右眼睑下垂，继续服用葛根汤经过顺利。矢数道明博士感叹道，葛根汤本来是缓解肌肉紧张的方剂，然而眼睑下垂是为肌松弛，手足无力也是肌松弛，但服此方后，反而能睁开眼睛和手足有力，此汤为汉方之妙。

矢数道明博士诊治中没有从重症肌无力的病名入手，他辨证的时候抓住了后头部、项背部肌肉的紧张、痉挛、强硬的症状与体征，"项背强几几"是辨证时的抓手。虽然男孩出现眼睑下垂，然而项背部位的肌肉、筋膜、肌腱都拘挛紧张。正是抓住了"项背强几几"这一主症，矢数道明博士才能够顺藤摸瓜地选择了葛根汤。这也佐证了刘渡舟教授说的一句话——抓主症是辨证的最高水平。

3. 日本汉方家对"项背强几几"的研究

日本许多汉方家如和久田寅、尾台榕堂、浅田宗伯等人引经据典，从各个角度对"项背强几几"提出了自己的看法。

和久田寅曰："几几者，以项背强，形容不便反顾伸舒之辞也。因其强极甚，故以此状之。"

尾台榕堂曰："成无己云：'音几几，引颈貌。几几者，短羽之鸟也，短羽之鸟不能飞腾，欲动时则先唯伸其颈。项背强者，欲动时亦如之。'程应旄曰：'几几者，俯仰不自如之貌。'按《素问·刺腰痛论》曰：'腰痛侠脊而至于头，几几然。几几之义，可见矣。'"

浅田宗伯曰："盖邪气屯于太阳，则项背几几然而强，不特项强，腰背亦然。《素问》云：'伤寒一日，巨阳受之。'故颈项痛，腰背强是也。"

汤本求真对他们的解释并不满意，他从临床实践出发，提出了自己的观点。他在《皇汉医学·葛根汤方》中说："余由多年之研究，知项背强几几者，乃自腰部沿脊柱两侧向后头结节处上走之肌肉群强直性痉挛之意，故病者若自云肩凝或腰背挛痛，可照余说问诊。尚有疑义时，则于右肌肉群，以指头沿其横径强力按压，而触知有凝结挛急，同时病者诉疼痛，则断为项背强几几，百不一失矣。然不拘此证之存否，有不自觉此证者，有虽自觉而触诊上难以确知者亦不少。此则非询问、触诊之周密，与参照外证及脉症而决之不可。而所以无汗恶风者，虽与一般麻黄剂无异矣。"

"断为项背强几几，百不一失"，汤本求真讲的是那么肯定。但是不要忘掉他的一个前提，是"然不拘此证之存否，有不自觉此证者，有虽自觉而触诊上难以确知者亦不少。此则非询问、触诊之周密，与参照外证及脉症而决之不可"。即并非完全是有这样的症状就可以使用葛根汤。有的人没有感觉到背部的紧张，有的虽有感觉但压上去也不明确，这些都要排除在"项背强几几"之外。同时我们还要通过问诊、触诊，根据脉症全面考虑，加上背部发现这个情况就更加客观。他最后还讲："而所以无汗恶风者，虽与一般麻黄剂无异矣。"所以读书，特别是读医书，不能成了禅家批评的"参死句"与"死于句下"。

汤本求真告诉我们，作为辨证抓手的"项背强几几"是可以用这个具体的背部肌肉按压的办法客观地测出来。这种求实的精神非常了不起。腹诊也是这样，对患者腹部肌肉整体和某一个具体部位的触摸按压，患者感到或压痛、或痞硬、或结节等，掌握住这样一些客观的诊察指标才可以。

杨大华在《皇汉医学选评·葛根汤之注释》中高度赞扬了汤本求真。他认为："把项背强几几具体化，赋予它实际的操作意义。由此看出汤本求真勇于探索的实践精神，较之于在书斋中臆测猜谜一样的，不知道强多少倍。对古方有所研究、有所发现、有所发明、有所补充，这才是真正的研究者。走过别人的故事，别忘了要添加自己的色彩，汤本求真真不愧为古方家的称号。"

杨大华先生肯定了汤本求真的实践性与勇于探索的实践精神。古人所谓的"九折肱方能为活人之术"，就是说明中医学实践的重要性。

龙野一雄也认为"项背强几几"是判断葛根汤证最重要的症状，从后头部一直到腰部肌肉强直、坚硬痉挛，或者用指头在竖脊肌按压，发现有这样一种凝结的地方、痉挛的地方，压上去是疼痛的，这些都算"项背强几几"的葛根汤证。除了外感病以外，"项背强几几"就涉及肩背痛、牙痛，甚至鼻窦炎、中耳炎也都会出现。此外，上半身局限性化脓性的炎症也要考虑它。

4. 葛根汤的治疗目标

龙野一雄对于葛根汤的治疗目标总结为以下 5 个方面：

（1）以发热恶寒（恶风）项背强直，无汗，脉浮紧数为目标。

（2）无热而以项背部紧张为目标。可用于肩疼痛，牙痛，鼻窦炎，中耳炎。用于鼻窦炎、中耳炎时，如脓液黏稠，就加桔梗；上火便秘时，应加川芎、大黄。汤本求真经验，鼻窦炎流脓涕可用葛根汤加桔梗、薏仁米。

（3）可用于身体任何部分，特别是上半身的局限化的化脓性炎症。

（4）用于发热，恶寒，头痛且下利者。

（5）用于闭经、遗尿、腰突等。

5. 葛根汤的两个腹证

大塚敬节发现了葛根汤证经常出现的两个腹证：一个是肚脐下面摸去有一条的"正中芯"证；还有一个是肚脐上面这个区域，就我们讲的水分、下脘处发生压痛。这两个腹证，对于治疗鼻孔、眼睛的疾病有指导意义。

6. 病例一则

葛根汤也是治疗脊椎疾病的好方，如强直性脊椎炎这一类难治的疾病，葛根汤使用的机会还是比较多的。体能差的，使用桂枝加葛根汤，桂枝加葛根附子汤也时有用到的机会。

我曾用葛根汤加味治疗一例强直性脊椎炎，颇有疗效。病例如下：

男，30岁，永强人。患强直性脊柱炎。近3年来经常发作，疼痛不得了的时候，家里把他送到杭州、上海去诊治。腰背僵硬，行走困难，要人扶撑着来诊。体重55kg，身高178cm。依靠西药止痛，有中医师使用过种种疗法，如沙疗、扶阳法（附子每天量120g），但病情有增无减。

2013年3月初诊，背部按诊发现汤本求真所谓的"于右肌肉群，以指头沿其横径强力按压，而触知有凝结挛急，同时病者诉疼痛"的征象。投葛根汤加芍药、当归、川芎。

处方：葛根60g，麻黄10g，桂枝20g，生白芍20g，赤芍15g，甘草15g，生姜6片，大枣10枚，当归15g，川芎10g。

患者体能上虽然非三阴病，但总有点血虚的样子。血虚的样子表现在什么地方？表现在说自己的视力很快地减退，脸色暗黄，所以加了芍药、当归两味药。我反复给他讲，服药后可能会更加疼痛。如果疼痛加重的话，治疗效果会好一点。患者服药以后，果然痛得不得了，他都忍住，一个星期以后慢慢有了疗效。就这样，在这个方的基础上加加减减，经过两年的治疗，腰背部僵直情况明显减轻，临床症状缓解。治疗1年后，患者结婚，坚持治疗，婚后第2年，其妻子生了1个儿子。现在患者经营一个小店铺，可以进行轻松的工作。有时候也出现病证反复，反复的时候就来受诊。身体状况和以前比较，各方面进步了好多。

这个病例诊断为葛根汤证，是运用了汤本求真的方法。处方用药，葛根每次是60g或60g以上。麻黄开始是10g，慢慢地增加，大概1周增加2g，这样增加到20g。桂枝20g，生白芍20g，赤芍15g，其实是一个桂枝加芍药汤。为什么桂枝汤加芍药呢？患者除了背部那么紧张以外，腹部的腹直肌也有拘急、痉挛，所以加大了芍药的剂量。

处方：葛根 60g 或 60g 以上，麻黄开始是 10 ～ 20g，桂枝 20g，生白芍 20g，赤芍 15g，甘草 15g，生姜 6 片，大枣 10 个，当归 15g，川芎 10g。

7. 葛根和葛根汤的基本作用

远田裕正教授认为，葛根解表的作用和皮肤的排水作用相关。虽然葛根能够滋润人体的津液，也有一种防止痉挛的作用，但也不能否定它有解表的作用，有增大项背部血流量的作用。在整个项背部、腰部那种肌肉痉挛，血流量不足的时候，其增大项背部血流量的作用是很重要的。葛根汤的结构形成是桂枝加葛根汤加上麻黄。葛根汤的基本作用是一种强排汗作用，在排汗方面，它比麻黄汤应该差一点，而比桂枝汤应该强点。葛根汤的特异性症状中没有发热，在外感热病时有发热恶寒，恶寒比较明显；内伤杂病时的葛根汤证一般是没有发热、恶寒。

讲解了康治本第 12 条后，要注意葛根汤的证治在文本结构中的承前启后作用。承前是承了桂枝加葛根汤的证治，启后就是开启了麻黄汤、大青龙汤这一类麻黄解表剂的证治。同时这条条文也是理解下一条"太阳阳明合病必下利"条文的基础。

8. 葛根汤的使用范围

汉方古方派遵从吉益东洞的"方证主义"，强调医者面临疾病总论的通治法与疾病分论的专治法的选择时，应以方证辨证的通治法优先。比如急性传染性脑膜炎、破伤风初期出现发热恶寒、颈项强直、脉象浮数的葛根汤证时，汉方医学古方派就会使用葛根汤，但祝味菊等经方家总是囿于疾病的特异性而反对使用葛根汤。前者如龙野一雄，他在《中医临证处方入门·葛根汤》中云："葛根汤即可用于伤风、流行性感冒、支气管炎和肺炎的最初期，麻疹、天花、脑膜炎、淋巴结炎、扁桃体炎、丹毒、猩红热及其他急性热性传染性热病。但是使用时期多为发热后 1 ～ 2 日。其后如具备上述适应证时，当然也是可以的。"矢数道明博士在《临床应用汉方处方解说·葛根汤》中云："刚痉（破伤风或脑膜炎、尿毒症，全身发作痉挛），葛根汤主之。"后者如陆渊雷在《金匮今释·痉湿暍病》中云："祝君味菊云：《金匮》之痉，乃肌肉与末梢神经之麻痹痉挛，非脑脊髓病。""则是刚痉之发，咀嚼肌最先痉挛，此乃破伤风之特征，非葛根汤所能治也。合前条观之，柔痉似专指脑脊髓膜炎，刚痉似专指破伤风，二病虽以痉挛为主症，然与寻常热病之项背强急者大异。《金匮》用葛根剂，误矣。"由此可见，祝味菊等医家尚未跳出疾病分论的窠臼，对于方证相对应还是有着一定的前提与保留。而强调以方证辨证的通治法优先的"方证主义"，几百年来已经融入汉方古方派医者的心中，即使像不很认同吉益东洞的龙野一雄也是如此。我们从中医诊治的角度来看，汉方古方派的主张，更能够有效地指导临床。

中国主流中医界很少有人使用葛根汤。近几年来，由于黄煌、冯世纶、李赛美等老师大力推广经方，用的人才逐渐地多了起来。而在现代日本社会，葛根汤可谓是名噪朝野。东京有一座著名的大楼，就叫作"葛根汤大楼"。葛根汤在日本早已经是一个家喻户晓的家庭常备感冒药。据说明治末年至大正年间，在东都有一位名誉全城的汉方家，对于颈以上的疾病大都使用葛根汤而取效。不管此说有几分真实，至少从一个侧面反映了葛根汤在当地的魅力与影响。

9. 葛根汤治遗尿

日本汉方家矢数道明博士认为，葛根汤对于那种嗜睡癖的人，有提神醒脑的作用。汉方家吉村得二氏在《汉方の临床》1957年4卷4号发表了《麻黄汤治小儿遗尿》一文，文中指出："用麻黄汤、葛根汤治疗小儿遗尿获得良效，主要是麻黄之作用。麻黄对夜尿症有效，可以理解为麻黄含有麻黄素、肾上腺素的共同作用。又麻黄为兴奋剂，能治寐中恍惚而尿床的患儿，服药之后能使患儿熟睡而不夜尿，但是虚证之小儿慎用。"然而从远田裕正教授的"汗下利之间协同的背反关系"的观点来看，发汗的方法治疗小便遗尿也是顺理成章。

常见的小儿遗尿一般是脾胃功能不好，经常有腹痛的，腹壁肌肉比较紧，但重压下去又感到深部肌肉弹力软柔而虚空的患者，用小建中汤、黄芪建中汤比较多。有的遗尿孩子，感到口水多，大便软，同时又出现了腰冷，我们经常用甘草干姜汤与肾着汤。

葛根汤治疗下利、遗尿，通过发汗治愈疾病，其中的机制可能比较复杂，但这是一个临床事实。

葛根汤除用于治疗感冒发热、颈椎病之外，治疗小儿遗尿也非常多见。小孩子经常有头痛，容易感冒，平时出汗少，脉象浮紧，体能还比较壮实，这样的孩子假如遗尿的话，用葛根汤能够取得很好的效果。使用葛根汤治疗小儿遗尿的经验，我是从日本汉方家那里学会的。从这里也可知，方证—疾病谱的知识应该成为通治法的补充。

举个病例说明一下。

有一个10岁男孩，体能发育得很好。2015年初诊。

他每天夜里遗尿，已经有6年时间了，有时一个晚上遗尿不止1次，遗尿以后他自己也不知道，一直到天亮才知道，有时候父母半夜催他起来小便。最奇怪的是很难叫醒他，拼命把他叫起来的时候，他都是朦朦胧胧。第二天问他，也不知道半夜催醒他小便的情况。他一直在治疗，中药、针灸治疗，效果都不好。平时经常有头痛、头胀，扁桃体有肿大，也容易感冒，出汗比起同龄的孩子要少，脉象浮紧，腹肌中等以上的弹力。这样就比较明确，是一个葛根汤证。

处方：葛根15g，生麻黄5g，桂枝5g，生甘草5g，白芍5g，生姜2片，大枣3枚。

开了 6 天的药。服药后有效，只偶然一次遗尿。先后坚持服药 20 天，自行停药。后来从他家人口中得知，夜里遗尿没有复发。

10. 问题讨论

问：方证辨证是不是原始社会先人所创造、所设计出来的呢？

答：方证辨证是原始社会先人"无意识理性"的产物，是"野性思维"的结晶。它是一种自发的规矩与秩序，是先人在无数次医治疾病的实践中，通过反复"试错"而发现的诊治疾病的规矩而已，而不是先人所创造、所设计出的。这种"方证辨证"的诊治方法是"具体的经验科学"，不需要有意识的理性去解释，去论证，可以省去传统的中医理论基础，所以即使是老外也能够在三五年之内掌握。我的一个德国慕尼黑中医朋友狄特马，他学习经方的经历就说明了这一点。狄特马从事中医临床已经有 20 多年的历史，一个偶然的机会，黄煌教授把他引进了经方医学的大门。他通过英文版的《伤寒论》去学习经方，用针药结合的方式去治疗各种疑难杂病，在当地具有了一定的影响。近 7 年，他多次到我诊所交流学习，每次有半个月的时间。他听不懂中国话，也不认识中国字，他是怎么把经方学的这么好的呢？他认为经方就是一门技术，即使没有中国文化的基础，也可以学会、学好。2018 年，我们受黄煌老师的邀请去英国伦敦参加一次国际经方会议。会议结束后，我们到德国慕尼黑拜访狄特马医生，狄特马医生热情地接待了我们。我们一碰面，就没完没了地谈起了经方医学，通过我女儿莘杉的翻译，狄特马讲述了自己最近治愈的一些典型病例。我们听了以后都非常兴奋，其中印象最深刻的是他使用桂枝人参汤治愈的一则一大便就会流鼻涕的病例。

一个 35 岁的男性德国人，两年来每日一大便就流鼻涕，鼻涕止不住。

这个患者为什么会找狄特马看病呢？因为他妻子安娜是狄特马的门诊常客，妇科病、胃肠病、皮肤病，狄特马看得都很好。而作为安娜的丈夫，他不相信中医，还时不时地讥笑妻子安娜，后来看到安娜的身体一天天健康起来，也渐渐地信服了中医。他自己出现大便时鼻涕不止这个令人尴尬的症状已经很久了。他去过医院，西医也说不出什么名堂来，治疗也没什么好的方法。在妻子的动员下，他抱着试试看的心态，跟着安娜来到了狄特马的诊所。

轮到他看病时，一开口就以一种挑战的口吻对狄特马说："医生，我每天一大便就鼻水直流，你能够治愈吗？"狄特马笑着说："试试看吧。"

患者肤色比较苍白，人比较瘦，体重只有 100 斤，身高 170cm，症状有心悸、心慌，经常有胸痛，口淡，胃口不好，纳呆，大便溏薄，左边的肩痛已经半年了，自述一大便就鼻水直流。舌苔是薄白，舌头大而色红，脉象是紧脉。腹诊是心下痞硬，腹肌弹力中度以下。西医诊断这个患者有冠心病、高血压、肩周炎等。

患者肤色比较苍白，人比较瘦，腹肌弹力中度以下，方向感辨证是虚证。那到底是阳虚、阴虚，还是阴阳并虚呢？患者虽然没有恶寒，但是口淡、胃口不好、大便溏薄，初步诊断为阳虚状态。再说，清鼻水直流，也是一种阳虚证的表现。

　　那阳虚证里的基础方是什么呢？甘草干姜汤。患者口水多、清鼻水多，是一个甘草干姜汤证。但考虑大便溏薄、胃口不好等症状与腹肌弹力中度以下、心下痞硬的人参证，这就不仅是甘草干姜汤证，而且应该是甘草干姜汤加白术、人参的人参汤证。再说，胸阳不足的胸痹在《金匮》里就是人参汤证。《金匮要略·胸痹心痛短气病》云："胸痹心中痞，留气结在胸，胸满，胁下逆抢心，枳实薤白桂枝汤主之，人参汤亦主之。"在人参汤证的基础上，还要考虑患者心悸、心慌的桂枝甘草汤证；再说，肩膀痛也经常用到桂枝。因此，最后的处方是桂枝人参汤。这个药方基本上囊括了所有脉症与方证，当然也包括了一大便就会流清鼻水的主诉症。投桂枝人参汤的颗粒剂，效果非常好。患者说吃了以后，当天大便的时候鼻水就不会流下来，然后就坚持服用2周，这个缠绵了多年的病证就基本上治愈了。当然其他冠心病、高血压并没有都治愈，但他平时出现的心悸、心慌、口淡、胃口不好、大便溏薄、肩头痛这些症状基本上都改善了。

　　他还告诉我，治疗慢性头痛也经常使用桂枝人参汤、吴茱萸汤与五苓散。三张方子的区别是：桂枝人参汤的治疗目标是消瘦、便溏、食欲不振；吴茱萸汤的治疗目标是肥胖、便秘、喜呕；五苓散的治疗目标是中等身材、口干头晕、小便不利。他把方证之间的区别研究得清清楚楚，不得不使人刮目相看。

　　在慕尼黑的大街上，我们一边散步一边聊天，我非常激动。一个不懂中文的外国人，学经方仅仅只有十来年，临床就达到这样的水平，真是令人感慨不已。

　　狄特马学习经方的经历，说明了经方无国界，经方可以走向世界，对于这一点我充满着期待和信心。

第25讲　康治本第13、14条——葛根汤类方证治

1. 医案举例

日本汉方家鲇川静著的《中医治疗经验》中有一篇和田正系使用葛根汤迅速治愈感冒和下痢的文章，写的很生动。现摘录如下：

1岁1个月的男孩，素来健康，4天前忽然发热38℃以上，下痢数次。赶紧请医诊视，断为急性肠炎。经其治疗，体温只有上升，不见好。我初诊那天，体温39.5～40.5℃，脉搏每分钟140次，咽头显著发红，扁桃体呈所谓腺窝性口峡炎的症状，很不舒适且食欲不振。腹部中等度膨满，一日下水样痢四五次。根据这样情形，断为因感冒而下痢，告知其可以简单治愈的。处方葛根汤。服药第1天夜里发汗相当多，夜半下痢1次；第2天早上体温36.8℃，整天没有下痢，黄昏体温37.4℃，精神却很好，仍续前方。次日，痊愈了。投药3日而痊愈。前医对于发热给了解热剂，对于下痢给了收敛剂；可是葛根汤1帖，便见神效，真足惊叹！

结语：我深觉治疗感冒，西法远不如中法，这一点是可以高呼无惮的。感冒这个全身性的失常，定要分离为咳嗽、发热、食欲不振、便秘等症状，所以治法就只得咳嗽则祛痰剂，发热则解热剂，食欲不振则健胃消化剂，便秘则灌肠与下剂等分别用药了。分别用药而获效原也不坏，无如治疗成绩很不好，如这一例就雄辩地说明着这种关系。中医的治疗病理是多么切实，要自己实验起来才能理会的。

和田正系是奥田谦藏的学生，与小仓重成博士、藤平健博士共同创办《古医学研究》杂志。他更是一个临床经验丰富的汉方家，对于西医的对症治疗颇有非议。相比之下，中医的方证相对应就显得很奇妙了。他曾经说过："我们用西法的时候，一向苦于症状如何处置。下利怎样，呕吐怎样，高热怎样，腹痛怎样，黏液便如何处理，血便如何处理等。对于症状的处置，都学习过各种的药物，我们考虑的是这许多的药物如何安排配合。判起病名来，不过是急性胃炎、急性肠炎，再细分也不过加个解剖部分名而已。中医的苦心不在此，而在怎样掌握所谓证。中医的诊断，证是更多、更复杂的，而其诊断与药方，在行外的人一看觉得很奇怪，却往往收到奇效，例如感冒的葛根汤用于肠炎。同是一个药方，抓的病证确当，便能一帖就消灭了种种症状。"

2. 学习13条条文

第13条：太阳与阳明合病者，必自下利，葛根汤主之。（宋本第32条）

条文开头就提出"太阳与阳明合病者"，在康治本中这是最早提到合病的条文。《伤寒论》的合病只出现在三阳病中，具体的合病有太阳与阳明合病、太阳与少阳合病、少阳与阳明合病、太阳少阳与阳明合病。所谓合病是指两个阳病或三个阳病同时受邪发病。"太阳与阳明合病者"是既有太阳病表证，也有阳明病的里实，而以太阳病表证为主、阳明里热为次的常规证。太阳阳明合病是否一定是葛根汤证呢？这对于初学者来说是一个重要的问题。太阳阳明合病是病机概念，是医者主观的看法而已，诊断是否为葛根汤证还是要以当时现场的脉症为依据。正如马堪温、赵洪钧等医家在《伤寒论新解·麻黄汤新解》中所言，宋本"第32条，为太阳阳明合病兼下利。此证有主用葛根汤及葛根芩连汤两种意见。我以为，按仲景法，当再参看其他脉症。若表实不解，当先解表。若太阳病已为阳明病掩盖，则可用葛根芩连汤"。

下一条，是康治本第14条的"太阳与阳明合病，不下利，但呕者"的葛根加半夏汤证。如果葛根汤证是"太阳和阳明合病"的常规证的话，那么葛根加半夏汤证则是"太阳与阳明合病"的非常规证了。大塚敬节在《临床应用伤寒论解说》中首先指出了其中的奥妙。他说："本条举出太阳与阳明合病正面之证，所以'合病'下有'者'字，下一条举出的是太阳与阳明合病的变证；'合病'下无'者'字，'呕'下有'者'字。"

"必自下利"，不是必定会下利，而是可能会发生下利。因为下一条条文就说"太阳与阳明合病，不下利"，可见太阳与阳明合病可以出现下利，也可以不下利。此种下利，乃合病所致腹泻，所以称为自下利。成无己在《注解伤寒论》中云："伤寒有合病，二经俱受邪，相合病者，谓之合病。合病者，邪气甚也。太阳阳明合病者，与太阳少阳合病、阳明少阳合病，皆言必自下利。"

成无己所谓的"邪气甚也"，应该理解为病邪郁滞而没有正常的出路，下利是不得已之举。大塚敬节在《临床应用伤寒论解说》中云："太阳之邪闭塞于表，应当溅然而出的阳明之汗失去外出之道，迫于里而成下利。"

陆渊雷也是持同样的观点。他在《伤寒论》有关该条文的解读中云："旧注皆谓有太阳证又有阳明证者，为太阳阳明合病。今验之方药，葛根汤但治太阳证兼下利者，若有阳明证，辄不效。然则合病之说不足据也，辨在阳明篇第227条。本条殆以下利为阳明里证，故谓之合病耳。其实，此证之下利，初非大小肠本身之病，何以知之？治方用葛根之升津，知津液之不上升，不外达。病属表证，知正气抗病之势，固欲祛毒外出肌表，体内积有祛毒之力，欲出而未能竟出，则迫及肠中之津液，下注而为利矣。是此证之下利，正由表证造成，非里证也。"

恽铁樵先生对于下利与肩背部受寒之间的有机联系，有他自己亲身的感受。他在《热病讲义·伤寒治法》中写道："余每年必患痢，且每痢必剧，病情极险恶，于是刻意求防患未然之道，因体会得一事。即肠中不适，其病因乃在肩背受寒。肩背暖，遍身有微汗，则腹部较舒适；肩背寒，遍身几几，则肠中欲痢之感觉骤增。"（转录于蔡定芳主编的《恽铁樵全集》）恽铁樵先生的亲身感受，庶几切中辛温解表剂治疗下利的根由。

3. 葛根汤治疗太阳阳明合病的机理

太阳阳明合病者，虽然有阳明病内热，但整体上还是太阳病的脉浮、头项强痛、恶寒等症状为重点。这时在用麻黄、桂枝、葛根、生姜于解散表邪的同时，也用大量的葛根清热生津。考虑到有阳明外证里热，故桂枝减量。这些措施都是为了太阳阳明合病而采取的。我们前面已经叙述了太阳温病的葛根汤证是太阳阳明合病，面对表里病邪郁滞时使用葛根汤，于解散表邪的同时，也止下利。如此，对于太阳与阳明合病，仅用太阳病的治疗药方葛根汤即可。

《局方》人参败毒散治疗下痢，被誉之谓"逆流挽舟"法，是通过解表来治愈自下利的。因为药方组成是一些散风解表的药物和下利等主诉不吻合，即使治愈了，医者心里还是不明白为什么有效。渭南孙曼之老师在行医的初期就遇到过这样的事情。他在《关于风药的使用——孙曼之余浩对话》中说："我怎么对于风药能够有认识？这是因为有事实把我逼的。举一个例子，我那儿子半岁的时候拉肚子，因为没有及时看，我都忘了为什么引起拉肚子，反正拉肚子拉了半个月也看不好。后来拉得都坐不住了，我也没办法。我用了咱们常用的这些方子，什么'参苓白术散'了，这些正规书上头说的这些，没有一样管用的。最后没办法了，用那个'理中汤'，还不行。在这种情况下，我就翻开了那个李东垣《脾胃论》。把他那里面的药凑合了几样，因为我不太懂那个道理，我看他治拉肚子全都用风药，所以我就把他那个药，羌活、独活、防风就拿出来四五样，以及甘草，只是简单的四五样药，那小孩也吃不了多少药，我捏一点点，给他一煮，二三调羹。一喝以后，他第二天就不拉了，立即就停止。后来，总共可能是喝了一次或者两次，反正他就再也没拉了。虽然我把他的病治好了，但是因为不理解病机，所以我也没有推广，也没有总结，也不会总结。对于《脾胃论》可以说是看不懂，只是表面上的文字似是而非。后来又碰见了几个类似的病，老是治不好，实在没招了，我就用这个办法。有一个肚子疼的患者，没招了，我就用李东垣的方子，一治他也好了。还一个胸疼的人，我用那个胸痹一类方，就无效。最后还是用风药治好的。当时我都用风药治好了好多例子，但是我都藏在内心里，从来没给人宣传。因为从内心里我存在着疑问，我觉得这是最后没办法的一招，不一定是普遍的规律，我当时就是这样认识的。"

日本汉方家汤本求真把这种"逆流挽舟"法，称之为代偿性地排泄水毒。根据远田裕正教授的"汗下利之间协同的背反关系"与郭子光老师的"汗液、尿液与大便的水液互相交流和影响"的观点,用治疗太阳温病的葛根汤通过发汗解表、清热生津来治疗表里病邪郁滞时出现的下利是极为恰当的选择。

4.学习第14条条文

康治本第14条:太阳和阳明合病,不下利,但呕者,葛根加半夏汤主之。

条文明白如话,太阳与阳明合病,没有下利,但有呕吐的,用葛根加半夏汤主治。

本条与上条(康治本第13条)同样是因病邪郁滞表里而没有正常的出路。所不同的:前者是迫于肠,气不升而下利;此证是犯于胃,气上逆而呕吐,所以仍用葛根汤解表发汗治其太阳温病,但加半夏一味,降逆治呕。

现转录一则陆渊雷使用葛根加半夏汤治疗夏日外感发热的病例。

航政局长赵君,与徐君友善,同寓一宅,体格强盛,少疾病。一日感冒,发高热,头疼骨楚恶寒,虽在暑天,汗甚少。因鄙人治徐夫人得效,遂亦邀诊。见其有呕意,与葛根加半夏汤,一剂遂愈。市医多谓夏日不宜麻桂,妄也。(辑自《中医新生命》1934—1937年1—31期,陆渊雷医案)

航政局长赵君突发外感发热,平日体格强盛,少疾病,可见方向感辨证是非虚证。再看"高热、头疼、骨楚、恶寒,虽在暑天,汗甚少""有呕意",活脱脱一个典型的葛根加半夏汤证。陆渊雷投葛根加半夏汤十分精准,因此获奏速效。病例中记录了取效后获得的启示:"市医多谓夏日不宜麻桂,妄也。"这是对主流中医学界过分强调了人与环境相互作用中的环境因素、气候因素、致病因素的批评。此医案的价值,说明康治本第13条与第14条的"自下利"或"不下利"并非是葛根汤与葛根加半夏汤的特异性症状。

我7岁那年,因为吐泻就服用过葛根加半夏汤。我父亲告诉我,1950年,我们一家住在温州远郊的永强永昌堡内。那年秋天,我突然腹泻得厉害,时不时地呕吐,还有发热恶寒。我的大舅父说是"急性肠胃炎",建议马上送温州大医院住院治疗,全家大小都十分害怕。后来外公请来了经方医师王云五先生,他开了2帖葛根加半夏汤就把我的腹泻、呕吐止住了,体温也就恢复了正常。

葛根加半夏汤证的条文是"不下利,但呕者",但我当时是既下利又呕吐。可见,使用葛根加半夏汤时,不要死于句下。汤本求真在《皇汉医学·葛根加半夏汤》中注云:"不下利,但呕者,可用本方。虽如仲景所论,然下利且呕吐者,亦可用之。"

葛根加半夏汤可以治疗外感热病中的疾病,甚至对于急性传染病也有很好的效果。我自己也用葛根汤类方,治愈过多例急性传染病的高热。主流中医学认为,急性传染病的治疗是温病学的范畴,处方用药离不开清热生津,这种观点远离了随证治之的精神。

5. 医案介绍

现在介绍朱木通在《中医临床二十五年》中记述的一则使用葛根加半夏汤治愈女孩急性脑膜炎的病案。

患者，女，8岁。体格营养俱佳。2日前突然发热恶寒，猛烈头痛，后脑筋强直，剧呕吐，吐时自汗出。西医诊断为脑膜炎，嘱其入院应急。然其兄数年前亦患脑膜炎死于医院，余悸未尽，不愿入院。体温在38℃左右，唯头痛项强，呕吐不止。脉浮而紧。葛根加半夏汤1剂，呕吐止，头痛愈，热退。翌日，患儿已在室外游玩。犹有微热，口渴，尿利减少，转用五苓散2剂，于是全治。葛根加半夏汤乃根据《伤寒论》太阳篇葛根汤主治项背强急，而脑膜炎初期症状也是项背强急为主症。

使用桂枝汤、麻黄汤、葛根汤等辛温解表的药方治疗急性传染病太阳病阶段的高热，对于《伤寒论》的通治法来说就是基本常识，如今却成为一件难以理解的事情，真是令人哭笑不得。

6. 葛根汤与葛根加半夏汤的异同

葛根汤与葛根加半夏汤都能治疗太阳阳明合病，两者除了呕吐与否之外，还有什么不同呢？浅田宗伯在《勿误药室方函口诀·葛根加半夏汤》中对于这个问题有过解答："此方不仅治合病之呕，平素有停饮难服葛根汤；或酒客外感等，此方以加半夏反能得效。"

汤本求真的经验更为具体，他说："盖葛根汤动则害胃，往往食欲不振致恶心呕吐等。故若胃不健全，有恶心、呕吐之倾向，或认为有胃内停水，则不用葛根汤，而用葛根汤与小半夏汤合方之本方，可预防服用葛根汤之弊。"

记载葛根汤证和葛根加半夏汤证的条文在各个版本中基本上都相似，只是《金匮玉函经》把两条条文合二为一："太阳和阳明合病，必下利，葛根汤主之；不下利而（但）呕者，葛根加半夏汤主之。"

太阳与阳明两经合病的患者，可能会发生下利，可用葛根汤主治；如果没有下利，但有呕吐的，用葛根加半夏汤主治。两个条文连成一条后，语气上一气呵成，反而更加通顺。

7. 问题讨论一

问：康治本中治疗太阳病，有桂枝汤、桂枝加葛根汤、葛根汤、麻黄汤、青龙汤等药方，它们之间的联系与分类，除了孙思邈所谓的"麻黄汤、桂枝汤、青龙汤"三纲思想与曹颖甫所谓的以"麻黄汤、桂枝汤、葛根汤"三方鼎立的分类之外，是否还有其他的观点和分类？

答：历代医家都重视对于上述几个太阳病重要药方的研究。就我所知，除了孙思邈和曹颖甫的观点外，还有喻昌所倡的风伤卫用桂枝汤、寒伤营用麻黄汤、风寒两伤营卫用大青龙汤的三纲学说。他认为用之得当，风寒立时解散，不劳余力。喻氏三纲说的含义在于，麻黄、桂枝、青龙三方主治太阳表证，若表证辨治得法，则不会出现种种变证及传经之病，而能将伤寒病治愈于得病初期。汉方家长泽元夫博士则有另一种上述药方的分类法。他在日本健友馆出版的东洋医学丛书《康治本伤寒论の研究》一书中，参考山田正珍《伤寒论集成》、浅田宗伯《伤寒论识》、荒木正胤《日本汉方の特质と源流》的研究，对康治本第1条、第5条、第6条、第12条、第13条、第15条、第16条条文的遣词用语进行了整理，提出了太阳病分为平行的两个系列——中风系列与伤寒系列。

第1条作为"发病"的首条。

中风系列由第5条桂枝汤→第15条麻黄汤→第16条青龙汤组成。

伤寒系列由第6条桂枝加葛根汤→第12条葛根汤→第13条葛根汤（合病）组成。

长泽元夫博士仿照吴鞠通《温病条辨》太阳温病的轻、平、重的分类体例（辛凉轻剂：桑菊饮；辛凉平剂：银翘散；辛凉重剂：白虎汤），把两个系列各自的三个药方整理如下：

太阳中风系列：辛温轻剂——桂枝汤；辛温平剂——麻黄汤；辛温重剂——青龙汤。

太阳伤寒系列：辛温轻剂——桂枝加葛根汤；辛温平剂——葛根汤；辛温重剂——葛根汤（合病）。

这样的分类，对于临床意义是什么？还需要进一步地研究与探索。

8. 问题讨论二

问：您在《娄绍昆讲经方·寻找经方医学的生长点》中写道："只有医生自己的诊治实践才能够使《伤寒论》具体化、鲜活化。从某一个意义上讲，每一个经方临床家都在发现、发展，或者说在改写着《伤寒论》。"我读了以后觉得道理不错。您是否举一个例子加以说明？

答：先人所发现的方证储藏在医者大脑里的只是一群为数不多、排列有序的本质方证，然而在临床诸多病证中所出现的具体方证是数不胜数的，这个"方证—疾病谱"的范围在不断地扩展与延伸。在捕捉临床上具体方证的过程中，会出现许许多多新的变数，所以每一个经方临床家都在发现、发展，或者说在改写着《伤寒论》。以下这个记录在矢数道明博士《临床应用汉方处方解说·麻黄汤》中的病例，就是吉村得二氏医师在使用麻黄汤、葛根汤治疗患儿感冒时，意外地发现麻黄汤类方具有治疗小儿夜尿症与夜寐不安的效果。现将吉村得二氏的病例与体会转录如下：

5岁左右之小孩患夜尿症，与麻黄汤获得良效，用葛根汤亦有取效，这主要是麻黄之作用。亦有12岁小孩使用之例。最初用于5岁患感冒之夜尿症。此患儿感冒时小便频，每隔1小时1次，给与葛根汤感冒已愈，素患之夜尿症刚巧也愈。如是则进一步明确，用便宜的麻黄汤确实效佳，但这仅是其目标之一。另外，尚能用于小儿夜寐不安。麻黄对夜尿症有效，可以理解为麻黄含有麻黄素、肾上腺素的共同作用。又麻黄为兴奋剂，服之能治寐中恍惚，使之熟睡而不夜尿。虚证之小儿慎用。

在吉村得二的论叙中，麻黄汤、葛根汤治疗感冒时，发现麻黄汤类方具有治疗小儿夜尿症与夜寐不安的效果。对于夜尿症的治疗，一般使用小建中汤、肾着汤、桂枝加龙骨牡蛎汤、白虎加人参汤、肾气丸等药方为多，可见麻黄汤类方治疗夜尿症与夜寐不安是意外的收获。吉村得二氏使用麻黄汤、葛根汤治愈夜尿症与夜寐不安在《汉方の临床》4 卷 4 号妇科疾患座谈会上发表以后，引起了当时汉方界的轰动。矢数道明博士在《汉方治疗百话摘编·葛根汤与夜尿症》中一文做了介绍，并介绍了自己学习吉村得二氏经验后的临床体悟。我把矢数道明博士的论叙转录如下：

吉村氏居山口县时，在那里的老年病医学会上发表过以麻黄汤治愈夜尿症的报告。当时一位会员发表了如下的见解：对夜尿症经常奏效的是副肾素，而麻黄的主要成分麻黄碱就具有类似副肾素的作用，因此可以推论，起作用的可能是麻黄。另外，麻黄还是兴奋剂的制作原料，它可以使人睡眠较轻，容易惊醒。大概有夜尿症的孩子入睡多沉，不易叫醒，即使小便积满膀胱的刺激，也不能使其从沉睡中醒来，故尔造成遗尿。而服用麻黄汤和葛根汤之后，则通过麻黄中的兴奋剂作用来促使患儿惊醒，以此遂得避免失败。总之，以麻黄汤和葛根汤来治疗夜尿症确实是一个崭新的构想。

作者本人过去治疗夜尿症患者所使用过的处方相当广泛，但是竟没有一个可以拿来作为治验例发表的。作者精心辨证，仔细处方，曾选用过小建中汤、桂枝加龙骨牡蛎汤、苓桂术甘汤、八味地黄丸、六味丸、柴胡加龙骨牡蛎汤。作为民间药（偏方），还采用过腹蛇末、伯州散、榧实等，但是都没有获得理想的效果。对前来求医的患者，现代医学的疗法当然是要采用的，此外诸如成药、民间药方、精神疗法乃至说教法等亦都几乎用遍，然而患者往往是抱希望而来，无可奈何而去。《汉方の临床》杂志上曾多次发表过获得显效的治验例，作者亦几度选择好适应证意欲一试，但试的结果皆不理想。

听了吉村氏的介绍，作者很受启发，也想试用一下葛根汤。正巧于去年（1960 年）12 月来了一个 12 岁男孩，自幼有夜尿症。当然来以前，各种疗法诸如内服药、注射、针灸、偏方等都已经使用过了。在某神经科医院接受一种注射，说肯定可以治好，可是注射后却引起了痉挛、心情变异、呼吸困难、全身出疹，令人大吃一惊，但还是期待着能够治愈。不料非但不好，反而更加厉害，严重时一夜竟尿 16 次之多。

现在每夜起 4 次，但仍是不清醒，睁开眼也是迷迷糊糊，经常是走不到厕所，而是走到门边或厨房去。自觉白天尿都短少，腰痛，双足容易发冷，食欲不佳，消瘦。除此之外，别无其他特别症状。因此，决定试投葛根汤。1 周之后，其母来院高兴地报告说，服药后大见好转。从服药第 2 天起，夜里便能自己醒来去找厕所，几天来一次也没有失败过。只有两次稍微尿湿了一点裤衩，但很快醒来没有尿湿被子。用以往的治疗方法，像这样迅速见效的病例是完全没有的。患者仍在继续服药。到今年（1965年）1月，因为头部出了湿疹，故又投予十味败毒散加麻黄。在此期间，虽然有时尿湿短裤，但仍未出现尿床现象。结果以十味败毒汤加连翘、麻黄治愈了湿疹，而后又连续服了两个半月的葛根汤，一次也没有失败过，遂停药。这样彻底治愈的例子，对作者来说还是头一次。过去从改善体质的角度，长期服药最后治愈的病例虽然也有，但像本例这样自服药第2日起便立刻见效，确实可以视为奇迹。

　　吉村氏使用麻黄汤类方治疗夜尿症与夜寐不安的成功，以及矢数道明博士等汉方家的推广使用，就可以看作是他们发现、发展或改写《伤寒论》的事实。

第26讲 康治本第15条——麻黄汤证治①

1.由一则医案讲起

在讨论条文之前，我们先通过北京名医冉雪峰之子冉先德使用麻黄汤治疗高热的医案，来帮助大家认识麻黄汤的临床证治。现在转录《医话医论萃要·冉先德麻黄汤治疗发热退热医案经验》中的病例如下：

1977年夏，时值三伏，暑气炎热，予诊一患者。张某，男，27岁。体温40.5℃，发热10余天，头痛身痛，无汗恶寒，口渴不欲饮，尿少色黄而无灼痛，大便正常，舌红苔薄白，脉浮紧。曾在某医院诊断为流感，用抗生素、银翘散配合治疗，并时加解热镇痛药，但始终无汗，体温不降，病延10日之久，查白细胞计数及分类仍在正常范围以内。患者年轻，正气尚足，虽高热10天，一般精神状况尚佳，脉浮紧有力，显系风寒表实证。虽当三伏暑天，气候酷热，但仍恶寒不止，无汗而喘。明为寒邪偏盛，中伤太阳，误投辛凉，表邪益闭，非大剂辛温开发，恐难奏效。更思《伤寒论》有曰："太阳病，脉浮紧，无汗，发热，身疼痛，八九日不解，表证仍在，此当发其汗……麻黄汤主之。"故仍宜麻黄汤投之。麻黄15g，桂枝10g，苦杏仁9g，炙甘草6g。水煎服1剂，每日2次。

患者于当日午后服完头煎，半小时许，即全身汗出，随后仍浼浼微汗，表里之气已通，热退身凉，体温降至正常。体温一降，虽已汗出，而小便反多，由黄少变为清长。此为何故？缘风寒外束于肌表，肺气失于通调，体温升高，亦损伤津液，故小便黄少而无灼痛，是寒不是热，用麻黄辛温解表，退一分体温即保一分阴液，退十分体温即保十分阴液。随着体温渐减，阴液不再继续耗伤，表里之气相通，肺之宣降功能复常，通调水道，下输膀胱，虽大汗之后，小便反由黄少变清长，此为表解正复之象。

故凡用麻黄汤，只要辨证准确，有麻黄汤证在，即可用之。如上例所示，虽夏月三伏，炎暑蒸腾，同样应手取效，麻桂用量独重，不但无亡阴之虞，反有迅速退热保阴之功。

《内经》"体若燔炭，汗出而散"之言，信不诬也。

沈仲圭按：今观此篇，在三伏天用麻黄汤治风寒表实证，可谓胆识兼备。温病派医家，对春受时邪，畏麻桂柴葛，实为偏见。我治感冒及流感偏于风寒者，用人参败毒散，比之麻黄汤缓和多矣。患者患病时期正当三伏，此时为北京雨季，暑湿甚重。此时患病，常是暑中夹湿，非麻黄汤所宜，所治之病，乃属例外。

冉先德先生在夏月三伏炎暑蒸腾的季节里，根据"有是证用是方"与"故凡用麻黄汤，只要辨证准确，有麻黄汤证在，即可用之"的原则，使用麻黄汤治疗"体温 40.5℃，发热 10 余天"的患者张某而应手取效。然而由于方证辨证的方法没有普及的原因，在目前中国中医界能够依据这样方证辨证的医家非常罕见。奇怪的是，在麻黄汤治疗高热覆杯而愈的临床事实面前，却被著名医家沈仲圭前辈（1901—1986）认为："患者患病时期正当三伏，此时为北京雨季，暑湿甚重，此时患病常是暑中夹湿，非麻黄汤所宜，所治之病，乃属例外。"由于他的诊治思维中缺失方证辨证的观念，又偏离了《内经》的"审证求因"原则，错误地以六淫外邪的性质来决定患者证候的性质，所以得出了"乃属例外"的结论。由此可见，伤寒学方证相对应的医学观念在现代中医界衰落的程度。痛定思痛，对于经典奥义之泯灭，不亦可畏乎哉！

还值得一提的是，冉先德先生在病例里没有记录下"体温 40.5℃"的患者，在发热、恶寒、无汗、体痛时麻黄汤证的真实脉象——脉浮紧数。他只是根据条文脉象写下"脉浮紧"三字，以求得所谓的病机病因的一致性、统一性。这应该是此珍贵病例里的一个小瑕疵吧。

这里涉及临床诊治时的思维方式正确与否的大问题。一些"《内经》派伤寒"医家有意无意地认为，六淫外邪、病机病因等理论乃千古不变的真理，可以穿越、改变与压倒方证相对应的客观临床事实。所以面对麻黄汤治愈麻黄汤证的事实，会在心里很有底气地发出否定的判断。

几千年来，经方医生就走在这一条布满理论陷阱的路上，敢于使用经方的医生越来越少，更不用说使用麻黄汤、青龙汤、大承气汤、四逆汤这类"虎狼药"了。作为现代《方剂学》的第一张药方——麻黄汤，其时乖命蹇已是无需言说了。正如黄煌教授所说的那样："麻黄汤这张方，学得最早，用得最少。"

麻黄汤不仅一般基层中医师用得不多，甚至有些闻名遐迩的专家也很少用。比如冈田研吉在《宋以前伤寒论考》各论一《"医心方"中的古代伤寒治法》中写道："《宋版伤寒论》的开头，太阳病篇上篇（脱离古典的葱豉汤）自桂枝汤、麻黄汤始。我在中国留学的过程中，曾经就'从用葱开始，再到用清热解毒药，治疗效果好吗'请教了很多《伤寒》《金匮》专家。有人提出这样的疑问：'麻黄汤怎么样？'北京中医药大学《金匮要略》教研室的印会河教授回答：'麻黄汤我仅仅使用了二三次。'"

2. 学习条文

第 15 条：太阳病，头痛，发热，身痛、腰痛、骨节疼痛，恶风无汗而喘者，麻黄汤主之。

这条条文论叙了外感热病太阳病阶段，头痛，发热，身体疼，腰痛，骨节疼痛，恶风，无汗而气喘的患者，服用麻黄汤有效的临床事实。

朗读这条条文时，首先冲击我们耳膜的是头痛、身痛、腰痛、骨节疼痛，这一连串的"痛"字，这些都是麻黄汤证中的"身体客观症状"（大塚敬节语）。这条麻黄汤证的条文中缺少了脉象。《伤寒论》作者的内心是否认为临床症状典型的麻黄汤证可以没有脉象呢？我估计是有这样的寓意。不过这里有一个不可缺少的前提，即必须是一个非虚证的患者。这样，如果具备上述的发热、恶风、无汗、头痛、身痛、腰痛、骨节疼痛、喘息等症状，就应该诊断为麻黄汤证了。

解读这条条文时，要和康治本第3条"太阳病，或已发热，或未发热，必恶寒、体痛、呕逆，脉阴阳俱紧者，名为伤寒"互参。条文中的"太阳病"就意味着是太阳伤寒的一个简称。第3条中的"脉阴阳俱紧者"补充了麻黄汤证中的脉象，第3条中的"体痛"，在第15条中则以"头痛、身痛、腰痛、骨节疼痛"细化的形式呈现。

3. 汤本求真与胡希恕对麻黄汤的解读

汤本求真在《皇汉医学·麻黄汤》中的注："本方虽与桂枝汤同为太阳病之治剂，然如既述之桂枝汤证，为皮肤弛纵而汗自出者，即水毒不郁滞于体表，身体非不疼痛，然身疼腰痛、骨节疼痛不至剧烈。又此毒不迫于呼吸器，故不喘。而本方证因皮肤致密而紧张，汗不出，故排泄被阻止，于是水毒迫于肌肉或关节，致成身疼腰痛、骨节疼痛，侵入呼吸器而使作喘也。由此观之，仅由汗出与不出之差，即有天壤之别，故诊断时务宜谨慎从事，不可有误。"

胡希恕老对麻黄汤证的解读非常朴素，非常实在。他说："这太阳病无汗，它与这个桂枝汤证啊，是一个有汗无汗的关系。它也发热，头痛发热和桂枝汤是一样的。它就因为无汗，体表的水分相当的多，由于水分多，这个热也重。那么对身上的压迫，对神经的这个刺激呀是无处不疼啊，所以'身疼，腰痛，骨节疼痛'。那么桂枝汤证它疼不疼呢？也疼，但是轻。桂枝汤证出了一部分汗，排出去一部分，对外边的水分压迫也轻，存在的毒素也比较少，所以它疼得不怎么重；而且也不上波及肺，故也不喘。这麻黄汤证就不然了，它一点汗也没有，所以它的脉紧呐，这个脉紧是血管里有充分的液体呀，是水分，咱们叫津液，那么它这个不但到处疼，而且波及肺的，所以'恶风，无汗而喘'。"

反复阅读汤本求真与胡希恕老对麻黄汤证条文的解读，发现他们学术观点的一脉相承。他们都用身体的体表与血管内水分的多少、体痛与否、脉象的紧缓加以解释。胡希恕老经方理论体系的创立，除了《伤寒论》《金匮》《内经》《神农本草经》等经典著作之外，日本汉方医学对他也有影响，特别是汤本求真的《皇汉医学》一书的影响尤为显著。

4. 关于麻黄汤的故事

讲起了麻黄汤，那真是故事多多。我在《娄绍昆一方一针解伤寒》里有一个题目就是讲麻黄汤的故事。很多著名的医生，比如恽铁樵、吉益东洞等都是由于妙用麻黄汤而走上了中医之道。我今天讲讲日本汉方家尾台榕堂和麻黄汤的一段动人的医话。医话来源于《皇汉医学·麻黄汤》中，抄录如下：

《方伎杂志》曰："余十三岁时，病家来请诊，适长兄萝荠他出，王父紫峰君曰：'汝往诊之。'因诊视归，王父问其病证，答曰：'以伤寒头痛如破，恶寒发热，脉浮数而有力。'又问：'以何法治之？'答：'以麻黄汤。'王父笑颔之，乃告使者调合三帖，使温服，可大发汗。翌日诊之，大汗而苦患脱然矣。惟尚有余热，转与小柴胡汤，不日复故，此余之初阵也。"

尾台榕堂年仅13岁就有如此认证与处方的水平，的确令人佩服。医话中省略了患者"无汗"一症，不过从医话中的"脉浮数而有力"与"可大发汗"来看，患者必然是"无汗"无疑。外感热病时出现"头痛如破，恶寒发热，脉浮数而有力"而"无汗"，义无反顾地投麻黄汤而取效。从方证相对应的角度来看是常识、是铁律，然而对于主流中医学来说却不尽然。因为主流中医认为，外感表证根据其脉症的不同，一般分为风热犯表证与风寒束表证。认为"风寒"的病因造成风寒袭表证，"风热"的病因造成风热犯表证。这样就把抽象的病因凌驾于具象的脉症之上，在治病求因观念的指导下，一步一步偏离了中医诊治的原则。中医教材把风寒束表证的脉象定为浮紧与浮缓，而把风热犯表证的脉象定为浮数。这样一来，几乎所有的外感表证发热恶寒、脉象浮数的患者都成为表热证，因为所有外感发热恶寒、体温升高患者的脉象必定都是浮数的。这种积习流弊，严重影响对外感热病的诊治。

恽铁樵先生终身难以解开的疑团，就是那些名医对于太阳伤寒为什么不投麻黄汤呢？这个疑问，在《伤寒论》里是寻找不到答案的。其原因就是那些名医的心中横亘着一座理论大山：太阳病伤寒是风寒袭表证，为什么会出现"脉浮数而有力"这一风热犯表的脉象呢？主流中医学认为"脉浮数而有力"是"风热犯表"证候无疑，一直到现在仍然如此；认为太阳伤寒的麻黄汤证的脉象应该是"脉浮紧有力"而不是"脉浮紧数有力"。把风热表证的脉象定为浮数，把风寒表证的脉象定为浮缓与浮紧来进行鉴别诊断，这在逻辑学上是概念区界越位。作为鉴别诊断，一定要针对同一个概念进行比较，而这里浮紧、浮缓与浮数是不同的概念范畴，前者指寸口脉的紧张度，后者指寸口脉的脉率速度。所以这种不对等比较也就无法比较，失去了鉴别的价值。更为重要的是，临床上很多表寒证的患者大多体温升高，不言而喻，其脉搏必然加速变快，是数脉。所以麻黄汤证常呈浮数紧脉象，桂枝汤证常呈浮数弱脉象。其实有关这一脉症情况，《伤寒论》中也有记载，如宋本第52条云："脉浮而数者，可发汗，宜麻黄汤。"宋本第 57 条云："伤寒发汗，已解，半日许复烦，脉浮数者，可更发汗，宜桂枝汤。"

脉象浮数而应用辛温发汗之剂，注家大多不得其解。有的认为脉浮数当为脉浮紧之变文，如柯韵伯说："数者，急也，即紧也。"有的认为此条用麻黄汤是略脉从证，如《医宗金鉴》云："伤寒脉浮紧者，麻黄汤诚为主剂矣。今脉浮数，似不在发汗之列。"由于中医教材没有摆脱历代注家的窠臼，又没有结合临床实践，所以犯错，其结果就是医者常把"风寒"表证误诊为"风热"表证。由于理论与脉症之间存在着巨大的理解鸿沟，所以造成了从医者不会使用辛温剂的现状。说一句得罪的话，陆渊雷先生对于浮数脉象的认识也有问题。他在《金匮要略今释·疮痈肠痈浸淫病篇》中写道："外感初起之恶寒，脉虽浮而不数。及其数，则不恶寒而入于阳明矣。今脉浮数而反恶寒，明非外感，即有化脓之可能。"陆渊雷先生的见解反映了他对太阳病的临床脉症研究不够深入、全面。

再把上述的问题深入向前推进一步，即使有医者在临床上如尾台榕堂一样，使用麻黄汤治愈了"头痛如破，恶寒发热，脉浮数而有力"的患者，那他在整理医案的时候也一定会把"脉浮数有力"改为"脉浮紧有力"。因为只有这样，才能自圆其说，在病因病机上和"太阳伤寒表实之证"相符合。这就是主流中医学由于认知不相符而呈现出理论上的贫困、盲点。

也许有人不肯相信会有这样耽于理论游戏而删改脉象的事实。那么，看了下面的一则医案，你就会恍然大悟。你会明白一个朴素的真理：人的观念会无形地束缚着人的观察与判断。

5. 医案一则及思考

这里有一个使用麻黄汤治疗太阳伤寒表实证而且效果很好的病例，很多中医大学教材都将这个医案作为范例引用。这个医案的确好，跟条文的麻黄汤证丝丝入扣。但其实这个病例总结与患者真实的脉症并不完全一样，初学者在临床上碰到同样脉症的患者时，肯定是不敢使用麻黄汤的。为什么呢？请仔细看这个医案吧！

刘某，男，53 岁。隆冬季节，因工作需要出差外行，途中不慎感受风寒邪气。当晚即发高烧，体温达 39.8℃，恶寒甚重，虽覆两床棉被，仍洒淅恶寒，发抖，周身关节无一不痛，无汗，皮肤滚烫而咳嗽不止。视其舌苔薄白，切其脉浮紧有力，此乃太阳伤寒表实之证。《伤寒论》云："太阳病，或已发热，或未发热，必恶寒，体痛，呕逆，脉阴阳皆紧者，名为伤寒。"治宜辛温发汗，解表散寒。方用麻黄汤。麻黄 9g，桂枝 6g，杏仁 12g，炙甘草 3g，1 剂。服药后，温覆衣被。须臾，通身汗出而解。

这个医案用 1 剂麻黄汤后通身汗出而解，多精彩！但是医案中却把一个东西故意回避了，没有告诉你。这个东西非常重要，大家猜猜看，是什么东西？医案中说，"体温达

39.8℃，切其脉浮紧有力"。体温 39.8℃，脉象仅仅只是浮紧有力吗？一般的常识，体温39.8℃，每分钟的脉搏至少在 100 次以上，毫无疑问应该是脉数啊！那为什么在医案的脉象里没有记载下来？为什么只是脉浮紧有力而不实事求是地记载为脉浮紧数有力呢？

中医教科书认为麻黄汤治疗的是风寒束表的表寒证，脉象应该是浮紧有力。至于患者出现浮紧数有力的脉象，是非本质的现象，脉浮紧有力才反映了病证的本质，医者要透过现象看本质，应该通过去伪存真的方法把非本质的东西丢弃。因此，病案的编者对于患者客观存在的"脉数"采取了回避态度，闭口不提。

这是《伤寒论》被《内经》化的典型案例，就是从观念出发推论出"事实"，取代了从经验出发对事实做出判断。因为太阳病表热证的张冠李戴，造成了张仲景辛温解表法的衰落，所以我们不得不提出正名，使其名实相符。当然在前经方时代，只有方证相对应，没有病机病因，也就没有了以上的争论，所以我们有时候把自己置身于《伤寒论》还没有经过阴阳学说整理之前的前经方时代，反而把问题看得明白。其实，感冒初起应治以辛温解表法，不仅仅属于伤寒学说，倡导辛凉甘寒解表、不遵仲景桂枝麻黄之法的刘河间，在临床上遇见发热、恶寒、无汗的太阳病也还是乖乖地使用辛温解表的麻黄汤。他在《素问病机气宜保命集·热病》中曰："寒伤皮毛则腠理闭密，阳气怫郁不通而为热。故伤寒身表热者，热在表也，宜以麻黄汤类甘辛热药发散，以是腠理开通，汗泄热退即愈也。"可见中医师只要真的从临床实践出发，不囿于理论的成见，着眼于随证治之的话，也是能做到方证相对应的。

当你学习了这个病案后，假如碰到和这个病例完全一样的患者，你可能就会迷惑，而不敢使用麻黄汤。为什么呢？

从浮紧数有力的脉象中，你会认为这位 39.8℃高热的患者一定是温病初期风热犯表的银翘散证或者是风寒束表化热的大青龙汤证，而不是太阳伤寒的麻黄汤证。

这里让我大胆地猜想一下，医案的整理者为什么回避了这个患者脉象浮紧数有力的"数"脉？我想整理者肯定摸到患者的脉象是数的，那为什么不在病例中如实地记载下来呢？除了以上的去伪存真的思维之外，还有一种可能，就是如果根据临床事实记录下了脉象浮紧数有力的话，那么根据中医教科书的规定就应该诊断为风寒束表化热的大青龙汤证，否则就脉证不符了。

日本汉方医学认为，太阳病是表热证，麻黄汤是治疗太阳病表热实证，只有少阴病才是表寒证。这个概念是学习《伤寒论》时首先要树立的。

太阳病是指人体阳气刚刚发动，这时的阳气相对储藏量还没有明显地消耗掉，人体是通过升高体温来抵御外感病邪的侵入。为什么一个太阳病发热、脉浮紧数的患者，还要用辛热的药？这是整个《伤寒论》太阳病的关键。这一阶段的发热是反应性发热，需要辛温解表的方药予以因势利导，如果使用寒凉方药压制发热，就会挫伤正气。

6. 服用麻黄汤需要注意的问题

患者不要在寒冷的环境下服用麻黄汤。

日本小仓博士曾报告一个病例：在夏季的某天，一中年男性患者，因头痛、发热、恶寒、腰膝发痛、无汗，疑为感冒来诊，要求给予中药治疗。该患者属麻黄汤证，即给予麻黄汤治疗。但次日症状未见改善。这是为什么呢？原来患者是出租车司机，整天坐在有冷气的汽车里，身体感到寒冷。因此，嘱患者休息，离开冷气环境，继续服麻黄汤，次日就显著好转。作者认为，当机体受到细菌或病毒侵入而发病时，机体出现一系列的发热反应，是一种防御反应，对防止疾病发展、迅速恢复健康是有利的。该患者正当出现发热反应时，由于周围环境的冷气而使机体产生的热量散失，不能起到抗病作用，而后来使患者脱离寒冷环境，并使用麻黄汤，这样促进机体产生发热反应的方剂，就能起到治病的作用。（引自矢数道明博士《汉方治疗百话》）

藤平健博士在《汉方选用医典》中对于小仓博士的这个报告很感兴趣。我把他的有关论叙转录如下：

这个例子实在很有研究价值，因为现代医学多方实验发烧与发汗的关系结果，解明如下。

人体以36.5℃左右为正常体温，吃了热的汤面等热食时，体温过高即出汗蒸发，而抛弃热气（叫作放热），出去外面寒冷时体温降低，即弯曲身体，收缩筋肉而造出热气（叫作产热），如此保持体温的恒常性，时常在调节。

这样维持微妙的平衡时，若有过滤性病原体侵入，即在体内被杀分解，或因病原体本身所排泄的毒素，成为危害身体的发热物质，回转于体内血液中。经过靠近间脑的温热中枢，开始判定"异常体温水平的设定"。是说对此程度的毒素，譬如应该将体温调升至39℃的异常体温水平设定以后，全身即按此决定全力以赴达成此项最高至上的命令。

先有身体表面血管的收缩，防止身体表面因辐射热而消失的体温。此时脸色变成苍白、皮肤温度降低，结果感觉"喔！好冷"而发生恶寒；身体弯缩由筋肉收缩而产生温热，调节异常体温水平而变热。热度到达该水平时，算是达到目标，以后就将多余的热量舍弃，变成放热阶段。

此时与前面相反，将所收缩的表面血管扩张，高温的血液通到身体表面恶寒消除，回复正常体温。

以上是发热发汗的大概过程。

小仓先生的治验例是汉药要帮助产热的时候，用冷气加予冷却，即永远不能好好产生温热，达到异常体温水平。结果无法驱除，感冒不能治好。

这点汉方经验在宋本里已经写的极为准确明了。

譬如桂枝汤是最为温和的发汗剂，温热产生力不强，要达到排邪出汗水平的体温较有困难。所以服了桂枝汤以后再喝热稀饭，促进温热的产生。

《伤寒论》桂枝汤方后继续论叙，嗣后须适当盖被以便保持温暖。然而发汗不可以如水流漓，那将失去体力的支援，疾病反要加激。

《伤寒论》再就对于食物的注意事项记载着，冷的、黏性的、浓厚的不可食。乃因冷的会妨害产热作用；黏的、浓厚的，因消化须要能力，分散身体为感冒斗争的力气。所以不可吃，如此谆谆告诫。

在日本古时候就传下来说"感冒即吃清粥和渍梅"和"汤液"的来源是"谷物煮汁的治病法"的传说。《千金方》也有对于身体弱，治疗后胃肠弱要食白粥的记载。这些都是不同国度、不同民族的异途同归的民间经验，也是我们理解宋本中桂枝汤服药后的喝白粥的来历。

有些医生说："患感冒不妨将美味的东西尽量地吃，有营养的东西吃饱以后去睡觉就会好"。这种说法实在是以偏概全，太离谱了。患者为消化有营养的东西而耗能费力，等于作战时，开辟了两面战场，是非常不利的。

藤平健博士的论叙从小仓博士的报告联系到桂枝汤、麻黄汤、葛根汤等药方服药以后的温覆"将息"方法，一环紧扣一环，非常有说服力。

有关外感热病服药后的"将息"方法，还应该包括"卧床休息"，即使服药后热退病去，如果不好好养息，劳复的可能性也是很大的。下面准备引用山田光胤《汉方临床应用的诀要·柴胡桂枝汤》的记载，以此为戒。

前年的春天，我10年都没有感冒发烧了，却被传染了香港流感的尾巴。恶寒，身体烦苦，腰背痛，体温38.5℃。

根据表热无汗体痛，先服用麻黄汤。结果一晚上失眠，无汗，热不退。此时考虑为项背强直的葛根汤。吃了1天，但是第3天仍然发烧，而且便秘。我发现到阳明了。于是考虑稍稍下之，吃了两次小承气。吃了以后，觉得胃里好像堵着，东西越来越吃不了，有点撑，有点反胃，考虑是里证了。

打电话，和大塚敬节老师求救。老师说，应该还是用柴胡。

这时候38.8℃，腰背痛，脉浮弱。投以柴桂汤。

这样，从下午到第2天早上，吃了一日量。夜间出汗，次日晨，36.8℃，腰背痛解除。

本来这样休息休息，就差不多了。但是还是要给患者看病，看了一天，很累，晚上又烧起来了。躺床上一量，又是38℃。

有人可能觉得说38℃没啥。我是10年赶不上一次这样发烧的，还是挺难受的。

怎么喝柴桂汤都不中，试过小柴胡也不行，第2天一整天都畏寒，很难受，忍受着工作一天，晚上几乎是一头扎床上，累得不行。

背上冷得捂不温，思来想去，觉得是阴证。这时候老婆也来看我了，说，还行么你，大叔来电问候你了，说不是少阴证吧。好吧，喝喝真武汤。

马上让老婆急煎，从床上挣扎坐起来，吹一吹，趁热开始喝。喝完往后一倒，这样待着，说来也妙，困扰多时的背冷很神奇地就没有了，而且感到整个状态很快就改善了。真不是吹的。之后特别困，就睡着了。

缓缓睁开眼时，已经是凌晨了，身上小汗。没管它，又昏昏睡着了。

一直沉睡到次日早晨。醒来的时候感到神清精神佳，测体温 37℃。续服了 1 天，完全恢复。

事后再想，那个时候忒忙了，看病可能是被传染了，所以也就直中少阴了。

通过山田光胤的这篇自验例，我们就会意识到外感热病服药后热退病去时，如果不将息的话，就会重新劳复的。

7. 问题讨论

问：陆渊雷先生认为："至于医药上用麻黄，第一个目的正因为津液太多，第二个目的正因为体温太高。"请问什么是"津液太多"？请老师简洁地告诉我们麻黄的效用。

答：我用陆渊雷在《陆氏论医集·用药标准》中的论叙来回答你的问题吧。转录如下：

什么叫津液太多？是全身或一部分含有蛋白质的液体太多。例如水肿，是全身津液太多。痰饮（本在胃肠，时师以指呼吸器病，今姑从俗）是气管里一部分津液太多。古书上说的水气病、痰饮病，倘使那些水分利于从皮肤中赶出，那是适用麻黄的标准，是用麻黄的目的。依张仲景的规矩，为第一目的而用麻黄，多半与石膏同用。上面说的麻杏甘石汤、越婢汤是榜样。

什么叫体温太高？是发热罢了。人体的温度源源不绝地生出来，也源源不绝地从皮肤放散到空气里去。生出与放散，须得一样多少，才能保持 37℃ 的标准体温，才合于人体的生活条件。倘若生出不加多，放散又减少时，就要发热；放散不减少，生出加多时，也要发热；生出加多，放散又减少时，尤其热得厉害。不管他生出的多不多，只要放散减少时，统得用麻黄发汗退热，这是用麻黄的第二个目的。依张仲景的规矩，为第二个目的而用麻黄，必须与桂枝同用，麻黄汤、葛根汤、青龙汤是榜样。

因此之故，发热无汗的太阳证就可以而且必须用麻黄、桂枝，这才是一举两得，既放散体温，又驱除病毒。不过有汗的太阳证，就不可以用麻黄，因为既是有汗，可见得发热的缘故，并不是体温放散减少，用了麻黄恐防要亡津液，若与桂枝同用，尤其恐怕要亡阳了。若为第一个目的——逐水气而用麻黄，无汗的当然要用，有汗的也要用。因为水气病有汗，尤其知道身体要把水气从皮肤里赶出，索性用麻黄帮它赶个罄尽，病自然就好了。既是水气就不怕他亡津液，不与桂枝同用，也不怕他亡阳。所以仲景书中麻杏甘石汤、越婢汤的证候皆是汗出的，而且不一定发热的，多数属于慢性病，没有太阳证的。

以上说的麻黄标准，皆从发汗说来。但是麻黄的效用，不但发汗，还能治喘息。本来张仲景用麻黄的证候，十之八九有喘的，俗医却不晓得。所以麻黄治喘息，现在的西医差不多人人知道了，中医反而多不知道，你道可叹不可叹！吉益东洞说"麻黄主治喘咳水气"，真是不错呢。但是喘咳属于虚的，麻黄却是用不得。例如肺痨病及老年痰喘等，皆不可用麻黄，老年痰喘也有实的，在下曾用麻黄治好一人，那就要有辨别虚实的本领，非三言两语说得明白，也非本篇的范围，只得不谈了。

陆渊雷的文章，不仅仅给人以理性和感性的双重启动和永久的记忆，还会常常给你一种来自临床实践的亲和力。他以上的这段大白话，准确、生动地论叙了麻黄的作用，以及麻黄与桂枝、石膏的配伍后不同的效用，对于我们正确认识麻黄是大有裨益的。他在《伤寒论今释》中对于麻黄效用的论叙更为简洁。他怕初学者认为麻黄仅仅是发汗、平喘的药物，故从由麻黄所配伍的最简方——甘草麻黄汤与麻黄醇酒汤为例，明确指出麻黄的作用是排水。他写道：

仲景书用麻黄之方，莫简于甘草麻黄汤与麻黄醇酒汤，其证曰里水，曰黄疸。古人以黄疸为湿病，湿正水气之类，则麻黄排水，岂不甚明。丁仲祜化学实验新本草，引三浦之说，谓麻黄冷服，颇得利尿之效，而始终不见发汗。夫尿与汗，皆所以排除水毒，而互为消长者也，温暖则排泄于汗腺而为汗，寒冷则排泄于肾脏而为尿。麻黄冷服则利尿。其为排水，不更明乎？仲景用麻黄，但取其发汗，故药皆温服，而温覆以取汗。然其配伍之药，则视发汗之目的而异。为发表祛毒，则伍桂枝，麻黄汤、葛根汤、大小青龙汤是也。为发越郁阳，则与石膏为伍，麻杏甘石汤越婢汤是也。为止咳定喘，则杏仁为伍，麻黄汤、大青龙汤、麻杏甘石汤是也。为排除水气，则不与他药为伍，甘草麻黄汤、麻黄醇酒汤是也。甘草与酒，不足为配药，且汗出则水气无有不泄，不须配药故也。

康治本没有甘草麻黄汤，此方来源于《金匮要略》水气篇。条文云："里水，越婢加术汤主之，甘草麻黄汤亦主之。"《医宗金鉴》的编者指出，条文中的"里水"，应该是"皮水"之误。我们不要认为该方只有两味药物而小觑不用，历代医家使用它不仅仅治疗非虚证水肿，也治疗气喘病证。

藤平健博士认为，该方时能根治气喘病证。现在我把他在《汉方选用医典·气喘》中的论叙介绍如下：

甘草麻黄汤，仅以甘草及麻黄二味所构成的药，是呼吸极为困难，气管内"咻咻"的喘鸣困苦，咳嗽不多的气喘常用本方。以前被认为系避开激烈发作的顿服药，但以此药根治的例子也有几个。所以是当根治药继续服用，也无不可的处方。但市面上还没有本方的浓缩剂，故只可买此单味药来配用。

第 27 讲　康治本第 15 条——麻黄汤证治②

1. 麻黄汤证的五大症状

太阳病麻黄汤证的五大主症为"恶风、无汗、头身痛、气喘、脉浮紧"。在外感热病中，麻黄汤证一般会出现发热的症状；在内伤杂病中，除了痉病、湿病、黄疸、风水等疾病之外，麻黄汤证一般没有发热的症状。

当然，临床看到的麻黄汤证不会这样典型，有时候患者的主诉和麻黄汤证的主症有距离，这就需要我们去慢慢地体悟麻黄汤证的应用型症状与特异性症状的关系。

2. 医案举例

我用麻黄汤治愈一个偏头痛患者的病例，就是一个不很典型的麻黄汤证。

一个妇女，30 岁，右侧颞部疼痛已经 3 年，时发时不发，没有规律。疼痛发作时，服用止痛药效果不明显。

初诊：2006 年 3 月 18 日。患者体质壮实，愁苦面容，面色黯黑，但精神不衰。近半年来，几乎每天白天或晚上都有发作，发作时恶风，平时无汗，没有呕吐恶心。脉浮紧，舌象无殊。腹肌中度以上弹力，无胸胁苦满，无心下痞硬，但是左右小腹压痛明显。血压正常，月经正常。遂投以麻黄汤。

处方：生麻黄 7g，桂枝 6g，杏仁 6g，生甘草 6g，2 剂。

并在两侧太阳穴针刺后，出了 2～3 滴血，血色暗红色。

二诊时，患者说有效，服药后出了汗，疼痛时间缩短，程度有所减轻。然而近日面睑部有明显浮肿。根据当时的脉症，改投越婢加术汤。

处方：生麻黄 10g，杏仁 10g，生甘草 6g，生姜、大枣各 3 枚，生石膏 30g，白术 10g，6 剂。

三诊，服药后没有出汗，疼痛时间缩短，程度有所减轻。然而面睑部浮肿依然，晚上睡眠不安。原方不变，服药时间改为上午。

四诊，服药后患者右侧颞部疼痛没有发作，面睑部浮肿也已经消退，晚上睡眠已经恢复正常。但是左右小腹明显压痛依然。考虑到患者面色黯黑与长时间的偏头痛病史，投桂枝茯苓胶囊 3 盒以活血化瘀。并告知连续服用 3 个月。

半年后，带亲戚来诊。可喜的是，其面部的黧黑色已经大为消退。自言服药后，右侧颞部疼痛等症状都没有发作。进行回顾性腹诊检查，发现左右小腹的压痛已经不明显了。

从这个病例中，我进一步体会到，在内伤杂病中也有太阳病麻黄汤证。当太阳病麻黄汤证存在时，你如果不用麻黄汤，治疗可能就达不到效果。因为太阳病表证是整体性的病变，它比局部的病变对机体的影响更为强烈。还有一个体会，患者的面色黧黑与左右小腹的压痛等体征，可以等到治疗后期缓治。

3. 用麻黄汤后太阳表证还在，如何处理

一个外感发热属太阳伤寒麻黄汤证的患者，用了麻黄汤后出了汗，但太阳表证依然存在，接下去是不是还可以继续用麻黄汤呢？答案是不可以。此时，一般应该使用桂枝汤类方。如果是内伤杂病的麻黄汤证，服用麻黄汤后没有出汗，麻黄汤证依然存在，则接下去的治疗还是可以用麻黄汤的。如果患者服用麻黄汤后出了汗，脉症有所缓解，但是麻黄汤证依然存在，可以减少麻黄汤剂量再次服用。如果患者服用麻黄汤后出了汗，脉症有所缓解，但是脉症也已经有所改变，医者就要根据变化后随证治之，比如这个病例是改用了越婢加术汤。越婢加术汤限于非虚证患者，不适宜虚弱体质或虚弱患者。

4. 康治本中误汗后的条文

康治本中有 3 条因为使用麻黄汤等药方误汗的条文，记录了因为误治所引发的各种各样病证及治方。

第 6 条：太阳病，发汗，遂漏不止，其人恶风，小便难，四肢微急，难以屈伸者，桂枝加附子汤主之。

第 20 条：发汗后，脐下悸，欲作奔豚者，茯苓桂枝甘草大枣汤主之。

第 25 条：太阳病发汗，汗出后，其人仍发热，心下悸，头眩，身瞤动，振振欲擗地，脉沉紧者，真武汤主之。

宋本中麻黄汤类方误汗的条文达 50 多条，就不一一列举了。总之，临床之际要高度重视麻黄汤类发汗药方的使用，以及误汗后的种种变证的诊治。

5. 名医医案中的误汗例举

在历代的名医医案中，可以看到许多误汗的例子。如《吴鞠通医案》中记载：吴鞠通于甲子二月二十五日治疗吴氏外感风寒治愈后复中，见头项强痛、恶寒无汗、脉紧，用麻黄汤法不效。第二天经仔细辨证，认为患者阳气本虚，加上病重药轻，吴鞠通在前方加重的基础上，再加"助阳胜湿"的附子、白术，服一剂就汗出而愈。这才是投麻黄汤法不效

后的临床常规应变方法。

大塚敬节在《汉方诊疗三十年》里转录《医学救弊论》中所载的使用麻黄汤后失败的病例："一男子，甫及三十，冬十二月，头痛，发热，恶寒甚。某医给予麻黄汤，每日十余帖，连服数日，因而大汗出，浸透衣衫，元气大衰，无力如匾。邀余往诊。诊得脉浮，舌干，喉甚干渴，汗流不止。于是给予白虎汤，虽口渴立止，但元气益衰，随即死亡。该患者须用真武汤，反误予白虎汤，形同杀之。前医用麻黄汤缩短其生，余以白虎汤断送其命。诚乃追悔莫及之失败。"

大塚敬节的体会是："这些病例告诉我们，虚实阴阳的差别存在于微妙的地方，难以用文字表述清楚。还是需要积累经验，努力抓住仿佛如斯的不同之处，也只有这样。"他赞同日本江户时期医家盐田陈庵有关高度重视虚实阴阳，要谨慎使用白虎汤、承气汤等清热泻下剂的观点。《陈庵医话》云："'胃中有虚候，口干大渴，有不同于白虎、承气证者。对此证，使饮白虎、承气类，口渴不得愈，反而生大害。胃中虚实，为治疗万病的方药之机关，一旦失误，离分生死，医者须明察。'诚为出自经验的训诫。"

6. 麻黄汤的构成

远田裕正教授在《伤寒论再发掘》中认为，麻黄汤中桂枝麻黄甘草基是核心，它是由麻黄甘草基、桂枝甘草基拼在一起而形成的。药物的排列次序是麻黄、桂枝、甘草。麻黄桂枝写在前面，甘草重复的这一味药写在后面。对于麻黄汤来讲，"麻黄桂枝甘草基"的出现比麻黄汤还早。先人发现麻黄桂枝甘草基能够治疗一般在外感病发热的时候，有恶寒、发热、头痛、身痛、骨节疼痛、无汗气喘、脉象浮紧的症状，但在治疗过程中发现，假如有气喘咳嗽的患者，仅仅用麻黄桂枝甘草3味药，效果往往不是最好。后来加上杏仁，效果就大有不同。加一味杏仁，就形成了麻黄桂枝甘草杏仁结合基，在实践中反复使用得以佐证以后，就形成了固化的麻黄桂枝甘草杏仁汤。《伤寒论》原始本整理时，整理者就把麻黄桂枝甘草杏仁汤命名为麻黄汤。

麻黄桂枝甘草基，由麻黄甘草基与桂枝甘草基组成。

麻黄甘草＋桂枝甘草→麻黄桂枝甘草。

发热恶寒无汗头痛＋喘：麻黄桂枝甘草基＋杏仁→麻黄桂枝甘草杏仁汤→麻黄汤。

有人问，麻黄本身也有治疗咳喘的效用，假如患者没有咳嗽气喘，或者只有轻微的咳嗽，是否可以去掉杏仁呢？

对于用麻黄桂枝甘草三味药去治疗轻型的麻黄汤证，我没有经验，也没有试过。这里我想通过转录上海邢斌老师在《伤寒论求真（上）》中介绍的一个病案，来说明麻黄汤中如果没有杏仁，只有3味药，是不是也可以治疗以上的症状？

"我曾经治过一个5岁的女孩，发热，应该是麻黄汤证，家里备的常用药里缺一味杏

娄绍昆讲康治本《伤寒论》

仁，而且那个时候接近晚上 6 点了，再去抓药可能已经来不及，于是就给她配了一副没有杏仁的麻黄汤，只 3 味药。这个孩子睡觉之前服完了三煎。"

患者的症状是有恶寒、有发热、体温 38.5℃，没有汗，但是也没有咳嗽气喘，邢斌老师让患者把麻黄桂枝甘草 3 味药煎 3 次，服药温覆以后，虽然只有头部微微出汗，但到了下半夜的时候，她身上的热全部退掉。虽然方中没有用杏仁，也获得了退热的效果。他说："可以说明麻黄汤证假如没有咳嗽气喘，也可以不用杏仁。"

邢斌老师的临床经历与远田裕正教授提出的麻黄汤的构成过程，可以说是异途同归，这的确是非常有意思的事情。

7. 杏仁的效用

尾台榕堂《重校药征》指出，杏仁主治胸间停水，治疗喘息，兼治心痛结胸、胸满、胸痹、短气、浮肿。远田裕正教授提出杏仁的基本作用应该跟麻黄相同，稍稍逊于麻黄。它也具有趋表性，促进心脏的搏动，能够增加心脏的输出量，在全身无汗的时候，增加全身的血流量。当整个血流量增多的时候，能够帮助人体出汗，增加全身的血流量，也帮助肾脏的血流量增多而利尿。要注意的是，麻黄在心脏功能健全的情况下，增加心脏的输出量是不成问题的。但在心衰的时候，麻黄的作用就有瘦马加鞭的危险。这时候如果必须使用麻黄的话，一般要用杏仁来替代较为安全。宋本小青龙汤方后的"若喘，去麻黄，加杏仁"，就是针对上述病况的加减用药。

8. 葛根汤证、桂枝汤证、麻黄汤证的鉴别

我们诊治外感表证患者的体温升高时，大都是使用葛根汤、桂枝汤、麻黄汤。这三个方证共同的脉症是发热、恶寒、头痛、脉象浮数等，那临床上如何鉴别呢？我是以患者的体质与脉象作为它们的鉴别标准。体质一般状态的患者，只要具有项痛紧张、口干，就是葛根汤证；体质壮实、脉象浮紧数、无汗者，是麻黄汤证；体质瘦弱、脉象浮缓弱、有汗或者无汗的，是桂枝汤证。

诊治太阳表证三个方证的思路形成，是从曹颖甫先生和日本汉方医学那里得到一些启发，并根据自己临床实践经验与体会，认识到脉象是体质状态的一种表现之后，对于临床选方用药更为明确，疗效也相应地提高。虽然临床辨证时，"同一病机状态的方证要分清等级"（史欣德教授语），但使用于一般体质状态的葛根汤还是占绝大部分的比例，所以在日本会出现葛根汤成为外感表证患者的家庭用药。

9. 问题讨论一

问：康治本第 35 条云："太阳病，头痛发热，身疼腰痛，骨节疼痛，恶风，无汗而喘

者，麻黄汤主之。麻黄三两（去节），桂枝二两（去皮），甘草二两（炙），杏仁七十个（去皮、尖）。"条文所叙，麻黄汤证的证候方面有"头痛发热，身疼腰痛，骨节疼痛，恶风，无汗而喘"等诸多症状，药物方面有"麻黄、桂枝、甘草、杏仁"四味药。请以麻黄汤证为例，谈谈应该怎样理解"方证相对应"的概念。

答：这是一个很好的问题。我初学《伤寒论》时，也想弄清楚"方证相对应"的概念是如何展开的。在寻找答案的过程中，翻阅了大量的临床研究成果，最后能够让我解开这一难题的是陆渊雷与远田裕正。兹将他们的观点介绍如下，以供参考。

陆渊雷在《伤寒论今释》中写道："证候之成，约由三途：一为正气之抗病现象；二为毒害性物质所直接造成；三为他证候之结果。药治标准，首重抗病现象，视证候而揣知抗病力之趋势，当扶助者扶助之，当矫正者矫正之，汗下温清，由此其选也，足为治本。其第二、第三种证候，视体力能堪者听之，若苦楚甚，体力不能堪，因而障碍抗病力，或且危及生命者，亦须用药轻减排除之，所谓治标也。麻黄汤诸症，头痛、发热、脉浮、恶风，为抗病力所示现之表证，须用药扶助之者也。脉紧、无汗为毒害性物质所直接造成，本可置之不问，然汗不出则毒害性物质无由出表，故须用药发之。身疼、腰痛、骨节疼痛与喘，皆为发热无汗之结果，汗出而表解热减，则疼痛自止，喘亦自平。故麻黄汤方，以桂枝祛毒出表，助抗病力也；以麻黄发汗，治病证之障碍抗病力者也；杏仁甘草为之佐使，时无镇痛定喘之味，古力之药不虚设如此。"陆渊雷的论叙相当容易理解，当时读了以后，兴奋不已。

后来在读日本汉方家尾台榕堂与远田裕正对麻黄汤的治疗目标，以及麻黄汤内药基证的论叙时，又一次从不同的角度对于这一问题得到启示。

麻黄汤的治疗目标（《类聚方广义》）：喘而无汗，头痛，发热，恶寒，身体疼痛者。

麻黄汤证中症状与药物关系（《伤寒论再发掘》）：喘（麻黄，杏仁）而无汗（桂枝，麻黄，甘草），头痛（桂枝），发热（桂枝，甘草），恶寒（桂枝，甘草），身体疼痛（桂枝，麻黄，甘草）者。

10. 问题讨论二

问：尾台榕堂《重校药征》认为，杏仁主治胸间停水和喘息之外，还能治心痛结胸、胸满、胸痹，请问杏仁难道还具有活血祛瘀的效用吗？

答：杏仁的确还具有活血祛瘀的效用。杏仁和桃仁，在古代没有明确的区别，同样有止咳和活血的作用。《神农本草经》记载，杏仁"主产乳金疮"。《千金》记载杏仁主月经不调。知道了杏仁的活血作用，对于大塚敬节先生"麻杏甘石汤治疗咳喘与痔疮"的经验和康治本用茯苓杏仁甘草汤治疗胸痹的条文就容易理解了。

11. 问题讨论三

问：宋本第 16 条云："观其脉证，知犯何逆，随证治之。"这是不是意味着《伤寒论》论叙的重点是围绕着临床误治所造成的坏病变证而展开的呢？

答：谢谢你的问题，祝贺你已经进入了《伤寒论》的纵深地带。徐灵胎到了晚年才体悟到了这个问题的重要性。他认为《伤寒论》"非仲景依经立方之书"，其核心思想是使用通治法进行方证辨证而随证治之。他的这一观点，体现在他提出的"救误论"之中。他在《伤寒类方·序》中开宗明义地提出："叔和《伤寒例》云：今搜采仲景旧论，录其证候诊脉声色，对病真方，拟防世急。则知《伤寒论》当时已无成书，乃叔和之所搜集者。虽分定三阴三阳，而语无诠次，阳经中多阴经治法，阴经中多阳经治法，参错不一。后人各生议论，每成一书，必前后更易数条，互相訾议，各是其说，愈更愈乱，终无定论。不知此书非仲景依经立方之书，乃救误之书也。"他认为《伤寒论》的精义要诀是："盖因误治之后，变症错杂，必无循经现症之理。当时著书，亦不过随症立方，本无一定之次序也。"那病变万端无定的状态在什么时候出现的机会最多呢？是在疾病被误治的时候。因为误治打乱了某一独立疾病的发生发展规律，出现了万端无定的病变。宋本第 16 条云："太阳病三日，已发汗，若吐、若下、若温针仍不解者，此为坏病。"成无己注："此为坏病，由施治失宜也。"对于"坏病"最佳的治疗方法是"随证治之"。就是宋本第 16 条所论叙的："此为坏病，桂枝不中与之也。观其脉证，知犯何逆，随证治之。"就是提出了如何在病变万端无定之中抓住要害而处方用药，也是只能放弃所有预设的以病名为目标的辨证施治的方案，而转向以患者实时现场的全身脉症为目标的具体问题具体解决的方证辨证的方法。徐灵胎可能从这里勘破了《伤寒论》的秘密，认为《伤寒论》是一部"救误"之书。冈田研吉氏等学者提出宋本中麻桂剂发散太过，容易引起误治的观点，也是十分不慎重的。他们在《宋以前伤寒论考》各论一《关于宋版伤寒论的"三纲鼎立"》中写道："十分清楚，为了防止《千金翼方》三纲鼎立（桂枝汤、麻黄汤、小青龙汤）'所导致的发散太过的治疗，是编纂《宋版伤寒论》三阴三阳的目的。这个观点在《伤寒论后序》中论述三纲鼎立时提到，与最后所讲'麻桂剂的误治'的观点相合。'《伤寒论》是误治之论'，这种观点与徐灵胎的'救误论'也可以说是一脉相承的。"

我认为，徐灵胎提出《伤寒论》是一本"救误论"之典籍与宋本后序提到的"麻桂剂的误治"的观点并非一脉相承，而是两个不一样的命题。徐灵胎的"救误论"阐明了《伤寒论》是"万病皆通"的通治法，是方证辨证，是随证治之，是他第一个揭示了《伤寒论》具有超越时代、跨越国度、富有永恒魅力、最为贴近临床、最具疗效的人类医学瑰宝。由此可见，徐灵胎的"救误论"和《伤寒论后序》论述的"麻桂剂的误治"的观点南辕北辙，大相径庭。

第28讲　康治本第16条——（大）青龙汤证治①

1. 一则杏林轶事

为了使大家对大青龙汤证有一个更真切的了解，在解读条文之前，先讲一个流传在日本汉方界的有关吉益东洞与山胁东洋的杏林逸事。

吉益东洞为了弘扬自己的"方证主义"的医学主张，37岁时携父母和妹妹来到京都，以"古医道"为旗号开业行医。他虽志向远大，但现实却是残酷的。医业不兴旺，几乎没有弟子入门，仅有的一点积蓄亦被盗，不得已只能在店中学着做人偶、烧钵皿，卖几个钱糊口度日，如此景象长达3年。据森立之《游巷医话》记载，此时东洞的家境是"贫居陋巷，但有一炉一锅。满堂尽是造偶人之木屑堆积，唯座右《伤寒论》一部时时披阅"。在继续靠制作人偶糊口的生活中，使其声名大振的机遇却突然降临。一日，东洞照例将自己制作的人偶送到销售的店铺去，适逢店主人老母患伤寒高热病笃，乃自荐为其诊治。临病榻细细诊看之际，得知已经被帝室的御医山胁东洋诊治。故索其处方观看，原来是麻黄汤，并知道这张药方服用后没有汗出，就对店主人说："药方已经对证，只需麻黄再增添一点剂量，增加一味石膏，以及姜枣就能治愈。"稍后，山胁东洋先生来到病家，诊察之后正当稍事思考时，店主人告之东洞之语。东洋先生乃额手称叹曰："我近日亦正在究心思量是否当加麻黄与石膏。"东洋先生重新处方后，即前往陋巷之中拜访东洞。其后，店主人因老母痊愈而重谢山胁东洋，然山胁东洋先生却谓："彼时若无东洞之言，陷于误治而不自知。全治乃彼之功也，谢金自当他受。"从此二人之交渐厚，东洞之名亦渐为人知。正所谓东洞"先生名所以益显者，山胁东洋扬之也"。

这则日本的杏林逸事告诉我们，麻黄汤证与大青龙汤证在临床之际并非如书本上讲的那样容易鉴别，两个药方虽然重要药物只有一味之差，但是却决定了诊治的成功与否。

2. 学习条文

第16条：太阳中风，脉浮紧，发热恶寒，身疼痛，不汗出而烦躁者，青龙汤主之。

麻黄六两（去节），桂枝二两（去皮），甘草二两（炙），杏仁四十个（去皮、尖），生姜三两（切），大枣十二枚（擘），石膏如鸡子大（碎）。上七味，以水九升，先煮麻黄，减二升，去上沫；内诸药，煮取三升，去滓，温服一升。

太阳中风的重症，类似于太阳伤寒，脉象浮紧，发热，恶寒，周身疼痛，汗不得出而烦躁不安的，用青龙汤主治之。

康治本的青龙汤在宋本中是大青龙汤。康治本中还没有小青龙汤与大建中汤，所以有关以"大""小"命名的药方除了大承气汤、大柴胡汤、小柴胡汤外，青龙汤、建中汤都还没有分"大小"。其实在更早的前经方医学时代，就连"大、小柴胡汤"的药方名都没有，正如龙野一雄博士在《汉方の临床》第 16 卷第 3 号中所发表的题为《小柴胡汤》一文中所说的那样："小柴胡汤的方名原不言'小'，为别以相对的大柴胡汤之'大'而分也……起初小柴胡汤单称柴胡汤而已，后来采用大柴胡汤，始有小柴胡汤之名。"我们从有关以"大""小"命名的药方这一点上，也可以看到康治本是前经方时代的传承者。同时，从康治本中还没有小青龙汤与大建中汤这一事实，也可以知道它还处于比《金匮》与宋本更为远古的年代。

3. 大青龙汤证

孙思邈在《千金翼方》谓："寻方之大意，不过三种，一则桂枝，二则麻黄，三则青龙。此之三方，凡疗伤寒，不出之也。"后世医家在他论叙的基础上形成了"三纲鼎力"之说。由此可见，桂枝汤、麻黄汤与大青龙汤在《伤寒论》的重要性。特别是麻黄汤与大青龙汤的证治非常接近，难以鉴别。丹波氏认定了《活人书》的观点，他说："大青龙汤治病，与麻黄汤相似，但病尤重，而又加烦躁者。此乃用此汤之指南，宜无复异议也。"

其实即使知道《活人书》之语是鉴别麻黄汤与大青龙汤证治的指南，但临床一旦遇见疑似的麻黄汤证或大青龙汤证的时候，要想把它们清清楚楚地鉴别开来，还是有一定的难度。

大塚敬节的《临床应用伤寒论解说》认为，大青龙汤证的"不汗出"与"汗不出"不同。"汗不出"，为身体没有出汗之意；"不汗出"，则为已经使用了发汗剂而没有汗出来。所以，此处"不汗出"为已经使用了麻黄汤发汗，但汗却不出之意。

青龙汤证应该是太阳伤寒与阳明外证里热的合病，对于太阳阳明合病的青龙汤证条文冠以"太阳中风"之名是名实不符的。然而医者不要小看这种名实不符的笔法，其实这是一种密码，其中所表达的含义非常丰富。为什么太阳中风脉象是浮紧的呢？太阳中风一般都是脉象浮缓，在发热的时候是浮缓数，条文这里论叙跟我们平时所掌握的知识是相矛盾的。那到底是病名搞错了，或者是其中有什么奥妙？从方证相对应的角度来看，诊治时要把病名放在一边，只要临床上出现脉象浮紧、发热恶寒、身疼痛、不汗出而烦躁等脉症，就可以用青龙汤去治疗。

远田裕正在《伤寒论再发掘》第 15 章中认为，在前经方时代青龙汤证的条文是："脉浮紧，发热恶寒，身疼痛，不汗出而烦躁者，麻黄桂枝甘草杏仁生姜大枣石膏汤主之。"可见前经方时代的口诀条文中，很可能就没有青龙汤的药方名，更没有阴阳与病因病机所编制的"太阳中风"这些概念。

康治本的整理者在青龙汤证条文的开头按上一个名实不符的"太阳中风"，其意图是什么呢？其意图非常清晰，就是要求医者要以方证相对应为核心，病因病机所编制病名类的概念不重要，甚至可以随意更换。因为青龙汤证可以出现在所有疾病之中，青龙汤可以治疗所有疾病中的具有"脉浮紧，发热恶寒，身疼痛，不汗出而烦躁"的患者。现代临床诊治也是这样，正如大塚敬节所说的那样："中医不像西医，病名定而药就有定，而是一切根据病人的病态、脉象、体质来决定处方的。看惯西医的病人，一来就问中医什么病名，我们当然为让病人了解，也总得说个病名，可是治疗决不置重于此。"

现在我来说说自己青年时代一次患病的情况，因为这次患病使我真切地体悟到大青龙汤的方证。

那是我青年时代在外面流浪的时候，当时我从温州千里迢迢来到福建，找到一个在福建党口开山队做流动工的差事。虽然是初秋，但是在闽北山区的夜间有点冷。大概是在到达党口的那一天，我从河里游渡到对岸受了寒，又加上旅途的紧张与疲劳，所以一到福建党口村就发病了。我当时的症状是：高热恶寒，头痛欲裂，头面发烫，口干咽燥。一个人躺在又闷又暗的破房子里，周围没有一个人，心里非常恐怖、烦躁，又非常地无奈，仿佛已经到了末日。这时候多么地渴望水、棉被、药物与医师，多么需要亲人在身旁啊。我在病痛之中在揣摩，在猜想，我这样的病况如果用《伤寒论》的方法来诊治，应该用什么方子？亲身经历的病痛感觉如此咬啮着我，远远开始于"经方医学思想"之前。后来从承淡安《伤寒论新注》一书中我知道了，我当时的外感发热所表现的症状是太阳阳明合病的大青龙汤证。《伤寒论》"脉浮紧，发热恶寒身疼痛，不汗出而烦躁者"不就是我当时病况的真实描叙吗？如果当时投以大青龙汤，可能就一汗而解了。然而，我当时对于《伤寒论》还是一知半解，只能让病魔肆意地摧残，一直等到自身的抗病能力恢复了过来，疾病才自然而然地痊愈。

4. 大青龙汤使用注意

青龙汤虽然能够迅速治愈相对应的"脉浮紧，发热恶寒，身疼痛，不汗出而烦躁者"，但是一定要谨慎使用，不可大意与疏忽。康治本的第16条在宋本是第38条，宋本第38条条文的后半部分云："若脉微弱，汗出恶风者，不可服之。服之则厥逆，筋惕肉𤷾，此为逆也。"这一大节康治本所没有的说明文字补充的好。患者如果脉象微弱，并出现汗出、恶风、烦躁等症状，是病证陷入三阴病的征兆，绝对不可用大青龙汤发汗。如果服用了大青龙汤，则会出现手足厥冷、肌肉跳动痉挛等病陷三阴的危象。

青龙汤里麻黄的用量是六两，是麻黄汤的一倍，如果辨证错误而服用是非常危险的，值得我们警惕。在陆渊雷的诊治传说中，曾经有一个关于大青龙汤的故事，医者诊治时辨证无误，但是方中缺少生姜、大枣，并且没有交代患者的家属如何服法。患者服用这帖药的第一次药汁后基本已经治愈，但是家人还把这帖药的第二次药汁继续给患者服用，最后导致了汗出不止、厥逆人亡的悲剧。

最近我看到上述故事当事人宋道援先生所撰写的文章《运用大青龙汤——失误案析》，其诊治过程，以及后续经过更加翔实。现把这篇文章介绍如下：

1929年春假，随族人同居由沪至屏风山。有雷某之子，年20岁，患病甚重。其父代诉：初因劳作往返，抵家热甚，遂用井水淋浴，拂晓即发寒热。年事方壮，不以为意，2天犹不退，虽经治仍日甚一日。是时，其妻携扶出室，为之易衣，但病人云冷甚，坚拒去被，语声高亢，欲饮冷茶。又见患者虽委顿，但面色缘缘正赤，目光炯炯有神，唇周燥焦破裂，上有血迹。问：衄乎？其妻答：齿鼻均有血，前天才开始，量并不多。试令张口，腥热之气喷人，腭间亦有血迹，舌质色红，苔灰白干燥。脉浮数，一息六至以上。按其胸腹，皮肤干燥，抚之热如炙，腹柔软，遍寻无痛处，脾可触及。小溲赤热，6天来大便共2次，色黄不黑。腹诊之顷，时时挛缩，口亦为凛。问：曾出过汗否？曰：病至今日，从未出汗，故乘热给药，希能出些汗把热退去，但吃药后只觉烦热难过，汗则丝毫没有。余始以为大青龙汤证。然患者有衄之一症，是否血热？继思之：舌质不绛，神识不昏，未见斑疹，加以大渴喜冷饮，显然邪尚在气而未入血。既未入血，则致衄之由，仍系《伤寒论》所谓"剧者必衄，衄乃解，所以然者，阳气重故也"。乃书案云：热为寒困，欲透未由，愈郁愈炽，阳气重故衄。大渴引饮喜冷，神清舌不绛，未涉营血分，犹可辛温透汗。盖表之严寒不解，里之炽热不除也，然气热已经弥漫，焦头烂额堪虞，势非略参辛凉不可，大青龙汤主之。麻黄六钱，桂枝二钱，生石膏八钱，杏仁五钱，甘草二钱，一剂。书毕，觉病情虽延一周，但正年壮，病机与方药无间，其效可必。乃嘱其父曰：服后能得汗，则热亦可随之而退。此时舟人催行，遂匆匆告别。不日束装返沪，亦未及过问其后果。抵校，将所录脉案就教于陆师渊雷，讵料陆师阅后谓：病因大青龙汤证，但所用者，究系何方？从药量比例，或可云仿之大青龙，但所列药物则非，称之为麻甘杏石加桂枝，亦可称之为麻黄汤加石膏，诚非驴非马汤。余谓：姜枣在本方非属必要，故舍而未用。师对此语，大不为然，曰：仲景方不特药量之比严谨之至，即一药之取舍，效若天渊。《伤寒论》此类例证，不胜枚举。当时虽唯唯，然内心实不折服。遂又质之章师次公，并告以己意。章先生云：陆君之言诚然！余所欲知者，乃药后以何方继？对曰：未也。章师曰：对如此重病，投如此峻剂，而不预谋善后，安危难料，非万全策。陡闻此教，顿觉冷水灌顶，虽欲亟知其果而不能。暑假再返，遂惜造雷家。其父云：服药一煎，不久即出汗很多，怕冷怕热，口渴难过，病好了一大半。深夜服二煎，但汗不如白天之多，不过热未退清。家人以药虽贱却验，又赎一剂。服后，汗较昨天更多，且一直不止，热虽退清，但怕冷更甚。继而四肢亦冷，浑身如冰，四肢抽筋，依次神识昏迷，话也不能说。如此一昼夜，延至深夜而亡。含泪唏嘘，惨不忍闻，余虽心为之碎，实无言可慰。

大青龙汤竟有如此厉害，令人不寒而栗。其实在宋本大青龙汤方后有关服药以后如何护理的文字中，已经做了详细的交代。条文云："温服一升，取微似汗。汗出多者，温粉粉之。一服汗者，停后服。若复服，汗多亡阳遂虚，恶风，烦躁，不得眠也。"

5. 李同宪对条文的解读

李同宪在他所著的《伤寒论现代解读》这本书中，结合现代医学知识对大青龙汤的条文做了解读。抄录如下：

脉浮紧、发热、恶寒、身疼痛、不汗出，都是麻黄汤的适应证，所以"太阳中风"应该是太阳病伤寒证。大青龙汤证与麻黄汤证的不同在于，大青龙汤证有烦躁一症，因而在麻黄汤的基础上，加重麻黄用量，加强发汗力量，同时加石膏降低体温。生姜、大枣具有调整胃肠道功能及补充小量糖分和钾离子的作用，可以预防水电解质紊乱。

大青龙汤是一个强发汗方剂，对于虚弱的患者和已经发过汗的患者，不应当再次服用，如果误用，可能引起四肢厥冷，恶风烦躁，不得眠（交感神经兴奋、休克代偿期，中医称为阳虚），肌肉跳动（低血钠症），甚至亡阳（低血容量休克）的表现。中医称筋惕肉瞤（肌肉跳动）、脐下悸（腹直肌跳动）、脚挛急、两胫拘急（腓肠肌痉挛）为阳虚动风，西医称为肌肉的不自主运动。中医认为阳虚脱液，不能温煦濡养肌肉；西医认为是低血钠、低血钙、低血钾引起的肌肉痉挛。中医学温病后期的阴虚动风与这里的急性水电解质紊乱引起的阳虚动风不一样。温病后期的阴虚动风是在全身炎症反应综合征过程中，由于持续高代谢和耗能途径异常，机体通过大量分解蛋白质获取能量。机体的蛋白库是骨骼肌，因此蛋白的消耗主要是动用肌蛋白。又由于外周难以利用芳香族氨基酸，因此被消耗的主要是支链氨基酸，而芳香族氨基酸则被蓄积，形成伪神经介质，进一步导致神经调节功能紊乱，加之水电解质紊乱（主要是低血钙、低血镁），所以外感热病后期的阴虚证会出现肌肉萎缩、消瘦、手足蠕动、形消神倦、齿黑唇裂等表现。阳虚动风不会出现肌肉萎缩、消瘦、形消神倦、齿黑唇裂等表现。宋本第82条"身瞤动"，宋本第160条"经脉动惕，久而成痿"都是低血容量、低血钾状态。

李同宪所论叙的这些西医知识的内容非常重要。没有西医知识的人，第一次阅读《伤寒论现代解读》的时候会有点困难，但是不要放弃，看多了就会慢慢地理解。

6. 青龙汤的治疗范围

大青龙汤可以治疗各种各样的疾病，根据郭子光老师《日本汉方医学精华·大青龙汤》的总结，常用的疾病有以下几种：

（1）用于热性病，以恶寒、发热、脉浮紧、筋骨疼痛无汗、口渴、烦躁为目标。

（2）用于内科杂病，不强调恶寒、发热，而以浮肿、腹水为目标。此寓"病溢饮者，当发其汗，大青龙汤主之"之意。

（3）用于眼部疾病，以疼痛剧烈、流泪不止、充血严重、头痛难忍为用方指征。

（4）用于荨麻疹、皮肤瘙痒症等皮肤病，以局部充血严重，瘙痒较甚为对象。

7. 条文症状的临床"借用"

最后谈谈对于《伤寒论》中的一些症状要活看，要通过合理的想象、推演与延伸到一些类似性质的症状上。用龙野一雄博士的话来说，就是条文症状的临床"借用"。龙野一雄在《中医临证处方入门》中举了几个"借用"的例子。比如皮肤病、溃疡、耳漏、蓄脓症、痔漏等分泌的稀薄分泌物多可以视为"汗出不止"。作为"汗出不止"的考虑结果，患者是桂枝加附子汤证、桂枝加黄芪汤证等。皮肤干燥或乳汁分泌不足可视同"无汗"而使用发汗剂。临床上有人用大青龙汤治疗皮肤病与乳汁分泌不足，就是条文症状的"借用"。比如稀薄的白带，可视同"小便不利"而用肾气丸或者其他利尿调整剂。

我也经常运用龙野一雄博士的症状"借用"思路，把一些临床症状转换为条文中的症状而取效。比如临床上使用大青龙汤治疗荨麻疹的皮肤瘙痒难忍而获效。这里除了方证基本相对应之外，还用"借用"方法把"皮肤瘙痒难忍"转换为条文中的"烦躁"一症而使用大青龙汤。

8. 问题讨论一

问：请问大青龙汤证是太阳病还是太阳阳明合病，或是太阳少阳合病？大青龙汤证中的烦躁一症是里热的表现吗？太阳表证中是否也会出现烦躁的症状？

答：大青龙汤证中的烦躁一症是否为里热的表现真的难以回答，因为太阳表证中也会出现烦躁的症状。比如宋本第24条云："太阳病，初服桂枝汤，反烦不解者，先刺风池、风府，却与桂枝汤则愈。"马堪温、赵洪钧等医家在《伤寒论新解·太阳篇新解》中认为宋本第38、第39条的"大青龙汤为麻桂合用，再加石膏。旧说此证为风寒两伤营卫，今教材以为是'表寒里热，表里俱实'或'表实兼里热'。据此，大青龙证已非单纯太阳病。此种解法的关键是因为方中加了石膏，似乎石膏只可用以清里热。此说似不妥。细查经文，此两证中只有第38条见烦躁为太阳表证所不必有，而亦可见。如第48条'当汗不汗，其人烦躁'，故表证同样可以见烦躁""清表里热均可用石膏""加石膏则因已有或将有表热"。

我认为大青龙汤证是一个客观的存在，至于大青龙汤证是太阳病还是太阳阳明合病，或是太阳少阳合病，是一个医者主观的概念，前者重要，后者不重要。

9. 问题讨论二

问：我是一个执业中医师，喜欢使用经方治病。患者服用葛根汤、麻黄汤、大青龙汤等强发汗的麻黄剂后，如果大汗淋漓者预后较好，如果汗不出或出汗不多者预后较差。我询问了好多同道，都有以上的临床体会。但是这样的临床事实，和宋本第 31 条葛根汤方后"覆取微似汗"，宋本第 35 条麻黄汤方后"覆取微似汗"，第 38 条大青龙汤方后"取微似汗"的要求有很大的距离。不知老师是如何看待这个问题的？

答：你的临床观察有它的真实性。我也时有遇见这样的情况，也曾经引起和你有同样的疑惑与思考。我在使用葛根汤、麻黄汤、大青龙汤等强发汗的麻黄剂后，有的患者微汗而愈，也有战栗后汗出身如洗而愈，或不出汗但尿量增多而愈的不同反应现象。这是因为患者不同的体质状态所造成的不同反应，经方医生事先难以预料。我们临证诊治时要做的是方证相对应，随证治之。康治本中葛根汤、麻黄汤、大青龙汤的方后都没有"覆取微似汗""取微似汗"的文字，宋本中的文字是医者长期临床实践后的经验结晶，这些分别对待不同药方服药后的护理方法非常珍贵，不可轻易加以否定。我们从宋本中葛根汤、麻黄汤的"覆取微似汗"，和大青龙汤的"取微似汗，汗出多者，温粉粉之。一服汗者，停后服"的医嘱之中，可以看到要防止的还是服药后的大汗不止，而不是"覆取微似汗"和"取微似汗"。

第29讲 康治本第16条——（大）青龙汤证治②

1. 医案举例

先通过一个病案来具体观察大青龙汤在外感热病的临床证治。

黄某，男，35 岁。发烧 4 天。西医很难判断是什么病，认为病证还处于感染性疾病的前驱期，给与静脉输液。经中医爱好者的介绍，患者求诊于中医。

2010 年 8 月 9 日初诊：体质强壮，39.5℃，发热恶寒，面红，眼中红丝满布，面部眼睑稍有浮肿。皮肤干燥而无汗。头痛、身痛、腰痛，全身肌肉关节沉重疼痛，烦躁不安，口干口渴，但饮水不多，咳喘痰鸣，不能平卧。脉象浮数有力。

处方：麻黄 12g（先煎），桂枝 10g，杏仁 10g，生甘草 5g，生姜 6g，大枣 5 枚，生石膏 60g，1 帖。

服药以后，当天晚上就汗出热退，夜间体温就恢复正常，36.8℃，第二天早上 36.7℃。

患者体质强壮，发热、恶寒、无汗、烦躁、口干口渴等症状是典型的大青龙汤证，但考虑到大青龙证一般没有咳喘痰鸣，于是又考虑到麻黄汤和麻甘杏石合方或小青龙汤加石膏。后来想想，大青龙汤证里已经包括了麻甘杏石汤证与麻黄汤证的咳喘痰鸣、头痛身痛腰痛等症状，因此最后决定使用大青龙汤。

2. 再解条文

先复习一下第 16 条条文：太阳中风，脉浮紧，发热恶寒，身疼痛，不汗出而烦躁者，青龙汤主之。

太阳病中风，患者出现和病名不一样的临床脉症——脉浮紧，发热恶寒，身疼痛，不汗出而烦躁。医者要以临床具体脉症为核心进行诊治，而不用拘泥于病名，被太阳中风所困囿。

对于青龙汤方后的煎服法，条文里交代"先煮麻黄，去上沫"。看来古人用麻黄先煎是有根据的。日本汉方家小林匡子等为此做过实验，实验的结果也表明了这一点。论文发表在《日本东洋医学杂志》上，论文摘要是：日本一项药理学研究提示，按古法麻黄先煎可减少麻黄汤的不良反应。［引自《黄煌经方使用手册》（第 4 版）注解·467、469］

药方中的石膏"如鸡子大",大概30g,石膏用量最多的是《金匮》木防己汤中的"石膏十二枚如鸡子大",是大青龙汤的12倍。相比之下,大青龙汤中的石膏量不多。至于石膏在利水药方中的作用,浅田宗伯的见解值得参考。他在《勿误药室方函口诀·木防己汤》中云:"此方治膈间支饮,咳逆倚息,短气不得卧,其形如肿者。膈间水气,非石膏则不能坠下。越婢加半夏汤、厚朴麻黄汤、小青龙加石膏汤所以用石膏,皆同义也。"

条文里说:"以水九升,煮取三升,温服一升。"一升的量,相当于一次性纸杯一杯水的量。服药后,假如汗已经出了,后面这两杯就不要喝了。

对于生石膏的用量,一般应该重用才能够发挥效用。那么,要重到什么程度呢?当然因人而异、因证而异。这里通过张存悌等主编的《中医往事·陆仲安奇治吴佩孚》中的一则医话加以说明。医话如下:

北洋军阀头子吴佩孚,因暴怒而致上门牙剧烈疼痛,名医换了3人,治疗1周,均告无效。名医陆仲安(1882—1949)诊脉后惊曰:"此特大之燥症,独秉阳赋,异于常人,真斯人而有斯症。然而非常之燥,非常之剂量不能制,否则杯水车薪,徒增病势耳!"陆氏详审吴先前所服3张药方,对其中一方颇感兴趣:"此方用的是白虎汤,乃对症之药。"言罢,陆提笔开药4味:石膏、知母、粳米、甘草。仍为白虎汤,只是将方中石膏剂量由八钱增至八两,服后牙痛竟止。第2年,吴佩孚牙痛复发,陆仲安仍用此方治之,但石膏用量翻番,由八两加至一斤。吴服之,牙痛又止。

按:陆仲安以擅用黄芪著称,其用大剂量黄芪治愈胡适糖尿病性的肾病案广为人知。岂知,用起石膏来竟也极具胆识,非常医所可及。

生石膏要重用的经验,我是读了张锡纯的《医学衷中参西录》后才知道的。后来在阅读赵晴初医话时也读到了吉益东洞使用生石膏的经验。现在我把赵晴初《存存斋医话稿》中的这段论叙转录如下:

《名医别录》言石膏性大寒。自后医者怖之,遂置而不用。仲景举白虎汤之证曰"无大热";越婢汤之症亦云。而二方主用石膏,然则仲景之用是药不以其性寒也,不难概见。余笃信而好古,为渴家而无热者,投以石膏之剂。病良已,方炎暑之时,有患大渴,引饮而渴不止者,使服石膏末,烦渴顿止。石膏之治渴而不足怖也,可以知已。又曰:"后世以石膏为峻药而怖之太甚,是不学之过也。仲景氏之用石膏,其量每多于他药,恒半斤至一斤,盖以其气味俱薄故也。"斯与张锡纯石膏宜重用之论若合符节,而一援《本经》,一征《伤寒》。

汇而观之,无余义矣。东洞又曰:"用之之法,只须打碎。近世以其性寒,用火之,臆测之见,余无取焉。大凡制药之法,制而倍毒则制之,去毒则不制,以毒外无能也。"观此,石膏之忌用,东洞亦早见到,不待张锡纯之大声疾呼,然亦足征识者所见略同。惟欲医林金明斯义,医报宣传,犹病不广,最好刊成小册,到处分送,俾温热重候。

医生放胆重用，病家信服不疑，挽救民命，当必尤溥。世之慈善家，其以是言为然否。通过以上两则医话，我们心里对于生石膏的用量应该有了一个大概的底数了。

3. 关于麻黄的用量

对于大青龙汤中麻黄的用量，的确需要讨论讨论。大青龙汤是麻黄汤加重麻黄一倍的量，再加上石膏、生姜、大枣，即麻黄汤＋生姜大枣＋石膏，也是麻甘杏石汤＋麻黄汤＋生姜大枣。大塚敬节指出，大青龙汤的处方与桂枝二越婢一汤最接近，虽然各种药物用量比例不同，但如果将大青龙汤中的杏仁换为芍药，即为桂枝二越婢一汤。所以从药物组成角度可以看出，大青龙汤和桂枝二越婢一汤相比较，用于更呈实证的病证。

青龙汤中的麻黄六两，相当于现代的用量是 18g，这是麻黄汤中的麻黄剂量的一倍。如果辨证不对，方证不合的话，临床上经常会出现用大青龙汤发汗过度而汗出不止，甚至出现心悸这样的危象。大青龙汤发汗过度引起的变证在康治本里没有具体记载，但是在宋本第 64 条就有"发汗过多，其人叉手自冒心，心下悸欲得按者，桂枝甘草汤主之"。条文中虽然没有讲明是大青龙汤发汗过度引起的变证，但根据诸多医家的推测，由大青龙汤发汗过度所引起"其人叉手自冒心，心下悸欲得按"的可能性最大。桂枝甘草汤证就是记录太阳病由于发汗过多而引起心悸、心下悸等症状。

远田裕正教授讲麻黄促进了心脏的搏动，扩大了心脏对全身血液的供应，由于皮肤、肾脏血流的增加，促进经过皮肤和经过肾脏的排水，帮助出汗，帮助平喘，帮助利尿。这些对于心脏没病的人当然是正面的作用，但是对心脏衰弱的人使用麻黄不当就可能会诱发心悸和心下悸，严重的时候甚至是致命的。可见辨证准确，用药分量恰当是非常重要的一件事。

4. 胡希恕的经验体会

胡希恕对大青龙汤的临床运用经验与理论研究对于我们学习大青龙汤大有裨益。他晚年在《胡希恕讲伤寒论》中云大青龙汤和葛根汤"这两个方剂啊，都恶寒特别厉害。有一年，我得肺炎，就是恶寒特别轻，我那个时候给自己开的（方子），我没用大青龙汤，我用的是葛根汤加石膏。错了！但是也好，不是不好，好了它还回来。我吃了这个烧退了，第二天还有，这么两三天，我自己也是最后吃这个大青龙汤好的。大青龙汤这个麻黄非多搁不可，其实我要是开始吃大青龙汤啊，不会后来那么重，我住院住了二十来天。这个对于肺炎、急性肺炎的时候，真正恶寒特别厉害，有用大青龙汤的机会"。

胡希恕老用大青龙汤治疗自身急性肺炎的自验例所总结出来的经验，值得我们学习的地方很多。其中我印象最深的是两点：一是大青龙汤证在临床上的表现，一般是"恶寒特别厉害"，然而也不排除"恶寒特别轻"的例外；二是大青龙汤中的"麻黄非多搁不可"。

胡希恕老对大青龙汤证条文的解读，可以给我们启发。他认为"太阳中风"这个说法有一定的道理。他从大青龙汤是麻黄汤合越婢汤入手，提出："这是麻黄汤、越婢汤的合方，是说麻黄、桂枝、甘草、杏仁的麻黄汤与越婢汤合方。越婢汤没杏仁，越婢汤是甘草、生姜、大枣、石膏、麻黄这几个药。那么这个合方是怎么弄一个中风呢？由于这个越婢汤是《金匮》里头的方剂，它治风水，是人有水气，水气者是浮肿啊，同时有外感，古人叫风水，这个风水也是风邪了。那么这个越婢汤的主治呢，是身热、不断汗出。它这一节啊，主要说的是越婢汤，这个中风是从越婢汤这里说的。越婢汤应该不断汗出啊，由于他这个病又有麻黄汤证，麻黄汤证是表实无汗，由于表实无汗，而汗不得出，那么这个越婢汤是治热的，你看它是大量用石膏啊，他就有里热，所以以身热不断汗出。那么由于这个表实汗不得出，这个热不得外越啊，所以这个人特别发烦而且躁，它是这么个意思。所以他这个大青龙汤证，之所以搁个太阳中风这两个字啊，那么他这个证候呢，确实是一个麻黄汤证。但麻黄汤证呢，他又不说无汗，他写个'不汗出'，又多个'烦躁'，这个'烦躁'是石膏证。这个合方为什么弄一个'中风'在中？越婢汤是《金匮》中的方剂，是治疗风水的，风水的治疗目标是身热、不断汗出。我们前面讲了太阳中风是有身热、自汗出，越婢汤的这种症状现象跟中风的现象有类似的地方，'中风'是朝着越婢汤说的。"

胡希恕老论叙的前提，应该是《伤寒论》与《金匮要略》是同一时代的医籍。如果以康治本是《伤寒论》的原始本，而《金匮要略》是康治本以后的医籍的话，那胡老的"大青龙汤是麻黄汤与越婢汤合方"的结论，可能就失去了依据。

我们上一讲已经讲到对于康治本第16条中的"太阳中风"的解释，这里又引用了胡希恕老的另一种解释。如果再花点时间，还可以寻找到许多医家各种各样不同的解读内容。我们的目的并不是要求大家把这些不同的解释辨认清楚谁的观点正确，而是告诉大家学习《伤寒论》的时候，要高度重视历代经方临床家的体会，然后把他们的东西融合成自己的东西。

比如在《名老中医之路（二）·有益的回忆》中，江育仁老所回忆的一则大青龙汤证病例，我就时常反复阅读。为什么呢？因为这则病例反映了初学者刚刚涉足临床时种种真实的状态。现在我把江老的回忆片段转录如下，以供参考。

有一例患者，病已六日，仍头裹包巾，拥被怕风，面红耳赤，口干喜凉饮，声音略有嘶哑。自诉头痛如裂，心中烦热，遍身如被杖，转侧不利，近两天来大便溏泄。按其脉，浮而数；察其舌，苔白上盖黄色，质尖红，咽部红肿；见其状，呼吸气促；摸其肌肤，灼手无汗，而下肢反觉不温。病者起病突然，属外感时病无疑。其突出的证情为头痛、骨楚、恶风、喜冷饮。属何证为主？当时颇费思索。考仲景有"身体疼烦，不能自转侧"与"恶风不欲去衣"的条文，似属"风湿相搏"证。但风湿方中均有桂枝、附子之大辛大热，与舌干、渴喜凉饮，药不符症。如从烦渴喜冷饮、呼吸气喘、肌肤灼热的里热实证着手，然苔无老黄，底白不厚，腹软不按痛且大便溏泄，则热邪无入腑之证。虽有大渴，但尚恶风无汗，亦非阳明经的白虎汤证，因白虎汤有"其表不解，不可与"禁例。若以麻黄汤先解其表，再清其里，阅遍麻黄汤证却无渴饮提及。同时咽红声嘶，温热之证显而易见，如投辛温，则势同"抱薪救火"。又思表寒不解，里热已炽，咳而气喘，则麻杏甘石汤可谓对症矣。思考再三，拟用麻杏甘石汤。

麻杏甘石汤的证治，《伤寒论》有两条明文：一为下后，一为汗后。治疗目标都是"汗出而喘，无大热"者，也就是麻杏甘石汤的适应证在于表证已罢之时。此例患者麻杏甘石亦非对症之方，似用大青龙汤较为合拍。由于认识不清，识见浅陋，拿不定主见，重剂怕担风险，更怕腾讯医坛，肇事生变，乃以一般辛凉解表之稳妥轻趋与之。究因药不对症，病情有增无减，乃改延前辈老医，两剂药而痊愈。窥其方，果然是大青龙汤。考大青龙条文所叙，十之八九为麻黄汤之脉症，所增者惟"烦躁"二字而已。原文中又有"不汗出而烦躁者"，说明烦躁的由来为不汗出。大青龙汤之所以获效，系解其表寒又清里热，有其症用其方。

窃思该病之所以日益鸱张者，乃起病之初，未能及时投以麻黄汤。因寒邪郁表，病在太阳，应汗不汗，郁而生热。从当初之微热口渴，继则转为渴饮凉水、咽喉略痛，进为咽喉红肿、声音嘶哑。腠理闭塞，内生之热更无外泄之门路，因此，炎肺则喘，下趋则便泄，种种见症概括为"表寒里热"四字而已。事后羞愧倍至，自惭读其书而不究其义，临证慌张，无沉着审辨、胆大心细的果断精神，兼之心怀私念，岂医道之所能容忍。

江老所回忆自己涉医初期诊治情景，非常真实可读。如好读书而不求甚解的学习态度；面对患者出现惶恐不安、举棋不定、患得患失的心态；事后羞愧难忍、内疚不已的情景。这些都如同我当年刚涉医道时的尴尬模样。现在想来，这一切并不恍如昨日，的确是每一个初学者的必经之路。

5. 尤在泾的见解

古往今来，对于这一条条文的"太阳中风"与具体大青龙汤证的名实不符现象，争议纷纭，而尤在泾的见解可谓棋高一着。他从临床实践出发，走出了高谈雄辩的陷阱。

尤在泾在《伤寒串珠集·大青龙汤》中云："此治中风而表实者之法，表实之人，不易得邪，设得之则不能泄卫气，而反以实阳气，阳气既实，表不得通，闭热于经，则脉紧身痛、不汗出而烦躁也。是当以麻黄桂姜之属，以发汗而泄表实，加石膏以除里热而止烦躁，非桂枝汤所得而治者矣。盖其病已非中风之常病，则其法亦不得守桂枝之常法。仲景特举此者，欲人知常知变，不使拘中风之名，而拘解肌之法也。"

《伤寒论译释》中收录了尤在泾的这段解读，并加了非常得当的按语："尤氏明确提出中风而表实的主张，意在说明中风汗出是其常，无汗是其变，要人知常知变，不使拘中风之名而拘解肌之法，极有见地。总之，临床治疗必须以证为据，而不应囿于名称。"

"太阳中风"是病名，是作者的观点，而"脉浮紧，发热恶寒，身疼痛，不汗出而烦躁者，青龙汤主之"是反复验证的临床事实，但是人们经常发生把观点和事实搅在一起的问题。很多时候，大家争论的其实是观点，而不是事实。观点是很难争论出谁对谁错的，而事实很多时候是有可能去证明其真假的。因此，任何讨论，我们首先要区分什么是客观事实，什么是主观观点，否则就会在不需要争论时混战一团。

从临床诊治的角度出发，我们使用大青龙汤治疗急性肾炎、肾盂肾炎浮肿的依据是：方向感辨证是非虚证，或体能中等度以上的患者，浮肿严重，咽喉干燥，多喝水还是小便量少，难以出汗，服用该方时能迅速取效。我们使用的剂量如下：麻黄 10 ～ 15g（先煎 5 分钟），桂枝 15g，杏仁 10g，生甘草 6g，生姜 15g，大枣 5 枚，生石膏 60g。

6. 大青龙汤的一种非常规用法

费维光在《大青龙汤及其医案》[原载于日本《汉方の临床》1993 年第 40 卷第 7 期] 一文中介绍了大青龙汤的一种非常规用法。现在摘录部分内容如下：

读了大村光明氏《大青龙汤管见》，此文发表于日本《汉方の临床》第 24 卷第 9 期，叙述了应用大青龙汤（提纯剂）治愈者 6 例，以驳斥成都中医学院（现成都中医药大学）所编的试用教材《伤寒论讲义》所谓投用大青龙汤时必须具备主要症状的说法。从其所举 6 例中可以看出：不管是有热还是无热、有汗还是无汗、恶寒还是不恶寒或反恶热等，没有一种症状是每一例中都有的。

由于大村光明氏治验的启发，引起了我对大青龙汤在临床上进行研究应用的兴趣，所以首先以我自身的感冒进行实验。

我以往每年患一两次温病，西医称为上呼吸道感染。虽用大剂辛凉解表药，如桑菊饮合银翘散再加味等，服几剂后，自感已愈。可是别人感觉说话仍属未愈，得再迁延十几日前后共二十几日方能痊愈。我每次发病，先自咽干开始，大多由饮水不足引起。咽干厉害，则以后发病亦厉害；咽干轻，则以后发病亦轻。咽干的时间很短，一日多即愈。接着而来的便是鼻流清涕、四肢倦怠日渐严重，以至于鼻涕、眼泪大量流出，令人难以忍受，只有用绵纸塞住，稍觉好些，但不久即湿透，须再更换。不发热，不恶寒，不自汗，不口渴，亦不烦躁，食欲正常，二便正常。一次又发此病，咽干甚为剧烈，自服大青龙汤以观其效。谁能料到竟一剂而愈，未见再发。此事发生在 1988 年冬，当时所用大青龙汤的剂量为：麻黄 8g，桂枝 10g，杏仁 10g，石膏 20g，甘草 6g，大枣 3 枚，生姜 6 片。

以后每年发病，皆服此方，无不效如桴鼓。近 2 年来，不知为何，亦不再发此病。

我认识到《伤寒论》是能治温病的，那种认为《伤寒论》的治温病部分已经丢失的见解，是何等荒谬！自此以后，遇上不恶寒或反恶热、自汗与不自汗的外感病，皆与大青龙以治之，效速者一剂而愈，迟者需要六七剂而愈，但人数甚少。

《伤寒论》是疾病总论，通过通治法能够治疗所有疾病，当然也能够治疗温病。不过在治疗过程中要吸收几千年来治疗温病的有效方，再根据《伤寒论》的方证相对应的诊治方法来使用这些宝贵的药方。那种认为《伤寒论》的治温病部分已经丢失的见解，或认为《伤寒论》的药方就足以治疗温病的见解都是片面的。

7. 如何看待大青龙汤的临床治疗目标不同于条文所叙

大村光明氏以及费维光应用大青龙汤的临床治疗目标有异于《伤寒论》的条文叙述，然而却仍有明显的疗效，我们应该如何看待这一现象呢？

我长期以来一直在苦苦思考这类问题，却难以寻找到满意的答案。后来读到了杨大华的一些讨论方证的文字，从其充满睿智独到的见解中得到了启发。现在转录如下，以供大家讨论与参考。

探讨原始经方，是还经方本来面目。一辆客车，在土路上跑久了，看不清其本色。经方亦然。流传久了，后人不断添加自己的色彩，导致面目全非。我们希望看到经方本来的样子，也是"不求其全，但求其真"的表现。

如果这样理解，方证等于用方证据。那么，进一步给予证据分级，则主症等于一级证据，或金指标。其他还有二级证据、三级证据，或银指标、铜指标。这样的理解，估计更容易接受。原始方证的准确率如果能达到七八成，那也是非常高的了。从辨方证的过程来看，找出主症已经是完成了整个辨方证的一半工作，另一半是鉴别诊断，是排除类似方证。这样来看，成功率又提高了许多。所有的工作都是最大化接近目标。理论上讲，每一个经方都有主症，那是古人大样本得出来的证据。后世方则另当别论了，因为它们有的是通过理论指导形成的方子。

从主症角度来读医案很有意义。也许，治验很好，但作者记载的根本没有主症。许多老中医的经验没有重复性，主症没抓住也是因素之一，他是误撞上了疗效，但记载的都是他自认为的主症，事实上不是真正的主症。因此，当别人也按照他的记载实践，却疗效迥然。

杨大华以充足的洞察力感觉到这一点，相当难得。上述这些文字切入了方证研究的独特维度，概念新颖，学理性高，亦不失扎实贴切。

8. 问题讨论一

问：我已经了解了大青龙汤的治疗目标是：恶寒显著，热势不衰，头身疼痛剧烈，烦躁不安，无汗，肌肤干燥，脉浮紧数有力，舌红苔黄，多兼口渴但喜热饮，有的可有咳喘。但以上的脉症和麻黄汤证、麻杏甘石汤证、桂枝二越婢一汤证、越婢汤证、白虎加人参汤证颇有相似的地方，不知如何鉴别？还有如何从大小青龙汤、白虎加人参汤、越婢加半夏汤、木防己汤、麻杏甘石汤、竹叶石膏汤等这些都含有生石膏的药方比较中，来认识生石膏的药证与效用？

答： 历代经方家对于大青龙汤证和其他脉症相近的方证鉴别都很重视，郭子光老师在《伤寒论汤证新编·大青龙汤》中综合诸家之说，将其类似证逐个加以鉴别。我将其具体内容摘录如下：

（1）大青龙汤证与麻黄汤证的鉴别：前者不汗出而烦躁，后者无烦躁；前者大都口渴喜热饮，后者口不渴；前者喘咳是或然证而不是主症，"无汗而喘"则是后者的主症。

（2）大青龙汤证与麻杏甘石汤证的鉴别：前者无汗或喘而高热，后者"汗出而喘"无大热；前方以解表发汗为主、清里热为佐，后方清里热为主、解表为佐。

（3）大青龙汤证与桂枝二越婢一汤证鉴别：前者表寒里热之程度较重，后者较轻；前方发汗清热力较强，后方较弱。

（4）大青龙汤证与越婢汤证的鉴别：两者都有身重、恶寒发热、烦渴等症。但前者来势急，症情重，无汗，恶寒显著，烦躁剧烈，服药后汗多；后者来势缓，症情略轻，有汗，恶寒不显著，烦躁轻，小便不利，水肿，大便不畅，服药后汗出不多，但利尿之力却显著；前者多见于外感高热证，后者多见于病势较缓的有表里证的全身性水肿实证。

（5）大青龙汤证与白虎加人参汤证：由于两者均有烦躁、口渴、高热，故应注意区别，其要点是白虎加人参汤证纯属阳明里证，无表证，脉洪大，大汗出，不恶寒，反恶热，大渴引饮，喜冷饮，汗愈出而烦躁愈甚，甚至谵语，津液有迅速减损之势。

当然，从大青龙汤与其他一些含有生石膏药方的鉴别中认识生石膏的效用也很重要，我在孔伯华那里寻找到你所关注的研究成果。孔老对于生石膏的药证与效用是从烦躁、渴、喘、呕四个方面入手来认识的。

在《名老中医之路（一）·孔伯华小传》中，孔伯华说过："按张仲景之用石膏，是从烦躁、渴、喘、呕四处着眼以为法。如小青龙汤证，心下有水气，肺胀，咳而上气，脉浮，烦躁而喘，即加用石膏；大青龙汤之用石膏，亦是在于有烦躁；白虎加人参汤之用石膏，是在于大烦渴不解，舌上干燥而烦；竹皮大丸证之用石膏，是在于中虚烦乱。以上是据有烦躁而应用石膏之法。

盖阴气偏少，阳气暴胜，其暴胜之阳或聚于胃，或犯于心，烦躁乃生。石膏能化暴胜之阳，能解在胃之聚，故烦躁得治。白虎加人参汤证曰大渴，曰大烦渴不解，曰渴欲饮水，白虎汤证虽未明言渴，而言里有热，渴亦在其中矣。以上是据有渴证而应用石膏之法。

盖温热之邪化火伤津，津液不能上潮则口渴，石膏能泻火而滋燥，故渴得治。越婢加半夏汤之治其人喘，肺胀，使半夏与石膏为伍，以奏破饮镇坠之效；小青龙汤加石膏以治烦躁而喘；木防己汤用石膏在于其人喘满；麻杏甘石汤用石膏在于汗出而喘。以上是据有喘证而应用石膏者。

盖此四证之喘皆为热在于中，气则被迫于上，用石膏化其在中之热，气自得下而喘自治矣。竹叶石膏汤证之欲吐，竹皮大丸证之呕逆，是据呕吐面应用石膏之法。盖此二证之呕吐，是因热致虚，因虚气逆所致，用石膏热解气自平，呕逆亦遂自止也。遵仲景法，投无不效。"

这个问题我就引用了郭子光与孔伯华的见解给予答复，供你参考。

9. 问题讨论二

问：康治本归属于汗法的药方有桂枝汤、桂枝去芍药汤、桂枝加葛根汤、葛根汤、葛根加半夏汤、麻黄汤、青龙汤等七方。远田裕正教授在《伤寒论再发掘》第15章《传来的条文群》中对于上述七方的条文是怎样处理的呢？

答：远田裕正教授在《伤寒论再发掘》第15章《传来的条文群》中对于上述七方条文的处理如下：

（1）恶寒或恶风发热鼻鸣干呕者，桂枝芍药甘草生姜大枣汤主之。

（2）头痛发热汗出恶风者，桂枝芍药甘草生姜大枣汤主之。

（3）下之后脉促胸满者，桂枝甘草生姜大枣汤主之。

（4）项背强几几反汗出恶风者，桂枝芍药甘草生姜大枣葛根汤主之。

（5）项背强几几无汗恶风者，葛根麻黄桂枝芍药甘草生姜大枣汤主之。

（6）自下利者，葛根麻黄桂枝芍药甘草生姜大枣汤主之。

（7）不下利但呕者，葛根麻黄桂枝芍药甘草生姜大枣半夏汤主之。

（8）头痛发热身疼腰痛骨节疼痛恶风无汗而喘者，麻黄桂枝甘草杏仁汤主之。

（9）脉浮紧发热恶寒身疼痛不汗出而烦躁者，麻黄桂枝甘草杏仁生姜大枣石膏汤主之。

（10）脉浮缓身不疼但重乍有轻时者，麻黄桂枝甘草杏仁生姜大枣石膏汤主之。

以上条文中每一个药方除了甘草汤之外，都有两味与两味以上的药物组成。其所属的治法归类应该是药物效用的合力，以及几千年来临床上约定俗成的认识，不然的话就难以进行分类了。比如五苓散，远田裕正教授把它归到了"阳和法"，也就是中医所谓的和法（利尿法）。《宋以前伤寒论考》各论三《五苓散考》说："五苓散（猪苓散）是具有汗、吐、下（利尿）所有作用的方剂。"如果依据冈田研吉等学者的文献综叙的结论，五苓散就无法进行分类了。所以我认为远田裕正的这项开创性的工作是经方医学返璞归真的重要一步，徐灵胎在《伤寒论类方》一书中所说的"此从流溯源之法，病无遁形矣"，盖此耳。

第30讲　康治本第17条——（大）青龙汤证治③

1. 学习条文

第17条：伤寒，脉浮缓，身不疼但重，乍有轻时，无少阴证者，青龙汤发之。

前条举出冠以"太阳中风"的青龙汤证，本条举出冠以"伤寒"的青龙汤证，两者虽然表现出的病名与脉症都不相同，但同为青龙汤主治之证。前条论叙在外感热病中的青龙汤证，本条论叙在内伤杂病中的青龙汤证，可见一个药方的治疗目标可能有两种或两种以上。杨大华说的好："一张方有多个条文，如果仅有一个主症，显然不符合原典精神。"

太阳病伤寒证，应当脉浮紧，身体疼痛，但此条文"脉浮缓，身不疼但重"。"脉浮缓"与太阳中风极为相似，但"身不疼但重"是一种在少阳证、阳明证均可见到的症状。本条以"乍有轻时"一句则提示其为太阳表证之身重并非少阳、阳明之身重。另外，该身重症状也与少阴病阳虚水泛的四肢沉重相类似，因此这里有"无少阴证"的提示又排除了少阴病。作为太阳表证的青龙汤证除了"脉浮缓，身不疼但重"之外，应该还有"恶风""恶寒""无汗"等症状。

长泽元夫博士在《康治本伤寒论的研究》中，从行文结构的角度研究了第16条首句的"太阳中风，脉浮紧"与第17条首句的"伤寒，脉浮缓"，认为它们之间是互文关系。其含义为"太阳中风，脉浮缓或脉浮紧"或"太阳伤寒，脉浮紧或脉浮缓"。由此可见，由病因病机所构成的病名和具体的方证也可能相符，也可能不相符；脉与症之间也可能相符，也可能不相符。

在以野性思维为胎痣的前经方时代，方证辨证是诊治疾病的基本方法，当时病因病机所构成的病名可能还没有出现。先人在方证辨证中已经把诊治方法（术）和病因病机（道）融为一体，或者更确切地说方证辨证是寓道于术的诊治方法。因此远田裕正在《伤寒论再发掘》中认为，在那个时代，这两条条文的表达形式可能是："脉浮紧，发热恶寒，身疼痛，不汗出而烦躁者，麻黄桂枝甘草杏仁生姜大枣石膏汤主之。""脉浮缓，身不疼但重，乍有轻时，麻黄桂枝甘草杏仁生姜大枣石膏汤主之。"如果把以上两条条文合为一条，就会发现它们是对照性的条文。条文中一个是"脉浮缓"，一个是"脉浮紧"，一个是"身疼痛"，一个是"身不痛但重"。

如果把时间再向前推进一段日子，在没有脉象的前经方时代，两条条文连成一体的话，可能就是："发热恶寒身疼痛，不汗出而烦躁者，麻黄桂枝甘草杏仁生姜大枣石膏汤主之。身不疼但重，乍有轻时，麻黄桂枝甘草杏仁生姜大枣石膏汤主之。"朗读起来使人更加感到文通理顺。

青龙汤证可以出现在外感热病中，也可能出现在内伤杂病中。出现在内伤杂病中时，一般没有发热。因此，发热的症状不是青龙汤证的特异性症状。

在学习康治本的第17条的时候，应该注意"青龙汤发之"一句。解读该句要和《金匮要略》痰饮篇的"当发其汗，大青龙汤主之""病溢饮者，当发其汗，大青龙汤主之；小青龙汤亦主之"条文连起来思考。《金匮》中的条文就使人联想到康治本的第17条的条文，很可能是青龙汤诊治溢饮病的临床记录，特别是"发之"与"当发其汗"二语，其内在的寓意引人深思。

2. 医案举例

为了帮助我们理解这条条文，下面讲几个病例。

日本汉方家和久田寅在《腹证奇览》中说："余曾治一病妇有如此证：身重不疼，乍有轻时，脉浮缓者，数日不愈。正如条文所叙：'脉浮缓，身不疼，但重，乍有轻时，无少阴证，青龙汤发之。'然使服大青龙汤一帖，一炊时，汗出如流，不日复常，可知古方之妙用矣。"

患者属于太阳病大青龙汤证，通过"身重不疼，乍有轻时，脉象脉浮缓"等指标排除了阳明病、少阳病与少阴病，因为阳明病、少阳病与少阴病也有出现四肢沉重的。因此，诊治时首先要做出方向感辨证，然后在方证鉴别中一一排除相疑似的"其身必重"的大承气汤证，三阳合病"腹满身重"的白虎汤证，少阳病"一身尽重不可转侧"的柴胡加龙骨牡蛎汤证，太阳温病"自汗出身重"的麻杏甘石汤证，以及少阴病"四肢沉重疼痛"的真武汤证，最后就用了大青龙汤。一帖大青龙汤用下去以后，汗出来很多，没几天就恢复到常态了。和久田寅是研究腹证的专家，但是这个病例论叙的大青龙汤证没有言及腹证，可见大青龙汤证除了腹肌不软弱的基本腹证之外，没有自己特异性的腹证。

刘渡舟教授使用大青龙汤治愈一妇女两手臂肿胀的医案。

某女，32岁。患两手臂肿胀，沉重疼痛，难于抬举。经过询问得知，冬天用冷水洗衣物后，自觉寒气刺骨，从此便发现手臂肿痛，沉重酸楚无力，诊脉时颇觉费力。但其人形体盛壮，脉来浮弦，舌质红绛，苔白。此乃水寒之邪郁遏阳气，以致津液不得流畅，形成气滞水凝的"溢饮"证。虽然经过多次治疗，但始终没有用发汗之法，所以缠绵而不愈。处方：麻黄10g，桂枝6g，生石膏6g，杏仁10g，生姜10g，大枣10枚，甘草6g。服药1剂，得汗出而解。(《经方临证指南》)

我们先顺着刘老的思路。他说："此乃水寒之邪郁遏阳气，以致津液不得流畅，形成气滞水凝的'溢饮'证。"《金匮》痰饮咳嗽病篇把痰饮分为痰饮、悬饮、溢饮、支饮等，其中的"溢饮"是在全身皮肤肌肉下面都充满着水饮。刘老认为，只有发汗的办法可以解决患者的病证。患者"形体盛壮，脉来浮弦"就排除了三阴病真武汤证，而判断为太阳病大青龙汤证。药方中的生石膏 6g，是针对患者的"舌质红绛"的内热内郁，石膏分量太多可能对整个药方的发汗排水不利，因此只能少量使用。患者吃一帖药，汗出来以后肿胀就慢慢地退掉了。刘老与和久田寅都是一帖药就达到了治疗的效果，可见方证相对应的伟力。

3. 大青龙汤与续命汤的关系

《金匮要略·中风历节病脉证并治》篇之附方——续命汤是大青龙汤的一个变方。续命汤方下注云："治中风痱，身体不能自收，口不能言，冒昧不知痛处，或拘急不得转侧。"论叙了续命汤治疗中风后遗症，肌肉痿弱不用，身体不能随意活动，不能说话，糊里糊涂，不知道身体疼痛的地方，有的肢体拘挛不能随意翻身转动。续命汤与大青龙汤一样，用于有太阳表证而里有热，但续命汤证还有血虚失去滋润，有枯燥状者，以脉浮大、头痛、喘鸣、体痛、麻痹、拘急、口渴等为目标。

续命汤和越婢汤、五积散等方的组合有内在的联系，临床使用时值得认真鉴别。汤本求真《皇汉医学·续命汤方》云："余每以续命汤治前证及历节风越婢汤之证而兼血虚者，又用于后世五积散之证，皆有速效。古方之妙，不可轻视。"

续命汤乃大青龙汤以干姜易生姜，以当归、人参、川芎强壮、补血、滋润药物代替大枣，故其应用可参照大青龙汤，如由于脑溢血后遗症的半身不遂、言语障碍等，可用此方。一般多用于发病初期，发病年久者使用之机会较少，亦用于神经痛、关节炎、喘息、支气管炎、肾炎及肾病有浮肿者。

这是一个治疗脑血管意外中风后初期的高效方子，可谓是主治中风之"风痱"为主的一首千古名方，开后世息风剂之先河。在唐代诊治中风后遗症，基本上是运用桂枝汤加附子白术茯苓与续命汤这类方子。胖人中风后遗症，小续命汤证较多；瘦人中风后遗症，桂枝汤加附子白术茯苓证较多。《千金要方》光是以"续命汤"为命名的方就有十来个，不同药物组合的大续命汤就有四个，其他如小续命汤、麻黄续命汤、续命煮散、西州续命汤等。其用药都不离辛温，这些方药对于改善心脑血管的循环起了积极的作用。日本汉方家曲直濑玄溯于安土桃山时代用续命汤治愈天皇的脑中风，就是一个著名的病案。如果医师心里中没有十分的把握，面对天皇这样的患者，岂敢投用续命汤。

我也曾经用续命汤治疗过好多例中风后遗症患者，其中有的患者经过长期的诊治之后，运动功能基本恢复正常。

寺泽捷年博士在《日本东洋医学杂志》1986 年第 1 期上发表了一篇题为"关于小续命

汤考察（2）——小续命汤的适应病态"的文章，现摘录如下：

日本汉方医学这一项回顾性研究，分析了小续命汤有效例和无效例的临床差异，并且总结小续命汤的适应证：①脑血管障碍、肌紧张性头痛、非定型性面部痛、特发性面神经麻痹、神经炎、自律神经障碍、脊髓炎、脊髓根障碍、眼睑痉挛、多发性硬化症、多发性关节炎等，中医多认为属于"风邪侵袭"所致的疾病；②虽无面色苍白、四肢厥冷等少阴病或虚寒症状，但病证多因寒冷发病或加重，患者喜好温热刺激，脉多沉弱，无口渴身热的内热证候，有时会出现上热下寒的倾向，但不会有下肢烦热出现；③肿大舌与心下痞硬并存是使用本方的有力目标，头痛部位以后脑为中心分布伴有肩凝的肌肉紧张性头痛为本方使用的有力目标，如果头痛的部位在侧头部、前额部、头顶部，血管性因素更为明显的情况下，很少使用本方进行治疗，易感冒者不建议用本方；⑥伴有显著的睡眠障碍、食欲低下、显著的便秘或下利、胸内苦闷感、气喘、心悸、腹痛等症，建议慎重使用本方。[引自《黄煌经方使用手册》（第4版）注解·786]

由此可知，在现代日本汉方界对于续命汤类方的临床实验研究与方证相对应指标的确定，正在紧锣密鼓地进行。他们的工作做得又细致又深入，辨证中特别强调"肿大舌与心下痞硬并存是使用本方的有力目标"。他们这种把舌诊与腹诊相结合的方法，值得我们进一步研究。他们认为方证辨证时，"其应用以大青龙汤为准，特别是有脑溢血与半身不遂或语言障碍。用以发病初期为多，而用于长年累月者的机会少"（《汉方诊疗之实际》）。他们认为此方可以治疗身体疼痛或风湿涉及血分疼痛不止者，也就是"五积散证而热势剧者"（浅田宗伯《勿误药室方函口诀》）。

4.问题讨论一

问：请问，什么是"合病""并病"？"合病"的出现，是否会改变方证辨证的诊治思路？

答："合病""并病"是比较复杂的病证，古人在实践中从不认识到认识，从不会治到会治，不知经过了多少年月。开始不会治的时候，按照以往方证辨证的方法可能疗效不好，因此引起古人的重视，采取了新的辨证方法来应付。后来，几经努力终于寻找到解决的方法，于是在条文中提出了关于"合病""并病"的证治。我们应该把关于"合病""并病"的证治，看作是进一步研究方证辨证的新思路。

康治本中，合病的条文一共只有四条，但是还没有出现并病的条文。现在我把康治本中4条合病的条文陈列如下：

第13条：太阳与阳明合病者，必自下利，葛根汤主之。

第14条：太阳与阳明合病，不下利，但呕者，葛根加半夏汤主之。

第40条：太阳与少阳合病，自下利者，黄芩汤主之；若呕者，黄芩加半夏生姜汤主之。

第 47 条：三阳合病，腹满身重，难于转侧，口不仁，面垢，遗尿。发汗谵语，下之额上生汗，手足逆冷。若自汗出者，白虎汤主之。

从以上康治本的条文中，我们还只发现太阳与阳明合病、太阳与少阳合病、三阳合病这三种类型。到了宋本时代，合病的条文增加到了 7 条，还增添了阳明少阳合病证治，并增添了五条并病证治的条文。

至于合病与并病的研究，中国经方家与日本汉方家多年来做了大量的工作。比如汪苓友在《伤寒辨证广注》中曰："故谓之并病，犹秦并六国，并则其势大矣。"《古今名医方论》中的程扶生曰："并病者，一经证多，一经证少，有归并之势也。"

丹波元坚跳出了三阴三阳的范畴，从表里来解释。他在《伤寒论述义》写道："合病、并病者，表里俱病也……表先受病，次传入里，而表证犹在者，谓之并病。"

奥田谦藏在《伤寒论梗概》中进一步提道："病者，起于一途，继而及于他途，但初病尚未完全解之，而其应征彼此相连者谓并病。并者，连接之意，又有并列之意。即并病者，谓为二途应征互相关联之病也。"

藤平博士 1992 年在第 43 届日本东洋医学会学术总会上，发表了"关于并病"的特别讲演，他说："由于疾病是活动的，必然存在着各个病期的移行期，自然而然地就会有横跨两者的并病。"关于并病的定义，藤平健博士首先列举了日本中西深斋、浅田宗伯、奥田谦藏诸先生的论述，尤其推崇中国喻嘉言《伤寒尚论》中"并病是两经之证连串为一如贯索然"的定义。藤平健博士认为，并病不只限于太阳与阳明，二方证并存固然是并病的重要条件，但并不是孤立的"并存"，而是相互关联、相互纠合着。正因如此，可出现二方证纠合而产生的子证，也可出现完全不同于二方证的症状。如桂麻各半汤证，虽是和太阳同病位的并病，但面赤、身痒等症在桂枝汤证、麻黄汤证中皆无。二方证的相互关联是并病的一个重要条件，因此藤平健博士将并病定义为："并病是二方证或多数方证的并存，其症相互关联，其治应遵循先后的原则。"

山田氏从病情的缓急与治法的不同来探讨"合病"与"并病"，也是一个研究的角度。他认为："并病者邪势缓，而合病则邪势急。"

我认为无论在康治本时代或者是宋本时代，患者病情的缓急状态都是存在的，那为什么康治本中只有合病而没有并病，而宋本中却是两者皆有呢？最大的可能性是康治本时代还没有出现合方，而宋本中已经有了柴胡桂枝汤、桂枝麻黄各半汤等合方。因为对于合并病的治疗原则是"合病则独解其一经""并病诸经合治"。独解其一经可以不用合方，诸经合治就需要合方。

如果说在前经方时代已经完成了从药证到药基证，再到方证，最后到以法类方阶段的话。那么，康治本在前经方医学的基础上进一步完成了以三阴三阳类方替代了以法类方的总体结构，并引入"中风""伤寒"等病因病机，以及发现了"合病"的诊治方法。后康治本时代在康治本的基础上，发现了诸多的方证，完善了药物加工炮制的手段，完备了服药后的护理与观察等工作之外，还增添了合病证治的内容，并发现了并病证治方法。

倘若前经方时代所发现的药证、药基证、方证，甚至以法类方的分类是先人运用野性思维，以及野性思维结合在成长中的有意识理性思维所完成的话，那么三阴三阳的分类、病因病机的论叙，以及对于"合病"的诊治就已经是以有意识理性指导下的有意而为了。康治本是古代医家把前经方时代的砖块，一块块地砌在三阴三阳的基础上，建立起高耸入云的金字塔。

由此可见，伤寒学在不断地发展，在不断地完善。然而我们也可以发现，不管是出现二经或三经俱受邪，同时出现症状的合病，还是一经之证未罢，又见到另一经症状的并病，它们都只是出现在三阳病中，而都没有波及三阴病。历代医家一般都认为三阳病和三阴病之间没有"合病"，但是也有不同的声音，认为三阳病和三阴病之间亦可见合病，比如《医宗金鉴·伤寒心法要诀·辨合病并病脉证并治》就认为："如太阳病脉反沉，少阴病反发热，是少阴太阳合病也。"

发现"合病"及"并病"的医学家们，为了新的治疗方法使用时的安全，就选择具有抵抗能力的三阳病患者作为诊治的对象，这也许是因为康治本、宋本中的"合病"及"并病"都发生在三阳病的缘由吧。

我想，"合病""并病"是现有事物的重组，临床上全新的方证很少，大多数所谓的新方证都是现有方证、药证的重新组合。这种重组就是现代所说的重混（remixing），是经方诊治发展的方向、重要的趋势。我们自己动手做重组或者重混时，首先是要做一个拆解，把方证拆解成非常原始的状态，拆解到最基础的方证、药基证，甚至药证，再以另外一种方式进行重组，之后不断进行这样的循环。

5. 问题讨论二

问：您如何看待宋本中对于解表剂服药以后护理上所增添的内容？桂枝汤药方后的喝粥和食禁是否还有其他方面的什么意义呢？

答：宋本中对于桂枝汤、麻黄汤、大青龙汤等解表剂服药以后护理上的区别对待，非常科学。桂枝汤是："服已须臾，啜热稀粥一升余，以助药力。温覆令一时许，遍身微似有汗者益佳，不可令如水流漓，病必不除。"麻黄汤服药后的护理是："覆取微似汗，不须啜粥，余如桂枝法将息。"这里只要"覆"，不用"温覆"，即被子要盖起来，但是不要太厚，出一点点汗就可以了，如果温覆就会出汗太多。大青龙汤服药后的护理是："温服一升，取微似汗。汗出多者，温粉粉之。一服汗者，停后服。若复服，汗多亡阳遂虚，恶风，烦躁，不得眠也。"这里仅仅需要"温服"，不需要"覆"被，过多的护理工作是如何避免出汗过多。这些分别对待不同药方服药后的护理方法非常珍贵。

桂枝汤是《伤寒论》的第一个药方，除了本方证的证治之外，药方后的喝粥和食禁是否还有其他方面的什么意义呢？汉方家冈田研吉氏等学者告诉了我们桂枝汤服药后喝粥和食禁的另一个缘由。他在《宋以前伤寒论考》各论一《食遗的病态及其治疗法》中写道："《宋版伤寒论》三阴三阳是对高贵的孩童般虚弱患者的治疗所做的总结。其后，列举了各地病后的养生法。当时的北方，游牧民之间，有得病三日用白粥的习惯，有病后一个月，不食猪牛羊肉的做法。在西北地区、南方也禁止食用猪肉，南部的人百日间禁房事。在古代这样认识的基础上，《宋版伤寒论》则有'桂枝汤服药后的白粥和食禁'的规定。"

这些都是后人临床经验的结晶，不容忽视。我们不要忽视了宋本发展过程中丰富的、成熟的这些东西，要重视康治本中所没有的东西，这样对我们学习是很有帮助的。

因此，我们学习的时候主要是把康治本与宋本两个本子进行对照。宋本好的地方我们就说宋本好，康治本好的地方我们就说康治本好，并不是一概认为康治本每一个方面都是最好的。

第31讲 康治本第18条——干姜附子汤证治

1. 一条疑惑重重的条文

对康治本第18条条文各家各派医家都围绕着阴阳寒热或瘀血等来做解释，也有的医家干脆认为条文不可解。

比如宋末金初医学家成无己在《注解伤寒论》中认为："《内经》曰：寒淫所胜，平以辛热。虚寒大甚，是以辛热剂胜之也。"清代王子接《绛雪园古方选注》认为："干姜附子汤，救太阳坏病转属少阴者，由于下后复汗，一误再误，而亡其阳，致阴躁而见于昼日，是阳亡在顷刻矣。当急用生干姜助生附子，纯用辛热走窜，透入阴经，比四逆之势力尤峻，方能驱散阴霾，复涣散真阳。若犹豫未决，必致阳亡而后已。"彭子益在《圆运动的古中医学·干姜附子汤》中认为："汗下亡阳，阳虚则昼日烦躁，夜乃安静。大气之中，昼则阳出，夜则阳入，昼阳气少，夜阳气多，人身亦然，故昼烦躁而夜安。干姜、附子以补阳也。"山田正珍《伤寒论集成》认为："其所谓昼日烦躁，夜而安静者，乃表里俱虚之候。如其所以然者，则存而不论。非不论也，不可知也。"汤本求真在《皇汉医学》中认为条文"以为非瘀血所致者，因热入血室条，有昼日明了，暮则谵语如见鬼状（百五十二条）之证，故推测言之耳"。陆渊雷《伤寒论今释》谓："通常热病，多日轻夜重，此条昼日烦躁不得眠，夜而安静，则是日重夜轻。其所以然之故，皆不可知。"程郊倩《伤寒论后条辨》认为条文中的"昼日烦躁不得眠"是假证。

从以上诸多专家的注释来看，要想把这条貌似简明，实际上深奥无底的条文转换为人人都能明白的道理并不容易。医家大多是根据其药物组成倒推其病因病机而使用该方。譬如清代邹润安《本经疏证·滑石》中云："仲景之书，词简意深。故有反复推明病候不出方者，则令人循证以治方，有但出方不推究病源者，则令人由方以求病。"

让我们从临床医案来看看吧。

2. 医案举例

李肇恽的医案："李某，男，40岁。1986年4月16日就诊。6天前患风寒感冒，经治诸症悉减，但遗留咽痛，曾口服红霉素及肌注青霉素，咽痛不但不减，反而加重，甚至不能进食及讲话。刻见面色苍白，身冷恶寒，口淡不渴，不思饮食，微有咳嗽，咳吐少许白色痰液。查咽峡部不红不肿，扁桃腺不大，咽后壁无滤泡增生。舌淡苔白，脉沉紧。证属阳虚外感寒邪，滞结于咽部所致。法当温阳散寒，投干姜附子汤为治。处方：熟附子15g，干姜10g，2剂，久煎频服。药后咽痛大减，已能进食、言谈。嘱其将原药服完，遂告痊愈，随访至今未复发。（引自《新中医》1987年第2期）

李肇恽医师没有囿于患者咽喉疼痛一定是阳热证或虚热证的成见，能够抓住"面色苍白，身冷恶寒，口淡不渴……白色痰液。查咽峡部不红不肿，扁桃腺不大，咽后壁无滤泡增生。舌淡苔白，脉沉紧"等全身与咽喉局部的阳性寒凝状态，毅然投干姜附子汤为治，实属不易。至于医者为什么投干姜附子汤而不投甘草干姜汤与四逆汤呢？医案中没有进行应有的方证鉴别。

值得指出的是，医案中的临床方证与条文方证差距很大。条文中的"无大热"体现在患者"面色苍白，身冷恶寒，口淡不渴"等全身阳性寒凝的状态。

3. 学习条文①

第18条：发汗，若下之后，昼日烦躁不得眠，夜而安静，不呕不渴，脉沉微，身无大热者，干姜附子汤主之。

宋本第61条：下之后，复发汗，昼日烦躁不得眠，夜而安静，不呕不渴，无表证，脉沉微，身无大热者，干姜附子汤主之。

为什么一开始就把两个不同文本有关干姜附子汤证治的条文进行对照呢？因为，宋本开首的第一句"下之后，复发汗"，其文句排列存在治疗程序颠倒的现象，应该以康治本"发汗若下之后"为是。宋本第61条条文中增多了"无表证"三字，则填补了康治本的不足。

对于宋本第61条开首的第一句"下之后，复发汗"存在治疗程序颠倒的现象，还要多说一句。奇怪的是，这种治疗程序颠倒的现象，在宋本第59、第60条也分别出现"大下之后，复发汗""下之后，复发汗"，都以如此治疗程序颠倒的词句作为首句。宋本第59、第60、第61条这连续3条条文，都是针对太阳阳明合病而误治的论叙，其常规治疗一般应该是"先发汗解表，再泻下治里实"。正由于治疗程序颠倒，才形成了坏病变证，即宋本第59条的"小便不利者，亡津液故也"；宋本第60条的"必振寒，脉微细。所以然者，以内外俱虚故也"；宋本第61条的"昼日烦躁不得眠，夜而安静，不呕，不渴，无表证，脉沉微，身无大热者，干姜附子汤主之"。这就是临床真实的记录。

4. 学习条文②

先介绍鲹川静在《中医治疗经验·似轻实重的感冒》中所引用的大塚敬节的一段话：
干姜附子汤：干姜、附子各6g，一回量。水一合八勺煎成六勺，顿服。

此方亦出《伤寒论》太阳病篇："下之后，复发汗，昼日烦躁不得眠，夜而安静，不呕不渴，无表证，脉沉微，身无大热者，干姜附子汤主之。"这个阴证肺炎病人没有特别的症状，热是平热，没有咳嗽，没有呕吐，没有口渴，只是烦躁。再看其脉、其舌、其腹，听诊、叩诊毕，我黯然觉其一两个小时之后就要成危象了。

上述方剂都有附子配伍，只要认证正确，其效如神的。阳证非用葛根汤、麻黄汤不可而误投此方，一帖就引起中毒症状，须要注意。以上方剂的分量根据奥田谦藏氏的《皇汉医学要方解说》，附记于此。

这个病例通过大塚敬节的论叙，我们知道了如此"没有特别的症状，热是平热，没有咳嗽，没有呕吐，没有口渴，只是烦躁"的阴性肺炎干姜附子汤证临床存在的状态。

条文的大致意思是：原先患者可能有太阳阳明并病，先予发汗而后泻下，导致病情由阳入阴。患者白天心中烦躁不安，不能够平静入睡，夜里却能安静睡眠。没有呕吐、口渴等少阳病与阳明病的症状，也没有头痛、身疼、恶寒的表证，脉象沉微，一派阴寒之象，用干姜附子汤主治。

"发汗，若下之后"，应该讲是病证陷入阴证的原因。其"烦躁"不是整天整夜地持续，而是"昼日烦躁不得眠，夜而安静"。阳证的烦躁，是日夜不分的；"夜而安静"的烦躁，是阴病的表现。"不呕不渴"，是使用排除法排除了少阳病、阳明病。非虚证的烦躁、呕吐一般是少阳病；非虚证的烦躁、口渴一般都是阳明病。"身无大热"，在这里是指患者已经出现由阳入阴、阳去入阴的病况，正如宋本第269条所云："伤寒六七日，无大热，其人躁烦者，此为阳去入阴故也。"

因此，"脉沉微"的"烦躁"显然是阴证的烦躁。条文通过一层层地论叙，其目的是方向感的辨证。

"昼日烦躁不得眠，夜而安静"，是对于一日之中某一个时间段出现某一特殊症状的描述。类似这样的描述，宋本第30条更为具体，条文云："师曰：言夜半手足当温，两脚当伸。后如师言。何以知此？答曰：寸口脉浮而大，浮为风，大为虚，风则生微热，虚则两胫挛，病形象桂枝，因加附子参其间，增桂令汗出，附子温经，亡阳故也。厥逆，咽中干，烦躁，阳明内结，谵语烦乱，更饮甘草干姜汤。夜半阳气还，两足当热，胫尚微拘急，重与芍药甘草汤，尔乃胫伸。"《金匮要略》妇人杂病篇有关热入血室的论叙也涉及一日之中某一个时间段出现某一症状的记录。条文云："妇人伤寒发热，经水适来，昼日明了，暮则谵语，如见鬼状者，此为热入血室。"

这类临床现象，值得进一步深入研究。

5. 干姜附子汤的治疗目标

尾台榕堂在《类聚方广义》中认同吉益东洞《类聚方》所述的干姜附子汤的治疗目标：

下利、烦躁而厥者。他进一步指出，干姜附子汤中药物与方证内每一个症状的关系是下利（附子、干姜）、烦躁（干姜）而厥（干姜、附子）者。

远田裕正教授认为，外感发热过程中患者大量脱水，处于低血容量状态，夜间人体消耗减少，因此稍为安静；白天体液人体消耗稍大，因此昼日烦躁不得眠。他认为，康治本第18条是未经整理过的原始条文，其特异性有二：一是条文的开头部分是"发汗若下之后"误治的记录，而不是"太阳病"等三阴三阳的病名，或"中风""伤寒"等病因病机；二是药方的方名与药方中的药物名、药物排列次序一致，如这个方名为"干姜附子汤"，药方中的药物也是"干姜、附子"两味。在康治本中，这种有意识保留着的原始条文中的药方有甘草干姜汤、芍药甘草汤、干姜附子汤、栀子豉汤、芍药甘草附子汤、栀子甘草豉汤、栀子生姜豉汤、麻黄甘草杏仁石膏汤、茯苓桂枝甘草大枣汤、茯苓桂枝甘草白术汤等10首。记载这10首药方的条文都具有上述的特异性，看来未经整理过的原始条文是有规律的。其中被认为例外的是康治本第11条的甘草干姜汤、芍药甘草汤的条文。条文的开头也有"伤寒……"字句，这是为了表示不应该投与桂枝汤发汗的例子。条文真正的着眼点，是在后面的"反与桂枝汤"发汗后的"变证"所论及的条文。越是这种条文，其原始性表现得越充分，因此更需要我们用直观思维去解读。

6. 学习条文③

在鉴别方证之间的异同时，我们自然会考虑到干姜附子汤证与四逆汤证在厥逆程度上有什么不同？为什么四逆汤要去掉甘草？

看来在厥逆的程度上，干姜附子汤证要比四逆汤证轻一些。甘草反发汗的能力大于反泻下的能力。在患者厥逆程度稍轻，又没有汗出不止的情况下，可以把四逆汤中的甘草减去，而变成干姜附子汤。

田畑隆一郎博士在《伤寒论之谜——二味の药征·干姜附子》中认为："干姜、附子都是能够振奋新陈代谢机能与驱除水毒的大热药，然而它们驱除水毒的趋向同中有异。干姜治疗水毒上逆而呕吐为主，而附子治疗水毒上逆而下利为主。"

以上按部就班的解读都没有什么错，但都好像没有抓住条文的牛鼻子。再后来读了李同宪、李月彩所著的《伤寒论现代解读》，才逐渐清晰起来的。

李同宪认为此条"发汗，若下之后""脉沉微"是外感发热过程中患者大量脱水，处于低血容量状态。也是患者处于休克代偿期，机体代偿能力发生作用，引起交感神经的兴奋。西医认为，人体白天交感神经兴奋，夜间副交感神经兴奋。在白天交感神经兴奋时，机体的交感神经重叠的兴奋，造成了"昼日烦躁不得眠"；夜间人体生理性副交感神经兴奋，抵消了疾病引起的交感神经的兴奋，因此"夜而安静"。宋本第30条中出现的"夜半手足当温，两脚当伸"也是这个道理。

7. 学习条文④

我时时在考虑，内科杂病中是否也存在"昼日烦躁不得眠，夜而安静"的干姜附子汤证？是否在阴证的条件下，出现一种白天很难过、夜里安静的状态就可以使用干姜附子汤呢？但也只是想想而已，一直认为不大可能。也不知道从哪里去观察？从什么样的病证入手去思考？更谈不上如何在临床上使用。后来我从渔民夏成锡的口中得到了破解这个问题的答案。他告诉我，他从一个病例中发现了这种存在于临床的现象。

2016 年 6 月，我受冯世纶教授的邀请到北京参加第六届国际经方会议，并作了题为《解构四逆汤》的演讲。在演讲中，我讲到了野性思维的重要性，其中就以夏成锡为例做了说明。后来在《一方一针解伤寒·夏成锡的故事》中也详细做了介绍，这里就不重复了。

后来我在奥田谦藏的《伤寒论梗概》与《伤寒论讲义》中，看到了他有关干姜附子汤的认识。他的见解非常独到，对我很有启发。现在把他的心得摘录如下：①甘草干姜汤证是病势已处于阴病位，然而其余势尚未离开阳病位者。②甘草干姜汤证和茯苓四逆汤证相比较，茯苓四逆汤证缓而重，甘草干姜汤证急而轻。③各种各样的疾病在体力减退的状态下，白天出现异常的状态，夜间变得轻松的话，就有适应这个（干姜附子）汤的可能性，这是值得我们再深入研究下去的。

再后来，在《黄煌经方使用手册》（第 4 版）中看见日本汉方家对于夜间发热患者使用温养的真武汤取效的报道，这也从另一个侧面反映了方证辨证与时间医学的内在联系，值得进一步的研究。现在把上述研究成果转录如下：

日本一则案例报道，介绍了 1 例食管静脉瘤术后横膈膜下脓肿的患者，患有肝硬化、脾肿大、食管静脉瘤、全系血细胞减少等症，行脾摘除术后并发横膈膜下脓肿。在使用抗生素、导管脓肿引流术及使用小柴胡汤、补中益气汤、柴苓汤后，脓肿及发热未见明显改善。作者根据患者体温在夜间升高明显、足冷、遇寒不适加重，以及腹软伴腹水等症，予以真武汤，并停用所有抗生素。之后体温逐渐恢复正常，横膈膜下脓肿也缩小而出院。[《黄煌经方使用手册》（第 4 版）注解·811]

总之，通过干姜附子汤证和甘草干姜汤证、茯苓四逆汤证的比较，也就是康治本第 11 条、第 18 条、第 22 条中的"烦躁"一症的比较，去体会这三个不同程度的阳性烦躁方证的临床应用与方证鉴别：①甘草干姜汤证——较轻的阳虚烦躁证；②干姜附子汤证——中度的阳虚烦躁证；③茯苓四逆汤证——严重的阳虚烦躁证。

第32讲 康治本第19条——麻甘杏石汤证治①

1.案例介绍

我先介绍黄煌教授使用麻甘杏石汤治疗一例咳喘高热的小儿急性肺炎的医案，来看看麻黄杏仁甘草石膏汤证在外感热病中的表现。

2012年在南京召开的国际经方会议，当时一位参会的外地女代表的儿子生病了，求助于主持这次会议的黄煌教授。说她的孩子咳喘发热，在儿童医院急诊室诊断为毛细支气管肺炎，嘱立即住院，否则有生命危险。当时我也在会场，目睹了病例的诊治过程。孩子当时咳嗽、气喘、高热，病孩的母亲问黄煌教授："孩子刚出现这样的情况，不要住院，改吃中药，可以吗？"黄煌教授想了一下说："可以，请你马上把孩子从医院里抱到酒店给我看看。"后来不满周岁的孩子被抱来后，黄煌教授看孩子大头大脸的，营养状态非常好。当时的症状是高热，咳嗽，气喘，出汗，手足不停地乱蹬打闹，一副烦躁不安的样子。黄煌教授根据以上症状，判断这个病证是麻杏甘石汤证。处方：生麻黄10g，生石膏50g，杏仁15g，生甘草10g。让药房急煎成300mL，嘱每次服2～3汤匙，2小时一次喂进去。虽然药量比较大，但是每次吃进去的并不多。孩子的家长傍晚拿到药，到了晚上9点多钟，已经吃了好多次了。黄煌教授收到短信回馈说，孩子服了两次药，咳嗽气喘好转了，已经安然入睡了。第二天下午孩子就痊愈了，抱到会场时神气活现的，东动西动，大家看到都非常高兴。

黄煌教授事后在一篇名为《别小看麻杏甘石汤》的文章中说："近代医家用麻杏甘石汤来治疗麻疹肺炎、大叶性肺炎等各种肺炎，不仅起效快，而且费用低。想当年，非典型性肺炎肆虐之时，麻杏甘石汤应该可以横刀立马出阵迎战，但很多医生不信任它。不过也难怪，从西医的角度看，方中无一味有抗菌药，怎么能治疗肺炎呢？说实话，用经方是不讲道理的，只看看当下的患者是何等样反应，所谓方证相应就行，这是古人的智慧。还有，本案用的是原方。当今中医用经方，喜欢加减，好像不加点药，不放心，也不能显示自己高明的辨证论治能力。于是用麻杏甘石汤治疗咳喘，但常常在方中加入鱼腥草、黄芩、连翘、金荞麦、桔梗、旋覆花、金银花等。其实，很多情况下，加味是无用功，药味多并不意味着药力的强化。使用天然药物，讲究组合到位，处方的结构决定处方的疗效。经方，是浑然天成的最佳药物结构。可别小看这区区4味药的麻杏甘石汤。"诚哉斯言!

通过这个例子,大家可以明白条文里的论叙其实是临床真实的记录。你能够把握住这样几个关键:第一不是虚证,第二它本身没有表证,第三不是腑实证,第四就可以在方向感辨证上诊断为少阳病。

有了少阳病的基础,我们根据患者有发热,没有恶寒、汗出、呼吸困难这样一种状态,就可以方证相对应地诊断为麻杏甘石汤证而使用麻甘杏石汤。

黄煌教授所批评的"当今中医用经方,喜欢加减,好像不加点药不放心,也不能显示自己高明的辨证论治能力"的现象广泛存在。为什么呢?这是因为这些中医师的大脑里已经形成了一个"只有通过药方的加减,才能量体裁衣,才能环环紧扣脉症"的思维陷阱。他们自以为这个逻辑可以解释与应对临床的一切病证。手机微信公众号"进化岛"上的笔记侠说的好:"人最大的悲哀,是在低层次上早早形成了逻辑死循环,始终看不到逻辑死循环之外的逻辑,不愿意重新构建更大的认知边界。"希望学习经方的朋友要高度警惕自己身上的思维陷阱。

2.学习条文

第19条:发汗后,汗出而喘,无大热者,麻黄甘草杏仁石膏汤主之。

麻黄四两(去节),甘草二两(炙),(杏仁五十个、去皮尖),石膏半斤(碎)。

上四味,以水九升,先煮麻黄,减二升,去上沫;内诸药,煮取二升,去滓,温服一升。

康治本的生药排列中没有杏仁,上述药方中的杏仁剂量与修制方法是根据宋本麻甘杏石汤补上的。从"上四味"一语看,应该是有杏仁的,而且汤名也是麻黄甘草杏仁石膏汤。

本条论述患者在未发汗时具有的发热、恶寒等表证。经发汗后,证见汗出而喘、外无表热者,应当给予麻黄甘草杏仁石膏汤。

麻甘杏石汤证条文中的"无大热"要重点关注。"无大热"一语在《伤寒论》曾出现在白虎加人参汤证、大陷胸汤证(宋本第136条),以及《金匮要略》水气病篇越婢汤证的条文中;也出现在阳病刚刚陷入阴病之时,如宋本第269条所云:"伤寒六七日,无大热,其人躁烦者,此为阳去入阴故也。"

浅田宗伯在《勿误药室方函口诀·麻甘杏石汤》云:"此方为麻黄汤里面之药,谓汗出而喘为目的也。其热沉沦于肉里而熏蒸于上肺部者,以麻、石之力解之,故此方与越婢汤有'无大热'之句也。"

浅田宗伯在《伤寒论杂病辨证》中则讲的更为深入:"无大热者,大即大表之大,非大小之大,故谓大表无显热,非全无热之谓也云云。故虽有发大热之资格,但现在于体表无大热之谓也。"认为"无大热"是已经没有太阳表热,而是里热。

太阳病由脉浮无汗的麻黄汤证衍变为自汗出的方证，有桂枝汤证、越婢汤证、麻甘杏石汤证、白虎汤证、承气汤证、干姜附子汤证、四逆汤证等。

比如麻黄汤证发汗后虽然已经汗出，然而恶寒发热之表证未解，病证演变为桂枝汤证。前叙的范中林治疗郭女太阳证发热案就是一个例子。患者间歇性低热 3 年，范中林初诊用麻黄汤，服药后汗出，然而恶寒发热之表证未解，二诊投桂枝汤而愈。

然而发汗后无恶寒，但见发热、汗出而喘的病证中也有可能是阳明腑实里热的承气汤证。

曹颖甫在《经方实验录》里有这样的记载："曾记八年以前，同乡周巨臣介绍一汪姓病人，初诊用生大黄四钱，厚朴二钱，枳实四钱，芒硝三钱。其人病喘不得眠，壮热多汗，脉大而滑，下后稍稍安眠，而时吐黄浊之痰，予用承气汤去大黄，加皂荚末一钱，二剂而愈，与此证相似，并附存之。"

可见阳明腑实的承气汤证也会出现发热、汗出而喘等症状。

由此可见，麻甘杏石汤证非阴病，所以条文中的"无大热"一语起码包括两层意思：一是病证已经没有了太阳表热；二是病证还没有转化为潮热的阳明腑实证。

康治本麻黄甘草杏仁石膏汤证条文在宋本里是第 63 条与第 162 条。

第 63 条云："发汗后，不可更行桂枝汤，汗出而喘，无大热者，可与麻黄杏仁甘草石膏汤主之。"

第 162 条云："下后，不可更行桂枝汤，若汗出而喘，无大热者，可与麻黄杏仁甘草石膏汤主之。"

这两条条文都是论叙麻甘杏石汤证的，但是成因却大不相同。第 63 条是"发汗后"，第 162 条则是"下后"，而麻甘杏石汤证是"发汗后"与"下后"两种不同成因的异途同归。由此可见，经方医学更为重视临床现场脉症与方证，对于疾病与方证的成因可以忽视不计。

3. 麻甘杏石汤的治疗范围

麻甘杏石汤是治疗喘息与咳嗽的常用方，然而在治愈喘息与咳嗽的同时，有时候还可以治愈患者原有的其他基础病。我们来看看大塚敬节的一则临床治验。

大塚敬节在《汉方诊疗三十年》中有关麻杏甘石汤的一则治验如下：

四十三岁妇人，一周前患感冒，频繁咳嗽。也许与感冒有关，痔疮又疼痛，很难受，前来求诊。仍然咳嗽，说每次咳嗽都引得痔疮疼痛。食欲、大小便无异常，也无恶寒和发热。诊察发现痔疮为拇指头大的外痔核，发红，肿胀欲裂般，用手指稍加触及便有痛感。

我投予麻杏甘石汤治疗，三天的药尚未服完，咳嗽已止，痔痛消失，痔核也缩小了。

使用麻杏甘石汤治疗痔疮，这是第一次。麻杏甘石汤一般用于哮喘和支气管炎，但古矢知白在《古家方则》记述了麻杏甘石汤治愈睾丸炎、痔疮的经验。我想起了这个记载，便使用了该方，的确是速效，方晓知白之言非虚。

经方医学的诊治，是以整体为目标使用通治法，即使治疗某一部位的疾病也要照顾到对于整体的调和。在治疗某一部位的疾病时，只要方证相对应，就会出现一些意料不到的效果。一些平时感到和此不相关联的病证也会随着治愈。可以说，通治法消弭了一切来自病因病机病名的界限。它的方法和力量产生于无所不在的、覆盖一切的方证相对应。王宁元在《从现象学原理分析胡希恕"辨方证是辨证的尖端"》中说的好："方证对应的认知是实现仲景脉证并治的最佳方法，是仲景为代表的经方流派先知们发掘出来使之彰显的证与治浑然天成的极其自然的状态，即使本来浑然一体的事物以浑然一体的形式显示和到场。"

大塚敬节使用麻杏甘石汤治疗感冒咳嗽，却同时治愈了痔疮。我在使用麻杏甘石汤治疗小儿哮喘时，也有过意外地治愈小儿遗尿的病例。

上述方证相对应使用麻杏甘石汤治疗的范围很大，不受某一病名的限制，这是用通治法解读《伤寒论》中所有药方证治的结果。反之，如果把麻杏甘石汤证治的条文冠以病名，就会使其使用的范围大受限制。譬如中西汇通的恽铁樵先生在《热病讲义·温病治法》中对有关麻杏甘石汤证治的条文就做了以下的修正：

温病，发热，唇红，舌燥，渴不恶寒，躁烦，无汗而喘者，麻杏石甘汤。（转录于蔡定芳教授主编的《恽铁樵全集》）

自一孔之见言之，恽铁樵先生把麻杏石甘汤诊治条文做这样的修改，殊未能满意。他是把通治法降格为温病中的方证辨证，其合理性亦复大有商量。以上的认识虽有瑕疵，然而并没有影响到他在临床上对于麻杏甘石汤的临床运用。章巨膺先生在《恽铁樵先生轶事》一文中写道："先生治医始于民国五年。因长公子病白喉死于医院，遂奋志医学。故先生发明医理，以麻杏甘石汤治喉症为最先。谓白喉初起，对于伤寒太阳病，痛诋白喉忌表之说。明年女病白喉，遂以麻杏甘石汤予服，同时其夫人予服保喉片，病遂差。旋次子亦病，而夫人信保喉片之效，但进药片不应。促先生用药，曰：汝谓药片佳，是故欲一观其成绩也。夫人怒目相向曰：此何等事，作隔岸观火态度。乃进药加法，越宿遂愈。"

由此可见，观点是观点，经验是经验，不一定是因果关系。

4. 方证鉴别

麻甘杏石汤证和桂枝汤证、麻黄汤证、白虎汤证之间都有密切的关联，知道它们之间的关联性对于诊治时的方证鉴别大有好处。

姜佐景对于这个问题深有研究，他在《经方实验录·麻黄杏仁甘草石膏汤证其二》中写道："桂枝汤证，或以服药故，或以病能自然传变故，可一变而为白虎汤证。同理，麻黄汤证可一变而为麻杏甘石汤证。此可证之以大论，曰：发汗后不可更行桂枝汤，汗出而喘，无大热者，可与麻黄杏仁甘草石膏汤。此言本属麻黄汤证，予麻黄汤发汗，孰知药剂太重，竟致肺部转热，虽汗出，而仍喘。浅人无知，见无汗变为有汗，疑麻黄汤证转为桂枝汤证。初不知身无大热，热反聚于肺脏，而肺脏之邪并非传于肠胃也。经文俱在，可以覆按。"

"余前谓白虎汤为桂枝汤之反面，今当续曰：麻甘杏石汤为麻黄汤之反面。此说当更易明了。何者？二汤中三味相同，所异者，一为桂枝，一为石膏。而后知麻黄汤证为寒实，麻甘杏石汤证为热实。攻实虽同，寒热不一。麻黄汤证有喘，麻甘杏石汤证亦有喘，其喘虽同，而其喘之因不一。喘为肺闭，而其所以闭之因不一。人当健时，肺都寒温调匀，启阖合度，无所谓闭。及其受寒则闭，受热则亦闭。闭者当开，故均用麻杏以开之，甘草以和之，而以桂枝、石膏治其原。于是因寒而闭者开，因热而闭者亦开，仲圣制方之旨，于焉大明！"

姜佐景的分析可以帮助我们对于麻黄汤证与麻甘杏石汤证的鉴别与理解。

5. 麻甘杏石汤的形成

康治本的麻甘杏石汤是如何形成的呢？

麻黄汤中四味药的排列次序，是麻黄、桂枝、甘草、杏仁。麻黄汤证在太阳表证消失后衍变为肺热，所以麻黄汤要去桂枝加石膏。去掉了桂枝以后的排列次序，是麻黄、甘草、杏仁，所加的石膏就记在麻黄甘草杏仁的后面，就成为麻黄甘草杏仁石膏。麻黄甘草杏仁石膏这四味药是根据麻甘杏石汤形成的过程一步一步衍变而来，因此在药方名、药方内药物的排列都是有先后的次序。在没有文字的前经方时代，方证条文只能口传心授，因此就保存下先人口诀条文的原始形式。费维光在《中医经方临床入门》里"关于康治本《伤寒论》的汤名形成过程"一章中，系统介绍了远田裕正的观点。远田裕正认为康治本中的"麻黄甘草杏仁石膏汤的生药排列与汤名相同。如按生药的结合基分开考虑，可以推定为麻黄甘草＋杏仁＋石膏。麻黄汤的配合为麻黄甘草＋桂枝甘草＋杏仁，是想通过发汗来改善喘，即呼吸困难的；又预料到在发汗后或自汗出状态下，改善喘（呼吸困难）是不适当的。如前所述，麻黄桂枝甘草这个配合，能对汗出困难基本病态下的各种不适感觉通过发汗来加以改善，如果明白了这一点，要改善发汗后汗自出的病态，必须去掉麻黄或者桂枝。如去掉麻黄会大大降低对喘的改善作用，便试着去掉了桂枝，去掉后即为麻黄甘草杏仁汤。又在试验过程中，发现增加石膏对改善口渴、烦躁效果良好，于是把增加石膏的经验也固化下来。最后，在发汗后汗自出的基本病态下，改善喘（呼吸困难）就使用起麻黄甘草杏仁石膏汤来了。此汤的条文第19条：'发汗后，汗出而喘，无大热者，麻黄甘草杏仁石膏汤主之。'从生药排列和条文上看，上述情况是非常朴素地想象出来的。此汤也和青龙汤一样，增加石膏时，也可能是生姜大枣一起增加的，以后经验认为没有必要，就省略了。"

6. 对"汗出"用麻黄、"无大热"用石膏的理解

如果从"麻黄发汗，石膏清热"的角度出发，对于"汗出而喘，无大热"的麻甘杏石汤证，"汗出"用麻黄，"无大热"用石膏，似乎难以理解。

《伤寒论译释·麻黄杏仁甘草石膏汤》中针对这个问题做了合情合理的解答："本证有汗用麻黄，无大热用石膏，似乎于理不合。其实麻黄不伍桂枝，则发汗之力很弱，而宣肺平喘之功颇著。且汗出缘于肺热蒸迫，不是表虚，所以麻黄并不禁用。麻、石清宣肺热，肺热除则汗自止，无大热指体表之热不大，并非里无大热，实际肺热颇盛，必须使用石膏，佐麻黄、杏仁，才能提高宣肺清热的效果，肺热除而肺气畅，则气喘自止。"

麻黄汤证是一种太阳表实证，麻甘杏石汤证是肺热证，两者都有肺气闭而气喘，都有麻杏甘基开闭平喘。麻黄汤中的麻黄桂枝基发汗解表，治疗恶寒发热无汗；麻甘杏石汤中的石膏清肺热，治疗发热汗出烦躁口渴。故柯韵伯云："故于麻黄汤去桂枝之辛热，加石膏之甘寒，佐麻黄而发汗，助杏仁以定喘，一加一减，温解之方，转为凉散之剂矣。"

7. 条文对照

现在把康治本第 19 条和宋本第 63 条比较一下。

宋本第 63 条多了"发汗后不可更行桂枝汤"这句话。为什么要多这一句呢？这个问题，曹颖甫已经讲清楚了。"无大热"是患者已经没有了恶寒症状的太阳表证，因此虽然有发热、汗出、气喘的症状，但是已经不是桂枝汤证了，所以"不可更行桂枝汤"。

8. 山本严对麻甘杏石汤的研究

日本汉方家山本严对麻甘杏石汤做了一种新的研究。他主要从药基证，以及麻甘杏石汤证的临床证治方面给我们提供了一些可以参考的资料。山本严认为，麻黄、甘草主要具有镇摄支气管痉挛的作用。麻黄、石膏作为一个药基，有清热利水的作用，能够治疗渗出性的炎症。杏仁，能够消除气管黏膜水肿。他认为两种情况的病态适应麻杏甘石汤。第一种是渗出性的炎症及血栓性的静脉炎，第二种是一种热性的支气管哮喘与痉挛性咳嗽。他在西医病理上做研究，认为这个方子比较适应于这样一种状态。而在临床上所适应的病常见的有这样四种：一是支气管肺炎；二是热型支气管哮喘；三是热型急性鼻炎和结膜炎；四是嵌顿性的痔核。他认为嵌顿性的痔核是血栓性的静脉炎所造成的。他的这种研究，也意味着杏仁有活血祛瘀的效用。他的研究与经验对今后这个方的进一步运用是有益处的。

9. 问题讨论

问：麻甘杏石汤和射干麻黄汤、厚朴麻黄汤、越婢加半夏汤、小青龙加石膏汤等药方，

皆麻黄、石膏同用。药方之中的麻黄、石膏各起什么效用？如何做出方证鉴别？

答：麻甘杏石汤、射干麻黄汤、厚朴麻黄汤、越婢加半夏汤、小青龙加石膏汤等药方，都是治疗咳喘咯痰的病证。除了麻甘杏石汤是《伤寒论》的药方之外，其余几个都是《金匮要略》肺痿肺痈咳嗽上气病篇中的药方。以上5个药方中都是麻黄、石膏同用。唯有小青龙加石膏汤中有桂枝，用麻黄治疗喘咳，麻黄与石膏同用能够逐饮，麻黄协桂枝则有发汗解表的作用。5个方证的临床鉴别如下：麻甘杏石汤证发热无恶寒，汗出而喘；射干麻黄汤证喘咳而痰多，喉咙间有痰鸣声辘辘；厚朴麻黄汤证喘咳上气，烦躁胸满，不能平卧；越婢加半夏汤证喘咳上气，睛突鼻扇；小青龙加石膏汤证恶寒发热，喘咳痰鸣，心下悸动。总之5个方证之中，麻杏甘石证最为平缓，从射干麻黄汤证开始依次递峻，至小青龙加石膏汤证最为严重。

第33讲　康治本第19条——麻甘杏石汤证治②

1. 温习条文

第19条：发汗后，汗出而喘，无大热者，麻黄甘草杏仁石膏汤主之。

我们在诊治外感热病的咳嗽气喘时，不管大人或小孩，也不管是什么疾病，只要是非虚证，体能在中等度或中等度以上，如果出现容易出汗，口渴欲水，不恶风、恶寒，不管发热与否，就要想到这是否是麻杏甘石汤证。

现在我们来看看温病学家是如何认识麻甘杏石汤证治的。

麻甘杏石汤在温病中也经常使用。叶天士的《温热论》开篇就说："温邪上受，首先犯肺。"即是指外感热病开始阶段就会出现肺热气喘的麻甘杏石汤证。叶氏《幼科医案》中就有："春月暴暖忽冷，先受温邪，继为冷束，咳嗽痰喘最多……夫轻为咳，重为喘，喘急则鼻掀胸挺。"

我们要对麻甘杏石汤证的来龙去脉与临床表现一一记住，成竹在胸，这对于整个温病学的正确理解有好处。正如《经方实验录》的整理者姜佐景所言："辛凉甘润乃仲圣大法，温热家不过伸言之耳。温热诸家果能识宜施用辛凉甘润法之麻杏甘石汤证，并即以为基础，更从而变化之，扩充之，欲自成为广义之温病学说，实无疑义。"

张锡纯在《医学衷中参西录》中认为，吴鞠通《温病条辨》一开头讲的治疗风温的第一个方——桂枝汤是错的，应该是"温邪上受，首先犯肺"的麻甘杏石汤。张锡纯认为，吴鞠通心里是明白叶天士"温邪上受，首先犯肺"的真实想法的，但又自有其他的想法。在撰写《温病条辨》时，上焦、中焦二篇都没有出现麻甘杏石汤证，直到下焦篇的第48条才出现："喘，咳，息促，吐稀涎，脉洪数，右大于左，喉哑，是为热饮，麻杏甘石汤主之。"

张锡纯只是提出了吴鞠通《温病条辨》中对于麻杏甘石汤方证治"自有其他的想法"，具体是什么想法却没有告诉我们。我认为，揭示吴鞠通心中"自有其他的想法"是什么，倒是一个非常有趣的课题。

2. 麻甘杏石汤证中的非常规证型

今天我们要讲一讲麻甘杏石汤可以治疗两种同中有异的证型，就是汗出而喘的麻甘杏石汤证和无汗而喘的麻甘杏石汤证。

先介绍一个《胡希恕讲伤寒论》中的医案，这个医案记载了胡希恕老使用麻甘杏石汤治愈他儿子无汗的麻甘杏石汤证。医案摘录如下：

麻黄杏仁甘草石膏汤在肺炎初期可用，但不能频繁用，要符合汗出而喘这种情况才可用，没有汗也可用，但仍要辨证，此证小儿多见。那年我儿子出疹子，我不在家，他奶奶给他吃牛黄丸，那药太凉了，我回来的时候他的疹子已经回了，喘而无汗，脸红，昏迷不醒，很危险。当时他舅舅正学医，他来开了方子，我不同意，全是一些解表、祛热、解毒类的套方。我说这不行吧，跟他舅舅商量，我说就吃麻黄杏仁甘草石膏汤，石膏少用点，麻黄多用一点。他吃完后脑袋慢慢见汗了，就吃，后来没再吃药就好了。他那病也是并发肺炎，好了之后，他舅舅说，没有汗用行吗？我说没关系，石膏清热不一定要见有汗。这是我刚开始给人家开方子，还是给我儿子，那时我才 27 岁，我的孩子 4 岁。

胡希恕老的这个医案价值非凡。患儿是无汗的麻甘杏石汤证，而不是教科书中常规有汗的麻杏甘石汤证。中医师都想知道，在临床脉症与教科书上不相符合的时候，我们该怎么办？胡希恕老的这个医案给我们提供了一份活的教材，这是非典型的麻黄杏仁甘草石膏汤证，要根据现场的脉症加以加减化裁，才能够方证药证相对应。胡希恕老的方法是："吃麻黄杏仁甘草石膏汤，石膏少用点，麻黄多用一点。"一加一减之间，体现了他对于整个伤寒学的领悟以及对于药方与药物的活的运用。

3. 麻甘杏石汤证的"汗出"与"无汗"

"汗出而喘，无大热"，是麻甘杏石汤证的三个重要的症状。但初学者掌握这个方证的时候，认为"汗出而喘"中的"汗出"是一个铁律，不可动摇，这就影响了麻甘杏石汤的临床运用。日本汉方家大塚敬节对这个方解释的时候，也非常强调汗出。他说麻甘杏石汤用于咳嗽、气喘、发热、自汗、口渴等，和麻黄汤相比较，麻黄汤证的热状有恶寒发热，而无自汗；这个方证的热状一般不兼有恶寒，亦无剧烈的高热，但常有自汗、口渴。他这么一比较，其实还是突出"自汗"是麻甘杏石汤证的一种特异性症状，不可以忽视掉。然而他在临床诊治时，也遇见过"无汗"的麻甘杏石汤证，他是如何处理的呢？我在他的著作中寻找到了答案。《汉方诊疗三十年·痔疮疼痛》云："麻杏甘石汤是麻黄汤以石膏取代桂枝而成，用于自然汗出者。但如果不发热，也就没有汗出，所以具体使用时不必拘泥于汗出的有无。"

《伤寒论》条文是讲一般情况下的处方用药，而特殊场合的变化则是事先难以一一预料的。比如麻甘杏石汤证出现高热、无汗而喘的特殊症状，那么对于麻甘杏石汤的加减就势在必行了。

前面讲过的桂枝汤证，常规情况下是有汗的，但在非常规的情况下，也可以无汗。面对无汗的桂枝汤证，一定要通过脉象对桂枝汤和麻黄汤进行鉴别。白虎汤证一般也是多汗，但是在某种情况下，也可以不汗出，我们前面已经讲过了。

我在《寻找经方医学的生长点》一文中认为，《伤寒论》的文本是固定的、已经完成的，但是临床实践是开放的、未完成的。谁也不能够预料病证未来怎么变化，病情也不可能按照事先预料的那样展开。临床实践的这种开放性、未完成性，就要求我们能够正视临床上存在着那个潜在的层面，正视那些还未打开、还没被看见的隐蔽性的东西，更需要发现和发掘它们，寻找出最佳的诊治方案。

陆渊雷在《伤寒论今释·麻杏甘石汤》中写道："汗出而用麻黄，无大热而用石膏，或疑经文有误。今考本论，麻杏甘石证两条，皆以汗出而喘，无大热，知非传写错误。""麻杏甘石汤之主症，为烦渴喘咳。凡支气管炎、支气管喘息、百日咳、白喉等，有烦渴喘咳之证者，悉主之。"由此可见，陆渊雷也没有把"无汗"规定为"麻杏甘石汤之主症"。

麻甘杏石汤证，我们可以看作是阳明的一个外证，它基本上没有恶寒了。但也可能存在另外一种无汗气喘、稍有恶寒恶风、脸红、咽喉痛的麻甘杏石汤证。"汗出而喘，无大热者"是常规的麻甘杏石汤证，而作为非常规的"无汗而喘"的麻甘杏石汤证，可能还稍有一点"恶风恶寒"的太阳表证。无汗的麻甘杏石汤证，越是无汗，外表与内部的热就越是没有地方发散，造成面红、咽痛这一类的症状。这种类似于大青龙汤证的麻甘杏石汤证也是存在的。

我们设想一下，假如这个人是一个麻甘杏石汤证，出现面红、有点恶寒、没有汗的情况，其实已经是麻甘杏石汤证的一种特殊形式了。如果误用了麻黄汤，就可能促使这个非典型的麻甘杏石汤证的传变。诸位想想，它传变到什么地方去？会不会传变为阳明腑实证，或者陷入三阴经？一般情况下，传变而成为阳明腑实的机会多一点。在曹颖甫的《经方实验录·麻杏甘石汤》中，他的学生姜佐景做了按语。他认为一般情况下，白虎汤证传变成承气汤证，麻杏甘石汤证也会传变成承气汤证。从这样的角度来看，我们临床上就要非常警惕，假如把麻甘杏石汤证无汗的这种症状，认为是麻黄汤证而误治了，就可能会变成承气汤证，而且变得更快。

4. 医案讨论

现在我们讨论一个曹颖甫《经方实验录》中的医案。

"予忆得丁甘仁先生逝世之一年，若华之母于6月23日亲至小西门外观看房屋。迨回家，已入暮。曰：今夜我不能亲视举饮，急欲睡矣。遂盖被卧，恶寒甚，覆以重衾，亦不能温。口角生疮而目红，又似热证。腹中和，脉息浮紧有力。温覆已久，汗仍不出，身仍无热。当以天时炎暑，但予：麻黄二钱，桂枝二钱，杏仁三钱，甘草一钱。服后，温覆一时，不动声色。再作一剂，麻桂均改为三钱，仍不效。更予一剂，如是续作续投，计天明至中午，连进 4 剂，了无所出。计无所出，乃请章次公来商。次公按脉察证，曰：先生胆量，何其小也？曰：如之何？曰：当予麻桂各五钱，甘杏如前。服后，果不满半小时，热作，汗大出，臭气及于房外。二房东来视，掩鼻而立，人立房外内望，见病者被上腾出热气。于是太阳病罢，随转属阳明，口干渴，脉洪大而烦躁，乃以调胃承气汤下之。"

这不是一个完全成功的医案，因此值得讨论。患者若华之母有太阳伤寒的脉症，但也有口角生疮、眼红等阳明里热的外证。所以用麻黄汤后一直不出汗，加量了还是不出汗，反复加了 5 次，最后加到了五钱，等于 15g。患者是个体弱的人，体弱的人给她吃了那么多的麻黄汤以后，这个病证怎么会转换成为阳明证呢？假如她是一个少阴证的话，你用麻黄汤，她可能会大汗出而陷入阴证，而不会不汗出而变成了一个阳明的腑实证了。思来想去，唯有是无汗的麻甘杏石汤证误用了麻黄汤，才会传变成为阳明的腑实证。

5. 麻甘杏石汤的用量用法研究

研究麻甘杏石汤治疗作用的一条不可忽视的途径，就是通过其方中药物分量、药物之间的比例，以及方后的煎煮法与服法。黄仕沛老师高度重视经方中药物分量、药物之间的比例，以及方后的煎煮法与服法。他在《黄仕沛经方医话·麻杏甘石汤证之我见》中和我们分享了他的研究成果。转录如下：

用麻黄治喘的方最有代表性的是麻黄汤和小青龙汤，但麻黄的用量只是三两，煮取三升，温服一升，即每服一两。而麻杏甘石汤用四两，煮取二升，温服一升，即每服二两。从某种意义上说，此方麻黄之用量大于治喘之常用方小青龙汤和麻黄汤，而与大青龙汤、越婢汤等量，属于仲景用麻黄最大量之列。大青龙汤、越婢汤均是六两，煮取三升，温服一升，每服也是二两。大青龙汤却是一服"取微似汗者，停后服"，不必尽剂。麻杏甘石汤则没有说"停后服"，而宋本方后还有"本云'黄耳杯'"数字，即原版本是云"温服黄耳杯"的量的。"黄耳杯"的量是多少？我没有考证过，可能相当于"二升"，也可能是"一升"，但没有说"停后服"，也是说有可能二升全服。那么，实际全天进服量就可能大于大青龙汤了。如此大量用麻黄，不是为了发汗解表，也不是如小青龙汤之平喘，究竟是什么作用？麻黄除可以通过解痉通畅气道，达到"平喘"的作用外，还可以兴奋呼吸中枢，纠正呼衰，收到"平喘"的效果。用如此大剂量，目的的只应该是后者吧？这个方证其实是肺部重症感染甚至合并呼衰者，所以重用麻黄。广安门医院熊兴江先生也同意我的观点。他在重症室观察到的重症肺炎合并呼衰的病者，"汗出而喘，无大热"者，不在少数。

黄仕沛老师的研究，对于我们临床大胆使用麻甘杏石汤诊治重症肺炎合并呼衰的病者极有帮助。

总之，临床实践是中医唯一的源泉，《伤寒论》本身并不能够产生经方医学，只有临床活生生的患者身上所表现出的同中有异临床现象，才能够使经方医学发展。

6. 医案介绍

日本汉方家在临床上是如何使用麻杏甘石汤的呢？我现在介绍藤平健博士在《汉方选用医典·支气管炎》中的一则病例，以供参考。病例如下：

住于附近太太的例子。把感冒拖成发烧近40℃。医师这样劝她说："快变成肺炎了，住院较好！"但她想以汉方治好，往诊结果：发烧真高，阵阵咳嗽，呼吸也困难，且又口渴，出汗厉害等症状。因此，给与麻杏甘石汤。次日即见咳嗽停止，烧也退了，不到一个星期差不多都好了。

不止此例，本处方的急性支气管炎的治验例非常多。换言之，急性支气管炎患者中，很多人具有麻杏甘石汤证。

藤平健博士所诊治的"发烧真高，阵阵咳嗽，呼吸也困难，且又口渴，出汗厉害"患者，完全符合麻甘杏石汤主治"汗出而喘无大热（无恶风恶寒）者"的条文方证，所以发烧近40℃的咳喘也能够覆杯而愈。

7. 麻杏石甘汤证与越婢汤证鉴别

两方证药物组成非常接近，临床要注意鉴别。清代名医莫枚士在《经方例释》谓："以此方视越婢，主治大同，但此喘则加杏仁，彼不喘自无杏仁。经方用药之例，其严如此。"莫枚士对《伤寒论》用药规律的研究，值得我们进一步深入挖掘与学习。日本现代汉方家田畑隆一郎《伤寒论の谜——两味の药征》是这方面研究的专著，他的另一部有关《伤寒论》的用药规律研究专著的书名叫《きぐすり曼陀罗》，"きぐすり"，中文可以翻译为"神魂颠倒"，可见田畑隆一郎对《伤寒论》中药物配伍与剂量的研究何等痴迷。

8. 问题讨论

问：康治本只有50个药方，如何应对世上的万病？

答：一个高明的医生，可以使用为数不多的药方去成功治疗各种各样的疾病。日本汉方家大塚敬节在《汉方之特质·诊断与治疗》中云："名医和田东郭谓：'方者，可以自由处置也。倘以此为脱肛之药，此为下血之药，则无意思矣。例如沙盆，入灰成火盆，入土成花盆，入水成水盆，倒放则又成踏阶。药方亦应作如是观。'又以'用方简者，其术日精；用方繁者，其术日疏。世人辄以简为疏，以繁为精'深表叹息。据云：东郭晚年，是如此只用三十余方，以治众病的。"

当然，大塚敬节这里是指高明的医生，他们的医技已经臻于化境，可以使用为数不多的药方加减化裁以治众病。然而对于我们还没有达到这般境界的医生，还是要以康治本这50个药方为基础，进一步扩大使用药方的范围才能应付临床。拿我自己来讲，常用的药方大概不少于 200 个。

　　不过，话要说回来。经方医学也有自己的边界，认为经方能够治疗所有的疑难病证那是不正确的。徐灵胎所说的"明伤寒之理，万病皆通"，也仅仅是"皆通"而已。历代的中医名家都能够分清可治和不可治的病证。吉益东洞有一句名言："医生治得了病，治不了命。"这也表达了汉方医学的界限。

第34讲　康治本第20条——苓桂甘枣汤证治

1. 医案介绍

我在读寺泽捷年博士的《图解汉和诊疗学》时，看到目录最后一条的题目，不禁笑了起来。其题目是"有小猪在肚子上跑的病"。现引用如下：

E小姐是现年34岁的家庭主妇，是2个小孩的妈妈。大约6个月前，因为下雨天的关系，来不及刹车而在十字路口追撞了前面的车子。虽然没有什么大伤，但每天都要发作好几次从肚脐旁边好像有球往胸部上冲一样，有种痛痛的胸闷感觉，10～20分钟后通常能平复下来，但她因为担心心疾病随时发作而有点失神。

现代医学中没有治疗这种疾病的概念，所以我们主要以精神稳定剂来做治疗。

奔豚病必须使用这种药方，最好的选择是苓桂枣甘汤，可以视为一种气逆的症状。

这篇小文的下面还有一张非常形象的漫画，一头气喘呼呼的小猪在患者的肚子中跑得欢，患者仰卧着发出"嗯……"的呼叫，生动地表现出奔豚病发作时患者痛苦的模样。

再介绍一个汉方家浅田宗伯《橘窗书影》中记录的苓桂枣甘汤的病例：

烟田传一郎妹，脐下动悸，任脉拘急，时时冲逆于心下，发则背反张，人事不省，四肢厥冷，呼吸如绝。数医疗之，不验。余诊之曰：奔豚也。与苓桂甘枣汤，服之数旬，病减十之七八，但腹中常拘急，或牵引手足拘挛，因兼用当归建中汤，数月而全治。

通过这个病例，我们就会拉近了和茯苓桂枝甘草大枣汤证治的距离，同时对于条文中"欲作奔豚"的腹证也会有了直观的印象。然而上述的病例是茯苓桂枝甘草大枣汤证在没有发热的内伤杂病中的表现，和康治本第20条的论叙在外感热病状态下的茯苓桂枝甘草大枣汤的证治有所不同。为了和条文方证靠近，我再介绍日本汉方家矢数道明的一个外感热病过程中出现的茯苓桂枝甘草大枣汤证的病例。病例来源于他所主编的《临床应用汉方处方解说·茯苓桂枝甘草大枣汤·神经性心悸亢进症》。

32岁妇女。数日来因感冒卧床不起，汗出微热。3日前，在床上与其夫发生口角而兴奋不已。翌日，脐下紧张且动悸，鸠尾隆起，心跳欲止，咽塞不通已似窒息而又骚动不宁。于是发生恐怖症而不眠。翌日往诊，观其病情而告之，此为中医之奔豚病，令其服苓桂甘枣汤，服药3日病证治愈。

患者的奔豚病是基础病，但是因为外感病中情绪波动而发作。刻下的诊治，先排除虚证，然而以现场脉症、腹证为重点进行方证辨证，投以方证相对应的药方。

"奔"字亦作"贲"，贲读为愤。奔豚，如小猪愤怒而奔跑。由此看来，奔豚系一种上冲性、发作性疾病。丹波元坚云："奔豚一证，多因水寒上冲，故治法不出降逆散寒。"

2. 学习条文

第 20 条：发汗后，脐下悸，欲作奔豚者，茯（苓）桂枝甘草大枣汤主之。

康治本原条文中没有"苓"字，现在是根据宋本补上的。

外感热病的患者经过发汗后，太阳病证基本上消失了，但是患者自觉脐以下部位在跳动，这是将要发作"奔豚"的先兆，可用茯苓桂枝甘草大枣汤主治。

"发汗后，脐下悸"中的"发汗"是指用麻黄汤针对太阳病的常规治疗，不是误治。假如是误治，一般会讲"反发汗"。但由于患者有水饮停滞的基础病，所以太阳病发汗引起了患者"心下悸""奔豚"这类水饮上逆的症状。

大塚敬节的《伤寒论解说·茯苓桂枝甘草大枣汤》对于如是方证的表现做了详细的论叙，摘录如下：

茯苓桂枝甘草大枣汤应用指征为脐周部位出现明显悸动，自觉有物向胸部突起而上冲。经常应用于歇斯底里、小儿自体中毒症（就是神经比较敏感的孩子，因为对于父母吵架或者家里气氛不好等原因，焦虑紧张等一些负面情绪导致的一种神经官能紊乱症）、神经症等疾病。有时脐部悸动向上突起，上冲至心下部，引发一时性的失神状态；或者引起痉挛，导致人事不省的出现。有时悸动伴有腹痛，剧烈时整个腹部均有悸动、脐下胀满、上冲至心下部，伴随头痛、眩晕等症状；或者出现气郁状态，主诉肩背拘强，腰痛。这些均为苓桂甘枣汤的应用指征。

苓桂甘枣汤证中最为重要的是"脐下悸，欲作奔豚"的腹证，有时候抓住了这一腹证，就抓住了苓桂甘枣汤证。荒木性次《古方药囊·胃痉挛》记载，一男子身体瘦高，久患胃病，剧烈胃痉挛大约每年发作 1 次。胃痉挛发作时，胃急痛闷乱，脐下悸而上逆呕吐，用药 2 ～ 3 次无效，苦于难忍如死之境，服苓桂甘枣汤而愈。

荒木性次此例以苓桂甘枣汤治脐下悸动为目标，就能够直接抓住苓桂甘枣汤证。汉方是高度重视腹诊的，脐部周围的悸动是腹诊的重要内容之一。然而历代有些注家对于"脐下悸"三字，由于不熟悉腹诊，故只能坐而论道，空发议论而已。

大塚敬节在《汉方的特质·万病的根在腹》中曾经谆谆教导后人："有的患者，在脐的一带会呈现动悸亢进。此动悸也有各种各样：从脐连接至心窝部，激烈地扑通扑通的跳动者有之，只在脐的下方跳动者有之，在脐的左边跳动者亦有之。

脐部悸动亢进，在心脏病及甲状腺亢进病等场合，固然会出现，然而歇斯底里及神经官能病的患者也会出现。以脐的悸动为目标而使用的药方，有苓桂枣甘汤、奔豚汤、炙甘草汤、柴胡桂枝干姜汤、当归芍药散等方证。

激烈的悸动，从脐下开始，直向胸部攻上。其人既无气力，又引起痉挛，而呈欲死状态者，苓桂枣甘汤或奔豚汤最有效。

对于小儿的自家中毒症（神经敏感），给与苓桂枣甘汤曾获效。该小儿一个月发作一二次，发作时，有剧烈呕吐与呼吸促迫，而腹部的悸动向胸部攻上。我以此从腹向胸攻上的悸动为目标，使用苓桂枣甘汤。服用两月，便不再发作而好了。此种疾病，也与歇斯底里相类似。"

经过大塚敬节的论叙与病例的叙述，我们会有一种临床现场感。

3. 医案分析

苓桂枣甘汤证与精神方面疾病有密切地关联，现在介绍胡希恕老《经方传真》里的一则医案。

张某，女，65 岁。1965 年 12 月 13 日初诊。多年失眠，久治不效。近头晕心悸，脐左跳动，有时感气往上冲，冲则心烦，汗出，口干不思饮，苔白，脉缓。此属寒饮上扰心神，治以温化降逆，佐以安神。予苓桂枣甘汤加味：茯苓 24g，桂枝 12g，大枣 5 枚，炙甘草 6g，酸枣仁 15g，远志 6g。服 3 剂睡眠稍安，头晕心烦、气上冲感亦减。前方加生龙牡各 15g，续服 6 剂，诸症若失。

这个久治不效的多年失眠患者，胡希恕老使用了苓桂枣甘汤加味而治愈。患者的头晕、心悸、脐左跳动、时感气往上冲、冲则心烦、口干不思饮、苔白等症状与体征，构成了苓桂甘枣汤证。主诉失眠是水饮上逆的苓桂甘枣汤证派生出来的病况。我们从哪里入手？这个患者主诉是失眠，先从腹证入手是方证辨证的关键。患者肚脐的左边跳动，这一腹证和条文里的"欲作奔豚者"有内在的联系。胡希恕老认为，这个是寒饮往上冲，心脏的神经系统受到影响，应该用温化降逆，苓桂枣甘汤有温化水饮、降逆定悸安神的效用。这些病因病机不过是解释而已，对我们来讲最重要的是要抓住方证。主诉失眠，在这个苓桂枣甘汤证患者身上不作为一个特异性症状去考虑。假如被失眠牵着鼻子走，那你就想不到苓桂枣甘汤了。没有学习过经方医学的中医师，一听到失眠，脑子里自动就会出现柴胡加龙骨牡蛎汤、温胆汤、酸枣仁汤等治疗失眠的药方，这就是胸有成见，这种先入为主的思维会左右着你的客观辨证。所以对于已经使用过一系列治疗失眠方子、久治不愈的失眠患者，使用通治法时，要把治疗失眠的专病专方清零。在这里，中医师不仅仅是改变一种治疗方法，主要是改变自己的思维方式。

胡希恕老的处方中茯苓桂枝甘草大枣汤是通治，酸枣仁、远志、龙骨、牡蛎是专病专药专治。一张处方之中"专治"与"通治"熔于一炉，有相得益彰之妙。

4. 对于通治法应用苓桂术甘汤要有正确的认识

以"脐下悸"的腹证为主要依据使用苓桂术甘汤，是疾病总论指导下的通治法。对于传统中医师来说，学习这一种诊治方法是凤凰涅槃，浴火重生。

温兴韬老师讲自己学了经方以后，一种新的理念逐步地主宰了他的行为，使他出现了励志重生的演变。然而他在放弃原有的诊治方法，另起炉灶之际，并非一帆风顺。在开始阶段，临床诊治时出现了像计算机清空了一样的虚空感。过去那些刻意选择的视为至宝的专病专治专方全部都处于清零状态。用没有病因病机的方证辨证来取代以往的专病专治方法时，心里惶恐得很，这是过去未学经方之前从来没有的现象。这种"反方向"的思考，让温兴韬原有的中医学的经验积累暂时归于虚无。

温兴韬对自己学习经方前后不同的心态，在《步入伤寒论之门》中进一步做了自我反省、自我咀嚼："当时我注重专方专病，对一些常见病花了很大的精力，努力搜寻各种资料，拟定成方，自以为很完备，然用之临床得失参半，或疗效很不理想。有些病自觉辨证很准，用方很贴切，为何没有疗效？尝见张锡纯先生治消渴，拟定玉液汤及滋粹饮，其组方立意可谓尽善尽美，而其后所附医案却不用二方。为此，我困惑了很长时间，后来才慢慢领悟过来。再好的专方均有其适应证与局限性，病情是复杂多变的，当随病情变化组方遣药，不可执方疗病。故医圣有'观其脉证，知犯何逆，随证治之'及'病皆与方相应者，乃服之'等训诫。从此，我对专病专方有了更清醒的认识。"

温兴韬老师的反思性回顾非常真切深入，大有一种置身于自我之外的客观与冷静。当然，他这里讲的是刚刚学习经方医学的时候，需要一个对专病专方知识清零的过程，并不是说专病专方没有效用。千百年来，中医临床家皆高度重视以辨病为前提，进行辨证分型，徐灵胎也曾经有过这样的学习阶段。他在那个阶段里，曾经极力地肯定过这种先识病、再辨证、后选方的诊治方法。他说："欲治病者，必先识病之名；能识病名，而后求其病之所由生；知其所由生，又当辨其生之因各不同而症状所由异；然后考其治之之法，一病必有主方，一方必有主药；或病名同而病因异，或病因同而病证异，则又各有主方，各有主药。千变万化之中，实有一定不移之法，即或有加减出入而纪律井然。"

温兴韬老师反思性的回顾告诉我们，传统中医师是可以通过另外一种诊治方法开始他新的中医生涯。那是一种自省反省，自省反省传统所谓的辨证施治之不足和缺陷。

然而，在现实的中医界，蒲辅周先生所谓的"一人一方"通治法却步履艰难。医者总想从专病专方中得到快速而简单的答案。现在有了计算机，这一需求更加容易得到。临床实践会告诉你，这种答案对于多种疾病混杂患者的后果是什么。但如果你不想费心去反思这一事实，你可以等着重温以往历史上误治所引起的后果。过去，我们总是担心未受过系统中医药教育从业者的懵然无知。而今天，我们却不得不对拥有中医药大学文凭的医学生们充满了现实焦虑，他们被教材所伸出的一只"先辨病后辨证"之手，推搡到一个狭窄的通道而蹒跚着走出了校门。

杨大华在《汉方治验选读·慢性胸膜炎（大塚敬节治验）》的评析中写道："某些方证在某个疾病中出现的概率非常大，遇到这个疾病，首先考虑这些方证也是对的。但如果仅仅局限于此，不再做鉴别诊断，这种想法便进入了思维定势。"他还说："用方的唯一真谛是在患者身上寻找方证，而不是按照疾病谱来用方。虽然方证在疾病中的分布有相当大的侧重，比如大柴胡汤证多见于胆系疾病，但也不能不加考虑地把它作为首选。那种高度看重疾病谱与方证关系的思想，无疑导致用方的思维定势，是被病名所支配的医生。'一叶障目，不见森林'，这'森林'是方证，这'一叶'是病名。"

杨大华的话语对我有一种融入性的贴近感，这不仅仅在于我们拥有着相类似的概念性思考和逻辑认知的语境，也许还在于我们对这一话题所承受过的共同甘苦有关吧！

5. 日本汉方家对条文的解读

日本汉方家远田裕对于康治本第 20 条条文是怎样解读的呢？费维光在《中医经方临床入门·远田裕正先生对康治本伤寒论的研究》中介绍了远田裕正教授的观点，以苓桂甘枣汤为例：

这在康治本第 20 条为："发汗后，脐下悸，欲作奔豚者，茯（苓）桂枝甘草大枣汤主之。"在《金匮》第 8 篇中有"发汗后，脐下悸者，欲作奔豚，茯苓桂枝甘草大枣汤主之"。此两条"者"字的位置不同，在后者的条文含义上增加了说明程度。上述这一条文在宋本第 65 条为"发汗后，其人脐下悸者，欲作奔豚，茯苓桂枝甘草大枣汤主之"，比《金匮》的条文增加了"其人"两字，这又增加了说明成分。这样，书的成立年代越晚，条文上附加的说明成分就越多，这已经成了规律性的特征，也可以说已成为对年代流失的记录。

茯苓桂枝甘草大枣汤的药方名和方后药物的排列在康治本、《金匮》与宋本中都有变动。康治本茯苓桂枝甘草大枣汤的药方名和方后药物的排列全部是茯苓第一位，桂枝第二位，甘草第三位，大枣第四位。《金匮》茯苓桂枝甘草大枣汤的药方名和方后药物的排列就有了变动。药方名和康治本一样，然而方后的药物排列次序是茯苓第一位，甘草第二位，大枣第三位，桂枝第四位，方后的药物排列次序变了，其中最重要的茯苓桂枝甘草基的结构被拆散了。这个基的作用是很大的，以后还会讲到。在宋本中，这个方的方名，以及药物排列和康治本完全相同，可能在宋本成书的时候已经参考过康治本。在国家的藏书馆中，林亿他们发现宋本成书时候的《金匮》和《伤寒》都在一本书中，后来看看《伤寒》这部分很简单，所以不要了，就用当时社会上流传的一个条文比较多的文本。远田裕正教授怀疑不要的那部分，可能是康治本。当然这是他的一种猜想而已。

茯苓桂枝甘草大枣汤的方后，《金匮》与宋本在康治本的基础上也增添了许多内容。康治本本来是"上四味以甘澜水一斗，先煮茯苓减二升，内诸药，煮取三升，去滓，温服一升"，而《金匮》与宋本为"上四味，以甘澜水一斗，先煮茯苓减二升，内诸药，煮取三升，去滓，温服一升，日三服。作甘澜水法：取水二斗，置大盆内，以杓扬之，水上有珠子五六千颗相逐，取用之"。除了加了"日三服"这3个字外，还加了详细的"作甘澜水法"。可见《伤寒论》在发展过程中，其内容一步一步地在丰富，《金匮》与宋本的条文在康治本的基础上也有了更多的说明。

康治本"脐下悸，欲作奔豚者"，《金匮》"脐下悸者，欲作奔豚"，宋本"其人脐下悸者，欲作奔豚"，这3个文本中3句结构类似的句子，一般人不会感到有什么不同。但是一经远田裕正教授的点拨，壶中别有洞天。他的眼睛真毒啊，可谓是火眼金睛。

假如说康治本是从宋本抄来的话，这个抄书的人怎么会把宋本"其人脐下悸者，欲作奔豚"，抄成为"脐下悸，欲作奔豚者"呢？康治本这个"者"字放在奔豚后面，实指患奔豚的患者；《金匮》把"者"字移到"脐下悸"的后面，就突出了患者的腹证。这样的变化限定了"茯苓桂枝甘草大枣汤证"特异性腹证的范围，加深了"茯苓桂枝甘草大枣汤证"的内涵。宋本在《金匮》的基础上再加"其人"两字，又使患者更为具体化。从这些条文中个别文字的变动，就可以看到《伤寒论》在不断发展过程中留下的一个个清晰的脚印。

康治本→《金匮》--›宋本

发汗后，脐下悸，欲作奔豚者，茯（苓）桂枝甘草大枣汤主之（康治本）→发汗后，脐下悸者，欲作奔豚，茯苓桂枝甘草大枣汤主之（《金匮》）→发汗后，其人脐下悸者，欲作奔豚，茯苓桂枝甘草大枣汤主之（宋本）。

6. 与桂枝甘草基证的关联

远田裕正教授认为在康治本的时代，桂枝甘草基证与茯苓桂枝甘草大枣汤证有着密切的关联，这种关系可以在宋本里得以印证。桂枝甘草汤证与苓桂枣甘汤证先后出现在宋本第64条和第65条。第64条云："发汗过多，其人叉手自冒心，心下悸欲得按者，桂枝甘草汤主之。"第65条云："发汗后，其人脐下悸者，欲作奔豚，茯苓桂枝甘草大枣汤主之。"两个方证都有悸动的症状，桂枝甘草汤证是心悸与心下悸，茯苓桂枝甘草大枣汤证是脐下悸。两者都有气上冲的状态，桂枝甘草汤证是"叉手自冒心，欲得按"，茯苓桂枝甘草大枣汤证是"欲作奔豚"，原因都是由于发汗后津液流失和水饮冲逆所致。引起水饮冲逆，是患者原先就有水饮停滞，在发汗、泻下后，由于津液流失引发了静态的水饮停滞转化为动态的水饮冲逆。

诊断桂枝甘草汤证与茯苓桂枝甘草大枣汤证，通过腹诊比较容易确定，因为它们在腹部都能明显地按压到悸动和振水音。悸动和振水音，是腹部内脏神经丛的兴奋而引起了腹部动脉的悸动。

7. 苓桂甘枣汤的治疗目标及方证中药物与脉症的关系

茯苓桂枝甘草大枣汤的治疗目标（《类聚方广义》）：脐下悸而挛急上冲者。

茯苓桂枝甘草大枣汤证中药物与脉症的关系（《近代汉方各论》）：脐下悸（茯苓大枣）而挛急（甘草大枣）上冲（桂枝甘草）者。

8. 方证鉴别

《勿误方函口诀》云："此方主治脐下动悸，大枣能治脐下动悸。此之脐下动悸、上冲盛者，桂枝加桂汤主之。桂枝加桂汤除脐下之动悸、心下悸。茯苓甘草汤用于心下悸。故此三方同属一类而相依矣。苓桂术甘汤又与之有别者。茯苓甘草汤与苓桂术甘汤相似，无逆满和目眩，若有，可用苓桂术甘汤。此方主治奔豚属于水气者，用于澼饮有特效。这要靠多读书以为之识也。"

苓桂枣甘汤证、桂枝加桂汤证与茯苓甘草汤证都有腹部悸动亢进的腹证，浅田宗伯从腹部悸动的程度与悸动的部位来鉴别上述的三个方证，使后学者一目了然。

9. 问题讨论

问：茯苓桂枝甘草大枣汤除了治疗奔豚病，还可以治疗哪些常见病？

答：我想引用矢数道明博士的论叙来回答这个问题。《临床应用汉方处方解说·苓桂甘枣汤》云：

本方主要用于心脏神经症、神经性心悸亢进症、神经衰弱、癔病、假性癫痫样证候发作、腹部大动脉瘤、应激症等神经性疾患，亦可用于慢性胃炎、胃扩张症、幽门狭窄症、胃液分泌过多症、慢性肠狭窄症等所致之腹痛、呕吐、蠕动不安、振水音、肠鸣、腹部大动脉搏动亢进等症状。

我自己使用茯苓桂枝甘草大枣汤治疗过失眠、胃痉挛、低血压、神经性心悸亢进症等疾病。

第35讲　康治本第21条——苓桂甘术汤证治①

1. 医案介绍

苓桂甘术汤类方都是治疗痰饮病的，因此在条文解读之前，我们要知道什么是痰饮病？所谓痰饮病，就是过量的体液潴留在局部的病。

为了了解什么是痰饮病，我先介绍马永存医师在《经方发挥·苓桂术甘汤·小儿麻痹案》中的一则痰饮病的案例。

冀某，男，7岁。患者发热数日，即出现下肢软弱无力，不能站立，更不能行走。经儿科诊断为小儿麻痹病。针灸治疗3个月，下肢活动稍有好转，但还不能独立行走，需人扶持。于是要求服中药治疗。就诊时，见患儿下肢有浮肿，按有凹陷，并有振振摇的现象；不时呕出清水，按之胸下胀满，似有痛感。此为痰饮停聚于中焦。当时先以温化痰饮为主，并未考虑到治疗下肢痿弱。遂先以苓桂术甘汤投之，以轻剂除痰消肿。讵料服4剂后，患儿下肢肿消，居然行动也有好转，这实是意外收获。后即照此方加当归、川芎等，共服1个月，患儿健步如常，唯跑步时容易摔倒。

此病例，患儿发热数日，即出现下肢软弱无力，不能站立，更不能行走。下肢有浮肿，按有凹陷，并有振振摇的现象，并不时呕出清水，按之胸下胀满，似有痛感。从方证相对应的角度来看，临床脉症符合苓桂术甘汤条文方证，其中"下肢振振摇"的症状也符合宋本第67条条文所述。

历代医家对于茯苓桂枝甘草白术汤的治疗范围大都在内伤杂病，其实康治本第21条苓桂甘术汤的证治起于外感热病之中。马永存医师这一病例比较符合条文方证，这就是我选择这一病例的原因。

2. 学习条文

第21条：发汗，若下之后，心下逆满，气上冲胸，起则头眩者，茯苓桂枝甘草白术汤主之。

茯苓四两，桂枝三两（去皮），甘草二两（炙），白术二两。上四味，以水一斗，煮取三升，去滓，温服一升。

本条是太阳病经过发汗、泻下后，感觉胃脘部气逆闷满，并且气上冲胸膈，起立时由于体位移动而头目眩晕。茯苓桂枝甘草白术汤的药方名与方后的药物排列次序，都是茯苓桂枝甘草白术。和茯苓桂枝甘草大枣汤相对照，都有相同的茯苓桂枝甘草基，只是两方的最后一味药物不同而已。茯苓桂枝甘草白术汤最后一味是白术，茯苓桂枝甘草大枣汤最后一味是大枣。

从通治法的角度来看，茯苓桂枝甘草白术汤用于胃气衰弱，水饮停于心下，气逆上冲而头晕目眩者。

3. 喻嘉言的解读

对于苓桂甘术汤证的条文研究，历代中国与日本医生都非常注意。其中明末清初著名医家喻嘉言的观点颇有新意。喻嘉言与张路玉、吴谦齐名，号称清初三大家。他在《医门法律》中写道："心下逆满，气上冲胸，寒邪搏饮，塞涌于膈，所以起则头眩，明系饮中留结外邪，所以遇此等证，必一方之中，涤饮与散邪并施，乃克有济。太阳第三篇中用小青龙汤，全是此意。但彼证风寒两受，不得不重在表；此证外邪已散，止存饮中之邪，故以桂枝加入制饮药内，俾饮中之邪尽散，津液得以四布而滋养其经脉。千百年来，孰解其批郤导窍之微旨乎？"他认为，苓桂甘术汤证和小青龙汤证都属于"饮中留结外邪"，都要"涤饮与散邪并施"，但小青龙汤证"风寒两受，不得不重在表"，而苓桂甘术汤证是"外邪已散，止存饮中之邪，故以桂枝加入制饮药内，俾饮中之邪尽散"。

喻嘉言的"涤饮与散邪并施"观点，有助于医生的临床诊治。而《胡希恕讲伤寒论》中"在表证还存在的时候，假如有小便不利，你的眼光不能光看到表证，而是要对小便不利进行考虑"的经验，也进一步证实喻嘉言观点的可靠性。

4. 水心病

现代经方家刘渡舟教授围绕着苓桂甘术汤类方，提出了"水心病"这样一个新的概念。他认为"心下逆满，气上冲胸，起即头眩，脉沉紧者"乃水气上冲的典型症状，与水气凌心的"水心病"临床表现不谋而合，所以应该选择苓桂术甘汤作为主治方剂。他经过数十年的临床验证，因水气之上冲，则见胸痛、心悸、胸闷、短气等证候，做如是治疗，临床疗效显著。辨识此病，当注意面色、舌脉症的变化。患者的面色多见黧黑，此为"水色"或皮里肉外出现类似"色素沉着"之黑斑，名为水斑；舌质淡嫩，苔水滑欲滴；脉或弦或沉或沉弦并见，病重时见脉结代或沉伏不起。

治疗心脏病而用利小便的方法，是为中西医相通的理论。但有的中医一见心脏病，就用大剂活血化瘀之方治疗。然而苓桂甘术汤，实乃恢复心脏功能，改善临床症状。如果苓桂术甘汤稍兼活血之品，其临床疗效胜过单纯活血化瘀。翻看刘渡舟老师有关水心病的病例记录，颇有所得。这里举一个病例作为佐证。

陆某，男，42岁。形体肥胖，患有冠心病、心肌梗死而住院，抢救治疗两月有余，未见功效。现症：心胸疼痛，心悸气短，多在夜晚发作。每当发作之时，自觉有气上冲咽喉，顿感气息窒塞，有时憋气而周身出冷汗，有死亡来临之感。颈旁之血脉又随气上冲，心悸而胀痛不休。视其舌，水滑欲滴；切其脉，沉弦，偶见结象。辨为水气凌心，心阳受阻，血脉不利之水心病。

处方：茯苓30g，桂枝12g，白术10g，炙甘草10g。此方服3剂，气冲得平，心神得安，心悸、胸痛及颈脉胀痛诸症明显减轻。但脉仍带结，犹显露出畏寒肢冷等阳虚见证。乃于上方加附子9g，肉桂6g以复心肾阳气。服3剂，手足转温而不恶寒，然心悸、气短犹未全瘳。再于上方中加党参、五味子各10g，以补心肺脉络之气。连服6剂，诸症皆瘳。

刘渡舟教授的医案像侦探小说，开始他提出一个患者"形体肥胖，患有冠心病、心肌梗死而住院，抢救治疗两月有余，未见功效"的悬念，然后抛出一个接一个线索："心胸疼痛、心悸气短，多在夜晚发作。每当发作之时，自觉有气上冲咽喉，顿感气息窒塞，有时憋气而周身出冷汗，有死亡来临之感。颈旁之血脉又随气上冲，心悸而胀痛不休。视其舌，水滑欲滴；切其脉，沉弦，偶见结象。"在每一个线索上诱导你深入，然后又用新出现的论据"水气凌心，心阳受阻"，给它打上病因病机的符号，直到最后的解释浮出水面："血脉不利之水心病。"他能够把不同领域的状态，比如体质、主诉、伴随的症状、患者自我的心理感觉、舌象、脉应等整合到一个问题框架中来，在一团乱麻中找到病证发展的脉络。我们学习刘老的医案，首先要把患者的所有脉症，以及刘老诊治的思路一一对上号，再从头到尾仿照着做一遍就可以了。不一定要死死地记住，正如钱钟书在《围城》中所说的那样："好东西不用你去记，它自会留下很深的印象。"

5. 与宋本第67条对照解读

对照一下宋本第67条对于苓桂甘术汤证的论叙："伤寒，若吐、若下后，心下逆满，气上冲胸，起则头眩，脉沉紧，发汗则动经，身为振振摇者，茯苓桂枝白术甘草汤主之。"

康治本第21条"发汗，若下之后"，是指太阳病经过发汗、泻下等方法治疗以后，如果患者原来没有水饮等基础病，即使太阳病"发汗，若下之后"消耗了一些津液也没有什么问题。再说"发汗，若下之后"也不一定是误治，作为一个正常治疗。看到"发汗，若下之后"出现了桂枝汤证，我们用桂枝汤；看到它出现了麻黄汤证，用了麻黄汤；看到它有阳明的证，我们用了承气汤。如果患者原来就有水饮停滞的基础病，"发汗，若下之后"，水饮停滞的基础病发作起来的可能性就很大。患者的"心胸疼痛，心悸气短，顿感气息窒塞"类似于"心下逆满，气上冲胸"的茯苓桂枝甘草白术汤证。桂枝去芍药汤证的"脉促，胸满"是静态的，而"心下逆满，气上冲胸"的茯苓桂枝甘草白术汤证是动态的。当然，

🌸 娄绍昆讲康治本《伤寒论》

刘渡舟老师讲的治疗心脏病仅仅是其中的一部分，更多的场合是治疗各种各样神经性疾病，他的那个病例给我们提供了对这条条文的理解。

宋本第67条条文开始部分是"伤寒，若吐"4个字，这在康治本中是没有的。由此可见，康治本比宋本要早。后面的"心下逆满，气上冲胸，起则头眩"，跟康治本全部一样。但接下来的"脉沉紧，发汗则动经，身为振振摇"这13个字则是增添进去的，这给后世研究《伤寒论》的医家不知添加了多少的麻烦与迷惑。有人认为，苓桂甘术汤证已经包括"脉沉紧，发汗则动经，身为振振摇"；有人认为，苓桂甘术汤证不包括"脉沉紧，发汗则动经，身为振振摇"，这是明明确确的真武汤证；也有人认为，"脉沉紧，发汗则动经，身为振振摇"既可以用苓桂甘术汤，也可以用真武汤治疗。我们从《伤寒论译释·苓桂甘术汤》的按语中，就可以窥见其中的纠结。其中陆渊雷的按语云："成、尤、喻诸家，将吐、下、发汗变证放在一起讨论，所以发汗动经，身为振振摇，亦以苓桂术甘主治。不过，成注侧重阳虚，喻注侧重津伤，皆不够全面，尤注主张阳虚虽与成氏同，但突出了饮邪，并联系《金匮》内容，说理透彻，论据充分。张氏认为，误汗后的身振摇应属真武证，非此所能治。我以往亦赞同张说，现在看来也非绝对，应当根据证情的轻重来选用，证情较轻的，苓桂术甘汤亦可使用。所以唐氏的主张是比较平允的，不应拘执一面。至于张隐庵从肝气虚逆分析病机，从补土助木解释方义，陈莲舫赞曰：'人以为夹饮所致，而此独云肝气虚逆，见解甚高。'虽然不尽如所说，但气上冲胸与身体振摇，确实与肝经有一定关联，有的必须从肝论治，因此张注有助于打开思路，也不应该否定。"

从康治本第21条就知道，"发汗则动经，身为振振摇"这段文字本身就不存在的，但并不意味着所有扑朔迷离的争论大都可以结束了。如果临床医师能够从宋本的"脉沉紧，发汗则动经，身为振振摇"这13个字中汲取营养，那么这一段话语的生命力依然存在。上述马永存医师的病例，就是一个佐证。

6. 龙野一雄的医案及分析

日本汉方家龙野一雄博士依然根据宋本苓桂术甘汤的条文方证来指导临床诊治，虽然没有诊治后的结果，但是他的这一篇言之有据的文字，还是值得我们重视的。现在我把他写在《中医临证处方入门·治疗方法实例·第六例》中的病例，以及病例分析摘录如下，以供大家参考。

72岁，男。数十年前治牙而颜骨穿孔，其后手和头有发作性的不随意运动经久不愈，发作时发汗多量。平常诉有耳鸣，全身有动脉搏动之感。曾到有名的医院和请专家看过而未得确诊，只服过溴、芳香酊水剂的处方。脉诊时，确实两手有徐动症样的不随意运动，达到妨碍诊脉的程度。现代医学的病名是腺状体疾病。其理由是因为没有像帕金森病那样的肌紧张症状，虽然可以认为是手足徐动症，但此外足以确认此症的症状不够齐全。无论如何，确定为由于腺状体的机能障碍而发生的运动失调，这是不会错误的。

中医学的症状和判断：

在听取病人申诉时，就想起了苓桂术甘汤。《伤寒论》太阳病中篇指示道："心下逆满，气上冲胸，起则头眩，脉沉紧，发汗则动经，身为振振摇者，茯苓桂枝白术甘草汤主之。"

此患者的手足徐动样运动就是身振振摇，可以认为是经脉动之故。患者申诉发作时发汗，这也是符合的。此患者没有心下逆满和头眩，但因有耳鸣，可认为有上冲，特别是全身有动脉搏动之感，可以解释为动经，故耳鸣为其部分的现象。

苓桂术甘汤证脉象为沉紧或近于沉紧，或有心悸亢进、心下悸或腹动，并有尿利的变化。

在此推测之下进行诊查结果，发现脉沉而寸弱尺紧。此脉是表虚里寒或里动。据此进行腹诊时，果有腹动。

心下部无拍水音，小便正常。以脐为中心，明显地触到肠管。此为里寒气动。

总之，可以说明有里寒而停水，停水则腹动，上冲则耳鸣，因里之停水则表反而缺乏水分。由于腹动显著时，则全身感觉搏动，同时发生手足徐动样的不随意运动，按五行说解释，是肾虚心盛的症状。

此患者耳薄且小，眼小而凹，谈话啰唆，也可以从此进行分析，但在此省略。

方证辨证有多种形式，而不是只根据一种方法来确定方证的。龙野一雄博士这个病例与病例分析，是利用对于条文方证的理解与分析来诊治疾病的范例。用他自己的话来说，"此例是借用《伤寒论》条文中的症状，而分析病理的症例"。

7. 绪方玄芳医案分析

现转录汉方家绪方玄芳在《汉方与现代医学汇通治验录·第二章·治验例选》中一则使用苓桂术甘汤治愈眩晕的医案。

患者 62 岁，女，已婚。初诊：1971 年 3 月 30 日。

病历：主诉有眩晕，站起来时头昏眼花。患者从 10 年前起，去掉枕头就目眩，上楼梯时喘息，心悸，眩晕，因而惧怕外出。有子宫脱垂、苦夏、怕冷、身体无重心等症状。

刻诊：患者消瘦，舌淡红色，脉沉细，左右腹有轻度的胸胁苦满，全身软弱无力。

治疗：服补中益气汤 1 周后，很有效。但继续服至第 12 天，产生腹泻，眩晕变剧。改服苓桂术甘汤后，即主诉眩晕很有效，也变得乐于外出。8 月 8 日，针对苦夏给服清暑益气汤，但无效。

汉方家绪方玄芳博士原先长期从事西医工作，后改学汉方医学。他改学汉方医学后，非常努力，临床疗效很好，有诸多体悟。他的经历对于西医学习中医的医生颇有启发。他说："我搞了 30 年的西医临床工作，对西医的优缺点了解得较多。西医的优点，在基础医学方面较优，种痘及其他传染病的防治、外科手术不用说。就拿我们在学生时代（1935年前后）难治的病来说，由于战后西医医术的进步，当时的不治之症也有很多变成最近易治之症。但目前仍有不少西医难治的病，改用汉方后才能治好。如上述我所患的病（中耳炎和肝炎），自己和主治医师都认为现代医学是难治的病，却用汉方很快轻易地治好了。这种事实很有说服力。有些人贬低汉方的作用，但只要是经历了西医难治的病用汉方药治好的事实，作为医生应该有良心报告这些治验例。这样做，我认为是没有什么不好的。我的经验表明，对于被疾病折磨而陷入困境的人，不管是西医还是中医，只要把病治好了，都是好的。"

初诊时，绪方玄芳依据"患者消瘦，舌淡红色，脉沉细，左右腹有轻度的胸胁苦满，全身软弱无力"和"子宫脱垂，苦夏，怕冷，身体无重心"的体质与诸多症状，投补中益气汤，可谓是方证相对应，所以"一周后很有效"。但是患者除了中气下陷之外，更为重要的是水饮停滞。其临床表现如"眩晕，站起来时头昏眼花""上楼梯时喘息，心悸""消瘦""眩晕""全身软弱无力"，其中"有眩晕，站起来时头昏眼花"与条文方证的主症"起则头眩"相对应。其他的症状如"上楼梯时喘息，心悸，眩晕，因而惧怕外出""左右腹有轻度的胸胁苦满"等都与痰饮有关。这里腹诊出现的胸胁苦满，是痰饮病的苓桂术甘汤证。《金匮》痰饮病篇云："心下有痰饮，胸胁支满，目眩，苓桂术甘汤主之。""苦夏，怕冷"也是水饮停滞所造成的病症，只要使用苓桂术甘汤持之以恒，就会渐渐地得以恢复。针对"苦夏"，给服清暑益气汤反而偏离了方证辨证的方向，因此"无效"。

8.对宋本部分条文句首添加"伤寒"等文字的理解

近几年，我一直对宋本该条条文中所增添的"伤寒"两字放不下，总觉得其中另有玄机，虽然其表现得十分隐蔽。后来从宋本整理者的角度来思考，发现了一种比较合理的解读方法。当先人诊治有水饮停滞的严重太阳病患者时，使用常规的汗法无效；再从胃肠排水入手，使用吐下法也无效；有时候不但无效，反而引发了"心下逆满，气上冲胸"等症状。于是渐渐地认识到，对于"饮中留结外邪"，都要"涤饮与散邪并施"，而苓桂术甘汤就具有"涤饮与散邪并施"的效用。康治本苓桂甘术汤的条文已经表达了先人这层的意念，但为了加强对于后学者的警示性，宋本的整理者在条文的首句就开门见山地加上"伤寒"两字，以警示后人。当遇见严重的太阳病使用常规的汗吐下方法无效，反而引起患者出现"心下逆满，气上冲胸"等症状时，就要考虑"饮中留结外邪"的可能性，常规方法是使用苓桂术甘汤。当然对于"饮中留结外邪"治疗后引发的变证是各式各样的，到底使用哪一个相对应的药方，需要随证治之，比如五苓散、小青龙汤、苓桂枣甘汤、茯苓甘草汤、桂枝去桂加茯苓白术汤等药都在选择的范围之内。宋本整理者在这些条文的首句都会加上"太阳""伤寒""中风"等表证的字样以示警示。如宋本第40条："伤寒表不解，心下有水气，干呕，发热而咳，或渴，或利，或噎，或小便不利、少腹满，或喘者，小青龙汤主之。"第71条：
"太阳病，发汗后，大汗出，胃中干，烦躁不得眠，欲得饮水者，少少与饮之，令胃气和则
愈。若脉浮，小便不利，微热消渴者，五苓散主之。"第73条："伤寒，汗出而渴者，五苓
散主之。不渴者，茯苓甘草汤主之。"第74条："中风发热，六七日不解而烦，有表里证，
渴欲饮水，水入则吐者，名曰水逆，五苓散主之。"其中第40条小青龙汤证的条文以"伤寒
表不解，心下有水气"论叙这类"外邪未解，饮中留结"的病证更为直白。

由此可见，宋本整理者在原有文本条文基础上的文字添加不会无缘无故的，我们今后
有必要多做比较研究。

9. 苓桂术甘汤治疗眼科疾病

日本汉方家普遍使用苓桂术甘汤治疗眼科诸多疾病。藤平健博士在《日本眼科学会杂
志》55卷4号上一篇题为《慢性轴性视神经炎患者之全身性症状见识补遗》的论文中报告：

观察197例慢性轴性视神经炎患者，呈现全身症状，眼睛疲乏，注意力不集中，精神
不安，头痛、头重，体位变动时眩晕等，大多为苓桂术甘汤证，用本方制剂投药：视力好
转者占95%；假性近视减轻或治愈者占71%；调节时间恢复正常者占66%；各种综合症状
减轻者占88%；治愈者为12%。此报告对慢性轴性视神经炎治疗取得良好疗效。

藤平健博士1940年毕业于千叶医科大学，师事奥田谦藏先生学习汉方医学，1950年创
立千叶大学东洋医学研究会。曾任藤平眼科医院院长、藤平汉方研究所所长。他热心并致
力于中日传统医学交流，被聘为上海中医药大学名誉教授、北京中医药大学客座教授。他
运用《伤寒论》的通治法治疗各种各样的疾病，特别是眼科的疑难杂病，取得了非常好的
疗效。这个报告是以"头痛，头重，体位变动时眩晕等"苓桂术甘汤证的主症为目标，治
疗近200例的慢性轴性视神经炎患者。

10. 苓桂术甘汤的治疗目标及症状与药物的关系

尾台榕堂根据吉益东洞《类聚方》苓桂甘术汤证的论叙，对苓桂甘术汤的治疗目标做
了如下规定：

基本目标（尾台榕堂《类聚方广义》）：心下悸，上冲，起则头晕，小便不利者。

远田裕正教授对于苓桂甘术汤证中的症状与药物的关系做了进一步的研究，其结论是：
心下悸（茯苓），上冲（桂枝甘草），起则头晕（白术），小便不利（白术茯苓）者。

杨大华对于苓桂甘术汤的研究非常深入，他在《皇汉医学选评》中试用公式表述苓桂
术甘汤证：

苓桂术甘汤证＝气上冲（如头眩／耳鸣）＋心下逆满＋脉沉紧。

他在《药证新探》中对于白术、茯苓的作用也讲得特别好。他说："白术配茯苓是张仲

景治疗水饮最为常用的药对。从条文来看，它们的出现有以下规律：一是小便不利；二是心下满；三是多见口渴。把这3个症状联系起来看，病变的实质便是水饮停留在心下部位。心下部位即是西医学所说的胃。水分停留于此，不能进入小肠得以吸收入血，导致机体缺水，从而小便量少，其人口渴索水。虽饮水多却不解渴，甚至胃不受纳而被迫吐出。水饮所停，只能在胃，而非膀胱。而所主小便不利则多为脱水症状，而非膀胱或尿道症状。由此可知，白术配茯苓乃逐心下停水。古人认为白术有'生津'功效。其实是白术促进胃肠内水液吸收入血，解除机体缺水状态的结果。"

杨大华对于苓桂甘术汤证的总结简明、新颖，联系《金匮》痰饮病篇"心下有痰饮，胸胁支满，目眩，苓桂术甘汤主之""水在心，心下坚筑，短气，恶水不欲饮""夫心下有留饮，其人背寒冷如手大"等条文，使我对于苓桂甘术汤证的临床表现更为清晰。汤本求真在《皇汉医学》中认为，上述的后两条有论无方的条文均为苓桂术甘汤之证。诚如斯言。

11. 康治本第19～21条条文比较后的发现

第19条：发汗后，汗出而喘，无大热者，麻黄甘草杏仁石膏汤主之。

第20条：发汗后，脐下悸，欲作奔豚者，茯（苓）桂枝甘草大枣汤主之。

第21条：发汗，若下之后，心下逆满，气上冲胸，起则头眩者，茯苓桂枝甘草白术汤主之。

康治本第19条、第20条、第21条这3条条文可能是前经方时代保存下来的原始条文，放在一起来比较时，我们会有如下发现：

先看看它们的共同特点：一是没有任何阴阳与病因病机等理论概念；二是没有脉象；三是条文中叙述句和用方之间都用"者"字隔开；四是药方名都是用全部药物名来命名；五是药方名与药方中的中药排列次序完全相同。

由此可见，这3条条文应该是康治本中为数不多、保存完好、极为珍贵的原始条文。远田裕正教授认为，这样的条文应该是保留了前经方时代口诀条文形式的原生态，据此他在《伤寒论再发掘·第15章·传来的条文群》中，把康治本中有方证的条文恢复成前经方时代口诀条文形式的原生态，并把康治本的50个方证按汗法、下法、阳和法、阴和法等基本四法分类排列。其中的阳和法是和法（利尿），阴和法是补法。

12. 问题讨论

问：甘草有储水的作用，可是苓桂术甘汤、苓桂枣甘汤、茯苓甘草汤等化饮利尿剂中为什么还有甘草呢？

答：看到这个问题，就想起了2014年在"黄煌经方医学论坛"上的一次类似的讨论。提问者的问题是：《伤寒论》很多利水方剂中都有甘草，可为什么温阳利水的真武汤中没有甘草？回答的人说："真武汤证有小便不利，所以不用甘草。"提问者说："有小便不利的方证用甘草的方剂还少吗？苓桂术甘汤、苓桂枣甘汤、茯苓甘草汤，还有六一散等都是。"

甘草具有反发汗、反泻下的储水作用，却出现在许多的强排水的药方之中。如通过皮肤强排水的麻黄汤、葛根汤，通过胃肠强排水的调胃承气汤、桃仁承气汤中都有甘草。其原因是，甘草在这些强排水的药方中是起拮抗的作用，使之强排水不要太过而耗伤津液。然而，在排水强度比调胃承气汤、桃仁承气汤更强烈的大承气汤中却没有甘草，这又为什么呢？那是因为大承气汤是治疗痞满燥实的阳明腑实证，甘草对于排水泻下的拮抗作用不利于大承气汤的峻下，所以只得去掉甘草。治疗悬饮的十枣汤中也没有甘草，也是因为甘草的拮抗作用会牵制迅速的攻逐水饮。

排水有强排水与弱排水两大类。通过皮肤的是强排水，通过消化道的也是强排水，还有一个是通过肾脏的弱排水。甘草和弱排水的利尿药物配合时，它的作用就比较暧昧，不像上述在强排水药方中的那么单纯。在苓桂类药方中，甘草与茯苓等利尿药的配伍，其协同作用大于拮抗作用。反发汗、反吐下的甘草会使整个人体津液的流失减少而使血中的水分增多，人体的有效血容量就相应地增多。当人体血容量趋于正常的时候，经过肾脏的血流量也会恢复正常，尿液的量就会增多，所以它是通过储水以后最终起到利尿的作用。

一个水饮停滞与水气泛滥的患者，一般都存在有津液不足，古人称之为邪水多而正水少。津液不足有不同的程度，津液不足的程度比水饮停滞的程度更厉害的，那是阴证、虚证。水饮停滞为主，津液不足为次，还属于非虚证。水饮停滞最重要的症状是口渴、小便不利，分析一下这两个症状就得知其中的机制。口渴是正水的不足，小便不利是水饮停滞的表现。由于水饮停滞，全身水液代谢障碍，人体血管内的水分减少就会口渴；到肾脏的血流减少，就会小便不利。

甘草和茯苓等利尿药的配伍，在利尿方面是协同作用。茯苓等化饮利尿药是弱排水，甘草通过储水因为增加肾脏的血流量而利尿的效用，所以甘草和苓桂术配合，并不妨碍它利尿，反而会使它的利尿更好。

这里又出现一个问题了。那如果这个办法好的话，那为什么在五苓散里面没有甘草？这些问题就是一环扣一环。

我们要了解，五苓散本身是苓桂术甘汤加上猪苓、泽泻而构成的，构成以后成为三个药基，一个是茯苓白术基，一个是猪苓泽泻基，一个是桂枝甘草基，这样就六味药了。但是你看看五苓散是散剂，散剂是事先把这些药合在一起制作好的。而在制作过程中就发现甘草容易潮湿，放在一起做成成药的话就可能会霉掉，所以不得已把甘草去掉，并不是因为它储水而去掉。

这个现象我们在桂枝茯苓丸里面也可以看到。桂枝茯苓丸应该是桂枝汤加上丹皮、桃仁、茯苓而组成的，这样本来应该是 8 味药，但因为它是丸剂，做好了需要长时间储放。假如把生姜、甘草、大枣这些也放进去，可能就会造成霉变。所以在做成丸药时，为了不致霉变，不得已把这些药去掉。去掉以后做成的成药就是桂枝茯苓丸，只有5味药了。

所以这里去掉姜、枣、草，主要是生产工艺上的问题，并不是因为甘草储水不利于利水。其实甘草并不是不利于利水，而是有利于利水。这个问题我们应该这样去看。

说到五苓散剂制的工艺，使我想起了藤平健博士在《汉方选用医典·呕气呕吐·五苓散》中的一段话，这段话使我深入了解了五苓散中的药物剂量与五苓散疗效之间的内在联系。现在我把藤平健博士所讲叙的一段话转录如下，以供参考。

今年元旦，有一个因感冒引起消化不良、呕吐不停的1岁乳儿，即以五苓散在当天治好的经验。在此再就东京的山田光胤先生曾提出有趣例子的报告，所以介绍如下：

山田光胤先生的公子有一次发烧，口渴叫不停，但一喝马上就吐掉。山田先生认为此症状应该是五苓散证，按散药本来的做法，将各药粉混合后给其服用，但是呕吐一点都没有停止的迹象。苦思自疑。

后来在不得已的情况下，想到了向岳父大塚敬节先生讨教。大塚先生说："猪苓很难磨成粉剂，白术亦因纤维多不易成粉，这样没有磨碎就用筛子筛掉的关系才不奏效吧？应该多烤一下，再做粉剂就好。"所以马上改用煎药而用，呕吐马上停止了。

由以上宝贵治验例就知道，汉方药物由其所构成的生药的药量稍为不足，即失其平衡而不奏效的。又五苓散是特别在小儿科方面适用范围甚广的处方，希望现代医学医师们亦不要拘泥于西洋医学或汉方医学而确切地使用。例如幼儿疾病，现代医学方式治疗常常遇到困难，汉方若以浓缩剂给予服用，没有什么麻烦，很快就可以得到治愈。

山田光胤博士在《汉方临床应用的诀要》中提出的有趣例子里蕴含着许多值得深思、值得研究的内容。我们已经从大塚敬节的著作中学到了对《伤寒论》《金匮要略》条文的解读，以及重要方证如何运用等大纲大领的知识与经验，但我很少看到大塚敬节通过从细节入手进行分析的方法与材料。通过这个治验录，使我接触到了大塚敬节独特的视觉。正如古人说的那样，"有时候，细节决定成败"。

最后，讨论一下温阳利水的真武汤中为什么没有甘草的问题。根据远田裕正教授的观点，真武汤是由桂枝去桂加茯苓白术汤衍化而来，当时的先人发现当依据一个治疗阳性疾病的药方改造转变为治疗阴性疾病的药方时要去掉具有甘味的甘草与大枣。比如以治疗少阳病下利的黄芩汤为基础改造转变为治疗少阴病烦躁不得眠的黄连阿胶汤时，也是把黄芩汤去掉甘草、大枣等具有甘味的药物而加上黄连、阿胶、鸡子黄的。于是把白术茯苓芍药甘草生姜大枣汤（桂枝去桂加茯苓白术汤）去甘草、大枣加附子，形成"白术茯苓芍药生姜附子"生药结合基，后来以四神命名药方名的时候，确立为玄武汤（真武汤）。这也许就是真武汤中没有甘草的原因吧。

好，这个问题就讨论到这里。

第36讲 康治本第21条——苓桂甘术汤证治②

1.温习条文

康治本第21条：发汗，若下之后，心下逆满，气上冲胸，起则头眩者，茯苓桂枝甘草白术汤主之。

我们在学习这条条文的同时，还要结合《金匮》有关苓桂甘术汤证的条文进行比较与学习。

《金匮要略·痰饮咳嗽病脉证并治》云："心下有痰饮，胸胁支满，头目眩，苓桂术甘汤主之。""夫短气，有微饮，当从小便去之，苓桂术甘汤主之，肾气丸亦主之。"

条文中对于方药与相关症状的论叙清晰。由于水饮皆因患者体能不健全而引起，故当以温药恢复其机能。苓桂术甘汤与肾气丸都是温性方药，因此能够通过利尿化饮。苓桂甘术汤证心下有水饮，故胸胁支满。肾气丸证阳气虚而疲于水液的运化，故小腹不仁、小腹拘急。陆渊雷认为，可以从腹证上区别两个方证。他在《金匮要略今释·痰饮咳嗽病篇》中说："苓桂术甘以胸胁逆满为候，肾气丸以脐下不仁为候。"

陆渊雷在《陆氏论医集·上海国医学院教务杂记》中记录了他为上海国医学院招生时所拟定的三道中医临床治疗题目，其中第三题是着眼于柴胡汤类方证与苓桂甘术汤类方证的鉴别。因为柴胡汤类方证与苓桂甘术汤类方证都有"胸胁支满"的腹证，所以方证辨证时容易混淆。题目如下：

病人苦头痛而眩，眼中时见黑星，平日往往赤眼，胸胁下膨满，脉沉而紧。应服何方？

如果你已经知道是苓桂术甘汤证也会出现"胸胁支满"的腹证，那么联系患者的"眼中时见黑星，平日往往赤眼"的症状，诊断为茯苓桂枝白术甘草汤证就不会困难。

陆渊雷在《伤寒论今释·茯苓桂枝白术甘草汤方》中介绍了苓桂术甘汤治疗"目赤而多眵泪"的经验，并高度赞扬此方是治疗慢性目疾的良方。同时引用了许多日本汉方家的论述与治验，比如吉益东洞在《方机》中说到此方加味可以治疗"眼痛生赤脉，不能开者"。

2.方证鉴别

苓桂甘术汤运用于非虚证的呼吸促迫、动悸、体位性眩晕、心下悸动、心下振水音的患者。患者这些症状不一定完全都有，有时缺一个症状亦无妨，只要是在非虚证的水饮停滞的基础上发生这些症状时，即可作为使用苓桂术甘汤的目标。

苓桂甘术汤的方证鉴别很重要，要知道柴胡汤类方证与苓桂甘术汤类方证的鉴别点，主要是有否口苦、头晕、腹部悸动与小便不利。柴胡汤类方证除柴胡桂枝干姜汤证外，一般都有口苦呕吐。然而除了柴胡加龙骨牡蛎汤证之外，一般都没有腹部悸动与小便不利。真武汤证虽然也有头晕、腹部悸动、腹痛下利，但它首先是虚证，故在方向辨证时就可以区别开来。

3. 苓桂甘术汤的应用范围

苓桂术甘汤常用于神经衰弱、神经质、癔病之类和因胃病而发生的贫血、眩晕、心悸亢进、呼吸促迫、心下部悸动感等，以及心脏病的胸闷、胸痛、心悸等症状。上述病证如腹肌中度或中度以上弹力，同时心下部有振水音，则更确实可靠。日本汉方家将眩晕转用于羞明，也常用于急性结膜炎而伴有流泪、发红者。

远田裕正在《近代汉方各论·苓桂术甘汤》中概括苓桂术甘汤的应用：①治疗各种成因的心悸亢进症；②治疗各种神经症；③治疗各种胃肠疾病；④治疗各种循环器疾病；⑤治疗各种泌尿器疾病；⑥治疗各种眼科疾病；⑦治疗各种耳鼻科疾病；⑧治疗各种皮肤科疾病；⑨任何病证只要出现心下悸动、上冲、起则头晕、小便不利等症状时，都可以适应苓桂术甘汤。

远田裕正博士擅长使用苓桂术甘汤治疗皮肤病。他在《近代汉方治疗编》一书中的首个病例就是"苓桂术甘汤治疗过敏性皮炎奏效"。书中记载32个皮肤科病例，其中有4个都是记载使用苓桂术甘汤治疗过敏性皮炎。远田裕正治疗过敏性皮炎的经验是，多数患者出现口渴时小便通利使用白虎加人参汤有效。少数难以治愈的病例，患者口渴欲饮而小便不利的话，就考虑水饮的病证，其中使用苓桂术甘汤证的机会较多。

随着临床的展开，苓桂术甘汤的使用范围总是不断地被扩大。汉方家后藤博山等人发表在1999年第5期《日本东洋医学杂志》上使用苓桂术甘汤治疗缺铁性贫血的论文，让我们得知此方又新增了治疗范围。其内容简介如下："日本一则案例报道介绍了2例缺铁性贫血伴有过度训练综合征的患者，既往均有缺铁性贫血病史，由于过度训练造成铁需求和消耗增加，引起贫血复发，服铁剂后血红蛋白仍未达正常水平，主要表现为头晕、乏力、易疲劳。联合服用苓桂术甘汤后，症状改善，血红蛋白达到正常水平，即使加大运动量仍未引起贫血加重。"[《黄煌经方使用手册》（第4版）注解·310]

4. 苓桂甘术汤证的体质特点

日本汉方界对体质一直都非常重视，在古方派还没有兴起之前，其民族医学里面就已经有"肌肉质、筋骨质、腺病质、营养质、寒滞质"这样不同的体质分类。而作为体质治疗学的体质方证是日本人有地滋氏首先提出的，现在在汉方界广泛应用。

他们认为，假如这群人都是大柴胡汤证体质，就可以称这群人为大柴胡汤证患者群，用大柴胡汤才能解决；假如这群人都是肾气丸证体质，那就是肾气丸证的患者群；假如这群人是小柴胡汤证体质，那就是小柴胡证的患者群。

山本严是大塚敬节、矢数道明博士以后，整个日本现代汉方界影响较大的汉方家。苓桂术甘汤调治夜枭型体质的经验，就是山本严先生发现的一种常见体质方证。我已经在《中医人生》中做过详细的介绍，这里就不再赘言了。

山本严认为苓桂术甘汤适应的病态是：①躯干以及体内水液停滞，特别是上半身与胃内有过剩的水分；②夜枭型体质的症状；③上下血压差扩大引发神经性心悸。

山本严先生的学生福富稔明在《山本严先生临床解说·苓桂术甘汤的药基证》中对于苓桂术甘汤的作用机制做了分析。他认为茯苓、白术、桂枝把水分吸收到血管中，具有利尿作用。桂枝有改善脑中的血行及微弱的强心作用。桂枝、茯苓、甘草具有镇静作用，治疗心悸亢进。

5. 医案介绍

我受山本严的影响较多，特别是学习了他的学生坂东正造博士编著的《汉方治疗44个铁则》一书后，临床诊治经常运用山本严的思路，治验很多，现介绍其中的一个。

8岁男孩，消瘦，矮小，上学经常迟到，上午上课时想睡，下午精神还好。2014年3月20日初诊。患者身体疲惫，早晨起来头昏头重眩晕，膀臂酸痛，手足冷。偏食，口干，大小便正常。每天夜晚不过12点都睡不着，冬天比夏天有精神。舌大苔白，脉弦。腹部弹力中度，心下有振水音。服苓桂术甘汤1周后，大为好转；继续服用2周，基本不头晕。比较容易起得早一些，迟到次数大为减少，上午上课时基本没有睡觉。自觉症状有明显转变。手足转温，心下振水音也明显减少。情绪变得开朗，头脑清醒，学校里的成绩也会好起来的。

我认为"疾病"不仅仅是泛指所有的病，其中应该分为"疾"与"病"两大类。"疾"是一种变动状态的疾病，西医所谓的功能性疾病；而到了"病"的阶段就已经固定为结构性的疾病了。这个病例容易治愈的原因，就是患者已经有临床症状，但西医检查还没有问题发现，说明他还处在"疾"的阶段。中医的治疗很多内容都是预防性的治疗，这是中医的优势。

6. 问题讨论一

问：请您从"方证——疾病谱"的角度，介绍一下日本汉方医学对于眩晕的证治分类，好吗？

答：这是一个综述性的大问题，凭着我手头的病例是无法全面回答你的提问。现在我只能综合日本汉方医学的资料，将其摘录整理如下，以供参考。

眩晕的种类大致有三类：回转性眩晕、起立性眩晕和浮感性眩晕。

（1）回转性眩晕：是梅尼埃综合征、颈性眩晕、高血压病、椎－基底动脉供血不足、高脂血症等病证的常见症状，患者出现天井及房间团团转，如被大地震所摇动，又恰在船上被大浪戏弄，并且伴有恶心想吐等症状。如此严重的眩晕，相当于《金匮》痰饮病篇的"心下有支饮，其人苦冒眩"的泽泻汤（泽泻白术）证。"泽泻汤冒眩与苓桂术甘之头眩目眩同理，惟胸胁不逆满为异。"（引自陆渊雷《金匮要略今释·痰饮咳嗽病篇·膈间支饮条下》）

病例（藤平健博士《汉方选用医典·眩晕·泽泻汤》）

34岁的主妇，有一天早晨起床后发生严重的眩晕，不能做家事，暂时躺下来，不多久房屋、天井开始旋转，感觉不安，请医师来家诊。以医师的投药虽稍得好一点，但嗣后稍一不适即发生同样眩晕，心情难安而来院。此种症状，最符合本处方的适应证，因此给予服用。当天下午过后，即眩晕解除，以后未再发生，更将以前的胃炎也消除了。她这样告诉我。

（2）起立性眩晕：是临床上的体位性低血压病、神经性疾病、心脏疾病、眼睛疾病、运动神经系统疾病等病证的常见症状，乃指由蹲着站起来时发生头晕目眩的。患者头部如戴上帽子一样有重感，心情不舒畅，感情时变时差，易心悸，容易上冲，睡卧时摇动上腹部或敲打时有扑通扑通的振水音等症状者居多。此种眩晕，青少年较多，不知何故到三十出头就减少。如此"起立性眩晕"，相当于《伤寒论》"心下逆满，气上冲胸，起则头眩"的茯苓桂枝甘草白术汤证。

病例（引自山田光胤《汉方临床应用的诀要》）

矢数道明博士氏治阵发性心动过速云："33岁男子，数年前心脏已肥大，但心力未衰竭。2年前进行野球比赛时，由于心情不佳，心动过速而倒下。此后胸有重压感，短气，心动过速，脉结代。动悸，呼吸困难，起则眩晕，噫气，尿频，多汗等。与苓桂术甘汤加牡蛎，病情逐渐好转，3个月后痊愈。"

（3）浮感性眩晕：是临床上的原发性低血压病、脑病、新陈代谢功能衰弱等疾病常见的症状，患者走路感觉如步云，上浮虚不实幻觉。如果脸色不好，足部虚冷，兼有易腹痛下痢等症状，相当于《伤寒论》"心下悸，头眩，身𥆧动，振振欲擗地"与"腹痛，小便不利，四肢沉重疼痛，自下利"的真武汤证。

病例（转录自大塚敬节《汉方诊疗三十年·主诉眩晕的脑出血患者和慢性肾炎患者》）

真武汤常用于低血压患者的眩晕，但这里所举的是真武汤治疗脑出血的病案。

患者为66岁女性，数日前发生轻微脑出血，出现眩晕症状，且步履不稳，呈欲跌仆状。手足冷，轻微恶寒，小便自利，尿量多，大便一天1次，脉沉小。

根据上述症状，投予真武汤治疗。服药17天后，眩晕停止，行走恢复常态，与平时无异，便停止了服药。

半年后患感冒，给予葛根汤3日量而愈。其后3个月再发脑出血，呈治疗无效的衰竭状态，1年后死亡。

以"走路感觉如步云"为主诉的患者，临床上时常遇见。大塚敬节明确地指出，如果伴有"脸色不好，足部虚冷，兼有易腹痛下痢等症状"是真武汤证。大塚敬节把条文方证与临床方证融为一体，并且以具体病例加以佐证，既重视患者的主诉，又富有对整体的洞察，不搬弄晦涩的术语，不铺排繁复的学理，娓娓道来，直抵人心。患者的预后并不好，"半年后患感冒，给予葛根汤3日量而愈。其后3个月再发脑出血，呈治疗无效的衰竭状态，1年后死亡"。大塚敬节不加隐瞒如实记录，使后学者得以有真实而完整的印象，的确达到"是真佛只说家常，而不打诳语"的境界。

7. 问题讨论二

问：临床上使用了麻黄汤、葛根汤、大青龙汤等强发汗剂之后，出现一些难以捉摸的问题。想询问老师解决的方法与药方。以下是3个具体的问题：

（1）一位消瘦的流感患儿，脉象浮数无力，恶寒恶风，发热有汗，口干口涩，头部、颈部、肩部胀痛，我认定是桂枝加葛根汤证。服药后，患者恶寒发热及头部、颈部、肩部胀痛消失，但出汗不止、心悸胸闷、脉数不浮，遇见这种情况应该如何处理？

（2）遇见使用麻黄汤、葛根汤、大青龙汤等强发汗剂之后，患者脉浮数、恶寒发热的表证消失，但是头痛依然，还出现了食欲减退、全身肌肉沉重酸痛的症状，遇见这种情况应该如何处理？

（3）遇见一位脉浮紧有力、恶寒发热头痛的患者，我认定是麻黄汤证，但是投常规用量的麻黄汤之后，患者不出汗，脉浮紧有力、恶寒发热头痛的脉症依然没有消退。遇见这种情况应该如何处理？希望老师尽量讲的多一点、全面一点，好吗？

答：好，这个问题非常好！学习《伤寒论》后，使用经方治疗外感热病是临床第一讲，也是初学者的必经之路。但是开始的时候经验不足，在可汗不可汗，在发汗剂的选择，以及在发汗药剂量轻重上把握得不很恰当而引起一些变证是不奇怪的。有的变证其实是疾病使用发汗剂之后的正常衍变。我先讲一个自己的治验吧。我女儿9岁的时候，一次流感高热。当时体温39.0℃，恶寒发热，无汗头痛，口中不适，脉象浮数，舌象无明显变化。针刺风池、风门后，投小剂量的葛根汤。服药后，她蒙被而睡。5个小时过去了，没有一点汗出。给她喝热稀饭一大碗后，再过5小时还是没有汗出。前叙的表证依然，咽喉稍有干痛，体温39.5℃。我反复考虑之后，在第二煎的药渣中，加入20g的生石膏。服用之后1小时就大汗淋漓，汗出后热退而愈。我认为由于个体的差异，服药后有的患者没有及时地汗出热退并不奇怪。后来的"咽喉稍有干痛"也是疾病正常的衍变。所以对于外感热病的诊治，医者需要密切观察而随证治之。

现在回过头来解答你的问题。

你诊治的第一个问题，可能在方向感辨证时就有问题，所以使用了调和营卫的桂枝加葛根汤还是汗出不止。这是宋本第64条所论叙的内容，条文云："发汗过多，其人叉手自冒心，心下悸，欲得按者，桂枝甘草汤主之。"这时使用桂枝甘草汤对于大汗后心悸不已患者的病情稳定有无可代替的作用。如果患者大汗后心下悸动强烈的话，就要考虑使用治疗"脉结代，心动悸"的炙甘草汤或者桂枝去芍药加附子汤。

你问的第二个问题，这个患者可能是桂枝汤的类方证，使用麻黄汤、葛根汤、大青龙汤等强发汗剂虽然在方向感辨证上没有错，但是在方证辨证上有误，所以发汗后病证开始陷入阴病，这就是宋本第62条所论叙的内容："发汗后，身疼痛，脉沉迟者，桂枝加芍药生姜各一两人参三两新加汤主之。"所以使用桂枝新加汤颇为合适。如果患者发汗后恶寒严重，四肢疼痛厥冷，脉象沉而无力的话，就要考虑使用四逆汤类方了。新加汤证的腹证，一般腹肌弹力稍软，腹壁紧张，左右两条腹直肌拘急而长，心下痞硬。而四逆汤证的腹证，腹肌弹力比新加汤证更为软弱无力。

你问的第三个问题，如果方向感辨证无误，那这个患者可能是麻黄汤中的麻黄剂量不够或是大青龙汤证，使用麻黄汤等强发汗剂虽然在方向感辨证上没有错，但是在主要药物的剂量上不足。这是康治本第16条所论叙的内容，条文云："太阳中风，脉浮紧，发热恶寒，身疼痛，不汗出而烦躁者，青龙汤主之。"这时大青龙汤对于麻黄汤证患者投麻黄汤后依然脉浮紧、发热恶寒、头身疼痛、不汗出者的治疗颇为合适。至于"烦躁"与否，有时难以鉴别，因为麻黄汤证患者在高热的时候也是会有难以叙说的烦躁。

以上就是对于你提出的三个问题的解答。

大家对于太阳病阶段使用发汗剂后方证的演变状态，除了认真研究《伤寒论》太阳病篇的条文之外，也可以参考日本汉方家们的研究成果。在这里我转录《中医诊疗要览·治疗法概要》中"发汗剂使用后证之变化"的有关内容。

发汗以微汗为适宜，不可使汗如流水。发汗过度，有时病邪反而不去而呈各种变证。服发汗剂后，蒙被亦不出汗，饮食热物以取温暖亦不出汗，恶寒亦不止时，停用发汗剂而投与滋润剂，有时却能汗出而愈。有时用麻黄汤、葛根汤等方而汗不出，恶寒亦不止，如用大青龙汤、越婢汤等石膏配伍之方剂，有汗出而轻爽的。此因表有邪而里有热，不用石膏即不能发汗。

用发汗剂而汗不出者，乃因里虚之故，此时如用附子、人参等补里，反得发汗。服用发汗剂而出汗甚少，病邪尚未完全消除，可厚被使大汗，此时虽出大汗亦不发生变病。其因汗出过多而变证者，一旦出汗，虽不盖被，亦大汗淋漓不止。

用发汗剂汗出不止，恶风，小便淋沥不畅，四肢拘紧者，用桂枝加附子汤。服用桂枝汤出大汗，而脉洪大者，再与桂枝汤。一日发两次热如疟疾者，用桂枝二麻黄一汤。服桂枝汤出大汗，表证虽去，而烦渴甚，脉洪大，应用白虎加人参汤解热。有表证者发汗，一旦热退，半日许又发热，且脉浮数者，可令再一次发汗，此时用桂枝汤。表证虽去，但仍身体疼痛且脉沉迟者，用桂枝加芍药生姜人参汤。发汗后表证已去而有喘鸣者，用麻杏甘石汤。因发汗过多而心悸亢进者，用桂枝甘草汤。发汗后表证已去而脐下动悸亢进，欲向胸腔上冲者，用苓桂甘枣汤。发汗后表证已去而腹部膨满者，用厚朴生姜半夏甘草人参汤。发汗后表证虽去，病邪尚存，有厥寒者，乃病已陷入阴位，用芍药甘草附子汤。不恶寒而仅发热者，乃里实之证，用调胃承气汤。出汗后口渴、尿利减少者，可用五苓散；不口渴者，可用茯苓甘草汤。

出汗后表证虽去，而病未愈，发热、心下悸动、眩晕、站立不稳者，用真武汤。发汗后热虽退，胃肠起障碍、心下痞硬、嗳气、腹中雷鸣且腹泻者，用生姜泻心汤。发汗热不退，腹内拘急、四肢痛者，用四逆汤，或腹泻、手足厥冷且恶寒者，亦用四逆汤。发汗后病未愈、腹满而痛者，应急泻下，宜大承气汤。

以上所叙，是大塚敬节、矢数道明博士等汉方家对于《伤寒论》太阳病篇误治后如何"观其脉证，知犯何逆，随证治之"的通俗解读。这篇内容不仅仅告诉我们使用发汗剂后方证的演变状态与证治，更为重要的是对于《伤寒论》太阳病篇的导读也是极为难得的资料。

8.问题讨论三

问：经方医学如何看待心理因素与环境因素对于患者诊治后恢复期的影响？

答：经方医学是一门诊治学，当然要研究患者的病史、治疗史、服药后的护理，以及心理状态。《伤寒论》差后劳复病篇中已有较为系统的记载。该篇具体地提出了劳复、食复、差后诸病及不适时的性生活，都可导致疾病的复发。然而在处方用药上更为重视患者现场的脉症与腹证，在治疗过程中也是随着病证的演变而采取随证治之的方法。患者的心理状态本身是诊治的对象。比如《伤寒论》条文中的"默默不欲饮食，心烦喜呕""周日烦躁不得眠""胸满烦惊，小便不利，谵语""其人躁烦，不知痛处，乍在腹中，乍在四肢，按之不可得"等论叙都是方证辨证的内容。当然，学习经方医学的医者一定要重视这一方面的观察与研究。

现代的日本汉方医学，基本上是以《伤寒论》作为基础与核心的内容，也是重视患者的心理因素与环境因素对于患者康复的影响。这里我准备介绍藤平健博士在《汉方选用医典》对一个病例康复过程的分析，来佐证心理因素与环境因素对患者康复的影响。病例如下：

1967 年曾在千叶国立病院使用厚生省的研究经费，大部分针对慢性肾炎作为对象，由现代医学和汉方医学进行共同研究。其中有如下一则病例：

罹慢性肾炎痛苦的 28 岁女性，若用"司特乐依"剂治疗，人即像发狂般地兴奋起来。

所以用汉方施行各种治疗，但仍差不多不见效，所以暂时退院到我医院来通院治疗。

对此病人，我所用的为柴胡桂枝汤及当归芍药散的合方，在国立病院住院的时候也曾用过此合方，但这一次确实有效，一日比一日回复健康。

在医院检查结果，肾机能也已回复。本人希望有孩子的事也可计划的程度，现在已有一个 5 岁的女儿，常常带到我的医院来玩。

同样的药在医院与重症患者每日见面时不见效，但回去家庭与先生共同生活，服药即忽然发生效果。

这是疾病有时会受环境很大影响的一个好例子。

第37讲　康治本第22条——茯苓四逆汤证治①

1. 先思考一个问题

茯苓四逆汤证应该归属于三阴病的证治范围。那为什么在太阳病诊治范畴内，要提前讨论这个三阴病的证治方证呢？

这样的条文结构显示出了编者"不类经而类方"的核心医学思想。徐灵胎晚年所体悟到的就是这种疾病总论的通治法，他在《伤寒论类方·序》中谈了自己一生的体悟。他写道："虽分定六经，而语无诠次，阳经中多阴经治法，阴经中多阳经治法，参错不一。"

因为茯苓四逆汤证治是在太阳病篇的区域内论叙如果病证陷入阴病危证的证治，所以条文的结构很简单，点到为止。条文只交代了"发汗，若下之后"的过程，主症"烦躁"与相对应的茯苓四逆汤，省略了许多辨证必要的脉症。需要注意的是，这不是编者的忽略，而是他为了避免喧宾夺主，有意识地做减法。

2. 医案介绍①

为了使大家对这个条文有一个比较形象的理解，我先介绍大塚敬节在《汉方诊疗三十年·因急性肠炎而陷入昏迷的患者》中的一则医案。他以"烦躁"一症为抓手，选择了茯苓四逆汤，救治了一个体温39.8℃的急性肠炎而陷入昏死状态的少年。这里还要交代一句话，这则医案所记录的是临床方证与条文方证相契合，是外感热病太阳病范围内由阳入阴的茯苓四逆汤证。

友人N君，是一位老资格的汉方喜好者，我们自1934年以来交往很多。

1937年9月的一天早上，N君突然打来电话，要我紧急往诊。那时，我住在牛込的船河原街，N君住在赤阪，他家的旁边是一个警察岗。乘车急忙赶到后，才知道6岁的男孩倒在二楼的房间里，呼之不应，摇晃身体也不睁眼。

脉象为没有紧凑感、散漫的弱脉且迟。古人曾有说明，这样的脉在"阳气飞散"时见到。阳气飞散是指生气被快速地消耗的状态。

腹诊时，撩开衣服，闻到一股异样的臭气，是腥臭的大便气味，好像是大便失禁。从腰到腹部被粘满混有黏液的大便，全腹部软弱无力而下陷。

其母亲介绍说，从昨天早上就没有精神，躺着翻来覆去不安宁。晚上没食欲，没吃晚饭便睡觉了。今天早上看到时，已经不行了。体温39.8℃，足温。往口中喂少许水，像是口渴，很快地下咽。过了一会儿，手足无力地甩动，翻身，像是非常疲惫，处于烦躁状态。

我想，这种情况不知是急性肠炎还是菌痢，这家孩子很多，如果是传染病则很危险。于是，建议把大便好好消毒。

那么，如何进行治疗呢？按一般原则，应该给予强心剂和输葡萄糖液。但N君对汉方有一定研究，把治疗全部委托给我，不能这样简单地输液治疗。

于是，我对N君说："病情很重，但并不是没有希望。《伤寒论》说到，少阴病呕吐下痢，四肢厥冷者死。但患儿已经无呕吐，手足温的状态。《伤寒论》讲到，少阴病即使下痢，但手足温者可治。此时可以考虑的药方是四逆汤，但有烦躁，还是茯苓四逆汤为宜。"随即处方：茯苓1.5g，人参0.5g，附子0.3g，甘草1.0g，干姜0.5g，为一日药量。至傍晚，有数次腹泻。服药后能睁开眼，有了反应，傍晚进食一些米汤。

翌日，开始要吃饭，渐渐有了精神。茯苓四逆汤连续服用了5天，后改方为黄芩汤，大便也开始成形。但警察局的医生突然来访，上到了二楼，问家里是不是有病人、什么病等。原来岗里的警察闻到了消毒药气味，感到奇怪，报告了警察局。来调查的警医正巧看到的是便盆里成形的大便，便说这样可不必担心，就回去了。就这样，保住了这个孩子的性命。

大塚敬节这例诊治因急性肠炎而陷入昏迷的患者病案值得反复学习。患者"腹泻昏倒，叫之不应，摇之不醒，脉散弱而迟，腹部全面软弱无力而且陷没"等脉症，首先从方向感辨证的角度诊断为虚证→阳虚证→厥利病的四逆汤证→好像极懒倦似地活动手足翻身，认为是烦躁的状态，诊断为茯苓四逆汤证。最后以"体温39.8℃，足温，用少许水灌进口中，似口渴似的，很快咽下去"的阴盛格阳进行方证鉴别。这一类病证，如果不及时治疗用药病情就会趋向不测，《伤寒论》中少阴病、厥阴病很多厥逆而亡的条文就是明证。如果医者被高热、足暖、口渴欲饮等假热所迷惑造成方向感辨证错误，投了清热剂就会祸不旋踵。古往今来，中医临床上这样的误治病例不胜枚举。民间有一句谚语说："肺腑如能言，医者面如土。"不过，面临阴盛格阳或阳盛格阴，只要医者方证辨证不错，就有回阳救逆的希望。

如果是茯苓四逆汤证，医者方向感辨证诊断为虚证→阳虚证→四逆汤证，即使投药方不能环环紧扣，投干姜附子汤、四逆汤、白通汤、通脉四逆汤，或者四逆加人参汤，一般也不至于恶化。

大塚敬节为什么在诊治这个阴盛格阳病证中认为"虽危险，但还可治"呢？因为宋本第288条云："少阴病，下利，若利自止，恶寒而蜷卧，手足温者，可治。"患者虽然厥利昏迷，但是体温39.8℃，足暖，因此大塚敬节认为其可治。大塚敬节使用药物的量非常少，茯苓四逆汤一天的量是茯苓 1.5g，人参 0.5g，附子 0.3g，甘草 1.0g，干姜 0.5g。患者虽然是 6 岁的小孩，但和我国常规中药用量比较显然还是少得多。

本条除烦躁外，应当还有其他四逆汤证的脉症，但此处仅取"烦躁"一症，便立即判断为茯苓四逆汤证。可见其对有典型四逆汤证患者所出现"烦躁"症状的高度重视，它是判断茯苓四逆汤证的抓手。

袁金声教授在《袁家玑李昌源伤寒论研究及内科经验选萃·下篇》中写道："李老常提起 1936 年 3 月曾随师诊治的一中年患者，下利数年不愈，后下利虽止而厥冷、晕眩，持脉未毕而突见烦躁不安，面紫唇青，汗出如珠，心慌气短，目不识人，脉微欲绝。李老的老师曰此阴竭阳亡之证，正合《伤寒论》第 297 条'少阴病，下利止而头眩，时时自冒'所言，急投四逆加参汤以扶阳救阴，竟获起死回生之效。"

正如《勿误药室方函口诀》本方条所云："此方以茯苓为君者，以烦躁为目的也。《本草》云：'茯苓，主烦躁也。'四逆汤证（求真按：宜作四逆加人参汤证），汗出，烦躁不止者，若非此方则不能救。"

由此看来，通过医案来领悟经方医学的精髓，也是一门大学问。客观来看，所谓医案，也只是记录历代医家诊治不同个人状态的成功或失误的病例，实际上都是"个案"，翻翻可以。如果揪住一案，生搬硬套，那就是削足适履，邯郸学步了。

3. 学习条文

第 22 条：发汗，若下之后，烦躁者，茯苓四逆汤主之。

茯苓四两；甘草二两，炙；干姜一两半；附子一枚，生用、去皮、破八片；人参二两。

上五味，以水三升，煮取一升二合，去滓，分温再服。

本条论叙了太阳病经过发汗或者攻下之后，其病不解，反而出现烦躁，均给予茯苓四逆汤进行治疗。

"发汗，若下之后"，一般解读为发汗或者泻下之后，正如山田正珍《伤寒考》云："此则或汗，或下，仅犯其一耳，观'若'字可知，成无己作汗下两犯解，非也。"

总之，在太阳病的诊治过程中，由于多种多样的原因引起疾病恶化而陷入三阴虚证，医者要根据现场刻诊的脉症随证治之，所选择的药方一定要和患者刻诊时的方证相对应。此患者的临床脉症不详，但是根据"发汗，若下之后"所引发的"烦躁"症状，以及所使用的茯苓四逆汤，就可以知道患者当时的具体脉症与腹证。

茯苓四逆汤的药物组成是四逆加人参汤加一味茯苓。四逆汤证是"厥逆而脉沉"。人参以保胃气而生津液，因此四逆加人参汤证是"恶寒脉微而复利，利止亡血""心下痞硬，食欲不振，心悸"。茯苓"宁心安神除烦躁"，故茯苓四逆汤证是四肢厥逆、恶寒、烦躁、脉微细、舌淡苔白、腹肌软弱、心下痞硬等。

"烦躁"一症是诊断茯苓四逆汤证的抓手，但绝不能仅以"烦躁"一症就贸然诊断为茯苓四逆汤证。因为在《伤寒论》中归属于阳虚的干姜附子汤证、通脉四逆汤证、通脉四逆加猪胆汁汤证与茯苓四逆汤证都有可能出现这种阴盛格阳的烦躁症状。

在诊断为具体的方证之前，一定要先行进行方向感辨证。正如《医宗金鉴·茯苓四逆汤》所云："大青龙证，为不汗出之烦躁，乃未经汗下之烦躁，而属于实也；此条为病不解之烦躁，乃汗下后之烦躁，而属于虚也。然脉之浮紧与沉微，自当有别。"

4. 真假寒热证鉴别

大塚敬节认为，茯苓四逆汤证与大青龙汤证容易混淆，一旦混淆就会祸不旋踵。他在《临床应用伤寒论解说·茯苓四逆汤》中写道："阳证转变为阴证之时，内里有寒，而假热现于外，经常会将其假热误诊为表热。《伤寒论》所谓之发热，并非必定伴有体温的上升。即使体温达40℃，如果患者呈苍白面容、恶寒、手足冷、脉迟，此亦当为寒。相反，即使体温不上升，脉数，患者呈红赤面容，主诉有热感，此亦当为热。因此，所谓假热，与体温上升无关，并非意味着不伴有体温上升的发热。体表有热感，即使体温上升至40℃，如果仍脉浮迟、手足厥冷、舌无苔而湿、小便清澄，此当为假热。表之假热乃因里有大寒所引起，并且该寒并非从外入里者，为阳气即精气虚，而寒自所生。因此，若表之阳气虚，则寒生于外；若里之阳气虚，则寒生于内。寒生之场合，阳热离去而聚集于他处，则于该处而热生。所以，若寒生外，则阳聚集于内而成内热之证。相反，若寒生内，则阳弃集于外而成外热之证。对于后者的场合，使用四逆汤或茯苓四逆汤，温煦内里之寒，则表之假热自然会消散。换言之，寒生于外者，仅救其表之阳而不攻其内里之假热，自可愈；寒生于内者，仅助其内里之阳，其外之假热可自除。真寒假热而其外有热，有时可误诊为太阳病之大青龙汤证，必须详察脉证而不使有误。若误诊而攻之，则促短命期。如果按照一般的定论，少阴病无发热，并且，即刻判断此时的发热为体温上升，从而认为体温上升均为阳证，而无阴证，误将茯苓四逆汤的内有真寒外有假热证，以大青龙汤等使其发汗，则有可能置其于死地，所以在此特别唤起注意。另外，对于本条的学习，应参酌后面出现的四逆汤条文，作充分的考究。"

大塚敬节这里的真假寒热证候的鉴别，就是方向感辨证的阴阳虚实的鉴别。

5. 医案介绍②

大塚敬节使用茯苓四逆汤的患者是急性肠炎，属于外感热病的诊治范畴，茯苓四逆汤证有时也会出现在内伤杂病之中。

现在介绍日本汉方家浅田宗伯在《橘窗书影》记载的一例茯苓四逆汤治愈崩漏（子宫出血）的危症，来看看茯苓四逆汤在内伤杂病中是如何运用的。

汤岛明神下谷口佐兵卫之妻，刚满 40 岁，月经量多而不止。某日下大量血块，意识不清，手足厥冷，冷汗如注，脉沉微。众医束手无策。余投与茯苓四逆汤，四肢厥冷渐温，精神状态恢复正常而痊愈。

浅田宗伯使用茯苓四逆汤治愈这例崩漏危症，是运用疾病总论的通治法。患者四逆加人参汤证明显，但并没有烦躁一症，浅田宗伯视"精神昏愦"为烦躁的虚极表现，是汉方医学中的"症状的联想与替代"方法，从中可以看到方证辨证时条文与临床的差距。

陆渊雷在《陆氏论医集》虚拟了一个方证辨证的考题，其题目如下："头上热，手足冷，似昏睡，却轻呼即醒，大汗如雨，舌色淡白，脉微细。自诉心跳，按之觉心下痞硬。"

我们根据"似昏睡而轻呼即醒，脉微细"，首先辨为三阴病的少阴病。因为患者的脉症符合少阴病的提纲证："少阴病，脉微细，但欲寐。"再根据"手足冷，大汗如雨，舌色淡白"辨为四逆汤证。吉益东洞在《方极》中记载："四逆加人参汤，治四逆汤证而心下痞硬者。"剩下的"头上热"一症，倒使人颇费思量，这应该是个常见症状，但在《伤寒论》中好像没有出现，这就需要进行症状的联想与替代，即通过合理的联想，找到《伤寒论》一个类似的症状去替代它。由于陆渊雷已经在后面给出了茯苓四逆汤证的答案，所以我就联想到"烦躁"一症，不然的话，我可能会首先联想到"面热""面色赤"等症状，还要更费一些周折。

6. 茯苓四逆汤证及药方的形成与命名

吉益东洞《类聚方》茯苓四逆汤证：四逆加人参汤证而悸者（当有心下悸，恶寒证）。

尾台榕堂《类聚方广义》茯苓四逆汤证：四逆加人参汤证而心下悸，小便不利，身瞤动，烦躁者。

远田裕正《伤寒论再发掘》认为茯苓四逆汤证中的药物与症状的关系，是四逆汤证（附子甘草干姜）加心下痞硬（人参）而心下悸、小便不利、身瞤动烦躁（茯苓）者。

清代莫枚士对《伤寒论》药方的形成、药方的命名与药方中药物的效用等做了大量的研究。他认为茯苓四逆汤的命名是在四逆加人参汤的基础上再加茯苓而形成的，但是药方命名时省略了人参。可能有人对于如此的命名感到困惑，于是他在《经方例释》做如下的解释："此方不言加人参者，与桂枝加大黄不言加芍药一例。"这是研究《伤寒论》非常好的路径，然而他的研究路径并没有被后学者所传承。日本汉方家对于《伤寒论》的研究，则带有明显的知识累积性，的确值得我们学习。

第 38 讲　康治本第 22 条——茯苓四逆汤证治②

1. 温习条文

第 22 条：发汗，若下之后，烦躁者，茯苓四逆汤主之。

这一条论叙的是简化了的茯苓四逆汤证治，是太阳病而陷入阴病的警示性论叙。因此，对于条文的理解应该在少阴病提纲证、四逆汤证及四逆加人参汤证的基础上进行。

宋本第 269 条："伤寒六七日，无大热，其人躁烦者，此为阳去入阴故也。"

康治本第 51 条："少阴之为病，脉微细，但欲寐（寐）也。"

康治本第 62 条："少阴病，脉沉者，宜四逆汤。"

康治本中没有四逆加人参汤，宋本里才出现。至于为什么，目前还没有合理的解释。

宋本第 385 条："恶寒，脉微而复利，利止，亡血者，四逆加人参汤主之。"

四逆汤证是因为发汗、吐泻或出血等原因引起全身津液耗竭，全身有效血容量不足，因此有严重的形寒肢冷、精神疲惫、脉沉微，符合"脉微细，但欲寐"的少阴病提纲证，以及"少阴病，脉沉者，宜四逆汤"，画龙点睛地指出脉象的状态是诊断四逆汤类方证最重要的指征。四逆汤能够扶阳气，古人扶阳气就是存津液。远田裕正教授认为，四逆汤反发汗，反吐泻，并把组织里的水分吸引到血液中来，间接地增加了有效血容量。在患者汗出不止、吐泻不止的时候，四逆汤所起的作用就是"强力储水"。

宋本第 385 条的四逆加人参汤证归属于霍乱篇，患者恶寒、脉微而又下利。如果恶寒、脉微依然，而下利停止，并不一定是佳兆，很大的可能性是津竭血亡。对于这种"利止，亡血者"，宜用四逆加人参汤主治。

四逆汤证患者病情最严重时的"利止"，是人体的津液枯竭，肠道的分泌物也没有了，病情非常危重。但还可以积极救治，四逆加人参汤的疗效最好。加上人参是通过补胃生津，恢复体能。汉方家山田光胤在《汉方处方应用之实际·四逆加人参汤》指出，四逆加人参汤应用于各种出血后所引起的衰弱状态。史亦谦教授等在《张仲景药证探验》中对人参的适应证提出两个字：一个是烦，一个是渴。同时他对人参非适应证提出三点：一个是胸中烦不呕吐，一个是不口渴，还有一个是咳嗽。

对于"胸中烦不呕"是人参非适应证这一点，临床应特别注意。宋本第 96 条的小柴胡汤方后云："若胸中烦而不呕，去半夏、人参，加栝楼实一枚。"我临床诊治时遇见"胸中烦而不呕"的小柴胡汤证患者，也是遵照此加减方法而能取效。

2. 用现代医学解读茯苓四逆汤的治疗机理

李同宪等在《伤寒论现代解读》中说："剧烈的呕吐腹泻使水电解质突然大量丢失，迅速形成严重失盐脱水，血容量迅速下降，内脏灌注不足出现微循环衰竭而导致休克，出现'脉微''恶寒'等休克的典型临床表现。当血容量突然下降而达到十分严重状态时，由于消化道微血管血流灌注量极度下降导致消化液分泌停止，所以出现'利止亡血'的临床表现。中医也认为，这是'水谷津液俱竭，无有可吐而自已，无有可下而自断''无物可吐下'的结果，即'阴液内竭，阳亡于外'。"

四逆加人参汤证的患者，随着病情的发展，出现了烦躁的症状，应该在四逆加人参汤中再加上大量的茯苓。烦躁应该是比较严重的脑部疾病，假如到了脑部的供血不足，病情就更为深入，这个时候还要勉力救治，应该用四逆加人参汤再加上大量的茯苓，即茯苓四逆汤。

李同宪等在《伤寒论现代解读》中说茯苓四逆汤证的"'恶寒脉微而复利，利止亡血也'是非常严重的水电解质紊乱，已经达到严重休克的程度。单此烦躁一症，显然与四逆加人参汤证不相称，应当还有其他亡阳和阴伤的表现……所以茯苓四逆汤的适应证应该是以烦躁为突出症状的严重休克状态，这和中医的认识相符合。中医认为，茯苓四逆汤证是'阳虚阴伤'，因此用四逆汤回阳，加人参以复阴，更加茯苓以宁心安神除烦躁。茯苓具有利尿与镇静作用，能增加心肌的收缩力量，加快心率，对消化系统也有调整功能。所以，加茯苓能够解除烦躁，而且对救治休克有帮助。"

日本汉方家认为，人参的治疗目标有以下几点：第一，是食欲不振；第二，干呕、呕吐；第三，腹痛；第四，下利；第五，有口渴；第六，有心烦、烦躁；第七，有恶风、恶寒；第八，有心下痞硬的腹证。茯苓具有利尿与镇静作用，能增加心肌的收缩力量，加快心率，对消化系统也有调整功能。所以，加茯苓能够解除烦躁，而且对救治休克有帮助。茯苓四逆汤是治疗急性感染性休克代偿期的首选方。这一阶段，心脏不会增大，没有郁血，静脉空虚，虽有呼吸困难，但以卧位为舒。静脉压下降，有效血容量不足，低血压，皮肤苍白，四肢冷，冷汗淋漓，脉微细。

3. 方证鉴别

临床之际，茯苓四逆汤证最重要的是要和白虎加人参汤证进行鉴别。两者都有发热、发汗、咽干、口燥、欲饮、烦躁等症状，但是一虚一实，泾渭分明。如果忽视了通过神色形态、脉象、腹证等方向感辨证，直接从方证辨证入手的话，对于初学者可能会造成误治。

茯苓四逆汤证和白虎加人参汤证的方证鉴别时，最明显的不同是小便的通利与否，茯苓四逆汤证一般都会出现小便不利，然而白虎加人参汤证一般不会出现小便不利。

4. 病案介绍

病案一

我的一个亲戚，男，70岁。患心肌病，左右心脏都肥大，他一直在住院和休养。第一次住院是60来岁，由于突然出现心悸、心慌、胸闷、汗出，就到附近的大医院去急诊，接着转入心血管科住院。开始的时候，医生也非常紧张，说是危急病例，听说病床上还缠上了一条红色的警示带。后来西医一用药就马上恢复了。就这样反复发作，反复住院。多次住院以后，他自己就放松了警惕，不把自己的疾病当回事了。后来他与老伴搬到温州市内中山公园的华盖山上住，平时吃西医的药。他认为山上空气好，对心肌炎的治疗有好处，就这样在华盖山上住了好几年，经常出现胸闷、心悸、下肢浮肿。他也想吃中药，但是住在山上，抓药煎药总觉得不方便。但他还是听了我的话，准备好了一些心脏病急救需用的中西药。家中所储备的中药有甘草、干姜、大枣、桂枝、白芍、柴胡、黄芩、黄连、麻黄、葛根、半夏、附片、茯苓、苍术、厚朴、陈皮、苏梗、生石膏、大黄、人参、黄芪等20多味，我认为这20多味中药就可以应付一下了。1985年初夏的一天，我上华盖山去看望他，凑巧遇见他的心脏病发作。家人非常慌乱，手足无措。据说他已经发作1个小时了，手脚冰冷了，心悸心慌，全身汗出淋漓不止。家人用好几条干燥的毛巾擦汗还忙不过来，刚刚擦干了，马上又有汗。手脚已经有点儿不自主地在那里摇来摇去，有点躁动，这是典型的烦躁不安的症状。整个腹部按去像棉花一样很松软，心下痞硬。脉象细数沉无力。这是典型的茯苓四逆汤证。我们第一步是方向感辨证辨别虚实，形寒肢冷、汗出不止、脉象沉细数无力、腹部软如棉花，是三阴病虚证。汗流不止，说明津液还在不断地流失，是四逆汤类方证。四逆类方证中的什么证？心下痞硬与烦躁不安的症状提示是茯苓四逆汤的证。方证一旦明确，我心里就有了自信。

处方：炮附片30g，干姜15g，甘草10g，人参10g，茯苓30g。

这几味中药他家里都有，抓好药后，稍稍浸泡就煎煮，也不依据平时附片要先煎的常规了。水煎开以后就一边煎一边给患者一小口一小口地服用。服药后不到15分钟，汗就止住了，惶恐不安的神色也渐渐消退，心悸、心慌、胸闷也减少。这样一帖药，一口一口不断地喝下去，1个小时后，患者神智清醒了，手脚也变暖了。他是一个非常诙谐的人，很会开玩笑的，死到临头也一样。他醒过来以后，笑容可掬地看到大家。他的老伴对他说："大家都给你吓死了，你还在笑。"他说："刚才朦朦胧胧地回到乡下那个自己的坟墓里去，打开坟墓一看，里面很潮湿。我就说，太潮湿了，太潮湿了。我一边说，一边就回来了。"我不知道他说的是真是假，也许是在讲笑话。患者恢复了以后，好多年后才去世，也是死于突发的心力衰竭。

这个病例，我的印象非常深刻。虽然病情危急，但患者是典型的茯苓四逆汤证，因此根据方证对应用药，的确药到病除。看来，覆杯而愈不是文学笔法，而是临床现场的纪实。

病案二

王某，男，50岁，宁波人，中医爱好者。失眠多年，长期服用多种安眠药，近年来停用西药，自行试行服用各种各样中成药与验方、单方。自己认为虽仍然是难以入睡、浅睡易醒，但心理感觉比以前长期依赖安眠药为安，特别是服用红枣生姜汤为舒。因为读了《中医人生》而慕名来求方。

初诊：2013年9月20日。患者瘦长体型，面色黧黑，眼结膜血丝密布，头痛烦躁，心慌心悸，咽干厌食，便溏尿清，夜尿频频，脉象沉细，舌淡苔黄。腹诊所见：腹肌菲薄，弹力中度，心下痞硬，脐周悸动应手。患者似乎具有失眠、烦躁、眼红等热象，然而在这中秋季节就衣厚于常人，手足握之冰冷，动则有汗，其病状符合四逆汤证。心慌心悸、心下痞硬、脐周悸动应手和人参、茯苓证相对应，失眠、烦躁、头痛、眼红等也可视为茯苓四逆汤证之格阳证的表现。当我满怀自信地把处方交给患者时，患者看过以后告诉我，他2年前已经服用过此方，但是事与愿违，不但无效反而病情加重。他的话真是令我意想不到，我觉得患者的病情与茯苓四逆汤证完全符合，应该何去何从呢？我觉得患者真实的服药经历也值得高度重视，毕竟实践是检验真理的唯一标准。

我反复权衡比较后，准备使用祝味菊先生的温潜法，在方证相对应的基础上做了变通性的处理，投茯苓四逆汤加龙骨、牡蛎。处方如下：

茯苓30g，党参10g，附片5g，甘草12g，干姜10g，生龙骨20g，生牡蛎20g，5帖。

吩咐患者：服用后如果没有什么特别不适，可以继续连服10帖。1周后，患者来电话，说服药后白天的精神稍有好转，正在继续服用。

二诊，10月8日。患者喜形于色，近周以来睡眠状态大有好转，头痛、烦躁、心慌、心悸也有减轻，眼结膜血丝已经全部消退，形寒肢冷、脉象、腹诊依然。效不更方，守方缓进，原方15帖。

就这样，原方加减化裁，断断续续地服用3个来月，睡眠的情况基本稳定。2015年，因腰椎间盘突出来诊，问及睡眠一病，告之已经痊愈。复查腹证：腹肌依然菲薄，弹力中度；未见心下痞硬，脐周悸动应手不明显。我认为《伤寒论》是疾病总论，不以病名入手。医者从整体出发，执着于"方证"，才能走出以"失眠"病为圆心的辨证施治的套路。

病案三

这是日本汉方家寺泽捷年博士在《和汉诊疗学》中记载的，用茯苓四逆汤治疗慢性阻塞性肺疾病的一个病例。

女，61岁，主妇。身高146cm，体重45.5kg。主诉：呼吸困难。

患者因为支气管扩张症，呼吸功能低下而经常住院，服茯苓杏仁甘草汤有效。这次

（1980 年 7 月 30 日）也因为呼吸困难而住院。当时检查：皮肤色白，面部有色泽暗黑，舌大暗红，苔薄白；颈部静脉怒张，桶状胸，汗多，腹软，上腹部压痛痞硬，下肢浮肿等病征。经过西药、汉方药（茯苓杏仁甘草汤）治疗后趋于稳定，呼吸数每分钟 32 次。8 月 16 日早晨食欲不振，全身疲倦，有嗜睡倾向，呼吸数每分钟 36 次。午后 1 时，尿量减少，每小时尿量持续少于 20mL。

刻诊所见：全身疲倦明显，手足躁动挥舞，四肢厥冷，口渴强烈，汗多不止，食欲不振，脉象微弱。投茯苓四逆汤。处方：甘草 4.5g，干姜 3.5g，附片 3g，茯苓 10g，人参 2g，加水 600mL 煎成 200mL，每次服用 20mL。

大约 2 小时后，尿量 270mL，全身疲倦感减轻，意识清楚，精力恢复，面部有了血色，四肢温暖，脉搏也有了力量。患者的尿量到晚上 10 时为止是 700mL，脉搏每分钟 101 次，稍微有一点快，呼吸困难减轻了许多，呼吸数每分钟 32 次，但是西医的血液等检查指标几乎没有什么变化。

使用茯苓四逆汤类方时，重用方中的姜附几乎已成定律，特别是"火神派"的医生更是如此。然而从异国他乡的寺泽捷年博士的治验中，却能感到在茯苓四逆汤类方中轻用姜附的独到之处。我们也可以在比较研究之中得出自己的结论。

5. 问题讨论

问： 四逆汤类方证一般有面色苍白、神疲蜷卧、形寒肢冷、腹泻、尿清、脉象沉迟无力、舌淡苔白、腹部弹力软弱等表现，但临床上是否存在与此相反的脉症呢？比如面色不苍白反红赤，比如四肢无厥冷反而温热，比如无腹泻反而便秘，脉象不沉迟反而频数等情况呢？

答： 这也是我在学习《伤寒论》时最为关注的问题之一。因为四逆汤类方证大都是出现在危急的病证之中，如果辨证错误，不仅耽误了治疗的时机，还可能引起病情加重。因此，了解四逆汤类方证的特殊表现是不可缺少的一个环节。

我想介绍大塚敬节的一则缠绵不愈阑尾炎的治疗病例，以及杨大华的剖析来说明这个重要的问题。

一天，有位友人来访，商量一位阑尾炎患者的治疗。该患者已使用大黄牡丹汤 10 天，体温在 39.0℃上下，仍有腹痛。

详细询问病情后，感觉到病灶好像已化脓，已经不适宜再用大黄等攻下了，我便建议试用薏苡附子败酱散。但该方使用 3 天后，病情仍在恶化，便邀我到这位友人的医院诊察住院的患者。

患者为一位 25 岁身体健壮的渔民，虽然躺在病床上呻吟了 10 余日，但肌肉尚壮，营养状态也未见严重衰脱。仔细观察时，发现有轻微的黄疸倾向。我走进病房时，患者在用水漱口，润湿嘴唇后再将水吐出。当问及是否口干时，回答说嘴里很快就变得干燥，连舌头活动都困难了。观其舌象，舌头如同剥脱了一层皮，发红，并且干燥。脉洪大数。该日上午恶寒，从下午起，体温上升到38.0℃以上，无汗。

腹诊：皮肤干燥，右下腹略膨隆，回盲部对按压敏感。右腿不敢活动，稍加活动则牵扯腹部疼痛。小便发红、浑浊、排出不通畅，大便不能自然排出。午后手足烦热，欲伸到被子之外。以上症状中，有《金匮》所云"脉洪数者，脓已成"的表现，所以泻下剂是禁忌。另外，口舌干燥、不欲饮水、只用来润口、手足烦热等，为使用地黄为主药方剂的指征。基于这些考虑，便决定用下面的方药。

七贤散与八味肾气丸。

七贤散出自《外科正宗》，可以看作是肾气丸的变方，即肾气丸去桂枝、附子、泽泻加人参、黄芪而成，这两个方剂均以地黄为主药。七贤散主治"肠痈溃后，疼痛淋漓不止，或精神减少，食不知味，面色萎黄，自汗，盗汗，睡卧不安"，正对应该患者之证，再加上八味肾气丸如虎添翼，二三天后病情肯定会减轻的。如果这样的病都治不好，那可如何是好！于是便自信满满地返回了。

可是，服药2天后，却出现了大问题。

第一，全身大汗出，终日不止；第二，出现散在性感觉异常；第三，右脚内侧出现轻微痉挛；第四，脉变弱，出现幅度变窄。并且已有的恶寒、发热、腹痛、手足烦热、口干等症状依然存在。结果很明显，病情加重了。

于是根据"大汗出，热不去，内拘急，四肢疼，而恶寒者，四逆汤主之"一条，作为最后一张牌，决定使用四逆汤，并加上人参、茯苓，投予茯苓四逆汤。

出乎意料的是，仅服药1天，感觉即变得爽快，腹痛减轻，腹满消失，也有了食欲。服上方10天便痊愈出院了。

从该患者这里得到了几点珍贵的启示。

首先，是舌象。古人认为，应用附子剂的舌象为舌上涂一层油一般湿润，但该患者舌是干燥的，仅凭舌诊，与大承气汤泻下之证的舌象难以鉴别。并且因为患者便秘，脉大而有力，如果再将口舌干燥误认为口渴，就在很大程度上存在着使用泻下剂的危险，或者会以脉象、口渴和发热为指征而使用白虎汤。

《陈庵医话》[日本江户时期医家盐田陈庵（1767—？）医著——译者注]云："胃中有虚候，口干大渴，有不同于白虎、承气证者。对此证，使饮白虎、承气类，口渴不得愈，反而生大害。胃中虚实，为治疗万病的方药之机关，一旦失误，离分生死，医者须明察。"诚为出自经验的训诫。

其次，该患者先后使用的薏苡附子败酱散、八味肾气丸和茯苓四逆汤等3个方剂均配有附子，但只有茯苓四逆汤独具如此好的效果，而使用薏苡附子败酱散和肾气丸时病情却是恶化的，药物的配伍是多么严格肃然之事啊，令人颔首叹服。

最后，四逆汤类应用指征多为四肢厥冷，但也有像该患者手足烦热的，这一点明白了。

四逆汤在急性疾病时应用较多，慢性疾病时应用较少。该方应用指征一般为面色苍白、恶寒、脉沉迟而微、手足厥冷、或腹泻、尿澄清如水状，但与此相反，当也有用于面红赤、体温上升、脉浮迟而微、手足无厥冷、无腹泻等情况时。后者易被认为桂枝汤证。(《汉方诊疗三十年》)

本案非常精彩！有诊疗过程的详细叙述，有用方思路的坦诚独白，还有相关文献的引用；有对诊疗失误的反思，有取效后获得的启示，更有不文过饰非的大家风度！

案中许多问题值得探讨。

其一，薏苡附子败酱散的选择问题。薏苡附子败酱散适应于炎症慢性化，体质限于沉衰状态。条文说"身无热"，可见已经过了急性期。患者体温39.0℃，应该还是急性期。也许有人会说，体温计测量的数值升高不一定是条文所说的发热。是的，古方所说的发热包括患者自己的热感及医者客观的热感，如果患者没有热感，即使体温升高也不能算作发热。那么，这个患者的体温升高到底算不算发热呢？在没有亲自诊断患者之前，的确无法判断。事实上，体温如此之高，发热可能性非常大。如果是身有热，选用薏苡附子败酱散显然是不合适的。

其二，地黄剂的选择问题。医者根据手足烦热、口舌干燥、舌红等选用地黄剂，其中"午后手足烦热，欲伸到被子之外"是重要依据。仔细分析不难发现，患者下午体温升高，手足烦热出现在午后，是伴随着体温升高出现的继发性症状，继发性症状通常是不适合作为主症的。"上午恶寒"，恶寒的时候不大可能将手足伸到被外的；也是说，恶寒时候没有手足烦热，这个症状不是常态。地黄证涵盖不了恶寒！也是说，恶寒从某种程度上对地黄证进行了否定。

其三，七贤散与八味肾气丸合方的问题。七贤散是八味丸去桂枝、附子、泽泻，加人参、黄芪而成，事实上还是地黄剂与地黄剂的重叠。与八味丸合方之后，相当于八味丸加人参、黄芪，我们简称为参芪八味丸。合方之后，完全改变了七贤散的方子结构，还能指望其主治"肠痈溃后"吗？即使七贤散方证对应，合方八味丸也是掣肘而不是如虎添翼。因此，合方八味丸不是明智的选择。

其四，附子剂配伍的问题。薏苡附子败酱散、八味肾气丸和茯苓四逆汤等3个方剂均配有附子，虽同为附子剂，但三者之间药味悬殊，没有较大可比性。如果是苓桂术甘汤、苓桂味甘汤及苓桂枣甘汤这些处方，药味差异性较小；或者像小承气汤、厚朴三物汤及厚朴大黄汤这些处方，只是剂量有不同。它们之间进行比较来看待药物配伍问题，则是非常合适的。

其五，医者选用四逆汤为什么要加人参、茯苓？茯苓四逆汤通常有烦躁的表现，患者没有这一点，推测有可能是针对汗出过多的。出汗多有伤津之虞，用人参以先预防之。茯苓除了镇静之外，也有止汗作用。

其六，在出现"全身大汗出，终日不止"之后，条文的几个主要症状才得以浮出水面。大汗出、热不去、恶寒，这是使用四逆汤的主要依据。之前仅有发热、恶寒，没有大汗出，因此，医者没有看到典型的四逆汤证。大汗出可能是疾病的自然演变，也可能是地黄剂的误治引起。那么，在大汗出之前是什么方证呢？患者出现上午恶寒，下午发热，需要考虑小柴胡汤证，但"用水漱口，润湿嘴唇后再将水吐出"不是阳证的表现，因此，可以排除之。无口渴，虽有口干、舌红干燥、脉洪大数，也不能考虑白虎加人参汤证。脉洪大数当以虚证论之。虽然便秘，脉大而有力，但缺乏相应的腹证，也不能用大承气汤。虽有恶寒、发热、无汗，但"小便发红、浑浊、排出不通畅"，也不能使用发汗剂。综上所述，需要在温补剂中选择处方。（引自杨大华《汉方治验选读·茯苓四逆汤治验》）

我对于以上的文字反复阅读，细细地琢磨，受益很大，感慨颇深。从大塚敬节这个病例中，我们也清晰地看到了四逆汤类方证的多样性，看到了条文方证与临床方证之间的距离，进一步增强我们对于默会知识的理解。杨大华对此案做了精妙的解读。从他的解读中看到了一种追求通识的视野、扎实的医学基础和科学的分析方法。他对于病例中的薏苡附子败酱散类附子剂与地黄剂的选择范围的论叙，也是他本人临床经验的一个自况。他的自况，深入了某些不为人知的、还处于崎岖之中的方证经验。

第39讲　康治本第23条——芍药甘草附子汤证治

1. 医案介绍

在条文解读之前，我先介绍《爱爱医·医学论坛·临床经验·芍药甘草附子汤经验一例》上的一则病例。

女，50岁。

一诊：自诉恶寒，头疼，颈项酸痛，时有汗出2天。查体温35.8℃，舌质淡红，苔薄白，脉浮而少力。诊为太阳中风证，拟桂枝汤：

桂枝15g，芍药15g，生姜15g，大枣4枚，炙甘草6g。2剂。

二诊：患者诉服药后头痛、颈项酸痛有所减轻，但恶寒加重，冷得发抖，盖上棉被还是不能温暖。查体温35.6℃。舌质淡，苔薄白，脉浮而无力。这时我才想到当时应该用桂枝加附子汤才对。现在出现这样的情况，才想到《伤寒论》第70条："发汗，病不解，反恶寒者，虚故也，芍药甘草附子汤主之。"马上拟方：白芍15g，炙甘草10g，附子15g。2剂。

第二天患者电话来复：服药1剂后，诸症悉除。问剩下1剂要不要继续服。我回答说继续服完。之后没再恶寒。本例让我对《伤寒论》这本书更加着迷，作者是多么伟大啊！一个病要怎么治，服药后出现什么情况，又用什么方解决，这些都说得这么清楚、这么系统，真是前无古人后无来者啊！试问《伤寒论》之后的书，有哪一部对一种病的治疗说得这么完整系统呢？

我们通过病例了解到了外感热病中的芍药甘草附子汤证治在临床的具体表现，以及芍药甘草附子汤证形成前后的病证衍变。病例中所谓的"《伤寒论》第70条"，就是康治本第23条。接下去，我们学习条文。

2. 学习条文

第23条：发汗，若下之后，反恶寒者，虚也，芍药甘草附子汤主之；但热者，实也，与调胃承气汤。

芍药三两，甘草三两（炙），附子一枚（炮、去皮，破八片）。上三味，以水五升，煮取一升五合，去滓，分温三服。

大黄四两（酒洗），甘草三两（炙），芒硝半斤。上三味，以水三升，煮取一升，去滓，内芒硝，更煮二沸，顿服。

经过发汗或下法的治疗，表里的热证解后，患者反而陷入了阴病，出现了以恶寒为主诉的阴阳并虚证候，应该使用芍药甘草附子汤。也有的平素体质偏于阳热的患者，发汗或下后伤津化热，转为阳明腑实证，所以投与调胃承气汤类药方和胃泄热。

类似这样的条文论叙，我们仿佛眼熟。还记得吗？康治本第11条的后半段文字："若厥愈者，与芍药甘草汤，以其脚伸；若胃气不和，谵语者，与调胃承气汤。"康治本第11条是芍药甘草汤与调胃承气汤的证治和这一条的芍药甘草附子汤与调胃承气汤的证治，遥遥相对，上下呼应。胡希恕老的意见，是根据上下两条条文的呼应，可以把"反恶寒者，虚也，芍药甘草附子汤主之"中的芍药甘草附子汤的治疗目标更加具体化。

"病不解"，疾病的证型发生了变化，但是疾病未愈。山田正珍在《伤寒论集成》中的该条注释云："病不解，不复常之谓，非谓表不解也。"

大塚敬节在《临床应用伤寒论解说》中认为，条文中在"下之"与"发汗"词后附"后"字的，是表示在"汗""下"之后，原来的病证已发生变化。如果就是"发汗"或"下之"，后面不附有"后"字的句式，为原来的病证没有改变。对于误下者，《伤寒论》一般都用"医反下之"或"却下之"等词语来表示。

对《伤寒论》条文中这些相似词语的差异，我们往往会熟视无睹，而一经点破，方豁然有悟。真的要感谢大塚敬节告诉了我们一个解读《伤寒论》条文的暗码。

众所周知，太阳病表证有恶寒，然而三阴病的主症也有恶寒。初学者往往只知其一，不知其二，误认为恶寒都是太阳表证，用发汗剂为唯一的治法，而不知道三阴病也有恶寒，应该使用补阳或阴阳并补的方法治疗。所以，条文在此特地加入"虚也"两字，以示警戒。条文中"恶寒者"与"热者"前后对照，是因为阳明病的特征是不恶寒但恶热，三阴病是无热恶寒，所以据寒热的有无，就不难辨别虚实了。

胡希恕老在《胡希恕讲伤寒论》中对该条条文中的"反恶寒"和"芍药甘草附子汤"的解读很到位。现摘录如下：

如果发汗丧失体液，病要好就不恶寒了，不好反倒恶寒。这个反恶寒，反倒增加其恶寒。以前太阳病的恶寒没有这么厉害，反倒恶寒加甚，那么说明这个病是由阳入阴了。那么现在什么证候呢？患者出现四肢拘急，或者腹挛痛，你才用芍药甘草加附子呢，要不然怎么能用这个药啊？前面咱们讲过芍药甘草汤。芍药甘草汤是治疗脚挛急，芍药有育阴作用，由于津液虚而挛急，同时再恶寒，那么是芍药甘草附子证。

我认为整个条文重点突出方向感辨证，论叙病情发展衍变过程中的大致分类。至于药方，只是举例而已。"虚也，芍药甘草附子汤主之"与"实也，与调胃承气汤"，并不是实指芍药甘草附子汤证与调胃承气汤证，而是泛指虚证与实证大致选择药方的范围。选择调胃承气汤，是因为它是承气汤类方的母方；选择芍药甘草附子汤是因为它是阴阳并补的母方，比单纯补阴、补阳的药方更加具有代表性。

3. 虚实辨证

虚实辨证是方向感的辨证，它对方证选择是最重要的指路明灯。有些方证的临床症状非常相似，如果不通过虚实辨证就难以鉴别开来。浅田宗伯在《勿误药室方涵口诀》中写道："柴胡加龙骨牡蛎汤用于杂病时，易与柴胡桂枝干姜汤相混难分，因皆以动悸为主。盖柴胡桂枝干姜汤用于虚候，柴胡加龙骨牡蛎汤用于实候。"因此，我们把虚实辨证看为方向感辨证，这样就会把方证辨证安放在可靠的基础之上了。当然，浅田宗伯这里的"虚候"与"实候"仅仅就柴胡加龙骨牡蛎汤证和柴胡桂枝干姜汤证相比较而言，其实两个方证都归属于少阳病的范畴，都有脐部悸动亢进，都应该使用和法治疗。

日本现代汉方家长泽元夫博士是对研究康治本有杰出贡献的学者。他在《康治本伤寒论之研究》这本书中把虚实画了一个表，分虚实两个方面，从中医学、体力、生命力这三个方面进行对比。中医学认为人体的正气不足是虚，病邪亢盛是实，用《内经》的话来说，就是"精气夺则虚，邪气盛则实"；从体质方面来讲，体质虚弱的人一般都是虚，体质强壮的人一般都是实。此外，还应该从神色形态、脉象、腹证等综合起来观察以后得出结论。生命力是抵抗疾病的自然自愈力，自然自愈力充实的是实证，自然治愈力缺乏的是虚证。

陆锦燧在《景景医话》（1913年）中的两段医话，可以佐证虚实的概念对于中医西医诊治同样具有不可忽视的重要性。现转录如下：

（1）族侄钦文，号佩珊，其高祖自苏迁常，惕身叔名尔昭之孙也，赴日本游学返，见余曰："赴东入普通学校一年，方毕业。患肠痈，入医院。东医曰：'是不难，剖而去之可也。'不旬日，已平复。诧以为神，遂即以东医为师。在千叶县专门医学校习业，又二年学成，今得毕业文凭而返。"余详问其状，亦甚惊异。嗣赴常赴宁，忽闻其又骤赴日本，未知何事？不一月，得其家中书来，谓："旧病复发，不能自疗，急至日本，求其师医治。师仍曰：'是不难，剖而去之可也。'乃不料一剖后，溘然未醒。不知何以昔者效而今不效？"

余默思其故，前者之效，气血未衰，愈后失调，元未复而病根仍在；后者之不效，气血已衰，是以遽殒耳。乃知犹是病也，而体之虚实，不可不辨，混同治之可乎哉？（《景景医话·肠痈》）

现代医学的进步，可能再也不会出现类似的医疗事故。但是西医治疗疾病不使用所谓虚实辨证的概念，这毕竟是一大缺陷。

（2）见某报纸载有人患恙，邻予以单方药两味，系大辛大温。发汗散气者，服后即殒。

某告诸公庭，命西医取药化验，皆无毒。余按：凡病之不在表者，及表分素虚者，皆忌表；病之不在里者，及在里而不实者，皆忌下。故麻黄、细辛、大黄、芒硝，并足以杀人，即和平之品，苟不对症，亦足以轻病变重，重病致死，取诸药以化验，岂必有毒乎？（《景景医话·西法化验》）

这段医话，足以说明虚实辨证是关于中医药诊治成败生死的第一要务。

4. 医案举例①

我临床上使用芍药甘草附子汤一般用于关节、肌肉疼痛等运动系统、神经系统的疾病为多，举一个病例加以说明。

黄某，23岁，状四大队社员。右腰腿痛行步困难，3个月来渐至加重，经各方治疗均无效，有人建议至上海诊治。后经其大舅父林华卿老医师介绍来我处就诊。诊见痛沿足少阳胆经及足太阳膀胱经同时发散，次髎、环跳、跗阳压痛强烈，脉沉紧，白腻厚苔，厌食，大便溏薄形细，日行三四次，时有怕冷感。因见病情如此，忧虑重重，致又失眠。诊其腹，见两腹直肌拘挛，右侧特甚，知其营卫两虚，肌肉不得营养以致拘挛。遂治以芍药甘草附子汤。处方：炙甘草15g，附片9g，生白芍30g，3帖。

针药以后出现疼痛加剧，3天后疼痛缓解，行走稍稍轻松。服药10剂，症状愈半。接着都是针药配合，双管齐下，历经二月有余，终于彻底治愈。两年来参加农业劳动，未见有任何不适。

瞑眩现象是患者在针灸、服药后一时性地症状加剧，随后病证明显减轻的临床表现。在常规的诊治过程中，它是可望而不可求的。它的出现可以调动机体主体性反应，动摇慢性顽固性疾病的病理稳态，为慢性病彻底治愈开辟了道路。

在腰椎间盘突出症患者针灸、服药以后，有没有出现腰腿痛加剧的瞑眩现象，是预先知道患者疗程长短的一个根据。一般来说，出现瞑眩现象的患者短期内可治愈，没有出现瞑眩现象的患者的疗程可能会较长。通过黄建华腰椎间盘突出症的诊治过程，我体悟出以上的心得。对于瞑眩现象，我是根据日本汉方家矢数道明博士的经验而处理的，他在《汉方临床治验精粹·面疱用清上防风汤加薏苡仁》一文中写道："投给汉方药时，若出现一时性增强现象，万勿惊慌或仓促改方，可减量或暂停服药，以后再增量或恢复用药，这样做是比较适宜的。"

这个病例的方证不是十分相对应。我当时对此患者辨为少阴病，以腰腿疼痛、两腹直肌拘挛为主症，所以投以芍药甘草附子汤。在患者的身上，桂枝汤合附子理中汤证，以及甘姜苓术汤证都有，如果用之也无可非议。然而对于患者两腹直肌拘挛的芍药证，重用芍药可能更为恰当。后来想想，当时如果再加上一味干姜也许更为合适。但是这是临床病案的真实记录，方证辨证虽然不是十分相对应，但医者也只能实事求是地记录。由此可见，方证辨证只要大方向正确，大部分契合，临床也有疗效。芍药甘草汤腹证的腹肌弹力在中度以下，两旁腹直肌挛急（腹直肌位于腹前壁正中线的两旁，居腹直肌鞘内，为上宽下窄的带形多腹肌，起自耻骨联合和耻骨脊，向上止于胸骨剑突和第5～7肋软骨前面。长度平均26cm，中点宽度8cm，收缩时使脊柱前屈和腹壁紧张）。

5. 医案举例②

从病因病机辨证出发，运用药方也能治疗疾病，其方法虽然不乏合情合理的地方，但选方用药毕竟不能够达到严丝合缝。在这里介绍随志化医生使用芍药甘草附子汤治愈一位大汗后畏寒患者的医案。

张某，男，40岁。1986年8月21日就诊。时值酷暑盛夏，而病者却厚衣加身，仍打寒战。自述因天热贪凉，夜宿树下，晨起即感恶寒头痛，身痛，鼻塞流涕，自认为感冒，遂购APC（复方乙酰水杨酸片）3片服之，半小时后大汗淋漓，良久方止。自此，觉气短懒言，倦怠乏力，畏寒怕冷，蜷卧欲被，动则汗出，半个月未愈。舌红苔白，脉迟无力。此乃大汗伤阳耗阴所致。治以扶阳益阴。

处方：白芍12g，炙甘草10g，附子15g。

服2剂，四肢转温，汗出停止，病愈体安。［河南中医，1988（5）：34］

发汗，从皮肤排水是治疗外感太阳病之常法。然汗不得法，往往发生他变。本案发汗太过，伤阳损阴。气短懒言、倦怠乏力、畏寒怕冷、蜷卧欲被、脉迟无力等症是阳虚，符合少阴病的"脉微细，但欲寐"的提纲证；舌红是阴虚。因此，以芍药甘草附子汤扶阳益阴以救误，属病机病因符合，故获良效。

随志化医生是通过病因病机的推理，使用阴阳并补的芍药甘草附子汤。然而阴阳并补的药方很多，为什么选择芍药甘草附子汤？案中没有交代。随志化医生这种辨证施治是传统的重法不重方的"理法方药"思维，治疗的成功有很大的随意性与偶然性。比如病例中没有芍药甘草附子汤证的腹证。通过这个成功病例的分析，让诸位了解传统的病机病因辨证是有效的辨证方法，但还存在进一步完善与发展的空间。我不喜欢动辄使用病机病因，完全是因为我向来反感那些空洞的中医理论概念，它们把思想僵化在固定概念的封闭结构里，越封闭就离临床脉症越远。

6. 医案举例③

矢数道明博士善于使用芍药甘草附子汤治疗五十肩与风湿病，我想通过他的一则病例来进一步了解芍药甘草附子汤的临床证治。他的病例发表在《临床应用汉方处方解说·芍药甘草汤》中，转录如下：

54岁男子，颜面黑褐色，肥胖型。4年前患多发性关节风湿病，曾在大学医院治疗。

现在手指、腕、膝、足关节等肿痛，最近右肩至上臂关节疼痛。初与薏苡仁汤，关节风湿病即好转。五十肩逐渐加重，疼痛难忍，与二术汤、十味挫散、五积散、葛根汤等加减无效，并针刺治疗一个半月亦无疗效。由于肩背拘急严重，为缓解肌拘急之目的，故转用芍药甘草附子汤末（芍药0.6g，甘草0.4g，加附子末0.5g）服2次。1周间甚为高兴。1个月后，能够抓电车吊环，肩背肌拘挛变得柔软，两个半月基本已愈。虽然由于时日的经过有自然治愈之可能，但服用本方数日间疼痛速消、肌拘急缓解应为本方之效果。

矢数道明博士虽然说是"为缓解肌拘急之目的，故转用芍药甘草附子汤"，其实他这里的叙述省略了有关患者具有用附子证的证据。众所周知，"为缓解肌拘急之目的"，使用芍药甘草汤就可以，何必一定要加上附子呢？正如浅田宗伯所认定的那样，芍药甘草附子汤的治疗目标是"不仅治发汗后恶寒，而且治芍药甘草汤证属阴位者"（引自《勿误方函口诀》）。浅田宗伯所谓属阴位者，就包括芍药甘草汤证而出现强烈疼痛者。因为附子除了扶阳以外，还能够止痛。

7. 医案举例④

近读杨大华的《汉方治验选读》，其中选用的矢数道明博士使用芍药甘草附子汤合桂枝茯苓丸治疗一例腰椎间盘突出症。杨大华发现病例中患者临床脉症只有桂枝茯苓丸证而没有芍药甘草附子汤证，故在按语中认为，矢数道明博士把芍药甘草附子汤当作止痛药来用。他所选用的病例及按语转录如下：

椎间盘脱出所致腰痛用桂枝茯苓丸料合芍药甘草附子汤（矢数道明博士治验）。

原某，49岁，女。初诊：1978年6月。

主诉10年来的腰痛，虽经各种治疗，迄今未奏效，病院告知系椎间盘脱出所致。体格、营养一般，坐位及俯卧位诊察时，腰椎部有明显凸出，上半身呈前屈姿势。生育3胎，2年前闭经。腹诊脐旁、脐下有明显抵抗压痛，为瘀血腹证。初诊时血压170/90mmHg，但未服过降压剂。本人为农民，但因腰痛已10年，未参加农田劳动。

根据腹证，投给了桂枝茯苓丸料与芍药甘草附子汤（白河附子1g）的合方。服药2小时后，腰痛似已有所轻减；1个月后，血压降至140/80mmHg，身体感到轻快；3个月后，曾苦恼了10年之久的腰痛，已几乎不再存在，但因服药后心情良好，故患者继续服用了一年半。弯腰时的凸起仍在，而腰痛已消除，血压稳定在130/80mmHg左右，瘀血腹证也已痊愈。（《汉方临床治验精粹》）

按：腰椎间盘突出症分为不同类型，有膨隆型、突出型、脱垂游离型，以及Schmorl结节（许莫氏结节）。其临床表现有腰痛、下肢放射痛，以及马尾神经症状。不同类型的表现有差异，前三种类型都向椎管内侵袭，许莫氏结节则是向椎体内突出，多表现为腰痛。患者仅有腰痛，无神经根症状，考虑为Schmorl结节的可能性大。

本案有瘀血腹证，选用桂枝茯苓丸有依据，但没有明显的芍药甘草附子汤证，使用芍药甘草附子汤属于经验用方。既然有明显的腹证，但用桂枝茯苓丸便是，又何必使用芍药甘草附子汤呢？

之所以使用芍药甘草附子汤，可能当时对桂枝茯苓丸的信心不足。桂枝茯苓丸是针对瘀血状态的，芍药甘草附子汤则更多的是针对疼痛的对症治疗。也就是说，可以把芍药甘草附子汤作为止痛药来使用，不是按照方证对应的思路来用方。

考虑到驱除瘀血是慢性的过程，对于缓解当前疼痛的力度不够，所以有必要同时使用芍药甘草附子汤来止痛。如果不使用芍药甘草附子汤，而是使用其他的止痛药，比如吗啡或非甾体止痛药，难道不可以吗？也是可以的！因此，芍药甘草附子汤所起的作用就类似于非甾体止痛药或吗啡。也就是说，此处的合方不一定是同时出现两个方证，而是独见某一方证，使用另一处方则是起到一般的对症治疗。

杨大华除了指出矢数道明博士处方用药的新思路之外，还对芍药甘草附子汤证以条文形式做出了如下规范化的划定："遍身肌肉拘急疼痛，或有功能障碍者，芍药甘草附子汤主之。"

由此我们也看到了方证研究还存在新的研究发展空间。

8. 问题讨论

问：请老师谈谈康治本与宋本提纲证的异同点。

答：《伤寒论》提纲证是高屋建瓴的条文，非同寻常。提纲证条文，一般不出现具体的治法与方药。康治本的提纲证都能够体现这一规矩。然而在宋本中有个别提纲证的条文内插入了一些具体的治法甚至误治后出现的症状等文字。相比之下，孰优孰劣，一目了然。

比如，同样作为太阴病的提纲证，两个文本是有差异的。康治本第49条云："太阴之为病，腹满而吐，自利也。"宋本第273条云："太阴之为病，腹满而吐，食不下，自利益甚，时腹自痛。若下之，必胸下结硬。"宋本在与其相对应的康治本第49条的前面与后面增添了"食不下"与"（自利）益甚，时腹自痛，若下之，必胸下结硬"等文字。"自利益甚""时腹自痛"等词语意思含糊，表意不清楚，即使勉强解释也难以自圆其说。相比之下，康治本提出的"呕吐、下利、腹满"等太阴病三个最重要的主症，其条文的遣词用句更加符合提纲证的结构。杨大华《皇汉医学选评》指出："康治本提出的'太阴之为病，腹满而吐，自利也'相比之下，言简意赅。"

第40讲　康治本第23条——调胃承气汤证治

1. 医案举例

在讨论康治本第23条条文中的调胃承气汤证治之前，我先介绍大塚敬节《汉方诊疗三十年·反复出现急性胃肠炎的幼儿》中的一个病例，以及他对于临床判断虚实的重要性的论叙。病例如下：

患者为5岁的男孩，平素为肤色苍白的虚弱体格，经常生病。该患儿的父母也因身体虚弱，日常生活离不开医药。在汉方医学看来属于虚证。

初诊为1940年4月18日，诉昨夜起体温上升至38℃多，有时腹痛。腹诊，心窝部略有发胀倾向，无膨满感，腹部无压痛。仅有轻度恶心，无食欲，两足无力。

对于上述症状，试用了一天的柴胡桂枝汤，但翌日体温上升至38.5℃，且夜间身体感觉不适，基本上没能入睡。两天来无大便。考虑到这些情况，便投予了一天的调胃承气汤（大黄1.5g，芒硝1.0g）。于是当天下午排出多量大便，发热也消除，精神状态好转。第二天，改投桂枝汤，服用2天后痊愈。

4个月后的8月10日，该患儿又来诊，一天腹泻五六次，胃痛，时有呕吐，有低热。

腹诊，腹部有振水音，腹部软而凹陷。精神差。

于是投予了一天的人参汤。使用人参汤的理由，主要是有腹痛、呕吐和腹泻，但腹泻为少量水样便，无里急后重感，小便量多，腹部软弱无力等。

第二天，腹泻停止，但仍有腹痛和恶心，发热不退。于是投予一天的桂枝加芍药汤，但似乎没有任何效果，下肢无力，烦躁，并出现严重口渴。

从这些症状考虑，觉得其类似调胃承气汤证。又投予调胃承气汤一天量，夜间二次排出多量大便，体力迅速恢复，体温也正常了。于是以调理为着眼点，给予桂枝汤3日量，遂痊愈。

调胃承气汤具有调整胃肠机能、除热的效果。热病时，多用顿服的方法。

虚实的判断说起来好像容易，实际上很难。平素虚证体质的患者，发热时会表现为实证；相反，平素为实证的患者，发热时又有可能表现为虚证。一般在患急性病时，平时的虚实不能成为"证"的决定性因素。

从大塚敬节这个病例中，我们看到平素虚弱体格的 5 岁男孩发病时并不一定都是虚证。初诊主诉是发热，开始使用柴胡桂枝汤，转而使用调胃承气汤而好转，翌日再投桂枝汤而愈。患儿 4 个月后因为腹泻、低热再次来诊，精神差，胃痛，时有呕吐，腹部有振水音，腹部软而凹陷。现场症状、体征和体质状态同步，使用治疗太阴病的人参汤可谓是方证相对应。服用 1 天后，虽然主诉的腹泻已经停止，但是腹痛、恶心与发热仍然不退。患儿人参汤证虽然已经消失，但是病况并未走出太阴病的范围。继续使用人参汤或者转投桂枝加芍药汤是决定能否治愈的关键时刻。但服用桂枝加芍药汤后，似乎没有任何效果，下肢无力，烦躁，并出现严重口渴。病情出现由阴返阳的趋向，看来桂枝加芍药汤并非误投。这时"有是证用是方"不是一句空话。如果这时有了满脑子的标准，只怕也难以寻找到一个合适的答案。这时具有自度能力的医者，才能守定方随证转、随证治之的铁律，独立地做出攻补自如的诊断。

大塚敬节准确地抓住了主症主方，毫无顾忌地投用了调胃承气汤。从补法转为攻下，可谓是大开大合。由于方证相对应，效如桴鼓。夜间二次排出多量大便，体力迅速恢复，体温也恢复正常。接着也不忘调理，给予桂枝汤三日量，遂痊愈。

从病案的诊治过程中，我们看到患者虚证与实证的瞬间转换，任何事先的诊治方案都要服从于当时的临床现场。大塚敬节心无旁骛，指挥若定。整个治疗过程跌宕起伏，宛若一首美妙的"虚也，芍药甘草附子汤主之；但热者，实也，与调胃承气汤"变奏曲。

2. 学习条文

第 23 条：发汗，若下之后，反恶寒者，虚也，芍药甘草附子汤主之；但热者，实也，与调胃承气汤。

康治本作者对于第 23 条的设计意图是论叙由于患者的体质或基础病的个体差异，在外感热病太阳病发展演变过程中会出现形形色色的脉症，并以芍药甘草附子汤证为例予以佐证。由于芍药甘草附子汤证是虚的变证，于是又举一个实的变证——调胃承气汤作为陪衬。远田裕正在《汉方の临床》1984 年 31 卷 2 号上发表《四论康治本伤寒论》中说过："这一条文的着眼点是芍药甘草附子汤，论述了适应'变证'的问题。对于与此相关联的，具有相反病态的'但热者'，也提到了考虑调胃承气汤。即关于调胃承气汤，与其真正含义的汗下后的'变证'，有未能详尽的一面。"

和康治本第 23 条相对应的是宋本第 68 条与第 70 条。

宋本第 68 条：发汗，病不解，反恶寒者，虚故也。芍药甘草附子汤主之。芍药、甘草（炙）各三两，附子（炮，去皮，破八片）一枚。上三味，以水五升，煮取一升五合，去滓，分温三服。疑非仲景方。

宋本第 70 条：发汗后，恶寒者，虚故也；不恶寒，但热者，实也，当和胃气，与调胃承气汤。芒硝半升，甘草（炙）二两，大黄（去皮，清酒洗）四两。上三味，以水三升，煮取一升，去滓，内芒硝，更煮二沸，顿服。

宋本的作者未能完全理解康治本作者条文设计的意图，把康治本第23条分为了两条，对在康治本第23条中"未能详尽"展开的调胃承气汤证，则另立了第70条加以论叙。宋本第70条论叙的重点是调胃承气汤证，而已经单独在第68条论叙过的芍药甘草附子汤证仅仅以其变证的病机病因——恶寒者，虚故也——来衬托调胃承气汤证。

3. 太阳病阶段到底有没有调胃承气汤证

太阳病的治疗方法是汗法，但是《伤寒论》太阳病的条文中却经常出现用下法，这是为什么呢？难道都是医者的误治吗？

如宋本第248条云："太阳病，三日，发汗不解，蒸蒸发热者，属胃也，调胃承气汤主之。"条文讲到太阳病已经三日了，发汗后病还没有解，出现了蒸蒸发热的调胃承气汤证，用调胃承气汤治疗。日本汉方家中西深斋认为，这条就应该放在太阳篇里，放在宋本太阳篇第15条"太阳病，下之后，其气上冲者，可与桂枝汤"的前面。因为这一条里讲到"太阳病下之后"出现的方证诊治。太阳病的患者为什么可以"下之"呢？因为患者出现了"蒸蒸发热"的调胃承气汤证。

中西深斋在《伤寒论》研究方面的学术思想，特别是对三阴三阳实质的认识，对日本《伤寒论》研究，产生了极为深远的影响。他晚年闭门谢客，专心研究《伤寒论》近30年。当时人们感叹道："寂寂寥寥中西居，年年岁岁伤寒书。"经过他不懈地努力，终于完成了《伤寒论辨正》《伤寒名数解》。日本汉方界称这两部书是研究《伤寒论》的经纬之作。因此，他的意见不能不引起我们的重视。他认为太阳病阶段也有可能出现承气汤证，医者的处方用药是方证相对应，要投承气汤。

这里要辨别清楚的是，太阳病阶段到底有没有调胃承气汤证？这是一个非常重要的临床问题。这里又涉及名实之辨。太阳病、阳明病，这些都是医者人为的命名。然而调胃承气汤证，是临床的客观存在。虽然调胃承气汤证大多在阳明病阶段出现，但是在太阳病阶段出现了此方证并非完全没有可能。医者诊治时的处方用药到底以方证为主，还是以病（三阴三阳）为主？这是一个原则性问题。外感热病刚开始的阶段，一般我们认为是太阳病阶段。如果患者刚开始发热，但没有恶风恶寒，反而出现了调胃承气汤证，那你说太阳病这个阶段到底有没有调胃承气汤证呢？有人认为是太阳病就应该有恶寒、发热、脉浮，这样才算是太阳病，如果这个病已经出现不恶寒而蒸蒸发热，那就不是太阳病，而是阳明病。另外有人认为，这个病刚起，虽然现在不恶寒而蒸蒸发热，但总是在太阳病范畴之内，所以说太阳病阶段也有调胃承气汤证。其实这两种观点实质是一样的，完全没有争论的必要。方证相对应强调是什么证就用什么方，不要用个太阳病的病名把它固定起来。千万不要认为刚开始发热的就一定是太阳病，长期发热的一定不是太阳病。临床上，有的患者发热多年了，却还是太阳病。《范中林三阴三阳辨证医案·太阳证发热（长期低热）》中所记载的低热3年还是麻黄汤证的病案，就说明方证辨证是不受发病时间长短的影响。范中林语重心长地告诫："本例患者间歇性低热反复发作，已3年之久，但未传经。这样长的时间，始终属太阳表证，似乎不好理解。实际上，后世《伤寒论》注家对此已有阐发，认为太阳病传变与否，应凭脉证，计日传经之说，不可拘泥。"

正确地对待太阳病阶段到底有没有调胃承气汤证的名实之辨，意义重大。《伤寒论》最重要的一点，即它是疾病总论的通治法，是随证治之，不管是什么时候，只要出现这个方证，就用这个方子。这一点一定要深深地、牢牢地扎在我们的脑子里。康治本中的条文没有发病时间的记载，对于学习方证辨证的医者来说是件好事。

随证治之，这四个字说起来朗朗上口，其实对于医者来说并不是一件轻松的事情。和专病专治比起来，其难易程度更有天壤之别。临床随证治之，需要医者具有"自度"能力，具有活用方药的能力；专病专治则是"他度"（师度），只要按照老师与书本的要求去执行。随证治之是以患者的脉症变化为前提，具体问题，具体分析，具体解决；专病专治则是以固定的病名，按图索骥地分型辨证、处方用药。

汤姆·汉克斯主演《阿甘正传》中有一句经典的台词，非常适合"随证治之"所面临的境况。其台词是："人生就像一盒巧克力，你永远也不知道下一颗会吃到什么口味的。"然而，专病专治的分型辨证却给了医者一种前提性肯定的答案。这种经院化、正统化、规范化行为，限制了异质观点的掺入。所以，"自度"与"他度"发生冲突的结果，不是前者克服后者，而是后者强制、扭曲、渗透和改变着前者，或以某种异化的方式导致两者的混合。面对这种大道荒芜的现象，就更加需要加强"自度"方法的启蒙教育，引进另外一种思维方法作为医者临证思维的参照物。加强"自度"方法，就能够在沉迷于"师度"者的内心深处，注入了一种新的思维模式，就能够渐渐地打破单一的固定思维。

康治本中没有传经的条文，但是历代医家很难听到它的声音。宋本传经条文是受《素问·热论》逐日传经观点影响所添加了的文字，研究者只要对照一下康平本就会明白这个道理。传经之说对于经方医学的随证治之观点具有毁灭性的冲击，对于初学者更是如此。陆渊雷对此问题颇为重视，他在刊于1941年《国医导报·古无今有的几种发疹性热病》的文章中写道："读《伤寒论》，要取消'传经'的旧观念。若要从临诊找到一个例子，从太阳开始，而阳明，而少阳，一直传到厥阴的，干脆说一句，一万年也找不到。若把三阴三阳看作六种证候群，无论何种急性热病，合于哪一种证候群的，即用那一经的治法，那么在治疗上真是受用不尽。例如流行感冒与本篇题内诸病皆合于太阳病的证候群，疟疾、肋膜炎诸病皆合于少阳病的证候群，霍乱与心脏衰弱的热病皆合于少阴病的证候群，其他类推。登革热流行之际，鄙人不怕诸君嗤笑，于中秋前始遇此病时，误以为麻疹，用葛根汤加象贝、桔梗、西河柳，一剂而病大轻快，疹点亦退尽。病家方感谢不遑，而吾则疑虑莫决，因麻疹消退太速，预后必恶，而病者之脉诊安和，竟是痊愈也。其后此病渐多，始知即是登革热，于是发疹性热病属太阳之主张，亦因此而愈益自信。"

在我初学《伤寒论》的时期，陆渊雷的上述观点使我走出了三阴三阳传经的陷阱。

不过，话又要说回来。如果真的是太阳表证的桂枝汤证、麻黄汤证、葛根汤证，那是绝对不能泻下的。陆渊雷在1934年刊出的《中医新生命·答施惠民问》中明确地论叙了这一观点。他说："其论太阳不可下，乃指有表证者而言，非谓起病三日以内。""表证者，自然疗能欲祛病毒外出于肌肤之现象。例如肠伤寒虽无真正表证，然初病时，菌不在小肠而在血。菌既在血，则祛之使从汗解，较为直接简便。若强欲下解，则扰动内脏，伤元气矣。譬如盗在大门口，当驱之从大门出，勿令通过内室。若驱之从后门出，通过全屋，则多少不免有损坏也。若谓涤除大便，与自然疗能之趋势无关，则正复不然。身体是整个活体，此呼彼应，关系极灵敏而密切。""由是言之，施用泻药，必妨碍表证无疑。初病时，有表证用泻药，是与自然疗能故意相左，违反治疗之原则矣。"

陆渊雷的以上论叙，已经把太阳表证那是绝对不能泻下的道理讲得再明白不过了。

4. 调胃承气汤的命名

很多人都关心调胃承气汤命名的问题，德国中医师狄特马也曾经问过我这个问题。他问："什么叫承气？是不是服用承气汤类方以后会放屁？"他不懂中文，听不懂中国话，我的回答只能通过女儿杉杉的英语翻译，所以只能给他讲一个大概的意思。

"调胃"是调动胃肠抗病的能力，还有保护胃肠功能的意思，在药方中则基本上是指甘草的作用。胡希恕老就讲过这个问题，他说："调胃承气汤里有大黄、芒硝，加上甘草，甘草这个药对胃有好处的，大黄、芒硝本来是泻下非常有力的药，加上甘草，就叫调胃，甘草起码有保护胃的作用。"

有人说，疾病期间肠道把全身所有病邪与人体抗病的代谢物都吸引到肠道里来，肠道就承受了机体准备排出去的邪气聚集物，所以称为"承气"。有的则解释为六腑以通为用，承气汤类方能够使胃肠道的上下通畅，所以叫承气。总之，这些在词语的解释上争来争去，对疾病的治疗没有什么大的意义。

5. 调胃承气汤的方证结构

从"大黄证→大黄甘草基证→大黄甘草芒硝基证→调胃承气汤证"，来认识承气汤类方证是别有兴味的事情，这是拜读远田裕正教授的《伤寒论再发掘》时所获得的喜悦感受，在春风化雨中知道了从药证-药基证的基础上认识方证是深入发掘经方医学的好方法。他认为承气汤类方在原始时期，曾分别称为调胃承气汤、桃仁调胃承气加桂枝汤、大调胃承气汤。到了康治本成书时，经过简化整理，才称为调胃承气汤、桃仁承气汤、大承气汤。

调胃承气汤证是在大黄甘草汤证的基础上形成的，即调胃承气汤证是大黄甘草汤证而更实者。吉益东洞认为，大黄甘草汤证是"大便秘结而急迫者"。"急迫"是指腹部的肌肉紧张，以及患者排便艰涩而不畅。"而更实"，是指腹胀腹痛、腹部拒按。《金匮》谓："腹痛喜按者为虚，腹痛拒按者是实。"调胃承气汤证是"大便秘结而急迫"伴有腹部肌肉弹力强而疼痛拒按。

大黄、甘草这两味药，主治"大便秘结而急迫"。其中的大黄治大便秘结，甘草能够缓急而治急迫症，"实"则是芒硝证。汤本求真对于调胃承气汤的配伍之妙，做了通俗易懂的解释。他在《皇汉医学·论中医方剂之药物配合法极巧妙之能事》中谓："大黄虽为泻下药，然对于大便燥结之结块，难以奏效。故欲达此目的，不得不配用兼有泻下、溶解二作用之芒硝，所以桃核承气汤、大黄牡丹皮汤、大承气汤并用此二药也。虽然仅用此二药时，泻下作用过于峻烈，不适于衰弱病者，则复加用甘草，此以减二药之锐气，使缓慢其作用之法也。例如肠伤寒之末期，或如热病再发之衰弱者，用大黄、芒硝、甘草三味而成之调胃承气汤，颇能达其目的，且不至于影响身体，岂非因其配合之妙耶？"

大黄的基本作用是什么？根据远田裕正的临床研究，大黄的基本作用是扩张胃肠的血管，吸引血流趋向于胃肠，使胃肠管里的水分溢出增多，促进了经过胃肠排水的泻下作用。芒硝的咸味能够软坚，使肠道中的大便变成松软，其他作用则与大黄差不多，也是增多了胃肠管内水分的泌出，促进了经过胃肠的排水反应而泻下。调胃承气汤是整个泻下剂的一个基础方，在它的基础上，康治本中还出现了大承气汤、桃仁承气汤，都是以承气汤这个名字为主。康治本中还没有我们所熟悉的小承气汤，它最早出现在《金匮》之中，由于小承气汤中没有芒硝，故属于三物厚朴汤、厚朴大黄汤类方而不属于调胃承气汤类方。吉益东洞曾经做过这方面的研究，他在《方极》中云："厚朴三物汤，治小承气汤证而腹满甚者。"就是以小承气汤证的症状变化来考量厚朴三物汤证。然而吉益东洞《类聚方》中，只列小承气汤、厚朴三物汤，未列厚朴大黄汤。

6. 问题讨论一

问：康治本第23条中明确以虚实作为辨证之眼目，使我进一步了解《伤寒论》的诊治方法是以虚实辨证为方向的方证辨证。我也已经知道方证辨证的入手是多种多样，但我还想知道在虚实辨证之后，最常用的辨证方法是什么？

答：这个问题的确重要。临床诊治在虚实辨证之后，对于单纯的独立疾病来说，最常用的辨证方法是根据患者主诉症状的特征来分辨到底使用哪一个药方。这一问题我初学经方时也曾经反复想到，读了龙野一雄的书后，才渐渐地明白了起来。现在我把他在《中医临证处方入门·临床系统》的论叙摘录如下，以供参考。

18岁，女，以呕吐为主诉来诊。见其呈贫血现象则可初步了解其体质，而认为虚证，因而不必考虑选用属于实证的大柴胡汤。患者申诉饮水亦吐，即可考虑五苓散。五苓散有口渴和小便不利，而患者说并无口渴和小便不利。那么就要考虑是否吴茱萸汤，这是因为有贫血和呕吐这两个症状才这样考虑的。如果是吴茱萸汤，应兼头痛，问患者，说头痛。为作参考，再问患者吐时是否头痛，患者说是。并且因为脉沉而弱，更可确定为吴茱萸汤（五苓散主脉浮），遂投与吴茱萸汤一日份。但次日来诊未愈，才想到未先注意小半夏加茯苓汤。用此方后，方得治愈。

此例是先分虚实，次按特征的症状分辨。小半夏加茯苓汤和半夏泻心汤皆治心下痞而脉证不同，五苓散与小半夏加茯苓汤皆治眩悸而口渴和脉不同。

龙野一雄的论叙，其辨证思路清晰，符合逻辑。医案的分析，既是理论的思考，也是临床的体悟，使我颔首悦服。当然，这个病例的证治过程需要细细参考互勘，方得其立法处方之意。正如他在这个病例结束时所说的那样："如此把共同的和不同的地方很好地记住，如同化学的定性分析那样进行辨别。最初重要的分类根据在于虚实，这是必须铭记的。"但是，他这里所谓的虚实，是因方证之间的互相比较而言。大柴胡汤证是实证不假，但是五苓散、小半夏加茯苓汤证只是比大柴胡汤证虚一些而已，它们自己并非虚证，应该还是归属于和法的治疗对象。

龙野一雄博士所使用的是抓主诉基础上的方证辨证，作为治疗呕吐为主诉的小半夏加茯苓汤是首选方。日本汉方家野津猛男著的《汉法医典·序》中记载："昔在门司开业，英国军医官阿来甫氏亦在此地，患胃病，呕吐不止，久绝饮食。时阿来甫之弟适为船医，与美医宁马氏合治之，百施其术，呕吐终不能止，病人日益衰弱。有宣教师为之乞诊于余，余往诊。宁马氏等告余以症状及治疗经过，则余所欲用之普通镇呕法，彼二人皆已先我用之，余几无他法可用。忽忆汉法药，遂归家检查汉法医书，制小半夏加茯苓汤，盛以瓶，令其服用。一二服后，忽显奇效，呕吐几止。疗治数日，竟复健康。至今半夏浸剂遂为一种镇呕剂，先行于医科大学，次及于各病院及医家焉。"

目前中医界虽然没有人公然反对方证辨证，然而方证辨证还没有成为中医师的共识，主流中医师还是把病名、病因、病机摆在首位。因此，就方证辨证的推广、普及而言，其要走的路还非常遥远。

7. 问题讨论二

问：请问，大黄甘草汤的治疗目标是什么？

答：大黄甘草汤没有出现在《伤寒论》中，它来源于《金匮·呕吐哕下利病脉证治》，条文云："食已即吐者，大黄甘草汤主之。（《外台》方，又治吐水）"但其治疗目标是：大便秘闭急迫者（《类聚方广义》）。也就是说，条文中的"食已即吐"或"吐水"仅仅是大黄甘草汤的治疗范围，而不是大黄甘草汤的治疗目标（特异性症状）。学习这一条条文，只要对照《金匮·呕吐哕下利病脉证治》"病人欲吐者，不可下之"的条文就会明白，病邪如果停留在消化道的上部是不能够泻下的，只有病邪停留在消化道的下部，由于实热壅阻出现肠道失传的时候才可以泻下。由此可见，学习经方医学，光是背诵《伤寒论》《金匮要略》的条文是不够的，更为重要的是要掌握每个方证的治疗目标。为什么会出现这种现象呢？这是因为现存的文本，在口耳相传的过程中有一些内容遗失了或被秘密地隐藏了起来。从《史记·扁鹊仓公列传》把扁鹊、淳于意所得到的医书称为"禁方"的事实，就可以知道后一种可能性的存在。日本汉方医学的重要核心部分来源于中国，在流传过程中也出现一些医者把一些最为重要的内容秘密地隐藏了起来的事实，隐藏者甚至把这些重点内容变换成密语、隐语或暗号，私下传授给家人与弟子。

临床使用大黄甘草汤所治愈的"食已即吐"或"吐水"的病证，一般都有大便秘闭急迫的症状，这一症状才是该方治疗的目标。现在引用高等医药院校教材 1985 年版《金匮要略·呕吐哕下利病脉证治·大黄甘草汤》中的病例记载作为佐证。病例如下：

张某，女孩，生甫 1 周。秽浊郁积胃肠，胎粪不下，热邪格拒，3 天来腹部胀满，大便不通，不吮乳，呕吐，面赤，啼哭，烦躁不安，舌苔微黄浊腻，指纹紫暗。法当清泻胃肠浊腻。大黄 5g，甘草 3g。每日 1 剂。3 日后，腹胀满消失，便通，即能吮乳。[虞勤冠.大黄甘草汤对新生儿疾病的运用.浙江中医杂志，1979（12）：446]

医案中女婴的呕吐病证，有"腹部胀满，大便不通"、胎粪不下的大黄甘草汤证的主症，所以投大黄甘草汤方能够覆杯而愈。

日本汉方家对于大黄甘草汤大都以尾台榕堂《类聚方广义》所认定的治疗目标为准则而使用。藤平健博士在《汉方选用医典·便秘（虚实间证）·大黄甘草汤》的论叙与病例，就能窥见一斑。现在我转录其内容如下：

自体力中等至稍低落的人，广泛可用的处方。选用本方并无特别症状为目标，单因便秘即可使用。在我医院将此粉碎作为丸药，叫作"大甘丸"，早就在用，但最近药店也卖相同的东西。

将此药每日投与 3g，头先就寝前服用 10 粒，看排便情形调整药量，继续一段时间以后，自然不服药也仍会通便。

〔症例〕

我所熟悉医师的女儿，脸色不好又瘦。听她说患有严重便秘，其他并无什么症状，所以给与"大甘丸"。

服用 1 个月左右，脸色转好，食欲也转旺。三四个月后，变得很健康。"比从前如换了一个人，变成很明朗。"受到她父亲这样的感谢。

只有大黄及甘草二味的处方，但不只治便秘，亦能改善全身的状况，趋于调和。

这是一个真实的临床记录。它激起我的许多感慨，决非几句话可以说尽。这里我只说一点：使用大黄类方，首先要做出虚实的方向感辨证，然后在非虚证的基础上处方用药。如果犯了"虚虚实实"的错误，就会损坏患者的身体。同时，使用此方即使方证相对应也要有方有守。病例中的女孩也是"服用 1 个月左右，脸色转好，食欲也转旺"。

我这里还要引用清代毛对山《对山医话》中告诫后人要谨慎使用大黄的一番话，以资参考。

大黄峻利之品，用得其宜，取效固捷。若施之体弱之人，祸可立待。梁武帝时，姚僧坦以医擅名，值帝病热欲服大黄，姚言至尊年高，不可轻用快药。帝不从几殆。其后元帝得心疾，群医拟进补心之品，姚言脉洪而实，盖有宿妨，非大黄不瘥，剂进立愈。观此知大黄之用，必有把握，未可混施。

以上就是我的回答。

第41讲　康治本第24条——栀子豉汤类方证治

1. 医案介绍①

在讨论条文之前，先介绍一个外感热病用栀子豉汤证治的医案，来源于《湖北中医医案选集》，转录如下：

袁某，男，24岁。患伤寒恶寒，发热，头痛，无汗，当予麻黄汤1剂，不增减药味，服后汗出即瘥。历大半日许，患者即感心烦，渐渐增剧，自言心中似有万虑纠缠，意难摒弃，有时闷乱不堪，神若无主，辗转床褥，不得安眠。其妻仓惶，恐生恶变，乃复迎余，同往诊视。见其神情急躁，面容怫郁。脉微浮带数，两寸尤显；舌尖红，苔白。身无寒热，以手按其胸腹，柔软而无所苦。询其病情，曰：心乱如麻，言难表述。余曰无妨，此余热扰乱心神之候。乃书栀子豉汤1剂：栀子9g，淡豆豉9g。先煎栀子，后纳豆豉。一服烦稍安，再服病若失。

大家可以从这则病例中窥见临床中的栀子豉汤的证治状态与过程。接下来，我们讨论康治本第24条的条文。

2. 学习条文

第24条：发汗，若下之后，虚烦不得眠，若实剧者必反复颠倒，心中懊侬，栀子豉汤主之；若少气者，栀子甘草豉汤主之；若呕者，栀子生姜豉汤主之。

栀子十四个（擘），香豉四合（绵裹）。上二味，以水四升，先煮栀子，得二升半；内豉，煮取一升半，去滓。分为二服，温进一服。

栀子十四个（擘），甘草二两，香豉四合（绵裹）。上三味，以水四升，先煮栀子、甘草，得二升半；内豉，煮取一升半，去滓。分为二服，温进一服。

栀子十四枚（擘），生姜五两，香豉四合（绵裹）。上三味，以水四升，先煮栀子、生姜，得二升半；内豉，煮取一升半，去滓。分为二服，温进一服。

发汗后或下后，原有的脉症已消除，出现虚烦不得眠的症状。这种虚烦，心下部位没有痞硬膨满的腹证，应该使用栀子豉汤去治疗。假如病证严重的场合，可因不得入眠而辗转反侧。胸中呼吸浅表者，应该使用栀子甘草豉汤去治疗。假如有呕吐者，应该使用栀子生姜豉汤去治疗。

这里首先要把几个容易混淆的词语搞清楚。

（1）虚烦：这是指太阳表热消除了以后，患者出现无形的里热。这些无形的里热所引起的烦躁，称之为"虚烦"。栀子豉汤证的"虚烦"一症，要区别于大陷胸汤证的"实烦"。"虚烦"的"虚"并不是虚实的虚，这个"虚"是空虚的"虚"，它本身是阳证，不属于太阳，也不属于阳明腑实证，而是应该属于少阳的范畴。这里的"虚"是指腹诊时心下没有痞硬与压痛，它是无形的热烦，和大陷胸汤证腹诊时心下一直到腹部压痛或全腹部压痛的有形"实烦"不同。

《伤寒论译释》此条的注释恰如其分，引用如下：所谓"虚烦"，并非指烦的性质属虚，而是与有形之邪相对而言。虚，空的意思，意谓无形之热郁于胸膈，以致烦扰不安。

（2）懊憹：是虚烦的极点，感到心中郁闷烦扰之甚。

（3）少气：是呼吸的时候总觉得气息不足，呼气费力，是由于无形热邪的急迫所造成的。而急迫的状态就是甘草证。

3. 条文对比

与康治本第24条相对应的宋本条文是第76条，这两个条文相比较能明显地显示出前者的简洁古朴。

宋本第76条：发汗后，水药不得入口，为逆，若更发汗，必吐下不止。发汗、吐下后，虚烦不得眠，若剧者，必反复颠倒，心中懊憹，栀子豉汤主之；若少气者，栀子甘草豉汤主之；若呕者，栀子生姜豉汤主之。

条文中第一节"发汗后，水药不得入口，为逆，若更发汗，必吐下不止"的内容，与后面的栀子豉汤类方证治的内容是脱节的，没有逻辑关系。这一节文字在康治本、成本、《玉函经》里都是没有的。宋本这一节文字的存在，给后学者在理解上带来了很大困难。这一段文字从何而来？原来是和前面第74条、第75条条文有密切的联系，论叙内容具有一致性，都是论叙"水饮上逆"的病状与证治。第74条："……渴欲饮水，水入则吐者，名曰水逆，五苓散主之。"第75条："……发汗后，饮水多，必喘，以水灌之，亦喘。"由于条文的讹衍倒夺，历代医生多遵汉唐义疏之例，随文敷饰，了无心得，所以愈注愈晦，愈疏愈乱。囿于我的学识与阅读的视野，伤寒学上能够把这个问题讲清楚的只有陈修园。他认为这节话应该是另外一种意思，跟水饮有点关系，不要把它误认为是跟栀子豉汤有什么联系。现在对照康治本，康治本中没有这一段文字，可见宋本条文中这一段文字是前面条文片段的脱落而混入。宋本第74条、第75条、第76条上半段都是讲叙有关水饮上逆的状态与证治。

第74条：……渴欲饮水，水入则吐者，名曰水逆，五苓散主之。

第 75 条：……发汗后，饮水多，必喘，以水灌之，亦喘。

第 76 条：发汗后，水药不得入口，为逆，若更发汗，必吐下不止。发汗吐下后，虚烦不得眠，若剧者，必反复颠到，心中懊憹，栀子豉汤主之；若少气者，栀子甘草豉汤主之；若呕者，栀子生姜豉汤主之。

由此可见，第 76 条开头的"发汗后，水药不得入口为逆，若更发汗，必吐下不止"这段文字，是第 74、第 75 条条文的同一种命题的逻辑自然延伸，和后面所论叙的栀子豉汤类方的证治无关。

康治本第 24 条与宋本第 76 条后半部分的文字是相同的。

4. 前经方时期条文的三个特点

康治本第 24 条条文中，没有阴阳、五行、三阴三阳、经络、脏腑，也没有病因、病机，甚至没有脉象与舌象，它以极为素朴的文字论叙了发汗后或下后，原有的脉症已消除的状态下，人体出现的症状和医者诊治后所得出的药证和方证。除此之外，就什么也没有。所以日本学者认为，这应该是《伤寒论》里还保留着的前经方时代的少数最宝贵、最古朴形式的条文。这种条文，可能是直接从口诀条文转变过来。

前经方时期的条文，一般有三个特点：一是没有阴阳、三阴三阳、病因病机的痕迹，甚至脉象和舌象都没有；二是可以看见原始社会先人最通行的治疗方法——汗、吐、下；三是药方名字和方内药物的排列次序完全相同。比如栀子豉汤，栀子在前面，豆豉在后面；栀子甘草豉汤，栀子第一位，甘草第二位，豆豉第三位；栀子生姜豉汤，栀子第一位，生姜第二位，豆豉第三位。

5. 栀子豉汤类方的药证及其药方的构成

有关栀子豉汤类方的药证，吉益东洞《药征·栀子》云："主治心烦，旁治发黄。"《药征·豆豉》："主治心中懊憹，旁治心中结痛及心中烦满。"

从临床经验看，心中结痛指胃中嘈杂或食道狭窄、食道炎症等造成胸前的疼痛灼热。栀子、豆豉作用相近，有协同作用。

栀子豉汤类方中出现了两个药基，就是栀子甘草基和栀子生姜基。讲栀子豉汤类方，要从栀子甘草豉汤、栀子生姜豉汤开始讲。

有人会问：栀子豉汤类方为什么要从栀子甘草豉汤、栀子生姜豉汤，而不从栀子豉汤开始讲呢？栀子豉汤只有两味药，而栀子甘草豉汤与栀子生姜豉汤都是三味药。栀子甘草豉汤与栀子生姜豉汤的构成应该是栀子豉汤分别加上甘草和生姜，这不顺理成章吗？其实并非如此。栀子甘草豉汤是栀子甘草基加豆豉，栀子生姜豉汤是栀子生姜基加豆豉，而栀子豉汤是栀子甘草豉汤减去甘草。

从药物的命名法和排列法来看，栀子＋甘草组成栀子甘草基，栀子甘草基＋豆豉组成栀子甘草豉汤，栀子生姜豉汤及栀子豉汤皆仿此。具体如下所示：

栀子＋甘草→栀子甘草→栀子甘草基＋豆豉→栀子甘草豉汤

栀子＋生姜→栀子生姜→栀子生姜基＋豆豉→栀子生姜豉汤

栀子甘草豉汤－甘草→栀子豉汤

6. 医案介绍②

介绍一个使用栀子甘草豉汤治疗小儿睡觉时，无端狂叫啼哭的病例。通过这个病例，大家来看看栀子甘草豉汤证的临床表现。

李孩，男，7 岁。10 天前发现恶寒发热，体温 38℃，发病后第 3 天夜间，患儿在睡眠中，突发狂叫啼哭，自诉胸部与心下难过。连续几个晚上与白天都有狂叫啼哭，家人恐慌不已。西医诊为原因不明性发热，治疗无效。患儿的母亲、祖父希望中医药治疗。

初诊：2000 年 10 月 15 日。刻诊所见，患儿烦热不安（38.5℃），不恶寒，无食欲，口臭，大便干结，小便黄臭，咬牙切齿，烦躁异常，张口呼吸。在诊察期间，患儿不断地啼哭，并且用手在头部与胸前乱抓乱击，根本无法诊脉。舌红少苔，心下部按之无压痛、无痞硬。

这个患者的症状表现如条文所叙"虚烦不得眠，若剧者，必反复颠倒，心中懊侬……若少气者"，是典型的栀子甘草豉汤证。张口呼吸可以看作是浅呼吸，而浅呼吸是"少气"的一种表现。用了生栀子 10g，生甘草 5g，豆豉 10g。1 帖药后，体温就退了。继续服用原方 7 帖后，除神情烦躁、时有哭泣外，其他一切都恢复正常。复诊时，孩子烦躁异常稍微好转，脉诊时也能够配合了。弦滑的脉，舌头很红，舌苔少，口臭还是一样，胸部还是这样难过，原方不变。虽然他没有张口呼吸了，但是我觉得这个病证还是没有变好，再给他服 7 天。服了 7 天以后，孩子没有来，孩子的祖父一个人来了。孩子的祖父是我的朋友，他说孩子服药以后，除了有点烦躁、稍微有哭外，其他症状基本上都正常了。他说已经可以到外面走走，去上课都没关系了。还问：在这种情况下，体温也基本上正常了，是不是药停一下。我心里总觉得有点隐隐不安，因为这个病我感觉还没有真正地把它平息下来，但是好像也没有理由让他继续吃。我说我的意见还要再吃 1 周，看看病情怎么变化。吃了以后就没有消息了，它这个情况基本也就比较稳定，可我心里总觉得不对，但是哪里异常又没有数。事情大概相隔 3 个月以后，这个孩子病证又一次的反复，到医院去检查，结果发现是甲状腺癌。在发现甲状腺癌之前的时间里，服用栀子甘草豉汤后，孩子的症状就平息了下来，这就说明方证对应的治疗是有效的。孩子的烦躁不安是甲状腺癌的一种症状表现，但是我们中医不知道。中医无法诊断出甲状腺癌，所以西医的检查也是非常必要。虽然中医无法知道甲状腺癌的诊断，但是我们可以治疗，只要方证对应，还是非常有效的。

后来在西医院做了甲状腺癌的手术，认为小孩还在成长期，没有把甲状腺全部摘除，仅仅是摘除了一半。医院出了一个证明，允许这个孩子的父母再生一个孩子，因为那个时候还不允许生二胎。后来这孩子到我诊所诊治，胸胁苦满，心下压痛，处方用药都是以腹证为核心的方证辨证，坚持服药，4 年后西医检查时发现甲状腺癌全部消失了。这个孩子现在已经长成一个 1 米 85 的大小伙子了，正常的生活与工作。

7. 烦躁证的鉴别

栀子豉汤证要与大青龙汤证、大陷胸汤证、小柴胡汤证、白虎汤证、大承气汤证、干姜附子汤证等方证相鉴别，因为它们都有烦躁的症状。

栀子豉汤证是少阳无形之热郁于胸膈，以致出现烦扰不安、胸中空空而虚的虚烦证；大青龙汤证是太阳阳明合病的发热恶寒，表不解之烦躁证；大陷胸汤证是阳明脘腹压痛的结胸实烦证；小柴胡汤证是少阳胸胁苦满、心烦喜呕的烦躁证；白虎汤证是少阳病渴而蒸蒸发热之烦躁证；大承气汤证是阳明腑实、痞满燥实、潮热之烦躁证；干姜附子汤证是三阴病脉沉微的烦躁证。

8. 栀子豉汤类方不是吐剂

康治本栀子豉汤类方后的文字并没有说到栀子豉汤类方是吐剂，但是宋本栀子豉汤类方的方后都有"得吐者，止后服"这样的一句话。这就意味着栀子豉汤类方服药后可能会呕吐。受这种思维习惯的影响，部分医家也认为栀子豉汤类方是吐剂，甚至许叔微也是这样认为。

许叔微《伤寒九十论》中的一个医案："丁未五月，乡人邢原晖病伤寒，寒热往来，心下郁闷，舌上白滑苔。予曰：舌上滑苔有数证，有阴阳脉紧，鼻出涕者；有脏结而不可治者；有温瘴，丹田有热者；有阳明，胁下坚者。此证属阳明，宜栀子汤吐之于前，小柴胡继于其后。数日汗解而愈。"

许叔微要求患者"宜栀子汤吐之于前"，服药以后患者并没有呕吐，而是"汗解而愈"。千百年的临床实践证明，栀子豉汤类方服药后根本就不会吐。

这就说明宋本栀子豉汤类方证的条文中增添了后世医家一些错误的东西，并且影响至今。

9. 栀子基群基础上的三大类方

康治本中的栀子豉汤类方，包括栀子甘草基类方、栀子生姜基类方、栀子豆豉基类方三种。这三类药方的方名与药方中的药物排序都是一样的。

在栀子基群的基础上，《金匮》与宋本扩展为三大类方：栀子甘草基类方，有栀子甘草豉汤、栀子（甘草）柏皮汤；栀子生姜基类方，有栀子生姜豉汤、栀子干姜汤；栀子豆豉基类方，有栀子豉汤、枳实栀子豉汤、枳实栀子大黄豉汤、栀子厚朴（枳实）汤、栀子大黄（枳实豆豉）汤。

虽然这些都只是两三味药物的小方，但临床诊治时也不是都可以原方照搬。经方名家为了方证药证的相对应，也要加减化裁而用之。

10. 医案介绍③

下面介绍大塚敬节用栀子豉汤类方进行加减来治疗自己的咽喉疼痛，以及杨大华对这个病例的评析。

自患急性扁桃体炎的经过（大塚敬节治验）：

数年前的一个3月上旬，我时隔很久，参加了一个集会，深夜才回到家中。因为太疲劳，就和衣睡着了。天快亮时醒来，感觉从喉咙至口腔非常干燥，并有灼热感。大概是因为平时入睡时把取暖炉挪开，而这一天因为太累，就这样睡着了的缘故。早饭进食很少，几乎是用茶冲下去的。从下午开始发热，超过38.0℃，变成了急性扁桃体炎的状态，咽痛难忍，咽口唾液就疼得掉眼泪。于是试用桔梗汤和半夏散来缓解咽痛，但没有效果。到了第2天，咽痛更甚，黏稠的分泌物覆在扁桃体的周围，想咯出黏痰而咳嗽时，全身汗出，痛苦不堪。这一天用了驱风解毒汤，也无效。这时忽然想到对食道癌患者使用利膈汤去除黏稠的黏液，减轻通过的困难，现在覆在扁桃体周围的黏稠分泌物能否用它来去除呢？自己现在的苦痛不也正是栀子剂使用指征之一的"心烦"表现吗？栀子豉汤是以"心中结痛"和"胸中窒"为应用指征的，咽痛不是可以看作是其延长吗？唾石之类的病变，栀子剂不也是有效的吗？这样一考虑，便觉得自己早就应当想到栀子剂了。于是，迅速取栀子3.0g，半夏3.0g，甘草2.0g，水煎，慢慢地喝下去。随着一口一口地咽下，咽喉部的烦热得以去除，咽下也轻松了。第2天已基本痊愈。没有比此时更能够亲身体会到栀子的难能可贵之妙处了。（《汉方诊疗三十年》）

评析：本案采用了模拟思维，把治疗食道癌的经验借用到扁桃体炎。模拟思维是两个具有相同或相似特征的事物之间进行对比，由已知的结论去推测未知的结果。本案共同的事物是黏稠的分泌物，已知的结论是使用利膈汤治疗食管癌的黏稠分泌物有效，从而推导出以利膈汤治疗扁桃体炎的黏稠分泌物也应该有效。除了模拟思维，还对病位进行了扩展。"心中结痛"和"胸中窒"属于食管炎的症状，医者把咽喉部看作食管的延伸，把利膈汤的使用范围扩大化。大塚敬节先生的临证巧思确实让人钦佩！

利膈汤由半夏、附子、栀子组成。本案虽说使用利膈汤，但所用药物却是半夏、甘草、栀子，以甘草代替了附子，也可以看作用栀子代替了半夏散的桂枝，由桂枝剂变为栀子剂。对栀子剂在服法方面也进行突破，采用一口一口慢慢咽下，让药物与病灶充分接触，以发挥局部治疗作用。由此看来，治疗食管炎的服法也应该这样。

借用了利膈汤的思路，但用药时又一次变通，从而更接近病情的实际，这种思维的跳跃性绝非一般人能够做到的。能够想到活用利膈汤，已经是看到第二层了，而把利膈汤再进一步化裁，则是思维的顶层境界了。看病，说到底是对认知能力的实际检验，掌握多少知识并不十分重要。你是如何想的，那才是关键！（《汉方治验选读·栀子半夏甘草汤治验》）

大塚敬节治疗自己突发的咽喉疼痛也是这样的大费周章，其原因是开始处方用药的时候没有想到自己曾经患过的食道炎，食道炎也应该算是他的基础病了。他曾经在《汉方诊疗三十年·食道炎和食道息肉》中记录了这一事实，现在转录如下：

我喜欢吃糯米黏糕，而且不管吃什么，速度都很快，是急性子。在宴会上或者和朋友一起吃饭，我搁下筷子时，再看周围的人，一般刚吃一半。鉴于这种情况，我努力让自己慢慢吃饭，可是这种小时候形成的习惯，很难改变。因为这种急性子，就不时有被热茶汤嘴或喉咙被烫疼的事情发生。一次，当急急忙忙地吃下一块热的烤黏糕时，感觉食道疼痛，大概是引起了食道烫伤。随后即使进流食也感觉胸口堵塞样疼痛。我想起了《伤寒论》栀子豉汤条对"胸中窒者"和"心中结痛者"应用栀子豉汤的论述，便想试用栀子豉汤治疗。栀子豉汤为栀子和香豉二味药物组成，但不凑巧手头没有香豉，便代之以甘草入了药。之所以用甘草，是想到了它具有的镇痛作用。没想到服药一次就感觉到了显著的效果，为其如此好的效果吃了一惊。基于这次的实际感受，我写了一个栀子豉汤治疗食道炎有效的报告，发表在1922年春阳堂发行《汉方临床提要》上。1924年以后，福冈一位名叫栎本的药剂师读到了《汉方临床提要》，对一名在九州岛大学被诊断为食道息肉、只有牛奶等流食才能通过食道、必须手术治疗的患者，采集自家庭院栽种的栀子的果实（栀子），制成煎剂，成功治愈。我看到了这篇刊登在药学杂志上的报告，该病案也是以"胸中窒者"为应用指征的。

大塚敬节的慢性食道炎会经常急性发作，因此可以把食道炎看作是他的基础病。正如他说得那样："这种小时候形成的习惯，很难改变。因为这种急性子，就不时有被热茶汤嘴或喉咙被烫疼的事情发生。"咽喉与食道相邻，在解剖学尚未成熟的古代更是难以区分彼此的不同。他开始的时候可能没有考虑到在治疗突发的咽喉疼痛时，要把作为基础病的食道炎加以一起考虑。因此"试用桔梗汤和半夏散来缓解咽痛，但没有效果。到了第2天，咽痛更甚，黏稠的分泌物覆在扁桃体的周围，想咯出黏痰而咳嗽时，全身汗出，痛苦不堪。这一天用了驱风解毒汤，也无效"。两次所选择的药方都未能见效后，他可能想起了栀子豉汤类方——利膈汤治疗食道病的事实。于是联想到"自己现在的苦痛不也正是栀子剂使用指征之一的'心烦'表现吗"，一连串的自我质疑之后，就使用了利膈汤去附子加甘草。去附子是因为发热、咽痛，加甘草是为了缓急止痛。当处方——栀子半夏甘草汤形成之后，他可以进一步回忆起曾经使用栀子甘草两味药治愈过自己的食道炎这一经历，于是就认识到所谓利膈汤去附子加甘草是栀子甘草治疗咽喉（食道）疼痛，再加半夏驱除咽喉"黏稠的黏液，减轻通过的困难"。

为什么这样肯定大塚敬节已经完全回想起栀子甘草治疗咽喉（食道）疼痛的经历呢？我们可以通过他自验例中的一句话而得知。他以追悔不已的笔调写道："这样一考虑，便觉得自己早就应当想到栀子剂了。""早就应当"四字，说明他的恍然大悟。这里还有一个看法和大家说说，是利膈汤去附子加甘草的栀子半夏甘草汤，如果在康治本时代应该命名为栀子甘草半夏汤才对，因为它是在栀子甘草基的基础上加半夏。

杨大华从模拟思维、病位扩展、症状借用等角度，来分析大塚敬节的临证巧思妙想。他的抽丝剥茧、行远自迩的分析方法，对于我们深入领悟此案颇有帮助。他结尾的那句话，道出了经方医学的个中之味。他说："看病，说到底是对认知能力的实际检验，掌握多少知识并不十分重要。你是如何想的，那才是关键！"我为这句"掘地三尺"的话击节叫好。

第 42 讲　康治本第 11 条的升级版

1. "康治本第 18、第 21、第 22、第 23、第 24 条是康治本第 11 条的升级版",这一结论是在大塚敬节研究成果的基础上一次新的出发。

大塚敬节在《临床应用伤寒论解说》中认为,宋本第 67、第 68、第 69、第 70 条条文是宋本第 29 条的升级版,这是他研究《伤寒论》的重大贡献。我们设身处地地看一看,在宋本 400 多条条文中,发现文本中存在几条条文组成两个相呼应的条文群是非常困难的。几千年来,无数医家都没有发现这个问题,却被大塚敬节发现了。

宋本第 29 条与第 67、第 68、第 69、第 70 条条文如下:

第 29 条:伤寒,脉浮,自汗出,小便数,心烦,微恶寒,脚挛急,反与桂枝欲攻其表,此误也。得之便厥,咽中干,烦躁,吐逆者,作甘草干姜汤与之,以复其阳。若厥愈足温者,更作芍药甘草汤与之,其脚即伸。若胃气不和,谵语者,少与调胃承气汤。若重发汗,复加烧针者,四逆汤主之。

第 67 条:伤寒,若吐若下后,心下逆满,气上冲胸,起则头眩,脉沉紧,发汗则动经,身为振振摇者,茯苓桂枝白术甘草汤主之。

第 68 条:发汗,病不解,反恶寒者,虚故也。芍药甘草附子汤主之。

第 69 条:发汗,若下之,病仍不解,烦躁者,茯苓四逆汤主之。

第 70 条:发汗后,恶寒者,虚故也;不恶寒,但热者,实也,当和胃气,与调胃承气汤。

大塚敬节认为,宋本第 29 条中先后出现甘草干姜汤、芍药甘草汤、调胃承气汤和四逆汤等四个药方的证治。这四个寒热虚实大相径庭的方证,真实地再现了尘土飞扬的临床现场,颇有深入研究的价值。他说宋本第 29 条 "是太阳病上篇的结束。举出一例,其为伤寒而疑似桂枝汤证者,误予桂枝汤,变为甘草干姜汤证、芍药甘草汤证。再一变,一为阳实证,成为承气汤证;另为厥阴病,陷入四逆汤证。展示了伤寒重证,由于些许的误治而引起无端变化的所以然"。

大塚敬节认为,对虚实证的判断没有自信的时候,宜先当作虚证治疗,较为安全。他诊治一个急性肺炎的患者,其体温上升到近 40℃,发生谵语,且已便秘数天,所以判断其为阳明里实证,给与服用调胃承气汤。可只服下一次,便于数小时后下利数行,随即眼球上转，脉状紊乱，而呈现重笃状态。这是因为将虚证误认为实证而引起的。所以赶快改用真武汤，服后下痢随之停止，脉亦转为平缓。

大塚敬节还认为，论中的小方，如甘草干姜汤、芍药甘草汤、芍药甘草附子汤等不可小看。

的确如此，远田裕正教授在《伤寒论再发掘》就提出，甘草干姜汤、芍药甘草汤、芍药甘草附子汤三方，是《伤寒论》治疗三阴病分别使用补阳、补阴和阴阳并补的母方。

甘草干姜汤、芍药甘草汤、芍药甘草附子汤三个药方都出自上述那两个相呼应的条文群中，从另一个侧面佐证了其中的玄机与奥秘。

2. 宋本的第 67 条、第 68 条、第 69 条、第 70 条等 4 条条文在康平本里其实是一条，其条文云："伤寒，若吐、若下后，心下逆满，气上冲胸，起则头眩，脉沉紧，发汗则动经，身为振振摇者，茯苓桂枝白术甘草汤主之。发汗，病不解，反恶寒者，虚故也。芍药甘草附子汤主之。发汗，若下之，病仍不解，烦躁者，茯苓四逆汤主之。发汗后，恶寒者，虚故也；不恶寒，但热者，实也，当和胃气，与调胃承气汤。"

大塚敬节认为康平本里的这条条文是宋本第 29 条的升级版。当读康平本这条长长的条文时，诸位会不会有种似曾相识的感觉？因为它也含有四首药方。在康平本这条条文中，甘草干姜汤衍变为茯苓桂枝白术甘草汤，芍药甘草汤升级为芍药甘草附子汤，调胃承气汤不变，四逆汤升级为茯苓四逆汤。直观看就是：

宋本第 29 条： 甘草干姜汤　　　芍药甘草汤　　　调胃承气汤　　　四逆汤
　　　　　　　　　↓　　　　　　　　↓　　　　　　　↓　　　　　　　↓
康平本条文：　茯桂甘术汤　　芍药甘草附子汤　调胃承气汤　茯苓四逆汤

3. 我被大塚敬节的发现所震惊，但是心里总觉得甘草干姜汤与苓桂术甘汤不怎么对应。后来在阅读康治本的过程中，发现康治本第 18 条、第 21 条、第 22 条、第 23 条、第 24 条等 5 条条文都是以"发汗，若下之后"作为首句，而康治本总共 65 条条文中以此作为首句的条文也只有这 5 条。可见作者在这几条条文中，除了记录相应方证的证治外，肯定还通过这种特定的暗码来表达自己的医学观点。

康治本的第 11 条相当于宋本第 29 条。这条条文不仅讲叙了一个误用桂枝汤治疗后的救逆过程，以及干姜甘草汤、芍药甘草汤、调胃承气汤、四逆汤等 4 个方证。更为重要的是，论叙了方向感辨证的重要性。条文说明了太阳病使用汗法前的"可与不可"的选择，以及使用汗法的"不及"与"太过"会造成坏病变证的预后，尤其强调了方证相对应与随证治之的核心要义。

"发汗，若下之后"，原先的脉症已经减弱或改变，出现了新的方证。为什么会出现如此不同的方证呢？这就是这一系列条文的设计者想要告诉我们，但又难以言传的默会知识的隐性表达。

这一个系列条文，其论叙的内容除了上述的干姜附子汤证、苓桂甘术汤证、茯苓四逆汤证、芍药甘草附子汤证、调胃承气汤证、栀子豉汤证、栀子甘草豉汤证、栀子生姜豉汤证等具体方证之外，还明确地传递了同病异治、异病同治的治疗原则，以及方证相对应与随证治之的经方医学的核心思想。可以看作是康治本第 11 条的升级版。

第 18 条：发汗，若下之后，昼日烦躁不得眠，夜而安静，不呕，不渴，脉沉微，身无大热者，干姜附子汤主之。

第 21 条：发汗，若下之后，心下逆满，气上冲胸，起则头眩者，茯苓桂枝甘草白术汤主之。

第 22 条：发汗，若下之后，烦躁者，茯苓四逆汤主之。

第 23 条：发汗，若下之后，反恶寒者，虚也，芍药甘草附子汤主之；但热者，实也，与调胃承气汤。

第 24 条：发汗，若下之后，虚烦不得眠。若实剧者，必反复颠倒，心中懊恼，栀子豉汤主之；若少气者，栀子甘草豉汤主之；若呕者，栀子生姜豉汤主之。

康治本这 5 条条文在宋本里与其相对应的条文，分别是第 61、第 67、第 69、第 70、第 76 条。但在宋本里，这 5 条条文的首句都已经发生了改变。第 69 条的首句比较接近康治本，但也还是在"发汗，若下之后"中缺少了一个"后"字。需注意，"发汗，若下之后"和"发汗，若下之"所表达的意思并不相同。"下之""发汗"等词尾加了"后"字，就表示由于泻下、发汗等原因，导致目前的方证发生了变化。因为宋本第 61、第 67、第 68、第 69、第 70、第 76 条条文没有了"发汗，若下之后"的开头，所以就可以推知，宋本成书之际，已经无法破解康治本中"发汗，若下之后"的暗码作用。

康治本第 18 条、第 21 条、第 22 条、第 23 条、第 24 条条文，都以"发汗，若下之后"作为首句，作者是用这种句式来表达其内心的一种意想：这一系列条文中所记录的各种各样不同的方证，它们的起病条件（病因）可能是相同的（发汗之后），也可能是不同的（若下之后），由于患者各自的体质状态与基础病的不同，其所形成的脉症也各不相同。即使是同一个患者，由于在疾病传变过程中的各种各样难以预测的原因，都会影响疾病的走向而形成不同的方证。对于这一系列不同变证的治疗，要依据各自不同的脉症，通过方证辨证的方式，选择相对应的药方治之。概言之，这一系列条文的丛集表达了同病异治与异病同治的治疗原则。

康治本第 18 条的"发汗，若下之后"，因为患者素体阴盛阳虚或病证寒化陷入阴病，而出现"昼日烦躁不得眠，夜而安静，脉沉微"等虚阳外浮的干姜附子汤证。

康治本第 21 条因为患者素体水饮停滞，"发汗，若下之后"，出现了"心下逆满，气上冲胸，起则头眩"等水饮上逆的苓桂甘术汤证。

康治本第 22 条"发汗，若下之后"，因为患者素体阴盛阳虚或病证寒化陷入阴病，而出现"形寒肢冷、脉象沉微而口渴、烦躁、心悸"的阴盛格阳的茯苓四逆汤证。

康治本第 23 条为同一个患者，"发汗，若下之后"，由于津液的过多消耗，导致病证陷入阴病，出现"恶寒（肌肉拘急疼痛）"的津血阳气皆不足的芍药甘草附子汤证；或者因为表热传里，出现病机是"但热者，实也"的阳明腑实的调胃承气汤证。

康治本第 24 条为同一个患者，"发汗，若下之后"，因为患者素体里热，出现"虚烦不得眠。若实剧者，必反复颠倒，心中懊侬"的热扰胸膈的栀子豉汤证，或者出现"虚烦不得眠，反复颠倒，心中懊侬而少气"的热扰胸膈而气息不足的栀子甘草豉汤证，或出现"虚烦不得眠，反复颠倒，心中懊侬而呕吐"的热扰胸膈而水气上逆的栀子生姜豉汤证。

太阳病"发汗，若下之后"，如果表证解除后，病情依然不解，则会出现变证。但或从寒化，或从热化，每无定局。正气盛者多从热化，正气衰者则从寒化。康治本第 11 条的"若胃气不和，谵语者，与调胃承气汤"，第 23 条的"但热者，实也，与调胃承气汤"，第 24 条出现的"虚烦不得眠，反复颠倒，心中懊侬而少气"等皆为从热化之例也。康治本第 11 条的"若重发汗者，四逆汤主之"，康治本第 22 条的"发汗，若下之后，烦躁者，茯苓四逆汤主之"等都是论叙寒化之例。

康治本第 23 条则记录了"发汗，若下之后"在同一患者身上演变而呈现寒热虚实大相径庭的两个方证，正如大塚敬节说的那样："在急性治疗上，有时亦须朝用大承气汤，夕用四逆汤。"

4. 致病原因的研究一直是中医学的重要内容，从研究五运六气，一直到研究时间、环境、病史、家族史、遗传史、治疗史等，然而经方医学诊治目标的重点是患者现场刻下的脉症，而不是上述这些理论概念与问题。造成患者现场刻诊时脉症的原因有多种多样，过多的研究致病原因对治疗效果并没有什么实质性帮助。康治本第 18、第 21、第 22、第 23、第 24 条条文的发病原因都是"发汗，若下之后"，然而即使这样共同的发病原因对于经方医学的方证辨证也影响不大。结合宋本第 63 条的"发汗后，不可更行桂枝汤，汗出而喘，无大热者，可与麻黄杏仁甘草石膏汤"和第 162 条的"下后，不可更行桂枝汤。若汗出而喘，无大热者，可与麻黄杏子甘草石膏汤"这两条不同治病途径所致麻杏甘石汤证的条文，就可以得出同病异治和异病同治的结论。

5. 康治本作者为了强调方证相对应与随证治之的重要性，在仅有的 65 条条文里，还特地设计了第 18 条、第 21 条、第 22 条、第 23 条、第 24 条的系列条文，从同病异治的角度来继续深入论叙。如果从这个系列条文中再抽选出第 18、22、23 条来看的话，就会发现其中的干姜附子汤、芍药甘草附子汤、调胃承气汤、茯苓四逆汤 4 个药方与康治本第 11 条中的 4 个药方更加对应，也更能说明这 3 条条文是第 11 条的升级版。

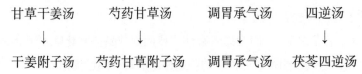

甘草干姜汤　　　芍药甘草汤　　　调胃承气汤　　　四逆汤
　　↓　　　　　　　↓　　　　　　　↓　　　　　　　↓
干姜附子汤　　　芍药甘草附子汤　　调胃承气汤　　　茯苓四逆汤

6. 在这两组相对应的 8 个药方中，集中了治疗阳虚的 4 个药方（甘草干姜汤、干姜附子汤、四逆汤、茯苓四逆汤），补阴的 1 个基础药方（芍药甘草汤），阴阳并补的 1 个药方（芍药甘草附子汤）和泻下的 1 个药方（调胃承气汤）。

4 个阳虚的方证，其阳虚的程度有别。

◎甘草干姜汤证：稍有阳虚。

◎干姜附子汤证：中度阳虚。

◎四逆汤证：严重阳虚。

◎茯苓四逆汤证：阳虚而格阳戴阳。

4 个阳虚方证中，有 3 个方证都是围绕着"烦躁"这一症状而展开的。

◎甘草干姜汤证治：得之便厥，咽中干，烦躁，吐逆者，与甘草干姜汤，以复其阳。（康治本第 11 条）

◎干姜附子汤证：发汗，若下之后，昼日烦躁不得眠，夜而安静。不呕，不渴，脉沉微，身无大热者。（康治本第 18 条）

◎茯苓四逆汤证治：发汗，若下之后，烦躁者，茯苓四逆汤主之。（康治本第 22 条）

上述这一系列条文前后呼应，如常山之蛇，穿插神妙。很显然，康治本的作者在编写时全局在胸。

7. 医案介绍

现在介绍曹颖甫《经方实验录》中的一个医案，以说明临床诊治时要高度重视患者病证的虚实寒热变化而随证治之。只要医者自信自己能够做到方证相对应，即使遇到危重奇证也能治愈。医案如下：

江阴缪姓女，予族侄子良妇也。自江阴来上海，居小西门寓所。偶受风寒，恶风自汗，脉浮，两太阳穴痛，投以轻剂桂枝汤，汗出，头痛差，寒热亦止。不料一日后，忽又发热，脉转大，身烦乱，因与白虎汤，服后，病如故。次日，又服白虎汤，孰知身热更高，烦躁更甚，大渴引饮，汗出如浆。又增重药量，为石膏二两，知母一两，令以大锅煎汁，口渴即饮。共饮三大碗，神志略清，头不痛，壮热退，并能自起大小便。尽剂后，烦躁亦安，口渴大减。翌日停服，至第三日，热又发，且加剧，周身骨节疼痛，思饮冰凉之品，夜中令其子取自来水饮之，尽一桶。因思此证乍发乍止，发则加剧，热又不退，证大可疑。适余子湘人在，曰：论证情，确系白虎，其势盛，则用药亦宜加重。第就白虎汤原方，加石膏至八两，余仍其旧。仍以大锅煎汁冷饮。服后，大汗如注，湿透衣襟，诸羔悉除，不复发。惟大便不行，用麻仁丸二钱，芒硝汤送下，一剂而瘥。

姜佐景按：白虎汤证有由直中天时之热而起者，有由自身积热而起者，若前案所引是也。有非直起于热，而由寒化热者，即由桂枝汤证转为白虎汤证者，若本案所言是也。

我在拙著《娄绍昆讲经方·寻找经方医学的生长点》中说过："我们有时候把一个病

案要当作《伤寒论》来看，有时候读《伤寒论》的条文，就要把它当作临床现场的一个记录。"通过上述曹颖甫的医案，就能够很清楚地看到这一点。医案中的诊治过程非常复杂，开始用桂枝汤，中间用大量石膏加减的白虎汤，最后用芒硝。真实的临床现场告诉我们，针对病证的云谲波诡、变幻莫测，唯有方证辨证才能胜任担当，唯有随证治之的方法才是诊治疾病的"不变之常"。

曹颖甫这个医案具体诊治过程的背后还蕴藏着很多内容。他诊治的重点不是病因病机，而是患者的脉症。他既有充分的自信，又能随机应变。如果不随证治之，而是死守教科书中的先辨病后辨证的程式的话，现场的医者的确难以处方用药。

总之，我们要高度重视康治本中这一系列条文的内容，以及所传达的方证相对应与随证治之的经方医学观点。方证是中医学的源头、中医学的基础、中医学的核心。轻视了方证，中医学就成为无根之木、无源之水了。方证是有连续性的，方和证有时候是分不开的，方当中有证，证当中有方，相辅相成，相反相成。

反复阅读了康治本这两组前呼后应的条文群之后，深深体悟到康治本条文的字里行间有着无穷的奥妙，真正是草蛇灰线，伏脉千里。康治本条文中藏有诸多奥秘的话语，值得我们慢慢地去发掘。仅有65条条文的康治本，其理念完整地保留在近400条条文的宋本中，说明什么呢？只能进一步说明宋本源自于康治本！

8. 问题讨论一

问：同病异治、异病同治是中医学诊治疾病的基本内容，但是对于有些疾病的异病同治总是觉得难以理解。比如对于高血压病与低血压病能够使用同一个药方治疗吗？

答：我们在临床中发现，高血压病与低血压病的患者群中都可能出现同一种方证，那么对于同一种方证的患者就能使用同一个药方治疗。比如虚证的高血压病患者中经常出现当归芍药散证、真武汤证、肾气丸证、黄连阿胶汤证与归脾汤证，而虚证的低血压病患者中出现这几种方证的患者就更加多了。我们只要坚守方证相对应的原则，要求患者长期坚持服药，就能够改善其体质，就会在治疗中取得疗效。

我在这里介绍两个病例。

一个是我诊治的高血压病例。2016年冬天，男性，45岁，患高血压病，血压160/85mmHg，出现心下不适、腹痛腹泻，以及早晨刷牙时呕逆半年，我给他用了甘草泻心汤多剂，反而诸症蜂起。进一步诊察发现，患者神疲头晕，多汗无力，虚胖肤白，畏寒肢凉，头晕心悸，脉象沉细，湿润无苔，腹壁紧张拘急，但腹肌软弱无力，诊断为真武汤证。投真武汤后，腹痛腹泻明显好转。坚持服用真武汤2个月后，诸症消失，血压渐渐地趋于正常。2年后因胃病再次来诊，得知近两年来血压稳定在140/85mmHg左右。

一般虚证高血压病患者大都出现肾气丸证、当归芍药散证，真武汤证比较罕见。

第二个是藤平健博士在《汉方选用医典·低血压病·大约一年就回复正常血压值》记

载的低血压病例。

一位现在仍在通院继续治疗中的 68 岁妇人，述其症例。

此位患者的血压 90/50mmHg，脸色没有生气，也欠食欲，目眩、心悸，走路如步云上，好不自然，亦有下痢症状，这是真武汤所适合的症状。因此，出此处方约有 1 年，所有病证业已除去，高压达 130mmHg，已升至正常。劝其停止，她说既然能够好到这样，就再继续服用一段时间，所以仍在服用。

这两个病例，一个是高血压病，一个是低血压病，但都属真武汤证，故都使用真武汤，结果都同样取效。真武汤不是针对血压高低进行调节，而是调整患者不正常的体质状态。正如藤平健博士所说的那样："汉方的微妙，在于如高血压症时可使用的当归芍药散，在低血压症时亦能发挥治病。如果'方证'相同，高血压症及低血压症的相反双方均可使用。这是汉方治疗方法，是对过升者、过低者、过实者、过虚者、过多者、过少者等，挽回于中庸，正其偏差，引回健康状态。"

9. 问题讨论二

问：在《伤寒论》中可以看到"汗、吐、下"法，但很少看到"和"法与"补"法的词语。这是为什么？

答：这是一个非常复杂的问题，目前我还没有一个完善与满意的结论。但我对于这个问题很感兴趣，也思考过这个问题，在这里我只能够谈谈自己不成熟的想法以达到投石问路的目的。

在还没有药物的原始时代，先人就发现很多疾病通过患者自身的"汗、吐、下"而愈的现象。先人也许从中得以启发，就有意识地去寻找一些能够达到类似于"汗、吐、下"效果的方法及药物。《伤寒论》很多条文中的病证都是由于汗、吐、和等误治后所出现的坏病与变证，这也可以从另一个侧面反映了"汗、吐、下"法的盛行与先行。

在宋本中"和"字是"中和"的意思。少阳病篇小柴胡汤条文有"发汗、吐、下不可，胃气和之则愈"之语，但并没有明确提出小柴胡汤是"和法"。提出"和法"的，是宋代的成无己，他在《注解伤寒论》的注释语中提出了小柴胡汤是"和法"。日本汉方家多纪元坚揭示了这一历史事实，他在《伤寒论述义》写道："小柴胡汤是成无己注释以后才被作为和解之剂的。

"不可汗下（吐）"之法就是和法与补法。和法的小柴胡汤，就被称为"不可汗下（吐）"的"三禁汤"。那"三禁汤"类药方是通过什么方法与途径祛除病邪的呢？古人认为是通过"利小便"而祛邪。从宋本第 179 条的"发汗利小便"和第 181 条的"若发汗，若下，若利小便"的文字里就可以看出，"利小便"是《伤寒论》一种与汗下并列的排水祛邪的治法。再后来发现，对于一些"不可汗下"的患者使用小柴胡汤、半夏泻心汤、栀子豉汤、白虎汤等利小便"和法"类的药方也无法获效。在无计可施的情况下，先人就采用了不使用药物的期待疗法，于是就有了一种"可利小便与不可利小便"（可和与不可和）的新治法了。宋本第 59 条："大下之后，复发汗，小便不利者，亡津液故也。勿治之，得小便利，必自愈。"就记录了那一时期的医者在无可奈何中盼望着患者"得小便利，必自愈"的期待。在这种期待中医者或许就发现了那些能够自愈者都是"得小便利"的，这是治疗虚证时所发现的消极期待疗法。在这基础上，后来又终于寻找到通过补益的"储水"法，也成功地治好了虚证。这种补益"储水"的治法，在《脉经》、宋本与《金匮玉函经》的"可与不可篇"中是以"辨可温"的词语出现的。我对于"可温"的理解就是扶阳，扶阳是补益"储水"的治法。虽然"可温"（储水）最后的取效也是通过"得小便利"，但这种"得小便利"不同于"排水"祛邪的"利小便"和法，所以称为补法（"可温"，即储水）。远田裕正教授把这两种都通过小便通利而治病的方法统称为"和法"，只是以"利小便"治病的方法命名为"阳和法"，而另一种以"得小便利"的方法命名为"阴和法"。我想，根据中国中医学的习惯说法，把"阳和法"称为"和法"，把"阴和法"称为"补法"可能更合适一些吧？

由此可见，在康治本中已经具备了汗、下、和、补四法，只不过有实无名罢了。从《脉经》卷七、《千金翼方》卷十、《金匮玉函经》《宋本伤寒论》等典籍中，可以同时看到《伤寒论》的"三阴三阳篇"与"可与不可篇"这两部分的材料。由此我们还可以进一步联想到，在前康治本年代同样有可能存在着与"可与不可篇"相类似的文本，康治本也许就是在它的基础上编辑整理而成的。在康治本中已经把"可与不可篇"以一种更为奇妙的形式融入"三阴三阳篇"中，而独立的"可与不可篇"则可能通过其他渠道流传了下来，假以时日，也许还有可能重现人间。

第43讲 康治本第25条——真武汤证治

1. 关于条文

康治本中有两条真武汤证治的条文。除了第25条之外，还有第59条。第25条真武汤证治出现在太阳表证的范畴内，是为了证治鉴别而出现的。所谓的证治鉴别就是太阳表证与表阴证的方证鉴别。由于是在非阴病区域出现的真武汤证治，因此条文后面没有记载相应的真武汤药方。

2. 医案介绍①

在解读第25条条文之前，我先介绍大塚敬节的一个病例，治疗对象是他的朋友矢数有道。矢数有道是矢数格与矢数道明的小弟，他们兄弟三个都是现代日本著名的汉方家，大塚敬节与他们是亦师亦友的关系。有一次，矢数有道外感后下利，自己服中药无效，大塚敬节最后用真武汤给治好了。矢数有道在《汉方与汉药》2卷11号中记录了这个病例。

主诉约1年前，身体不适，易疲劳，经常下利。发病当日外出，自觉恶寒而归宅就寝，服葛根汤彻夜汗出。

翌朝头痛、恶寒虽去，但起则身重吃力不支。食无味，如食蒿难咽。腹痛，大便软，至翌日泄泻，一日十数行。周身疲劳而恐惧，去厕所亦吃力。体温37.3℃，只有疲劳和轻微恶寒，以及腹痛下利，既无口苦，又无口渴，小便畅通。诊为太阳病下利，与桂枝加芍药汤无效。其夜周身症状加重，苦闷难忍，彻夜呻吟，烦躁翻转于床上，自述如处于地狱之深底。

此时请大塚敬节先生诊之，服真武汤，头内有拨雾见晴天之感，腹痛止，下利亦逐渐好转。同方服用7日痊愈。(《临床应用汉方处方解说·真武汤·治验》)

我看了这个医案后震动很大，有以下几点感悟。

第一，著名汉方家矢数有道在自己的诊治中混淆了葛根汤证和真武汤证，引起了病情恶化。两个方证虽然都有表证，然而一阴一阳的错位或颠倒，形成如此巨大的反差，故日本汉方家把真武汤称之为"少阴病的葛根汤"。可见方证辨证并非易事，还存在着不清晰的区域，初学者要以此为鉴。第二，大塚敬节的经验有普遍意义——当一时分不清疾病虚实的时候先服补虚的方药，他就是给矢数有道投补虚的真武汤。第三，矢数有道心胸坦荡，把自己生病投方不愈，邀请大塚敬节诊治，最后得以治愈的全过程如实写出来。这样的活教材异常珍贵。第四，日本汉方家之间相互帮助、相互提携、坦诚交流的态度，值得我们学习。第五，矢数有道的这则案例，既涉及他自己看得见摸得着的葛根汤证，也存在他自己看不见摸不着的真武汤证。根据拉康最重要继承人齐泽可教授对"在场"与"不在场"的解释，在矢数有道的眼里，葛根汤证应该"在场"，而真武汤证应该"不在场"。然而，正如陈家琪教授在《我读齐泽可》中所说的那样："海德格尔认为'存在'（Sein）与'存在者'（Dasein）之间有着一种'存在论上的差异'。是说，'存在者的存在只是存在的一种方式，存在绝非仅仅只显现为在场者之在场状态。'（海德格尔：《黑格尔的经验概念》）"之所以在这里插入一段如此晦涩的哲学议论，就在于我们临证中，都是以看得见摸得着的"存在着"为目标进行诊治的，但也的确存在着"不在场"的"存在"这一现实问题。

"不在场"的"存在"状态，就是日本汉方家小仓重成博士所称的临床上的"潜证"。这个"潜证"的客观存在，拓展了我们的认知边界。

3. 解读条文

第25条：太阳病发汗，汗出后，其人仍（发）热，心下悸，头眩，身瞤动，振振欲擗地，脉沉紧者，真武汤主之。

"其人仍发热"的"发"字康治本条文中没有，是根据宋本补上的。

条文告诉我们，在太阳病治疗过程中会出现陷入表阴证的危重病情。

太阳病已经用过麻黄汤类药方使其发汗，但汗出以后病证未解，患者仍然发热，还出现心下悸动，头目眩晕，全身微微抽动，肌肉跳动，身体哆嗦、振颤得站立不住而要跌倒在地的样子，可以使用真武汤主治。

我们再把条文的文字梳理一下。太阳病经过发汗以后，仍然发热，反而陷入了表阴证与阳虚水动的里阴证。太阳表证发汗后，如果脉浮、恶寒发热，要使用桂枝汤。如果已经陷入了阴证并且伴有水气停滞，尽管还有表证发热，那也是表阴证发热，一般要用真武汤。即使不仅仅是"表阴证"，而是太阳少阴合病又伴有水气的话，遵照表里同病，里虚者先治其里的原则，也要使用真武汤。这种病况，只要坚守方证相对应的原则，两种不同的证候诊断都会达到异途同归的结果。

"身瞤动"，是身体肌肉不自觉地在哆哆嗦嗦地抖动，类似于"筋惕肉瞤"。如宋本第38条，用大青龙汤发汗过度而出现"筋惕肉瞤"，就是体表肌肉不自主的惕然瘛动。

"振振欲擗地"，是指全身的肌肉乏力，特别是大腿股四头肌无力，站不起来，或站起来就发抖、就要跌倒，是比宋本第67条中所讲的"身为振振摇者"更加严重的状态。如果病情得不到控制，就会出现宋本第160条所论叙的"经脉动惕者，久而成痿"的危象，也就是下肢严重的惕然瘛动，发展到最后整个肌肉都痿废了。康治本第25条对于真武汤证的论叙比较简洁，而宋本对于阳虚水泛真武汤证的肌肉瞤动的描叙更为具体生动，从"筋惕肉瞤"，到"身为振振摇"，再到"经脉动惕者久而成痿"，由轻到重，前后相接。在外感热病当中，由于水与电解质的紊乱，患者临床出现了以上的症状，与西医学所谓的低血钾情况有点相似。初学者如果知道一些西医生理病理学的知识，对于这条条文证治的理解也会清晰起来。

4. 真武汤的形成及其治疗目标

介绍一下日本汉方界对于真武汤方证研究的成果。

真武汤的治疗目标（《类聚方广义》）：心下悸，身瞤动，振振欲擗地，腹痛，小便不利或呕或下利者。

真武汤证中的症状与药物关系（《伤寒论再发掘》）：心下悸（茯苓），身瞤动（茯苓），振振欲擗地（白术），腹痛（芍药），小便不利（白术），或呕（生姜）或下利（附子）者。

真武汤的药方由5味药组成，康治本中药物、药物用量与排列的次序如下：白术三两，茯苓三两，芍药三两，生姜三两，炮附子一枚。

远田裕正在《伤寒论再发掘·传来的条文群》中有关真武汤的形成过程的设想很有道理，对我们很有启发。

他通过对真武汤药物排列次序的研究认为，先人发现白术茯苓基利尿，能够改善人体各种的异常状态；芍药甘草基止痛，改善腹痛与四肢疼痛；生姜止呕，能够改善呕吐与下利；附子镇痛、利尿，能够改善形寒肢冷与下利。

在认识到一些核心药证与药基证的基础上，先人在生病及其诊治的实践中，通过大量的试错与偶中，渐渐地组构成白术茯苓芍药生姜附子汤（真武汤）的药方。其构成的过程设想如下：

白术茯苓（小便不利）＋芍药甘草（腹痛）→白术茯苓芍药甘草＋生姜大枣基

→白术茯苓芍药甘草生姜大枣→桂枝去桂加茯苓白术汤（心下满微痛、小便不利）

→津液严重不足而头眩、恶寒、腹痛、下利、小便不利严重者→桂枝去桂加茯苓白术汤－甘草大枣＋附子→白术茯苓芍药生姜附子汤→真武汤

当先人遇见一个患者既有小便不利，又有腹痛的时候，就把白术茯苓基与芍药甘草基组合起来一起使用，这就形成"白术茯苓芍药甘草"的生药复合物。根据当时的组方常规在"白术茯苓芍药甘草"的生药复合物中加生姜大枣基，于是就有了一个新的"白术茯苓芍药甘草生姜大枣"生药复合物。后来发现，这一个生药复合物不仅能够治疗腹痛、小便不利，而且对于"头项强痛，翕翕发热，无汗，心下满微痛，小便不利者"有疗效，于是这个生药复合物就固化下来，成为白术茯苓芍药甘草生姜大枣汤，再后来命名为桂枝去桂

加茯苓白术汤。先人在临床中发现，桂枝去桂加茯苓白术汤对于津液严重不足而头眩、恶寒、腹痛、下利、小便不利严重的患者疗效不佳，同时发现甘草、大枣等具有储水作用的药物不利于通利小便，于是把白术茯苓芍药甘草生姜大枣汤（桂枝去桂加茯苓白术汤）中的甘草、大枣去掉，加附子，形成"白术茯苓芍药生姜附子"生药结合基。远田裕正认为："对'生药结合基'的认识，对理解汤的形成过程和汤名极为重要。"有了大量使用白术茯苓芍药生姜附子生药结合基治疗"头眩、恶寒、腹痛、下利、小便不利"证候群的成功经验后，渐渐地就把这种原生态的生药结合基证用口诀条文的形式固化了下来，《伤寒论再发掘·传来的条文群》把它记载为："发汗后仍发热，心下悸，头眩身瞤动，振振欲擗地，脉沉紧者，白术茯苓芍药生姜附子汤主之。"一直到了整理康治本的时候，才把白术茯苓芍药生姜附子汤温阳利水的效用和四神中的北方水神真（玄）武神联系在一起而命名为真（玄）武汤。

远田裕正教授的研究告诉我们，经方医学起源于原始社会的医疗实践，是先人在诊治疾病过程中反复试错的偶得，进而在这反复试错偶得的基础上渐渐地发展起来的自行规矩与秩序，它与高度重视阴阳五行、五脏六腑、病因病机医经思维的《内经》学派是两条道上跑的车。

远田裕正教授的研究极为不易，相当于把一个破碎了的古瓷器，一片一片地拼接在一起。这种能力训练极不简单，特别是对于我们这些关心经方医学的人来说尤其如此。他发现，经方医学的过往是一个巨大的谜团，只能从药证—方证的构成过程来寻求它的踪迹。如果今天还在复制着《伤寒论》乃承传于《内经》的神话，就是一种不符合历史事实的"日间余思"（西格蒙德·弗洛伊德语）了。

5. 四个核心方剂的命名与古代神话中的"四大神兽"

玄武、白虎、朱雀、青龙是古代神话中的"四大神兽"，《伤寒论》有四个核心方剂的命名与"四大神兽"的名字有直接与间接的关联。

当先人通过麻黄桂枝类方发汗来改善各种不适症状，通过甘遂大黄类方泻下来改善各种不适症状，通过石膏柴胡类方清热调和来改善各种不适症状，通过附子干姜类方温热来改善各种不适症状时，由于异乎寻常的疗效，引起了先人的高度惊奇，认为是天佐神助，于是就和头脑中的"四大神兽"进行联想与模拟，然后予以命名。

真武汤原名玄武汤，在唐朝的抄本中为了避君王之讳，所以更名为真武汤。钱超尘先生在《〈伤寒论〉文献通考》第七章"康平本康治本的研究与考证"中对此已经做了翔实的考证。

各种版本的《伤寒论》白虎汤与青龙汤都有，唯独朱雀汤缺如，如今已经无法知道其缺如的真实原因。有人认为，十枣汤就是朱雀汤，《外台秘要》持这种意见，日本汉方家大部分也是这个态度。也有人从阳虚要对应阴虚的角度认为黄连阿胶汤是朱雀汤，如果是这样的话，那四神中就缺了泻火通便治疗阳明腑实证的方药了。再说，"阴虚"也是《内经》的病理概念，《伤寒论》是"察证候而罕言病理"（岳美中语），所以"阴虚"一说理由欠妥。

玄武汤等方名是前经方时代的产物，还是文明时代整理者的产物，一直是一个悬案。远田裕正先生认为是前经方时代的产物，但他仅仅是把四个核心方剂中按次序排列在第一位生药的颜色与四神命名的颜色相对应，比如石膏白色是"白虎"，麻黄青色是"青龙"等，却无法解释康治本"真武汤"是唐朝避讳后的"真"字而不是原来的"玄"字，从而使他的论证之链出现了不完整。对于康治本"真武汤"的命名，远田裕正只能是顾左右而言他。如果从野性思维的特征来考虑四神类方的命名，就很容易找到答案。因为在先人的大脑里人神是相通的，梦幻和现实之间没有不可逾越的鸿沟，它们之间始终互动，非严格分离和对立，充满儿童式的情趣。有的学者把这种认识世界的方法称为"二元观"，斯特劳斯把这种"二元观"的成因归属于野性思维的"非时间性"特征。由此看来，前经方时代先人的口诀方证中出现四神类方的命名就可以理解了，这是把现实、梦境、神话、幻觉熔为一炉的明证。这些口诀条文当时可能还没有写在书中纸上，只是流传于人们的口头。

我还认为，四神类方的命名可以看作是日后出现的阴阳学说的先声，它们之间有渊源脉络可寻。野性思维的那种人神相通，梦幻和现实之间没有不可逾越的鸿沟的"二元观"，使我想起了阿斯图里亚斯的《玉米人》。1967年，危地马拉的作家安格尔·阿斯图里亚斯获得诺贝尔文学奖，他是因为作品根植于自己的民族和印第安传统，显得鲜明生动而获奖的。阿斯图里亚斯不一定信仰印第安人的这类观念，但是他喜爱这种原始的、质朴的观念，以及印第安人祖辈流传的美丽神话。例如，人是玉米做的、玛丽娅·特贡峰的神秘莫测等，并把它们巧妙地、娴熟地运用到小说《玉米人》的创作中去。《玉米人》所描写的印第安人思维中梦幻和现实或隐或现的"魔幻"迷雾是原始时代我们先人野性思维"非时间性"特征的生动写照，也可能是原始时代先人"图腾"的起源。

6. 真武汤的适应病态

日本汉方家山本严概括真武汤的适应病态有三：一是水气停滞引起新陈代谢衰退；二是寒湿性下利；三是体表的沉重或水肿。

山本严对于汉方医学有着独到的思考，他的临床疗效非常好，在日本社会与汉方界有口皆碑。他对于真武汤的药能与方意的解读也有新意。

◎白术·附子＝术附汤，能消除消化道与体表的水湿，缓解由此引起的疼痛。

◎白术·茯苓，有利尿作用，能把消化道、皮下、筋膜肌肉中的水湿吸收到血管中来，治疗浮肿与下利。

◎附子·生姜，有温阳散寒、利水止痛作用，能促进新陈代谢，驱寒助暖，改善水湿停滞。

◎芍药，有镇痉止痛作用，治疗腹痛。

7. 真武汤在临床中的应用

宋代名医许叔微在《普济本事方·真武汤条》告诫我们："仲景云的'脉微弱，汗出恶风者，不可服大青龙汤，服之则筋惕肉瞤，此为逆也'，为真武汤可救。"

的确如此。真武汤证在外感热病中是太阳病阶段经常出现的表阴证。此方用于发热、恶寒严重、有轻度头眩的老人、幼儿等虚弱患者外感热病的初期，医者如果掉以轻心，投发汗剂就会焦头烂额。对此，日本大塚敬节在《汉方诊疗三十年》里有大量的描述，他的经验能够帮助我们深入认识真武汤证在外感热病中的表现。

大塚敬节曾治疗一位持续10多天体温接近40℃的肠伤寒患者，其颜面苍白，掀开棉被就强度发寒，脱去衣服便起鸡皮疙瘩，不口渴，脉沉迟，尿如水色。大塚敬节诊断为"寒证"，用真武汤而获效。其治疗目标是：强度恶寒，口不渴（或者口渴而小便不利），脉象沉迟，尿如水色。

龙野一雄在《中医临床处方入门》中分享了他自己运用真武汤的经验。他认为真武汤的治疗目标：①发热而无热感者，手足冷重疼痛，腹痛，尿量减少，下利，或心下悸，眩晕，脉象沉微或浮弱，腹肌弹力软弱。②真武汤应用于伤风，肺结核，胸膜炎，急性慢性肠炎，皮肤病，急性支气管炎，肺气心脏瓣膜病，结核性腹膜炎，慢性肾炎，肾病。③如治疗急性肺炎时，真武汤用于初看以为轻症而实为重症的患者。此症则是全身机能减退，有心脏衰弱征候而不诉有何等自觉症状，只是安静地睡卧，这样立即可以判断为全身衰弱的状态。④全身衰弱和心脏衰弱用炙甘草汤同样可治，但炙甘草汤用于烦躁的状态，真武汤用于安静而严重衰竭的状态。⑤如治疗急性支气管炎时，真武汤用于虽有高热、咳嗽、咯痰等一般支气管炎的症状，但热感少、面色苍白、没有不快的感觉或自觉苦痛少者，痰稀薄、量不定。⑥如治疗肺结核时，真武汤用于轻症以至重症之各期，以用于贫血性者而热感少、咳嗽咯痰不甚严重、呼吸促迫和心悸亢进轻微者，即自觉症状较少却有全身无紧张力之感者为宜，亦用于兼有下利者；如咳嗽剧烈时，则在本方中加五味子2g，细辛2g，干姜1.0g；因系虚证，故脉弱，但发高热时或为浮弱，无热时或为沉。⑦产褥热也经常出现真武汤证，以发热为主症，不论虚实，多用小柴胡汤；虚证显著者，有时可用真武汤等。⑧甚至湿疹、皮肤炎，也经常使用真武汤。此方用于几乎没有痒感的、水样稀薄的分泌物多、局部贫血性者。虚证脉弱。

龙野一雄认为，真武汤的方证鉴别很重要也很困难，医者要特别注意："例如，治腹痛之真武汤证和小柴胡汤证、小建中汤证有时难以分辨。这些是因为症状、状态都很相似之故。""真武汤治疗下利、腹部钝痛时或难鉴别，但小便不利、胃内停水时用真武汤，腹满且有局限性的抵抗时用桂枝加芍药汤。此外，真武汤证的大便为水样性或水分多的黏液性，桂枝加芍药汤证的水分少。"

这些点点滴滴的经验，弥足珍贵。

真武汤不仅仅治疗外感热病中的阳虚水泛证，更多的应用在内伤杂病中。据矢数道明博士《临床应用汉方处方解说·真武汤》中的介绍，真武汤可用于"神经系疾患：神经衰弱、梅尼埃综合征、脑出血、高血压症、低血压症、振颤麻痹、眼球振颤症、内耳疾患、小脑疾患、椎体外束疾患等因寒证胃部有振水音，小便不利等。心脏疾患：心脏瓣膜病，因心功能不全而心悸亢进、小便不利、浮肿者。胃肠疾患：胃肠虚弱症、慢性肠炎、肠结核、结肠炎、消化不良症、胃弛缓症、胃下垂、腹膜炎、腹水、小儿自家中毒症（神经敏感）等。肾炎、肾病、萎缩肾、慢性肾炎等证有浮肿者，浮肿压之无弹力，凹之不能立即复原。其他：广泛应用于脚气、半身不遂、风湿病、湿疹、荨麻疹、老年性瘙痒症、遗尿、夜尿症、雀目（夜盲症、角膜干燥症）、眼底出血、血管翳等均属阴证者"。

可见，真武汤几乎是无病不治。然而，对上述的治疗范围，初学者作为一种知识了解了解就可以了，如果花大力气把它背下来没有必要，甚至有害。

8. 掌握方证是关键

经方临床医生的基本功是掌握方证的状态，而其他这些知识只能作为参考。临证之际，不要被西医的病名诊断扰乱了方证相对应的经方思维。早期主张中医科学化的叶橘泉先生，晚年也竭力倡导方证相对应。他是中国现代最早接近于接受日本汉方的医家之一，在《名老中医之路（二）·迂回曲折艰难困苦》一文中记载，随着学习的深入，叶橘泉意识到自己年轻时发表了含有许多错误观点的文章。他曾经说过："我对于中医的发展，那时即已有了一些考虑，是否采用中医中药的整体性治病，以西医分析的科学方法说理，因而粗率地先后写了《近世内科国药处方集》和《近世妇科中药处方集》等。当时只是一个尝试，现在看来存在许多缺点，是疏忽了方剂的辨证。后来看到日本汉方医家大塚敬节、矢数道明博士、清水藤太郎、木村长久四人合著的《汉方诊疗之实际》（中译本为《中医诊疗要览》，1953年人民卫生出版社出版，又1963年朝鲜译本名为《实际汉方诊疗》），此书在日本已几经修订增补，现改称为《汉方诊疗医典》，其体例也以现代医学分类，如传染病、呼吸器病、循环器病、消化器病等病名和病理说，而附以汉方处方。不过他们的处方，说明了该方之适应证，这是值得我学习的。我深深感到应做到老，学到老，改到老。我早就想把《近世内科国药处方集》加以修订，可是琐事繁剧而年老体衰，力不从心，这条道路是否走得通，有待今后青年一辈的努力探索。"

现代科学从来不曾探讨过真实性的整体结构，不知道它们的存在，所以叶橘泉老所倡导的"采用中医中药的整体性治病，以西医分析的科学方法说理"的方法寸步难行。他到了晚年才体悟到《伤寒论》出现的方证问题不是"为什么"的问题，而是"怎么样""在哪里"的问题。在叶老上述议论中所谓的"方剂的辨证""该方之适应证"，所指的就是方证相对应或者说是方证辨证。

9. 医案介绍②

温兴韬老师曾用真武汤治疗了一个恶性高血压病例，患者坚持服用真武汤 3 个月而愈。这个病例记载在《步入伤寒论之门》，对于我们颇有启发意义。现在转录如下：

一恶性高血压患者，时常晕厥被送往医院抢救，曾到协和医院等处求治不效；亦在北京请某中医博导治疗，观其方，罗列了诸多所谓的强心抗心律失常药达 20 余味，服数月亦无甚疗效。后来我处，据其脉证投以真武汤原方 3 剂，诸症缓解；后随证加减治疗 3 个月，血压恢复正常，扔掉了连续服用 10 年的降压西药。不仅如此，患者还对经方产生了浓厚的兴趣，随我学习经方，如今已从一名优秀警官变成经验丰富的铁杆经方医。

温兴韬老师这个病例的诊治成功，说明真武汤不是治疗高血压病的禁区，只要是真武汤证就可以使用。医者一定要树立牢固的方证辨证治万病的理念，不要被西医的病名扰乱了自己的辨证思维。温兴韬老师对病例的论叙也颇有技巧，他将患者的病证之严重程度与方证相对应后覆杯而愈的疗效置于强烈的反差之中，对方证辨证治万病的概念做了生动的诠释。

真武汤证的脉象和腹证很重要，《日本东洋医学杂志》2007 年第 4 期上介绍了 1 例以胸部压迫感为主诉的自主神经功能不全的患者，医者一开始根据心下痞硬、胸胁苦满，以及腹力极弱、脐上动悸等腹证，给予柴胡桂枝干姜汤，但未取得明显疗效。后根据脉象浮弱、嗜卧、四肢冷、畏寒、腹泻倾向等考虑为少阴病，转用真武汤而取效。作者认为，患者的胸部压迫感并非气逆所致，而是水饮停滞所次生的气郁所致。此外，本案例的脉证、腹证并非是典型的真武汤证，值得玩味。[引自《黄煌经方使用手册》（第 4 版）]

这个案例报告中面对两个不同的方证，医者先选择柴胡桂枝干姜汤；无效之后，再选择真武汤而取效。他们认为"患者的胸部压迫感并非气逆所致，而是水饮停滞所次生的气郁所致"。我认为应该一开始就选用真武汤。阳虚水泛的真武汤证与气郁水停的柴胡桂枝干姜汤证同时并存时，先补阳利水，后行气消饮，应该是毋庸置疑的方法。更不用说，患者脉象浮弱、嗜卧、四肢冷、畏寒、腹泻倾向等阳虚水泛症状突出，而且其"腹力极弱、脐上动悸"的腹证也是非真武汤证莫属。这就是方向感辨证应该置前的原因。

方证相对应的诊治方法特别重视脉象与腹证，辨治真武汤证也不例外。真武汤证的脉象以沉弱脉无力为使用原则，腹证则以腹肌软弱并在心下部或脐部周围有悸动为多见。日本汉方家龙野一雄在《中医临证处方入门》中云："腹部软弱应该是真武汤证常见腹证。"

10. 问题讨论

问：我经常使用真武汤，成功地治愈虚性的、寒性的水饮停滞眩晕症。其治疗目标是：腹部软弱、面色苍白、脉搏亦弱、血色不佳、手足易冷而眩晕者。然而也遇见一些虚性的、寒性的水饮停滞眩晕症，投真武汤后出现烦热失眠的症状，应该如何应对？

答：治疗虚性水饮停滞的眩晕症，临床出现面色苍白、脉搏亦弱、血色不佳、手足易冷、腹肌弹力软弱、心下或脐部悸动等征象时，首先应该考虑真武汤、当归芍药散与半夏白术天麻汤这三个药方。当归芍药散来源于《金匮》妇人病篇，如果患者贫血貌，脉象虚细，左下腹压痛抵抗，一般选择当归芍药散；半夏白术天麻汤来源于《医学心悟》，如果患者虚性的、寒性的程度没有真武汤证那样严重，并伴有胃肠的一些症状的话，一般选择半夏白术天麻汤。这两个药方虽然不在这次学习的范围之内，但也是临证常用的药方，今后还是要掌握的。为了更好地讨论这个问题，我选择大塚敬节在《汉方的特质》中记载的一个使用半夏白术天麻汤治疗眩晕的病例，以供参考。

58 岁的妇女，以眩晕与头痛为主诉而来院。有下利倾向，有食欲，脉沉小。

腹诊之：下腹部软弱，而在此处彼处呈现隆起，可知肠管充满气体。脐上有动悸，在左下腹直肠附近有坚硬的索状物，但无压痛。使用半夏白术天麻汤。饮此药后，感觉很舒服，眩晕与头痛都消去，大便也变正常。20 日后，腹部已有弹力，不复弛缓。

对此患者，起先也考虑过真武汤，惟结果仍以眩晕与头痛为目标而采用了半夏白术天麻汤。

面对上述脉症，大塚敬节开始也考虑过真武汤，但最后还是选择了半夏白术天麻汤为治。其原因有二：一是半夏白术天麻汤是治疗眩晕头痛的专病专治专方，而真武汤是无病不治的通治方；二是患者虚性的寒性的程度没有真武汤证那样严重，并伴有胃肠的一些症状，"下腹部软弱，而在此处彼处，呈现隆起，可知肠管充满气体"就是佐证。正如大塚敬节在《汉方的特质》中所叙："半夏白术天麻汤方面，其证仍比真武汤较实，若再虚下去，便成为真武汤之证了。"

第44讲　康治本第26条——小柴胡汤证治①

1. 医案介绍①

在讨论条文之前，先介绍刘渡舟老师的一则小柴胡汤证治病例。此案例是网名"家乡一品"转发在网络上的，题目是《名老中医学术经验整理与继承·介绍刘渡舟老师抓主症的方法》。现转录如下：

临床上，我们可以见到表现典型的小柴胡汤证患者。

曾治疗一老者，女性，"感冒"后静滴抗生素3周，致卧床不起。我至其家中诊治，患者闭目卧床。问其哪儿不舒服？回答："全身都不舒服。"问其冷吗？热吗？回答："冷一阵，热一阵，难受死了。"此为往来寒热。问其口苦吗？回答："苦死了。"嗓子干吗？回答："干。"眼睛难受吗？回答："难受。不想睁眼。"此为口苦、咽干、目眩。问其想吃饭吗？回答："不想吃。"为什么不想吃？不饿吗？回答："不饿。憋得满满的，怎能吃进去呢？"患者用手从胸指到腹。恶心吗？回答："有点。"心烦吗？"烦，烦死了。我想静静地躺着，听到别人说话就烦得不行。"此为胸胁苦满，默默不欲饮食，心烦喜呕。

也许，这种问诊带有诱导之嫌。但我欣喜于患者的病证与《伤寒论》中的论述如此吻合！

更让我高兴的是，处以3剂小柴胡汤后，患者高兴地告诉我："服第1剂药后我能吃饭了，服第2剂药后我能下地了，服第3剂药后我觉得病好了。"

在临床上如此典型的小柴胡汤证并不多见，如果对照康治本第26条条文反复揣摩，对我们学习小柴胡汤证治非常有利。

2. 学习条文

第26条：伤寒中风，往来寒热，胸胁苦满，嘿嘿不欲饮食，心烦喜呕，或胸中烦而不呕，或渴，或腹中痛，或胁下痞硬，或心下悸，小便不利，或不渴，身有微热，或咳者，小柴胡汤主之。

柴胡半斤，黄芩三两，半夏半升（洗），生姜三两（切），人参三两，甘草三两（炙），大枣十二枚（擘）。上七味，以水一斗二升，煮取六升，去滓，再煎取三升，温服一升，日三服。

病证从太阳伤寒或太阳中风转变为少阳病，患者原先的恶寒、发热、头痛、脉浮的症状变成了交替发作的往来寒热，从胸部至胁部感觉胀满闷，静默不语而不欲饮食，心里烦躁，出现欲呕恶心的状态，此为小柴胡汤主治之证。但有时胸中烦躁而不呕吐，或口渴，或腹中疼痛，或胁下变得痞满而坚硬，或心下悸动，小便量少而不畅，或不口渴而身体有微热，或出现咳嗽，这些状态也是小柴胡汤主治之范围。"或"字后的症状要活看，是有时有、有时无的非特异性症状，也是客症。

条文中有几个词语要特别注意。

（1）胸胁苦满：既是体征与腹证，又是患者的自觉症状。

日本汉方注重胸胁苦满是腹证的表现，认为腹诊时医者应该用自己的手去触摸患者的季肋部下方，感受其肌肉的紧张与否、压痛与否。同时，也要重视患者胸部、胁部苦满的自我症状，这也应该是柴胡类方证的腹证。小柴胡汤条文后半部分所论叙的或然证中有个胁下痞硬，是指季肋部的边缘下面可以触摸到包块，类似于我们现在讲的肝脾肿大的一种状态，这也应该是胸胁苦满的腹证。关于这一点。大塚敬节有不同认识，这里就不展开讨论了。

汉方家藤平健博士在《汉方选用医典》中专门有一章节讨论胸胁苦满。他认为胸胁苦满是发现肝脏病的重要诊断法。从字义可以看出，是胸胁部位感觉苦满不适的意思。先就胸胁两字说起：从心窝起以手轻触两边时，可以感触到最下面的肋骨如弓一般张开着。此肋骨弓之下叫作季肋部，胸胁并非胸的胁部，而是指这个季肋部。胸胁苦满是指出现于此处的自觉症状及他觉症状的统称。以自觉症状来讲，是感觉季肋部有些胀满不舒服，女性即缚高宽胸带时会有紧绷的感觉。继续要看他觉症状，即须叫患者躺下来，用手按压脐与乳头直线在季肋部相交之处，而用指头向胸的内侧上方轻按着试试，若有抵抗而指尖不能没入，再加力一点会感觉不适或会痛的，就叫作有"胸胁苦满"。这个方法要点在按压时一定要向各左右乳的方向，好像要压入的要领去做。若向皮肤直下按压，就不能诊断出来。这个胸胁苦满，是在脐与乳头直线在季肋部相交处最为敏感，但有时在肋骨弓以外部位也可以感觉到。由此苦满会在左右两侧同时发生，不过大多左右程度上有差别，八成均在右边季肋部位。此胸胁苦满的症状，到现在仍完全被现代医学所忽略，为何肋骨下有此特异反应，尚未被合理解释。

我认为"胸胁苦满"是一个互文结构的词语组合，包括胸部苦满和胁部苦满的两种病态。"苦"这个字应该是患者的主观感受，是自觉症状，患者感到自己胸部或胁部闷满时，是要考虑到有少阳病柴胡证的可能性。胁部的苦满大家比较好理解，是季肋部的内部和季肋下方的胀满不适。但是，胸胁苦满除了胁肋部不舒服外，还涉及胸部的不舒服，所以很多心脏病的胸闷、胸痛，以及呼吸系统的咳嗽、气喘用柴胡剂可以治愈。我临床诊断胸胁苦满的腹证，不分左右。正如汉方家和田东郭在《焦窗杂话》中所说的那样："小柴胡汤只用于左边胸胁苦满，其说不可从。无论是左或右，或两侧均紧张者皆适宜，并不必要去拘泥其左右之分。"

我们也可以在山田光胤博士《汉方临床应用的诀要·小柴胡汤》中看到对于小柴胡汤、柴胡汤类方证鉴别与胸胁苦满的不同表达，现摘录如下：

小柴胡汤的目标，有的是有发热的病，有的是不发热的慢性病，但是首要的一个是治疗食欲不振和反胃。不发热的疾病，一些杂病，如何选择合适的处方，有时候是难以决断的。在望闻问之外，难以确定的时候，如果腹证出现了胸胁苦满，那么小柴胡和其他一些柴胡剂是要考虑的。

小柴胡汤证，是腹部肌力中等，肌肉匀称者，它的腹肌弹力弱于大柴胡的强抵抗。柴桂姜的腹证会表现出更多的肌力弱，腹壁薄，以及脐旁的悸动。但是要说量化的话，还真不好表达出来，只有在一个具体的症例上可以判定出来。柴胡桂枝汤和小柴胡汤是比较接近的，比较而言，柴桂证很多时候出现腹直肌的挛急。检查的时候，小柴胡汤证的胁下压痛不是那么明显，右侧可能比左侧明显一点。一般是你问患者，我这样压着痛么？患者会说"嗯，痛"。但是不会避痛扭动。总的来说，手下仅仅是体察到的抵抗感时，又同时出现疼痛的概率要大。

伴随压痛明确的胸胁苦满，在急性病的时候常常出现。这种时候如果用小柴胡汤治疗有效的时候，伴随的胸胁苦满也会消失。如果是在慢性病的场合，有时候季肋下的抵抗感会依然存在，这种时候，我们把这种苦满看作是和现在的证没有特别相关的，是属于"持病"（宿疾）的一种形式。这个要注意。

比如说我，小的时候受过外伤，患有长期的腹膜炎。原病灶在脐的上方，这个地方腹膜和大网膜应该是完全的钙化自愈了。拍个片子的话，在这个地方有直径5～6cm的白色钙化灶，约20年前，急性肝损伤的时候，我第一次察觉到了这个事儿。照个胸片，看到了这个情况，给我看的大夫大惊失色，与我面面相觑。我正色道："不好意思，不是什么恶性的肿疡，这是我以前留下来的旧伤。"大夫才面色转和，舒了一口气。

因为我有这个在上腹部的伤，所以在右边的季肋下有一个非常局限的抵抗压痛。压迫的话，会有一个非常强烈的抵抗疼痛感。这种情况实际上持续了一年多的时间。但是我并非因为这个体征就一直服用柴胡剂。比如感冒的时候，我服用了葛根汤；胃不太好的时候，我服用了半夏泻心汤和黄连解毒汤；疲劳症状的时候，我服用过十全大补汤，也都很好。

简而言之，那些时候出现的现症和这个体征之间不是有绝对关系的。

话这么说，不是否定现症和胸胁苦满之间的关系。急性热病的时候，小柴胡汤可以有这个证；不发热的慢性病的时候，也有适应于小柴胡的胸胁苦满证。

10年前的5月，由于过劳出现了中心性视网膜炎，平素1.5的视力，掉到了右0.2、左

0.4 的状态。此外，网膜炎的症状都齐了。这时候服用了维生素 B_1，无效。做了其他一些治疗，出现了耳鸣肩凝，都停止了。于是单纯服用了柴胡桂枝汤。3 个月后，左右眼视力分别恢复到了 1.0、1.2。

这个时候的柴桂汤，把胸胁苦满作为一个参考。

其实到底是不是该把胸胁苦满和现症结合起来考虑，还是结合病史，结合问诊，详细了解，然后是医生的直觉。这个直觉是要在临床上日复一日培养后才能得来的。

胸胁苦满，在一些发热性疾病中没有很客观的明确指征，往往是自己觉得胸比较难受的样子，我们就认为是处于热病的少阳阶段。特别是不发烧了，但是还有点咳，一直持续，这样子的时候就可以见到这种胸不舒服的情况。

不伴随发热的慢性病，客观检查的胸胁苦满是目标，也是在肋弓下有一定的抵抗和压痛。但是，这个场合也是一样，实证的话考虑大柴胡汤，虚证的话则柴胡桂枝汤或者柴桂姜，小柴胡汤算是处于中间的位置。

虚实上说起来，半夏泻心汤挺像的。半夏泻心汤证的主诉是食欲不振，想吐，自觉的胸胁苦满，有的会说是胸闷，心下痞会说是胸里堵着。胸胁苦闷和心下痞，光是根据患者的主诉是不够的，这个时候，就要用腹诊的技术来确定是属于柴胡剂的胁下，还是半夏剂的心下。

从以上山田光胤博士的论叙中，我们得知以下几点：①小柴胡汤与其他所有的药方一样，既可以治疗发热的疾病，也可以治疗不发热的疾病。②胸胁苦满的自觉症状，"往往是自己觉得胸比较难受的样子"。③小柴胡汤证与半夏泻心汤证不仅在虚实的方向感辨证上是相同的，而且在主诉与自觉症状方面都有喜呕、纳呆与胸胁苦满，如果不通过腹诊是难以确定下来的。④山田光胤博士通过自身"上腹部的伤，所以在右边的季胁下有一个非常局限的抵抗压痛"的体征，来警示我们要注意临床上还存在"胸胁苦满"的误区。⑤山田光胤博士的医案告诉我们，人的直觉是如此的敏锐，它能穿透脉症的迷雾而顽强地发出自己的警示。

（2）往来寒热：是寒热证的一种，交替发作的往来寒热反映了疾病正邪斗争的过程。发热意味着正气进而邪气退，而恶寒则意味着正气退而邪气进。对于外感热病来说，寒热症状就非常重要，而内伤杂病很多是没有寒热症状的。但"往来寒热"中的"往来"一症，却可以借用于病痛的"反复发作"与"定时发作"。岳美中就依据这样的理解治愈一位每天正午与夜半时分全身无力的小儿。病案转录如下：

季姓 10 岁女孩，其父抱着而来，合眼眵口，伏在背上，四肢不自主地下垂软瘫，如无知觉之状。其父代诉，孩子病已 3 天，每到上午午时、夜半子时上下，即出现这种症状，呼之不应，过一小时许即醒如常人。延医诊视，不辨何病，未予针药。我见病状及聆病情，亦感茫然，讶为奇证。乃深加研讨，再三思考，得出旧说子时是一阳生之际，午时是一阴生之际，子午两时，正阴阳交替之候，而女孩这两个时辰出现痴迷并四肢不收之症，治疗应于此着眼，但苦无方药。又辗转考虑，想到小柴胡汤是调和阴阳之剂。姑投予2帖试治。不意其父隔日来告，服药2剂，已霍然如常，明日拟上学读书。

岳老为中医学传承与发展殚精竭虑，呕心沥血。他学医之初，善于以时方治疗疾病，转而习温病学说，但觉临床疗效平平。彷徨之际再读《伤寒》《金匮》，大受启发。他高度评价这两本书是"质朴之实验学术"，是"察证候不言病理，出方剂不言药性"。倡导药物客观指征研究，淡化病机术语的思辨。我们从岳老此案的诊治与临床思路中便可窥见，《伤寒论》是他起大症的源头活水。

宋本第97条就针对往来寒热进行了叙述："血弱气尽，腠理开，邪气因入，与正气相搏，结于胁下，正邪分争，往来寒热，休作有时，嘿嘿不欲饮食，脏腑相连，其痛必下，邪高痛下，故使呕也，小柴胡汤主之。"患者在太阳病阶段消耗了许多的体液，人体就处于一种相对的虚弱状态，这时邪气就会向里侵犯；当人体抗病力量恢复时，就会重新发动对于邪气的攻势，那时邪气就会后退。假如人体无法抵抗了，病邪就可能陷入三阴。人体正气和邪气的相搏，在胁下进行。因此，病邪进到少阳阶段，人体抗病的防线也从太阳的表位退移到少阳。这段条文反映了正邪斗争的具体情况与产生背景。"正邪分争，往来寒热，休作有时"，是说明为什么出现往来寒热的症状，即正气和邪气斗争时就会发热，邪气压住了正气，病势往里进，就会恶寒。往来寒热反映拉锯战在反复持续地进行。要知道，并不是整个少阳病都有往来寒热的症状，往来寒热是少阳病柴胡类方证的特异性症状，特别在外感热病时所出现的概率更多些。

少阳病柴胡剂证的往来寒热，要和以下两个方证的发热症状进行鉴别。一个桂枝汤证的发热，它除了恶风、恶寒、发热之外，还有"定时发热"的症状。宋本第54条云："患者脏无他病，时发热、自汗出而不愈者，此卫气不和也。先其时发汗则愈，宜桂枝汤。"条文中的"时发热"是定时发热，这是桂枝汤证的另一组特异性症状。一个是桂枝麻黄各半汤证的发热，宋本第23条："太阳病，得之八九日，如疟状，发热恶寒，热多寒少，其人不呕，清便欲自可，一日二三度发。"其发热形式是恶寒发热，不是整天如此，而是一天只有两三次发热，与往来寒热很相似，和疟疾的发热也很相似。

（3）嘿嘿不欲饮食，心烦喜呕：这两个症状要把它连起来读，就比较容易理解。因为热邪陷入后感到心烦，而心烦在外面的表现是静默不想讲话。喜呕是时时的恶心想吐，但并不意味着一定有东西吐出来，只是时时感到一阵一阵的恶心欲吐。这样的患者还会想吃饭吗？所以不欲饮食应该是喜呕的必然结果。

3. 医案介绍②

下面介绍张子惠医师治疗外感热病中没有胸胁苦满的小柴胡汤证案例。通过这一病例，可以防止初学者对于小柴胡汤证认识上的思维定势。

徐某，女，34 岁。恶寒发热 2 天，体温在 38.5 ～ 39.5℃，住院作"发热待查"，对症治疗 3 日，西药曾用过安乃近、青霉素、氯霉素和激素等，寒热未解。中医会诊时，患者寒热交作，口苦恶心，欲吐不出，不思纳谷，心烦，舌苔白，脉弦而数。此乃外感邪郁少阳之候，当予和解法。

处方：柴胡 20g，黄芩、半夏、党参、生姜各 10g，甘草 6g，大枣 10 枚。服 2 帖后，诸症悉退而愈。[江苏中医杂志，1984（2）：38]

这个医案简洁明了，方证相对应，使用小柴胡汤原方，没有药物的加减。药方中小柴胡汤的治疗目标与这个患者的寒热交作、口苦恶心、欲吐不出、不思纳谷、心烦、舌苔白、脉弦而数等脉症相对应，虽然没有胸胁苦满，同样取效。可见在外感热病中的小柴胡汤证并不一定都要出现胸胁苦满。

4. 小柴胡汤证的 7 个或然证

条文后半部分的或然证在康治本年代还没有相应的药物加减化裁，可以想象，那时即使存在这样那样的或然证，治疗时依然是用单纯的小柴胡汤原方，没有加减什么其他药物。经过历代临床医生实践和探索，可能到了宋本时代，就有了比较完善的处理方法。宋本第 96 条云："若胸中烦而不呕者，去半夏、人参，加栝楼实一枚。若渴，去半夏，加人参合前成四两半，栝楼根四两。若腹中痛者，去黄芩，加芍药三两。若胁下痞硬，去大枣，加牡蛎四两。若心下悸，小便不利者，去黄芩，加茯苓四两。若不渴、外有微热者，去人参，加桂枝三两，温覆微汗愈。若咳者，去人参、大枣、生姜，加五味子半升，干姜二两。"

在历代注家中，尤在泾《伤寒贯珠集·小柴胡汤》的注释简洁明了。他说："胸中烦而不呕者，邪聚于膈而不上逆也。热聚则不得以甘补，不逆则不必以辛散，故去人参、半夏，而加栝楼实之寒，以除热而荡实也。渴者，木火内烦而津虚气燥也，故去半夏之温燥，而加人参之甘润、栝楼根之凉苦，以彻热而生津也。腹中痛者，木邪伤土也，黄芩苦寒，不利脾阳；芍药酸寒，能于土中泻木，去邪气止腹痛也。胁下痞硬者，邪聚少阳之募，大枣甘能增满，牡蛎咸能软坚，好古云'牡蛎以柴胡引之，能去胁下痞也'。心下悸，小便不利者，水饮蓄而不行也，水饮得冷则停，得淡则利，故去黄芩，加茯苓。不渴，外有微热者，里和而表未解也，故不取人参之补里，而用桂枝之解外也。咳者，肺寒而气逆也。《经》曰'肺苦气上逆，急食酸以收之'，又曰'形寒饮冷则伤肺'，故加五味之酸以收逆气、干姜之温以祛肺寒；参枣甘壅，不利于逆；生姜之辛，亦恶其散耳。"

宋本对 7 个或然证的药物加减，很多医家认为是后人根据经验追加的结果。有些医家认为，小柴胡汤有了药物的加减化裁是好事，有的医家认为这些加加减减没有什么意义。胡希恕老就反对小柴胡汤证 7 个或然证的药物加减。大塚敬节也反对，他在《临床应用伤寒论解说·小柴胡汤》中说："宋本'三服'后有'若胸中烦而不呕者，去半夏、人参，加栝楼实一枚……'成本、玉函、康平本均有基本相同的内容。但是，该节文字是否为原文尚存疑问，故将其删削。"现在对照康治本，可见胡希恕与大塚敬节的意见是可取的。

康治本第 26 条论叙少阳病小柴胡汤证的主症（特异性症状）与 7 个或然证，即客证（非特异性症状）。少阳病，汗、吐、下诸法皆不可用，只有用和法通过利小便来治疗。少阳病的和法方药有柴胡类方、栀子豉汤类方、半夏泻心汤类方、苓桂术甘汤类方、麻杏甘石汤类方、黄芩汤类方、黄连汤类方，甚至包括白虎汤类方。在少阳病阶段，正虚邪实，病势不定，病情多变，所以又提出 7 个或然证。康治本 7 个或然证的后面没有进行加减化裁，还是以小柴胡汤主治，其中的含义深远。

它是在无声地提示我们，方证辨证注重的是方证的特异性症状，医者要培养自己对每一个方证特异性症状的敏感性，而非特异性的症状不胜枚举，可以忽略不计。

5. 个人体会

回想起我初学小柴胡汤条文时，参考了许许多多的注释，但是越读越觉得迷惑。有的注家说，这条条文是少阳气机郁滞证候的主症主方；有的说，小柴胡汤证是病在半表半里；有的说，这是少阳为枢病变；有的说，这是少阳经脉与胆腑的疾病；有的说，这是阳木受邪而妨土的病证；有的说，这是少阳本经自中风邪；有的说，这是柴胡疏木使半表之邪得从外宣，黄芩清火使半里之邪得从内彻；有的说，这是小柴胡汤升清降浊，通调经府，是和其表里以转枢机等。这些解释对于初学者来说，就像一头雾水，不知所云。也许，我就先已接受了传统中医学论叙少阳病、论叙小柴胡汤的"话语霸权"。我想说的是，一定有某种先于事物、事实、客观、问题的东西，正是这个东西才使得我们在事物、事实、客观、问题中看到了"少阳气机郁滞证候的主症主方"的存在，认可了"少阳为少阳经脉与胆腑的疾从"毋庸置疑的结论。

幸好我读到了陆渊雷的《陆氏论医集》，这是 20 世纪 30 年代上海出版的。陆渊雷在这本书中告诉我如何将《伤寒论》与临床问题衔接在一起，并且让我认识到"方证相对应"等那些更加实质的问题。同时他以一种十分有效的方式介绍了从日本汉方家那儿获得的临床资料。因此，这本书对于我极具魅力，我把其中的要点做了笔记。他那些颠覆性的观点所体现的独立思考精神，促使我全身心地去感受经方医学，而阅读的过程也让我体验着寻求到真知的快乐。在《日本人研究中医药之趋势》一文中，陆渊雷一针见血地指出："东洞之师法仲景者，惟在凭证候以用药方，就药方以测证候。"在《国医药学说整理大纲草案》中说："设有古医书言：小柴胡汤治少阳病，邪在半表半里，胸胁苦满，往来寒热，心烦喜呕，脉弦细者。其云少阳者，名也；云邪在半表半里者，论也。此所谓名论也。云小柴胡汤者，所用之方药。云胸胁苦满，乃至脉弦细者，据以用此药方之证候，乃所谓方法也。"

他认为："则可径言'小柴胡汤治胸胁苦满乃至脉弦细'可矣，何必赘以'少阳病，邪在半表半里'乎？"他大力倡议"方证辨证"，令人耳目一新。他告诫初学者不要陷在这些名论的泥坑里。我当时读了这节话，整个人都受到了震动。在《中医人生》里就有一章专门讲到我读这一节话时的感受。有了陆渊雷的指点，我就知道了《伤寒论》里最重要的是方证，而病名、病因、病机并不是最重要的。特别是陆渊雷下面的这段话，对我仿若醍醐灌顶，过往诸多未明之处，刹时烟消云散。兹将原文抄录如下：

仲景的方法，是对证用药，不是对病用药，所以仲景书中对于病名很是马马虎虎，绝不注重。但看《伤寒论》，名曰刚痉，名曰柔痉，名为中风，名为伤寒，勉勉强强说几个病名出来，还要加上"名曰""名为"的字样，见得虽是这样叫它，等于老子书上的"无以名之，强名之曰道"，也等于人的姓名一样，姓黄的固然是黄种，姓白、姓乌的就不是白种、黑种（不过如此说说。《通志氏族略》《元和姓谱》一类的书，不佞也曾浏览过，诸君休得笑我完全不懂姓氏之学）。就像不佞，表字渊雷，谱名叫作彭年，其实哪里就会"渊默而雷声"，也罚咒活不到八百多岁。中医的病名，竟有些像人名，多半不能代表这人的行为品性，倒是西医的病名，好像死鬼的谥法，可以代表他生前的行为品性。好在中医所重的是证候，病名不准确些，也是无关紧要。（引自《陆氏论医集·中医方药对于证有特效对于病无特效》）

陆渊雷这些论战的文字，行文锐利，具有颠覆性，却也未免意气用事，言语过溢，有攻其一点不及其余的毛病。我们要以扬弃的态度去学习，对于某些倾向性强烈、偏激的言词，不必求全责备。

这里要区分的是，太阳病、少阳病、阳明病等貌似病名的辨别，其实就是一种方向感的辨证。另一个更为重要的体悟是：如果方证相对应与随证治之的概念在中医师的心中没有位置，那方证相对应与随证治之在临床诊治中的应用也只是一句空话而已。

6. 稻叶克论证

稻叶克在《腹证奇览》中有一节关于随证治之的论叙非常经典。他写道："证乃征也。有其内必形诸外，据其证而治之，不可臆断。扁鹊曰：'病之应，见于外。'仲景亦云：'随证治之。'故不拘因之内外，随证遣方，乃古之医述也。后人不解此意，每于临证，专以病因论治，譬犹见火而不救，先议火之源。"

在火灾现场，根据当时的火灾形势怎么迅速地灭火是第一要务。杨大华的比喻更为生动："老鼠偷油碰倒了油灯引起火灾，但老鼠逃之夭夭，此时即使捉住老鼠对火灾也于事无补。"在《伤寒新义·前言》中，编者介绍了祝味菊对病因也是如此的看法。祝味菊认为："医者'不能因病原不明，而束手不治也；亦不能以特效药之缺如，而屏不处方也'。"

7. 柴胡的效用

柴胡剂是经方医学中最核心的方剂之一，其中主药柴胡的效用值得细细研究。

吉益东洞在《药征·柴胡》中云柴胡："主治胸胁苦满也。旁治寒热往来、腹中痛、胁下痞硬。"

远田裕正在《近代汉方总论·柴胡的药能》中写道："①基本作用：抑制经胃肠排水反应，改善胸胁苦满；②局部作用：改善往来寒热、小便不利、口渴、腹痛、颈项强、心下悸、咳。"

郭子光在《日本汉方医学精华·柴胡》中写道："在临床上都用治邪入少阳半表半里所致寒热往来、胸胁苦满、头眩或疟疾、胸胁疼痛，妇女月经不调及肝胆湿热黄疸。"

然而对于柴胡，中医药界一直有着不同的认识，认为柴胡动肝阳、劫肝阴。这种认识，对于经方的初学者有着很大的迷惑。这里引用陆渊雷在 1939 年刊出《中医疗养专刊·热病厄言》中的一段话，他感叹道："温热派王孟英之书盛行，诫人不可用柴胡、葛根，于是多数医家及一知半解之社会皆畏惧此二味。近年恽铁樵先生多用葛根，踵其法者颇多，惟柴胡仍不理于众口。然少阳证极多，鄙人用柴胡受无畏之訾诋亦颇多。服之已愈，犹诋为冒险；苟未愈，则危言耸听，如升提也，动肝阳也，劫肝阴也，不一而足。予亦别有辨，读者知柴胡应用之广，实不亚于同行之豆卷、豆豉，而得效万非豆卷、豆豉所可比，斯得之矣。"

章次公通过《千金方》《外台秘要方》《普济本事方》等方书的考证，并根据自己临床经验，对于柴胡劫肝阴、柴胡升阳等药物理论提出了同样的批评。他在《章次公论外感病》中写道："则近代谓柴胡激动肝阴，非阴虚之人所宜服；柴胡性升窜散，非江南之人所宜服。种种邪说真不啻痴人说梦。"陆渊雷与章次公的警示对于学习药证方证的经方医生仍然有现实的意义。

8. 小柴胡汤的使用范围

小柴胡汤的使用范围很大，所针对的疾病谱无比广大，可以说所有的疾病之中都可能出现小柴胡汤证。初学者总想知道一个范围也是可以理解的。大塚敬节在《汉方诊疗三十年·小柴胡汤备忘录》中说的可以参考。他说："小柴胡汤经常用于感冒、流感、胸膜炎、肺结核、肝炎、胃炎等疾病。还可以扩大其适应证范围，用于中耳炎、腮腺炎、鼻炎、化脓性鼻窦炎、淋巴结炎、瘰疬、急性肾炎、荨麻疹等。如果合半夏厚朴汤，可用于支气管哮喘。"

9. 背部指压法助诊断

我诊断是否为大小柴胡汤证，还有一个背部指压的办法。这一方法简单、明确，作为方证的鉴别诊断，在临床上颇有帮助。这一办法来源于汉方家鲇川静医生，他发表在《汉方与汉药》第 8 卷第 1 号上的《背证》一文中写道："见于背部上方于右侧相当突出部为多，余以柴胡剂为第一目标，有大小程度之差别，腹诊上胸胁苦满是必发的征候。"

10. 问题讨论

问：请老师谈谈你自己在使用小柴胡汤时柴胡与黄芩的剂量是多少？小柴胡汤中人参的效用是什么？

答：小柴胡汤使用时，必须重视柴胡在药方中的剂量与比例。我临床用小柴胡汤时，柴胡的剂量一般是 10～25g，黄芩的剂量 5～10g。治疗外感热病的小柴胡汤证时，柴胡与黄芩的剂量较大；治疗内伤杂病的小柴胡汤证时，柴胡与黄芩的剂量较小。

陈修园《时方妙用》里说小柴胡汤中的柴胡一味起码要四钱，多的话用八钱，根据我们现在来算，八钱就是 24g。同时柴胡的剂量要大于人参、甘草一倍以上。

徐灵胎讲小柴胡汤中妙在哪里？妙在人参。这句话是从小柴胡汤的临床效用角度来说的，值得我们好好思考。在太阳病的治疗过程中，人体是怎么把病邪去掉的呢？总是通过发汗。可现在汗是出了，病邪却没有去掉，仍然发热，不过热型变了，本来是恶寒发热，现在变成了往来寒热。这是因为人体在抗病过程中发了汗，消耗了不少的津液，但是没有治愈疾病，病邪还是从太阳表位进来了，也就出现宋本中讲的"血弱气尽腠理开，邪气因入"的情景。下一步的正邪斗争只能在少阳这个位置展开。人体的抗病力量退到了少阳，建立了一个新的防线，继续抵抗病邪。假如没有这个防线的建立，那就要陷入三阴了。现在虽然体能消耗，津液消耗，但是人体的抗病力量依然还能够组织一道新的防线，进行抵抗。因此，这个虽然还是阳证，不过比起太阳，阳气津液的储存量已经减少了一点，所以叫少阳，还能够消极地抵抗。这时患者胃气虚是一个非常明确的指标，表现在哪里呢？一个是食欲不振，一个是心下痞硬的腹证。太阳病患者一般没有这两个表现，除非是患者有基础病。因此，在少阳病的病位上，要扶正祛邪才能继续抗病，也就是用人参来扶正健胃，这样才能够发挥柴胡、黄芩的解热作用，帮助半夏、生姜止呕。因此，整个小柴胡汤的构成，我们既要看到柴胡、黄芩的抗病力量，也要看到半夏、生姜的止呕作用，更要看到人参在这里所起的不可缺少的扶正祛邪作用。比起太阳病单纯的发汗解肌解表，现在是扶正祛邪双管齐下，整个药方的效用还是能够抗病的，但是与太阳病、阳明病的强烈排水相比较，小柴胡汤只是通过弱排水——利尿的"和法"来达到扶正祛邪的目的。

以上就是陈修园与徐灵胎研究小柴胡汤中柴胡与人参的心得，以及我学习后的收获，供大家参考。

第45讲 康治本第27条——小柴胡汤证治②

1.医案介绍①

在条文解读之前，先举一个我早年使用小柴胡汤治疗三阳合病的病例。

1975年8月4日，王某，女，40岁，状元渔业大队家属。12天前因纳凉受寒，头痛发热寒栗，服西药3天无效，改服某中医所予之银翘散2剂，症情反而加剧，后又服祛暑解表药亦无效。乃邀我诊视。症见脉弦，苔白，寒热往来，体温38.5℃，口苦目眩，头剧痛，咽燥疼，胸闷，胁胀，小便短烫，大便4日未解，面色发黄，无汗，鼻塞流涕，干咳无痰，全身酸痛，纳差，口渴喜饮，饮入不适，恶心欲吐，失眠等。此例虽然症状复杂，一时使人颇为迷惑，但仔细分析，这是一个典型的三阳合病。于是我先从调理少阳入手，予以小柴胡汤和解少阳。服2剂，诸症显缓，食欲亦好转，但咳嗽痰多、痰稀色白、微有恶寒发热、脉浮、苔润，乃改予小青龙汤2剂以解表化饮。服后热退咳止，诸症悉除。

2.学习条文

第27条：伤寒，身热，恶风，颈项强，胁下满，手足温而渴者，小柴胡汤主之。

条文论叙了一个典型的三阳合病，然而条文的句首并没有冠以三阳合病的命名，正如汤本求真在《皇汉医学·小柴胡汤》中所言："因条文开头言伤寒，可知其邪气为跨越表里的状态。""可见在《伤寒论》里，有时即使有合病或者并病，但并不在条文开头冠以合病或者并病之名。本条即为此例。"

条文大概的意思是：外感重症的患者，如果出现身上发热、恶风、颈项强急、胁下胀满、手足温暖而口渴等症状，用小柴胡汤主治。

条文中有"恶风，颈项强"的太阳表证尚存的征候，又有"身热"和"渴"的阳明外证的征候，还有"胁下满"的少阳病征候。条文中三阳病的症状都有，可知为三阳合病。三阳合病，禁止使用汗、吐、下法，须用白虎汤或者柴胡汤类方治疗，通过利尿的和法来恢复健康。本条侧重于"胁下满"的柴胡汤类方证，所以不用白虎汤而选择小柴胡汤治疗。

此条条文中的"身热"是胸腹部的热，既不是表热，也不是里热，而是表热传里但未成阳明腑实证。中西深斋在《伤寒论辨正》对该条的身热一语的注释是："身热者，胸腹常热也，而其热在肌肤，得之使人身重微烦也……如小柴胡汤曰'身热，恶风'则是治三阳合病者取于少阳者也，非谓往来寒热之变态也。总以上诸证观之，皆邪热传里，未成实证，而表里俱热者，但较纯在里者为轻耳。"

我非常赞同杨大华提出的要重视《伤寒论》用语的研究与理解。他在《皇汉医学选评》中有关此条条文的解读时说："古方医学的术语是后学者的第一道关。如何破译千年之前的那些行话，本节注释做了很好的示范。古人把人体大致分为首（头部）、颈、身（躯干部）、体（四肢部）几个部分。'身'通常指躯干部，但有时也指肌肤皮肉，如'身黄'，应该是皮肤黄染，'身疼'指肌肉疼。'身热者，胸腹常热也'，因为头颈部及四肢部经常暴露，体温没有躯干部稳定，因此，特以胸腹部来判断身热。古方医学对'热'的描叙既忠实于患者的主观感受，又融入医者的细致观察，同时还结合了疾病发展的进程，因而显得丰富而生动。"

"颈项强"，前为颈，后为项，此指颈部拘紧拘凝的状态。汤本求真《皇汉医学》对于此条条文中的"颈项强"的解释为："由余之实验，颈项强者，乃自肩胛关节部，沿锁骨上窝之上缘，向颞颥骨乳突起部挛急之谓也。故小柴胡汤证与葛根汤证之项背强大有区别，此临床上重要之点，不可忽也。"我认为他刻意区分"颈项强"与"项背强"的方证归属的观点，临床意义不大。

3. 医案介绍②

为了加深对于三阳合病临床诊治的印象，现在我再介绍一个典型的病例。

某男，35岁，新温州人。近10日来，牙疼发热，服西药未效。初诊日期：2015年6月10日。

牙疼头痛，日夜不安，精神极度倦怠，体温38.5℃。中等身材，消瘦憔悴，烦躁不安。恶寒、恶风、自汗，恶心欲吐、没有食欲，口干欲饮凉水，尿黄臭，大便干结。舌苔黄，脉弦数，腹部肌肉中度弹力，心下痞硬。与柴胡桂枝汤加味：

柴胡25g，黄芩10g，半夏10g，党参10g，桂枝10g，生白芍10g，生甘草6g，生姜3片，大枣3枚，生石膏60g。

二诊6月11日：上药服1剂后，体温37.3℃。牙疼头痛消失，口苦口臭口干，没有食欲，神疲欲睡。上方去桂枝、白芍，2剂而愈。

本例牙疼头痛，初诊有恶寒、恶风、自汗，为太阳桂枝汤证；恶心欲吐、没有食欲，病已入少阳；因有口干欲饮凉水、烦躁不安、尿黄臭、大便干结，已现阳明证。故为三阳合病，与柴胡桂枝汤加生石膏1剂，症大解。太阳表证消除，仍有恶心、口苦口臭、口干欲水、没有食欲，继续投小柴胡汤加生石膏而愈。

这个病例是三阳合病，治少阳以小柴胡汤为主，但是兼顾太阳和阳明的病，所以加桂枝、白芍，加石膏。像这样的病例，特别是外感的高热，我们临床上经常能碰到，虽然表证已经消除了一部分，但还有少阳病的征候，而且还有口渴、大便干结等阳明病里热的征候。

在学习经方医学的初期，我遇见这样的病证，小柴胡汤证明显的就用小柴胡汤，白虎汤证明显的就用白虎汤，使用原方而不加减，但是临床效果成败各半，不甚满意。后来试用小柴胡汤、桂枝汤或麻黄汤、白虎汤合方或加减的方法，却能够使热退病愈，取效迅速，上面那个病例就是其中的一个成功案例。因此我渐渐地知道，对于三阳合病的选方用药可以灵活处理，可以使用小柴胡汤或白虎汤原方而不加减，也可以选用小柴胡汤、桂枝汤或麻黄汤、白虎汤合方或加减的方法。

4. 与宋本相应条文的比较

康治本第 27 条在宋本中相对应的是第 99 条。宋本第 99 条中，在"伤寒"二字后面加了三个字，成为"伤寒四五日"。大塚敬节比较了宋本第 96 条条文中的"伤寒五六日"一语，认为该条比第 96 条邪气在体内的进展更快速。

通过对宋本的比较，发现宋本在康治本第 26 条与第 27 条之间，还增添了 2 条新的条文，这就是宋本第 97、98 条。

第 97 条："血弱气尽，腠理开，邪气因入，与正气相搏，结于胁下。正邪分争，往来寒热，休作有时，嘿嘿不欲饮食，脏腑相连，其痛必下，邪高痛下，故使呕也，小柴胡汤主之。服柴胡汤已，渴者属阳明，以法治之。"

第 97 条在康平本中是准原文。条文中"服柴胡汤已"前面的文字，从正邪斗争的角度论叙了少阳病小柴胡汤证的形成机制，这是使用气血、正邪、上下等病因、病机概念来解释《伤寒论》方证证治的最原初理论。胡希恕老很看重这条条文，认为它是解读少阳病，以及整个人体发病的核心话语。

条文中的"服柴胡汤已，渴者属阳明，以法治之"，则论叙了服柴胡汤以后，如果口中作渴，是病势转属阳明之征，可以按照随证治之的方法来治疗。这句结束语是为紧接在后面的三阳合病埋下伏笔。临床之际，合病、并病发生的概率很高，医者要善于权衡其度。在主症、主脉占主流的时候，稍有出现其他什么病的征候时，也可以不做加减。清代医家郑重光在《伤寒论条辨续注·小柴胡汤》中云："少阳、阳明之病机在呕、渴中分，渴则转属阳明，呕则仍在少阳。如呕多，虽有阳明证，不可攻之，因病未离少阳也。服柴胡汤渴当止，若服柴胡汤已，加渴者，是热入胃腑，耗津消水，此属阳明胃病也。"从"服柴胡汤渴当止"句中，可以倒推其患者在未服柴胡汤时就已经出现口渴的阳明征候。由此我们就可以理解康治本第 26 条小柴胡汤证中出现"或渴"阳明病的征候时，诊治时依然使用小柴胡汤而不做加减的缘由了。

第98条："得病六七日，脉迟浮弱，恶风寒，手足温，医二三下之，不能食，而胁下满痛，面目及身黄，颈项强，小便难者，与柴胡汤，后必下重。本渴饮水而呕者，柴胡不中与也，食谷者哕。"

这条条文在康平本中也是准原文。条文中论叙的是"脉迟浮弱，恶风寒，手足温"表阴证，以及"医二三下之"误治后的坏病。其中和前面两条小柴胡汤相关的是呕与渴的症状鉴别。和郑重光所举的"如呕多，虽有阳明证，不可攻之，因病未离少阳也"相反，本条是"本渴饮水而呕者，柴胡不中与也，食谷者哕"的变证。《伤寒论译释》对该条的按语非常得当，现在引用如下："本条紧接于小柴胡汤证之后，目的在于鉴别诊断，以其类似少阳证而实非少阳。由于辨证不清，误用柴胡汤而致病变增重，最后指出致误的原因与'柴胡不中与'的结论，所以颇有指导意义。正因为所举为疑似的非典型的变局，而许多注家仍就常规去分析病机，自难以得出合乎实际的结论，所以意见纷纭，莫衷一是。"

《皇汉医学》对于"服柴胡汤已，渴者，属阳明也，以法治之"（该句是宋本第97条条文的结尾句，然而在《玉函经》与成本中另列为一条）的注释中，我十分赞同清代钱潢在《伤寒溯源集》所阐述的观点。钱潢云："但云'以法治之'，而不言其法者，盖法非定法也。假令无形之热邪在胃，烁其津液，则以白虎汤法解之；若津竭胃虚，则又以白虎加人参汤法救之；若为有形之实邪，则有小承气及调胃承气汤和胃之法；若大满实，而潮热谵语，大便硬者，则有大承气攻下之法；若胃既实，身热未除者，则有大柴胡汤两解之法等。若此一类，当随时应变，因证随宜耳。"

总之，对于坏病之类变证，不管事先如何规定都难以预料，最有效的诊治方法还是"观其脉证，知犯何逆，随证治之"。

5. 医案介绍③

胡希恕老对三阳合病的治疗经验非常宝贵。他认为三阳合病如果小柴胡汤证明显的就用小柴胡汤，但是有里热要加石膏，有太阳表证要加桂枝汤或葛根汤。

《胡希恕讲伤寒论》中记载的一个病例，生动地再现了胡老治疗三阳合病的神奇疗效。病例转录如下：

一个七八岁小孩也是得这个肺炎，住空军医院的。这个孩子在我治的这个肺炎中呀是最重的。他那个得病呀，光昏迷就四天了，人事不省，滴水不入，眼不睁、口不开的这么一个情景，就听这个呼吸呀，嘶拉嘶拉地嘶鸣，就像个死孩子一样。当时我用小柴胡加石膏，石膏用了四两，这是最多的时候。一宿把这一副药吃净，频服。他那得灌了，他不会吃药了，就拿那个调羹呀往嘴里头灌。也有一两个月了，他也没给我信，我想这孩子应该已经不在了。后来他又找我会诊治旁的病。那阵空军医院我每个礼拜大概都要去，每次去我还想着那个孩子呢。我说那个孩子你老没说了，他是不是不在了？他说你放心，可好了。

他说就吃那个药。他说逐渐地好，我也没改方子。

胡希恕老这个病例的治疗成功，不仅仅告诉我们三阳合病要如何治疗，而且还使我们深刻体会到，临床永远比书本更加丰富。他的这个病例为《伤寒论》的条文增添了新的内容。

我们在学习《伤寒论》的道路上前行，的确历尽艰辛。但随着学习的深入，也渐渐地接近其大门口。越是接近其门口，越是会感到疑难问题接踵而来。在这风雨如晦的黎明时分，要以鸡鸣不已的精神去迎接曙光。也许就在这蓦然回首的时刻，你能体悟到经方医学的光华如日月丽天，气势似江河泻地。正如王安石《游褒禅山记》中所谓的："入之愈深，其进愈难，而其见愈奇。"

6. 问题讨论一

问： 临床之际，到底是单纯的一经之方证为多，还是合并病为多？请举例说明。

答： 宋本中有合病、并病之称，柯韵伯云："并病与合病稍异者，合则一时并举现，并则以次相乘。"《伤寒论》叙述合病、并病虽仅有 12 条，而且仅限于三阳经，但已提示了合病、并病辨证论治的原则。当然，合病、并病并非仅限于这 12 条。张景岳认为，在临床上，大多数病证均为合病、并病，很少有单纯一经之病证，即使是一经之病证也常常混合着两个或两个以上的方证。比如桂枝麻黄各半汤证、桂枝二越婢一汤证等，就是由太阳病或太阳阳明合病中的二个或三个方证组成。合病是对三阴三阳分证中所产生的各种混合型的总概括，是对三阴三阳证的补充。合病概念的出现，从一个侧面论叙了疾病临床表现的复杂性和多样性，它补充了三阴三阳分证的不足。正如柯韵伯在《伤寒论翼·合病·启微第三》所论叙的那样："病有定体，故立三阴三阳而分司之；病有变迁，更求合病并病而互参之。此仲景立法之尽善也。夫阴阳互根，气虽分而神自合。三阳之底，便是三阴，三阴之表则是三阳矣。如太阳病而脉反沉，便合少阴，少阴病而反发热，便合太阳。阳明脉迟即合太阴，太阴脉缓即合阳明。少阳细小是合厥阴，厥阴微浮是合少阳。虽无合病之名，而有合病之实。或阳得阴而解，阴得阳而解，或阳入阴而危，阴亡阳而逆，种种脉症，不可枚举。学者当于阴阳两证中，察病势之合不合，更于三阴三阳中审其证之并不并。于是阴病治阳、阳病治阴、扶阳抑阴、泻阳补阴等法，用之恰当矣。"柯韵伯此说，给予医者的启发多多。

这里举张锡纯《医学衷中参西录》的一个医案，以及他自己的解析。

一人年过三旬，于初春患伤寒证，经医调治不愈。七八日间延为诊视。头疼，周身发热，恶心欲吐，心中时或烦躁，头即有汗而身上无汗。左右脉象皆弦，右脉尤弦而有力，重按甚实，关前且甚浮。即此脉论，其左右皆弦者，少阳也；右脉重按甚实者，阳明也；关前之脉浮甚者，太阳也。此为三阳合病无疑。其既有少阳病而无寒热往来者，缘与太阳、阳明相并，无所为往无所为来也。遂为疏方：生石膏、玄参各一两，连翘三钱，茵陈、甘草各二钱，俾共煎汤一大盅顿服之，将药服后，俄顷汗出遍体，近一点钟，其汗始竭，从此诸病皆愈。其兄颇通医学，疑而问曰：此次所服药中分毫无发表之品，而服后竟由汗解而愈者何也？答曰：出汗之道，在调剂其阴阳，听其自汗，非可强发其汗也。若强发其汗，则汗后恒不能愈，且转至增剧者多矣。如此证之三阳相并，其病机本欲借径于手太阴之络而外达于皮毛，是以右脉之关前独浮也，乃因其重按有力，知其阳明之积热，犹团结不散，故用石膏、玄参之凉润者，调剂其燥热，凉热化合，自能作汗。又少加连翘、茵陈（可代柴胡）以宣通之，遂得尽随病机之外越者，达于皮毛而为汗解矣。此其病之所以愈也。

7. 问题讨论二

问：宋本第 104 条云"先宜服小柴胡汤以解外"。"小柴胡汤以解外"，不是解表的"汗法"吗？

答：这个问题问得也很好，不过提得早了一点，还没有读过《伤寒论》的人会觉得有点不着边际，因此这里先做一简略的回答。

《伤寒论》的表里与内外是两个不同的概念。太阳病是表证也是外证，少阳病是外证但不是表证。小柴胡汤证是少阳病，因此是外证而不是表证。宋本 266 条明确指出："本太阳病，不解，转入少阳者，胁下硬满，干呕不能食，往寒热，尚未吐下，脉沉紧者，与小柴胡汤。"由此可见，小柴胡汤所治疗的目标是"本太阳病，不解，转入少阳"的外证而不是太阳表证，所使用的治法是和法而不是汗法。

8. 问题讨论三

问：我是一个中医爱好者，也在灵兰中医听你的康治本课程。我的女儿，8 岁，瘦长，身体素来容易患病，比如容易感冒，容易患扁桃体炎、鼻炎等。近 3 年来患上了中耳炎，发作时发热，流脓水。西医诊断为念珠菌感染，治疗有效，但是不断根。近年来转而求治于中医药。我女儿平时口苦口臭，尿黄，食欲时好时差，脾气还好，性格内向，大便与睡眠正常。上腹角小于直角，稍有胸胁苦满的腹证。我是为了治愈她的中耳炎而学习经方的。每次发病，我都陪伴着她去看中医。不发烧时，中医师说她的脉象弦细，给她服用过葛根汤、桂枝汤、小柴胡汤、荆芥连翘汤、麻杏甘石汤等药方，也都有效，但是还会复发。你对于我女儿这样的状态有什么好的建议与方法吗？

答：你女儿的体质状态接近于腺病质体质，中医有使腺病质体质改善的药方，在某种程度上可以防向严重方面演变于未然，但具体是哪一个药方则要随证选择。一般有柴胡桂枝汤、小柴胡汤、柴胡桂枝干姜汤、小建中汤、六君子汤等药方。如果从念珠菌感染性中耳炎这个病的角度来看，像你女儿这样的体质与她的脉症也接近于小柴胡汤证。但是否可以选择小柴胡汤加味的药方治疗，还是要经方医生当面诊断以后才能决定。我这里介绍日本汉方家绪方博士在《汉方与现代医学汇通治验录》中所载的用荆芥连翘汤治疗一则念珠菌性中耳炎的病例，以供参考。

患者6岁，男。初诊于1975年2月12日。

病历：1974年1月4日，继发高烧之后，左右耳患中耳炎。开始在他家（滋贺县高岛郡）就近的开业医生那里治疗，但一直无效，并有恶化的倾向，转到京都市某大医院耳鼻科，被诊断为念珠菌性中耳炎，耳漏未停。

现症：身材瘦型，易患感冒，脸色稍青白，无精神，无汗，耳漏（流耳脓），耳背，鼻闭塞感，大便一日1次（普通便），尿量少，偏食，多食水果。舌苔薄白，左右胸胁有苦满。

治疗：连服小柴胡汤加桔梗、石膏20多天，耳漏全停。患儿的母亲告诉我："医院科主任看了患者病后，说中耳很干燥，但是还有念珠菌病灶，因而让患儿连服该方至六月中旬。但医院诊断仍有念珠菌病灶，因而让患者改为连服荆芥连翘汤。

连服60日后，患儿的母亲从该医院回家的途中遇到我说："我儿去医院看病有3周了，科主任说，念珠菌病灶已经消失了。"

以后继续服该方，又经过1个月左右，患者的母亲打电话告诉我："今天带儿了去看病，科主任说我儿子的病完全好了，实在太感谢您了。"

由于绪方博士原来是一个有30年医龄的老西医，他在一篇"我为什么要学汉方医"的文章中，讲叙了自己为什么要学汉方医的心路历程，现摘录如下：

1958年，我由于与朋友聚会，喝了过量的啤酒，患了耳漏。耳鼻科医生诊断为中耳炎，就这样留下了病根。耳鼻科医生让我接受根治手术，但我担心手术后的听力减退而拒绝了。2年后，读了大塚敬节等人共著的《汉方诊疗的实际》后，自行服用小柴胡汤加桔梗、石膏药方，1周后，耳漏治好了。继续服1个月，主治医生说炎症也消失了。从此对中医有了兴趣。1965年夏天，中耳炎复发，是绿脓杆菌混合感染，耳漏得厉害，颈部与肩部发硬酸痛，头重头痛，耳背，耳内闭塞，患处动脉搏动感强。我一边接受耳鼻科医师的治疗，一边服小柴胡汤加桔梗、石膏方剂，但不像上次好得那样快。后来，我将该中药增量，每6小时服1次，1天服4次，正如掰手腕那样胜负难分，用尽一切方法治疗，好不容易止住了耳漏。但双耳闭塞感、颈部及肩部的发硬酸痛、头重感、头痛、患处动脉搏动感、耳背仍然存在。在此期间，我患了肝炎住院。住院后又开始耳漏，上述的症状全部再现。这次是真菌混合感染，炎症有从骨进入脑的危险。耳鼻科医师认为不使用抗生素不行，并让我跟内科医师商量。

内科主治医师说："你本身是医师，咱们可以实话实说，对肝炎患者，特别是像这样的肝炎患者，如果使用抗生素，肝会坏死，1年之后就有死亡的危险。但如果不使用抗生素，则炎症有波及髓膜的危险，因此应将抗生素的用量限制在最低限度。"我当时说："是否可以服汉方药？中药可能对肝无副作用吧？"那位内科主治医师说："中药是草根树皮吧？可能没有抗生素那么危险吧？"

我当时想：注射或服抗生素可能会导致肝坏死，但不使用抗生素却会因髓膜炎而死。反正几十天或一年内会死，还不如用汉方试一试，汉方对真菌也许有效。于是，我就将小柴胡汤加桔梗、石膏方剂增量，每6小时服1次，结果还是好转（当时，我对汉方很生疏，不看是否对证，而是像西医那样，从维持血液中的浓度方面考虑用药时间），耳漏止住了，但头重感、头痛、颈部和肩部发硬酸痛、闭塞感、患处动脉搏动感等症状依然存在，正如耳鼻科医师所说的那样，从外面也可以看到真菌还在里面作祟。

不久，我到东京请大塚敬节老师看肝炎。老师问："耳漏好了吗？"我说："好了，但不能保证以后不会出现耳漏，到那时服什么汉方药好呢？"老师说："你现在是阴虚证，宜服千金内托散。"

回到洛北3天后，症状恶化，并伴有耳漏。我又一次接受耳鼻科医生的治疗。这次也是真菌感染，预感到情况不妙了。

第2天，我按大塚老师说的那样，早晨到乌丸二条的中药店买了内托散煎服，结果当天晚上到第2天早晨，耳漏止住了。从来没有获得这样的好结果，以往通常耳漏一流就是几天。那天上午去耳鼻科医师那里，医师将我耳中的药棉取出，很惊讶地说："你换了新药棉了吧？"我说："没有。"医师说："真奇怪，耳孔里的脓液一点都没有沾上。"他边用耳镜看中耳边念叨说："真奇怪，奇怪！"

我心里想："好极了！"我没有告诉该医师自己服了内托散，所有的症状都减轻了。我继续服用内托散。结果当天晚上到第2天早晨，耳漏较以前多了一倍，但头重感、头痛、颈部肩部的发硬酸痛、耳内闭塞感、患处的动脉搏动感等全部消失了。第2天，耳鼻科医师从我耳中取出了被脓液湿透了的药棉给我看，我看了默不作声。继续服内托散的第3天晚上，耳漏好了。第4天，药棉上只沾一点脓液。紧接着耳漏好了，流出了血块黄脓样物。

许多晚期症状都消失了。我又连续服了3周内托散，以后再没有复发。从此，我通过切身体验被汉方的神效迷住了。我以前认为汉方是不可捉摸的偏见烟消云散，终于发现了它的优点，开始认识到了汉方医学是疗效很高的医学，西医也应该掌握它。

后来我买了许多有关汉方药的书来读，难以理解的中医理论对我这样的自学者来说困难是很大的，而治愈西医难治的病困难更大。

我以背水一战的精神，立志当汉方医，全力以赴地进修，平时行汉方医时的疑难问题也得到了老师的解答。

1974年1月，在大阪退休时，我终于有了信心去开汉方医诊所。

通过绪方博士治疗中耳炎的病例和他为什么要学汉方医的生动讲述，我有以下几点的心得。

（1）在绪方博士诊治6岁患儿的病例中，开始用小柴胡汤加桔梗、石膏取效，但是还有念珠菌病灶，后来改为连服荆芥连翘汤以后才彻底治愈，可见药方除了方证相对应之外，还要考虑对某一种具体的细菌类型是否敏感有关联。

（2）西医对于中耳炎的治疗需要了解是什么病因，是念珠菌感染，还是真菌感染，还是绿脓杆菌感染，或者是混合感染。了解清楚以后，才可以使用不同的抗生素，而对于耳漏这一渗出性炎症的病理状态反而不很注意。绪方博士的诊治，除了对是什么微生物感染的病因重视之外，更为重视的是耳漏这一渗出性炎症的病理状态，甚至以其为主诉、为主症进行辨证，可见方证辨证与西医的病理状态有所关联。李同宪等医家提出了一个"证态概念体系"的新词语，作为中西医两大理论体系的共同参考系。在"证态概念体系"中，不仅病理状态是可证伪、可重复的，中医的证也是可证伪、可重复的。正如他们在《伤寒论现代解读》中所说的那样："所以证、病理状态、证态，既是一组最常见、最典型、相对固定的症状、体征组合，又是一个发生发展的动态变化过程。辨证施治的精髓在于根据'证'的变化调整用药，证的'固定'是相对的，证的'变化'是绝对的，证与证之间是连续的，证与证之间有许多过渡型，这样理解《伤寒论》的113方，举一反三，就能变化无穷。对于变化无穷的证态，治疗方法应当是多样性、多环节、多渠道的。"

（3）既重视专病专治，又重视西医病因与病理状态的绪方博士，可以成功地治愈6岁患儿念珠菌性中耳炎，但却因为自己还没有学习汉方而没能医治好自己的中耳炎。当他接受大塚敬节诊治时，大塚先生并没有深究他的中耳炎所感染的是什么细菌，而是首先做出是虚是实的方向感辨证，然后在这样的基础上再选择了和他相对应的内托散。可见，以方向感辨证为基础的方证辨证比绪方博士的专病专治方法更加有效。

9. 问题讨论三

问： 胸胁苦满应该是小柴胡类方证的腹证，那是否没有胸胁苦满就不能使用小柴胡类方？反之，患者具有胸胁苦满，是否就一定是小柴胡汤类方证呢？

答： 胸胁苦满的确是使用小柴胡汤的重要依据。但对于儿童胸胁苦满的腹证不明显，有时也可以使用。《汉方诊疗三十年·虚弱儿童》中就有这样的记载。

1952年12月5日，距我家并不很远的一家邀我出诊。患者是个10岁的少女。家长介绍说，从3个月前休学卧床在家。主诉为微热和咳嗽，某医生诊断为肺门周围炎，嘱静养。听诊可闻及右侧肩胛间部呼吸音粗糙。该患者从数年前开始，每患感冒就出现咳嗽和低热，总是持续很长时间。食欲略减，大便一天1次。腹诊时，季肋下并没有胸胁苦满样抵抗感。该患者虽然没有胸胁苦满的症状，但我还是投予了小柴胡汤。随后，嘱其务必坚持连续服药半年。但服药1个月后，咳嗽和低热似乎已经消失了，脸色也好转。从4月份起又开始上学了。这期间有时感冒，二三天也就治好了。至 6 月，身体的多处出现小疹子，瘙痒，遂用十味败毒汤治疗，5 日即痊愈了。然后又转用小柴胡汤，直到 10 月下旬，身体完全恢复了健康，遂停药。从那以后 5 年过去了，患者的父亲因腰痛来诊，问起其女儿现在怎么样时，回答说现在女儿是家里身体最结实的一个。

通过大塚敬节的这个病例可见，儿童没有胸胁苦满也能使用小柴胡类方。同时在外感热病时，患者具有往来寒热或定时发热、口苦、呕吐、脉弦等脉症，即使没有胸胁苦满的腹证，也可以使用小柴胡汤类方。

至于患者具有胸胁苦满，是否一定是小柴胡汤类方证的问题，回答是否定的。虽然胸胁苦满在小柴胡汤类方证中多见，但是一些长期具有胸胁苦满的患者，在出现太阳表证时，其治疗的目标应该是太阳病的葛根汤、桂枝汤、麻黄汤等方证的恶寒、发热、头痛等症状，也不是胸胁苦满。还有些水饮停滞的苓桂术甘汤类方证中，也有出现胸胁苦满。《金匮》云："心下有痰饮，胸胁支满，目眩，苓桂术甘汤主之。"除此之外，十枣汤、吴茱萸汤等方证也时有出现胸胁苦满。十枣汤证，因为水结于胸胁部位，心下痞硬而满，牵引胁下疼痛；吴茱萸汤证由于寒饮上逆，冲击胸部，也时有出现胸胁苦满的腹证。

大塚敬节在《汉方的特质·第三篇》中记载了一个使用吴茱萸汤治愈的胸胁苦满的偏头痛病例，现转录如下：

患者为 30 岁的妇人，身材矮小而体质中等。据云：以往未曾得过重病，现在的病是起自数年前。初时，以约 1 个月 1 次的间隔，发生激烈头痛。到近来，却变成 1 个月约有 3 次激烈发作。其头痛，会于睡眠不足或眼睛疲劳时引起，即在身心别无过劳的场合也会发生。发作之时，左右肩部酸硬，头部也是以左右的太阳穴为中心而疼痛的。此时会有耳鸣，并会呕吐。大便每日一行，月经正常。腹诊有胸胁苦满，右侧较著。若据此胸胁苦满来取证拟方的话，本来也可以看成类似小柴胡汤之证。但我对此，却以吴茱萸汤与之。此患者开始饮服此方 2 个多月，仅有一次轻度发作，便完全好了。

第46讲 小柴胡汤的形成

1. 小柴胡汤的演变过程

首先，介绍远田裕正是如何解析小柴胡汤构成的演变过程。

远田裕正在《伤寒论再发掘》中认为，小柴胡汤的形成和黄芩加半夏生姜汤有着最直接、最密切的联系。而黄芩加半夏生姜汤的基础是黄芩汤，我们从最基础的黄芩、黄芩甘草基、芍药甘草基、半夏生姜基讲起。

—黄芩证

—黄芩甘草基

—黄芩甘草基+芍药甘草基

—黄芩芍药甘草基+大枣

—黄芩芍药甘草大枣汤（黄芩汤）

—黄芩芍药甘草大枣汤+半夏生姜基→黄芩芍药甘草大枣半夏生姜汤

—黄芩芍药甘草大枣半夏生姜汤（黄芩加半夏生姜汤）

—黄芩芍药甘草大枣半夏生姜汤+柴胡+人参—芍药→（柴胡黄芩半夏生姜人参甘草大枣汤）

—柴胡黄芩半夏生姜人参甘草大枣汤（小柴胡汤）

先人最初知道黄芩的作用是治疗下利，但是凡下利者都服用黄芩的话，其结果也只有一部分人会治愈。于是人们就知道，黄芩的确能够治疗下利，但它并不能治疗所有的下利，有的下利者服用了黄芩可能下利得更加厉害。先人当时已经知道甜甜的甘草能够调味，黄芩和甘草一起用的时候，味道就不会那么苦了。于是，黄芩和甘草在一起就形成了黄芩甘草基。经过大量的尝试以后，发现黄芩甘草在一起治疗下利的效果更好。腹泻是排水，甘草反发汗、反下利能够储水，所以治疗下利。从现在的眼光来看，黄芩能够消炎止利，而甘草反下利，两味药配伍在一起，肯定比单独用黄芩治下利效果好。这样，当时就流行着黄芩甘草基治疗下利。当然这也只是一部分人有效，有一部分人还是没有效。为什么？毕竟它只适应于湿热的下利患者，假如寒性的、虚性的下利不仅无效，反而有害。当时先人们也已经知道芍药甘草可以治疗腹痛，临床遇见既有下利，又有腹痛的患者时，很自然地就把黄芩甘草和芍药甘草连起来用，就成了黄芩芍药甘草基。黄芩甘草基衍变为黄芩芍药甘草基，治疗目标就由原来的"下利"开始变成"下利、腹痛"。当生药结合基的治疗目标由对某些症状无所不用，到了知道对某些症状有所不治的时候，经方医学就迈出了方证辨证新的一步，开始走向精准化、规矩化；又加上当时人们都喜欢把生姜或大枣或生姜大枣基放在生药结合基中，实践的经验也告诉人们，这样的疗效更加可靠，服用起来更容易入口，还能开胃。的确如此，先人自然性的选择没有错，生姜大枣基能够调整药汁的口感，促进胃肠的消化功能，保护胃肠的黏膜，对于改善中下腹部的疼痛不适有效，还能够使两个不同的药基结合得更加融洽。这样就形成了黄芩芍药甘草大枣汤，也就是后来被命名为黄芩汤的药方。

在先人已经知道半夏生姜基治疗呕吐的年代，一些黄芩芍药甘草大枣汤（黄芩汤）证的患者又伴有呕吐，先人就很自然地想起把半夏生姜基加进了黄芩汤中一起服用。黄芩汤一加入半夏生姜基，就变成了黄芩加半夏生姜汤。黄芩加半夏生姜汤治疗下利、腹痛、呕吐等症状，临床反复取效以后，就形成了口诀条文并在周围部落之间流传。

同样，在用黄芩加半夏生姜汤治疗下利、腹痛、呕吐等症状患者的过程中，也是有的人有效，而有的人无效，通过慢慢地摸索，发现具有神疲、恶寒、口淡、清水样泻下的虚寒患者不能服用，而且即使是非虚证的患者，如果具有恶风、头痛、脉浮等表证的患者也不能服用。

在先人已经发现柴胡能够治疗胸胁苦满，人参能够治疗食欲不振、心下痞硬的年代，当一个胸胁苦满、心下痞满的患者，出现下利、腹痛、呕吐等症状，服用黄芩加半夏生姜汤无效的时候，他们自然就会想到把柴胡、人参加入到黄芩加半夏生姜汤中试试。如果患者没有腹痛，就把芍药去掉，也就是黄芩加半夏生姜汤加上了柴胡、人参，去掉了白芍，这样就变成了我们现在看到的柴胡黄芩半夏生姜人参甘草大枣汤，即小柴胡汤。也就是说，小柴胡汤开始是在治疗下利这样疾病的过程中形成的，它的母方是黄芩加半夏生姜汤。

在后来的长期实践中，先人慢慢地知道下利并不是小柴胡汤的"主症"（特异性症状），下利的存在与否对于小柴胡汤证是可有可无的，下利只是小柴胡汤证的"客症"（应用性症状）。小柴胡汤证的"主症"（特异性症状）是往来寒热，胸胁苦满，心烦喜呕，默默不得饮食。

通过以上对小柴胡汤形成的推衍，来认识《伤寒论》的方证与方证之间的内在联系与相互衍生的关系，可以提高医者临床诊治水平。

2. 病例介绍

接下去介绍一则我自己使用小柴胡汤治愈便溏下利的病例。

某女，55 岁。自述大便稀溏，里急后重，日三四次，缠绵不愈已经 5 年，长期服用西药，时而有效，时而无效，总之未能痊愈。近 2 年用中药治疗，服过半夏泻心汤、理中汤、桃花汤、五苓散、参苓白术散等方药，大便依然如此。2016 年 7 月 12 日初诊。瘦长体质，烦躁失眠多梦，精神郁闷，早晨刷牙时经常恶心欲吐，食欲不振，脉弦细，舌苔白。腹部中度弹力，上腹角小于 90°，心下痞硬，胸胁苦满。

患者除去大便稀溏、里急后重之外，从体质与脉症看都是一个典型的小柴胡汤证，遂投予小柴胡汤。

处方：柴胡 15g，党参 10g，法半夏 10g，黄芩 10g，生姜 5 片，生甘草 5g，大枣 3 枚。

每日 1 剂，水煎分 2 次服。上药进 7 剂，诸症悉减，大便成形、每日 1～2 次。继服 12 剂，诸症消失，饮食正常。

患者大便稀薄次数多，量也比较多，有里急后重，已经五年了。体重也减轻，人都瘦了。做了肠镜、胃镜。长期吃西药，有时有效，有时又没效，特别是吃三株四株等对宿主有益的活性微生物——益生菌这一类药物的时候，开始是有效的，有时候好几个月大便都正常，但是后来又没效了。也吃过好多中药方。诊治是从瘦长体型与胸胁苦满、心下有痞硬的腹证入手。非虚证、瘦长体型的小柴胡汤体质方证的特征是胸胁苦满、上腹角小于 90°、心下有痞硬。这样的体质状态如果没有胸胁苦满的话，会是半夏泻心汤类方证。患者精神郁闷，类似于条文中的"默默"与"心烦"；早晨刷牙恶心呕吐，是喜呕；胃口不好，即条文中的"不欲饮食"。因此，给她投小柴胡汤应该是方证对应。这样的患者不管是大便腹泻，还是大便秘结，或者大便正常，基本上都不影响我们对小柴胡汤证的诊断。

患者小柴胡汤吃了 7 天以后，所有症状都有明显的减轻，身体有好转，大便成形了。不过每天次数还多一点，有时候一天 1 次，有时候 2 次。患者说自己这 5 年来，大便都是泥样一坨一坨的，很少能自然成形。继续服用原方 12 天，诸多症状几乎消失，饮食逐渐恢复正常。我叮嘱她吃东西不要暴食暴饮，不要受凉，加强锻炼。此后，患者就慢慢地恢复起来了。

在教科书中很少能看到用小柴胡汤治疗腹泻的记载。可见，使用方证相对应的方法，有时很可能会把主诉、病名都放在一边。这是临床诊治的事实，不必讳言。

在上面这个病例中，腹泻只是作为小柴胡汤证的一个"客症"，而不是小柴胡汤的治疗目标。小柴胡汤在原始时代可能是治疗下利的，但先人在实践中慢慢地发现，小柴胡汤证的主症并不是它，于是就逐渐把它淡忘了，淡忘到了在治疗下利的常用方剂中再也寻找不到它了。可在宋本里还留下一些用柴胡剂治疗下利的记载。如宋本第 229 条："阳明病发潮热，大便溏，小便自可，胸胁满不去者，与小柴胡汤。"第 165 条："伤寒，发热，汗出不解，心下痞硬，呕吐而下利者，大柴胡汤主之。"

从黄芩汤治疗腹痛、下利，到黄芩加半夏生姜汤治疗腹痛、下利、呕吐，再衍化为小柴胡汤治疗胸胁苦满、下利、呕吐、心下痞硬，到最后慢慢地知道下利并不是小柴胡汤证的常规症状，就逐渐地把这个忘掉了。忘掉了下利也没关系，只要你方证相对应，不管它是下利或是便秘，都能有效。

由此可见，方证不仅仅是一个个相对独立的单位，也是一个相互联系的体系。总之，经方医学的核心方剂不是人为设计的，而是先人在与疾病的斗争中，通过反反复复的试错而偶中的产物。

胡希恕老善于用大柴胡汤、小柴胡汤治疗以发热、下利、呕吐、纳呆为主要症状的急性痢疾。《胡希恕讲伤寒论》里记载："这种痢疾也发热，呕吐，下利。这个呕吐不好，这个痢是噤口痢。是呕吐，什么也不能吃。这个痢疾死亡比例很大呀，一般用小柴胡加石膏也可以。我用小柴胡加石膏汤，这个人现在还活着，他的弟弟前天上我家串门来了。所以这个痢疾用柴胡剂的机会很多，尤其大柴胡汤。痢疾开始呀，没有古法，那么这个大柴胡汤的泻下作用不大的，只是现在我们用大黄或三钱，我自己闹痢疾也吃个药，一泻就好，这个病来得挺厉害。"

胡希恕老使用柴胡剂治疗痢疾下利的临床实践，仿佛让我们穿越时空，活生生地看到了先人的诊治场景。

3. 小柴胡汤的药物排列次序

接下去分析一下康治本中小柴胡汤方中药物排列的次序。

柴胡黄芩半夏生姜人参甘草大枣

柴胡黄芩基＋半夏生姜基＋人参甘草大枣

费维光在《中医经方临床入门·远田裕正先生对康治本伤寒论的研究》中，介绍了远田裕正发现了康治本中药方命名与方中中药复合物的排列次序的法则。现将相关内容摘录如下：

远田先生对康治本的药方命名法的研究，是根据中药的排列做出的，现在对每一药方都做了叙述。自宋本以来，这种命名法已处于失传状态，最多不过留下一点残余。到了《注解伤寒论》时期，这点残余也找不到几例了。有人说，上述两种《伤寒论》药方名是按《黄帝内经》的君臣佐使排列的。远田先生对此进行了验证，发现并非如此，其排列是属于无原则的。康治本的药方名，是起自中药严格有规则的排列，中药如此严格地排列，也是根据药方名的。其方法简单而朴素，是康治本的特点之一。远田先生竭尽心血，研究其术，使古代失传的命名法又复呈现在我们的面前。有人可能认为，中药的排列又不能提高中药疗效，研究它何用？这种看法是不对的。据此可以研究古方的结构及其关键之处，如已经发现的结合基之类，对古方由不理解达到理解，进而达到推广应用。远田先生的一番研究贡献，就在于能进一步推动研究古方，以解古方之谜，这是我们大家共同希望的伟大事业。

根据前面讲过的大小原则，现在来分析一下小柴胡汤的药物排列。

小柴胡汤的中药排列为：柴胡、黄芩、半夏、生姜、人参、甘草、大枣。

柴胡位于首位，是符合康治本的药方名都是位于最前头中药名的组方规律。柴胡的后面为什么是黄芩呢？因为柴胡与黄芩组成的柴胡黄芩基是柴胡剂类方最重要的药基，在大柴胡汤中也是这样，柴胡桂枝干姜汤也是如此，都是放在药方的第一、第二位。半夏与生姜为什么位于第三、第四位？因为半夏与生姜组成半夏生姜基，半夏生姜基在《金匮》里是小半夏汤。在黄芩加半夏生姜汤中，半夏与生姜是后来加味的药基，所以放在黄芩加半夏生姜汤的最后位置上，而在小柴胡汤中半夏生姜基并不是后加的药基，根据药基优先的原则，半夏生姜基位于柴胡黄芩基之后。人参、甘草、大枣是保护胃肠的辅助性药物，所以排列在小柴胡汤方的后面。

4. 问题讨论一

问：根据康治本方中药物的排列顺序：麻黄＞桂枝＞芍药＞甘草＞生姜＞干姜＞附子＞大枣。

甘草应该是排在生姜的前面，可小柴胡汤中为什么生姜排在甘草之前呢？

答：康治本的中药排列顺序，有大原则，也有小原则，这是日本远田裕正教授的研究成果，前面已经做了介绍。

"甘草＞生姜"就是先人组方的小原则，而小柴胡汤方中当"生姜与半夏"构成半夏生姜基时，就符合药方中药物排列顺序的大原则，这样"甘草＞生姜"的小原则就让位于药基优先的大原则，生姜就排在了甘草前面。

5. 问题讨论二

问：请您再进一步谈谈小柴胡条文中的"但见一证便是，不必悉具"。

答："但见一证便是，不必悉具"源于宋本第 101 条条文。原文的含义是：少阳病小柴胡汤所治的"往来寒热""胸胁苦满""心烦喜呕""默默不得饮食"等四大主症完全具备，自然方证相对应。如果出现主症不完备的小柴胡汤证时，只要有一个主症存在，就可以见微知著，投小柴胡汤。所谓一个主症者，指的是什么症状呢？日本人刘栋《伤寒论刘氏传》曰："凡柴胡汤正症中之往来寒热一证，胸胁苦满一证，默默不欲饮食一证，心烦喜呕一证，其四证中但见一证，即当服柴胡汤。其他各证，不必悉具也。"其实，不仅如此，还有宋本 379 条所谓的"呕而发热者"，以及诸黄、腹痛而呕者、妇人热入血室者等亦为其主症，不可不知。

这句话不仅仅指一个小柴胡汤证的辨别，而是泛指任何方证辨证也都一样。每一个方，只要把握它的几个重要治疗目标，整个方证便可展现。比如"少阴病，脉沉者，四逆汤主之"，"脉沉"只是四逆汤证的冰山一角，从中却可以反映出整个四逆汤证的全貌。路振平在《医圣秘法·方剂辨证法》中指出："这个原则不仅适合于柴胡证，也适合于桂枝证；不仅适用于伤寒，也适用于杂病。可惜这个原则并没有为人们所认识。如江苏省中医研究所的专家就认为：'必须具备痞、满、燥、实四症，才得使用大承气，缺一便不适合。'这种提法有不妥之处。查大承气汤在《伤寒论》应用的一共有19条，但没有一条是四症具备的。如第257条：'腹满不减，减不足言，当下之，宜大承气汤。'只有'腹满'一症即用大承气汤。我在长期的临床实践中，多次运用大承气汤治疗高热和急腹症，也很难碰到一个四症俱全的患者。故所谓'四症'，只是后人根据《伤寒论》运用大承气汤的全部条文中抽象出来的，在临床上不但四症俱全的承气证不多见，诸症俱全的白虎证、桂枝证、四逆证也不多见。若必待诸症俱全始肯用方，无异于守株待兔，徒劳而无功。"

的确如此。柯韵伯在《伤寒来苏集》中讨论桂枝汤证时也引用了这句话，并加以引申："如所云头痛发热、恶寒恶风、鼻鸣干呕等病，但见一证便是，不必悉具，惟以脉弱自汗为主耳。"

日本汉方家也讨论过类似的问题。比如龙野一雄在《中医临证处方入门·解答普遍性问题》中就回答了类似于"但见一证便是，不必悉具"的问题。其问题是："《伤寒论》举出各种各样的症状作为处方的适应证，这些症状不完全具备也可以使用那个处方吗？"龙野一雄回答道："可以。但是，适应证的症状中有主客之分，作为主症状的则不可缺少。例如桂枝汤，以脉浮弱而有头痛或上冲为主，其他恶风、自汗、发热为客。小柴胡汤适应证的主症状是胸胁苦满，呕、咳和腹痛是客症状。可以根据经验区别症状之主客，但从状态上判别是正确的。桂枝汤为表虚，故表脉为浮，虚脉为弱。以头痛或恶风、汗出等为表的症状而出现，其中头痛是代表性的症状。但有时缺少一个症状，或发生另外的症状，必须改用处方。这个问题《伤寒论》写得很清楚，必须根据此书。例如有呕吐、胸胁苦满，则为小柴胡汤之证；如胸胁苦满的程度严重，则为大柴胡汤之证；如胸胁苦满轻而呕吐强者，为半夏泻心汤之证；如只有呕吐而无胸胁苦满者，则为小半夏汤之证；呕吐更加腹痛者，则为黄连汤证；虚证且呕吐、腹痛剧烈者，为附子粳米汤证；发热、头痛、项背强者，为葛根汤证；但项背不强而有咳者，则为小青龙汤之证。因此，首先必须根据《伤寒论》和《金匮》记载的范围使用处方，其次再根据先辈的经验、古书的记载等扩大应用范围，最后根据自己的经验和体会来广泛地、灵活地选用。"

我的理解是："但见一证便是，不必悉具"这一治则，阐明了在临床上大量存在非典型性方证的事实面前，医者如果责备求全，就会画地为牢，寸步难行。正如路振平在《医圣秘法·非典型观》中所说的那样："医生为什么会误诊？其原因固然很多，但主要还是由于临床上出现的病证往往是非典型性的，不容易诊断清楚。然而，令人迷惑不解的非典型证在临床上经常出现是一方面，另一方面却又常常被人们所忽视。""由于患者的病史、病程、性别、体质的不同，可以产生各种各样的非典型证。按其临床表现和病理特点，可分为不精确证、不相应证和不完全证三类，但临床上三者又往往交织在一起，很难截然分开。"

路振平所谓的非典型性方证，医者心中一定要熟悉其方证状态与主客症，如果达到了"目无全牛"的境界时，就能够"窥一斑而知全豹"，把方证捕捉到手。比如宋本第323条云："少阴病，脉沉者，急温之，宜四逆汤。"对于一个非常了解与熟悉四逆汤证的医者，一旦发现患者的沉弱脉，就能够准确地捕捉到四逆汤证的全体，而不必等到其疲惫、形寒肢冷、下利等所有症状全部呈现。因此，从医者这个角度来分析"但见一证便是，不必悉具"这句话，就有"一叶知秋"的含义。

龙野一雄在《中医临证处方入门·治疗方法实例·第八例》中记载的一则医案，颇有见微知著之感。现在摘录如下：

48岁，女。主诉是原因不明的吐血，现代医学诊断不明，胸腹部无显著的变化。中医学的症状和判断：脉沉，颜貌似上火而红润。脉沉为水，上火为胃热上冲。遂用苓甘姜味辛夏仁黄汤。用方后，吐血停止。此例是从病理上判断脉和症状，并结合处方的药效而决定的。

龙野一雄仅仅依靠"脉沉，颜貌似上火而红润"的表现，就捕捉到苓甘姜味辛夏仁黄汤证，生动地再现了"但见一证便是，不必悉具"这一治疗原则的可行性。

"但见一证便是，不必悉具"这一句话语还有一层含义，即告诉我们对于外感热病的诊治要尽早，和疾病的发展抢时间。医者在熟悉疾病发展阶段常见方证的基础上，发现一两个典型症状就要果断做出诊断而处方用药，不要按部就班，拖拖拉拉，一定要等到方证的所有脉症全部齐全才开始治疗。藤平健博士在《汉方选用医典·感冒》中的一段话就表达了上述的观点：

"汉方的方法是随见随决，症状一出便抓，以所显出来的症状抓住决定处方以治之，是这样做而已。

感冒初发的症状，有头痛、恶寒、发烧等，但不一定皆都发作，有时只有头痛，有时背部发生寒感，有时只感觉全身倦怠等而已。经过一二小时后，前述症状才全部发出来。

我们最紧要的是上面症状之一发生的半天以内，应加以处置，正确服药。"

这里要注意的是，初学者不能仅凭一句"但见一证便是，不必悉具"就贸然地套用经方，这样去理解这句话，必然没有疗效，不会进步。

心里已经具备某方证本质方证的医者，临证时只要诊察到某方证的冰山一角时，就会有了似曾相识而不期而遇的认同感。医者心里就会直观地、自然而然地出现了某方证。在这一瞬间，两个方证（医者心里的本质方证与患者的具体方证）就会同气相求，一拍即合。由此可见，从认识论的角度来看，方证诊断的起点是先验自我和先验意识，熊十力把这种先验自我和先验意识称之为"内知觉"。当然，这种"内知觉"的内容不是天生的，而是在熟悉了《伤寒论》《金匮》等经方医学典籍与历代医家经验的基础上渐渐形成的，正如哲学家陈嘉映在《在认识自我的问题上，镜子帮不上你特别大的忙》中说的那样："自我认知从来不是一种对象性的认识。所谓自我认知，并不是说世界里有一个东西叫作自我，我现在来认识这个东西。我本来就混同在这个世界之中，我们通常就在认识世界的同时认识自我。"

6. 问题讨论三

问：请您以小柴胡汤证为例，解释一下"方证—疾病谱"的概念

答："方证—疾病谱"是表叙某一个方证最多可能出现在哪几种疾病之中，也就是某一药方治疗的疾病范围。我们从原则上讲，某一个方证可能出现在任何疾病之中，任何疾病也都可能出现某一方证。然而在长期使用经方和疾病反复较量的过程中，医者发现某一方证在某种疾病之中出现的概率较其他疾病为高，因此就出现了"方证—疾病谱"的概念。杨大华在《皇汉医学选评》中说过："'仲景之方剂，万病俱随其证以处之，不当随其病名而处之也。'但病名也非毫无价值，某些方证在某些病中出现的概率很高，而在其他疾病中几乎不出现。可见，病名对于辨方证也有参考意义。不拘病名，不离病名，当作如是观。"杨大华的"如是观"，道出了"方证—通治法"与"方证—疾病谱"之间的辩证关系。

小柴胡汤治疗范围很广，但也是一步一步发展而来的。

康治本第26条："伤寒中风，往来寒热，胸胁苦满，嘿嘿不欲饮食，心烦喜呕，或胸中烦而不呕，或渴，或腹中痛，或胁下痞硬，或心下悸、小便不利，或不渴、身有微热，或咳者，小柴胡汤主之。"第27条："伤寒，身热恶风，颈项强，胁下满，手足温而渴者，小柴胡汤主之。"第28条："伤寒，阳脉涩，阴脉弦，法当腹中急痛，先与建中汤。不愈者，小柴胡汤主之。"这些是小柴胡汤原创阶段的治疗范围。后来在《金匮》时期，医者发现小柴胡汤不仅可能治疗"往来寒热"，还可以治疗"微热"，而且这种"微热"还常常伴随着"呕吐"，于是就有了"呕而发热者，小柴胡汤主之"的条文。

现在认为小柴胡汤所形成的"方证—疾病谱"是过敏性证候群，肺结核，肝炎，小儿呼吸道炎症，麻疹、小儿发热，小儿腹痛，月经异常，肾盂肾炎，膀胱炎，扁桃体炎，耳下腺炎，中耳炎等疾病。而其加减方治疗的疾病就更多了。

我认为初学者对于"方证—疾病谱"的知识只要了解就可以了。

第 47 讲　康治本第 28 条——（小）建中汤证治①

1. 医案介绍①

康治本中的建中汤，就是小建中汤。此方临床以治疗虚证胃痛、腹痛为多，只要患者出现面色不华、食欲减退、胃脘部强烈的疼痛、手足烦热、腹肌软弱而腹直肌挛急就可以投此药方而取效。然而康治本第 28 条除了记述虚证胃痛、腹痛的诊治，以及和小柴胡汤证的鉴别使用之外，更为重要的是论叙如何处理外感热病过程中的虚证发热。为了重点阐明这一方面的作用，我先引用一则自己的临床医案。

陈某，女，15 岁，初三学生。流感后 3 日，适值月经来潮、量少色红，以发热、头痛、腹部不适来诊。2018 年 12 月 7 日初诊。

刻诊所见：患者体形瘦长，长期消化不良，时有腹胀腹痛。

主诉：发热，恶风。体温波动在 38 ～ 39℃，经用多种中西药，热势不退而头痛，发热昼轻夜重，汗多，面色萎黄，唇干口燥，喜热饮，腹痛隐隐。舌质淡红，苔薄白，脉浮弦而数。腹壁薄，腹直肌紧张，腹肌弹力稍弱。证系大阳太阴合病的小建中汤证，治当补中益津解痉。

处方：饴糖 30g，生白芍 25g，桂枝 12g，生甘草 6g，生姜 5g，大枣 3 枚。

水煎服。1 剂体温降至 37.5℃，2 剂热退腹痛减少，3 剂腹舒而痊。

这一病例的意义，在于通过《伤寒论》条文的原始含义认识而使用了建中汤类方。所以我们在学习这条条文时，要认识到腹部不适、腹壁紧张、腹直肌拘挛等也是"腹中急痛"的内容，更不要被"腹中急痛"吸引住眼球，而忘记了更为重要的"伤寒，阳脉涩，阴脉弦"的条文原意。

2. 学习条文

第 28 条：伤寒，阳脉涩，阴脉弦，法当腹中急痛，先与建中汤，不愈者，小柴胡汤主之。

桂枝三两（去皮），芍药六两，甘草二两（炙），生姜三两（切），大枣十二枚（擘），胶饴一升。上六味，以水七升，煮取三升，去滓；内饴，更上微火消尽，温服一升。

严重的外感热病，外证未解，脉象滞涩弦劲，一般应该出现腹中拘急疼痛的症状，应该先用小建中汤。服药后，如果外感热病未愈，再投小柴胡汤。

有几个词语要解释一下。

（1）句首称"伤寒"，说明这是一个比较严重的外感热病，并有外证未解之寓意。

（2）"阳脉涩，阴脉弦"，应该是一种互文，说明患者出现浮沉都有弦涩的脉象。

（3）"法当腹中急痛"，法当是推测的语气。即一般应该出现，但尚未到来，称之为"法当"。腹中急痛，指腹部疼痛呈急迫状。大塚敬节在《临床应用伤寒论解说》中曾经指出："《伤寒论》有'法……者'，均为后人的注文或追加论述，不是原文。"山田正珍也认为不是原文。对照康平本该条条文，其中的"法当腹中急痛"六字的确不是原文而是后人的旁注。可见，康治本中也不是纯之又纯的原始记录，研究者不能求全责备。

（4）"不愈"，即不差，外证还未痊愈之意。

（5）"建中汤"，就是小建中汤，康治本还没有大建中汤。

（6）"胶饴一升"，胶饴就是饴糖。一升，相当于现在一个纸杯的容量。

本条条文论述了体质虚弱或有消化系统基础病的人，患了严重的外感热病，外证未解，而出现脉涩弦的少阳太阴合病。清代汪昂云："此条乃少阳病，兼夹里虚之证也。……余以先补后解，乃仲景之妙法也。"（引自汤本求真《皇汉医学·小建中汤之注释》）

一般来说，脉象滞涩弦劲的患者会有腹中拘急疼痛。对于这种少阳太阴合病，为补里虚而使用小建中汤；服药后外感热病未愈，再投小柴胡汤。如果服药后外感热病痊愈，那就不必服药了。汪昂认为，此"乃仲景之妙法也"。这是一种什么妙法呢？柯琴在《伤寒来苏集》中告诉了我们："仲景有一证用两方者，如用麻黄以解汗，半日复烦，用桂枝以更汗者同法。然皆因设法以御病，非必然也。先麻黄继桂枝者，是由外而之内之法也。先建中继柴胡，是自内而之外之法也。"汉方家藤平健博士认为这条条文中，无论少阳小柴胡汤证和太阴小建中汤证，都可能有腹中痛的症状。但小建中汤证的腹痛更激烈一些，因而按照"先急后缓"的原则，先给小建中汤。如果不见效，再给小柴胡汤。

概括起来，这样的妙法在《伤寒论》里大概有三种：一种是排除了虚证以后，若表里同病时，一般先解表；一种是在虚证中，假如是阳虚和阴虚并存，一般可以阴阳并补，假如其中的阳虚证趋于亡阳厥逆而流汗不止或腹泻不止时，一定要先扶阳再补阴；还有一种是虚证和实证并存，先治虚证，补虚后机体恢复了再治实证。

3. 医案介绍②

《辽宁中医杂志》1988 年 4 月号上发表了一则蔡渔琴医生治疗虚人便秘的医案，我们可以通过这个医案来看看《伤寒论》上述妙法的临床应用。

黄某，女，30 岁。1979 年 10 月 5 日初诊。便秘 9 年，始则 3 ～ 4 日一行，无明显痛苦。婚后生育三胎，便秘加重，常 6 ～ 8 日不行，腹部时觉隐隐胀痛，如物梗塞，饮食减少。历经中西医治疗，屡用通导，或可见效一时。形瘦神疲，气短乏力，因大便秘结而诱发痔疮，常流鲜血。曾在某医院检查，除见脱出之外痔，余无异常。就诊时，已 4 日未便。嘱取小建中汤 7 剂。

服药后便觉肠鸣，腹部如有气体窜行，即大便 1 次，开始为羊屎样，后则解出黄色软便。服完 7 剂，又解大便 1 次，先硬后溏，硬亦无羊屎样。第 2 疗程，每天基本可大便 1 次。为巩固疗效，将原方加大 10 倍，浓缩成膏剂，坚持续用 2 个月，每日大便通畅，体力逐渐康复。随访半年，无不适之感。

本案是一个虚实合病的便秘患者，屡进攻下通导之剂，虽可暂快于一时，然中气内虚与日俱增，形瘦神疲而气短乏力。治疗以"自内而之外之法"，长期投小建中汤补益中气，待到亏损渐盈，则腹痛渐渐消失而大便秘结自通。

蔡渔琴医生的医案非常典型，但是整理的时候却省略了脉象、舌象、腹证等内容。作为经方医生，如果也面临如此病例的时候，在要使用小建中汤之际，还应该注意哪些呢？我想，如果使用小建中汤，一定要进行腹诊而得到腹证的依据。小建中汤证的腹证是整个腹壁表面感到紧张，加重力量压下去，腹肌的深部是虚空软弱的。左右腹直肌痉挛拘急，从季肋下一直延伸到耻骨联合。患者自己感到腹部有隐隐作痛的时候，腹诊时要询问患者是否喜按喜温。当然，也有的患者腹证不典型，特别是腹痛患者，按压时反而更痛，这时要以全腹部肌肉弹力是否软弱来考虑虚实，再做出最后的决定。我认为，上述这个病例的脉象一般应该是弦细涩。

4. 医案介绍③

我再介绍大塚敬节的一则病例来说明小建中汤的临床应用，因为此案患者的病证缠绵而重笃，腹证又不很典型，更加具有参考价值。医案转录自《汉方诊疗三十年·患慢性腹膜炎的少女》。

8 岁的少女，因慢性腹膜炎来诊。

该少女自两个月前开始出现精神欠佳、易疲劳，时有轻微腹痛，有 7 ～ 10 天一直未排便。灌肠后，可排出大便，但总是不畅快。小便通畅，食欲略减，但味觉无变化。腹部略膨满并有抵抗，脐周有压痛。

投予小建中汤 7 天量。

服后稍有精神。7 天中有两次正常大便，这是两个月来首次正常排便。继服上方 7 天，面色渐红润，腹部膨满也轻了。再服 7 天，大便日 1 次，变得很有规律。又给予 7 天量。

其后患者未再来诊，但据介绍该患者的人说，该少女现在精神很好，欢蹦乱跳的。

使用建中汤（小建中汤）治疗慢性腹膜炎的病例，在日本汉方医学是常规，然而在中国中医界却很少论及。这则案例，大塚敬节使用小建中汤治疗的目标是"精神欠佳、易疲劳、时有轻微腹痛""食欲略减"，以及"腹部略膨满并有抵抗，脐周有压痛"。可见方证辨证时，要以"病的人"为对象，当体质方证与腹证不完全符合的时候，还要权衡两者的关系，一般要守住"虚者优先"的原则比较安全。遇见腹痛患者，不是凭借"不通则痛，痛者不通"这类概念处方用药。

5. 小建中汤腹证

我对于小建中汤腹诊的把握，得益于日本汉方医学的书籍，特别是藤平健博士的研究，对我帮助最大。我把他在《汉方选用医典·腹直肌紧张所表现的疾病状态·小建中汤》中的论叙与病例转录如下，和诸位分享。

可以用小建中汤的腹部证候有两种形态。

第一，腹力中等以下，左右腹直肌自上至下强张着。

第二，腹壁全体呈软弱，按下时完全没有抵抗力者。

有了上述的其中一项腹证，且又容易疲劳、食欲不振、脸色欠佳，时而腹痛，容易流鼻血、口渴；若系小孩子的话，酷嗜甜食等自觉症状者，正是小建中汤证。

本处方适合因胃肠不好致使体力衰退的人，很有效。若以病名来讲，即应用于胃溃疡、十二指肠溃疡、急性胃炎等。若小孩，即虚弱体质，以及疝气、假性近视、夜啼症等疾病。

〔症例〕

小学五年级男孩子，欲治假性近视来院。视力左边 0.5，右边 0.6。依照他妈妈的话，一天到晚要饼干、要糖果地要不停，不喜欢吃饭。脸色并不太差。比一般孩子来讲，容易疲倦、不喜爱户外活动。其他如早上有时会流鼻血，或诉说肚子痛的次数不少。

诊其腹部，腹力中等以下程度，左右腹直肌相当强张，所以给与小建中汤的颗粒剂。经过 6 周，已经有相当的食欲，脸色也较好，视力向上回复 2 个阶段。再经过 4 个月的现在，双眼视力皆回复为 1.2，腹痛不再发作。

我们应该明白，儿童在 18 岁前的近视，大部分是可以矫正的假性近视。但小建中汤并非治疗假性近视的专病专方，而是用于具有小建中汤证的假性近视患儿，才能收到满意的效果。这里提示对小建中汤证的判断，应该重视左右腹直肌紧张拘挛这一腹证的存在。

6. 小建中汤证与六君子汤证鉴别

小建中汤和六君子汤都可以治疗脾胃气虚，也都可以治疗虚性便秘，临床应用时如何进行方证鉴别呢？肠道平滑肌的紧张和痉挛会造成大便的秘结，小建中汤可以使空腔器官平滑肌的痉挛放松，从而就会通气；通气后，大便就会慢慢地下来。六君子汤则是治疗整个空腔器官处于一种松弛状态的便秘，患者肠道动力不足，没有能力排便。六君子汤中的白术可以恢复肠道平滑肌的活动性，所以要重用。一个是肠管痉挛的便秘，一个是肠管松弛的便秘，都是通过加强肠道的新陈代谢功能使之正常排便。如果使用腹诊进行方证鉴别，就比较容易掌握与理解。六君子汤证的腹证是腹肌弹力软弱，和小建中汤证的腹皮挛急紧张、悸动的腹证有明显的不同，但也不排除有一些小建中汤证的腹皮并没有挛急紧张的情况。因此，对于痉挛性虚证和松弛性虚证的鉴别还值得深入地研究。

7. 小建中汤是一个甘甜味的药方

这也是非常重要的方证鉴别的抓手。矢数道明博士给他妻子诊治疑似胰腺炎的经过，就是一份最好的明证。他在反复诊治无效的情况下，使用甘甜味的小建中汤后，病情才开始步入坦途。

那年的3月下旬，矢数道明的妻子患了流感，连续两天高热39℃以上，矢数道明投予葛根汤后就退了烧。刚刚退烧的妻子因为和小孩还有约在前，迫不得已陪伴小孩去远地旅游。谁知天公不作美，中午以后风雨大作，一直到夜晚还是不停。妻子回家以后，极为疲劳，倒头就睡。深夜里，发现妻子再度发生超过39℃的高热，而且头痛、身痛、腰痛、极度疲乏，还有烦躁不安。矢数道明开始认为是再度感冒，还是给予葛根汤。之后的2天，体温转为37℃左右的微热，自汗、盗汗厉害，毫无食欲，舌苔白而干燥，口苦头痛，胸闷恶心。给予柴胡桂枝汤服用后，恶心欲吐，心下痞硬、按之则痛，矢数道明认为是半夏泻心汤的正证，服用半夏泻心汤应该不会有错。结果事与愿违，服后20分钟，全部吐出。出现脉象沉细，烦躁，头痛欲裂，强烈的呕吐，矢数道明认为是典型的吴茱萸汤证，匆匆地给她服用吴茱萸汤。当他在枕旁观察并预期会出现大效的时候，又一次大失所望，其妻子忍耐了30分钟之后，还是吐得干干净净，并开始发生心下部痉挛性疼痛，不寻常的身倦烦躁、头痛、呕吐、口苦。矢数道明认为是黄连汤证，并考证《类聚方广义》，心中深信不疑。然而当黄连汤喝入后1个小时，还是完全吐出。1周的折腾，食物几乎未能顺利下肚，体能完全衰弱，为了维持生命，只得静脉输液。在现代，西医的静脉输液滴注，为中医药的下一步治疗赢得了时间。当天夜半，矢数道明妻子因为苦闷不堪而挣扎着起床，说是头部与心下部的剧烈疼痛已经到了一刻都无法忍耐的程度了。他反思一周来的诊治过程，所使用的柴胡桂枝汤、半夏泻心汤、吴茱萸汤、黄连汤，为什么服用以后都会出现呕吐？最后，他得出一个结论：这些方剂的使用在方证相对应方面应该没有问题，问题可能就出在药的味道上，因为它们都是苦味的药。事实证明，妻子的病证已经不适应苦味剂了。为了缓解目前这个急迫的腹痛与头痛，似宜使用相反的甘味剂。首先考虑到的是甘草汤，但仔细一想觉得不行，因为它也容易引起呕吐。于是就想起现成的小建中汤浸膏末，随即将其取出1g放在玻璃纸上，让妻子一口一口地舔，在每次将要吞下的时候，再用温开水送下。妻子用了一分钟的时间把浸膏末服完以后，痞于心下部的硬块就在这顷刻之间，好像溶解似地就消除了，而心下的疼痛也随之悄然而去。之后两天，矢数道明的妻子都服用小建中汤浸膏末，再没有出现呕吐，头痛也减轻了，开始有食欲。接下两天，试用小建中汤的煎剂，病情愈益好转。

这则病例对我太重要了，它不仅仅是一个治疗成功与失败的问题，而是对我把方证辨证简单化情结的指正。在中药的世界里，味道与药性关系相当紧密，这些味觉体验与药性的总结，是药物作用于人体后的反应归纳。研究者在这个体验过程中，可以体会到汉方医学对患者味觉的重视。

当我第一次看到这个病例的时候，它无情地一击即中了我，击中了我这个曾经依靠单纯的虔诚对待方证相对应学子的中枢神经，它伴随着我走过了我人生的大半时光。当成功治愈疾病的时候，这个病例让我冷静；失败的时候，这个病例使我重新鼓起对中医的信心和勇气。

矢数道明有一句话说得好："临床医师遇见失败的病例，必须追寻其理由而予以克服，没有遇见挫折的成功不是真正的成功，必须是通过失败的成功才是真正的成功。失败的重要性在于你从中发现什么，如果没有失败，你永远不能从失败中受益。重要的要把一些马失前蹄的案例引以为戒，想方设法把临床教训转化为临床智慧。"矢数道明的话，使我们对方证的认知方式与险中求胜等临床诊治策略更为注意。

陷入进退维谷中的矢数道明，突然想到从药的味道入手来改变自己的辨证思路，并不是没有来历的仓皇之举，而受到了和田东郭医学思想的影响。和田东郭出自吉益东洞门下，但是独不奉其衣钵，别成一大家。

和田东郭在《蕉窗方意解·半夏厚朴汤》中解析半夏厚朴汤"既可用于中脘痞满，是以手按，心下硬满，上迫胸中，气舒不畅，郁闷多虑之证。此心下硬满，但非可用芩、连苦味证，又非芍药、甘草、胶饴等之甘味证。唯心下闭塞，因蓄饮于胸中、心下，或为呕逆恶心，或为痰涎壅盛而气急，或咽中常觉有如炙脔，咯不出，咽不下等证，是皆由心下痞硬所发之证也。故心下痞硬甚，反用淡味剂，不碍蓄饮，而痞硬即缓矣。"

可见，经方医学的学习需要一代代的累积性的传承。

8. 问题讨论一

问：您在解读条文之前，介绍了大塚敬节使用小建中汤治愈 8 岁少女慢性腹膜炎的病例，使我开阔了视野，对我很有帮助。《金匮》虚劳病篇谓："虚劳，里急，悸，衄，腹中痛，梦失精，四肢酸疼，手足烦热，咽干口燥，小建中汤主之。"条文中虚劳病的"里急""腹中痛"等症状，应该包括西医学中的腹膜炎吧？日本汉方家使用小建中汤治疗腹膜炎的病例多吗？他们使用小建中汤治疗腹膜炎的证治要点是什么？

答：《金匮》虚劳病篇有关小建中汤证中的"腹中痛"，并不是特指哪一种具体的疾病，当然不排除西医学中的腹膜炎。矢数道明博士认为，小建中汤是治疗腹膜炎的一个常用方。他在《临床应用汉方处方解说》中写道："小建中汤应用于虚证体质属于所谓太阴病，多为脾胃（消化系统）虚弱并伴有疼痛、急迫症状者；亦多用于慢性腹膜炎之轻症，无腹水而有硬结者。"大塚敬节、矢数道明、清水藤太郎合著的《中医诊疗要览·慢性腹膜炎及结核性腹膜炎》，就把小建中汤类方列为治疗此病的首选方。

大塚敬节曾经使用小建中汤治疗 16 例慢性腹膜炎，其中 12 例疗效显著。现在转录他发表在《汉方的特质》中的一段综叙。

在 1939 年 11 月 1 日发行的《临床内科》第 5 卷第 11 期中，我曾以"慢性腹膜炎使用小建中汤的经验"为题，发表小文。其绪言，有如此叙述："笔者，今年以来，曾将认定为小建中汤适应证之慢性腹膜炎，处理 16 个的病例，以观察其经过。在处置上，仅服用小建中汤及腹部温湿布，并不使用别种治疗。此中有一名并发肠结核而死亡；一名服药 2 周，因不见有何佳兆而转医；一名因病势反见恶化而转医；此外一名已经医治 42 天，目下仍在持续服药中，但迄未趋向减轻。其余 12 名，则如表所示（按：表略），深信远较以往的方法获得好成绩。""笔者使用小建中汤治疗，特别感觉到有两点，是自觉症状减轻最快及营养与血色转好最著。纵然是愈着性的，虽不能想作愈着已经除去，但自觉的苦痛消失，营养回复，元气增进，因而患者信赖程度提高，能专心于治疗。"

9. 问题讨论二

问： 我发现康治本除第 28 条的"伤寒，阳脉涩，阴脉弦，法当腹中急痛，先与建中汤。不愈者，小柴胡汤主之"之外，其他条文都是"一证一方"的结构。然而宋本中已经出现较多的"一证二方"内容。历代医家对于"一证二方"的问题重视吗？"一证二方"的条文对临床诊治有何意义？

答： 你的这种学习态度与方法值得发扬。初学者应该在自学的过程中有所发现，有所思考。

《宋以前伤寒论考》各论二《桂枝汤是麻黄汤吗》中写道："宋版《伤寒论》三阴三阳篇有'一证二方'的条文。宋版《伤寒论》细字注在《金匮玉函经》变为大字正文。因为'脉浮者，病在表，可发汗'是粗略的发汗法指示条文，所以出现了桂枝汤和麻黄汤两张处方。如果要进一步鉴别的话，与其认为'证和处方是一把钥匙开一把锁'的关系，不如理解为'对应证（病态）有复数处方的可能'，这样灵活一些更好。宋版《伤寒论》也有其他'一证二方'的条文。'一证二方'条文在可不可篇多见，三阴三阳篇细字注记中多见。成无己《注解伤寒论》几乎将条文中细字注记的部分全部删除，同时还把和三阴三阳篇重复的可不可篇条文也删除了。这样一来，成无己之后，'一证二方'条文的存在变得难以辨认起来了。"

"一证二方"的条文在《脉经》《金匮玉函经》等宋以前的医籍中也有出现,可见林亿等医家编辑宋本时可能也参考了这些医籍。总之,宋本等医籍在方证辨证方面补充了康治本的不足。由此可见,宋本等伤寒学医籍的一些补充文字不是可有可无的,《伤寒论》的研究要重视历代伤寒学文本层累的结构。

"一证二方"的条文包含着两种意义。一种是根据方证的虚实缓急,分开先后两步治疗;另一种是相对应的证候群存在着两个药方并列提供选择的可能,这就显示了临床诊治的复杂性。

10. 问题讨论三

问:请问老师是如何看待《伤寒论》诸多版本与历代医家对于《伤寒论》的注释与发挥?

答:《伤寒论》诸多版本与历代医家对于《伤寒论》的注释与发挥,是伤寒学的重要组成部分,都是非常宝贵的资料。张启基、王辉武教授合编的《伤寒论手册·伤寒论历代书目》中就收录了504种。尽管历代医家对于《伤寒论》条文的注释也有错的,但我们对于所有注释过《伤寒论》的医家,都要表示感谢与敬意,借用谢泳对于古代诗词注释的态度:"不是看你注释错了多少,而是看你注释对了多少"。然而由于《伤寒论》自成理论体系,初学者首先要下功夫学会经方系统内的知识,学会运用经方思维去思考问题,去诊治患者。一个经方学者,如果没有自觉地将自己融入《伤寒论》中,他的所谓开拓视野也好,他的所谓知识创新也罢,都不过是放纵自己智力欲望的游戏而已。所以我们这次只是选用符合经方医学思想体系与诊治原则的文字,而不选用医经医学思想体系来注释《伤寒论》的文字。我们这一次对康治本的学习从最简单的一味味药物、一个个方证、一条条条文开始,通过合理的想象,想方设法做到回溯到原始的起点上,走一条经方知识考古学的路子。大家一同去体悟一下先人与疾病斗争所走过来的历程,去窥视一下先人在各种高级的抽象概念降临到来之前,通过野性思维与原始逻辑琢磨出来的默会知识的产物是怎样的。所谓的经方理论应该就是方证辨证的规范与解释,不应为任何的三阴三阳系统的符号所限制,按照一定的模式去分类,穿上一样的号衣。这种机械的分类,将复杂的方证简化为一种简单的符号,对于初学者容易理解与掌握,但也会出现捉襟见肘的时候。对此,我们事先应该有一个清醒的认识。事实证明,没有一套理论符号会是终极性的、会是永远"正确"的。

第48讲　康治本第29条——（小）建中汤证治②

1. 病例介绍①

在解读条文之前，先举我诊治的一个病例，体会一下康治本第29条小建中汤证治在临床中的原生态。

刘某，女，41岁。主诉：发热伴心悸、烦躁、乏力15天。患者15天前，感冒后曾大汗淋漓，此后一直不稳定性发热。发热并且伴心悸、烦躁、乏力，体温最高38.7℃，最低37.8℃，热起时即感心慌难受异常，曾中西医治疗无效而求治中医。

2017年10月16日初诊。刻诊：患者素来体弱憔悴，体检未见异常。发热，体温38℃，心慌而烦，身困乏力，无精神，时畏风，虚汗阵作，大便可，小便黄。舌暗红，苔白，脉数弱。腹壁紧张，腹直肌拘挛，腹部深按软弱。

方向感辨证：根据患者素来体弱憔悴、乏力、无精神、虚汗阵作、脉数弱、腹部深按软弱，诊断为阴病虚证。

方证辨证：发热伴心悸、烦躁、乏力，舌暗红，苔白，脉数弱。腹壁紧张，腹直肌拘挛，腹部深按软弱。符合康治本第29条"伤寒，心中悸而烦者，建中汤主之"，诊断为小建中汤证，投以相对应的小建中汤。

处方：桂枝15g，白芍30g，生甘草10g，生姜6g（切片），红枣5枚（掰开）。3剂，每日1剂，浸泡半小时，煎取药汁200mL，分2次服。

二诊：药后体温逐渐趋于正常，心慌、身困痛等症明显减轻，又服3剂痊愈。

这一则病例的临床方证与条文方证基本符合，因此投药后迅速取效。

2. 学习条文

第29条：伤寒，心中悸而烦者，建中汤主之。

太阳病表证的时期，出现了心中动悸和烦扰不宁，可用小建中汤治疗。

患者太阳病表证悉备，表现为头痛、发热、恶寒、脉浮等脉症。如果有心悸亢进而烦躁等虚证的征候时，不可发汗解表，首先以建中汤补其里虚。"心中悸而烦"等里虚的症状被解决后，如果仍有太阳表证或少阳病，届时再选择相对应的药方而随证治之。

宋本第 102 条是和康治本第 29 条相对应的条文。条文云："伤寒二三日，心中悸而烦者，小建中汤主之。"

此条文中的小建中汤，就是康治本的建中汤。

宋本的条文首句多了"二三日" 3 个字，主要是提醒后学者：病证处于太阳病初期，一般还会有头痛、发热、恶寒、脉浮等太阳病的脉症。这样的患者如果出现心中悸而烦的症状，千万不要用麻黄汤、桂枝汤去解表，而要先用建中汤去治疗。为什么选择建中汤而不选择其他一些补虚定悸的方子呢？因为小建中是在桂枝汤的基础上加上芍药与饴糖，不仅能够补虚定悸，还能够治疗里虚而表证不解。

宋本第 49 条云："脉浮数者，法当汗出而愈。若下之，身重，心悸者，不可发汗，当自汗出乃解。所以然者，尺中脉微，此里虚，须表里实，津液自和，便自汗出愈。"此条条文有论无方，说的是太阳病脉浮数而身重、心悸时的小建中汤证。庞安时、朱肱、郭雍、陶节庵、徐春甫等医家皆认为宋本第 49 条应当用小建中汤治疗。如朱肱云："尺脉迟者，先以小建中汤以养之，脉浮者，麻黄汤主之。"陶节庵认为："先用小建中汤，候尺脉浮，却用麻黄汤。"徐春甫也认为："有表证而脉迟者不可汗，亦不可下，宜小建中汤。"对于这种里虚的太阳病表证，医者使用小建中汤才可使其达到"表里实，津液自和，便自汗出愈"的目的。

3. 病例介绍②

再举许叔微在《伤寒九十论》里的一个病例，体会一下康治本第 29 条小建中汤证在临床中的另外一种脉症的表现。

乡人邱忠臣，寓毗陵荐福寺。病伤寒，予为诊视。其发热，头疼，烦渴，脉虽浮数而无力、自尺以下不至。予曰：虽麻黄证，而尺迟弱。仲景云：尺中迟者，营气不足，血气微少，未可发汗。予于建中汤，加当归黄芪，令饮之。翌日，病者不耐，其家晓夜督发汗药，其言至不逊。予以乡人隐忍之，但以建中调理而已。及六七日，尺脉方应，遂投以麻黄汤。啜第二服，狂言烦躁且闷，须臾稍定，已中汗矣，五日愈。

我读了许叔微这则医案后有很多的想法，准备一一说出来和大家讨论。

（1）一个患者外感发烧的麻黄汤证，但体虚中气不足，他用小建中汤。患者服用了六七天后，中气才上来。再投麻黄汤，麻黄汤吃下去，出现反应极为强烈的瞑眩现象，然后汗出病愈。许叔微的诊治经验告诉我们，如果只想到使用发汗的药方，不根据中医治疗原则，可能病也会临时得安，但是也会因此而缩短了寿命。

（2）由此可见，在外感热病中的小建中汤类方证，不仅仅只有"伤寒，心中悸而烦者"这样的一种证候，还存在发热而尺中迟者的证型。这样两种不同的证型也可以概括为外感时中虚者的表证。

（3）许叔微诊断患者虚证的依据是脉象"尺中迟者"。其脉象的依据来自宋本第49条所警示的"尺中迟者，营气不足，血气微少，未可发汗"的文字。《伤寒论》对于脉象的论叙有两种的意思，一种是指脉象的真实感觉，另一种是医者通过脉象指代病理病因诊断。

（4）许叔微这则医案中"脉虽浮数而无力、自尺以下不至"的文字，已经使用分寸关尺各部的寸口脉了。经方医学脉法是寸口脉的全脉，没有分寸关尺各部。可见医案中"而尺迟弱"的脉象其实是指代虚脉。

（5）许叔微非常注重《伤寒论》的治疗原则与因循次第，因为他在临床诊治中有过血的教训。《伤寒发微论·治伤寒须根据次第》中就有这方面的记载，原文转录如下：

仲景论中，虽云不避晨夜，即宜便治，医者亦须顾其表里，待其时日。若不循次第，虽临时得安，损亏五脏以促寿期。何足尚也？昔范云为梁武帝属官，得时疫热疾，召徐文伯诊视。是时武帝有九锡之命，期在旦夕，云欲预盛礼。谓文伯曰，可便得愈乎？文伯曰，便瘥甚易，政恐二年外不复起尔。云曰，朝闻道夕死可矣，况二年乎？文伯于是先以火地，布桃柏叶，布席，置云其上，顷刻汗出，以温粉之，翌日遂愈。云甚喜。文伯曰，不足喜。后二年果卒。夫取汗先期，尚促寿限，况罔顾表里，不待时日，便欲速愈者耶？今病家不耐病，才病三四日，昼夜督汗，医者随情顺意，鲜不致毙。故予感此，而以为高抬贵手也。

通过许叔微的这一叙述，可见治疗原则是行动的指南而不是虚空的理论。经方医学因循次第的治疗方法被《内经》概括为治病求本与标本缓急的治疗原则，谓之："谨察间甚，以意调之，间者并行，甚者独行。"的确总结得很好，在理论上得以升华。

（6）许叔微医案里患者在服用却邪发汗的麻黄汤之后，出现强烈的瞑眩现象。其实临床中发现有些患者服用扶正补益的小建中汤，也会出现瞑眩现象。吉益东洞在《建殊录》中云："京师四条街，贾人三井某家仆三四郎者，四肢惫惰，有时心腹切痛，居常郁郁，气志不乐，诸治无效。有一医某者，以先生有异能，劝讶之。贾人曰：固闻先生之名，然古方家多用峻药，是以惧未请尔。医乃更谕，且保其无害，遂讶先生诊之。腹中挛急，按之不弛，乃作小建中汤饮之。其夜胸腹烦闷，吐下如倾，贾人大惊惧，召某医责之。医曰：东洞所用非峻剂，疾适发动耳。贾人尚疑，又召先生，意欲无复服。先生曰：余所处非吐下之剂，而如此其甚者，盖彼病毒势已败，无所伏，因自溃遁耳，不如益攻之也。翌早，病者自来谒曰：吐下之后，诸症脱然，顿如平日也。"

4. 小建中汤类方证

小建中汤类方证有多种类型，一类是外感时中虚者的表证，另一类是出现在中虚者的虚劳病中。

外感时中虚者的小建中汤证的临床表现也是多种多样的，康治本第28、29条也仅仅是举例而已。当使用小建中汤治愈患者的中虚证后，其后果一般有两种：一种是中虚证被小建中汤治愈后，患者的太阳表病也随之而愈；另一种中虚证被小建中汤治愈后，病证从内出外，呈现桂枝汤证、麻黄汤证或小柴胡汤证等不同的方证。对于前一种的患者只要加以病后的将息调理就可以了，而后一种患者医者就要根据方证辨证而随证治之。

另一类小建中汤证出现在中虚者的虚劳病中为多，在《金匮》的血痹虚劳病篇、妇人篇、黄疸病篇中有所论叙。

血痹虚劳病篇云："虚劳里急，悸衄腹中痛，梦失精，四肢酸痛，手足烦热，咽干口燥，小建中汤主之。虚劳里急，诸不足，黄芪建中汤主之。"

妇人篇云："妇人腹中痛，小建中汤主之。"

黄疸病篇云："诸黄，腹痛而呕者，宜柴胡汤。男子黄，小便自利，当与虚劳小建中汤。"

条文中的"里急"，指以腹部肌肉紧张拘挛为代表的状态。"腹中痛""腹痛"等症状就是腹部肌肉紧张拘挛时出现的症状。其他症状的"心悸""鼻衄""梦失精""手足无力样的酸痛"都是虚证的表现，其中的"手足烦热""咽干口燥"也是津液不足的虚热之象。

5. 晋代的葛洪在《肘后备急方·治虚损羸瘦不堪劳动方第三十三》中对于小建中汤证在"饮食无味"的中虚者虚劳病中的临床表现有详尽的描叙："凡男女因积劳虚损，或大病后不复，常若四体沉滞，骨肉疼酸。吸吸少气，行动喘惙，或小腹拘急，腰背强痛，心中虚悸，咽干唇燥，面体少色；或饮食无味，阴阳废弱，悲忧惨戚，多卧少起。久者积年，轻者才百日，渐至瘦削，五脏气竭，则难可复振。治之汤方：甘草二两，桂三两，芍药四两，生姜五两（无者亦可用干姜），大枣二七枚，以水九升，煮取三升，去滓。纳饴八两，分三服，间日复作。一剂复可，将诸丸散耳，黄芪加二两，人参二两，为佳。"

葛洪的论叙虽然面面俱到，但对于初学者会感到难以记忆。相比之下，日本汉方对方证的论叙更为简洁扼要，抓住了方证的特异性脉症。比如矢数道明对于小建中汤的论叙就容易记住。他在《临床应用汉方处方解说·小建中汤》说："本方以全身疲劳、精力不足为应用本方第一目标。脉大，但也有时沉微细。腹痛时，脉弦也有时出现芤脉。腹证表现，腹直肌表面浮起，多处于拘挛状态，也有表现为柔软，并常有腹痛、心悸、衄血、盗汗、手足烦热、四肢倦怠、梦遗、口内干燥、尿量多、小便频数等。在急性热性病经过中，有时用此方，此时不必拘泥以上腹证。"

6. 有人问："全身疲劳、精力不足为应用本方第一目标"，这也是很多虚性方证都有的症状，临床上这个目标有什么意义？还要和其他什么方证做鉴别？如何鉴别？

这个问题问得好。"全身疲劳、精力不足为应用本方第一目标"，这是小建中汤类方证的方向感辨证，因此把它摆在首位。同样把这个治疗目标摆在首位的还有补中益气汤、八珍汤、归脾汤、肾气丸等方。临床的方证鉴别必不可少，然而小建中汤证腹扁平、腹肌软、腹壁紧张而腹直肌挛急的腹证，具有一般虚证所罕见的特征。

在诊治时，常常与补中益气汤证、八珍汤证，以及肾气丸证相鉴别：①全身疲劳、精力不足而胸胁苦满为补中益气汤证；②全身疲劳、精力不足而头晕眼花、心慌心悸为八珍汤证；③小建中汤证与肾气丸证相似，但肾气丸证下腹部肌肉缺乏弹力或出现正中芯证。还有一点可以作为两者的鉴别，就是临床投与肾气丸即发生腹泻、食欲不振等胃肠障碍者用小建中汤。

我们再来看看藤平健博士在《汉方选用医典·胃十二指肠溃疡》中的一则病例。

在某市经营酒店的 40 岁男性，溃疡严重，须要手术，但怎样也不愿意开刀，不得已找到我的医院来。

人瘦得只剩一层皮和骨头，脸色也不好，腹部诊断，完全没有力气，但腹直筋两条如棒一样的强张着。

所以先投与小建中汤。次日太太打电话来："按照指示，服了药，连续发生强烈肚痛及呕气，请别的医生做应急处置，是否可以继续服用此药？"这样问我。"小建中汤里面没有吐剂及泻剂，极为平和的药，此症状的发生不是副作用，是汉方所谓的'瞑眩'反应，是要发生治效以前的良性反应，所以可以照样继续服用。"如此答复。

经过两个月左右，夫妻同来道谢，先生已经胖了很多，气色也好，像换了一个人变成很健康。

藤平健博士这个病例有 4 个内容值得我们注意：一是从"人瘦得只剩一层皮和骨头，脸色也不好，腹部诊断，完全没有力气"的体质与腹证中得出虚证的结论，这就是方向感辨证；二是"腹直筋两条如棒一样的强张着"，是典型的小建中汤证腹证；三是"服了药，连续发生强烈肚痛及呕气"的瞑眩反应；四是诊治过程中，医者从患者身体上得到的脉症、腹证、体质证中寻找出相对应的方证已属不易，而不被瞑眩现象所迷惑则更为难得。

7. 小建中汤证是一个典型的体质方证

小建中汤证的核心基础是桂枝汤证。日本汉方家鯰川静认为，桂枝汤类方是以改变腺病质体质为主并治疗有关疾病的方剂。桂枝汤类方包括桂枝汤、小建中汤、温经汤、炙甘草汤等。桂枝汤类方证几乎都出现在腺病质体质的人身上，他们都比较瘦弱，抵抗力差。大塚敬节、矢数道明认为，此类患者在幼儿时期容易发生扁桃体肿大；青春期皮脂腺亢进，多痤疮；青壮年期甲状腺易出问题；女性可有乳腺问题；中年以后胆囊、胰腺、卵巢等其他腺体都会接连出现问题，并认为腺病质可以通过用小柴胡汤来改善体质。我的临床经验是：腺病质体质的人在患急性病时，要按刻诊时患者的现场具体脉症处方用药；在患慢性病时，一般要在桂枝汤类方与小柴胡汤的基础上加减化裁。

8. 黄煌教授创立的"方证三角"学说

核心方证是中国远古蛮荒时代先人野性思维的产物，是先人用特殊的思维方式发现疾病过程中的共时性现象。共时性是指方证辨证时疾病的症状、体征、脉象、舌象、腹证、体质状态、疾病谱等因素，以及相对应的方药组合关系的横向联系。方证辨证中的共时性是疾病发展过程中的一个横剖面，它强调的是诸多要素中同一时间与同一空间的内在联系。黄煌教授的"人、病、方的方证三角"学说，就是这种横向联系的最经典的现代论叙，其中的"人"主要是指体质。

黄煌教授创立的"方证三角"学说，如一源头活水，使人们对《伤寒论》有豁然开朗的领悟。近20年来，引导了千千万万的中医师登堂入室。

温兴韬医生是黄煌教授的学生，他在其所著《步入伤寒论之门》中总结了自己20多年来学习、运用方证辨证的经验。现介绍其在书中记载的一则使用辨别体质方证的方法，以小建中汤治愈极度消瘦的病例。

曾有一患者在某外企任高管，因工作压力大，渐厌食，极度消瘦。查胃镜示糜烂性胃炎。服中西药数年不效，后来我处求治。观其所服中药达数百剂，大多为疏肝健脾、益气养血等，从时方的角度来看，并无不妥。刻下见患者为典型的桂枝体质，伴心悸、失眠等症。查其腹扁平而两腹直肌挛急明显。当即决定用小建中汤加味。药后颇适，症状逐渐改善，服用60剂后，饮食、睡眠正常，体重明显增加。后又续服30剂，恢复如常。

9. 小建中汤能改善小儿的体质

小建中汤改善小儿的体质更是一项重要的临床成果，其治疗范围布及所有病种。矢数道明在《临床应用汉方处方解说·小建中汤》中说："本方为改善虚弱小儿体质之重要方药，故主要用于夜尿症、尿频症、夜啼症、肾硬化症、前列腺肥大、慢性腹膜炎之轻症无腹水而有硬结者，用于小儿在热性病过程中诉有腹痛，或主诉平时脐旁经常无故疼痛等，亦可广泛应用于骨疽、脊椎功能不全症、关节炎、神经衰弱、神经官能症、小儿习惯性头痛、小泡性结膜炎、眼睑炎、股疝，因虚证容易疲劳为目标并伴有眼底出血、衄血、紫癜、痔疮、脱肛、脱毛症、遗精、阳痿、扁桃体肥大、腺样增殖体、颈部淋巴结炎、劳累过度、疲劳、脚气、苦夏、黄疸、胆石症、急性肝炎、肝硬变症、弛缓性便秘、慢性肠炎、直肠溃疡、直肠癌、胃酸过多症、胃酸缺乏症、慢性胃炎、胃溃疡、胃下垂症、心脏瓣膜病变、神经性心悸亢进症、动脉硬化症、高血压症、低血压症、支气管喘息、肺气肿、结核、肋膜炎、口吃、牙痛、游走肾等。"

可见通过体质方证的辨证方法，其治疗范围无可限量。

10. 问题讨论一

问：我从临床报道中看到用小建中汤治疗肺结核病，但汤本求真并不同意用小建中汤治疗肺结核。您对此如何评价？

答：这个问题非常重要。因为它触及到经方医学方证辨证的核心概念。只有正确理解"经方治万病"的含义，才能知道汤本求真的观点是错误的。我已经在综述部分详细地讲过。

民国时期，谭次仲所编的《肺病自疗法》中推崇小建中汤为治肺痨之第一方，萧屏所编的《肺病自疗》中亦云小建中汤治痨病极妙。沈仲圭著《中国经验处方集》中谈及肺结核治法，他写道："以甘寒养阴为治痨病常法。至因病情变化，舍甘寒而投辛温，要为例外权法，借以矫正谭萧之说是矣。惜未能将例外权法之小建中汤方证加以说明，系属一种阳虚证，在多种虚劳病中占极少数，如果有此证，自以用之为宜。"

以上说法都是把方证相对应和辨病论治两种不同的概念相混淆，先认定肺痨阴虚是常规，然后讲什么阴寒阳衰之虚痨是例外等。对中医来说，离开患者来讨论疾病的诊治是可笑的。中医是个体医学，治疗的目标是"病的人"。正如汉方家冈本在《宋以前伤寒论考·步入伤寒论研究的缘由》中说的那样，中医学是"以活着的人为对象的医学，不是统计学"。一种疾病在一千个人身上可能有一千个样子，医者在还没有看到患者之前，哪里来什么阴虚阳虚？如果让成见横存在心头的话，必然会造成概念先行，造成误导。

根据体质使用药方一般贯穿、融合在整个的辨证过程之中，但也可以是在症状方证、腹证方证不明确的时候，单独从体质方证的角度出发而用方。正如杨大华在《汉方治验选读》中说的那样："从症状辨主症用方，从腹证用方，从病名选高效方，重复条文用方，乃至合方等，用尽所有招数都不见效的病证，不妨从改善体质着手选用相应处方。此刻，不要问'他到底是什么病'，也不要想'他到底是什么证'，而要去看'他到底是什么人'，识别体质不失为突破诊疗困境的有效途径。"

杨大华的观点一语中的。一些体质虚弱的高热患者，也可以从体质方证入手，投补益体能的药方而达到热退病愈的效果。日本南沢洁等医师以"黄芪建中汤治疗一例败血症有效"为题发表在《日本东洋医学杂志》2002年第5期上。内容摘录如下：

日本一则案例报道介绍了一例老年男性败血症患者，血液培养检出肺炎克雷伯菌，但无明显的感染源，考虑是肠道细菌位移。在使用抗生素治疗2周后，弛张热及血液培养阳性仍然持续，考虑细菌耐药，停止使用抗生素。考虑到患者高龄、体虚、皮肤枯槁而自汗、腹直肌拘急等，转而使用黄芪建中汤治疗，服药数日后体温开始下降，约1个月后体温恢复正常，炎症反应渐渐改善，血液培养转阴。本病例转投黄芪建中汤后，白细胞数显著增加，作者考虑黄芪建中汤是通过提高患者免疫机能来治疗败血症的。黄芪建中汤与抗生素同时使用会影响疗效，原因可能是抗生素对肠道菌群的抑制，干扰了后者对黄芪建中汤有效成分的肠内代谢。[引自《黄煌经方使用手册》（第4版）注解·770]

这一例医案说明通治法值得关注与研究，也佐证了只要方证相对应，任何药方都可以退热愈病。

11. 问题讨论二

问：通过条文学习，我已经知道小建中汤证在临床两种不同的表现：一种是外感太阳病表证的时期，出现了心中动悸和烦扰不宁等症状时，可用小建中汤治疗；另一种是以没有外感发热的状态下，全身疲劳与腹痛为主症的状态下，用小建中汤治疗。前一种小建中汤证出现在外感热病中，后一种小建中汤证一般出现在消化系统的虚证与虚劳病中。我临床上对于胃痛为主症的小建中汤证比较熟悉，而对于肝胆疾病出现的小建中汤证比较陌生，特别是存在胸胁苦满的腹证时，就更加举棋不定了。请您最好通过详细的辨证步骤，介绍一下这方面的小建中汤证如何辨治。

答：你提的问题很有代表性。初学者对于肝胆疾病出现的小建中汤证比较陌生，特别是存在胸胁苦满的腹证时就更加举棋不定了的情况很常见。这里首先要重视方向感辨证这一步骤，如果诊断为虚证，根据以腹痛为主症的状态，一般就要考虑小建中汤证类方，即使存在胸胁苦满的腹证，一般应该考虑补中益气汤证，但是补中益气汤证没有腹痛，因此可以排除。为了使你更加明确详细的辨证步骤，我介绍龙野一雄《中医临证处方入门·治疗方法实例·第一例》中的小建中汤证治病例与分析。

32岁，女。主诉：胃部疼痛。

约一星期前发病，有的说是胃痉挛，有的说是蛔虫症，数次注射吗啡及其他镇痛剂而疼痛不止。

现代医学的病名是胆石症。诊断根据有三点：肝肥大有压痛，平常无胃症状，此次在不痛时亦无胃症状，且胃部无抵抗、硬结、压痛等；背部肝俞、胆俞边有疼痛放散，且有紧张；其下部之脾俞、胃俞边无疼痛放散和紧张。

中医学的所见和判断：

（1）一见为贫血性，皮肤无光泽，因此预断为虚证（此后须再行脉诊，以确定脉是否为虚证）。胃部疼痛且为虚证，可先考虑小建中汤（著者有许多这种经验。其根据是《伤寒论》的太阳病中篇写道："伤寒，阳脉涩，阴脉弦，法当腹中急痛者，先与小建中汤"）。

此外，听到患者的叙诉也会想到大建中汤、附子粳米汤、真武汤、九痛丸等可作参考，有鉴别的必要。

（2）进行脉诊而知脉弱，故预断为虚证并无错误。

（3）其次进行问诊以鉴别类证。因无呕吐，故可先否定大建中汤和附子粳米汤（但有时可以根据其他症状取消这个否定）。因为现在的疼痛已减轻，故更可否定大建中汤、附子粳米汤。九痛丸只用于剧痛，故可完全否定。尿利无异常，故非真武汤之证（以后须以腹证等确定）。

（4）其次参考腹诊所见，即腹证：腹壁软，故确定为虚证。无腹鸣及蠕动不安，故可完全否定大建中汤和附子粳米汤。胃部无拍水音，故更可否定真武汤（并且这个患者有便秘，而便秘不是由于注射吗啡或服用莨菪浸膏发生的。同时这个患者有寒性的叙诉，根据此点虽可用真武汤，但真武汤无剧痛）。

因此，可确定为小建中汤之证。投与小建中汤之后，观察其结果，就可以知道这个判断是否有误。这个患者服用小建中汤之后，疼痛未再复发。

那么回想一下以上的诊断经过：①首先辨别了虚实（虚实在中医学上是重要的鉴别点）。②其次根据经验选定小建中汤。胃部疼痛的实证应使用什么，虚证应使用什么，平时已有常用的经验。根据这些经验，再根据实际情况来提出处方，大致就够用了（所以平常必须有确实的准备）。③虚证的胃部疼痛也有由于其他附加的条件而发生的，因此有哪些处方（如大建中汤等）需要鉴别，这些处方可根据问诊、脉诊、腹诊等一一除外，最后确定某一处方。④根据投药，检查自己的判断是否正确。

这种用法和决定证的方法是日常所采用的最容易的办法。

以上通过龙野一雄这个小建中汤证的临床诊治，使我们明确了方证辨证第一步虚实辨证的重要性。同时通过他严密细致的层层分析，我们更加了解平常必须把每一个处方要井井有条的记住，而且需要反复研讨每一个处方的治疗目标与常见的治疗适应病证。此外，还要熟悉常用药方的鉴别要点，学会从借用方面考虑分析一个症状，并且会追寻借用的关键所在而予以深刻地体会自得。他的这些心得体会来之不易，我们要反复回味，才能获得举一反三的效果。

大小建中汤证的确定，腹证的皮肤温度与弹力极为关键，日本汉方家为此研究花费了不少的精力，值得我们学习。"日本一项回顾性研究发现以脐为中心、他觉的腹部冷感（即用手掌触摸患者脐部，感觉以脐为中心的区域皮肤温度较低）是大建中汤取效的最重要指征，即使无消化道症状亦有效。"［引自《黄煌经方使用手册》（第4版）注解·233］

12. 问题讨论三

问：请问老师，对于虚证患者疼痛严重的嵌顿性痔疮，选择什么药方与治法比较有效？

答：虚证疼痛严重的嵌顿性痔疮患者，开始可以使用药物煎汁浸泡法。急性发作期可以选择50g甘草加1000mL的清水煮汤，烧沸后把药汁倒入脸盆或洗桶，待到药汁不烫后，将患部浸用药汁一刻钟左右，重症的痔疮脱肛后嵌顿性痛苦能够急速减轻。甘草煎汤外治，也能够显示出缓急止痛的效果。虚证疼痛严重的嵌顿性痔疮患者内服药一般以当归建中汤与当归芍药散为多。当归建中汤是小建中汤去饴糖加当归，临床以腹肌弹力中度以下，腹直肌拘挛紧张为辨证目标。当归芍药散证以贫血貌、头眩眼花、心悸、腹肌弹力中度以下、全部周围悸动、小便不利为辨证目标。内服药的服用要有耐心，急性发作消除以后还要坚持服用4周左右。其他也要注意大便的时间不能太久、要预防大便秘结等方面的事情，因为便秘时久久努便也会使痔疮加重，所以应多吃蔬菜等纤维素含量多的能通利大便的食物。

虚证疼痛严重的嵌顿性痔疮患者，急性发作期还可以选择在百会穴使用灸法，大概用10壮左右的米粒灸，就有缓解肛门痉挛疼痛等作用。

日本汉方家不仅仅学习了中国《伤寒论》《金匮》等汤剂疗法，还深入研究中国的针灸疗法，并在临床上进行内外合治。对于疼痛严重的嵌顿性痔疮患者，一边使用方证相对应的汉方，一边施行针灸术，以求现场的效果。藤平健博士的《汉方选用医典·痔疮》中就有在百会进行米粒灸的记载，同时以极为热烈的口吻赞扬了其惊人之疗效。我把藤平健博士的有关论叙转录如下：

汉药以外也有好功效的治疗法。

例如针灸疗法在百会施术，这对外痔核、脱肛有激痛时算是最好的办法。

正中线（鼻与后头部背骨的连结线）与两耳在头顶的连结线交会点，称为百会的经穴。将此处头发拨开，用米粒一半大的艾草点燃热灸，看其将熄火前以指头压灭，再在其上面点灸，共点10～15次。这样做下去，即脱肛或内痔核脱出的会自然而然地缩收进去。有时且有膨的一声响音而缩入进去呢。

〔症例〕

常来本院接受汉方治疗，住佐仓的35岁妇人，有一次半哭着来治疗。问其为什么，说"晚上痔疮脱出，痛得不能睡，一大早起来就乘电车来院，中途坐也不能坐，站都不能站好"等言。

马上在百会穴点灸，快近10次时，该妇人说："先生，已进去了，缩入了。"这样大声地叫着。

此项紧急疗法——百会灸，请大家熟记应用才好。

治疗疾病使用内外合治是中医学的特色，很多疾病通过内外合治可以缩短疗程，有的疾病通过内外合治可以提高疗效。我们在学习经方医学的时候，要牢牢记住经方家徐灵胎在《徐批叶天士临证指南医案》中说的话："不明外治之法，服药虽中病，仅得医术之半矣。"徐灵胎在这里说出的绝对是一个经典的、完全符合于临床实践，并被临床疗效反复证实的结论。可以说，是徐灵胎展开了经方与外治法内外合治、齐头并进的思想之翅膀。

第49讲　康治本第30条——大柴胡汤证治①

1. 医案介绍①

以大小柴胡汤为代表的柴胡剂是临床使用最广的重要方剂，大塚敬节在《汉方の临床》第1卷第1号的创刊号前言中开宗明义："柴胡剂中大柴胡汤的应用范围特别广泛，就现代医学上难治的疾病，但往往用大柴胡汤能够好转或全治之经验例很多。"

大柴胡汤有配伍大黄和未配伍大黄的两个方剂，康治本、宋本、康平本的大柴胡汤都未纳入大黄。《金匮要略·腹满寒疝宿食病脉证并治》的大柴胡汤则有大黄。

大柴胡汤证在许许多多的疾病中都会出现。当我们看到一个壮实硬朗的患者，肩部拘紧凝滞，晨起口中苦涩而便秘，心里就知道这可能是大柴胡汤证。如果腹诊发现上腹角大于90°，上腹部明显膨满结实，胸胁苦满，鸠尾部硬胀压痛，心下痞硬，基本就可诊断为大柴胡汤证。

在讨论条文之前，我想先介绍大塚敬节使用大柴胡汤加味治愈一例严重的喘息患者。这样可能对于康治本第30条大柴胡汤证治的条文理解有好处。病例转录如下：

这是前几年7月的事。有因剧烈性喘息，每日苦得死去活来的患者，拜托熟人，请我到其家往诊。所说的患者，是这家的主人，为49岁男子。据云：自前数年起，逐渐肥满。走路快时，呼吸就会辛苦。1959年夏，在房州的别庄，突然发生剧烈的呼吸困难，经医师诊断为支气管喘息。同年冬，虽然趋轻快，但至翌年8月又复发作，并有激烈的咳嗽，非常难耐，乃入某病院。其后，经过将近1年至冬天，仍有轻度发作，始终未见全快。自本年5月间起，咳嗽与呼吸困难再又次第转剧。最近，夜间几乎全不能眠。并之，因为注射及内服药所引起强烈副作用的影响，气力急速衰弱了。

患者面色紫黑而不润泽，惟营养状态尚可。但诊察腹部时，使人惊讶的是，上腹部膨胀隆起，坚硬有如石块。若在此处，稍为用力压迫，就会像呼吸欲止般的难受。此在汉方言，即所谓胸胁苦满的剧烈状态。据云：很早以前，患者心窝部就好似有什么东西塞住一样辛苦，曾经屡屡将此事告诉医生，但是医生却全然不视为问题。

"强烈的胸胁苦满是喘息的根。"当我这样指出时，患者实在满足似地说道："你给我寻找到了痛苦的病根了。"

于是我说："我给你能使腹部变软而膨肿瘕回去的药，在饮服此药的期间，喘息的根就会断掉的。"说后，便把所开的处方给他。

大柴胡汤加厚朴、杏仁。

唯恐暂时还会有激烈的发作，再以神秘汤的浸膏交他备用，嘱其如发作时，即顿服之。如此，经过3个月以后，发作已无。以2年服药，体质尽变，健康全复。其腹部一若常人，从心窝部至季肋下，抵抗已无。此时，身体轻松，做事不感觉疲劳。

此患者是用于支气管喘息，被认为有效的所有治疗法皆不适宜，而以胸胁苦满为目标，服用大柴胡汤才会获得着效的。

大柴胡汤由柴胡、黄芩、枳实、芍药、大枣、半夏、生姜、大黄等而组成。惟对此患者，则取出大黄，而加入厚朴与杏仁。因为大黄是有便秘始用，今此患者，每日大便快通，故去之。

此患者服用本方后，腹部的膨满紧张，获得解除之同时，胸部的压迫感也随之消去，而呼吸便趋舒适。只用此一方，就治好了。

大塚敬节此例病案对于大柴胡汤证腹证的描叙非常生动入细，活灵活现，特别是对于条文中的"心下痞硬"这一腹证的解读："胸胁苦满的剧烈状态"，颇有个人独到的体悟。回顾自己过去阅读《金匮》腹满寒疝宿食篇"按之心下满痛者，此为实也，当下之，宜大柴胡汤"的条文时，对于条文只言"按之心下满痛"而不见"胸胁苦满"的腹证感到难以理解。读了大塚敬节上述对于大柴胡汤证腹证的描叙后，才恍然有悟，原来"按之心下满痛者，此为实也"的大柴胡汤证的腹证，是"胸胁苦满的剧烈状态"，其心下痞硬是两侧"胸胁苦满的剧烈状态"延伸的结果。大塚敬节所用的大柴胡汤中就没有大黄。

2. 学习条文

第30条：太阳病，反二三下之后，呕不止，心下急，郁郁微烦者，大柴胡汤主之。

柴胡半斤，黄芩三两，半夏半升，生姜五两，芍药三两，枳实四枚，大枣十二枚。

上七味，以水一斗二升，煮取六升，去滓再煎，取三升，温服一升，日三服。

太阳病，医者误认为是阳明腑实证，一而再，再而三地下之。反复误下后，患者呕吐不止，心下按之坚硬疼痛，默默然地怫郁烦躁，应该服用大柴胡汤。

要注意"心下急"的腹证状态。"心下急"，就是"心下坚""心下硬"，这是由于左右两侧胸胁苦满汇聚于此所形成的。大塚敬节在《汉方诊疗三十年·大柴胡汤备忘录》中对于"心下急"的解释是："心窝部的堵塞样感觉称为心下急，就像过度地向小袋子里填塞东西一样的感觉。用手按压该部位时，患者会诉呼吸困难、疼痛不适。"在《汉方诊疗三十年·重要汉方处方解说口诀集·大柴胡汤》中的翻译稍有不同："所谓心下急，即鸠尾部膨胀感，有如小袋子强迫装满物感之意。按此部位，主诉苦息、疼痛。"综合上述的"心下急"的状态，除了考虑到心下痞硬、压痛之外，还要考虑到鸠尾部的硬肿与压痛。

大柴胡汤以胸胁苦满、心下坚痛痞满为指征，用于具有从少阳病向阳明病移行倾向的病态。参考宋本第 101 条"凡柴胡汤病证而下之，若柴胡证不罢者，复与柴胡汤"与宋本第 103 条"柴胡证仍在者，先与小柴胡汤，呕不止，心下急，郁郁微烦者，为未解也，与大柴胡汤下之则愈"的论叙，治疗柴胡类方证。如果一时难以选择是少阳病，还是少阳阳明合并病时，先投小柴胡汤。如果服后病未好，而反加重，由"喜呕"而为"呕不止"，由"胸胁苦满"而为"心下急"，由"心烦"而为"郁郁微烦"，这就表明不仅仅是单纯的少阳病，而且趋向于阳明里实，就应改用大柴胡汤和解兼治其里实。

先投小柴胡汤、后投大柴胡汤，这样的治法和康治本第 28 条的先予建中汤、后予小柴胡汤的治法相同。《伤寒论》虚证与实证同在，先治虚，后治实。这里虚实是相比较而言，对于小建中汤证与小柴胡汤证，小建中证为虚，小柴胡证为实；对于小柴胡证与大柴胡证，小柴胡证为虚，大柴胡证为实。治疗内伤杂病时，大柴胡汤用于体格结实、胸胁苦满明显、鸠尾部的硬肿与压痛、上腹角大于 90°，心下痞硬压痛，有便秘倾向的患者。

宋本第 103 条相当于康治本的第 30 条，但增添了说明性的文字，包括增加了日数，还增加其他说明成分。

条文云："太阳病，经过十余日，反二三下之，后四五日，柴胡证仍在者，先与小柴胡汤；呕不止，心下急，郁郁微烦者，为未解也，与大柴胡汤下之则愈。"

宋本第 103 条条文所增添的文字把康治本条文里隐藏的东西发掘了出来。比如宋本条文中的"柴胡证仍在者"一句，就使整个条文的含义明白多了，即点明了患者被"反二三下之"之前是柴胡汤证，病邪依然未离开少阳等病史资料，这些病史资料康治本中都隐而未言。

大塚敬节在《临床应用伤寒论解说》中对该条的解读，有助于我们理解大柴胡汤的证治。他说："患太阳病，病势缓慢，发病后经过十余日，终于从小柴胡汤证变化至大柴胡汤证，并且阐述这两个药方的鉴别。旁注的'经过'是指十余日，此恐为后人根据《黄帝内经》的世界观而添加的文字吧？那么，患太阳病经过十余日时，尚为少阳病而呈现出小柴胡汤之证。但是，医者将其误认为阳明病，使用承气汤类攻下，甚至达两三次。言其'反'，是因为对不应当泻下者而采用了泻下的方法。如此，柴胡证被误下后，经过四五日，病邪依然未离开少阳、柴胡的位置，首先给予小柴胡汤。如果投予小柴胡汤，仍呕吐不止，心下部如堵塞样发硬，郁郁而胸中烦苦，这是因为小柴胡汤药力弱，未能解散邪气的缘故。对此再投予大柴胡汤，泻下之而可愈。"

由此可见，宋本的编者虽然能够发掘出原始文本中秘而未发的内容，但也在无形中促使着《伤寒论》的《内经》化。我们既不要掩饰它对于经方医学的贡献，也不可忽视它对于经方医学的负面影响。

条文中还有一个难以自圆其说的问题，即柴胡剂的方证服用小柴胡汤以后为什么会呕不止？这个问题胡希恕老讲得很好，我就引用他的话来解答这个问题。

《胡希恕讲伤寒论》在对该文的解读中说："为什么吃小柴胡汤而呕不止呢？大柴胡汤这个呕比小柴胡汤这个呕原因更复杂，小柴胡汤这个呕只是胃里头有停饮而已，有热激动胃里头的停水，所以往上逆呕。大柴胡汤有两个问题，一个与小柴胡汤这个原因同时存在，另一个关键是大便下不去，气不得下行，都往上攻，所以心下急呢。这个呕只是用半夏、生姜是不行的，你还得想办法通大便，导这个气下行，这个呕才能除。所以大柴胡汤与小柴胡汤都有呕，但是大柴胡汤这个呕用小柴胡汤不行，呕不止，因为什么？心下急解决不了，非用枳实、大黄不行。本来是小柴胡汤证，由于大夫误治，二三下之，把这个邪又引到里头去了，那么小柴胡汤证还存在，但是大柴胡汤证已经有了，所以吃小柴胡汤那是对的，不是错误。但是，由于呕不止，心下急，这还有一半没治，还得吃大柴胡汤泻下就好了。"

胡希恕老的解读言正理顺，这是从丰富的临床经验得出的结论，极为珍贵。我每次读到这里，都会油然而生一种高山仰止的崇敬感。

3. 大柴胡汤的构成

这里引用远田裕正《伤寒论再发掘》的研究成果。他认为大柴胡汤是从小柴胡汤衍变而成的。

小柴胡汤证：往来寒热，胸胁苦满，心下痞硬而呕者。

往来寒热（柴胡），胸胁苦满（柴胡甘草），心下痞硬（人参黄芩），而呕（半夏生姜大枣）者。

大柴胡汤证：往来寒热，胸胁苦满，心下痞硬而腹满拘挛呕剧者。

往来寒热（柴胡），胸胁苦满（柴胡），心下痞硬（黄芩），而腹满（枳实）拘挛（芍药）呕剧（半夏、生姜、大枣）者。

大柴胡汤因为比小柴胡汤证呕吐更强烈，所有生姜从三两增加到五两，腹满也显著，为了泻下而用枳实来代替甘草，为了养津止痛而用芍药代替人参。大柴胡汤证在小柴胡汤证的基础上，增强了行气泻下止痛的作用。

4. 大柴胡汤的临床应用范围

大柴胡汤证会在哪一些疾病中出现较多呢？日本汉方家福富稔明在《汉方123处方临床解说》中介绍了山本严临床运用大柴胡汤治疗比较多的几种病：①外感热病：少阳阳明并病；②过敏性肠证候群；③胃的过度紧张症，胃食道反流症；④膀胱神经症；⑤逆流性食道炎；⑥胆囊炎，胆石症；⑦肥胖症；⑧心身症，神经症；⑨改善支气管哮喘者的体质。

这个大柴胡汤治疗的疾病谱，可以提供给我们参考。但是临床上的患者比书本中的规定更为复杂，初学者时时会觉得"方证—疾病谱"的知识很难有用武之地，现在有了"经方机器人"，可以帮助初学者解决这一难题。

5. 医案介绍②

下面这个病例，能让我们窥见"方证—疾病谱"的端倪。

这是尾台榕堂《方伎杂志》这本书中的一个病例，尾台榕堂是吉益东洞以后一个非常了不起的汉方家，在汉方医学史上有着卓越的贡献。病例转录如下：

余30岁时，有患者冒风雪而出，即咽喉微疼，声音漏鼻，语言不辨。看护者虽惊怖，但余以其有肿痛，亦有前方。经二旬，尚不愈。因令仰卧，而诊其腹，胸胁烦满，心下痞塞，腹拘挛，吐涎沫，有呕气，故不拘咽喉之声音，用大柴胡汤。一月许，声音出，所患尽已。以后40年，无何种之疾患。故治病者，宜随腹证以用药也。

尾台榕堂诊治这位受风寒后"咽喉微疼，声音漏鼻，语言不辨"的患者，开始的时候给他专病专方——桔梗汤加大黄，因为这个药方已经治愈他自己的类似病证。然而前方"经二旬，尚不愈"，于是只得使用以腹诊为核心的方证辨证通治法。诊其腹就得知"胸胁烦满，心下痞塞，腹拘挛"腹证，再考虑到患者还有"吐涎沫，有呕气"的症状，就认为患者是大柴胡汤证。

尾台榕堂这个使用通治法治疗"语言不辨"的病案非常好，好就好在说明了经方不受病名的限制，可以治疗万病。我读了这个医案以后，有几点体悟和诸位分享。

（1）尾台榕堂开始给患者的验方，是一个已经治愈自己咽喉疼痛的专病专方。但投方后，"经二旬，尚不愈"。在失败事实的面前，他变通地使用了大柴胡汤而治愈，而用大柴胡汤是"无何种之疾患"的通治法。临床诊治的实践，使尾台榕堂认识到方证辨证的卓越疗效。这一事实和徐灵胎在《伤寒论类方·序》说的"病之变迁无定"，以及陆渊雷《陆氏论医集》的"中医不能够是识病，而能治病"的认识所见略同而异途同归。

（2）在患者主诉不一定的方证辨证中，主诉有时候可以暂时悬置在一边。病例中患者的"声音漏鼻，语言不辨"的主诉，尾台榕堂反而可以不以为意，用他自己的话来说，是"故不拘咽喉之声音"。每一个方证均有自己特异性的症状组合，可将这些症状组合理解为大数据理论中在信息海洋里露出水平面的岛屿，而对于水平面以下的岛屿只能忽略不计。

（3）日本经方家重视腹诊是他们的传统与共识。尾台榕堂说的"故治病者，宜随腹证以用药也"，就是传承于吉益东洞的"腹证不详，不可处方"，以及"先证而不先脉，先腹而不先证"的观点。

（4）尾台榕堂这个医案结尾的"以后40年，无何种之疾患。故治病者，宜随腹证以用药也"几句话非常珍贵，使人深思。他的成功在于善于总结与累积性地使用在临床实践中获得的体悟与经验。我看到很多医生做不到这一点，常常像猴子摘桃一样，摘一个，丢一个，最后留下的只有手上的一个桃子。

6. 问题讨论一

问：我的父亲今年 60 岁，患高血压病与动脉硬化多年，体型壮实，性格直爽，脾气暴躁，没有其他什么疾患。近几年来都在服用几种治疗高血压的西药，但是还是难以控制在正常范围。一般在 180/100mmHg。他 50 岁就开始脱发，我爷爷与爷爷的上一代都没有脱发，因此我父亲的脱发也许是高血压病的原因吧？脱发不脱发姑且不论，太高的血压总是有危险性。再加上我父亲喜欢喝酒，每次喝酒后，满面通红，步履不稳。这件事就像悬在我们一家人头上的一把剑，我们希望通过经方医学的诊治，使他的血压得以控制。我学习经方也是抱有这样的目的。我想让老师在可能的范围内给予一个诊治的框架，最好在专病专治的范围内，暂且不涉及通治的诸多方面。可以吗？

答：这个问题很有临床诊治价值。我在意大家的提问是否靠谱，是否有代表性，那样我才有兴趣回答。针对高血压病与动脉硬化的经方诊治方案也要先进行方向感辨证来区分虚实，然后根据虚实的分类再进行方证辨证，选择药方。

对于贫血性的虚弱者，一般出现肾气丸证为多，少腹部的软弱、正中芯证，以及口渴与小便频多是重要的主症。虚弱者出现七味降压汤证也不少，这是大塚敬节创立的药方。他也是高血压病的患者，舒张压高，眼底反复出血，下肢麻痹，疲劳倦怠，并为头痛、衄血、盗汗、尿蛋白等症状所苦，使用了此方而告轻快。后来对于高血压病中的舒张压高者，以及肾性高血压而出现尿蛋白者，使用这张药方都能够见效。还有一个常见的是半夏白术天麻汤证，患者一般是胃肠弱，血色不佳，容易疲惫，心下有振水音，并有头痛头晕、恶心者。

相对来讲，高血压病、动脉硬化患者以非虚证为多，临床出现的方证中如果具有胸胁苦满，则以大柴胡汤证、大柴胡汤合桂枝茯苓丸证、柴胡加龙骨牡蛎汤证为多见。还有比较多见的方证是面色绯红、心情焦躁善怒而容易衄血的三黄泻心汤证。

你父亲的选方用药一定要通过四诊才能决定，不过我这里介绍绪方玄芳医生在《汉方与现代医学汇通治验录·方剂治验例选》中的一个病例供参考。

一箭双雕，对高血压病和圆形秃发症有显效。

患者 48 岁，男，初诊于 1971 年 3 月 10 日。

病历：1957 年起患圆形秃发症，经大学医院、国立医院、日赤医院等治疗和手术都无效。由于严重秃顶太引人注目，因而常戴贝雷帽（一种扁圆的无檐帽）。1965 年 10 月健康检查，结果血压 170/100mmHg，血压很高，诊断为原发性高血压病。直到 1971 年 1 月在西医治疗，由于西药副作用大而停药。由于高血压病越来越严重，求我用汉方药治疗。来院时血压 170/100mmHg。

现症：舌苔白厚，脉沉弦，腹部左右有高度胸胁苦满。

治疗：连服大柴胡汤去大黄，1 个月后血压降至 130/90mmHg，体重由开始用汉方药治疗时的 81kg 减至 76kg。从 1971 年 6 月起长出头发来，到 8 月满头都是乌黑的头发。

汉方家绪方玄芳博士病例中所谓的"大柴胡汤去大黄"是指《金匮》的大柴胡汤方，康治本与宋本中的大柴胡汤本来就没有大黄。

7. 问题讨论二

问：《伤寒论》的通治法按照方证相对应选择处方而随证治之，原则上来讲可以无所不能地治疗所有疾病。但对于这样的说法，我还是有保留意见。比如，难道像辛温通散的桂枝类方也能够治疗心神不安的失眠吗？大柴胡汤能够治疗皮肤病吗？

答：《伤寒论》的通治法是辩证逻辑的典范，《金匮》的先辨病后辨证的专治法是形式逻辑的典范。习惯于传统的先辨病后辨证的医者，一般是难以接受上述的观点。然而《伤寒论》疾病总论的通治法能够做到，甚至是无可替代地做到。

使用大柴胡汤能够治疗皮肤病，一般人还可以理解。但使用辛温通散的桂枝类方来治疗心神不安的失眠病证的这类说法，认为就是痴人说梦。可对于使用通治法的经方医生来说，这是基本常识。

（1）让临床诊治的事实来说话吧：下面是门纯德教授在《名方广用》中用桂枝甘草汤治愈一位失眠重症的病例。

郑某，男，46 岁。初诊日期：1964 年 4 月 27 日。

患者最近 3 个月来持续失眠，屡治不效收入院。诊见其面色青，双目布满血丝，彻夜不卧，烦躁，在病房四周行走不休。白日喜独自蜷卧，少言，少食，脉弦细，舌淡苔少。所服西药甚多，中药如磁朱丸、柏子养心丸、安神丸也屡服少效。盖失眠一症，无非邪正两端，寐本乎阴，神其所主，神安则寐。或邪袭，或营虚，阴阳失交，则神不安而不寐。此患者既已养阴精，又潜阳定志，缘何不效？细询之，方知其患病前曾因着雨外感，自己大剂服葱姜红糖汤，得大汗，风寒得解，而不寐旋起。知其气血失和，心气馁虚，疏桂枝甘草汤一料试服。

桂枝 12g，炙甘草 9g，睡前服一煎。

次日晨 8 时，余查房，见患者正在酣睡，同室人谓其昨一夜安眠。9 时半，患者找余问还可服否，遂嘱其再进 2 剂。以后经调理病愈而出院。仲景桂枝甘草汤，为发汗过多、心下悸之阳伤证设。汗为心液，伤心气则虚，桂枝、甘草甘温相得，取法桂枝汤。但不用姜之辛散、枣之泥滞、芍之酸收，只用桂枝之温、甘草之甘，法在和阳，其效明显。此患者之烦躁，断非痰热，与心中烦、心下有水气而悸者有异，需在辨证上注意鉴别。

另忆 1970 年曾治陈某，患结核性胸膜炎，经抗痨治疗，其患大愈。只因体质日弱，动辄出汗，患不寐症，经治屡不收效，后致每每入夜不眠，坐以待旦，偶有小卧，双手冒心。证属心液受伤，心阳已弱。亦以桂枝甘草之小方，投石问路，三服而安。

（2）大柴胡汤能够治疗皮肤病比较多见：这里介绍大塚敬节在《汉方の临床·创刊号·前言》上介绍的使用大柴胡汤治愈多发性皮肤囊肿的病例。

此事约在 10 多年前，有一个健壮的男子，谓颜面屡生皮肤囊肿或目生麦粒肿。患者精神沉重，怏怏不乐。此时我以胸胁苦满与便秘为目标用大柴胡汤，即可获得全治。这位患者于去年夏天突然又来受诊，说："自从上次经先生治愈以后，迄今已忘记脸上生东西之事，而今年 4 月又开始复发了，经种种的治疗无效。因知道医师的药很有效，所以此次罹患后，想找您治疗。但开始不知您的诊所迁移，后来才慢慢地打听出来的。"诊察结果和前年的结果相同，因此与大柴胡汤约 3 周而全治。

不知道听了这两个病例之后，你能够分辨清楚专治法与通治法两种不同的诊治方法了吗？

第50讲　康治本第30条——大柴胡汤证治②

1. 学习条文

第30条：太阳病，反二三下之后，呕不止，心下急，郁郁微烦者，大柴胡汤主之。

大柴胡汤证的腹证是诊断该证最为重要的依据，请注意条文中大柴胡汤证的腹证是"心下急"。"心下急"同"心下坚""心下硬"，都是因为左右两胁严重的胸胁苦满延伸到心下所形成的"心下痞硬"的结果。其典型腹证是：上腹角大于90°，上腹部膨满结实，胸胁苦满，心下痞硬，左右腹直肌拘急粗大，按之有如厚橡皮板之感，从季肋下一直延伸到耻骨联合部。

近2000年来，中医学界由于对腹诊内容的忽视，造成了经方医学的衰落。然而近300年来，腹诊在日本临床得以广泛应用。一大批具有西医学背景的日本汉方家，冲破了"去亚入欧"的藩篱，继承和发展了《伤寒论》腹诊。古方派带头人吉益东洞高度强调腹诊的重要性，认为腹诊即可决定是什么样的方证。这种说法虽然有些矫枉过正，但其中的警示性不可小觑。

汤本求真在《皇汉医学·大柴胡汤》中对于心下急的真实状态做了如下论叙：

大柴胡证之胸胁苦满，比诸小柴胡证则甚强，屡达于肋骨弓下，其左右之内端相合而连及心下，则心下急。其余波左右分歧，沿腹直肌至下腹部，即所谓腹直肌之结实拘挛也。

胡希恕老擅用大柴胡汤，医院同事称他为"大柴胡医生"。患者看见胡老天天喜用大茶壶喝茶，"大茶壶"是"大柴胡"的谐音，因此称胡老为"大茶壶医生"。

后来在学习胡希恕教授的著作时，发现他对大柴胡汤证的认识的确独到。《胡希恕讲伤寒论》在解读宋本第165条"伤寒发热，汗出不解，心中痞硬，呕吐而下利者，大柴胡汤主之"的条文时说："这条文形似'太阳伤寒'。没有恶寒，所以'发汗不解'。这个'心中'指的是胃。这个'心中痞硬'是个实证，病指的是什么呢？就是急性痢疾，遇到这种痢疾，如果有表，实痢可用葛根汤发汗，虚痢可用桂枝汤解肌。'心中痞硬'，按之也拒按而疼。'呕吐而下利者'，是上头呕吐，下边利下。我开始就用大柴胡汤。如果要有口臭感，也可以用大柴胡汤加石膏。急性痢，也很好使。我还记得，那回我来北京私人开业。有一次我出诊，店里来了一个人，大概是这种痢疾。我回来问学生，有患者没有？他说有呀。

我问是什么？他说一个闹痢疾的。我说，闹痢疾的，你开了方子吗？他说我开了。我说开什么？他说大柴胡加石膏。哎呀，我不放心。这个患者离我家不远，我说得看看去，学生就带着我看去了。这个患者正来茅房里，完了他出来。我说，怎么样？他说挺好，现在我肚子也不疼了，也不发烧了，大便也渐渐不拉了。"

《中国百年百名中医临床家丛书——胡希恕》一书中介绍了胡希恕老使用大柴胡汤的不少论叙与医案。其中有以下几个方面的经验让我获益良多，现在我把自己学习的笔记和大家分享。

（1）外感发热：流感或重感冒，发汗解表后，仍高烧不退，脉浮数而大便偏干者，多宜下之，尤以大柴胡汤加石膏汤为宜。

（2）哮喘：治哮喘不用麻黄却独崇大柴胡汤。

（3）脑病：脑病繁烦何其多，治疗首推大柴胡汤。

（4）其他：肺炎、痢疾、肝炎肝硬化、过敏性紫癜、前列腺炎、急性阑尾炎。

2. 温兴韬老师也重视腹诊的重要临床价值

温兴韬老师在《步入伤寒论之门·学用经方三步曲》里，生动地描叙了自己在学习经方医学过程中"一明二熟三变通"的心路历程，读来甚为亲切。在记录随从黄煌教授侍诊期间的心得时，他写道："黄老师教我如何读白文，怎样参考注释；临证时，则教我识方证、辨体质、查腹诊，特别是腹诊具有重要的临床意义。"名师的指点，加以他自己的努力，让他对于腹诊的意义更为明确。他说："在仲景大论中，腹诊内容极为丰富而重要。在《伤寒论》397条原文中，涉及腹诊的内容多达114条；《金匮》22篇记载中，腹诊内容有10篇之多。腹诊是经方内容的重要组成部分，很多经方的准确应用必赖相应的腹诊为依据。然后世医家对腹诊重视的程度却远远不够，仅俞根初在《通俗伤寒论》专列'按胸腹'一节。很多中医同仁临床一生却不知何谓中医腹诊，良可哀叹！后世对腹诊的漠视，其实折射出中医文化的演变。中国文化以宋代为分水岭，此前汉唐文化拙朴实在，宋元以后理学之风兴起，重视那些不知所云的玄学，中医免不了受其影响，不重视实用的技术方法却醉心于思辨推理。日本汉医对腹诊不仅很重视，而且研究得非常系统深入，足可师法。其腹诊专著达77种之多，而以《腹证奇览》和《腹证奇览翼》最具代表性。国内近年开始重视系统研究腹证，代表性的专著有王琦主编《中国腹证》及张文钊《腹诊证治》，内容深入浅出，是学习腹证的入门之书。黄煌教授在论著中十分重视腹诊，强调腹诊的重要性。"

温兴韬老师在临床上不论是常见病还是疑难杂病，不论是内外妇儿哪科疾病，不论见过还是没见过的疾病，皆可应对自如。他能够达到这一境界，和他善于使用经方及重视腹诊分不开。

下面介绍温兴韬老师诊治的一个病例。

某女，因严重贫血入院，屡经检查未明确诊断，到苏州医学院检查为血液病，治疗不效，返回本院姑息治疗，连续输血，血色素无明显提高。观其面色萎黄无华，心烦喜呕，便秘，胸胁不适。予以大柴胡汤3剂，诸症减轻；调治半月，面色明显改善。后随证调治半月，恢复正常。

如此严重贫血的患者，观其面色萎黄无华，西医连续输血，血色素无明显提高。大柴胡汤为效之速，实出意料。若非遵循经方思维，重视腹诊，岂能如此选方用药？正如杨大华所说的那样："腹证及腹诊术无疑是古方医学极具魅力的内容，说它们是核心科技也不为过。"我认为这样的评价是恰如其分的，并非人为地拔高加冕。

3. 汉方家藤平健博士对于腹诊研究很深入，写有腹诊的专著

藤平健博士治疗一个严重的胸腔积液患者也用大柴胡汤，有人认为不可思议，如果是实证的话，应该考虑用十枣汤等逐水的药方。然而事实证明，只要方证相对应，特别是腹证相对应，就能够取效。我把他记载在《汉方选用医典》中的病例转录如下：

35岁的男性，以前患过肺结核。可能因为做了强烈的运动，患了肋膜炎。往诊一看胸片，胸腔中至第四肋间充满了浸出液。因受压迫，胸部甚痛，呼吸困难，腹部非常充实，右边胸胁苦满很强，心窝部也有压痛，腹直肌上半部也呈现相当强的紧张。

这个症状是典型的大柴胡汤适应证，给与大柴胡汤而回家，当晚即有瀑布般的小便多次。在一夜之间，浸出液差不多消尽，所以胸痛、呼吸困难都消除了，其后约3个月就好得差不多了。

藤平健认为患者的大柴胡汤证很典型，其根据不外乎两点：一是由于"腹部非常充实"，就排除了虚证；二是根据"右边胸胁苦满很强，心窝部也有压痛，腹直肌上半部也呈现相当强的紧张"的腹证，只有大柴胡汤证与柴胡加龙骨牡蛎汤证所具有。相比之下，柴胡加龙骨牡蛎汤证比大柴胡汤证的腹证稍弱，如果患者有心悸、精神不安方面的症状，又有脐部悸动亢进的腹证，是可以诊断为柴胡加龙骨牡蛎汤证的。然而患者没有心悸、精神不安方面的症状，同时胸胁苦满很强，因此最后确诊为大柴胡汤证。

4. 大塚敬节使用大柴胡汤的治愈病例

大塚敬节在《汉方诊疗三十年》里有两个使用大柴胡汤治愈的病例，其诊断的依据也离不开腹诊。现在把他的病例介绍如下：

42岁体格健壮的男性，数月前在数家医院被诊断为神经官能症，未予治疗。患者主诉为呼吸困难，但对心脏、肺、气管等器官仔细检查后，未能发现呼吸困难的原因，所以被认为是神经官能症。我诊察时发现，患者表现出明显的右侧胸胁苦满，于是投予了大柴胡汤。出乎意料的是，只服药3天，一直持续着的呼吸困难的痛苦感觉消失了。这根本就不

是神经官能症或者别的什么疾病，而是一种因为胸胁苦满而表现出的呼吸困难状态而已。

去年，有另一位体格健壮的男性来诊，主诉抬起头向上看时，觉得呼吸困难。因伴有严重的胸胁苦满，便投予了大柴胡汤。治疗后再抬头向上时，无痛苦了。

这两个病例的腹证，前一例是表现出明显的右侧胸胁苦满，因为胸胁苦满而表现出的呼吸困难状态，后一例是体格健壮的男性，伴有严重的胸胁苦满。由此可见，这两个病例诊治的成功，腹诊起了关键性的作用，绝对不可小觑。

5. 我自己的临床经验

我自己在临床运用大柴胡汤治疗各种各样病证也多不胜数，其中具有严重的胸胁苦满、心下痞硬、拘急压痛的腹证者，其疗效多很肯定。

比如治疗一位耳鸣耳聋已经 2 年的 65 岁患者，西医诊断为两耳鼓室积水，采用鼓膜穿刺抽液，结合西药内服后，听觉有所好转，但只有近期效果，求诊于余。症见体型高瘦，肩宽胸厚，手臂的骨骼粗壮。性格直爽，脾气暴躁，口苦口臭，便秘尿黄，腹上部的肌肉结实有力，胸胁苦满而叩痛，上腹角钝角，心下痞硬。投大柴胡汤 7 帖后，听力有好转；原方服用 1 个月而痊愈，未见复发。患者周围的亲友都视为奇迹。

6. 大柴胡汤的方证鉴别

对于大柴胡汤的方证鉴别有好多方面，但最重要的是柴胡类方证的鉴别。因为这类方证都有胸胁苦满的腹证，因此首先要进行讨论。

（1）大柴胡汤证：结实的筋骨质体质，胸胁苦满，鸠尾部硬胀压痛，心下痞硬，上腹角大于 90°；左右腹直肌痉挛拘急，从季肋下一直延伸到耻骨联合；便秘。

（2）小柴胡汤证：瘦长的腺病质体质，胸胁苦满，上腹角小于 90°，左右腹直肌痉挛拘急；心下痞硬，无抵抗力；心烦喜呕，食欲不振。

（3）柴胡加龙牡汤证：强烈的胸胁苦满，失眠不安，胸满烦惊，小便不利，心下痞，脐上悸动。

（4）柴胡桂枝汤证：治疗比小柴胡汤还有虚的方证，胸胁苦满，腹皮拘急，心下支结，中脘穴凝结，时有恶寒、脉浮的表证。

（5）四逆散证：胸胁苦满，四肢冷感，心情不适不眠。腹部弹力中度，腹皮拘急，心下痞；显著的腹直肌挛急紧张，从季肋下一直延伸到耻骨联合。

以上是一个比较粗略的鉴别，进一步深入的工作要每一个人自己动手动脑。上面我们讲到安徽的温兴韬老师，他在学习经方医学道路上摸滚打爬的经历值得经方人仿效。对于大柴胡汤证与其他也有胸胁苦满腹证的方证鉴别，他就做得很深入、很细致。他在《步入伤寒论之门·我是这样用四逆散的》中对临床中柴胡类方证鉴别的心得写得有血有肉。现在介绍如下：

四逆散是我临床常用的一张经方。在多年的临床实践中，对于气血郁滞和情志郁结性疾病常常用四逆散取得出人意料的效果。日本汉方家对四逆散证的腹证描述为腹壁略凹陷，按之空虚而无抵挡，腹直肌拘急，如棒状样紧张，触之白线深陷。事实上，这种腹证也只能出现在羸瘦者身上，提示瘦人用四逆散的机会比较多。张某，八旬高龄，忽小便失禁达半月之久，外院诊治不效，欲行手术探查，患者及家属不从，转我院邀我诊治。观其人虽年事颇高，却无虚羸之象，非肺肾气虚之证，乃膀胱尿道功能失调而用四逆散加乌药，3剂而愈。患者在外院治疗，想必消炎抗菌之类药不会不用的，但治疗不效，说明小便失禁有可能为功能性疾病。是否与膀胱逼尿肌痉挛有关？本方含有芍药甘草汤，有解痉缓急作用。《伤寒论》四逆散方后就记载有小便不利的或然证，并言加茯苓治疗。《范中林三阴三阳辨证医案选》也记载用四逆散治疗少阴证淋病，所加的是茯苓和桔梗。我加乌药，是取意缩泉丸。上述患者是年轻人，而该例是年高之人，说明四逆散证的出现和年龄没有什么关联性。本方证被看作介于大小柴胡汤证之间的类型。其证虚不及小柴胡汤证，实不比大柴胡汤证。大柴胡汤证有"按之心下满痛者"的经文记载。胃脘即属于"心下"部位，潘某虽有心下胀且连及两胁，却无大柴胡汤证充实的程度，故用四逆散治疗。关于本方应用，胡希恕先生认为，凡形似大柴胡汤证，不呕且不可下者，大都宜本方。多年来，我对于伴有四肢逆冷的胃脘病首先考虑用四逆散。本证四逆是阳气郁结不能外达四末所致而不是阴盛阳虚，所以我并不因为有四逆证而远凉用温。

我认为，温兴韬老师这样的一边学习经典条文、学习名家经验，一边临床观察、方证鉴别，是提高经方医生的理论水平与临床疗效的快捷通道。

7. 问题讨论一

问：我是经方初学者，对于大柴胡汤治疗下利的证治，心中还是有所疑虑。请您从临床事实来解答我的疑虑。

答：我在门诊中经常使用大柴胡汤加减治疗下利的患者，只要排除了虚证，再抓住大柴胡汤证（体质壮实，口苦尿黄，腹肌中等以上弹力，上腹角大于90°，胸胁苦满，心下痞硬，腹直肌挛急紧张等），不管是下利或是便秘，都可以用大柴胡汤获效。不过，便秘者加入大黄，下利者一般不加大黄。下面介绍永富独啸庵在《漫游杂记》中的一个病例。

某仆，病疫，经十五日不解，请余诊之。面赤微喘，潮热舌强，狂吼，脉数急，胸腹硬满，时有微利，医与麻黄杏仁甘草石膏汤。数日，病益剧。余曰：是受病之始，发汗不彻，邪气郁蕴入里，欲为结胸也。作大柴胡汤与之。翌日，大便再行，胸满浸减，下利自止。乃作小柴胡加枳实汤与之，日进二帖，服之三日大便秘而不通，复与大柴胡汤，又秘则又与，如此者三十日而得愈。

永富独啸庵对于大柴胡汤证下利时使用大柴胡汤，便秘时也用大柴胡汤。由此可见，大便的下利与秘结不是大柴胡汤证的特异性症状。

8. 问题讨论二

问：大柴胡汤证与木防己汤证的腹证都心下痞坚，而两张方子都能够治疗哮喘。对于大柴胡汤证与木防己汤证这样相似的腹证与治疗目标，临床诊治时如何鉴别？

答：大柴胡汤证与木防己汤证的腹证都是心下痞硬或痞坚，但木防己汤证的心下紧张痞硬的程度较大柴胡汤证为强，大柴胡汤证的心下痞硬仍有弹性，但木防己汤证的心下痞坚如木板样的无弹力性坚硬；大柴胡汤证还有胸胁苦满、鸠尾部硬胀压痛、上腹角大于90℃的腹证，而木防己汤证一般没有胸胁苦满。这是主要的鉴别点。木防己汤证由于水饮停滞在心下、胸中，因此患者的心下痞硬如板，面色黧黑，口渴、小便不利，甚至出现下肢浮肿等症状。

大柴胡汤与木防己汤都能够治疗哮喘，但是我们可以通过"方证—疾病谱"的知识加以鉴别。大柴胡汤一般用于支气管喘息为多，而木防己汤用于心脏性喘息为多。

9. 问题讨论三

问：中医学是如何认识"痛风"的？如果从《金匮》专病专方的角度来讨论"痛风"的话，有什么高效的药方？

答：远古时代的生活贫瘠，食物简朴，先人可能很少出现"痛风"病证，所以在《伤寒论》《金匮》没有这种病的记载。元代朱丹溪最早提出了"痛风"的病名，在《格致余论·痛风论》中论叙了"痛风"的病因病机及治法。在《金匮钩玄》中有一首"上中下痛风方"，我临床反复试用过，时效时不效。中医对于"痛风"或称为"痹""历节病""白虎历节""白虎痛"等，可能是把"痛风"与风湿关节炎混为一谈，只是其中疼痛难忍的"白虎历节""白虎痛"等比较接近于西医学的高尿酸血症，也是所谓"痛风"的关节病。西医自从发现秋水仙碱以后，一直在研究新药。但总是有一部分人不适应于西药而求诊于中医。我摸索了许许多多治疗痛风的专病专方，特别是学习了日本汉方家的研究成果以后，目前常用的药方有如下几种：

（1）初期：桃仁承气汤合越婢加术汤。

（2）强烈发作期：①大柴胡汤；②桃仁承气汤合越婢加术汤合黄连解毒汤。

（3）亚急性期：①温清饮合通导散；②补中益气汤。

对于单纯性的痛风患者，以上先辨病分型的临床疗效还好。其中对于体质壮实、胸胁苦满、心下压痛的强烈发作痛风患者用大柴胡汤后，止痛消肿的效果更为肯定。

藤平健的经验也证明了在方证相对应前提下的大柴胡汤疗效卓越。现在我把藤平健在

《汉方选用医典·痛风·有以大柴胡汤得根治者》中的论叙与病例转录如下，以供参考。

痛风患者依照现状实在难令其获医治信心，但汉方往往能够发生奇效，能治好。不过处方也不多，痛风大部分是实证的人，所以大柴胡汤最具代表性。

体格结实、体力充沛的人，大概肚皮突出的老板型人，适合使用大柴胡汤。症状有便秘，项肩凝急倾向，早上起来口中发黏有苦味，胸胁苦满（肋骨下、胸与腹的隔界按压会痛的症状）强烈等为目标。有这样症状者，服大柴胡汤有时得以根治。

病例：

50 岁的男性，脚的大拇指痛得厉害，受外科各种检查后诊断为"痛风"，嗣后受种种治疗，皆无任何显效。想尽的结果，到我医院来商量。秃头，气色好，啤酒肚，所谓董事型的男性。诊察结果：脉、腹均十分有力气，胸胁苦满严重。有便秘的倾向，脚的患部稍为发肿，痛的程度有时都想哭出来。

所以投与大柴胡汤试试，服了近半年，已经没有痛苦的发作，所以停止投药。嗣后去医院检查尿酸，已经正常，大概可认为根治了。

对此大柴胡汤，日本东洋医学会理事寺师睦济先生发表了几个根治例，大概痛风这种病以大柴胡汤根治者最多。依我的经验也都是实证，还没有遭遇到虚证。

藤平健博士病例中所用的大柴胡汤中是含有大黄的，我临床使用大柴胡汤时加不加大黄是以患者的大便秘结与否来定的。

总之，有关痛风的诊治，除了方证相对应的药物之外，最为要紧的问题是注意饮食，应该尽量避免食入高嘌呤的食物。

10. 问题讨论四

问：皮肤病患者是否会出现大柴胡汤证？如果出现，医者处方用药要不要合方或者加减？

答：《伤寒论》是疾病总论的通治法，在理论上是可以通治所有疾病。也就意味着每一个疾病在发生发展的过程中都可能出现《伤寒论》《金匮》，以及其他重要医籍中的经典方证，皮肤病也不例外。如果出现大柴胡汤证，医者处方用药要不要合方或加减，应该是以患者当时现场的脉症、腹证为依据。我引用汉方家远田裕正教授等《大柴胡汤有效治疗 1 例远心性环状红斑的思考》一文中的临床事实来说明这一问题。

一位远心性环状红斑患者，远田裕正教授等依据其手足烦热、脉稍浮大而有力、腹力充实、右胸胁苦满、腹直肌拘急、左右脐旁压痛等表现，予以大柴胡汤煎剂送服桂枝茯苓丸，治疗半个月后皮疹减退，4 个月后完全消失。[引自《黄煌经方使用手册》（第 4 版）注解·209]

远田裕正等并没有从患者的远心性环状红斑病名入手，而是依据远心性环状红斑患者的腹证、脉象与手足烦热等症状，投大柴胡汤。由于患者具有左右脐旁压痛的方证，再考虑到患者腹力充实等实证状态，就合桂枝茯苓丸。他们没有因为患者是远心性环状红斑，而再加添什么治疗皮肤方面的药物。

11. 问题讨论五

问：人参药证的腹证是心下痞硬，它和大柴胡汤证的心下痞硬有何不同？

答：人参治疗虚性的心下痞硬，其痞硬有如按在软板上而没有底力；大柴胡汤治疗实性的心下痞硬，痞硬程度严重，所以条文用"心下痞坚""心下痞硬"来形容。人参证的腹肌弹力中度以下，大柴胡汤证的腹肌弹力中度以上。汤本求真在《皇汉医学·桂枝加芍药生姜人参汤之注释》中对于两者的区别这样总结："然人参主治心下痞硬与大柴胡汤等之实证全异，属于虚证也。故不如实证之坚硬，恰如抚薄板，止于凝结物之程度而已。"

第51讲　康治本第31条——桃仁承气汤证治

1.医案介绍①

在解读条文之前，先介绍《伤寒名医验案精选》中的一个医案。此医案中的桃仁承气汤方证和康治本第31条的条文方证非常相近，所以转录如下，以供诸位学习条文时参考。

李某，年十余。先患外感，请医杂治，证屡变，医者却走。其人不远数十里踵门求诊。审视面色微黄，少腹满，身无寒热，坐片刻即怒目注人，手拳紧握，伸张如欲击人状，有倾即止，嗣复如初。脉沉涩，舌苔黄暗，底面露鲜红色。诊毕，主人促疏方，并询病因。答曰：病已入血，前医但知用气分药，宜其不效。《内经》曰："血在上善忘，血在下如狂。"此证即《伤寒论》热结膀胱，其人如狂也。当用桃核承气汤，即疏方授之。一剂知，二剂已。嗣以逍遥散加丹、栀、生地调理安。

按语：病起外感，但经"诸医杂治"，表证已罢，邪陷于里，故身无寒热。但见少腹满胀，其人如狂，舌暗红，脉觉沉，此下焦蓄血证俱备。尊大论"热结膀胱，其人如狂，血自下，下者愈"及"外解已，但少腹急结者，乃可攻之"之旨，当用桃核承气汤下之。本案辨证准确，用药果敢，故"一剂知，二剂已"。

患者是由于外感后出现了发狂，然后用桃仁承气汤治愈的。患者"身无寒热"，可见"外解已"。医者通过"少腹满"，以及"怒目注人，手拳紧握，伸张如欲击人状"等"其人如狂"的症状，诊断为"热结膀胱"的桃仁承气汤证。可见发热是桃仁承气汤证的"客症"，而不是特异性症状。

2.学习条文

第31条：太阳病，热结膀胱，其人如狂，血自下，下者愈。但少腹急结者，与桃仁承气汤。

桃仁五十个（去皮尖），大黄四两（酒洗），甘草二两（炙），芒硝二合，桂枝二两（去皮）。

上五味，以水七升，煮取二升半，去滓；内芒硝，更上微火一两沸，温服五合。

本条论述太阳病表证未解，太阳病之热入血，结于膀胱部位而成瘀血证，患者出现了近于发狂的症状。如果患者体内的瘀血能够自动排出，瘀血排出之后病就可以痊愈。若有小腹急结状态的腹证，则为瘀血证，宜用桃核承气汤攻之。

宋本第106条条文和康治本第31条条文类同，但是增添了一些文字，在"太阳病"后面加了"不解"二字，还增添了"其外不解者，尚未可攻，当先解其外，外解已"一大段先解外后攻内的治疗原则。此外，宋本中桃核承气汤的方名也与康治本的桃仁承气汤有所不同，药方中的药物排列次序也有变动。

太阳病不解，其热邪与下腹部的郁血互结而形成瘀血证，其人发生精神行为异常。这种情况下，有时会出现瘀血性的血液自然排出而病证得以自愈的现象。此时如果还有太阳少阳等外证，则不可使用桃仁承气汤攻下，而要先用相对应的方药来解除外证。等到外证消失后，若还有少腹急结状态者，则为瘀血证，这时宜用桃核承气汤攻之。

3. 词语解释

（1）热结膀胱：又称为"太阳蓄血证"，李同宪等所著《伤寒论现代解读》对于该条的解释为："膀胱，泛指小腹部内的脏器，不是单指膀胱。热结膀胱，既指病位，又指病性，即邪热结聚于少腹下焦部位。也是说，盆腔内有炎症。"

（2）少腹急结：少腹、小腹，以及下腹，都是近义词。少腹急结者，为瘀血证的腹证，多于左侧髂骨窝部位。诊察时，必须使患者保持双腿伸直的状态，医者食指、中指、无名指三指置于左髂骨窝向髂骨结方向切之，并迅速移动，此时患者会诉跳跃性疼痛，严重者会屈其膝而诉痛。

汉方家对于《伤寒论》以"少腹急结"来刻画桃仁承气汤腹证的研究更为具体。如和久田寅叔在《腹证奇览·桃仁承气汤》中论叙："由左脐旁，天枢边上下二三指间，以三指探按得有结者，由此邪按痛甚上引者，为桃核承气汤之腹证也。或脐上、脐下亦有结，按之痛，但得于左脐旁者为正候，而及于脐之上下者，可知其结之甚也。但按之虽得结，不觉痛者，非急结也。又按之虽痛甚，然其结处指头觉软者，虽为血结，非此方证也。又按之痛引腰背少腹者，亦非此证也。且其结有大小，不能一定，不可草率诊过。此结因瘀血而逆上于胸腹，甚者迫于胁下，自胸胁彻背而痛，发作有时，不问男女，均称肝积，攻左肝经。此证多因血气上冲而急迫，性情急暴不堪；或眼白多，其人如狂，触事易怒；或掷器物，泄散其怒之类，常使心腹间急；或有头痛、头重、衄血、龈血等患；或毒及下部，有痔疾、脱肛、妇人经水不利之患；或剧时胸胁逆满，挛急而痛，甚有噤口、断齿、卒倒者；或有攻于心胸，胸背彻痛，时时吐苦酸水者。此证似于水气上冲左胁下，转下降于左脐旁，治之以热酒或牡蛎末、辛夷末等，虽即能见效，然经时再发。有似留饮，但留饮止于心下，此证留于左脐旁，以分辨之。动气自左，服此方有应效者，动气复于任脉之行，是引病也。其他伤寒、瘟疫、痢疾及一切杂证，胎前产后、落马坠损等证，有用此方者，亦须审其腹证耳。"

（3）如狂：好像发狂似的精神烦躁状态。李同宪等著《伤寒论现代解读》对于该条的解释为："如狂，不到发狂的程度，是比烦躁严重的状态。出现这种状态，说明中枢神经系统的功能已经发生障碍。精神运动性兴奋状态、发狂与单胺代谢紊乱、肾上腺素能－单碱能神经功能平衡失调有关。当血管破裂而引起的出血，蓄积于组织之内形成血肿或出血灶，蓄积于体腔之内，形成体腔积血时，血液会发生溶解、吸收，引起血氨升高，这是造成如狂、发狂的重要原因。精神运动性兴奋状态相对的分为运动性兴奋与语言性兴奋，它们常见于谵妄状态及精神分裂症等。""如狂"类的精神运动性兴奋状态是桃仁承气汤证的主症之一，对于壮实体质的精神运动性兴奋状态者，首先就要考虑桃仁承气汤证。如果再加上脐部或左下腹部抵抗压痛明显的话，其诊断为该方证就十不离八九了。药方中的桃仁是精神如狂的主药，《神农本草经》所谓桃仁"主邪气"，有辟邪治疯的意思。

（4）血自下，下者愈：如果出现大小便与外阴的血液自然而排出，这是机体抗病能力的表现，瘀血被排出去了，病证便会走向自愈。李同宪等所著《伤寒论现代解读》对于该条的解释为："血，不是新鲜血液，而是指脓血、血块、陈旧性的凝血块、暗红色的血便或青黑色血水、感染性渗出液等。下血，是指从阴道、肛门、尿道排出的脓血……，具有引流的作用，所以才能'下血则愈'，这是自愈的机转。"

"下者愈"的另一层意思是需要用药物治疗，使体内的瘀血从阴道、肛门、尿道排出。这是在方证相对应的情况下，方药激发了机体抗病能力的表现。

4. "下血"的辨析

对于患者的"下血"，必须分辨出虚实阴阳，必须分辨出出血前后的方证状态，不然的话就会酿成大错。

陆渊雷在《伤寒论今释》该条的按语中写道："热结膀胱之血自下，与肠窒扶斯之肠出血，不可混为一谈。肠窒扶斯亦译为伤寒，中医谓之湿温者也。昔有某医，遇肠出血而不识，乃曰：仲景有言，热结膀胱，血自下，下者愈。投桃核承气汤，下咽立毙，于是腾载报章，播为口实。不知桃核承气证，其人如狂，小腹急结，显然为阳证实证；肠出血则体温骤降，心肌衰弱，脉搏细微，显然为阴病虚证。少阴篇云少阴病，下利便脓血者，桃花汤主之。庶几肠出血之主方。某医者，虚实阴阳之不知，其偾事，宜也。然岂中医学之罪，岂伤寒论之罪哉？"

他在《陆渊雷全集·流行病须知·领航中西汇通·湿温》中所记载的一个用桃仁承气汤的失败病例就是一个活生生的教训，现转录如下：

记得西医报纸载着一案，这西医治一肠窒扶斯（肠伤寒）到第二星期末，正是战战兢兢唯恐肠穿孔之际。不幸患者已大便下血，这可知虽未穿孔，业已出血了。病家忽然改请一位书呆式的中医，也读过《伤寒论》。诊察之后，满不在乎，说"热结膀胱，血自下，下者愈"（《伤寒论》桃仁承气条文），这病快要好了。于是结结实实一剂桃仁承气汤，吃下去，泻了一回。患者大痛大叫，立刻便死。这是医者读的死书，连阴阳虚实都不分明，所以闹乱子，并非《伤寒论》之过。又恰好碰到初病吃过泻药，造成容易穿孔的患者，此医也算不幸。那西医却趁此轻轻嫁祸，自己非但把责任推干净，还落得个先见之明。孤陋寡闻的旧中医，其冤苦如此。

山田光胤博士在《汉方临床应用的诀要·小柴胡汤》中的一个病例，也是服药后机体抗病能力增强，出现"血自下，下者愈"的临床注解。他写道："比如以前发表在《汉方の临床》上面的一个肾脓肿案例。在投入了小柴胡汤以后，结果在囊肿对应的身体外侧，溃破出了一个大口子，这种情况，如果烂在腹腔内不堪设想。这应该说是饮用小柴胡后，身体的自愈机能增强了。"

这个病例中投"小柴胡汤以后，结果在囊肿对应的身体外侧，溃破出了一个大口子"的效用，在西医的插管引流排脓之后，仍然可以用而促进其病证的自愈。

"外证"，不等同于表证。外证是相对于内证而言的。三阳病中的外证包括太阳、少阳病证，内证是阳明腑实证。对于外证治疗，应当根据现场的脉症随证治之。如果是太阳病，一般使用桂枝汤；如果是少阳病，一般使用小柴胡汤；如果是太阳少阳合并病，一般使用柴胡桂枝汤。

5. 桃仁承气汤证与瘀血

桃仁承气汤证治涉及一个重要的概念——瘀血。

中医学认为，瘀血是血流不畅与血液停滞的总称。

瘀血者的外部症状：①面色暗色；②唇舌暗红或唇色艳红；③全身皮肤或血管表面出现浮丝样的血络；④下肢皮肤干燥粗糙；⑤腹部按压时，脐部周围或左右下腹部压痛与抵抗。

有人问过大塚敬节"瘀血的本态是什么"的问题，他在《汉方的特质》中做了以下的回答：据说，曾经有人把有瘀血腹证的患者予以剖腹检查，并无特别的发现。关于瘀血，现在虽有各种各样的说法，要之皆未越出臆测、想象的领域。不限于瘀血，在汉方医学的分野中，还未明白的事情尚多。

大塚敬节认为回答"瘀血的本态是什么"等还未明白事情的问题，是臆测、想象与推理。想象也是一种发现，是让未曾发声的发声，未曾看见的看见，即海德格尔说的"去蔽"，给予仍然处于"深水"之下的东西一种秩序。

瘀血的成因，说法不一。比如汉方家间中喜雄博士认为"门脉系统的郁血"为造成瘀血原因，此说也可以作为参考。临床诊治疾病与是否清楚瘀血的本态与成因无关，但中医学的发展却与是否清楚"瘀血的本态与成因是什么"有关。

治疗瘀血证要长时间地守方服药，即岳美中老师所嘱咐的"慢性病有方有守"。长时间地守方服药也是决定疗效的一个因素，日本汉方家为此做过实验。"日本的一项病例系列研究，介绍了 5 位阿尔茨海默症患者，服用 12 个月的当归芍药散后，病情均得到缓解""日本一项随机对照研究，纳入了 31 例脑血管意外后遗症患者，在常规治疗的基础上，治疗组 16 例服用当归芍药散 1 年，发现当归芍药散能够显著改善脑血管意外后遗症患者的脑和下肢功能。"（引自《黄煌经方使用手册》第 4 版）请注意，这里患者的服药时间都是 1 年。

6. 桃仁承气汤证之腹证

我们临床之际看到一个体能壮实，面色暗红或暗黑，头痛足冷，大便秘结的患者，就可能是桃仁承气汤证。如果进一步腹诊发现，具有腹肌弹力强实，脐部或少腹部抵抗与压痛的话，基本上就可以确诊了。可见临床诊断是否为桃仁承气汤证，腹证起了决定性的作用。

大塚敬节在《汉方的特质·腹诊法的实例》中所记录的一则医案，给我们提供了这方面的佐证。现转录如下：

26 岁未婚妇人，每月月经时，便会变成精神错乱状态。体格中等，有便秘倾向。腹诊时，在左髂骨窝处，有激烈的对按压过敏的部位。将其两脚伸直，用指头在该部位轻轻地一摩擦，患者会立刻"哎哟"地喊出声来，而把膝屈回去。这种症状，是汉方称为"小腹急结"，而为很要紧的瘀血腹证。有这种腹证的患者，在经期间必定有若干的异常，大都有月经困难症。

对此患者，以此少腹急结为目标，使用了桃仁承气汤之后，自翌月起，精神的错乱即见减轻。经过 3 个月左右的服药，连同少腹急结俱告消失。

大塚敬节在医案中将这位 26 岁未婚妇人每临月经时出现的精神错乱，和少腹腹证如此紧密地联系在一起，使得这位诊治对象的病证特点显得层次清晰，少腹部瘀血的概念具体化为桃仁承气汤证。这肯定触及大塚敬节本人关于精神疾病与少腹急结所深刻思考过的"敏感点"。

对于临床医师来讲，现场随时发生变化的脉症，恰恰是构成患者具体方证的真正依据。而现场随时发生变化的脉症之中，腹诊是最能够触发医者"直观直觉"的东西。中医师不使用腹诊知识是中医学走向衰落的主要原因之一。遗漏了患者的腹诊这一十分重要信息的后果是严重的，因为人们对事实的了解，总是和了解这种事实的理解方式联系在一起。

大塚敬节在《汉方的特质》中明确地告诉我们："先师汤本求真先生认为，慢性病大都原因在于瘀血，而以使用桂枝茯苓丸、桃核承气汤、大黄牡丹皮汤、当归芍药散等药方为常。亡友吉村得二氏也认为，慢性病通常须先用桂枝茯苓丸等去瘀血的药方，用此等药方若无效时，始再考虑选择别的药方。在现代医学之病名不明的疾患中，可能有原因在于瘀血的，对此要注意及之。"虽然大塚敬节对于桂枝茯苓丸、桃核承气汤、大黄牡丹皮汤、当归芍药散等药方的鉴别与选择语焉不详，但诊治中强调祛除瘀血的观点已经昭然若揭，毋庸置疑。

7. 医案介绍②

桃仁承气汤证的腹证不仅仅只有"小腹急结"，有时候表现为下腹部硬痛拒按。这种下腹部硬痛拒按的腹证，临床经常遇见，医者不得不知。下面介绍日本汉方家中神琴溪的一个病例。

《生生堂医谈》云：与兵卫之妻，初吐泻如倾盆，状似霍乱，全身如冰、厥冷、脉绝者半日，继而烦躁，投去衣被，不食，大渴欲饮水，与水则吐，如此四五日，依然不死。请治于予，见前医所与附子理中汤，炉边尚余一二帖。诊其腹，脐下如石硬，予曰：是血证也，不可与理中汤。遂倾弃其既煎之药汁，别作桃仁承气汤服之。下臭秽之物甚多，一日内厥回，诸症全退而愈。其后经二年，又发如前，予又与桃仁承气汤而愈。当时若思虑不精，必杀人矣。

中神琴溪诊断与兵卫之妻为桃仁承气汤证的根据，主要是"脐下如石硬"。从病例中我们可以得知桃仁承气汤证的临床腹证，其形态各异，并非只有一种。

8. 桃仁承气汤的形成及命名

康治本中所有药方的排列次序是有规律的，桃仁承气汤也不例外。它是在调胃承气汤的基础上加桃仁与桂枝，由于药方名以桃仁承气汤命名，桃仁自然排列在首位，然后是调胃承气汤的大黄、甘草、芒硝，桂枝排列在最后（桃仁＋大黄甘草芒硝＋桂枝）。然而在宋本里，药物排列已经没有了这样的次序。

康治本"桃仁承气汤"之方名，宋本中变为了"桃核承气汤"。核，相当于内果皮。康平本、宋本、成本里都为核，而康治本、《玉函经》里则为仁。临床实际使用的是桃仁而不是桃核，因此"桃仁承气汤"的方名更为合理。

桃仁承气汤是调胃承气汤加上治上冲的桂枝，去瘀血的桃仁。治疗由于瘀血停滞于少腹部，出现少腹急结，并且引发气上冲脑，其人如狂者。拙著《中医人生》中曾经讲叙了张简斋先生仅仅依凭望诊就毅然投以三帖桃仁承气汤，治愈了当年南京政府一个中年官员的狂躁症。

9. 桃仁承气汤的适应病证

桃仁承气汤证在临床上比比皆是，我治疗过痛经、脑外伤、肩周炎、耳鸣、癫痫、习惯性流产、皮肤病、更年期综合征、结肠炎、前列腺病、角膜炎、荨麻疹、痈疖、各种出血、黄疸、高血压病等病证。诊治时只要方证相对应，特别是腹证相对应，就能取效。因为方证所揭示的经验，是诊治过程中各个层面纵横交错的整体图景，而腹证在诊治过程中起支配作用。

比如一位 29 岁大学女教师，痛经 10 多年，月经来潮前 2 天就心烦眠差，接着第二天就会来潮。来潮时下腹部激烈疼痛，同时伴有头痛或头晕耳鸣，都只得卧床。经量与经期等尚可。初诊时，患者面色暗红，体型壮实，血压高 3 年，160/95mmHg，颈肩部强痛凝硬，便秘尿黄，下肢畏寒、触摸感到冰凉。脉象沉实有力，唇舌暗红。腹诊时，腹肌弹力强实，脐部压痛，左小腹按压疼痛有抵抗。这次月经在 1 周内就要来潮。这是典型的桃仁承气汤证。投桃仁承气汤 12 帖后，来潮时痛经明显减轻，头痛、头晕、耳鸣也都没有出现，这是 10 年来所没有的。二诊时腹证依然，服药期间大便正常，就仍用桃仁承气汤不变，守方治疗 3 个月而愈，长期不愈的高血压也恢复了正常。

10. "气上冲" 的桂枝证

使用桃仁承气汤时，还要注意 "气上冲" 的桂枝证。"气上冲" 的桂枝证，除了指患者自我感觉到腹中有气上冲之外，更多的是指患者有皮肤病、头晕、剧烈头痛、面红、如狂、呕吐等上逆甚的症状。

（1）皮肤病的分布区域趋向于面部，以及面部潮红也应该是 "气上冲" 的一种表现。寺泽捷年博士等以 "桃仁承气汤加味治疗 4 例异位性皮炎的验案" 为题，介绍了桃仁承气汤治疗异位性皮炎的指征，其特异性症状中就有 "皮疹在上半身" 与 "面部潮热" 的症状。现在将其内容摘录如下：

日本一项案例系列研究，介绍了 4 例桃仁承气汤治疗异位性皮炎的验案。基于此提出桃仁承气汤治疗异位性皮炎的指征：①皮疹在上半身；②面部潮热，下肢冷感；③脐周和左下腹压痛；④便秘倾向。（引自《黄煌经方使用手册》第 4 版）

（2）剧烈头痛并且意识不清，也是桃仁承气汤证中 "气上冲" 桂枝证的临床表现之一。下面介绍大塚敬节在《汉方诊疗三十年·疑为蛛网膜下腔出血的剧烈头痛妇人》的一个病例。

一天，友人 K 先生因其在老家兄长的妻子患病而邀我出诊，病名不很清楚。据说某医生的诊断好像是蛛网膜下腔出血，剧烈头痛并且意识不清。

于是第二天我出诊到富士山麓的某村庄。患者为 30 多岁身体消瘦的妇人，发病突然。7 天前在田里干活时，出现剧烈头痛、呕吐两三次，同时体温上升至 39.0℃左右。这种高温二三天后下降，目前为 37.7～37.8℃。意识蒙眬不清，后头部剧烈疼痛的样子，该部位的肌肉呈高度紧张状态，克尼格征阴性。腹诊：全腹壁发硬，左下腹部有少腹急结。卧床后尚无大便。家属说患者经常月经不调，四肢无麻痹。我往诊的前一天，主治医生进行了脊髓穿刺，脑脊液中无血液，但颅压升高。

这种情况难以明确诊断。我给予汉方医学的诊断为瘀血上冲，投予了桃仁承气汤（一日用量大黄2.0g，芒硝2.0g）治疗。服药后，从当晚至翌日，大便数次，意识渐渐恢复，头痛也减轻。1周后，体温降至正常，也有了食欲，但大便过多。于是将大黄、芒硝日用量均减至1.0g，1个月后痊愈。

大塚敬节对于这个疑为蛛网膜下腔出血的剧烈头痛妇人为桃核承气汤证的诊断，有三点非常关键。一是"体温上升至39.0℃左右"的高热病史和"全腹壁发硬，左下腹部有少腹急结"的腹证，通过高热病史与少腹急结的腹证就知道患者是实性的热结膀胱瘀血证。二是"后头部剧烈疼痛的样子，该部位的肌肉呈高度紧张状态"这一症状是"气上冲"的桂枝证。心里有了这些证据，原来"难以明确诊断"的疑为蛛网膜下腔出血的治疗药方——桃仁承气汤就呼之欲出了。

方证的诊断，对于经方医学也就是治疗。它能够把患者脉症中有意义的"碎片"捡拾起来，在虚证与实证之间、在症状和症状之间、在所有那些失掉联系的"缝隙""断裂"之处，在临床表现的全部模糊、含混、纠结不清乃至失掉视线和基本界限之处，重新找到其内在的联系，呈现其固有的结构，赋予其某种可以理解的形式和留出不可理解的空间。

11. 桃仁承气汤的治疗目标及药证

远田裕正在《伤寒论再发掘·桃核承气汤》中对于桃仁承气汤的治疗目标与方证中的药证论叙如下：

桃仁承气汤治疗目标：瘀血证，少腹急结，上逆甚者。（尾台榕堂《类聚方广义》）

桃仁承气汤方证中的药证：瘀血证（桃仁），少腹急结（甘草芒硝桃仁大黄），上逆甚（桂枝）者。

12. 桃仁承气汤的方证鉴别

桃仁承气汤的方证鉴别首先围绕着桂枝茯苓丸证、大黄牡丹皮汤证与当归芍药散证进行。

（1）桃仁承气汤证：下腹部全面充实，有按痛。医者以食指、中指、无名指三指置于患者左髂骨窝，向髂骨结方向切之，并迅速移动，此时患者主诉跳跃性疼痛。此为少腹急结，乃瘀血之腹证。

（2）桂枝茯苓丸证：体型壮实而面红，左右脐旁而至左右下腹部之间充实硬结压痛。

（3）大黄牡丹皮汤证：右下腹有抵抗、肿胀、压痛，有化脓机转。

（4）当归芍药散证：瘦而色白，细腰美人型，腹部肌肉松软，脐部悸动，自左脐旁而至左下腹部之间压痛。

13. 问题讨论

问：您在《中医人生》中介绍过日本汉方家龙野一雄的"进行症状的联想与替代"方法，我对于这种"症状借用"的方法很感兴趣。我想询问的是，腹证是否也有"联想、借用与替代"的方法？比如桃仁承气汤证的腹证"少腹急结"，能否替代与借用于肢体某一部位的抵抗与压痛？并请介绍桃仁承气汤在妇科、内科、皮肤病等方面的应用。

答：龙野一雄的"进行症状的联想与替代"方法，一般只用于症状之间的替代与借用。但是大塚敬节已经把这样的方法反复使用于腹证与症状之间的替代与借用。他在《汉方的特质·第三篇》中曾经记载了以下的经验：

数年前，对有顽固性腰痛的妇人，使用桃核承气汤，曾获著效。该患者腹诊方面，虽然没有发现有瘀血之证，但左边腰部的肌肉稍见有扯伤似的肿胀着，并在该处有明显的压痛。所以，将此视作少腹急结的变形，而认定为瘀血之证。因其兼有便秘状态，乃采用桃核承气汤。

根据大塚敬节上述的经验，我们在临床上遇见由于外伤引起的腰、背部，以及肢体部位肿胀、疼痛，也视为少腹急结的变形，借用桃仁承气汤、桂枝茯苓丸与当归芍药散等化瘀活血的药方进行治疗也都能取效。一些刚刚外伤的患者，腹诊并不一定具有脐部与少腹部的压痛与抵抗。使用桃仁承气汤、桂枝茯苓丸与当归芍药散时，也是根据方向性虚实辨证原则，通过鉴别而选择药方。比如壮实体质而大便秘结的患者，即使腹诊没有发现少腹急结的腹证，也使用桃仁承气汤。体质中等或中等以上，腹诊时腹部肌肉的弹力在中度或中度以上，即使下腹部没有压痛与抵抗，也使用桂枝茯苓丸。头晕而贫血貌者，只要腹肌弹力软弱，即使下腹部没有压痛，也使用当归芍药散。

桃仁承气汤在妇产科方面的应用，应该加以关注。有的病证通过此方的方证相对应治疗，可以保留住在常规状态下一定要切除的脏器。汉方家西田欣广等人在《日本东洋医学杂志》2011年第1期上发表了题为"桃核承气汤治愈一例产后胎盘粘连而保存了子宫"一文，读后令人拍手叫绝。论文内容摘要如下：

日本一项案例报道，介绍了一例产后胎盘粘连的患者，根据腹部紧满、下腹部压痛、脐上悸腹证及便秘，予以桃核承气汤。产后50日，患者排出部分胎盘组织，后在超声指导下摘出了剩余的胎盘组织。胎盘粘连作为产后的疑难症，常常会引起大出血、休克等不良预后。目前常规的方法是子宫全切术，该例患者通过汉方治疗，成功摘除了胎盘组织，避免了子宫全切。（引自《黄煌经方使用手册》第4版）

再介绍汉方家渡辺一郎一篇关于桃仁承气汤应用于妇科、内科、皮肤病等病证的综述文章，发表在《日本东洋医学杂志》1995年第3期上，资料摘录如下：

日本一项回顾性分析，纳入了 125 位辨证使用桃核承气汤的患者，显示治疗下列疾病的有效率：月经困难症 82%，月经过多 69%，高血压症 69%，围绝经期综合征 72%，腰痛 59%，潮热足冷 55%，月经不调 55%，黄褐斑 38%，痤疮 60%，痔疮 57%，异位性皮炎 60%。（引自《黄煌经方使用手册》第 4 版）

14. 课后练习

最后介绍一个矢数道明博士治疗湿疹的病例，给诸位作为方证辨证的思维练习，看看应该选择哪一个药方进行治疗为好。

35 岁的妇女，全身发生湿疹，污秽，分泌结痂，瘙痒难忍，搔则流污汁而结痂，夜间瘙痒尤甚。夜间烧热水沐浴其中方能忍受。主诉近来月经不调，自觉上冲头痛。颜面潮红，脉有力。腹脐旁有抵抗压痛，特别在左下腹部有索状物触之疼痛。与活血化瘀药方。服用本方后，大便数行，痒减半；继续服用本方 1 个月，发疹迅速消退，从而解瘙痒之痛苦。（答案：桃仁承气汤）

第52讲 康治本第12～31条条文小结

1.复习条文

对照宋本太阳病中篇条文内容，康治本第12条到第31条的20条条文也应该在太阳病中篇的范围之内。宋本太阳病中篇是从第31条开始到第127条结束，一共有97条条文，可见伤寒学在历史的长河里不断地在增添着新的内容。然而万变不离其宗，其疾病总论指导下的方证相对应和随证治之的根本原则没有变，核心方证没有变，只是在康治本的基础上增加了一些方证与说明而已。这些方证有些是历代经方医生所创立的，有些是他们所收集到的原始时代流落到民间的。这些所增添的方证弥足珍贵，也是经方医生需要学习与了解的内容。

我们先回顾一下康治本第12条到第31条的基本内容。

第12条：太阳病，项背强几几，无汗（恶）风者，葛根汤主之。

第13条：太阳与阳明合病者，必自下利，葛根汤主之。

第14条：太阳与阳明合病，不下利，但呕者，葛根加半夏汤主之。

第15条：太阳病，头痛发热，身疼腰痛，骨节疼痛，恶风无汗而喘者，麻黄汤主之。

第16条：太阳中风，脉浮紧，发热恶寒，身疼痛，不汗出而烦躁者，青龙汤主之。

第17条：伤寒、脉浮缓，身不疼，但重，乍有轻时，无少阴证者，青龙汤发之。

第18条：发汗，若下之后，昼日烦躁不得眠，夜而安静，不呕，不渴，无表证，脉沉微，身无大热者，干姜附子汤主之。

第19条：发汗后，汗出而喘，无大热者，可与麻黄杏仁甘草石膏汤。

第20条：发汗后，其人脐下悸者，欲作奔豚，茯（苓）桂枝甘草大枣汤主之。

第21条：发汗，若下之后，心下逆满，气上冲胸，起则头眩者，茯苓桂枝甘草白术汤主之。

第22条：发汗，若下之后，烦躁者，茯苓四逆汤主之。

第23条：发汗若下之后，反恶寒者，虚也，芍药甘草附子汤主之；但热者，实也，与调胃承气汤。

第24条：发汗，若下后，虚烦不得眠。若剧者，必反复颠倒，心中懊侬，栀子豉汤主之；若少气者，栀子甘草豉汤主之；若呕者，栀子生姜豉汤主之。

第 25 条：太阳病发汗，汗出后其人仍（发）热，心下悸，头眩，身瞤动，振振欲擗地，脉沉紧者，真武汤主之。

第 26 条：伤寒中风，往来寒热，胸胁苦满，嘿嘿不欲饮食，心烦喜呕，或胸中烦而不呕，或渴，或腹中痛，或胁下痞硬，或心下悸、小便不利，或不渴、身有微热，或咳者，小柴胡汤主之。

第 27 条：伤寒，身热恶风，颈项强，胁下满，手足温而渴者，小柴胡汤主之。

第 28 条：伤寒，阳脉涩，阴脉弦，法当腹中急痛，先与小建中汤；不愈者，小柴胡汤主之。

第 29 条：伤寒，心中悸而烦者，小建中汤主之。

第 30 条：太阳病，反二三下之后，呕不止，心下急，郁郁微烦者，大柴胡汤主之。

第 31 条：太阳病，热结膀胱，其人如狂，血自下，下者愈。但少腹急结者，与桃仁承气汤。

康治本第 12 条到第 31 条，相当于宋本的太阳病中篇，是整个《伤寒论》的枢纽。它不仅仅论述太阳病的脉证，而且举例说明从太阳病转变为其他病的各个过程。这 20 条条文，不是专门讲太阳病，而是在论叙太阳伤寒麻黄汤、葛根汤、青龙汤等比较严重的太阳病证的同时，还讲了在外感热病演变过程中病证的有序衍变与无序蜕化。

第 18 条的干姜附子汤证，是论叙经过发汗或泻下治疗后，出现“昼日烦躁不得眠，夜而安静”“脉沉微”等病证陷入三阴病的诊治。

第 19 条的麻杏甘石汤证，是论叙经过发汗后，出现“汗出而喘，无大热”等病证转入肺热的诊治。

第 20 条的苓桂枣甘汤证，是论叙经过发汗后，引起了一系列的“心下悸”“奔豚”等水饮上逆的诊治。

第 21 条的苓桂术甘汤证，论叙经过发汗或泻下后引起的“心下逆满，气上冲胸，起则头眩”等饮中留结外邪的诊治。

第 22 条的茯苓四逆汤证，论叙经过发汗或泻下后，引起的比四逆加人参汤证更为危急而“烦躁”的阴盛格阳病证的救治。

第 23 条论叙芍药甘草附子汤证与调胃承气汤证两个方证。先讨论经过发汗或泻下后，出现肢体拘急疼痛而“恶寒”阴阳并虚的芍药甘草附子汤证；然后讨论经过发汗或泻下后，出现的阳明腑实调胃承气汤证。

第 24 条论叙栀子豉汤证、栀子甘草豉汤证、栀子生姜豉汤证等 3 个方证，讨论经过发汗或泻下后引起了“虚烦不得眠”“心中懊恼”等胸膈部热郁证的诊治，以及伴有呼吸浅表的栀子甘草豉汤证与伴有呕吐的栀子生姜豉汤证的诊治。

第 25 条的真武汤证，论叙太阳病发汗后，患者仍然发热，并伴有"心下悸，头眩，身瞤动，振振欲擗地，脉沉紧"等脉症的阳虚水泛诊治。

第 26 条的小柴胡汤证，论叙太阳病阶段病证转化为"往来寒热，胸胁苦满，嘿嘿不欲饮食，心烦喜呕"等少阳病的诊治，以及"或胸中烦而不呕，或渴，或腹中痛，或胁下痞硬，或心下悸、小便不利，或不渴、身有微热，或咳者"等 7 个或然证的临床表现。

第 27 条论叙小柴胡汤的一种特殊的用法。在太阳病阶段如果出现"身热恶风，颈项强，胁下满，手足温而渴"等三阳合病，诊治时要以小柴胡汤为主方。

第 28 条论叙在太阳病阶段患者不表现出太阳病表证，而直接呈现了疑似的太阴与少阳区间证。如果患者具有"阳脉涩，阴脉弦"而"腹中急痛"的脉症，要根据"自内而之外"的治疗原则，先投小建中汤。如果病证未愈，出现小柴胡汤证的话，可以考虑使用小柴胡汤。

第 29 条论叙一个重要治疗原则，即太阳病表证存在的同时，如果有里虚的证候，不能发汗解表，而必须首先补里。比如里虚表现为"心中悸而烦"等脉症，可以使用小建中汤。

第 30 条的大柴胡汤证，论叙太阳病反复使用泻下法误治后，患者出现"呕不止，心下急，郁郁微烦"等症状，是少阳病向阳明里实衍变的状态，考虑使用大柴胡汤。

第 31 条的桃仁承气汤证，论叙太阳病的表热不解，出现"如狂，少腹急结"等热结膀胱的瘀血停滞证的诊治。条文还论叙了一种"血自下，下者愈"的患者自动排除瘀血而自愈的现象。

2. 20 条条文所论叙的要点

（1）这 20 条条文是大论的枢纽，不仅仅围绕太阳伤寒麻黄汤的证治而展开，而且举例说明如何自太阳病转变为他病的经过。

（2）首先承上面桂枝加葛根汤之后，举示葛根汤的正证，次则论叙葛根汤的变证、合病。

（3）再者举示麻黄汤正证及疑似麻黄汤证而夹里热的青龙汤证，次则举出麻黄杏仁甘草石膏汤证作为后面阳明病篇的前哨。

（4）再论及发汗后的变证坏病，其中有热化实变，也有寒化虚变。其中有苓桂术甘汤证、干姜附子汤证、茯苓四逆汤证、芍药甘草附子汤证、调胃承气汤证与栀子豉汤类方证这些条文的首句都是"发汗，若下之后"，而干姜附子汤证、芍药甘草附子汤证、茯苓四逆汤证、调胃承气汤证和康治本第 11 条中的甘草干姜汤证、芍药甘草汤证、四逆汤证、调胃承气汤证相对应，可以说是康治本第 11 条中四个方证的升级版。

（5）举述自太阳而至阳明、少阳、三阴的转变，并且明示太阳病发汗过多或不足时，其病势缓慢者会逐渐转变为少阳病，否则会陷入三阴病的顺序。同时举出真武汤作为三阴病篇的前哨。

（6）其间举示水饮停滞而水气上逆的苓桂枣甘汤证、苓桂术甘汤证，以及严重的阳虚水泛的真武汤证。

（7）复于其间提出建中汤、栀子豉汤剂，例举少阳病的变证，并且论及自少阳病而至阳明病的移行证——大柴胡汤证。

（8）把和太阳下篇核心陷胸汤证相界别的栀子豉汤证、大柴胡汤证、调胃承气汤证预先提出，最后论述从太阳病变为瘀血证的桃仁承气汤证作为中篇的结束。

3. 问题讨论一

问：如何认识理论概念的符号和临床经验事实的关系？在什么情况下，符号可以嵌入经验世界？在什么情况下不能嵌入？

答：康治本中的病名在文本条文中有着不同的符号作用。一种是纯符号的作用，另一种是代表经验对象的符号作用；前者不是真实的，后者才是真实的。在阅读《伤寒论》文本时，必须严格区分纯符号和代表经验对象的符号。

比如"太阳中风""太阳伤寒"在脉症不符的"太阳中风，脉浮紧的大青龙汤证"与"太阳伤寒，浮缓的大青龙汤证"中，是一种纯符号的作用；而在脉症相符的"太阳中风，脉浮缓的桂枝汤证"与"太阳伤寒，脉浮紧的麻黄汤证"中，则代表经验对象的符号作用。

对于宋本太阳病中篇的条文内容与结构在《伤寒论》中的地位，历代医家的评价都非常高。比如大塚敬节说："太阳病中篇的内容承接上篇的头项强痛，终于从项背强几几渐渐涉及身体疼痛，论述烦躁至极的病状，其间举出胸胁苦满，渐至小腹硬满，以作为本篇的终结。另外又举出不结胸的病例等，作为太阳病下篇论述的结胸证之前奏，诚为尽善尽美。对此，浅田宗伯评论道：'其条理贯通，前后始终如一，非至圣作为，谁人能得如此？'"

总之，康治本第 12 条到第 31 条为宋本太阳病中篇的形成打下坚实的基础。

4. 问题讨论二

问：老师认为虚证与实证的区分是方向感辨证的核心，能否讲叙一下如何区分虚证与实证的具体方法呢？

答：以虚证与实证区分作为方向感辨证的方法，极为重要。抓不住病证的虚实，则必定茫然失措，陷入"盲人骑瞎马，夜半临深池"的困境。我们一般都是通过患者的神色形态、脉象与腹证来区分虚证与实证。

怎样具体区分虚证与实证，我引用日本汉方家藤平健博士在《汉方选用医典·实证与虚证的区别》中的一段话来说明。

中医诊断时，最紧要者为判断患者是属于体力过剩的实证，或体力非常不足的虚证，或者是其中的中间证体力，须要分明。这项分别与体格好坏、胖瘦等外观并无关系。

虚实的概念，是以体力上质的充实度为尺度的。胖大而虚弱不堪者有之，消瘦结实者也是实证的人。

那么如何分别虚实，应该如何判断？兹再举例具体说明于后。

先把左手握紧，而以右手食指触摸左手拇指与食指根部，有很强的感觉才对。像这样强实的感觉在按押腹部或胸部的时候有同感者，那是实证的人。皮肤眼睛、头发均有光亮，讲话声音洪亮，动作敏捷有力，加上面赤脂质多，青春痘也勃勃长出的人，实证度更厉害。

现在把左手放开，同样触摸该部位，可觉得一点抵抗力也摸不出，软绵绵的，在腹部及脉处能够有这样感觉的患者叫作虚证。虚证的人，讲话声音小，多嘶哑，脸色没有光彩，皮肤干燥暗淡，目光无神，动作迟钝。虚弱一概属于不起劲，无力的状态中。

最后再来一次，不要用力轻轻地握着左手，看看大拇指与食指根部中间的肌肉弹力如何。并没有特别的张力，但也不软，像这样的感觉假如在腹部、脉处，以及脸色、声音、动作等有表现出来的话，其人是中间证的症状。

健康的人，均是呈中间证的状态，但患者有时候也会呈现中间证的状态。

如此这般将虚实诊察确实以后，才进一步选出汉方的药剂，正是使用汉方的正确方法，能得到最高效果的秘诀。

藤平健的区别虚证、实证与中间证的方法切实可行。真的很佩服他想出了这样的好办法，感谢他把能得到最高效果的秘诀奉献给了我们。

5. 问题讨论三

问：请老师以"中风"这一词语为例，谈谈康治本与宋本使用这一词语的异同点。

答：康治本中"中风"一语出现如下 6 次。

第 2 条：太阳病，发热，汗出，恶风，脉缓者，名为中风。

第 4 条：太阳中风，阳浮而阴弱。阳浮者，热自发；阴弱者，汗自出。啬啬恶寒，淅淅恶风，翕翕发热，鼻鸣干呕者，桂枝汤主之。

第 16 条：太阳中风，脉浮紧，发热恶寒，身疼痛，不汗出而烦躁者，青龙汤主之。

第 26 条：伤寒中风，往来寒热，胸胁苦满，嘿嘿不欲饮食，心烦喜呕，或胸中烦而不呕，或渴，或腹中痛，或胁下痞硬，或心下悸、小便不利，或不渴、身有微热，或咳者，小柴胡汤主之。

第 36 条：太阳中风，下利呕逆，发作有时，头痛，心下痞硬满，引胁下痛，干呕短气，汗出不恶寒者，表解里未和也，十枣汤主之。

第 38 条：伤寒中风，反二三下之后，其人下利日数十行，谷不化，腹中雷鸣，心下痞硬满，干呕，心烦不得安者，甘草泻心汤主之。

这些条文中"中风"一语的含义是外感热病中的太阳表虚证,然而在宋本中"中风"一语的含义就发生了衍变。杨大华《十年一觉经方梦·素面初无一点妆》中有如下论述:

《伤寒论》也存在概念混乱的现象。比如"中风",在太阳病篇云:"太阳病,发热,汗出恶风,脉缓者,名为中风。"但阳明病篇又云:"阳明中风,口苦咽干,腹满微喘,发热恶寒,脉浮而紧,若下之,则腹满小便难也。""阳明病,若能食,名中风;不能食,名中寒。"太阴病篇也说:"太阴中风,四肢烦疼,脉阳微阴涩而长者,为欲愈。"厥阴病篇同样可以看到"中风"的身影:"厥阴中风,脉微浮,为欲愈,不浮,为未愈。"一个"中风",在太阳病篇、阳明病篇、太阴病篇及厥阴病篇都出现,其内涵也各有不同,让读者相信哪一个呢?这种现象说明,《伤寒论》绝不是出自一个人之手!明此,则对于那些无法解释的条文就不要强行为古人圆说。换言之,问题是出在书上,不是读者理解能力不足。知道《伤寒论》并非完美无缺,才不会跪读!

杨大华所谈的问题都是真问题,因此读他的书令人感到极大的满足。他所担心的"中风"一词多义的现象,对于《伤寒论》的初学者确实是无法回避的问题。令我们高兴的是,这些难以逾越的问题在康治本中还没有出现。

6. 问题讨论四

问:康治本只有5000多字,65条条文,42味药物,50个药方。以这样少的内容,怎么能够全面反映《伤寒论》的医学思想呢?

答:我第一次看到康治本这本书的时候就感到特别失望,因为内容实在太少了。认为肯定是《伤寒论》的残本或者是不完全的手抄本。后来一个偶然的机会,在日本《汉方的研究》杂志上读到了远田裕正研究康治本的文章,让我感到了震惊。康治本中有些我们平时根本不注意的条文、文字,经过远田裕正的解释以后,一下子就明朗起来。

为什么选择用康治本作为这次讲座的教材呢?因为我认为,作为唐抄本的康治本不仅仅是《伤寒论》的关键文本,还可能是《伤寒论》现存的最早原始文本。当然,我们也注意到《宋以前伤寒论考·从伤寒论系谱看康平本康治本》中所提出的关于康治本并非是宋以前《伤寒论》的文本,而是"在《注解伤寒论》的注解去除后,又有简略《成本伤寒论》的基础上再编辑而成的"的观点。《宋以前伤寒论考·古本伤寒论和宋以后伤寒论的主要区别》中写道:"'心下痞鞕'的'鞕'字,宋以前的各版本都写成'坚'字。这一点早被江户时代考证学派所道破,'坚'由'鞕'字所取代,是在《宋版伤寒论》出现的,以前没有。因此,既然'康平本''康治本'写成'心下痞鞕',所以肯定不会早于林亿等《宋版伤寒论》和成无己《注解伤寒论》了。"这里明显忽略了作为原始康治本经过隋代时要避讳于隋文帝杨坚的事实。日本江户时代的喜多村直宽曾这样认为,《伤寒论》的文字在宋本以前写为"坚",以后改成了"鞕"字。因为隋文帝迷信古汉字的字义,所以在隋代"避讳"

非常严格。他忌讳和"隋""坚"等和自己相关的汉字，即使文章中讳字出现一次也会被斩首。在被钱超尘教授厘定为唐抄本的"康治本"中的"心下痞坚"，可能在隋代手抄本中早就改写成"心下痞鞕"了。钱超尘教授在《伤寒论文献通考·康治本的重要价值》写道："康治本是唐代德宗贞元 21 年，即公元 805 年传到日本去的一个古传本，从该书避'坚'为'鞕''硬'（按第 135 条写为'硬'，其余避'坚'之字皆写为'鞕'）。"钱超尘教授上述的"按第 135 条"是指宋本大陷胸汤证中出现"按之石硬"的"硬"字，在康治本是第 32 条条文。

康治本中没有出现一个"坚"字，然而在宋本中"坚"字出现了 2 次（"可不可篇"第 13 条与第 134 条）。可见康治本的"避讳"工作做得非常彻底。由此可见，对于康治本中的心下痞硬的出现，钱超尘教授用"讳名说"来解释并没有错。正如杨文喆、张再良教授在《宋以前伤寒论考·编译者前言》所说的那样："在书籍靠传抄流行的年代，文本在这个过程中产生种种变化是必然的。以至于今天都很难考证文字的真伪，而只能依据有限的材料和知识做出一些推测。"因此，《宋以前伤寒论考》认为康治本并非是宋以前《伤寒论》文本的结论，也仅仅是冈田研吉、牧角和宏与小高修司三人所推测的假说而已，当不得真。

康治本抄写于唐德宗时期。唐德宗是唐代第 9 位皇帝。作为医学的典籍，"治"字是回避不了的常用字，比如在宋本中到处都是"治"字，诸如"脉证并治""随证治之""实以虚治""以法治之""难治""可治""不治"等。然而康治本中却不见一个"治"字，这就是为了避开李治的名讳。李治是唐太宗李世民第九子，是唐代第 3 位皇帝，所以避开李治的名讳是可以理解的。由此，我们也可以把康治本作为唐抄本的一个佐证资料。也许会说"康治本"这一书名中就有一个"治"字，那该做何解释呢？这个不成问题，因为康治本是日本人在康治二年所命名的。康治二年，也就是 1143 年，相当于中国的南宋初，和唐抄本的年代没有瓜葛。

康治本是现存的《伤寒论》原始本，是前经方时代自发衍化、自然演进而形成的药证方证、治法等医学资料的整理与总结。康治本已经认识到所有疾病都是生命整体的疾病，唯有术中寓道的方证相对应下的随证治之，才是诊治疾病的"不变之常"。当然，康治本中没有把疾病总论、方证相对应、随证治之等概念直接提及，但其理念在很大程度上深藏于条文中的字里行间，和康治本所提供的诊治思维、方证相对应的框架是一致的。

康治本能否反映《伤寒论》的医学思想，不是其内容多少的问题，而是它能否完整地保留《伤寒论》的核心方证和核心医学理念的问题。

日本汉方家把中医学称为"全人思考法医学"，也只有作为疾病总论和通治法的康治本才名副其实，这是《伤寒论》的核心思想，也是康治本的闪光点。正因为这些精彩内容的存在，所以我们才选择了它。其他版本的《伤寒论》中，后人掺杂进去有关病因病机理论较多，使得《伤寒论》医学思想体系在不断附会、层层叠叠地被《内经》化过程中变了样。

使用方证自然衍生出的经方理念来解释方证，和利用《内经》理论来解释方证，这是有着根基性差异的。看似隔着薄薄的一层纸，实则差着一个光年。这一点如果想不明白的话，经方学习就难以进步。

比如，《宋以前伤寒论考》各论三《从古代的气候史、疫病史思考伤寒论的校订》中对于外感热病的诊治，谓："《素问》热论篇所记录的'阳病发汗，阴病吐下'的原则，在《宋版伤寒论》中虽然留存着阳明病桂枝汤、阴病承气汤等治法，但却是以细字注等形式保存的，基本是作为双重标准的记述。比如病一日太阳病发汗，病二日向本来病三日的少阳病移动，产生了和解的治法。第二日的阳明病向第三日移动，早早引入了本来病五六日阴病期才应用的下法。《素问》流的'阴病吐下'向阳明病期移动的结果，产生了阴病期导入了新的温里法的变化。这种新治法，在成无己《注解伤寒论》以后得到了普遍认可。在伤寒、时行寒疫作为发汗剂使用的附子，临床运用也发生了变化。在宋代针对时气病、热病而作《宋版伤寒论》，附子在阳病期间的使用受到了限制，而作为阴病温里的药物得到了重视。"

由此可见，宋本在"被《内经》化"的过程中已经确立了自相矛盾的、具有"双重标准的记述"的、"与原《伤寒论》不同的新《伤寒论》"（引自《宋以前伤寒论考·各论三》）了。相比之下，康治本中后人杂入《内经》的病因病机的内容比较少一些，这才是康治本最有价值的地方。不然的话，仅仅从文献学方面来讨论康治本是最早《伤寒论》版本，就是捡了芝麻丢了西瓜，没有什么现实的价值了。

7. 问题讨论五

问：老师，你曾经讲过，咽喉容易疼痛的人，要警惕桂枝这味药。但你在介绍大塚敬节的经验时说，葛根汤证出现咽喉疼痛的时候可以加上半夏，或者葛根汤加上石膏、桔梗。可是葛根汤里面也是有桂枝，这个时候为什么不考虑桂枝对咽喉疼痛的影响呢？请简叙一下治疗咽喉疼痛有哪些药方？有没有阴病的咽喉疼痛呢？

答：咽喉容易疼痛的人，大多是热性体质，不是实热就是阴虚。他（她）们稍微吃点姜、辣椒，以及麻黄、桂枝这些辛热的药就会引起咽喉疼痛。因此，我在临床处方用药时经常多问一句："你平时是否容易出现咽喉疼痛？"这是经过多次失败教训后的痛苦经验，20年前诊治的一个病例至今记忆犹新。

患者是一位年轻的女性，身体瘦弱，面白有泽，脾气暴躁，慢性肝病多年。受诊时肝功能异常，口苦，尿黄，稍有胸胁苦满，腹肌中度弹力，投柴苓汤有效，病情在治疗中好转。一天外感发热头痛来诊，体温37.5℃，恶寒明显，无汗，口苦，口干，尿黄，颈部背部拘急不适，脉浮紧而数，是典型的葛根汤证，投葛根汤加柴胡、黄芩一帖，复诊时太阳表证依然，体温37.7℃，咽喉红肿而疼痛厉害，食物难以下咽。当时她说，药物还没有下咽，仅仅闻到药味后，咽喉立即就疼痛了起来。我追问她平时吃点姜、辣椒等食物有何反应？她说稍微吃点姜、辣椒等辛辣的食物就会咽喉疼痛。她当时的那种痛苦、迷惑、怀疑、质难的眼光使我羞愧，内疚不已。其实，这样的情况在其他患者身上也已经出现多次，由于服药后的咽喉疼痛没有这次厉害，所以没有引起应有的注意。这次经历才使我对于热性体质的人，即使是一个葛根汤证、桂枝汤证、麻黄汤证，使用桂枝、麻黄的时候就有了一定的警惕心。警惕并不意味着绝对不用，只是要注意辛温药物的剂量和药物配伍而已。这个女患者那天的处方是葛根汤加桔梗、石膏、柴胡、黄芩，服药后诸症减轻而治愈。

咽喉疼痛，西医一般出现在扁桃体炎、扁桃体周围炎、咽头炎等病中，中医叫喉痹。经方医生治疗急性喉痹常用的药方是葛根汤加桔梗、石膏，小柴胡汤加桔梗、石膏，或大柴胡汤加桔梗、石膏。咽喉红肿严重者，使用葛根汤加桔梗、石膏合黄连解毒汤等。

有没有阴病的咽喉疼痛呢？当然有。许叔微《伤寒九十论·少阴证》中有个病案就是用吴茱萸汤治疗咽喉疼痛的。医案如下：

有人病伤寒数日，自汗，咽喉肿痛，上吐下利。医作伏气。予诊之曰此证可疑。似是之非，乃少阴也。其脉三部俱紧，安得谓之伏气？伏气脉必浮弱，谓非时寒冷，着人肌肤，咽喉先痛，次下利者是也。近虽有寒冷不时，然当以脉证为主，若误用药，其毙可待。予先以吴茱萸汤救之，次调之以诸药而愈。

阴证中阴虚的咽喉疼痛患者，经常使用的有黄连阿胶汤、百合固经汤、知柏地黄汤。阴病阳虚的咽喉痛，可以使用麻黄附子细辛汤、苦酒汤、半夏汤和散、白通汤等药方，甚至会用到四逆汤、通脉四逆汤等回阳救逆的药方。

化脓性扁桃体炎，往往在使用的方中配合排脓的排脓汤，比如大柴胡汤加排脓汤、小柴胡汤加排脓汤，这样就可以使脓快点排出去。西医认为"有脓必排"，古代中医也认识到这一点，故有排脓汤、排脓散，碰到一些脓或者一些痰排不出去的时候，就用这个办法帮助排出。

同时也要记住，临床上治疗咽喉疼痛，不能够忘记针刺。一般咽喉疼痛，针刺少商穴或二间穴的效果都非常好。假如已经发脓，扁桃体很肿大，同时有暗紫色、瘀血凝滞的现象，可以用三棱针点刺咽喉扁桃体这个位置，脓汁和瘀血排出以后，当时疼痛就会明显的减轻。"内外合治"应该是我们最高的追求。

第 53 讲 康治本第 32 条——陷胸汤证治①

1. 康治本里的陷胸汤为大陷胸汤

康治本里的陷胸汤，也就是宋本中的大陷胸汤。当时还没有小陷胸汤，因此就没有了大、小之分。和宋本相比较，这条条文相当于宋本太阳病下篇开始的第一条（宋本第 135条）条文。

结胸证属需要急下的急腹症、胸膜炎、胸腔积液、心包炎、心包积液等危重病证。急下，乃破釜焚舟之法，但今日之中医已少见此等病证。这些危重病证的原因多种多样，其中也有关乎外感热病的，因此出现在太阳病篇并不奇怪。当然，有一些大结胸证而不一定有太阳病的脉症，与太阳病的失治、误治也无关。

2. 学习条文

第 32 条：伤寒，结胸热实，脉沉紧，心下痛，按之为石硬者，陷胸汤（主）之。

大黄六两（酒洗），芒硝一升，甘遂一两（末）。

上三味，以水六升，先煮大黄，取二升，去滓，内芒硝，煮一两沸，内甘遂末，温服一升。

条文最后的两个字应该是"主之"，康治本缺一个"主"字，仅仅是一个"之"字，根据宋本补上。

太阳伤寒，未经误下，邪气直接入里而成结胸证。患者脉沉而紧，心下痛，按之如石头一样坚硬，此为陷胸汤主治之证。

和康治本第 32 条相对应的是宋本第 135 条：伤寒六七日，结胸热实，脉沉而紧，心下痛，按之石硬者，大陷胸汤主之。

两条条文的内容差不多，宋本增添的只是一些说明的文字。如康治本中的"伤寒"，宋本增添了"六七日" 3 个字，成为"伤寒六七日"；康治本中的"脉沉紧"，宋本增添了"而"字，成为"脉沉而紧"；康治本中的"按之为石硬"，宋本修改为"按之石硬者"；康治本中的"陷胸汤"，宋本增添了一个"大"字，成为"大陷胸汤"。

3. 词语解释

（1）结胸：是结于胸中而连于心下。患者平素内有水饮，表邪入里化热与之相结，也能形成结胸证。结胸与脏结是两类不同的证候：结胸证属阳，属实，属热；脏结证则属阴，属虚，属寒。二者性质完全相反，而临床症状却有许多相似之处，因此有必要进行鉴别。"结胸是结于胸中而连于心下"，这是清代医家陈亮斯在《伤寒论注》中讲的，他的认识比较到位，值得参考。心下，相当于胃脘这个位置。

对于结胸证的形成与证治，历代医者中不时有人发出质疑的声音，想不到章太炎先生却能解惑释疑。陆渊雷在《伤寒论今释·卷四·又案》中云："结胸既由误下而得，复以大陷胸汤峻下。舒驰远既疑之，铁憔先生亦谓大陷胸不可用。太炎先生云：结胸有恶涎，此有形之物，非徒无形之热也。非更以下救下，将何术哉？然江南浙西妄下者少，故结胸证不多见，而大陷胸汤之当否，亦无由目验也。吾昔在浙中，见某署携有更夫，其人河北人也，偶患中风，遽饮皮硝半碗，即大下，成结胸。有扬州医以大陷胸下之，病即良已，此绝无可疑者。"

马堪温、赵洪钧等医家认为，结胸最初应是古人的一种主诉，涉及胸胃的病证。他们在《伤寒论新解·太阳篇新解》中写道："试观小结胸证，为正在心下，即今所谓剑突下或正上腹，其病不在胸腔。然此时患者自觉以胸满或痛最甚，仲景时代即称为结胸。自然，以今解剖知识测之，结胸亦果有在膈上者（读者须知，仲景时代，常人亦多知结胸。第340条，患者言'我不结胸'可为证。故结胸最初应是古人的一种主诉，后来才用作证名）。"

（2）热实结胸：是相对于宋本中的寒实结胸而言。按之痛，是结胸的主症，因热邪与痰水互结于胸中，所以按之有压痛感。

（3）脉沉紧：沉为邪在里，紧是邪结痛甚之征。正如程郊倩《伤寒论后条辨》在该条的注释中所说的那样："此处之紧脉以痛得之，不作寒断。"

4. 热实结胸证的临床表现

李同宪等在《伤寒论现代解读》中，把热实结胸证的临床表现归纳如下：

（1）疼痛：心下痛，从心下至少腹硬满而痛。心下，指的是胃脘部，也是上腹中部。少腹，指的是下腹部，有的中医认为是下腹部的两侧。疼痛的程度比较剧烈，定位明确，同时伴有腹胀满的感觉。

（2）腹诊有拒按、按之石硬的体征：按之痛，心下因硬，从心下至少腹硬满而痛（手）不可近者，心下痛、按之石硬者，说明在上、下腹部有固定的压痛点。按之石硬者，是板样腹的形象描述，此为腹肌紧张，腹膜刺激征，是急性腹膜炎的主要标志。

（3）发热：日晡所小有潮热，即下午 3 ～ 4 时发热，这种热型是败血症的表现。

（4）不大便五六日。

（5）舌上燥而渴，即口渴舌燥，机体失水的表现。

（6）短气（呼吸急促）、躁烦、心中（懊憹）、恶心呕吐、躁扰不宁等。

5. 大陷胸汤的形成过程

有关大陷胸汤形成过程的研究是远田裕正《近代汉方各论》中的重要内容之一。他的分析推理如下：

心下痛，按之为硬者→大黄芒硝——无疗效 + 甘遂→大黄芒硝甘遂汤→陷胸汤→大陷胸汤。

远田裕正认为，外感热病过程中，或者在没有发热的一种状态下，患者也可能出现心下痛，压上去很硬，疼痛的范围很大。根据当时的处理常规，这是用大黄和芒硝进行泻下的病证，经过这样处理以后，发现疗效很差，先人就再寻求新的药物。后来发现了峻下逐水的甘遂，这种盐类泻下剂。他们就试着把甘遂加到大黄、芒硝中去，却出现了意外的治疗效果，于是就有了大黄芒硝甘遂生药复合物，以及它所治疗的目标。经过大量反复的使用以后，渐渐地知道了这个药方还可以治疗热邪陷入胸部形成的胸次痞结。治疗目标固化下来以后，就形成了口诀条文：结胸，脉沉紧，心下痛，按之为石硬者，大黄芒硝甘遂汤主之。等到康治本整理的时候，大黄芒硝甘遂汤被命名为陷胸汤。后来小陷胸汤出现以后，这个方就改名为大陷胸汤。

6.《经方实验录》大陷胸汤医案

曹颖甫对于大陷胸汤证的研究情有独钟，临床使用大陷胸汤也屡屡获效。在《经方实验录》里，姜佐景对曹师的大陷胸汤医案做了精彩评按，现摘录如下，和大家分享。

沉家湾陈姓孩，年十四，一日忽得病，邀余出诊。脉洪大，大热，口干，自汗，右足不得伸屈，病属阳明。然口虽渴，终日不欲饮水，胸部如塞，按之似痛，不胀不硬，又类悬饮内痛。大便五日未通。于是遂书大陷胸汤与之。制甘遂一钱五分，大黄三钱，芒硝二钱。返寓后心殊不安……今此证并未见痞硬，不过闷极而塞，况又似小儿积滞之证，并非太阳早下失治所致。至翌日黎明，即亲往询问。据其母曰，服后大便畅通，燥屎与痰涎先后俱下，今已安适矣。其余诸恙，均各霍然。乃复书一清热之方以肃余邪。嗣后余屡用此方治胸膈有湿痰，肠胃有热结之证，上下双解，辄收奇效。

姜佐景按：余未从师前，曾遇一证。病者为一肥妇，自谓不病则已，病则恒剧。时当炎暑，初起，微恶风寒，胸闷，三日病更剧。专家拒而勿治，乃问道于余。胸中闷热特甚，以西药消炎膏涂其胸部，则热气腾腾上冒，如蒸笼然。且苦咯痰不出，得少许，皆黏腻不堪，似二指引之，不断如线。大便不行，全身壮热，口渴引饮，病殊棘手。名医自为悉心调治，先后四十余日，病乃渐瘥。余深惭从前学植疏浅，及今追忆，此妇之疾，实大陷胸汤证也。现其胸中苦闷之状，如顽敌负固而守，恰无二致，不有劲旅，如甘遂硝黄等将军者，安能披坚陷阵，而底于平哉？然则陷胸二字，其义亦深长矣。《王孟英医案》云：陈赤堂令正患感，面赤不眠，烦躁谵语，口甘渴腻，溲涩而疼，顾听泉多剂清解未应。孟英切其脉，左弦洪而数，右滑而溢，胸次痞结，大解未行。与小陷胸汤，合温胆雪羹，加旋薤投之，胸结渐开。乃去半夏，而送当归龙荟丸，谵语止且能眠，参以通幽汤，下其黑矢。三次后，始进养阴和胃而痊。陆士谔按云：面赤不眠，烦躁谵语，口甘渴腻，溲涩而疼，脉左弦洪而数，右滑而溢，胸次痞结，大解未行，显然邪热熏灼，顽痰阻滞。与小陷胸合温胆雪羹加旋薤，实为吃紧之治。以上王案陆按相得益彰，然此案设逢吾师诊治，其必用大陷胸汤无疑。其奏效之捷，吾知必较小陷胸汤加味更胜一筹也。

大陷胸汤的药物只有 3 味，却是康治本中最厉害的泻下剂。其中甘遂是有毒的逐水药，大黄、芒硝也是强攻下药，其煎煮的方法极有讲究。姜佐景介绍的曹颖甫用大陷胸汤的煎煮方法安全有效，值得效仿。姜佐景说："吾师之用本方，病者常将三药同煎，不分先后，亦不用末，服后每致呕吐痰涎；继而腹中作痛，痛甚乃大便下，于是上下之邪交去，而病可愈。窃按甘遂用末和服，其力十倍于同量煎服，吾师常用制甘遂钱半同煎，以治本证。若改为末，量当大减，切要切要。"

7. 王季寅大陷胸汤自验案例

用大陷胸汤治愈自己病的验案很少看到，民国医生王季寅却在无奈之中用大陷胸汤治愈了自己奄奄欲毙的病证。痛定思痛，他写了一篇《同是泻药》的医话，非常生动，读之如临其境。其原文如下：

民十八四月某日，狂风大作，余因事外出，当时冒风，腹中暴疼。余凤有腹疼病，每遇发作，一吸阿芙蓉，其疼立止。不料竟不见效。服当归芍药汤加生军一剂，亦不应。时已初更，疼忽加剧，家人劝延针医。余素拒针，未允所请。至午夜，疼如刀绞，转侧床头，号痛欲绝。无何，乃饮自己小便一盅，始稍安。已而复作，状乃如前。黎明，家人已延医至矣。遂针中脘，以及各穴，凡七针。行针历五小时，痛始止。据该医云，腹部坚硬如石，针虽止疼一时，而破坚开结，非药不克奏功。因拟顺气消导之方。

余不欲服，家人再三怂恿，勉进一剂，病不稍减。翌日，家人仍欲延前医。余坚辞曰：余腹坚硬如石，决非顺气化痰所能奏效，惟大承气或可见功。自拟生军三钱，枳实二钱，厚朴三钱，芒硝五分。服后时许，下积物甚多，胸腹稍畅。

次日，胸腹仍觉满闷硬疼，又进二剂，复下陈积数次。元气顿形不支，因改服六君子汤三剂。后元气稍复，而胸腹满疼仍自若也。更服大承气二剂，不惟疼痛丝毫未减，腹中满硬如故，而精神衰惫，大有奄奄欲毙之势。因念攻既不任，补又不可，先攻后补，攻补兼施，其效犹复如此。生命至是，盖已绝望矣！谈次，忽忆伤寒小结胸病，正在心下，按之始痛，大结胸则从心下至少腹硬满不待按，即痛不可近。余之初病，即胸腹坚硬如石，号痛欲绝者，得毋类是？惟大结胸以大陷胸汤为主治，此汤之药仅大黄、芒硝、甘遂三味。硝黄余已频服之矣。其结果既如上述，加少许甘遂，即能却病回生耶？兴念及此，益旁皇无以自主。既思病势至此，不服药即死，服之或可幸免，遂决计一试。方用生军二钱，芒硝五分，甘遂末一分。药既煎成，亲友群相劝阻，余力排众议，一饮而尽。服后，顿觉此药与前大不相同，盖前所服硝黄各剂，下咽即觉药力直达少腹，以硝黄之性下行最速故也。今服此药，硝黄之力竟不下行，盘旋胸腹之间，一若寻病者然。逾时，忽下黑色如棉油者碗许，顿觉胸中豁朗，痛苦大减。四五剂后，饮食倍进，精神焕发。古人所谓用之得当，虽硝黄亦称补剂者，于斯益信。惟此汤与大承气汤只一二味出入，其主治与效力有天渊之别。经方神妙，竟有令人不可思议者矣！嗣又守服十余剂，病已去十分之九，本可不药而愈。余狃于前服此汤，有利无弊，更服一剂，以竟全功。讵药甫下咽，顿觉心如掀，肺如捣，五脏鼎沸，痛苦不可名状。亟以潞参一两，黄芪五钱，饴糖半茶杯，连服二剂，始安。余深奇同是泻药，初服硝黄则元气徒伤，继加甘遂则精神反形壮旺。故详述颠末，而为之记。

这篇医话就发表在当时的中医杂志——《医界春秋》上，姜佐景编写《经方实验录》时引用了，并且加上了按语，其赞许之情溢于言表。其按语云："本篇实有无上之价值。何者？患者服医者之药，每不能详言服后之变化，惟有医者服自疏之药，乃能体察周详，言之有物。观王先生之言：'今服大陷胸后，硝黄之力竟不下行，盘旋胸腹之际，一若寻病者然。'可谓一言发千古之秘，胜于后世注家之书，徒以空谈为依归万卷！此实验之所以尚，而本录之所由作也。"想不到，曹颖甫老先生看到以后感慨不已，在这篇医话的后面写下了一节很有意思的话。曹颖甫曰："药不由于亲试，纵凭思索理解，必有一间未达之处。予昔服生附子，一身麻痹，至于洞泄秽浊之水，不能自禁，久乃沉沉睡去，等醒来时，而二十余日之泄泻竟尔霍然。若夫大陷胸汤，予但知令上膈湿痰，并中下燥矢俱去耳，且甚不解下后之更用硝黄。今观王君自记，始知硝黄与甘遂同煎，硝黄之性即与甘遂化合，而为攻治上膈湿痰之用，固不当失之毫厘也！"

我第一次读到这个医话的时候犹如醍醐灌顶，反复看了十几次，眼前仿佛浮现出此人在那里喝这个药，垂死挣扎，最后终于找到了救命稻草，把垂危的生命自救了过来。我读过许多医案医话，从来没有这样精彩，这样具有现场感！

8. 问题讨论

问：大陷胸汤证的病位在胸部、在胃部，为什么大陷胸汤还可以治疗腹膜炎呢？两者的病位不相符合啊？

答： 热实结胸的确是胸胃俱病乃成。陈亮斯把大陷胸汤证概括为："结胸者，结在胸中，连于心下也。""胸胃俱病乃成结胸"这是个比较粗略的定位，实际上是把膈上、膈下的感染状态当作了一个病理单元，即把膈上、膈下的感染状态所引起的疼痛拒按，称之为热实结胸。在西医学没有进入中国的时候，医者把胸膈以下的这一部位称之为心下，称之为胃，认为"两者的病位不相符合"是混淆了古代的解剖分位和现代的解剖分位。如果了解了古今不同时代对于"胃""心下"等解剖部位的不同，其命名就会统一起来了。古人讲的"胸胃俱病乃成结胸"是膈上膈下的渗出性的一种炎症，以及胸腔的胸腔积液、上腹部的一种急性腹膜炎。

李同宪指出，热实结胸证与急性腹膜炎特别是上腹部急性腹膜炎是一个证态。他在《伤寒论现代解读》中对于热实结胸证的病位，引用了陈亮斯的论叙来说明。陈亮斯认为："结胸者，结于胸中，而连于心下也……胸胃俱病，乃成结胸。"从而明确了对结胸的部位是以胃脘为主，而不是专指胸膈。"客气动膈"是说感染波及膈，以及膈的邻近器官，即胸腔的下部器官和腹腔的上部器官，包括膈下的肝、胆、胰、胃及十二指肠、大小网膜等，膈上的肺、胸腔、心包腔，纵隔等下部，以及膈肌、膈腹膜、膈胸膜。西医学认为，腹膜壁层神经来源于肋间神经及腰神经，属于体神经系统，故触痛敏感性强，疼痛定位准确，受到炎症刺激后引起腹壁肌肉紧张，而且腹部压痛和腹肌紧张的范围与急性腹膜炎的范围是一致的，比患者指出的腹痛部位和范围更能代表急性腹膜炎的部位和范围。热实结胸证具有上、下腹部有固定的压痛点，板样腹，疼痛的程度比较剧烈，定位明确等特点。所以，其病位在胸腹腔。

至于"为什么大陷胸汤可以治疗腹膜炎"，让我再次借用李同宪等医生的研究成果来回答这个问题。兹将《伤寒论现代解读》中的有关资料引用如下：

大黄、芒硝、甘遂的药理研究及复方研究都证明大陷胸汤具有泻下和利尿作用。腹膜对感染具有强大的防御能力，腹膜的面积相当于人体表面积，但其吸收等渗液的能力则大大超出皮肤，特别是膈腹膜下有丰富的淋巴组织，吸收能力极强，在腹膜炎早期能将大量渗液及毒素吸收。大陷胸汤通过其逐水利尿作用，可使经腹膜吸收的大量渗液及毒素通过肾和肠排出体外，为机体消除感染提供有利条件，利于炎症的消退和局限化，同时也可消除胸腔的反应性积液和肺底部浸润。

结论：热实结胸证与膈上、下急性感染状态相吻合，大陷胸汤可将胸、腹腔的炎性渗出液及毒素迅速排出体外，为消除胸、腹腔炎症，促使炎症局限化提供有利条件。

第54讲　康治本第33条——陷胸汤证治②

1. 学习条文

第33条：太阳病，发汗而复下之后，舌上燥渴，日晡所有潮热，从心下至小腹硬满痛，不可近者，陷胸汤主之。

太阳病，发汗后又再行攻下，患者体液损耗而身体失于滋润，现在舌苔干燥，口中作渴，午后3～5点时分微有潮热，从心下至小腹部硬满而痛，按压时手掌不敢触近等症状的患者，用大陷胸汤主治。

此条是为大结胸证与阳明燥实证的鉴别而设计的。根据舌上干燥而渴，日晡所有潮热，颇似阳明里实的承气汤证，但是承气汤证的腹痛及腹部压痛的腹证仅限于脐部周围，而大陷胸汤证的腹证却是从心下至少腹皆硬满而痛不可近，表明痛势很剧，而且压痛的范围从上到下，切不可误用大承气汤，而应以逐水荡热的大陷胸汤治之。

和康治本第33条相对应的是宋本第137条，条文云：太阳病，重发汗而复下之，不大便五六日，舌上燥而渴，日晡所小有潮热，从心下至少腹硬满而痛，不可近者，大陷胸汤主之。

把宋本条文所增添的文字、语句加上引号后，就是以下的形式：

太阳病，"重"发汗而复下之，"不大便五六日"，舌上燥"而"渴，日晡所"小"有潮热，从心下至少腹硬满"而"痛，不可近者，"大"陷胸汤主之。

宋本这样调整的结果，使阳明大陷胸汤证更加符合临床表现。"太阳病，重发汗而复下之后"，"重""复"两字已经提示其发汗与下法的不当。这样的反复误治，促使了病情的加剧，患者出现了"不大便五六日"与舌燥口渴，说明病证已经演变为阳明病。假如潮热的时间仅仅只在"日晡所"，就是下午3～5点钟有潮热而不是长期潮热的话，说明是胸胁间的阳明结胸证，而不是阳明腑实证。这潮热的时间还不是最重要的，最重要的是"从心下至小腹硬满痛，不可近"的腹证，这和腹胀腹痛拒按仅限于脐部周围的阳明承气汤证形成明显的不同。宋本的"日晡所小有潮热"比康治本中"日晡所有潮热"里加了一个"小"字，"小有潮热"说明这个阳明结胸证的潮热不仅在时间上，而且在整个程度上有别于阳明腑实证的潮热。"从心下至小腹硬满痛"，宋本增添一个"而"字，变成"从心下至小腹硬满而痛"，不仅疼痛的症状被突出了，而且整个语句读来更加通畅了。比较宋本中条文的行文用语，可知它是在康治本的基础上进行过整理补充，其中所留下的痕迹还是非常明显的。

2. 大陷胸汤证的临床表现

大陷胸汤证经过历代医家的临床研究，其主要症状可以归纳为以下 6 点。

（1）心下痛，从心下至少腹硬满而痛，同时伴有腹胀满的感觉。

（2）腹部按之石硬者。板样腹的形象描述，腹膜刺激征是急性腹膜炎的主要标志。

（3）发热，表现为日晡所小有潮热，即下午 3 ～ 4 时发热，这种热型是败血症的表现。

（4）不大便多日。

（5）舌上燥而渴（机体失水的表现）。

（6）短气（呼吸急促）、躁扰不宁等。

3. 病例介绍

大陷胸汤不仅仅治疗感染性疾病，也可以治疗非感染性疾病。现转录一个病例如下：

丁某，男，37 岁。为汽车挤伤右侧胸壁，X 线照片：右侧液气胸，肺压迫严重，自第 1 至第 4 肋骨骨折，液平面第 9 肋间隙，自右胸抽出空气 2000mL，抽出血液 300mL，之后胸憋气短稍好转。两周后复查：右肺野外带密度增高，上缘呈外高内低状，可随体位变动，右肋膈角消失，膈肌活动度差。X 线诊断：右胸积液。现仍胸憋气短，头颈部发热，背部多汗。舌苔白，脉左右寸浮、关尺沉。辨证为外伤胸膺，气郁水蓄。治以泄热逐水。方用大黄 9g，芒硝 9g，甘遂 3g。水煎服 2 剂后，胸闷胸痛大减，背汗止。随证改用半夏泻心汤加味，服 4 剂，胃纳稍增，仍胸憋气短，脉左右寸浮、关尺沉。仍用大陷胸汤原方，3 剂后，自觉症状完全消失。X 线透视：液平面见不到，右肋膈角稍钝。夜寐不宁、怕惊动，有时心悸，脉两关滑。处方：茯苓、桂枝、白术各 18g，甘草 12g，珍珠母 30g，生牡蛎 30g，生蒲黄、五灵脂、炒土元各 9g，三七粉 3g（冲）。12 剂。X 线透视：心肺正常。胸痛完全消失。（引自《伤寒论译释·大陷胸汤方》）

这个病例的记录比较全面，将患者的发病原因、西医检查、治疗经过、刻诊的症状、体征、脉象、舌象、病机、诊断、转归、治则、注意事项等都做了简要的记述与分析，只可惜缺少了腹证的记录。

此案说明大陷胸汤对胸腔积液确实有较好的疗效，联系其对肠梗阻、胰腺炎等病的治疗，可见大结胸证的病位范围较广，是以胃脘为主，上连胸胁下及少腹，而不是单指胃脘或胸膈。从此案还可看出，大陷胸汤应用指标是热与水结，只要水热未尽，就可以再用，要在掌握病情。此案最后以苓桂术甘汤温阳化饮佐活血化瘀善后，不仅体现了随证转方精神，而且对临床如何灵活运用经方也有一定的启示。

4. 大陷胸汤的替代药方

我在临床中曾遇见过一例典型的大陷胸汤证的患者，但处方用药时还是把甘遂去掉，而用了瓜蒌仁、生赭石、苏子。这种用其他药物来替代甘遂的方法由来已久。清代医家傅青主认为，结胸证有时候不一定用甘遂，可以用瓜蒌。张锡纯则用荡胸汤来替代大陷胸汤：其方用瓜蒌仁二两，炒起来捣碎（二两就是 60g）；再用生赭石二两，研细；苏子六钱，炒起来捣碎；芒硝四钱（四钱等于 12g）冲。

我也是在此启发下，不直接用有甘遂的大陷胸汤，而是用了一个替代大陷胸汤的药方去治疗，也有效果。我把这个病例介绍给诸位参考。

女，23 岁。输卵管结扎后腹痛，西医诊断为肠粘连，使用糜蛋白酶治疗 2 个月。1998年 9 月 20 日初诊。口苦口臭，食欲不衰，尿黄臭，大便秘结、多日一行，舌红干燥，黄厚苔，脉象沉实。从心下至少腹硬满而痛，按之石硬。直观的判断是大陷胸汤证，就进行了较为仔细的腹证鉴别。在鉴别过程中，排除了以脐部周围腹肌膨隆紧张结实的防风通圣散证，排除了以脐周围结实压痛的承气汤类方证，排除了以心下部为中心涉及胸胁苦满的大柴胡汤证，排除了仅仅是心下部压痛的小陷胸汤证，排除了心下部痞硬、压之疼痛不明显的泻心汤类方证，排除了右下腹部压痛的桃仁承气汤证、桂枝茯苓丸证，排除了左下腹部压痛的大黄牡丹皮汤、薏苡附子败酱散方证，排除了其深部压痛的当归四逆加吴茱萸生姜汤证等。最后诊断为大陷胸汤证，选择的是一个替代大陷胸汤的药方。

处方：炙大黄 10g，芒硝 10g，厚朴 10g，枳实 10g，莱菔子 30g，瓜蒌仁 30g，1 帖。

枳实、厚朴、莱菔子、瓜蒌仁先煎 20 分钟后，把大黄放进去再煎 10 分钟，煎好后去渣，把芒硝加入药汁之中再煎煮 1 分钟，煎好的药汁分两次喝。中饭后 1 小时服药，服药后不到 1 小时，排出很多很黏很臭的大便。腹泻后，腹胀、腹痛大减。相隔 5 小时后再服药，服完还有腹泻，但是排出的量减少，从心下至少腹硬满疼痛石硬明显减弱。原方连服3 剂后，食欲恢复，腹痛消失。几个月后，西医诊断的肠粘连没有复发。患者是熟人，我们经常能碰面。20 多年以后，她一直健康地生活着。可见这个替代大陷胸汤的药方，对于大陷胸汤证还是有效的。

5. 大陷胸汤证的鉴别

（1）大陷胸汤证：从心下至少腹硬满痛而拒按，按之石板样地坚硬，日晡所小有潮热，便秘，短气，躁扰不宁。

（2）大柴胡汤证：胸胁苦满，上腹角大于 90°，心下痞硬压痛，呕不止，腹部结实胀满，腹痛发热，便秘或者腹泻。

（3）大承气汤证：潮热，腹坚满，脐周或下腹部压痛，或下利臭秽或燥屎者。

（4）桃仁承气汤证：以腹部充实有便秘倾向者，伴瘀血证，少腹急结，上逆甚（面部升火而红烫热甚至发狂，下肢郁血而冷）者。

（5）小柴胡汤证：往来寒热，胸胁苦满，心烦喜呕。

（6）半夏泻心汤类方证：心下痞硬，呕吐、肠鸣、下利。

现在分析一下方证鉴别。

大柴胡汤证主要是胸胁苦满，心下急，它不会把疼痛一直扩散到整个小腹部的；大承气汤证出现腹部的坚满，脐周围有中度压痛，但是心下不会出现痞硬压痛；桃仁承气汤证主要是下腹部的瘀血，左少腹急结，上冲的症状明显；小柴胡汤证体能比大陷胸汤证要弱一些，它的往来寒热、心烦喜呕的症状，以及胸胁苦满的腹证比较明显；半夏泻心汤类方证都有心下痞硬与呕吐、肠鸣、下利等症状。

总之，大柴胡汤、大承气汤、桃仁承气汤、小柴胡汤、半夏泻心汤类方等方证都出现在整个消化道内部比较多，一般不会出现从心下至少腹硬满痛而拒按的腹膜炎样症状。而大陷胸汤证恰恰是阑尾炎、胃及十二指肠溃疡、胆胰系统感染在透壁后所引起的腹膜炎症反应。

6. 问题讨论一

问：大陷胸汤证是热实结于胸，会不会有寒实结于胸的病证？如果有，应该怎样处理？

答：康治本中只有陷胸汤的证治，陷胸汤就是大陷胸汤，它是治疗热实结于胸。康治本中没有寒实结胸的药方与证治，但宋本有寒实结于胸的三物白散证治。宋本第 141 条云："寒实结胸者，与三物小陷胸汤，白散亦可服。"尾台榕堂在《类聚方广义·大陷胸汤·注释》云："结胸热实，与白散寒实正相反，而各殊其治。"三物白散治疗的这种寒实结胸证，在临床上是比较少见的。《外台秘要》里，三物白散是以"桔梗白散"命名的，用于治疗肺痈。对于肺痈的临床表现，《外台秘要》云："咳而胸满，振寒脉数，咽干不渴，时出浊唾腥臭，久久吐脓如米粥者，为肺痈。"

三物白散方：桔梗三分，巴豆一分，贝母三分。日本汉方对三物白散方的药物剂量是：桔梗、贝母各 3g，巴豆 1g。

比较康平本后可以知道，宋本第 141 条中的"白散亦可服"这 5 个字是后人嵌注的。

历代医家对三物白散的命名有所争论，到底叫"三物小陷胸汤"呢？还是叫作"白散"？还是叫"三物小白散"？还是叫"桔梗白散"？一般医书以《活人书》里的命名"三物白散"称呼之。

李同宪在《伤寒论现代解读》里对结胸证和脏结证做了一个鉴别。他说："寒实结胸证的'寒'是与热实结胸证的'热'相对而言的，寒实结胸证是以热实结胸证为参考物的，寒实结胸证也会有热象，只是比热实结胸证轻而已。现代用巴豆治疗许多急腹症，如肠梗阻、急性梗阻性化脓性胆管炎，用白散治疗肺痈等，都是具有热性的疾病，所以寒实结胸证是以热实结胸证为参考物的，寒实结胸证的热象只是比热实结胸证轻而已。寒实结胸证应以慢性炎性渗出液为重点。"他还说："寒实结胸三味白散证，其症不一定'寒'，其病位也不一定在'胸'。为什么称为寒实结胸？这可能与疾病谱的变化有关，完全符合寒实结胸证临床表现的疾病已经不存在或者很少了。随着时代的进步，出现了新的疾病，或者原来发病率低的疾病没有被认识，随着时代的进步发病率升高了，其中某些疾病可能是三味白散的适应证。"

以上的临床研究成果，对于我们理解寒实结胸的证治也许有所帮助。

7. 问题讨论二

问：大陷胸汤证包括了西医学的肝、胆、胰、脾、胆囊和胃肠道的急性炎症所引起的腹膜炎，大陷胸汤是治疗腹膜炎的泻下剂。李同宪先生认为："肠道内外的炎症在透壁出孔之前，是禁用泻下的。"那么，肠道内外的炎症在透壁出孔之前与已经形成的腹膜炎如何区别呢？

答：这个问题涉及腹膜炎、一般肝胆系统的炎症和胃肠道的炎症。热实结胸证与急性腹膜炎，特别是上腹部急性腹膜炎是一个证态。至于肝、胆、胰、脾、胆囊和胃肠道的急性炎症在透壁出孔之前，还不会是大陷胸汤证，一般都是大柴胡汤、半夏泻心汤、大黄附子汤等方证。这些病证的急性期在相应管腔的腹膜那一面一般也有炎症反应，这种炎症反应在还没有透壁之前，有时也会出现局限性的腹膜炎的表现，但这些表现还不能使用下法，也就是不能用承气汤类方与大陷胸汤等泻下剂，如果用了，就会促使感染穿破腹膜，反而会更快地引起急性腹膜炎。

因此，临床上这两种情况应该严格区分。一个是已经穿孔了的，在腹腔里造成了一种弥漫性、广泛性的腹膜炎，这个就出现了大陷胸汤证。如果还仅仅是在管腔内，如胆囊里面的、或肝脏里的、或胰脏里的一些急性炎症，以及胃溃疡的急性炎症，一般就不是结胸病证了，而需要应用方证相对应的方法，选用大柴胡汤、半夏泻心汤、大黄附子汤等方药。

第 55 讲　康治本第 34 条——柴胡桂枝干姜汤证治①

1. 医案介绍①

先介绍绪方玄芳在《汉方与现代医学汇通治验录·肝炎》中记载的一则病例，诸位可以从中看到临床上具体的柴胡桂枝干姜汤证治。病例摘录如下：

众所周知，西药中没有治疗肝炎的特效药。除去目前治疗肝炎的西药，以前使用过的治肝炎药不是无效便是对肝脏有毒性而多被废弃。我自己是患过肝炎的，一般来说患肝炎的患者常常情志不畅，而汉方药对肝炎的治疗较西药好，或者说最好是用汉方药。

我治疗的许多迁延性和慢性肝炎患者，并用过西药和汉方药。对比之下，汉方药能够使自觉症状早点消除，特别对肝脏周围的发热感、胸胁附近的闭塞感，以及粘连感、贴附感等都能消失，患者终于有了治愈的希望而乐于服用汉方药。虽然治疗时间需要 2～3 年，也是说不能简单地治愈，但在治疗肝炎上，汉方药优于西药是确定无疑的 `。

我治疗的患者中，有些是在其他医院住院或看门诊的患者，有些对汉方药是半信半疑的，但在服汉方药 1～2 个月之后，在医院进行肝功能检查的结果，肝功能好转的大有人在。

我用汉方药治好的肝炎中，当我将该主治医师对他肝功能检查好转的结果告诉他时，患者总是疑惑地说："为什么好得这样快呢？""是不是检查错了，再重新检查一次吧？还是不能放心。""是不是肾上腺皮质激素等西药起了作用？""您用最好的药给我治疗，才如此见效的吧？"。即使已经停用了西药，也还是认为西药在继续起作用。

下面通过一则急性肝炎的病例说明一些问题。

患者 29 岁，男。初诊于 1971 年 4 月 10 日。

病历：患者在 1970 年患急性肝炎住入某医院，治疗 3 个月后好转出院。从 1970 年 7 月中旬起，肝炎复发，再次住入该院。这次病情更严重，治疗无效，病情越来越恶化。1971 年，主治医师对患者的家属说："已经尽最大努力治疗了，但未见好转，因此求神也好，用什么土方也好，只要能好都可以试试。"在主治医师从中协助下，患者家属买来了五瓶蚬子粉准备给患者吃。据邻居说，家属非常悲伤。主治医师在不得已的情况下才说出这样话的。

此时我的上司强求我去商量，我出差刚回来，就把我从家里请去看病。我去看时，患者面色青白，憔悴；呼吸微弱，一分钟二十几次；舌苔白、润，脉沉迟虚；腹部瘦、软弱无力，脐上悸。诊断为阴病虚证。我深感到主治医师说的，用蚬子治疗的话的分量，说明患者生命危在旦夕。

家属对我说："主治医师说出蚬子云云的话，说明患者已经无救，希望您设法救救他吧！"我有点犹豫不决，因为患者还正在住院，会不会受牵连？如果对家属说真情，是否合适？因为患者已经被该院推手不管，主治医师既然说出不管用什么方法，只要能治好都可以试试，因而我接受了这个任务。

当时患者身体有发热感，口干，有烧胸感，胸部、腹部动悸，大便一日 3～4 次，腹泻。针对这种情况，我让患者服柴胡桂枝干姜汤浸膏散 3 周，结果患者一天天好起来。经过肝功能检查结果，主治医师对我流露出以下的话："患者为什么能好得这么快呢？"

服我的汉方药 3 个月后康复出院，出院后还继续服柴胡桂枝干姜汤。约 1 年半后，肝功能检查结果完全恢复正常，其后还继续服用该方。

我对给这样患者的阴虚证输液一事非常担心。

我有一个疑问，长时间输液对慢性肝炎有无疗效暂且不谈，在 2 小时左右输入 500mL 体温以下的液体，即循环系统的脏器和腹部内脏被冷却，会不会使患者产生阴病虚证。当然开始就有阴病虚证的是可以另当别论的。由于浮肿而心功能不全，患者是会死去的。输液和阴病虚证都是负的，负负相加，情况更坏，输液对阴病虚证有无可能起正的帮助作用呢？

肝炎无论是急性或慢性，其正确的治愈判定必须进行肝活组织检查，但实际上极少进行这样的检查。

肝功能检查转阴并不能断定是痊愈。一旦复发，该原采用的汉方药往往难以奏效。因此，我对于肝炎患者，总是强调要患者自己保重身体。

为什么我要强调慢性肝炎用中药治疗到肝功能检查转阴再服一年汉方药呢？如果等不及，那么可做肝活组织检查以求组织的治愈为止。

作者认为，从临床治愈后肝功能转阴前有一段状态改善，特别是脸上肝斑消失，皮肤出现光泽，然后肝功能转阴，这是一般情况。

如果患者不听劝告，不注意继续服药，不注意保重身体和不遵守食物疗法，即可能病情恶化或复发，也可能得出汉方药不灵的错误结论。不仅肝炎有这种情况，肾炎、胃溃疡、局限性肠炎、皮肤病等也同样有这种情况。

绪方玄芳博士诊断这个濒临于死亡的急性肝炎患者为柴胡桂枝干姜汤证的根据是："面色青白，憔悴；呼吸微弱，一分钟二十几次；舌苔白润，脉沉迟虚；腹部瘦、软弱无力，脐上悸。"由于方证相对应，患者很快就死里逃生。这样的疗效，怎么不令人爱上了汉方医学？绪方玄芳强调，慢性肝炎用中药治疗到肝功能检查转阴再服 1 年汉方药，也是非常慎重的告诫。至于他诊断这位患者是阴病虚证的结果，我持保留意见。我们从柴胡桂枝干姜汤的药物构成来看，应该还是属于临近阴病虚证的少阳病。我自己临床也经常使用该方治疗急性乙肝与慢性乙肝急性发作的患者，在方向感辨证时总是反复掂量，总体印象还是停留在少阳病的阶段。柴胡桂枝干姜汤中真正能够起储水作用的药物只是一味干姜，其干姜的分量也只有一两。远田裕正在《近代汉方各论·柴胡桂枝干姜汤》里对于该方的归类是：中等度的阳和方汤，也就是治疗少阳病"和"法的药方。

通过以上的病例，让我们看到了柴胡桂枝干姜汤临床证治的具体状态，这对于条文中柴胡桂枝干姜汤证的理解会有所帮助。

2.学习条文

第 34 条：伤寒，发汗而复下之后，胸胁满微结，小便不利，渴而不呕，但头汗出，往来寒热，心烦者，柴胡桂枝干姜汤主之。

柴胡半斤，黄芩三两，牡蛎二两（熬），栝楼根三两，桂枝三两（去皮），甘草二两（炙），干姜一两。

上七味，以水一斗二升，煮取六升，去滓，再煎取三升，温服一升，日三服。

太阳伤寒，已经服用发汗剂病未解，而复用下法，现在出现胸胁满略有支结、小便不利、口渴而不呕吐、头汗出、往来寒热、心烦等症状，可以用柴胡桂枝干姜汤主治。

本条论述患太阳伤寒，已经使用发汗剂、泻下剂而病未解，反而导致体液耗损，出现胸胁部位有轻度胀满、紧张之感，小便排出的量减少，口渴，不呕，并伴有头部汗出、往来寒热、心烦等症状。针对这样的病证状态，就需要解除少阳热邪停滞，需要滋润体液，需要镇抑水气的上冲。因此，选择能够消除少阳之邪、化饮散结、降冲生津的柴胡桂枝干姜汤作为主治的药方。

宋本相对应的条文第 147 条：伤寒五六日，已发汗而复下之，胸胁满微结，小便不利，渴而不呕，但头汗出，往来寒热，心烦者，此为未解也，柴胡桂枝干姜汤主之。

两条条文基本内容差不多，但是宋本的条文中增添了一些说明性的文字。首句"伤寒五六日"，比康治本多出"五六日"3 个字；康治本是"发汗而复下之后"，宋本是"已发汗而复下之"，宋本在"发汗"前加了一个"已"字，句尾则没有"后"字。这个"已"字点明了已经服用发汗剂病而未解的状态，对照宋本第 16 条"太阳病三日，已发汗，若吐，若下，若温针，仍不解者，此为坏病，桂枝不中与之也"中的"已发汗"，也就可得以佐证。这种说明文字的增添，使条文所表达的内容更加完善。"胸胁满微结，小便不利，渴而不呕，但头汗出，往来寒热，心烦者"这节话，两者都一样。不过宋本紧接着后面加了"此为未解也"5 个字，仔细读来这句话是多余的，上述一系列症状的存在当然就是病证还未解。在康平本中,"此为未解也"就是后人的"旁注"。从这里我们也可以看出,康治本应该是最早的原始文本,宋本则已经把原文与后人的"旁注"都混淆在了一起。这对我们学习领会《伤寒论》的学术思想,肯定会带来负面的作用。

3. 关于"胸胁满微结"

胸胁满微结,为胸胁苦满的轻症,即胸胁部位有胀满感,在胁下腹壁或胸骨柄处发现轻度紧张之感或小结节。"胸胁满微结"在腹证方面有什么表现呢?汉方家们众说纷纭,我在临床发现许多柴胡桂枝干姜汤证的患者在鸠尾处时有发肿与压痛,这一腹证是否也是"胸胁满微结"的一种表现呢?后来看到汉方家小仓重成博士把鸠尾和中庭之间的体表位置上有否存在压痛点作为柴胡桂枝干姜汤证的一个特有指征的经验介绍。他的这个经验发表在《汉方の临床》第4卷第12号上,具体的诊察方法是:"将指尖插入肋骨弓角向着胸骨下端,深入其小范围内,见有敏感的反应,以证明压痛点。"小仓重成博士鸠尾至中庭处压痛点的发现和我发现鸠尾处的发肿压痛似有重合之处,我认为鸠尾 – 中庭之压痛点不失为一个既简便又可靠的确定柴胡桂枝干姜汤证的方法,可供诸位临床观察与参考。需注意的是,大柴胡汤证也会出现鸠尾部的硬胀压痛,临证时要加以鉴别。

4. 日本汉方家的解读

日本汉方家龙野一雄博士在《中医临证处方入门·柴胡桂枝干姜汤》中,从10个方面对这条条文做了解读。

(1)已发汗,表示表实已去或已陷于虚,"复下之"则为里实已去或已陷于里虚。上述情况说明,本证兼有表虚与里虚,只有胸胁中部"微结"。

(2)胸胁满,是说胸胁部位有自觉的膨满感或他觉的膨隆而该部气实者。

(3)微结,是稍结,结是气与水集结时常用的语汇。他觉的微结,只能发现胁下的腹壁有轻度的薄而紧张之感。

(4)在这种情况下,亦可能发生似小柴胡汤证的往来寒热。然而它不像小柴胡汤证那样紧张,因而不呕。

(5)由于下虚,常可见有腹动。腹动是腹部大动脉的搏动亢进,气上冲是由此发生的。

(6)同时因热未解而气向上方以致上冲,头遂出汗或颊部潮红。

(7)心烦亦因此而引起,故小柴胡汤证亦有心烦。但小柴胡汤证之心烦为胸胁苦满之充塞性者,而柴胡桂枝干姜汤证之心烦则主要是由于热气上冲而发生。

(8)在发汗或下之后,当然由于身体的水分外泄而使体内水分减少。因此,遂发生腹动,小便不利且渴。

(9)因为小便是随同气下而排出,其气在上冲状态而不下,因而水分不足,以致小便不利。

（10）头汗是为热在上，由于气上冲而水分不下泄，遂出于上方的状态。倘不出于上方时，即为盗汗而多出于上半身。

龙野一雄以宋本为根据的解读，对于我们理解条文是有帮助的。最后他还提出柴胡桂枝干姜汤的治疗目标是：胸胁微结，头汗，口渴，腹动。

5. 柴胡桂枝干姜汤治精神异常

小仓重成博士发表在《汉方の临床》第4卷第12号上的《柴桂姜汤证患者之性格》一文是对上述柴胡桂枝干姜汤证论叙的补充，原文转录如下：

柴桂姜汤（柴胡桂枝干姜汤）有用于性格容易生气、神经衰弱与神经过敏的患者。柴桂姜汤证患者对任何事情都操心、都忧虑。此种患者以妇人为多，比如因为客人的来到而热情地招待后，由于过于活跃，客人归去后，马上感到疲劳与虚脱，还会出现头痛、凝肩、动悸、失眠等病况；或者充满元气兴奋地外出，回家后随即感到极度疲惫不堪，随后出现二三日不能熟睡的情况。总之，对于外界的刺激过于敏感与反应强烈，但当刺激所激发的热情松懈下来之后，立即感到极度的疲劳。上述的特征，亦可以作为诊断此方证的依据。

柴胡桂姜汤与甘草泻心汤皆能治疗狐惑病中的精神异常者，如忧郁症、梦游症等病。举例如下：

吉益南涯《成绩录》云：一妇人，证如前章所言，惟气不逆无动为异，常无故悲伤。先生（谓吉益南涯，也名猷，东洞之子，《成绩录》皆记其治验）与甘草泻心汤而痊愈。

案：《成绩录》前章云：一男子，平居郁郁不娱，喜端坐密室，不欲视人，逆气甚，动则直视，胸腹有动，失治六年。先生诊之，与柴胡姜桂汤而愈。

6. 柴胡桂枝干姜汤药物组成排列次序及药方的命名

康治本中柴胡桂枝干姜汤方药物排列次序是：柴胡、黄芩、牡蛎、栝楼根、桂枝、甘草、干姜。

柴胡桂枝干姜汤中的药物都是以药基证进行有序的排列。

柴胡桂枝干姜汤：（柴胡黄芩基）＋牡蛎、栝楼根＋（桂枝甘草基）＋（甘草干姜基）。

柴胡桂枝干姜汤方名的命名，以柴胡黄芩基中的柴胡、桂枝甘草基中的桂枝、甘草干姜基中的干姜这3味药命名。

费维光在《中医经方临床入门》中引用了远田裕正的观点来解释柴胡桂枝干姜汤方名的命名原则。远田裕正的观点是："如把结合基分开加以考虑，柴胡桂枝干姜汤共有3个基，如把各个结合基所具代表性的中药（柴胡、桂枝、干姜）串联起来考虑，就知道中间的5味中药，为什么采用桂枝与干姜作汤名了。由此可以知道康治本中的法则性。它意味着写作康治本的人士，已经知道中药复合物——中药方的形成过程和中药结合基的含义了。"

在康治本时代，牡蛎与栝楼根还没有成为药基，因此在选择以药方中的结合基中的一味药名命名药方名时，没有出现牡蛎栝楼根基。一直到《金匮》时代，才在《金匮》百合狐惑阴阳毒篇出现了栝楼牡蛎散的条文："百合病，渴不差者，栝楼牡蛎散主之。"从条文中得知，栝楼牡蛎散具有生津化结的效能。

宋本柴胡桂枝干姜汤方的药物排列是：柴胡半斤，桂枝三两，干姜三两，栝楼根四两，黄芩三两，牡蛎二两，甘草二两。对照康治本可知，自然形成的、以药基证进行有序的排列规律已经荡然无存了。

山田正珍指出："按此条所说，全系小柴胡证，否者一头汗已，然其他证候无复可疑者，则何更以余药处之？意者，柴胡桂枝干姜汤，盖叔和因小柴胡加减之法而所制，决非仲景氏之方。何以曰之？柴胡方后叔和加减法云：'不呕者，去半夏。'今此方因不呕而不用半夏。又云：'渴者，加栝楼根。'今此方因渴而用之。又云：'胁下痞硬，加牡蛎。'今此方因胸胁满微结而用之。又云：'外有微热者，去人参加桂枝。'今此方，因头汗出与为未解二句，不用人参而用桂枝。由是考之，此方必叔和所制，况方名亦不合他方之例乎？一扫除之可也。"（引自陆渊雷《伤寒论今释》卷八）

山田正珍当时还没有读到康治本，自以为这种规律性的药证表现为王叔和所制。然而柴胡桂枝干姜汤证治的有效比任何观点更有说服力。正如陆渊雷在《伤寒论今释》中所说的那样："柴胡桂枝干姜汤，本条所举，殊与用法不合，盖后人因小柴胡方下之加减法，以意为之，山田氏并其方而删之，则不知此方之确能取效故也。学者姑置本条原文，留意方后所引用法治验可也。"

由此可见，不管如何貌似合情合理的主观说法也都一定要让步于客观事实。

7. 柴胡桂枝干姜汤与小柴胡汤的方证、药证比较

小柴胡汤：柴胡半斤，黄芩三两，半夏半升，生姜三两，人参三两，甘草三两，大枣十二枚。

柴胡桂枝干姜汤：柴胡半斤，黄芩三两，牡蛎二两，栝楼根三两，桂枝三两，甘草三两，干姜一两。

柴胡桂枝干姜汤证与小柴胡汤证都有胸胁苦满、往来寒热、心烦，因此方中都有柴胡、黄芩。柴胡桂枝干姜汤证没有心下痞硬，因此不用人参；不呕，不用半夏；但有口渴、微结、小便不利，所以用栝楼根、牡蛎；头汗出，用桂枝、甘草；整体阳虚用甘草、干姜温补阳气，促进人体新陈代谢功能。

8. 医案介绍②

柴胡桂枝干姜汤治疗范围广泛。现转录吉益南涯在《成绩录》中记载的一个使用柴胡桂枝干姜汤治疗头晕、吐血的病例。

远州一农夫 30 余岁，自去年起，郁冒时发，时少吐血，盗汗出，往来寒热，微渴，脐旁动甚。就请先生治，与柴胡姜桂汤而愈。

柴胡桂枝干姜汤证的临床表现为体质薄弱、往来寒热、口渴、头部汗特别多、多忧虑、胸胁不适、胃内停水、腹部动悸、小便量少、脉弦等。吉益南涯诊治的患者是一位 30 余岁的农夫，一年来头晕而郁闷，时少吐血，处于虚证的边缘，"盗汗出，往来寒热，微渴，脐旁动甚"基本符合柴胡桂枝干姜汤证，特别是"往来寒热"的热型与"脐旁动甚"是辨识柴胡桂枝干姜汤证的抓手。

9. 柴胡剂类方证的对称轴

我在学习过程中，除了根据以上整个重要的方证去鉴别以外，有时候还从"对称轴"的角度去看。柴胡剂类方证的对称轴在哪里？在小柴胡汤证。小柴胡汤证的两个对称的是什么？一个是偏于热实的大柴胡汤证，一个是偏于寒偏于虚的柴胡桂枝干姜汤证。通过对照就知道，柴胡桂枝干姜汤证应该比小柴胡汤证还要虚，还要寒。我们就掌握这个，在整个辨别的时候，会带来很大的方便。对称轴是原始人野性思维的一大特点，此等柴胡剂类方的对称轴现象也可以印证《伤寒论》起源于前经方医学时代。

10. 问题讨论

问：汉方家稻叶克在《腹证奇览·柴胡桂枝干姜汤》中说："凡见患者胸胁满、腹中动气者，辄用此方，多不审其表里虚实，宜乎？其效不着，学者思焉。"稻叶克作为对于腹诊有特殊研究的汉方家，也高度重视八纲表里虚实理论。正如你所主张的那样，方证辨证的第一步就应该是虚实的方向感辨证。因此，我总想进一步厘定该方的虚实定位。请再谈谈您的观点。

答：我的观点很明确，柴胡桂枝干姜汤证应该归属于少阳病的和法。此方证比小柴胡汤证更为虚弱，然而总体上还不是三阴病的虚证。患者有贫血貌、轻微的胸胁苦满、腹肌中度弹力、脐部上下有悸动亢进、口渴、小便不利、自颈部以上有出汗的倾向、脉象弦等状态。柴胡桂枝干姜汤治疗范围广泛，我常用于慢性肝病、失眠、中耳炎、神经性心悸、高血压病等疾病的治疗。《中医人生》中我在叙述使用柴胡桂枝干姜汤治疗一位高血压病渔民患者时，和卫生院一位老药工讨论过这个问题。

该方在阴阳八纲三阴三阳中的地位，特别的虚实定位是方向感辨证的前提，当然非常重要。但是迄今为止，这一问题一直存在争论，但日本汉方界对于该方归属于少阳病的问题却没有什么异议。《日本传统医药学现状与趋势》书中有一篇程炳钧医生撰写的《日本对柴胡桂枝干姜汤的研究及我见》文章，回顾、总结了日本汉方界对于该方的研究，包括少阳病的定位，以及临床病案举例等，你可以阅读一下，应该有所帮助。我在这里引用汉方家山田光胤博士在《汉方之精要·桂枝加附子汤》中对桂枝加附子汤与柴胡桂枝干姜汤的方证鉴别与一则病例，以说明其柴胡桂枝干姜汤证归属于少阳病的观点。

和桂枝加附子汤证相似的有柴桂姜汤证。柴桂姜汤是少阳方，但是有点少阴的倾向，这和大柴胡汤不一样的，大柴胡汤是往阳明靠，有的时候还是蛮容易搞混的。这里说个例子。

60 岁男子。30 年里这老哥特容易感冒，一感冒 37.2℃，持续可以两三个月。变天变节气更难受，晚上上厕所，或者是被吓着了，或者工作不顺了，背上一开始抽抽就开始怕冷，然后是悲催的感冒。

一旦感冒，是怕冷怕热，年轻时候还自汗盗汗，现在少一些，还有动悸感。汗出主要是出在颈部以上，体格大，脉沉细稍弦。腹部有点肉，腹力稍软，脐左上稍有动悸感，左右略有胸胁苦满，很轻度的抵抗感。综合考虑到自汗、动悸、腹证，给了柴桂姜。1 个月后，稍微有点怕冷，但是烧不发了，盗汗也没有了。一月余，感冒低热 37.2℃，一周就又好了。2 个月后，基本不怎么感冒了。有时候稍稍有点，但不难受了。3 个月以后，就再没感冒了，维持了好的状态。后来患者来复诊的时候说，"早知如此，早来早好了！"看起来气场比原来也强了。

方向感辨证重要，腹诊也不可忽视。如果说《伤寒论》是中医学诊治疾病的一座灯塔，而方向感辨证与腹诊正是这座灯塔光源的重要组成部分。日本汉方医学以《伤寒论》为基本框架，重视方证相对应，将腹诊发展成为一种较为独特的诊断方式。程炳钧医生在文章中指出："在有关柴胡桂枝干姜汤的研讨会中，有日本医师们专门进行了该方证的腹诊示范。他们所介绍该方应用时的腹诊依据是：腹肌的力量柔软到稍微柔软之间，胸胁苦满也是从轻到中等程度，并认为该方的适应证中几乎都存在有脐上动悸之症。"这样对柴胡桂枝干姜汤腹证的持续研究值得我们去思考和借鉴。

第56讲 康治本第34条——柴胡桂枝干姜汤证治②

1.复习条文

第34条：伤寒，发汗而复下之后，胸胁满微结，小便不利，渴而不呕，但头汗出，往来寒热，心烦者，柴胡桂枝干姜汤主之。

从病机、病理、病因来概括这条柴胡桂枝干姜汤证：它是一个虚弱的少阳病，并且伴有水饮停滞，津液不足，水热微结。严重的水热相结，是结胸证，而柴胡桂枝干姜汤证仅仅是水热的微结。

2.柴胡桂枝干姜汤证的症状分析

柴胡桂枝干姜汤证中，哪几个症状是表现为少阳病？哪几个症状是表现为胸胁水饮停滞？哪些症状表现为津液的不足？哪几个症状表现是水热微结？我们有必要做到心里有数。

（1）少阳病：往来寒热，胸胁苦满（胸包括心、肺，胁包括侧胸部和沿肋骨弓的部分。苦满是患者自觉痛苦而胀满的意思，有时出现压重感、疼痛）。大柴胡汤证之胸胁苦满的程度最强，小柴胡汤证次之，而柴胡桂枝干姜汤证最弱。

（2）水饮停滞：脐部悸动，但头汗出，口干，小便不利。

（3）津液不足：口干，小便不利。

（4）水热微结：可以看作是胁肋下缘的轻度紧张之感或小结节，也可以看作是水热微结的病机概念。

条文中只提到胸胁满微结的腹证，没有提到脐部悸动的腹证。日本汉方家们几乎一致认定柴胡桂枝干姜汤证的腹证中有脐部悸动。如大塚敬节、矢数道明、清水藤太郎合著的《中医诊疗要览·柴胡桂枝干姜汤》里就有"胸腹跳动"的记载。"胸腹跳动"可以延伸为心律不齐或脉象结代，因此山田光胤博士在《汉方临床应用的诀要·柴胡桂枝干姜汤》中记载了使用该方治疗脉象结代患者的病例。现摘录如下：

77岁老妇人。1个月以前，入浴之后第二天发烧。去看大夫，吃了3天药，胃吃坏了，但烧还是没退，来就诊。

有食欲，但总体感觉不爽快，老出汗。仔细问的话，肩颈背汗出多，时时动悸。诊察的时候，瘦而面色差，心音不整，可能有点期外收缩。脉细数，时时结代。腹部肉少腹壁薄，右胸胁苦满，脐左上动悸。我据此诊断为柴桂姜汤证。

可是3天后，依然有点痰。此前呼吸困难（之前这一点忘了），做了灸法之后，感觉似乎好一些了。脉结代也好多了，但是患者觉得呼吸转佳是灸的功劳。我没表态，依然给与柴桂姜汤。

这个患者，之后就不太规律地来拿药。

来院的时候，依据的是动悸、短气、出汗、低烧等主诉。我每次都投给柴桂姜汤。

我有时候问她，您觉得如果说起来只用灸不吃药也行吧。她说，不成，药还是管用的。

5年来到现在，只要有点什么问题，很多时候给她用用柴桂姜汤就好了。

山田光胤博士对上述这个"心音不整，可能有点期外收缩。脉细数，时时结代"的病例，"一看就觉得是柴桂姜证"，而不考虑是灸甘草汤证，可见在他的意识深处早就认定该方可以治疗脉象结代。

3. 医案介绍①

我在临床使用柴胡桂枝干姜汤时，也高度重视脐部悸动这一腹证。

现在通过我诊治的一则病例，来看看柴胡桂枝干姜汤证的上述症状是怎么样表现出来的。

王某，男，17岁，高二学生。乙肝小三阳，肝功能在正常范围之内。近3个月以来睡眠不安，服过柴胡加龙骨牡蛎汤，但因服药后腹泻而来诊。

2018年5月7日初诊。刻症见：口苦，口臭口干，牙龈容易出血，食欲尚可，尿频黄短，便溏软黏、二三日一行，自觉胸胁满闷。脉弦细，舌红苔白。腹肌稍软，胆区叩痛，脐部悸动，腹部皮肤不温。患者学习用功，成绩优异，每天读书至深夜，疲劳时稍事休息片刻就能继续学习。春节以后，睡眠越来越差，浅睡易醒，都能听到窗外风声雨声。夜间时有胸部以上的盗汗，早晨全身乏力难以起床。这是典型的柴胡桂枝干姜汤证。

处方：柴胡10g，黄芩10g，天花粉15g，生牡蛎30g，桂枝10g，生甘草6g，干姜3g。

患者服完7剂药后，口苦口臭口干减少，睡眠不安有所好转。坚持服药1个月后，自觉胸胁满闷、早晨全身乏力难以起床、夜间时有胸部以上部位盗汗等症状消失，睡眠状态恢复正常。腹证与牙龈容易出血、尿黄、便溏软黏、小三阳等症状与指标依旧。

患者是乙肝小三阳，口苦、胸胁满闷、脉弦细、舌红苔白、胆区叩痛等是少阳病的基本脉症，口干、便溏、尿频、胸部以上部位盗汗、脉细、腹肌稍软、脐部悸动、腹部皮肤不温等是少阳虚证柴胡桂枝干姜汤证。方证相对应，睡眠不安与盗汗得以改善。虽然还有牙龈容易出血、尿黄、便溏软黏、腹肌稍软、胆区叩痛、脐部悸动等症，乙肝小三阳也还没有转阴，但如果坚持治疗，待以时日，还是会逐渐康复的。

这一病例方证的确定是依据胸胁满闷、胆区叩痛、腹肌稍软、脐部悸动的腹证与脉弦细的脉象。

4. 柴胡桂枝干姜汤证中是否还有表证

柴胡桂枝干姜汤证中除了"往来寒热"的寒热证之外，是否还存在恶寒发热的表证呢？清代医家柯韵伯认为，尚有太阳表证的残留。他在《伤寒来苏集》中说："小柴胡加减之妙，若无定法，而实有定局矣。更其名曰柴胡桂枝干姜汤，以柴胡证具，而太阳之表犹未解，里已微结，须此桂枝解表，干姜解结，以佐柴胡之不及耳。"然而，唐容川对此方证条文的解读已经看不到太阳表证的存在。他在《伤寒论浅注补正·太阳篇》中对该条的注释："已发汗则阳气外泄矣，又复下之，则阳气下陷，水饮内动，逆于胸胁，故胸胁满微结、小便不利。水结则津液不升，故渴，此与五苓散证同一意也。阳遏于外，不能四散，但能上冒，为头汗出；而通身阳气欲出不能，则往来寒热，此与小柴胡汤证同一意也。此皆寒水之气闭其胸膈腠理，而火不得外发，则返于心包，是以心烦。"

同一条文，同一柴胡桂枝干姜汤方证，却有太阳表证和无太阳表证两种截然相反的看法，而两种说法又都是来源于实践，都没有错，为什么？

这是经方医学中的一个重大理论问题，是要分清什么症状是方证的特异性症状，什么是方证的非特异性症状的问题。

日本汉方家对这一问题有专门的研究。

吉益东洞在《类聚方·柴胡姜桂汤》中先列出条文："'伤寒五六日'，已发汗而复下之，胸胁满，微结，小便不利，渴而不呕，但头汗出，往来寒热，心烦者，此为未解也。'疟'寒多微有热，或但寒不热者。"

然后是他的按语："头汗出者是冲逆也。又曰，当有胸胁有动证。"其中的"'疟'寒多微有热，或但寒不热者"是指患劳疟时"往来寒热"的程度而已，并非指恶寒发热的表证。

尾台榕堂在《类聚方广义·柴胡桂枝干姜汤》中提出柴胡桂枝干姜汤的治疗目标是：小柴胡汤证而不呕不痞，上冲而渴，胸腹有动者。

远田裕正在《近代汉方各论·柴胡桂枝干姜汤》中赞同尾台榕堂观点，并对药方中的药证提出了自己的意见。

小柴胡汤（柴胡黄芩半夏生姜人参甘草大枣）证而不呕（－半夏）不痞（－人参），上冲（＋桂枝）而渴（＋栝楼根），胸腹有动（＋牡蛎）者。

龙野一雄在《中医临证处方入门·柴胡桂枝干姜汤》中认为，这个方主要运用于：胸胁微结，头汗，口渴，腹动。

他注重方证状态，认为柴胡桂枝干姜汤证的构成似小柴胡汤，肾气下虚，由于发热而气上冲，遂于上部发生假热，体液减少，随热之上冲而有体液泄于上部的状态。

山田光胤在《汉方处方应用的实际》中认为，对这个方证的特征是：头部、颜面部自然汗出，口干，轻度口渴，胸腹部动悸亢进，脉弱，腹肌弹力软弱，轻度的胸胁苦满。

浅田宗伯在《勿误药室方函口诀·柴胡桂枝干姜汤》中记载：此方亦治结胸之类证，心下水饮微结，小便不利，头汗出者。

大塚敬节在《汉方诊疗三十年·柴胡桂枝干姜汤备忘录》中说：柴胡桂枝干姜汤又称柴胡姜桂汤，也简称姜桂汤。临床应用时，与小柴胡汤证和柴胡桂枝汤证相比较，以比上两方更虚弱的病情为适应证，因而胸胁苦满也较轻微。触诊季肋下时，多无明显抵抗和压痛。一般全腹部弱而无力，心下部可闻及振水音。另外，还有脐部的悸动。主诉多有血色不佳、口干、气短，甚至有盗汗，脉也弱。

从以上各家的论叙中可以看到，恶寒发热的太阳表证不是柴胡桂枝干姜汤证的特异性症状，柴胡桂枝干姜汤证患者兼有或不兼有残余的太阳表证时，都可以使用柴胡桂枝干姜汤。

从这个角度来看，当代经方家胡希恕与刘渡舟关于柴胡桂枝干姜汤证"便干、便溏"的"讼案"就一清二楚了。

胡希恕善于使用柴胡桂枝干姜汤治疗肝病等各种疑难病证，其辨证要点是：胸胁满微结、大便干。《胡希恕讲伤寒论》说："此方常用，胸胁满微结，胸胁满为柴胡证；微结，里微有所结，结得不厉害，但是有所结。我们用柴胡桂枝干姜汤是个体会，各注家都没这么注。这个柴胡桂枝干姜利于大便干，这也奇怪。有人一看又有干姜，又有桂枝，就认为偏温，其实这个药大便稍溏，用它是要泻的。所以微结，是里头微有所结，结得不像阳明病及结胸病那样的凶。"

刘渡舟也使用柴胡桂枝干姜汤治疗肝病等各种疑难病证，其辨证要点是口苦、便溏。张保伟在《刘渡舟教授论柴胡桂枝干姜汤的内涵与应用》中说："刘老临证，主张抓主症。对于柴胡桂枝干姜汤的应用，就我随诊所见，刘老应用本方则以口苦、便溏为主症。思之，方悟其机理所在。既然是少阳兼太阴之证，当然应该有一个少阳主症作为病在少阳的证据，又有一个太阴主症作为病在太阴的证据，方能放胆使用本方。刘老判断病在少阳，以口苦为准；便溏之证，是判断太阴病的主要依据。"

郝万山教授在《郝万山讲伤寒论》中介绍其老师刘渡舟教授使用柴胡桂枝干姜汤的一段医话，也佐证了张保伟的论叙。现摘录如下：

我们老师在世的时候，有时候半天能看六七十个患者。老师怎么看啊，他经验多了，实际上不怎么辨病，也不怎么辨证，就对着症状来治疗，这是经验的积累。他有3个学生给他抄方，这儿一个学生摆着一个凳子，一个患者来了，说大夫我乙肝，大三阳。老师说，你口渴吗？渴。大便怎么样？经常稀，吃的不合适就经常稀。那么肝区痛吗？有时候痛，有时候不痛。老师说柴胡桂枝干姜汤，这个学生就给他开柴胡桂枝干姜汤。为什么？因为柴胡桂枝干姜汤的适应证是肝胆有热，脾阳虚衰，津液不足，所以他抓住口渴、便溏，这不是脾阳虚吗？然后再抓个肝胆有湿热未尽，好，柴胡桂枝干姜汤。那么这个学生就在那儿开方了。

你看，几句对话用得了一分钟吗？

这个患者就说了，大夫，我慢性结肠炎，大概有 20 年的历史了。伸出舌头来看看，舌上很干。你口干吗？口干。经常拉肚子吗？经常拉肚子。一摸脉，脉沉弦。那你心情好吗？大夫，我心情不好，经常高兴不起来。这不有肝郁吗？好，柴胡桂枝干姜汤。第二个学生也给开柴胡桂枝干姜汤，因为他有 3 个主症呀。

好，这个患者一看，中间这个患者看完了，马上说："大夫，我有糖尿病。"口渴吗？渴。大便怎么样？稍吃点凉的就拉肚子。唉，脾阳虚，这个症状又有了。心情怎么样？不高兴，说糖尿病是终身疾病，我这一辈子就要陪着这个药进棺材了，我怎么能高兴起来。好，柴胡桂枝干姜汤。为什么？3 个主症全有了，口渴、便溏、肝气不舒。所以老师有时候是这样对着症状，或者有时候就对着病机这么用方，疗效好，看病也快。

上面乙肝大三阳、慢性结肠炎、糖尿病 3 个不同疾病的患者，都有口渴、便溏、肝气不舒等 3 个柴胡桂枝干姜汤证的主症，刘老都投柴胡桂枝干姜汤。貌似简单扼要的几句问话，实际上就包含着诸多方证的鉴别，其辨证的功力真是没话说。

胡老与刘老的理论分析和临床实践说明，柴胡桂枝干姜汤可以治疗大便结，也可以治疗大便溏。这正说明了大便结或大便溏都是柴胡桂枝干姜汤证的应用性症状，而不是特异性症状。当柴胡桂枝干姜汤证的患者出现大便溏、或大便结，或者大便正常的时候，都可以使用柴胡桂枝干姜汤。山本严对于柴胡桂枝干姜汤证大便状态的定位就是"便秘或者疲劳时容易腹泻"，也佐证了这一点。

由此可见，在中医学各种各样诊治方法中的方证相对应，应该是第一位的，是最重要的。相比之下，医家的个人经验仅为参考而已。总之，《伤寒论》的诸多问题，需要我们深入研究，并通过临床加以验证。正如高建忠老师在《明辨外感内伤，解读柴胡桂枝干姜汤》一文中所说的那样："类似的问题，中医临床者需要思考，中医需要思考。"

5. 柴胡桂枝干姜汤类似方证鉴别

日本汉方家山田光胤认为，对这个方证的把握要注重对类似方证的鉴别，特别是悸动、胸胁苦满这两个方面的鉴别。他在《汉方处方应用实际·柴胡桂枝干姜汤》中提到，治疗高热时要和大小柴胡汤、白虎汤、真武汤等方证相鉴别；在治疗微热时，要和加味逍遥散、补中益气汤、真武汤等方证相鉴别；在治疗盗汗时，要和补中益气汤、桂枝加黄芪汤、桂枝汤、防己黄芪汤等方证相鉴别。

山田光胤在《汉方临床应用的诀要》中提到柴胡桂枝干姜汤证还要和以下方证相鉴别。

（1）柴桂姜汤证：胸胁苦满，口干，小便不利，腹部动悸。

（2）小柴胡汤证：较柴桂姜汤证实而胸胁苦满较强，无腹部动悸。

（3）补中益气汤证：较柴桂姜汤证虚而腹部动悸较少。

（4）当归芍药散证：贫血，头眩，心悸，腹部动悸，没有胸胁苦满。

（5）抑肝散加陈皮半夏证：胸胁苦满，烦躁不安，自脐傍而至心下有动气。

6. 矢数道明博士与山本严使用本方的经验

矢数道明使用这个药方的经验，也值得我们借鉴。他说柴胡桂枝干姜汤证和柴胡加龙骨牡蛎汤证非常相似，但是前者虚一些。柴胡桂枝干姜汤证是以贫血性的体弱出现，同时腹诊、脉诊都无力，以这个作为目标；柴胡加龙骨牡蛎汤证最重要的主症是胸满烦惊，它是一种精神、神经、心理的症状，失眠、浅睡眠的症状，或者两者都有。

山本严认为柴胡桂枝干姜汤证有两张面孔，这两张面孔的临床表现如下：

（1）迁延化低热疾病：面色不华，容易下利，平时大便以软便为多。腹诊发现腹肌稍软弱，皮下脂肪不少，腹壁薄，腹部动脉悸动亢进，触摸腹部皮肤可以有到冷感。

（2）疲劳消瘦体质的神经官能症：患者有多种多样的自觉症状，失眠、倦怠感、微热、便秘，或者疲劳时容易腹泻、头痛、头重、肩酸、肢麻、浮肿、早晨起来后不适、急躁、发怒、耳鸣等。具有超常的工作能力，其结果是疲惫不堪，然而通过休息，体能又能自行恢复。此方证与柴胡加龙骨牡蛎汤证相似，但是比柴胡加龙骨牡蛎汤证更为虚弱。

7. 日本汉方家的著作中特别注意方证之间的相似与差异

因为不断地把方证进行比较，就能渐渐地把各种方证所积的经验加以综合性的总结。有了自己的思考与总结，就能够建立起自己的临床体系。如龙野一雄在《中医临证处方入门》中写道："大柴胡汤证之胸胁苦满的程度有时强，而胁下硬满是胸胁苦满移至下方者，并且在他觉上紧张为强，亦用小柴胡汤治之。柴胡桂枝干姜汤证的胁下微结全部为虚，而只胁下紧张。"

以上所罗列的日本汉方家对于柴胡桂枝干姜汤证的方证鉴别，由于他们对于《伤寒论》条文方证的认识，以及各自临床体会的不同，使其对于同一方证与方证鉴别的理解角度、领会层次、把握程度也不一样。由此可见，《伤寒论》同一条条文的"明显知识"，通过每一个人的观念感悟、默会认知之后，都会衍化为各位医家个人的缄默知识，然后他们把条文方证与诸多医家经验进行重组，达到了对柴胡桂枝干姜汤证类方的识别与鉴别能力，并能够把自己的经验体会使用文字语言明显地表达出来。

以上的事例，进一步说明每一个汉方家的个体认识都是独立和独特的，每一个个体对于《伤寒论》条文方证的理解都具有独特性或个体性。换句话说，任何一种公共知识都可以被转换为个人知识。用发生认识论创始人皮亚杰的话来说，即是指外在的知识结构必须转换为个人内在逻辑结构和心理结构。

8. 医案介绍②

藤平健博士是一个西医的眼科博士，他开的医院是眼科医院，很多眼科患者来看的时候，他都用经方治疗。藤平健博士在临床上非常注重腹证的应用，用经方治疗一些我们感到好像完全不搭界的疾病，我们从中可以得到很多的启发。在这里介绍他使用柴胡桂枝干姜汤的一个治验。

55 岁妇女，主诉眼及口干燥，最感痛苦的是睡眠中突然醒来时，眼睛睁不开，若勉强睁开就感到疼痛难忍。右眼角膜有轻度溃疡，羞明感很强。腹力稍弱并有胸胁苦满，脐上悸动，脐旁抵抗与压痛。投柴桂姜汤合当芍散，并予睡前用软膏点眼，治疗 3 个月，各症状缓和。经 3 年治疗，基本治愈。

藤平健博士说，类似上述的这种疗法，有好多病例可以证明其有效。

9. 注意食物寒热性能对疗效的影响

从远古时代开始，食物的寒热之性就被重视，《金匮》《千金要方》等都有关于食物宜忌的记载。比如《金匮》禽兽鱼虫禁忌并治篇就记载了食物禁忌的内容。《千金要方》云："冷物多损于人，断之益善。"日本人丹波康赖所编辑的《医心方》记载："又云鱼穴诸冷之物多损人，断之为善，不能不食，务节之。""禁无赘食伤五气，禁无寒食生病结，禁无食生害胃，禁无……"

因此，在使用柴胡桂枝干姜汤、人参汤、真武汤、四逆汤时还要关注患者的饮食物性能的寒热。

绪方玄芳在《汉方与现代医学汇通治验录》中的最后一节，专门讨论了这一问题。其中一个肝炎患者的治疗经历颇能说明食物的寒热性能对于疗效的影响，现转录如下：

病历：因患肝炎在某市立医院住院，由于该院主治医师已认为无治而推手不管，因而求我用汉方治疗。患者脸色青白、憔悴；呼吸微，一分钟二十几次；一日腹泻 3 ～ 4 次。舌苔白润，脉沉、数、微、虚；腹部软弱无力，有脐上悸。他母亲每天早晨将西红柿酱带到医院给他冷吃，也吃水果和生蔬菜，还吃冰激凌。

医院给他进行滴注输液。

对这个阴病虚证的患者进行这样的治疗，对西医来说是很普通的一件事，但我一看简直要浑身发抖。

对输液我没法干涉，但我对患者母亲谈了要改变给食方法，要煮熟了再吃等汉方医的食物疗法，她很快地照办了。

治疗：连服柴胡桂枝干姜汤（颗粒剂）和遵守我对食物疗法的指导后，患者一天天好起来，一日 3 ～ 4 次的腹泻也停止了，脐上悸也消失了。汉方治疗开始后的第 3 个月，患者康复出院（柴胡桂枝干姜汤起作用是没有问题的，但食物疗法也起积极作用）。

如果继续按西医原来的方法治疗下去，内脏被冷却→水肿→心脏器质性病变，实在太惨了。

过了 6 年，他结了婚，有了两个孩子，是某市政府的职员，现在身体很健康地工作着。

汉方家绪方玄芳不仅仅指导患者的饮食疗法，而且身体力行。他说："我在对患者进行食物疗法指导之前，先试了自己和自己身边的人。我一家人可以说生来是半虚半实证。我患过敏性鼻炎时，家里人有的易患感冒，有的易生病。这时候全家人不吃水果，不吃生蔬菜，吃东西一定要经过煮食，不吃电冰箱里的冷食，这样坚持一个时期，全家都健康，也不患感冒了。我外甥一家也是半虚半实证，易患感冒，常打喷嚏，我把我家的经验传给他们，他们试验了食物疗法后也都不患病了。"

绪方玄芳的经验值得我们重视。

10. 问题讨论一

问：我难以区别柴胡桂枝干姜汤与柴胡加龙骨牡蛎汤的方证，两者都有胸胁苦满与脐部悸动亢进的腹证，也都有口干、小便不利的症状。请问老师如何鉴别，其要点是什么？

答：柴胡桂枝干姜汤与柴胡加龙骨牡蛎汤都是柴胡剂的类方，其方证都伴有水饮停滞的证候。因此，两者都有胸胁苦满与脐部悸动亢进的腹证，也都有口干、小便不利的症状。虽然它们都是和法，但是相互之间一比较，还是有虚实之分。柴胡加龙骨牡蛎汤证是柴胡剂类方证中，除了大柴胡汤证之外偏于实证的方证，而柴胡桂枝干姜汤证是柴胡剂类方证中最虚的方证。因此，在胸胁苦满的程度上，柴胡加龙骨牡蛎汤证严重，上腹角呈现钝角，并且伴有心下痞硬；而柴胡桂枝干姜汤证的胸胁苦满程度微弱，但有胸胁满微结的特殊腹证（鸠尾肿痛），上腹角呈现锐角，没有心下痞硬。在体质方证方面，柴胡加龙骨牡蛎汤证比柴胡桂枝干姜汤证强实了许多。还有治疗目标也不一样，柴胡桂枝干姜汤治疗颈部以上有汗、不呕不痞的症状，柴胡加龙骨牡蛎汤治疗目标是胸满烦惊、精神不安。通过这样的比较，你就能够渐渐地了解两者的区别。当然还有通过临床医案学习和带教老师的言传身教，你就会在心中产生这两个药方的本质方证。

下面转录藤平健博士在《汉方选用医典》中记载的一个皮肤病病例，你看看两个药方中哪一个比较适合患者？

34 岁的公司职工，患圆形脱发症，后头部有比一块硬币大的脱发，试过各种治疗均未见效，且有渐渐传开扩大的倾向。

相当充实的体力，脉及腹部皆呈强实，右方有中度以上的胸胁苦满，心窝部也有中度以上的抵抗现象，脐上部有动悸，以手触得到等呈柴胡加龙骨牡蛎汤证的症状。其他有自己及他人所共认的精神质，难以入眠、做噩梦等。所以，6 周前处方柴胡加龙骨牡蛎汤给他，最近来院已经长出细细的头发，本人亦非常高兴。因此人系实证，才用柴胡加龙骨牡蛎汤。若无体力而虚证的典型者，该用桂枝加龙骨牡蛎汤，多可治圆形脱发症。

藤平健博士投柴胡加龙骨牡蛎汤治疗圆形脱发症的患者，是因为该患者具有柴胡加龙骨牡蛎汤证。正如他在医案的结尾处所说的那样，如果是比其虚的典型者，就该用桂枝加龙骨牡蛎汤。藤平健博士所谓的"若无体力而虚证的典型者，该用桂枝加龙骨牡蛎汤"，我们要加以分析。桂枝加龙骨牡蛎汤是较弱的补剂，治疗中等度稍微偏虚的证。这里比小柴胡汤证还虚的方证有好多个，选择时还需随证治之为要。比如患者如果出现腹肌弹力中度，胸胁苦满程度微弱，上腹角呈现锐角，没有心下痞硬，脐上部有动悸、以手触得到，头颈部有汗，以及口渴、小便不利、肩部凝硬、精神沉闷等症状的话，治疗圆形脱发症的药方就是柴胡桂枝干姜汤了。

11. 问题讨论二

问:《伤寒论》条文中的大便状态一般不是便秘就是腹泻，但我临床遇见有些慢性病患者却是长期出现便秘、腹泻交作的症状。请问老师，对于这样的患者，我们应该如何进行方证辨证?

答：以我自己的经验，慢性病患者长期出现便秘腹泻交作症状也分虚实两大类，其中以非虚证为多。虚证有理中汤、真武汤、归脾汤、补中益气丸、肾气丸等方证；非虚证有半夏泻心汤类方、柴胡类方、丹栀逍遥散等方证。这里辨别虚实的一个经验，是大便时是否有里急后重。一般说来，出现里急后重症状可以排除虚证。当然，辨别虚实还要以腹证、脉象的表现为更重要的依据。

以上讲的是针对以便秘腹泻交作为主诉患者的诊治原则，临床具体处方用药时还要灵活。这里我想介绍山田光胤博士在《汉方临床应用的诀要·加减逍遥散·便秘腹泻交作》中记载的一则病例，供你参考。

50 岁主妇。常年胃肠虚弱，胃下垂，胃动力不足，易于腹胀腹泻，不然就是便秘，腹泻的时候伴有腹痛。

便秘持续时使用缓泻剂，那就导致痛泻。忍着便秘的话，痔疮就出来了。6 年前其实也做过手术，所以没办法，逼急了只好使用泻药。腹胀是以脐为中心，没有食欲。肚子的事情很愁人。此外，父亲也是胃溃疡，最后走了，所以自己也是提心吊胆。眠差，头晕，背痛。

诊察：骨架子高、肌肉匀、体格不错的主妇。物理诊断无大碍。但是手发凉，脉沉小细。腹壁软弱，腹胀，鼓音，感觉气很多。左右肋弓直下有点抵抗，心下有点微弱的水声。

肯定是虚证。先给六君子，不行再用真武。但是患者特别介意这桩事情，晚上也睡不了，对于这种很伤不起的状态，我给予了加味逍遥散。

过了两周来复诊，患者笑逐颜开。4天左右稍稍便变软，腹部感觉不错；10天左右腹泻止，又过了两周，一切症状都基本解除。这个患者的治疗时机才是开始，以后怎么样还未可知。这里说的还都是些值得补充的东西，实际上有很多都没那么简单，要那么简单，我岂不是天下名医了。

山田光胤博士对于以便秘腹泻交作为主诉患者的诊治心得是这类患者"特别特别介意这桩事情，晚上也睡不了"的精神神经症状，直接影响了肠道的正常运行。

对于药方命名中的"泻心"的含义，山田光胤博士在《汉方临床应用的诀要》提出了他自己的看法。他通过使用半夏泻心汤类方治疗精神障碍方面疾病的实践，体悟到"泻心"的含义，甚至到了"每当提到半夏泻心汤时，我总是会不知不觉地想起这个精神异常患者的例子。其对于理解'泻心'两字的意义很有启发"。

第57讲 康治本第35条——半夏泻心汤证治①

1. 学习条文

第35条：太阳病，发汗而复下之后，心下满硬痛者，为结胸。但满而不痛者，为痞，半夏泻心汤主之。

条文所论叙的半夏泻心汤证治，是紧紧围绕着结胸病陷胸汤证的鉴别而展开的，这是读这条条文最初的印象。

太阳病发汗又下之后，发生心下满而硬痛的，这是结胸证；如果心下只是闷满而不疼痛的，是痞证，宜用半夏泻心汤类方主治。

长泽元夫博士在《康治本伤寒论之研究》对该条的注解中，提醒我们要注意对照前条（第34条）首句（伤寒，发汗而复下之后）中"发汗而复下之后"的句式。他认为这个句式是严重的变证。康治本全书只有这3条（第33、34、35条）条文的开头部分有"发汗而复下之后"的文字，所论叙的内容基本上是结胸证、胸胁满微结证及其结胸证和痞证的鉴别。由此句式所发出的提示，要引起我们注意什么呢？一是要注意太阳病后面条文的重点是围绕着大陷胸汤结胸证、柴胡桂枝干姜汤微结胸证、半夏泻心汤类方痞证的诊治展开；二是要注意陷胸汤结胸证和柴胡桂枝干姜汤微结胸证和半夏泻心汤类方痞证、柴胡类方胸胁苦满证、十枣汤悬饮证、黄连汤胃热肠寒证、黄芩汤类方热利等方证的鉴别。

2. 词语解释

（1）心下满而硬痛者为结胸：从心下至少腹硬满痛而手不可近，心下痛按之石硬者等描述，充分说明热实结胸证与急性腹膜炎是一个证态。结胸证的病变来自腹腔中消化道之外的腹壁腹膜病变，这种病变引起的腹痛腹胀，一般可能是急性腹膜炎症。如果还有腹壁压痛、反跳痛和腹肌板样地紧张，则急性腹膜炎的诊断就应当能成立。治疗上稍有差错就会引起严重后果。

（2）但满而不痛者为痞：心下痞是患者的一种感觉，感觉到胃脘部痞塞不通、满闷不适，可能有消化道的形态学变化，也可能只是消化道的功能性变化。"但满而不痛"是痞证的特点，是与热实结胸证的鉴别要点。

3. 结胸证与痞证的成因

李同宪从西医学的角度进行了合理的分析,他在《伤寒论现代解读》中写道:"用西医角度看,大柴胡汤证类似于肝、胆、胰、胃、十二指肠急性感染的病证。当胆管、胰腺急性感染或胃、十二指肠感染的急性期,在其相应管腔的腹膜面上都会有炎症反应,在透壁之前会出现局限性腹膜炎表现,出现一系列阳性症状。这时如果误用承气泻下,就会促使感染穿破脏器壁及腹膜而引起急性腹膜炎,这与宋本第131条'病发于阳,而反下之,热入因作结胸'完全一致。西医的原则,是在腹痛原因未确定之前,禁用导泻,以免促发穿孔,引起急性腹膜炎。和大论中的宋本第131条'所以成结胸者,以下之太早故也'的临床观察暗合。如果是小柴胡汤证而误下,进一步损伤消化道的功能,出现心下'满而不痛'的痞证也合情合理。小柴胡汤证与半夏泻心汤的痞证,本来就有许多的重叠与交错,特别是胃、十二指肠溃疡与感染,既是小柴胡的适应证,也是半夏泻心的适应证。所以下后的变证到底选择何方,完全依照方证相对应的原则来决定。"

4. 条文对照

宋本和康治本第35条相对应的条文是第149条:"伤寒五六日,呕而发热者,柴胡汤证具。而以他药下之,柴胡证仍在者,复与柴胡汤。此虽已下之,不为逆,必蒸蒸而振,却发热汗出而解。若心下满而硬痛者,此为结胸也,大陷胸汤主之;但满而不痛者,此为痞,柴胡不中与之,宜半夏泻心汤。"

两相比较,宋本增添了许多的内容,主要是围绕柴胡汤类方证的临床表现而展开,以及论叙大柴胡汤证误下之后的两个变证,即结胸病的大陷胸汤证和痞证的半夏泻心汤证。半夏泻心汤证的论叙不详细,重点讲了"满而不痛"这个腹证。这个条文就讲了大陷胸汤证、半夏泻心汤证和柴胡汤证鉴别的办法。假如心下满而硬痛的,这个是大陷胸汤证;"但满而不痛"的,心下只是硬满而不痛的,这是心下痞硬的半夏泻心汤证;柴胡汤证是两侧或者一侧的胸胁苦满,这样的胸胁苦满有时候也会延及心下,引起心下牵引不舒适而痞硬,大柴胡汤证就讲到心下痞硬是两侧的胸胁苦满牵拉到心下,出现不舒服。"柴胡不中与之"这句话非常重要。胡希恕老认为这一句话不可小觑,可以看作是以下三个方证鉴别的点睛之笔:一是心下满硬痛,这是大陷胸汤证;二是心下满而不痛,这是半夏泻心汤证;三是胸胁满,这才是柴胡汤类方证。

康平本与宋本第149条所对应的条文是:"伤寒五六日,呕而发热者,柴胡汤证具,而以他药下之,柴胡证仍在者,复与柴胡汤(旁注:此虽已下之,不为逆也),必蒸蒸而振,却发热汗出而解。若心下满而硬痛者,此为结胸也,大陷胸汤主之,但满而不痛者(旁注:此为),痞,柴胡不中与之,宜半夏泻心汤。"康平本条文中注明了有几个地方不是原文,而是后人的"旁注"，一个是"此虽已下之不为逆"，说明这样泻下后还没有把整个病引入坏病。另一个是"此为"，强调但满而不痛者，这就是痞。我们读这个条文的时候，就好像旁边有一个人在那里解释一样。

5. 认识半夏泻心汤证

除了要和大陷胸汤证进行鉴别外，还要结合《金匮》呕吐哕下利病篇中半夏泻心汤的条文来学习，该条条文云："呕而肠鸣，心下痞者，半夏泻心汤主之。"条文里把半夏泻心汤证"呕""肠鸣""心下痞"3个最重要的症状都讲到了。

心下痞，是胃部一种不舒服的感觉。医者用手压上去，一般有痞硬的体征。非常简要的3个字，就把半夏泻心汤证最重要的特异性腹证反映出来了。我平生第一张处方，就是半夏泻心汤的类方——甘草泻心汤，当时用这张处方治愈了同村的一个伤食后胃痛、下利几个月的农民，为我顺利走上经方医学的道路铺下了第一块奠基石。我当时是通过腹诊得知患者的腹证是心下痞硬，这为我选择甘草泻心汤寻找到了有力的依靠。这一病例在《中医人生》中有详细的记录，这里就不再赘言了。

6. 半夏泻心汤的命名

半夏是个药名，泻心即消除掉心下堵塞之意。康治本中有好多方剂的名称，都是用药物名来命名的，如苓桂术甘汤、苓桂枣甘汤、栀子豉汤、栀子甘草豉汤、甘草干姜汤、芍药甘草汤、芍药甘草附子汤等。然而半夏泻心汤的方名，一半是药名，一半是功能和作用，这是比较独特的一种命名方法。康治本中也有一系列类似于这样的方名，比如茯苓四逆汤、桃仁承气汤、半夏泻心汤类方等。

如果现在考虑中药结合基组的话，黄连黄芩为泻心汤基，半夏泻心汤类方的中药排列如下：

半夏泻心汤：半夏＋泻心汤基＋……

甘草泻心汤：甘草＋泻心汤基＋……

生姜泻心汤：生姜＋泻心汤基＋……

《伤寒论》《金匮》以泻心命名的方剂，全部有黄连黄芩基。从现代医学的角度来讲，可能与黄连黄芩有消炎、安神、降压、止血等作用有关。用和久田寅叔在《腹证奇览》中的话来说，就是"以黄芩解心下之痞，黄连去胸中之热，故名泻心"。现在我们看看在《伤寒论》《金匮》中以泻心汤命名的方剂有哪些。康治本中有半夏泻心汤、生姜泻心汤、甘草泻心汤，这3个方中都有黄连、黄芩，都是以黄连黄芩作为一个重要的药基。而《金匮》中有泻心汤，由黄连、黄芩、大黄组成，也有黄连黄芩基，所以叫泻心汤。有人会提出，宋本第154条里有个大黄黄连泻心汤，方中只有大黄、黄连2味药，怎么没有黄芩？对的。

这可能是由于时代的久远，黄芩掉落了，或者是宋本时代已经遗忘了康治本时代的药方命名法。根据康治本泻心汤的命名原则，大黄黄连泻心汤应该是大黄、黄连、黄芩3味药才对。

也有人说，康治本中的黄连阿胶汤中也有黄连黄芩基，为什么不以泻心汤命名？我的回答是：①其主治目标不是"心下痞"而是"心中烦"；②黄连阿胶汤治疗的是虚证而不是实证。

宋本中的葛根芩连汤、干姜黄连黄芩人参汤药方中都有黄连黄芩基，但已经不以泻心去命名了，这说明什么呢？这说明宋本中以"泻心"来命名黄连黄芩基的做法，已经被历史的尘埃淹没了。

7. 医案介绍

很多经方家和日本汉方家都把半夏泻心汤列为最重要的几个方之一。大塚敬节说有4个方最重要，其中有半夏泻心汤。龙野一雄认为有16个方最重要，其中也有半夏泻心汤。我们今天也好好把它掌握熟悉。

为了使大家能够比较容易地掌握半夏泻心汤证，先讲一个我治疗的病例。

陈某，女，51岁，法国华侨，长期从事皮革行业工作。咳喘痰多反复发作3年余，西医诊断为哮喘型支气管炎。曾在法国多方求治，中药、针灸、西药都未能根治。近2个月来，咳嗽渐甚，病情加重，故专程从法国回国治疗。

2014年9月3日初诊：体重50kg，身高155cm。咳嗽气促，痰黄白相夹、量少而黏，胸闷胸胀，胃脘不适。口苦口臭，口干欲热饮。早晨刷牙时呕恶不已，食欲不振，肠鸣腹胀，便溏黏臭、3～4天一行。舌淡红偏暗，苔白厚而滑，脉弦滑。腹部肌肉中度弹力，心下痞硬而压痛。给予半夏泻心汤合小陷胸汤。

法半夏15g，黄连5g，黄芩10g，党参10g，干姜6g，生甘草6g，大枣3枚，全瓜蒌30g，7帖。

这里用全瓜蒌30g是比较重的。患者回去以后，到药店里去抓药，药店里的药工是她亲戚，看到处方很难理解，就打电话来跟我沟通。

"娄老师，全瓜蒌30g，是不是太重呢？"

"像她这样一种状态，全瓜蒌30g是要的。"

"止咳的只有一个半夏，另外瓜蒌有点化痰作用，好像药方针对性不怎么强啊？"

"这个是半夏泻心汤和小陷胸汤的合方。"

"这个我就不怎么知道了。"

他没有读过《伤寒论》《金匮》，所以我就跟他讲患者心下压痛，同时心下痞硬，上面有恶心，下面有肠鸣，他看我讲的一套一套的，也就同意给她抓药了。一帖药吃下去以后，排出很多很臭的大便，过了一夜，整个咳嗽气喘就明显减轻，患者很高兴地把七天的药都吃完了。二诊时，她说后来大便就没有排那么多、那么臭了，每天都能顺畅地排大便，本来是两三天、三四天才排一次，量也不怎么多，吃了这个药以后，排便的状态就改善了。胃脘不适、口苦口臭、恶心、胸闷、呕恶、咯痰等症状，也都在明显减轻。腹诊发现心下还是一样地痞硬，但心下压痛已经消失。为了巩固疗效，就给她开了 7 天的半夏泻心汤，连续吃了将近 1 个月。患者说，症状基本上没有了。后来她也就没来了。

回访：2019 年 1 月，陈某回国，因腰椎间盘突出引起腰腿痛来诊。问及 4 年前诊治的咳喘一病，她满面笑容地告诉我，差不多已经忘了，丢到了脑后。

通过这个病例，我们可以看到如何通过方证辨证来应用半夏泻心汤。

8. 半夏泻心汤证主症

《金匮》中半夏泻心汤证的主症是"心下痞，呕而肠鸣"。心下痞包括心下痞硬，呕包括恶心呕吐，肠鸣包括下利肠鸣。

山田光胤博士在《汉方临床应用的诀要·半夏泻心汤》中把心下痞硬的腹证列为半夏泻心汤证的"第一目标"，他的经验是："对于'胃部有沉重感''胃好像被什么东西堵住一样''胃老是发胀很苦恼''胃好像总是顶在这边的感觉'等主诉，首先考虑半夏泻心汤。半夏泻心汤证的'第一目标'为心下痞硬，其他症状都排在第二位。"他还把如何获得"心下痞硬"这一腹证的方法细致入微地告诉了我们。他说："腹证上的心下痞硬，是脐上胸骨剑突下方的腹壁呈现一种略略僵硬，且可触及抵抗的一种状态。这种抵抗极细微，是否真的心下痞硬有时候不好判断。这时候，在胸骨剑突直下方施加适当的压力，如果心下痞硬的话就会出现压痛。这是细野史郎博士所口述的，我也经常使用。但是这种压迫如果用力过度的话，无论是谁也会感到疼痛，因此适当的按压方法就十分重要的。此时用中指的指尖进行压迫，可以使范围变得狭小，同时施力也可以更为方便。"

虽然山田光胤博士把自己诊断心下痞硬的经验毫无保留地全盘托出，但如何才是"适当的按压方法"毕竟是行动中的个人经验（默会知识），所以还需要进一步用心体悟，反复练习，才能够运用自如。山田光胤博士原先患有胃病，就是半夏泻心汤证，他利用了这个经验。在诊治他人的病证时，就以自己的方证腹证为参照物。他说："我 10 多年前，热衷于实验与研究。因为运动不足，经常患有胃病。那时我服用半夏泻心汤就效果很好。从那以后，有患者到我这边受诊，我就会用自己的身体进行比较来判断患者的虚实与方证。"

半夏泻心汤证看上去完全是消化道的一种病证，呕吐是胃的一种反应，恶心也是胃中的一种感觉，肠鸣是肠道的快速蠕动，心下痞是胃的症状与体征。讲来讲去总是消化道内的一种症状表现，但其实半夏泻心汤的治疗范围非常广泛。

第58讲 康治本第35条——半夏泻心汤证治②

1. 半夏泻心汤证的主症与客症

半夏泻心汤证包括主症与客症两部分。虽然对半夏泻心汤证中的主症与客症，每个医生的理解并不一样，但对于心下痞硬是半夏泻心汤证中的主症，大家几乎没有什么异议。

大塚敬节指出，半夏泻心汤证的主症是心下痞硬，客症是呕吐和下痢。心下痞硬既是患者的自觉症状，也是体征（腹证）。有的患者有自我感觉，那是症状；有的患者没有自我感觉，只是医者在腹诊的时候经过触摸而获得，那是体征。

矢数道明博士在《临床应用汉方处方解说·半夏泻心汤》也认为，半夏泻心汤证的主症是心下痞硬。他写道："半夏泻心汤以心下痞塞为第一目标，其次为恶心、呕吐、食欲不振。腹诊之心下抵抗，常伴有胃内停水、腹中雷鸣、下利，舌多生白苔。"

一般而言，一个方证的主症是1个，客症是二三个。主症都应该出现，而客症的存在与否则不一定。半夏泻心汤证除了心下痞硬这个主症外，还有其他主症吗？龙野一雄认为，"肠鸣"也是半夏泻心汤证的主症。他在《中医临床处方入门·半夏泻心汤》中写道："心下痞、腹鸣和呕则是生姜泻心汤证与半夏泻心汤证都有的症状，但心下痞和肠鸣是半夏泻心汤证的特征，而为其他处方所没有的症状。"

2. 关于症和证

这两个字的含义，每一个经方初学者都非常关心。2016年10月，在北京召开了由北京中医药管理局、河南省中医药管理局主办的仲景书院经方会议，我受邀参加，并在会上作了题为《什么是主症》的演讲。在演讲快结束时的互动讨论中，就有几个中医师提出有关症和证如何区别的问题。

在《伤寒论》《金匮》时代是没有这个"症"字，那时候的症状与体征都用言字旁的"证"字来表示。宋本第101条云："伤寒中风，有柴胡证，但见一证便是，不必悉具。"条文中"柴胡证"中的"证"，是指小柴胡汤的治疗目标（证候）；"一证便是"中的"证"，则是指一个症状或体征。日本汉方医学对"症"与"证"这两个字也没有特别注意，经常把主症与客症写成主证与客证。比如大塚敬节等医家集体编著的《中医诊疗要览·证》中就写道："中医古书中'证'与'症'同用，有时表示证候，但现今'证'与'症'多区别使用。"

主症与客症，是症状的"症"，其实它包括症状与体征。在一个方证里，每一个症（包括症状与体征）的作用与地位是不是都平等呢？中国历代都有不少医家在思考、摸索方证中主症与客症的问题，然而在我的阅读视野内还没有见到一个肯定的说法。

龙野一雄在《中医临证处方入门·临床体系》中也提到主症与客症的问题，我把他的观点摘录如下：

症状有主客，同一症状也有时取之为主或取之为客，选择此方时要根据症状的主客。例如，五苓散治口渴，小柴胡汤亦治口渴，但五苓散以治口渴为主，小柴胡汤之治口渴为客；竹叶石膏汤以治呼吸困难为主，小建中汤以治呼吸困难为客；黄连汤以治腹痛为主，黄芩汤和甘草泻心汤以治腹痛为客。

方证中是必须有主症的，客症的存在与否就不一定。

在一个方证之中并不只限一主或一客。五苓散证有口渴、小便不利两个主症，而小青龙汤证的主症就不一定必须是喘咳、水肿二者兼有。小青龙汤证有时以喘咳为主症，有时以水肿为主症。小柴胡汤证有时以寒热往来、胸胁苦满两者为主症，有时以胸胁苦满为主症而没有寒热往来，有时以寒热往来为主症而没有胸胁苦满，亦有时用于寒热往来、胸胁苦满皆无，而以四肢苦烦热、呕吐为主症。

龙野一雄还提出，同一个药方在治疗两种不同证候的时候，其主客症是不同的。他说："例如甘草泻心汤在下利、心下痞硬、心烦时，以胃中虚、客气上逆为核心（有时下利为主症，有时无下利以心下痞硬为主症）。如狐惑时，则以心烦为主症。"

上述观点并不是医者在房间里闭门造车想出来的，而是实实在在的临床经验的体悟。这是不言而喻的事实。

大塚敬节经常提到临床上如何体会到主症与客症的存在与对于诊治的指导意义。他在《汉方诊疗三十年·半夏泻心汤导致腹泻而治愈便秘例》中介绍了他在临床诊治时的所思所为。这是极为珍贵的资料，我怕节录会损害了他的原意，故全文抄录如下，以供大家参考。

这是数年前的事情。一位长期有烧心感的59岁男性，经用三黄泻心汤消除了烧心和胸部憋闷的症状，能够安然入眠了，非常高兴，于是将其弟弟介绍来诊。

两人虽然是亲兄弟，但体格差异很大。其兄体重在75kg以上，魁梧身材；弟弟的体重却不到50kg，显得瘦小。但都有胃病，弟弟更严重，说曾患过胃溃疡，胃部总是有痞塞感，易腹泻，进食稍过量就会出现腹泻，所以体格瘦弱，希望能使胃肠强壮起来。

于是以患者心窝部痞塞感和腹泻为治疗着眼点，投予了7日量的半夏泻心汤。但此后患者再未见踪影。后来向其兄问起，原来患者说吃了汉方药的苦头，不想再服药了。又详问其故，才知道患者服药后，出现严重腹泻，一天上六七次厕所，连工作也受到了影响。

我解释说："那个方剂里没有泻下药，并且腹泻时服用可以止泻的。"可是腹泻的事实发生了，这么解释也是无力的。

但仔细想来，因半夏泻心汤而引起腹泻的病例至今也有好几例，每当这个时候，我总是简单地推测是药物的瞑眩效果。可是在《伤寒论》中有半夏泻心汤治疗腹泻的条文，并没有引起腹泻的内容，如果把这种腹泻现象归结为瞑眩正确吗？这是个问题。如果是瞑眩的话，应该是一时的现象，不应该持续存在。在这之后，又发生了下面的事情。

有一位患者来诊，想得到与某患者相同的药物。因为某患者说服用该药后，胃里很舒服，大便也痛快，感觉舒畅。这位患者便向某患者讨要后服用，果然大便每天顺畅地排出，感觉很爽快。

翻看病历记录，给予某患者的是半夏泻心汤。用半夏泻心汤能够使排便通畅、感觉舒服，实在是不可思议。但在事实面前，只能低下头来。

我没有说什么，给予了半夏泻心汤。

其后不久，在我家里发生了这样的事。我妻子平素便秘，总是服用含大黄的黄解丸来通便。含大黄的黄解丸由三黄泻心汤加黄柏、栀子组成。可是，一个月前，也许是食物不佳的原因，出现胃胀、恶心和纳差，但大便仍然秘结，于是服用一直使用的黄解丸，却不见一点效果。所以妻子发牢骚说，这次的黄解丸，是大黄质劣呢？还是根本就忘记放大黄了呢？

我建议妻子服用生姜泻心汤。可是，令人惊讶的是，从第二天起，爽快地排出了大便，胃部的症状也消失了。听说此事的一个保姆也诉胃部堵闷而便秘，服用生姜泻心汤，每天的大便也变得通畅了。生姜泻心汤是半夏泻心汤中干姜减半加生姜而成，半夏泻心汤证和生姜泻心汤证的腹泻和便秘并非主症，只能考虑为客症，主症是心窝部的痞塞感。

飧庭家的口诀（《飧庭家百方口诀》，日本江户时期医家津田玄仙的著作）在论述半夏泻心汤的主症为何，客症为何时，是这样说的：

"用通俗易懂的说法，主症的主犹如主人，客症的客犹如客人，证指病证，在所有的适应证的证中，都有主症和客症的区别。

一家的主人，什么时候都在家里，而客人是外来的，来了走，走了又来，来去无定着，是客症。这个客人也只是在有主人时来，如果没有主人，客人也就不会来。"

这种主客的说法用于比喻半夏泻心汤的心下痞硬、呕吐、下痢三症，则主症是心下痞硬，客症是呕吐和下痢。或问，把痞硬当作主症，把呕吐和下痢当作客症的道理是什么？答曰：邪聚于胸，故痞硬。因为有痞硬，所以有呕吐、下痢。心下的邪热进而向上时，可只有呕吐而无下痢；如果心下邪热狂乱，既向上又向下时，则向上而呕吐，向下而下痢；如果邪热缩聚于心下不动时，则既无呕吐也无腹泻，只出现心下痞硬的症状。如上所述，呕吐、下痢二者如果是出没不定之症，则如客症之往来无常同理。把痞硬作为主症，呕吐、下痢作为客症，如果无主症的痞硬，而只有呕吐、下痢，则这种呕吐、下痢应当是另外之证，不符合本方之证。由此而知，呕吐、下痢本是客症而无疑。

如此论述了应用半夏泻心汤的主症是心下痞硬，这是个一直存在的主症，而呕吐、下痢是一种或出现或不出现的客症。这样一来，出现在半夏泻心汤证中的便秘就只能考虑为客症了，半夏泻心汤中并无泻下药物，在针对主症心下痞硬的施治中，客症的便秘也就自然而然地解决了。

只是最初的那位患者，因腹泻而投予半夏泻心汤反而加重了腹泻，所以说吃了汉方的苦头。我想，我的诊断是不是错了，也许应该投予人参汤（理中汤）类方药。

我曾诊治一位复视的中年女性患者。主诉心下痞，体格中度，甚为不安，月经正常。但易疲劳，足冷，经诸治疗不愈。腹部中度弹力，心下部痞硬感，腹中雷鸣，就是辘辘的肠鸣音宛如雷之鸣，夜卧时其丈夫亦能听到，但是患者大便正常。前医与六君子汤、杞菊地黄丸、柴胡加龙牡汤等，但服之反而烦躁。最后以心下痞硬与腹中雷鸣为依据，投半夏泻心汤，心下痞渐消，腹中雷鸣亦除，食欲增进，睡眠亦好转而治愈了复视。

3. 半夏泻心汤证的脉象

《伤寒论》《金匮》重视腹诊，也重视脉诊。然而两本书中对于半夏泻心汤证、黄芩汤证的论叙只有腹证而没有脉象。每一个方证应该有一定脉状的，那半夏泻心汤证的脉象应该是怎样的呢？龙野一雄认为，半夏泻心汤证没有特殊的脉状。他在《中医临床处方入门·第七章脉诊》中写道："一个处方不一定必须呈现规定的一种脉。炙甘草汤不限于结代，有时为浮弱数，也有为弦。葛根汤也有浮数紧或只为浮紧者。至于小柴胡汤，呈浮、弦、细、微等各种各样的脉。在这种情况下，根据症状的不同，亦可见到脉亦与症状是相适应的。半夏泻心汤的脉则不沉、不紧、不弱，没有特殊的脉状，此时可以症状为基础使用处方。脉不浮、不沉而没有特征性状的，亦可作为一种特征处理。"

4. 医案介绍

半夏泻心汤主要用于胃肠疾患，如急性与慢性胃炎、肠炎、胃酸过多症、胃扩张症、胃下垂症、胃溃疡、十二指肠溃疡、胃肠炎等。这些胃肠疾病患者的主要症状，都离不开"心下痞、腹鸣、呕吐与下利"。半夏泻心汤治疗胃肠疾患，可以说是主症、客症都相对应的专病专治，然而经方医学在重视专病专治的同时，更加重视疾病通治的方法。因此，半夏泻心汤也经常不拘病名使用而收到意料之外的疗效，这是临床医生更应该关注的区域。

下面介绍《皇汉医学·半夏泻心汤》中收录的山田业广氏（1808—1882）用通治法治疗一例妇女经闭数月的半夏泻心汤证医案：

一妇人腹满，经闭数月，心下痞硬，气宇郁甚。诊之，经闭急恐不通，欲先泻其心下痞硬，用半夏泻心汤。七八日经水大利，气力快然而痊愈。

妇女经闭数月，应该是患者的主诉，也是医者诊断时的病名。然而山田业广却不拘病名，不拘主诉，以心下痞硬为依据，投半夏泻心汤，服药后"七八日经水大利，气力快然而痊愈"。

我认为山田业广在疾病总论思维指导下的通治方法应该是经方医学的常规思维，这也符合汤本求真在《皇汉医学》中所倡导的"仲景之方剂，万病俱随其证以处之，不当随其病名而处之也"的观点。

5. 一次经方教学

在一次经方教学中，现场人满为患，大家学习的热情也不错。我主要讲叙方证、药证、方证特异性症状、方证鉴别等经方基本知识。我在介绍半夏泻心汤的方证鉴别时，引用了矢数道明博士在《临床应用汉方处方解说·半夏泻心汤》中的研究成果，并将其制成幻灯片投影到大屏幕上。

半夏泻心汤	下利，心下痞，呕吐
真武汤	下利，水样便，心下悸，腹痛，小便不利
桃花汤	下利，下利脓血，更加虚弱者
桂枝人参汤	下利，有表热，心下痞
人参汤	下利，心下痞，胃症状多
参苓白术散	下利，胃肠虚弱，食欲不振，嘈杂

我认为这些知识是经方医生的基本功，因此讲到兴奋时候有点情不自禁，但我发现现场反应并不热烈。

后来又介绍了李发枝教授运用半夏泻心汤治疗糖尿病性胃轻瘫的几个病例，此时现场气氛骤然热烈起来，学员们拍照的拍照，抄写的抄写，如获至宝。当时所介绍的李发枝教授病案转录如下。

病例一： 谷某，女，71 岁，郑州市人。

初诊：2012 年 5 月 11 日。糖尿病 11 年。患者于 1 个月前，因左侧胫骨外侧外伤溃疡至某大学附属医院外科治疗，治疗过程中出现恶心呕吐、不能饮食，经综合治疗外伤好转出院，给予胃肠动力、消炎、保护胃黏膜等药物而恶心呕吐不见好转。优泌乐 25，早 10U、晚 8U 控制血糖。求中医诊治。刻诊：胃胀难忍，恶心、纳差，无食欲，饮水吐水，流质饮食即停滞不下，半小时左右则全部吐出，甚至吐清水，日吐 10 余次，二便尚可。舌暗，苔薄白，脉弦涩无力。

辨病：痞症（糖尿病性胃轻瘫）。辨证：半夏泻心汤证。

处方：姜半夏 20g，黄芩 10g，黄连 3g，干姜 12g，党参 15g，甘草 10g，生姜 20g，1 剂。

水煎，小量频服，日 1 剂。

二诊：2012 年 5 月 13 日。服用上方后，呕吐次数减少至每日 5 次，腹胀减轻，稍有食欲。效不更方，继续服用上方 3 剂。嘱其虽有食欲，但忌食生冷油腻。

三诊：2012 年 5 月 15 日。服完第 2 剂，呕吐停止，可进流质饮食，腹胀大减，无腹痛，食欲增加，病情日趋好转。原方不变，继服上方 7 剂，腹胀、呕吐均愈。

病例二：涂某，男，60 岁，周口市人。门诊号：18020099。

2018 年 2 月 18 日初诊：糖尿病 5 年（服西药可控），上腹胀，恶心，泛酸，食欲不振三 3 个月，二便尚可。舌稍暗红，苔白厚，脉弦。

辨病：痞症（糖尿病性胃轻瘫）。辨证：半夏泻心汤方证。

处方：清半夏 24g，黄芩 10g，黄连 9g，干姜 12g，党参 20g，甘草 9g，10 剂。每日 1 剂，水冲 2 次服。

2018 年 2 月 22 日二诊：服上方后，诸症消失。再服上方 10 剂巩固之。

这两位糖尿病性胃轻瘫患者，都具有"胃胀难忍"或"上腹胀"等心下痞满的半夏泻心汤证的主症，同时也都具有"恶心呕吐"或"恶心、泛酸"等半夏泻心汤证的客症。虽然"二便尚可"，但依然属于半夏泻心汤证。同时要注意，患者的主诉是半夏泻心汤证的主症。因此，这是用半夏泻心汤治愈糖尿病性胃轻瘫患者的半夏泻心汤证案例。同时介绍两例病案的目的，是证明上述的方证相对应的临床事实不是偶然的，是可以重复的。希望大家要领会随证治之的精神，糖尿病性胃轻瘫病是半夏泻心汤的治疗范围，而不是半夏泻心汤的治疗目标，更不能简单地认为半夏泻心汤能够治愈糖尿病性胃轻瘫病。

我在讲叙这两则病例过程中，虽然反复强调用半夏泻心汤治疗糖尿病性胃轻瘫的时候，一定要注意方证相对应而随证治之。但我直观感觉到学员们并不是从方证相对应的方证辨证思维去接受，而是认为寻找到了治疗糖尿病性胃轻瘫的一张秘方、专方。如果学员们都是这样的认识，那我在前面讲的有关《伤寒论》是疾病总论、随证治之、方证鉴别等内容都失去了意义。这的确令人扼腕叹息啊！

现场学员们学习情绪的一静一动、一冷一热，真实地反映了学习者的心理倾向，反映出他们对专病专治知识的重视和对其背后更为重要的方证辨证原理的忽视。其实方证、药证、方证特异性症状、方证鉴别等知识是学用经方的基本功，半夏泻心汤的专病专用也只有在熟练掌握以上知识的基础上，才能获得满意疗效。不然的话，就会把复杂问题简单化，可能会回到对病用方的老路上去。

在那次讲课结束之前，我希望随证治之的通治法观点能够被大家所接受，故特地虚拟了一个时空穿越的场景。

我说，如果把李发枝老师和他所诊治的那两个糖尿病性胃轻瘫的患者，通过时空穿越转换到了宋代。两个患者的主诉与脉症不变，李发枝老师能诊治好他俩的胃胀难忍、恶心呕吐吗？大家毫无异议地一致说了肯定的答案。可要知道，那个时代，医者与患者根本都不知道什么是糖尿病性胃轻瘫病。也就是说，在没有现代医学之前，治愈这个病证跟糖尿病性胃轻瘫病没有丝毫的关系。

会场一片静默。

我继续说，现在知道了这个病证的西医病名与病理状态，对于这个病的了解就更为全面了，我们中医诊治也清楚地知道了患者此病的背景与预后。但患者身体上的方证还是那个方证，医者还是依据那个方证来处方用药，西医病名与病理状态仅仅是一个背景与媒介而已。但这个媒介却常常会李代桃僵，起了误导的作用。禅宗有句话："以指示月，指并非月。"这说明了人在认识实践中对媒介与客体两者的关系容易混淆。人们认识客体，可以借用媒介。比如认识"月亮"，借用了"手指"来指明月亮所在的方向。然而媒介本质上不是客体，千万不要把"月亮"与"手指"混为一谈，更要警惕反客为主，把"手指"误认为是"月亮"。在诊治上述两位患者的时候，认识到半夏泻心汤证是"月亮"，糖尿病性胃轻瘫病仅仅是"手指"而已。认识方证，可以借用西医的病名与病理作为认识的工具。但如果误认为"半夏泻心汤能够治愈糖尿病性胃轻瘫病"的话，就有把"月亮"与"手指"混为一谈之虞了。在《伤寒论》中，方证相对应就是"月亮"，而三阴三阳是"手指"。认识方证可以借用三阴三阳指示方向，然而无限扩大三阴三阳的作用，就会掉入"以指代月"的陷阱。

当然，这里并不是否定专病专治的效用，而是要高度警惕依赖专病专治的方法，却抛弃了万病通治的方法。杨大华在《皇汉医学选评》中对于汤本求真的"仲景之方剂，万病俱随其证以处之，不当随其病名而处之也"的结论做了合理的补充，重视经方的通治，也不能忽视专病专方专治的疗效。因为，这两种诊治方法都是经得起临床疗效检验和经过千百年临床疗效检验之后依然存留的诊治术。因此，我们的态度应该在重视通治法的同时，兼容并蓄。正如1972年诺贝尔文学奖获得者、德国作家海因利希·伯尔所说的那样："当你自以为身居其一的时候，也必须极力为其二而竭尽全力。"

第59讲 康治本第36条——十枣汤证治

1.十枣汤的命名

十枣汤是主药大枣而命名的。前经方医学时代，先人因为大枣的颜色是朱红色，所以命名十枣汤为朱雀汤。在康治本形成的过程中，使用三阴三阳体系替代青龙、白虎、朱雀、玄武的四神治法系统，故把朱雀汤改名为十枣汤。《外台秘要》中的朱雀汤就是《伤寒论》中的十枣汤。《外台秘要》卷八记载："深师朱雀汤，疗久病癖饮，停痰不消，在胸膈上液液，时头眩痛，苦挛，眼睛、身体、手足十指甲尽黄。亦疗胁下支满，饮辄引胁下痛。"《外台秘要》所举的深师朱雀汤证中"胁下支满若饮，即引胁下痛者"的腹证和康治本十枣汤条的"心下痞硬满，引胁下痛"大同小异，如出一辙。为什么康治本中四神所命名的药方中只有青龙、白虎、玄武（真武），而缺了一个朱雀？这应该是《伤寒论》的整理者，用三阴三阳体系来替代四神体系时所为。四神去了一个，留下青龙、白虎、玄武三个药方的方名，于是原来以"汗法、下（吐）法、和法、补法"的四神治法体系就分崩瓦解而被三阴三阳体系成功替代。

2.医案介绍①

在解读条文之前，让我先介绍赵守真在《治验回忆录·悬饮胸痛》中记载的病案，给我们提供了十枣汤证的临床版。病例转录如下：

刘君一，中医也，患胸膈胀满，气促喘急，面微浮肿。自服宽胸调气药不效，转请西医诊治，经诊断为胸腔积液，胸腔积水甚多，曾抽水数百CC，暂获轻松，但不久又如原状，自觉疗效不高，来我所详述病情，要求研治。按脉弦滑，胸脘胀痛，喘急不安，既经西医诊为胸水，亦即中医之悬饮内痛，病名虽殊，其理则同。此为中阳不振，水不运化，结聚胸膈，因而胀痛，及呼吸转侧均觉困难。在治疗上，应当峻攻其水。十枣汤、大陷胸丸皆为本证方剂，但大陷胸汤适合胸水及肠胃积热而大便不利者，本病仅为水饮结胸，肠无积热，则以十枣汤为宜。服竟峻下四五次，连服二日，胸不胀满，气亦不喘。后以《外台》茯苓饮健脾利水续服半月，遂告无恙。

非常幸运，我无意之中看到了黄煌教授的学生王晓军医生对这个医案的分析。他在

《读医案学用经方》中写道："通过阅读学习本案，我们可以获取以下信息：①西医诊断为胸腔积水（积液）时，多为中医之悬饮内痛；②中医治疗悬饮内痛的常用方剂有大陷胸汤丸及十枣汤等；③大陷胸汤（丸）与十枣汤的方证鉴别要点是：大陷胸汤证为胸腔积水或积液时兼有肠胃的积热而大便多见干燥，而十枣汤证则为单纯的胸腔积水并无肠胃的积热；④服用攻水方药得效之后，如何接方以巩固疗效乃至痊愈。"

王晓军医生的解读有助于我们对于条文的理解。

3. 学习条文

第36条：太阳中风，下利呕逆，发作有时，头痛，心下痞硬满，引胁下痛，干呕短气。汗出不恶寒者，表解里未和也，十枣汤主之。

大枣十枚（擘），芫花（熬，末），甘遂（末），大戟（末）。

上四味，以水一升半，先煮大枣，取一升，去滓，内诸药末。等分一两，温服之。

条文论叙了由太阳表证伴随而至的十枣汤证治。

太阳中风，出现下利与呕逆、头痛、心下痞硬满、引胁下痛、干呕短气等表里并病的脉症。医者先解表后，患者仍然还有头痛、心下痞硬满、引胁下痛、干呕短气等悬饮停滞的病证存在，就要用十枣汤逐水祛饮。

现在我们对照一下宋本第152条的十枣汤证治。条文如下：

太阳中风，下利呕逆，表解者，乃可攻之。其人漐漐汗出，发作有时，头痛，心下痞硬满，引胁下痛，干呕短气，汗出不恶寒者，此表解里未和也，十枣汤主之。

芫花（熬），甘遂，大戟。

上三味等分，各别捣为散。以水一升半，先煮大枣肥者十枚，取八合，去滓，内药末。强人服一钱匕，羸人服半钱，温服之，平旦服。若下少病不除者，明日更服，加半钱，得快下利后，糜粥自养。

宋本、成本均在"下利呕逆"后面有"表解者乃可攻之"7个字。对照康平本中相对应的条文，此7个字为后人所嵌注。宋本还在康治本"表解里未和也"句的前面增添了一个"此"字。

条文论叙了太阳中风出现下利与呕逆症状，这就使我们回想起太阳阳明合病的葛根汤与葛根加半夏汤。假说"太阳中风"仅仅是一个过去式的存在，已经"此表解里未和也"的话，那就可以讨论选择什么样的药方来治疗里证了。现场的患者发热"发作有时"，伴有头痛、胃脘部痞塞硬满、牵引胁部疼痛、干呕、呼吸短促，就可以使用十枣汤主治。这里强调了"虽有汗出却不恶风寒"，可见太阳中风桂枝汤证已解，这是十枣汤服用的前提条件。对于非虚证的表里同病，先解表、后攻里是经方医学诊治原则，是不可违背的铁律。

4. 词语解释

（1）发作有时：是指有时间性的发作性发热，并且伴随一系列症状。

（2）表解里未和也：这句话非常关键，是解读此条文的抓手。它说明条文中的病证，在治疗前是处于"表不解里未和"的表里同病阶段。从"表解里未和也"这句话入手，才容易寻找到解读条文的线索。

（3）引胁下痛：由于悬饮滞留所引发的症状。陆渊雷《金匮要略今释》胸痹心痛短气病篇云："悬、牵、弦，并音近义通。心悬痛，谓心窝部牵引痛也。"浅田宗伯《伤寒杂病辨证》云："心痛有结痛、悬痛之异，心中支结而痛，此为结痛；若从他处弦引而痛，此为悬痛。悬、弦通，悬癖古或作弦癖。"

条文论叙邪气轻微的外感太阳表证患者，由于具有水饮停滞的基础病或者是一个痰饮体质，故呈现表里同病的并病。泻利、呕吐就是表邪入里、激发了水饮的症状。如果患者经过汗法的治疗而表解，但是还存在头痛、心下痞硬而胀满、牵引胁下疼痛、干呕、呼吸迫促、汗出而不恶寒等悬饮滞留的症状，这时应当给予十枣汤。总之，以心下痞硬满、引胁下痛为十枣汤证之眼目，使用十枣汤逐水祛饮，则余证可随之而解。医者为什么敢用如此峻烈的逐水剂呢？徐灵胎在《伤寒论类方》中写道："主十枣汤者，盖悬饮原为骤得之证，故攻之不嫌峻而骤，若稍缓而为水气喘息浮肿。"他认为如果不抓紧逐水，时机失去之后，就会养虎为患，尾大不掉。

5. 解析条文

宋本第152条，把条文中的"表解者，乃可攻之""此表解里未和也"这两段有关治疗原则的文字分别划分出来后，就自然形成为四段：

第一段是"太阳中风，下利呕逆"；第二段是"表解者，乃可攻之"；第三段是"其人漐漐汗出，发作有时，头痛，心下痞硬满，引胁下痛，干呕短气，汗出不恶寒者……十枣汤主之"；第四段是"此表解里未和也。"

太阳中风，下利呕逆：太阳中风是桂枝汤证，如果桂枝汤证伴有"下利呕逆"，桂枝汤也可以治疗。桂枝汤证本身就有"干呕"，而"下利"也应该是桂枝汤的治疗范围。参考康治本第13条的"太阳阳明合病，必下利，葛根汤主之"，太阳表证伴有下利，给与解表药后，在表解的同时，下利也会自愈。葛根汤证是这样，麻黄汤证也会是这样。看来，桂枝汤也应该这样。

有人说，在宋本太阴篇里也看到桂枝汤。宋本第276条云："太阴病，脉浮者，可发汗，宜桂枝汤。"根据条文，下利是太阴病的主症，只要发现有桂枝汤证，也可以投与桂枝汤。其实并不这样简单。在所谓的"太阴病"中，出现桂枝汤证，如果脉浮的话，可以投桂枝汤，而"脉浮"就说明这个是疑似的"太阴病"，其实还是太阳病。果真是"太阴病"的话，其脉象应该是沉的，这时的处方用药就应该先投人参汤；太阴病的下利消失后，如果仍然还有桂枝汤证的话，再投桂枝汤解表。宋本第91条的"伤寒，医下之，续得下利清谷不止，身疼痛者，急当救里。后身疼痛，清便自调者，急当救表。救里，宜四逆汤；救表，宜桂枝汤"，就是论叙如何处理阴病中出现的桂枝汤证的治疗程序与方法。

"其人漐漐汗出，发作有时，头痛，心下痞硬满，引胁下痛，干呕短气，汗出不恶寒者……十枣汤主之。"患者出现有时间上的发作性发热，并且伴随有"头痛、心下痞硬满，引胁下痛，干呕短气"等一系列症状，这是停滞在胸腔里的悬饮所导致的。《金匮》痰饮咳嗽病篇云："病悬饮者，十枣汤主之。"由于康治本的文本出现在《金匮》之前，因此《金匮》对于十枣汤证就没有再具体细叙了。

先解表、后治里的治疗程序只适合在三阳病的范围之内，而对于三阴病范围内出现的太阳表证应该是先救里而后解表；或者是在以救治三阴病为重点的基础上，加上解表药物组成药方，如桂枝加附子汤、麻黄附子细辛汤、葛根汤加附子等。

6. 十枣汤证之主症、客症

汤本求真在《皇汉医学·十枣汤》中用主症与客症的方法来把握十枣汤证，他写道："用本方，以心下痞硬满之腹诊，弦或沉弦之脉，为主症；频发咳嗽，或牵引痛，为客症。咳嗽之原因，不问其在支气管，抑在胸膜心脏，神经痛不问其在肋间抑或在四肢，本方悉主之。其治咳嗽及牵引痛，固由诸药协力之功，亦因君药为大枣故也。"日本汉方家重视腹证与脉象，由此可见一斑。

7. 十枣汤的用法

康治本对十枣汤用法的论叙比较简单："大枣十枚（擘），芫花（熬、末），甘遂（末），大戟（末）。上四味，以水一升半，先煮大枣，取一升，去滓，内诸药末。等分一两，温服之。"而宋本就交代的非常详细了："芫花（熬），甘遂，大戟。上三味等分，各别捣为散。以水一升半，先煮大枣肥者十枚，取八合，去滓，内药末。强人服一钱匕，羸人服半钱，温服之，平旦服。若下少病不除者，明日更服，加半钱，得快下利后，糜粥自养。"

"上三味等分，各别捣为散"，即分开来一味一味地捣成散；"以水一升半，先煮大枣肥者十枚，取八合"，这里大枣加了一个"肥"字；"取八合"，康治本为"取一升"；"强人服一钱匕，羸人服半钱"，强壮的人服一钱匕，瘦弱的人服半钱；"温服之，平旦服"，就是早晨空腹时服温的药汁，不要喝冷的；"若下少病不除者，明日更服"，服药后泻下的量少，病证没有好转的话，今天就不能再服了，要等到明天再服；"加半钱"，剂量要增加半钱；"得快下利后，糜粥自养"，服药后如果泻下的量多，要给患者喝稀饭去补充津液。你看，这里交代的多仔细、多具体啊，这些其实都是后人在使用十枣汤时慢慢积累起来的经验，显示了《伤寒论》在发展过程中，历代医生所做的努力。

现在十枣汤的用法大致如下：先以大枣 10 枚，用水 250mL 煮至 100mL，去渣，加入等量的芫花、甘遂、大戟细末共 1.5g，顿服之。

8. 十枣汤中大枣的作用

我以前很长时间都有一个疑问，这么峻烈的逐水药方为什么却用一个香甜可口的大枣来命名呢？这其中的含义是非常深的，正如胡希恕老所讲的，十枣汤的方名"妙不可言"。调养胃肠，拮抗芫花、甘遂、大戟逐水太过的大枣就应该是逐水剂中必不可少的主要药物。

《名老中医之路（一）·忆龙友先伯》中肖珙医师在回忆萧龙友先生使用十枣汤治疗悬饮的一个病例中，就提到了有关十枣汤方名的含义。现把肖珙医师的回忆转录如下：

先伯处方十来味药，很少超过 20 味。三伯父患胸膜炎，胸腔积液，我那时在燕京大学医学院预科学习。请问先伯当用何方，他即指出病属悬饮，当用十枣汤。如有肋痛证候，可加川芎、川楝之类。我问十枣的用意。他说，大枣大小很不相同。如山东乐陵枣小而甜；仲景河南人，河南大枣则大，10 个 30 ～ 60g 了。经方一般用的大枣不过 3 枚。此方大枣分量较重，意在固脾，防止逐水太过。

汉方家山田业广认为，大枣要用的多。在仲景的炙甘草汤与橘皮竹茹汤中，大枣都用了 30 枚；当归四逆汤用 25 枚，相比之下十枣汤还只有 10 枚。他说自己年轻的时候，不能够知道其中的奥妙，觉得这三个方子用那么多的大枣干什么？后世这些方里都加大枣、生姜，真感到很奇怪，心里想把大枣、生姜加上去有什么用？等到年纪大了，老了，慢慢地就领会到，大枣能够养脾和胃，预防药物的损害。

成无己在《注解伤寒论》里说"大枣之甘，益土胜水"。甘麦大枣汤里大枣是补心脾的，苓桂枣甘里的大枣却有利水的作用，补益或利水和大枣的剂量有关。

十枣汤中为什么不用甘草而用大枣呢？杨大华非常详细地论叙了这个问题。他认为十枣汤是逐水剂，然而甘草是保钠保水，对水钠会造成潴留，不利于逐水。大枣则不一样，它是高钾低钠的一种食物，可以促进钠盐的排泄，排钠就等于是排水。所以人们说大枣能够利水，道理就在这里。而排水的同时也会有钾随着大小便同时丢失掉，这样的话就不会造成血液中的高钾。再者，大凡患者，大部分饮食都是减少的，甚至不能够进食，而古代又没有静脉输液，只能够通过药物来补充营养素，尤其是钾盐最容易丢掉，大枣含高钾就是补充钾的。钠盐代谢的特点是多吃多排泄，少吃少排泄，不吃不排泄；而钾盐却是多吃多排泄，少吃少排泄，不吃也排泄。换言之，钾盐的丢失是没商量的，更容易丢失，因此补充钾盐是硬道理。大枣确实担当了补充钾盐的合适角色。当然我们也不能够忽视大枣里补充能量的一个糖的作用。干燥的大枣里的碳水化合物含量为 72.8%，非常高；干枣中所含的热量为 289.3kJ/100g，也非常高。虽然大枣维生素的含量也很高，但维生素不耐热，在煎煮过程中被破坏掉了。我们在临床上应用大枣，最好选择又大又肥的品种。《伤寒论》的作者写大枣这两个字用心良苦。的确如此，当我们读到宋本条文里"大枣肥者十枚"的"肥"字时，应该有所触动吧！

远田裕正认为，单味的大枣煎成汤液，在十枣汤、葶苈大枣泻肺汤这些峻下逐水剂里配合使用，可能是因为它有保护胃肠的作用。他特别强调对于肠道的保护，认为葶苈大枣泻肺汤、十枣汤这些对大肠黏膜有损害的药方，保护大肠黏膜的大枣必不可少。我第一次看到远田裕正把大枣和大黄、大戟、芫花都归到泻下类药物时感到很吃惊，大枣怎么是泻下类呢？其实它是泻下类中最重要的抑制药，泻下类药中有了保护胃肠的大枣，才能安全用于临床。

9. 医案介绍②

日本汉方家用药比较谨慎，使用十枣汤之类逐水剂的机会不多。然而吉益东洞却是一个例外，他善于使用巴豆等峻下逐水的制剂。在《成绩录》中记载了一例他用十枣汤的治验，现转录如下：

一妇人，心胸下硬满，痛不可忍，干呕，短气，辗转反侧，手足微冷，其背强急如入板状。先生与十枣汤，一服而痛顿止，下利五六行，诸症悉愈。

病案中吉益东洞紧紧地抓住"心胸下硬满，痛不可忍"的十枣汤证的典型腹证，参考"干呕，短气，辗转反侧"的十枣汤证客症，熟练运用方证相对应的方法而获得"诸症悉愈"的疗效。

10. 方证鉴别

对于十枣汤证的方证鉴别一定要高度重视，特别是和以下几个方证的鉴别不要大意。

（1）十枣汤证：心下硬满疼痛痞硬膨满疼痛，胁下牵引疼痛，尿量减少，头痛头晕，脉象沉弦。

（2）大陷胸汤证：心下至少腹痞硬膨满疼痛，胁下牵引疼痛，便秘，口渴，咳喘，呼吸急促。

（3）大柴胡汤证：严重的胸胁苦满，上腹痞硬压痛。

（4）小陷胸汤证：心下紧张压痛，脉浮滑。

（5）木防己汤证：心下痞硬，颜面色黑，水肿喘咳，脉沉紧。

11. 从西医学角度看十枣汤证

我们也要从西医学的角度来了解悬饮的十枣汤证，以及它和结胸证、痞证在病理学方面的不同。李同宪在《伤寒论现代解读》中有关悬饮证的研究提供了这方面的资料。他的研究结果如下：

悬饮证与大结胸证、痞证都与水电解质紊乱有关。痞证下利为炎症渗出物在肠道内形成并排出体外，大结胸证为化脓性渗出物聚集在腹腔，十枣汤现代用来治疗胸腔积液、腹腔积液、肾性水肿等第三体腔积液。悬饮证则为炎症渗出液（非脓性）或漏出液聚积于第三体腔，当以大结胸证为参考系时，悬饮证的热象则不明显。五苓散证也与第三体腔积液有关，它更偏重于漏出液。此外，还要根据患者的全身情况、病情的缓急、积液量的多少等情况选用五苓散或者十枣汤。

悬饮证与大结胸证、痞证相似，应当鉴别。大结胸证为水热互结于胸膈，其临床表现为心下痛、按之石硬，甚则从心下至少腹硬痛，手不可近，伴潮热、烦渴、舌苔黄燥等热象；痞证为寒热互结，阻塞于中焦，其临床表现以心下痞、按之柔软为特点；悬饮证为水邪结聚于胸胁之间，其临床表现不仅有心下痞硬满，更有转侧动身、或咳嗽、呼吸、说话等都可以牵引胸胁疼痛，即文中所谓"引胁下痛"，此为悬饮证的辨证要点，同时伴有头痛、呕逆、咳嗽等症。

12. 从西医学角度研究十枣汤的作用机理

如何从西医学的角度进一步研究用十枣汤逐水的方法来消除悬饮的机理？杨大华的意见颇有操作性。他在《十年一觉经方梦》中提出了以下的建议：热衷于科研的人士，在探讨十枣汤治病机理方面不妨做如下研究：服用十枣汤之前，先抽血检查血浆渗透压，包括胶体渗透压，服用药物出现腹泻之后再次抽血复查。同时，通过影像技术了解积液的吸收情况。在积液吸收稳定后，再次检查血浆渗透压，摸清腹泻、渗透压及积液吸收三者之间的内在关系。

杨大华的建议切实可行，热衷于经方科学化、实验化的科研人员可以进一步地去探索。

13. 曹颖甫师徒对十枣汤的研究

他们的临床研究记录堪称经典。曹颖甫在《经方实验录·原序》中说自己"用十枣汤，则自母氏病痰饮始"。看来，他的母亲是他用十枣汤的第一位临床实验者。随着实验的成功，他就在悬饮病证的诊治中使用十枣汤。我非常认可这样的经方实验，曹颖甫的所为也是对所谓"医者不治亲人"谬论的有力批驳。

后来，曹颖甫对于一些不敢用十枣汤的医人颇有微词。他说："痰饮证之有十枣汤，蓄血证之有抵当汤丸，皆能斩关夺隘，起死回生。近时岐黄家往往畏其猛峻而不敢用，即偶有用之者，亦必力为阻止，不知其是何居心也？"他这里使用了"不知其是何居心"的词语，我们应该理解为其心情的急切，而不是对于不敢、不会用十枣汤医生的责难。

曹颖甫师徒二人在临床诊治时的讨论、质难、辩论，极为珍贵地展现了现场教学的原生态。

曹颖甫的一个曹姓学生，芜湖人，50来岁，痰饮造成这种长期的疾病已经有十多年了，四处求治均未治好，便请曹颖甫来看。当时是心下坚满，痛引胸胁，经常咳嗽气喘，咳嗽则连声不已，吐浊痰稠凝非常，剧烈时则不得平卧。曹颖甫认为此病属支饮，与《伤寒论》之心下有水气、《痰饮篇》之咳逆不得卧的证情相似，所以投与小青龙汤，却无效。再用射干麻黄汤合小半夏汤，又不效，而咳嗽咳逆却更加厉害，心殊焦急。然后就想着用十枣汤，但是十枣汤在《金匮》为悬饮之方，所以思考后用了比十枣汤轻一点的方子——葶苈大枣汤。而葶苈大枣泻肺汤虽然是讲治疗肺痈的，但如果方证相对应也会有效。但是，服药后也没效，再考虑用《金匮》的皂荚丸，就用皂荚炙末四两，以赤砂糖代枣和汤，同时与射干麻黄汤间断服用后，此病证方得以治愈。

此案说明了什么问题呢？说明即使像曹颖甫这样的经方大家，在应用十枣汤时也十分谨慎。医案中这个患者虽然像十枣汤证，但是考虑十枣汤药力还是太厉害，尽量用其他方子去代替使用，最后就是用皂荚丸来代替十枣汤。可见十枣汤疗效虽然好，"皆能斩关夺隘，起死回生"，但使用时也要非常谨慎，不可孟浪为之。

另一案是姜佐景的张姓友人，开始时左边的颊部漫肿，痛引耳际，像如今的腮腺炎一样，牙齿内外缝里都见有脓血，姜佐景认为是"骨槽风"。他之前已经用阳和汤治愈了很多这样的"骨槽风"患者了，但一般都是用于病的后期，前期一般不用阳和汤。姜佐景觉得此人的情况有点不同，他发病比较急，同时没有气血虚的症状，大便闭结而舌尖又有芒刺，于是就想到先用生石膏的药方，投凉膈散，后予提托法而治愈。

过了一天，这个张君又来了，说自己还有一个宿疾——慢性肋膜炎，想让曹颖甫治疗。他说自己平时喜欢踢球，半年前踢球后汗流浃背而没有立即更换衣服，就此受凉便觉两边胁部胀满，按下去疼痛，有心悸胆怯，入夜时假如房中无灯便不敢进去。头也晕，搭车时头晕尤甚，会晕车。嗳了气，便觉得胸膈部舒服。夜里不能平卧，否则呼吸困难，辗转不宁。在夜深人静的时候，自己总觉得两侧胁部里面有水声辘辘的样子，好像有水在里面振荡一般。姜佐景说，我知道了，这病就要用十枣汤才可以治。这个药虽然便宜，但药力却非常猛烈。我自己还不敢用，要跟我老师商量商量。张君说，你不敢用十枣汤，是不是可以用类似十枣汤但药力轻一点的药。姜佐景就开了厚朴、柴胡、藿香、佩兰、半夏、陈皮、车前子、茯苓、清水豆卷、白术这些燥湿行气的药物，逐水的药一味也没有，利水的药也不多，只有茯苓、车前子、白术这三味。服后没什么效果。

第二天，姜佐景就带他去找曹颖甫看。诊所的病案记录如下：

张君，劳神父路仁兴里六号。初诊1924年4月4日，水气凌心则悸，积于胁下则胁下痛，冒于上膈则胸中胀，脉来双弦，证属饮家，兼之干呕短气。

曹颖甫诊察后就开始走笔疾书了，刚写到"脉来双弦"，姜佐景就问老师这个患者是什么证？曹颖甫说是小柴胡汤证。姜佐景说柴胡药力不够，恐怕非十枣汤不会见效。可见他们师生之间是比较随便的，学生可以很直接地指出老师的不对。

曹颖甫把《伤寒论》拿过来，翻看十枣汤这条条文："太阳中风，下利呕逆，表解者，乃可攻之。其人漐漐汗出，发作有时，头痛，心下痞硬满，引胁下痛，干呕，短气，汗出，不恶寒者，此表解里未和也，十枣汤主之。"然后问患者是否有短气、干呕，那个人说都有。

曹颖甫就跟姜佐景讲，你的认证是对的。姜佐景就把这个病案还有上面讲的这些都写下来。接下来姜佐景又说《金匮》里有"脉沉而弦者，悬饮内痛"。又说"病悬饮者，十枣汤主之"。他曾细细地按朋友张君的脉，感觉滑的成分比较多，弦的成分次之，沉的成分还有点。

张君先购药，很便宜，才8分钱，后煮红枣10颗去滓得汤，分成两份。药末拿一半放进去再稍微煎一下，成浆状物。夜里7点钟还没有吃晚饭的时候，先服药浆，吃下去咽喉很难受，比吃胡椒还辛辣，同时口干，心中烦。到了9点钟，咽喉哑了，急着想大便，大便像水一样，很臭。吃了饭之后，睡得也比较好，没有像平时那样翻来覆去睡不着。夜里2点又起来大便，泻下了很多的臭水。早上6点又去了一次厕所，所下臭水更多。一直睡到早上10点起床，咽喉不哑了，而且干呕、嗳气、心悸、头晕都减轻了，精神好起来了。张君已经知道自己这个病西医诊断是肋膜炎，是很难治好的，现在这个药吃下去效果这么好，不禁感叹古方的神奇。

至中午咽喉完全恢复正常，晚上7点进晚餐，饭后9点半服用前日留下的十枣汤。药后觉得胃里很难过，想吐，又心烦身热，咽喉又哑了，但是没有昨天厉害。至凌晨1点腹泻，比第一夜泻下的水还多。第三天早上吐出少许食物，并带有痰水；又泻臭水，但已不多了。到了中午，咽喉好了，能够像平常一样吃中餐，嗳气少了很多，两边胁肋部的胀感也大减，唯有两胁肋以上、乳房以下的这个位置比平时胀。张君说，这个胀平时一定是有的，因为两边难过的厉害，就把这个给掩盖住了。胆量还是很小，眼睛模糊更厉害，但是没有痛苦。

二诊时间是4月6日，服用两次十枣汤后，整个水气就减去大半。还有点胸闷心烦，背部有点酸酸的，走路时胁肋不适，脉象沉弦，但不能再泻下，应该用温化，用半夏、细辛、干姜、附子、甘草、菟丝子、杜仲、椒目、防己。曹颖甫说，大毒治病，十去其四五就够了。十枣汤中甘遂之类都是寒性的，所以第二次用温性的药就好像把他重新调整过来。但据张君自己说，服用这个方子反而不舒服，胁上胀，背部不适，眼睛胀，大便闭结。

第三次来看是4月8日，前次因腰酸胁肋痛，是用温化的办法。腰膝虽然好一点，但是胸中胀满，左胁肋不适，脉象沉弦转到浮弦，病根除了一些，觉得热向上冲，眼睛有红丝，头部不适，若以胸胁为根据是大柴胡汤加上厚朴、芒硝。张君说，服药后，夜里畅泻4～5次，第二天感觉胁背部轻松，胸中舒适，精神也好了，各种症状都消失了。

姜佐景按："张君言服药后，夜间畅下四五次，次日觉胁背均松，胸中转适，精神爽利，诸恙霍然。观此方，知师转笔之处锐利无比。前后不过3剂，药费不过3元，而竟能治愈半载宿恙之肋膜炎病。"

此案的诊治一波三折，高潮迭起，吸引着我们的眼球。曹颖甫初诊时因为张君的"引胁下痛"而误认为小柴胡汤证，经姜佐景当场指出后，经过反复琢磨方才处以十枣汤，可见老师并非一定高明于徒弟。而且师徒之间关系亲密无间，平等相处，徒弟才能敢于直言。姜佐景朋友的这个病是治好了，但是这个过程并不顺利，甚至还出现一些问题。医案真实反映了十枣汤证在临床上的表现与经典中的论叙不会完全吻合，腹证与脉象是诊断的关键。同时说明在诊治过程中，十枣汤证并非一成不变，治疗也不能一方到底，也要证变方变，随证治之。

病证治愈之后，曹颖甫感慨不已地说："呜呼！仲圣之一方，寥寥二三行字，而其所蕴蓄之精义，竟至不可思议。凡此吾人所殚精竭虑，思议而后得之者，尚不知其是耶非耶？"可见一代大师对于经方医学虔诚的信念和对自己的诊治是否能够符合经方医学规矩的担心。

我认为任何高明的经方家都不可能是十全十美的，任何人也难以做到诊治时每一个环节都方证相对应而天衣无缝。他们在辨证、选方、用药等方面总会有一些闪失与欠缺，然而只要辨证、选方、用药的指导思想没有离开方向感辨证的范围，方证、药证的选择基本靠谱，多多少少还是会起作用的。

14. 曹颖甫对十枣汤煎服的经验

曹颖甫对于十枣汤煎服法颇有一套经验，经过姜佐景的回顾、梳理，总结成五大经验，现简单地介绍如下：

第一，医案中张君第一次是先服药后吃饭，没有呕吐，但第二天先吃饭后服药就呕吐了。可见，要先服药再吃饭才对。最好是平旦空腹时服用，而且吃药后也不能马上吃食物，等到腹泻后再吃，而且要吃稀饭，即糜粥自养。

第二，假如第一天吃了没有腹泻，要等第二天加量一半再吃。这是十枣汤与别的药方不同的地方。第一天服药后即使不泻下也不能再服药了，因为服药后虽然没有泻，但对胃肠黏膜的负面影响已经非常大，要休息一晚上，等到第二天胃肠功能恢复了再服用。

第三，药量因人而异，体能好的多一倍，体能差的少一点，要非常谨慎，斤斤计较，把保护人体作为一个非常重要的前提。

第四，十枣汤以10枚红枣为君药，那么这10枚红枣的功效到底怎么样呢？个别日本人认为大枣、甘草等药功用大同而小异，认为红枣主要是为治疗肌肉痉挛，这种说法是错的。

姜佐景的朋友吴君已经考证了经方中大枣的功能，主要是保胃中的津液。十枣汤喝下去，有人咽喉干燥疼痛，是因为甘遂、大戟、芫花三者吸收水分的能力特别强所造成的。它们虽然能够把停痰积水排出去，但也会把人体的津液消耗掉，有利有弊，这是很难避免的。所以在用十枣汤的过程中，要以大枣保卫胃肠，扶正祛邪兼顾。十枣汤的服法，应该每天用 10 枚红枣煎汤，不可以把 10 枚红枣分作两服。姜佐景说，吴君的说法颇有道理，对他来讲有非常大的益处。

第五，甘遂、芫花、大戟为什么要做成粉末，而不跟大枣一起煎呢？姜佐景认为，这样的药末（散）可以直接进入胃肠起作用。他说薏苡附子败酱散、五苓散、四逆散这些药用"散"的效果比用"汤"效果更好。但他并没讲清楚为什么"散"起的作用和"汤"起的作用不一样。这个还需要进一步地去研究。

15. 医案介绍③

最后，介绍我自己的一个十枣汤证治的医案。

李某，45 岁。矮胖壮实体质，嗜酒嗜烟，咳喘 3 年，仍然烟酒不离。初诊：1984 年 8 月。

患者面部暗黄油腻，咳喘痰多黏白，早晨干呕，咳时胸背掣痛短气。夜间咳喘不停而难以平卧，一夜之中咯出痰水盈杯。心下痞硬，胆区叩痛。纳食不衰，二便正常。投大柴胡汤无效，而咳逆反甚。"华中带针"（在华盖穴和膻中穴的皮表留针的针刺法）稍有疗效。读曹颖甫《经方实验录》后，决定以十枣汤攻之。芫花 5g，甘遂 5g，大戟 5g，药末等分研为细末，先以大枣 10 枚，用水 250mL 煮至 100mL，去渣，加前细末 1.5g 顿服之。服药后，患者夜间畅下四五次，秽气满屋，次日觉咳喘大为减少，胸中转适，精神爽利。然而咽喉部极为不爽，腹诊心下痞而压痛、胁下痞硬、胆区叩痛，先后投大柴胡汤 10 帖而治愈。

这个病例的治愈，使自己学习《伤寒论》的信心大增。

第60讲 康治本第37条——生姜泻心汤证治

1. 医案介绍①

在讨论康治本第 37 条条文之前，先介绍肖琢如医案：

治潘某。初患头痛，往来寒热，余以小柴胡汤愈之，已逾旬矣。后复得疾，诸医杂治益剧。延诊时云：胸中痞满，欲呕不呕，大便澹泄，腹中水奔作响。脉之紧而数，疏生姜泻心汤。一剂知，二剂愈。生姜 9g，法半夏 9g，黄连 3g，黄芩 6g，党参 12g，干姜 6g，甘草 g，大枣 3g。

患者发病的状态，就像康治本第 37 条生姜泻心汤证在现实临床上的一种写照。这是方证相对应获得最佳疗效的案例。

"初患头痛，往来寒热，余以小柴胡汤愈之，已逾旬矣。后复得疾"类似于条文中的"伤寒汗出解之后"的文字。"延诊时云：胸中痞满，欲呕不呕，大便澹泄，腹中水奔作响"类似于条文中"胃中不和，心下痞硬，干噫食臭，胁下有水气，腹中雷鸣，下利者"。这是典型的生姜泻心汤证，和条文论述极为吻合，故投其相对应的方药而获得"一剂知，二剂愈"的疗效。学者能以此等方证辨证之理而推广之，则能够左右逢源，运用自如矣。

2. 学习条文

第 37 条：伤寒汗出解之后，胃中不和，心下痞硬，干噫食臭，胁下有水气，腹中雷鸣，下利者，生姜泻心汤主之。

生姜四两（切），黄连三两，黄芩三两，人参三两，甘草三两（炙），大枣十二枚（掰），半夏半升（洗）。

上七味，以水一斗，煮取六升，去滓，再煎取三升，温服一升，日三服。

太阳伤寒表证解除后，胃肠内虚而心下痞硬胀满，吞酸嘈杂，食物的气味随嗳气而出，腹部有停水，水饮升降于胁下，腹部由于肠蠕动亢进而肠鸣泻利，用生姜泻心汤主治。

3. 词语解释

（1）胃中不和：《伤寒论》无"肠"字，"胃中"即指胃肠之中。胃中不和与胃气不和是有区别的。胃中不和一般是指患者原有的胃肠虚弱的基础病，而胃气不和一般是指在热病过程中病证转入阳明腑实。大塚敬节认为，胃中不和，意味着腹泻有内虚之状，使用半夏泻心汤类方；胃气不和的场合，意味着大便硬、有内实的证候，为调胃承气汤主治。

（2）干噫食臭：干噫，即嗳气、打嗝。干噫食臭是指嗳气时食物的气味随之而出，并兼有吞酸嘈杂。汤本求真在《皇汉医学·生姜泻心汤》中认为："曰噫气者，皆无物出之谓也，即消化不良兼吞酸嘈杂也。"

（3）胁下有水气，腹中雷鸣：就是胁、腹都有停水，水饮升降于胁下，肠鸣。胁下有水气与腹中雷鸣为互文关系，由此可知，腹中也有水气，胁下也有雷鸣。

（4）伤寒汗出解之后：指太阳伤寒发汗后，表证已经消解。这里应该包含两种情况：一种是发汗表证消解后病证的痊愈；另一种就是条文所论叙的情况，指一些有胃肠病史的患者，往往在太阳伤寒表证解了以后，还会出现一系列的症状，其症状可以概括为胃中不和、心下痞硬、干噫食臭、胁下有水气、腹中雷鸣、下利等。这些证候群可以服用生姜泻心汤。

4. 医案介绍②

星野俊良博士在鲶川静编著的《中医治疗经验·胃弱证》中介绍了一例自己使用生姜泻心汤的验案，也很典型，现转录如下：

28岁男子，体格营养中等，面色不华，平素肠胃弱，常用平胃散。3个月来病苦加增，心口不舒，吞酸嘈杂，时常恶心呕吐，白天还好，夜间痛得不能睡，这最痛苦。服医院给开的药，3个月仍无大效，但愿祈求夜间不要胃痛就可。诊脉紧而有力，舌有薄白苔，口中老是不舒服，却没有干燥口渴，常打臭嗝。腹部略膨满，也相当腹力，腹直肌无异常。心下痞，自觉全般塞住。左右肋部到脐上都有抵抗、硬结、有压痛。时常肠鸣，大便一日一行，小便无异常，3个月来显著消瘦。以其胃中不和，心下痞硬，干噫，口臭，肠中雷鸣为生姜泻心汤的正面主症。投药1周间，患者所最苦的夜间疼痛大半消失，脸色惊人好转了。再服1个月停止治疗，已告痊愈。

星野俊良"以其胃中不和，心下痞硬，干噫，口臭，肠中雷鸣为生姜泻心汤的正面主症"，当然没错，然而在抓住上述的"正面主症"之前，他已经无形之中进行过方向感辨证。病例中的"体格营养中等，面色不华，平素肠胃弱""脉紧而有力""腹部略膨满，相当腹力，腹直肌无异常"等脉症，已经排除了虚证，排除了太阳病、阳明病。因此，生姜泻心汤证的选择是在方向感辨证后的少阳病基础上展开的，不然的话也可以考虑安中散、吴茱萸汤、建中汤等补虚安胃止痛的药方。

生姜泻心汤证的临床具体表现比条文中的方证论叙更为庞杂错乱，经方医生一生的努力就是如何通过具体脉症判断出潜在的本质方证。

5. 服用生姜泻心汤的瞑眩现象

下面介绍一个服用生姜泻心汤出现瞑眩现象的病例。对于这一现象，医者应该心中有数，不要在瞑眩发生之际而惊慌失措。

吉益东洞《医事惑问·生姜泻心汤》云：余前治京师祇园町伊势屋长兵卫者，病泄泻，心下痞硬，水泻呕逆，濒死矣。余知其病非大瞑眩不治，乃作生姜泻心汤三剂与之。是日七时，大吐泻，患者气绝。于是家内骚动，集诸医诊之，皆曰已死。因急招余，余又往诊之，则色脉呼吸皆绝，然去死后不是二时，以药灌其口中，仍能通下。其夜九时，患者如梦初醒，开目见族人相集，惊疑莫定，乃言昼间因大吐泻，乏气力，自觉神倦入睡，固不知其他也；继而呼饥，食饭三小碗，脉息如常，病已霍然，翌朝更强健。此人幼年有呕吐癖，常食粥为生，虽至四十余岁，偶食未曾食过之物，必呕吐，自此病愈后，任食何物不吐，享年 70 岁。

吉益东洞认为，沉疴痼疾"非大瞑眩不治"，这一经验我们必须牢牢记住。虽然临床上并非完全如此，但如果对此毫无准备，面临瞑眩发作之时就会手忙脚乱。

6. 生姜泻心汤的形成

远田裕正教授在《伤寒论再发掘·生姜泻心汤》中的研究心得值得学习。

生姜泻心汤：生姜 +（泻心汤基）+ 人参甘草大枣 + 半夏

作为主药的生姜排列在首位，生姜之后紧跟着的是黄连黄芩基，它是显示"泻心"作用的药效名，这是决定生姜泻心汤方名的中药排列形式。

生姜泻心汤是半夏泻心汤去干姜加生姜而形成：半夏泻心汤 – 干姜 + 生姜→生姜泻心汤。

康治本中生姜泻心汤来源于半夏泻心汤的衍化。其方中没有干姜，有了四两的生姜。干姜对下利功效明显，生姜则擅长治疗胃部的呕吐。为了集中解决上部症状，于是把针对下部的干姜拿掉。其组方的思路和甘草泻心汤去人参一样，也是为了药物的合力更为专一。甘草泻心汤证以下利为突出表现，因此有干姜，并加四两甘草；生姜泻心汤证以胃部的症状明显，因此去干姜，加四两生姜。然而宋本第 157 条后有注云："生姜泻心汤，本云理中人参黄芩汤去桂技术加黄连。"并云："半夏泻心汤、甘草泻心汤，同体别名耳。"由此可见，同样的生姜泻心汤，方的来源不一，方的药物组合也不一样。

康治本生姜泻心汤的药物排列次序：生姜是首位，半夏是尾位，而首尾相连还是生姜半夏基。

（黄连黄芩）+ 人参 + 甘草 + 大枣 +（半夏生姜），这样的组合对应着以下的治疗目标就顺理成章了。

生姜泻心汤的治疗目标（《类聚方广义》）：呕而心下痞硬，腹中肠鸣，干噫食臭，下利者。

生姜泻心汤方证中的药证（《近代汉方各论》）：呕（半夏生姜），心下痞硬（黄连黄芩人参），腹中肠鸣（甘草大枣黄芩），干噫食臭（生姜），下利（甘草黄芩大枣）者。

7. 关于黄连的用量

康治本中的黄连汤、生姜泻心汤类方，方中的黄连是三两，而宋本的生姜泻心汤、半夏泻心汤、甘草泻心汤中黄连只有一两，但黄连汤中却仍然是三两，为什么？

远田裕正的回答是，生姜泻心汤类方是先人由黄芩加半夏生姜汤减去芍药，并追加黄连、人参各三两而来的。但后来的医者在使用过程中，发现黄连的苦味影响患者的服药，于是尝试着把黄连的剂量减少。到了宋本时代，泻心汤中的黄连基本上都减少到一两。由于黄连汤用得不多，所以其剂量保持在三两。

第61讲　康治本第38条——甘草泻心汤证治

1. 一则医话

在未讨论条文之前，我先介绍日本汉方家马场辰二教授的一则医话。

马场辰二教授是东京大学的高材生，曾经在前首相吉田茂先生身边担任主治医师。大塚敬节1921年在医校求学时，曾读过马场辰二教授年轻时编著的《内科集成》一书，书中竟使用茵陈蒿汤治疗黄疸有效的记载。当时，大塚敬节就为马场辰二教授客观看待中医药的治学态度惊讶不已。以后，大塚敬节与近70岁的马场辰二教授成了忘年交，俩人谈起有关中医药治疗方面的事情总是乐此不疲。有一次，马场辰二氏对大塚敬节说起给前首相吉田茂先生治打嗝的逸事，那次吉田茂先生因选举而逗留在高知县，突然发作打嗝不已的病况，当地名医们皆无办法，于是马场辰二专程搭乘飞机前往高知县诊治，给与汉药，只服用了一天就治愈了。马场辰二所用的药方，就是甘草泻心汤加陈皮。马场辰二教授感叹，现在医生连打嗝也治不好。

打嗝并非甘草泻心汤证的主症，那马场辰二教授是根据什么而使用甘草泻心汤的呢？这是我们在学习条文时，必须注意的问题。

2. 学习条文

第38条：伤寒中风，医反二三下之后，其人下利，日数十行，谷不化，腹中雷鸣，心下痞硬满，干呕，心烦不得安，甘草泻心汤主之。

甘草四两（炙），黄连三两，黄芩三两，干姜三两，大枣十二枚（擘），半夏半升（洗）。

上六味，以水一斗，煮取六升，去滓，再煎取三升，温服一升，日三服。

条文论叙无论是患伤寒或是中风的太阳表证患者。由于医者误用了泻下的药方，所以导致泻利不止、一日数十次之多、饮食物不能消化、腹中鸣响如雷、胃脘部痞硬而又胀满、干呕、胸中烦苦、不得安宁时，可以使用甘草泻心汤进行治疗。

有几个词语先解释一下。

（1）伤寒中风：本条伤寒中风并举，是指无论是伤寒还是中风，都同样视为太阳外感表证。

（2）医反二三下之后：太阳病外感表证，无论伤寒或中风，发汗解表是正法，在表证未解之前不可用下法。医者不守规矩，反而多次误用泻下的治法，故曰"医反二三下之"。现场的诊治就发生在"医反二三下之后"。

（3）腹中雷鸣，心下痞硬满，干呕，心烦不得安：这一系列的症状，可能和剧烈腹泻后所导致的水电解质紊乱（如脱水、低血钾）有关。

甘草泻心汤证有两种不同的临床表现。本条条文论叙的是没有胃肠基础病史的患者，由于误治，在太阳表证解除之后所形成的甘草泻心汤证。而临床更多出现的是患者原有"胃中不和"，在外感热病时所引发的甘草泻心汤证。伤寒学的方证辨证并不计较方证的来路，以临床现场表现为辨证用方的依据。

宋本条文和康治本第38条相对应的第158条："伤寒中风，医反下之，其人下利日数十行，谷不化，腹中雷鸣，心下痞硬而满，干呕，心烦不得安。医见心下痞，谓病不尽，复下之，其痞益甚。此非结热，但以胃中虚，客气上逆，故使硬也。甘草泻心汤主之。"

宋本条文中增添了"医见心下痞，谓病不尽，复下之，其痞益甚。此非结热，但以胃中虚，客气上逆，故使硬也"等文字，这些增添的说明文字，并没有使条文更为清晰，可谓是赘文。

康平本把"此非结热"作为"其痞益甚"的旁注；"但以胃中虚，客气上逆，故使硬也"作为嵌注放在"其痞益甚"与"甘草泻心汤主之"之间。相比之下，康治本的条文最为简洁、扼要、精准。宋本中的旁注、嵌注都只是围绕着康治本所做的补充与说明文字而已。

3. 关于"谷不化"

不知道诸位在看到条文中的"谷不化"这一词语时有什么想法。几十年来，我反复阅读《伤寒论》时都从没有对"谷不化"这3个字有什么触动与思考，自认为"谷不化"不过是"消化不良"的另一种说法而已。直到读了杨大华《经方医学的起源》一文后，才发现"谷不化"这3个字大有名堂。杨大华竟从"谷不化"这3字得出《伤寒论》应该是战国或者战国之前的著作这一论断。现把他的论述转录如下：

经方到底从哪里来？没有明确的文献记载。神农氏尝百草的传说不能作为经方的发源点，商代宰相伊尹创制桂枝汤也不是答案。更不是从东汉末年算起，张仲景只是经方医学的继承者与整理者，而不是创始人。那么，我们又该如何进行这场"寻根问祖"之旅？解决这个问题需要从三个方面入手：一是经方在什么时候出现？二是经方发源于什么地域？三是什么人创制了经方？

经方在什么时候出现？没人知道。但《伤寒论》与《金匮》的经文里却透露了蛛丝马迹。考古学家可以从一枚陶片破译出大量的历史信息，我们也可以通过这些蛛丝马迹进行推导。甘草泻心汤条文说："伤寒中风，医反下之，其人下利日数十行，谷不化，腹中雷鸣……""谷"，古字为"穀"，当为谷粒类作物的总称，包括稻、粱、菽、麦、黍等种类，不是后世的小米子。谷类消化过程较面食缓慢，"腹中雷鸣"是肠蠕动加快的表现。此时谷类食物来不及充分消化，排出时依然可以见到它们某种形状，因此说"谷不化"。"谷"，证明了经方出现在"粒食时代"！碾子、石磨等磨粉类工具尚未出现。那时，人们以整谷粒为主食，至多使用杵、臼等捣舂脱壳。虽然经方里五苓散、乌梅丸的制作是通过杵、臼将药材捣成散的，但对于谷类作物而言，通过杵、臼大规模捣散却不现实，满足不了饮食的需求。石磨才是结束"粒食时代"的革命性创举！但石磨的发明必须具备两个条件，一是冶铁技术成熟之后，二是在大豆、小麦成为主要粮食作物。前者是技术条件，后者是社会需求。战国中期，已经具备普遍铸造铁农具。战国之前，大豆、小麦在整个农作物中不是主流。战国时期，大豆成为北方地区的主要粮食作物。因此，有人认为圆形石磨出现在战国晚期。从此之后，才正式进入"面食时代"。由此可知，甘草泻心汤的出现应该是战国或者战国之前。

杨大华通过对"谷不化"三字的训诂与考证，推断出甘草泻心汤出现的年代，应该是战国或者是战国之前，真是了不起。杨大华在《经方》杂志第二辑上发表的《经方与病机》一文中，继续讨论了这个问题，他写道："大黄甘遂汤条文有'腹如敦状'，'敦'作为容器在春秋时期就出现了，战国时用的少，到秦代就被'盒'取代。可见经方早于《内经》出现。"对于经方产生年代的研究，不仅仅是医学发展史上的问题，它还涉及"经方""医经"谁先出现，谁影响谁，谁改造谁的大问题。对这一问题，连北齐大医学家褚澄也是本末倒置。《褚氏遗书》云："由汉而上，有说无方；由汉而下，有方无说。"他认为"有方无说"的《伤寒论》经方医学比"有说无方"的《内经》医经医学要晚。事实恰恰相反，经方医学起源于还没有文字的年代，源于夏商周三代之前先人的积淀，《伤寒论》成书的春秋战国时期也只是把上述年代的伤寒学的口诀条文记录与整理为文字而已。只有具备了方药诊治之客观事实，才可能在其基础上形成主观观点的论叙。

4. 医案介绍①

为了使大家对这个条文的理解更加清楚，现介绍我自己诊治的一个病例。

余某，男，55岁。患胃痛多年，时缓时发，口腔溃疡时有出现，西医诊断为慢性胃炎、幽门螺旋杆菌阳性，服药缓解半年，终未痊愈。近3个月来病情增重，2017年5月28日初诊。

形神疲乏，神志恍惚，胃中时有灼痛感，饮食减少，嗳气频频，腹中鸣响，大便溏薄黏臭、3天一行。舌质淡红，苔薄黄腻，脉弦。腹部肌肉中度弹力，心下痞硬。以甘草泻心汤治之。处方：生甘草 20g，黄连 5g，黄芩 10g，干姜 10g，法夏 20g，大枣 5 枚，5 剂。患者服后诸症若失，惟有纳谷尚差，原方加党参 10g，再服 12 剂。至今随访，未再复发。

患者胃痛多年，虽然形神疲乏、神志恍惚，但是脉弦、腹部肌肉中度弹力，权衡比较之下，认为并非虚证。患者没有太阳表证，没有阳明腑实证，那就是少阳病范围内的方证了。这种方向感辨证要走在方证辨证的前面，是方证辨证的基础。接下去根据患者心下痞硬的腹证，基本上就知道是半夏泻心汤类方证了，再结合"胃中时有灼痛感，饮食减少，嗳气频频，腹中鸣响，大便溏薄黏臭"等症状，就佐证了半夏泻心汤类方证的诊断没有错。那究竟是其中的哪个方证呢？患者时有出现口腔溃疡一症，这样甘草泻心汤证的诊断就水到渠成。

5. 甘草泻心汤的形成

甘草泻心汤是半夏泻心汤的类方，远田裕正推测，甘草泻心汤是由半夏泻心汤衍化而来。

半夏泻心汤类方是由黄芩加半夏生姜汤衍化而来，甘草泻心汤则是半夏泻心汤去掉人参，再加重甘草的剂量。

半夏泻心汤 – 人参 + 甘草→甘草泻心汤

半夏泻心汤：半夏半升（洗），黄连三两，黄芩三两，人参三两，干姜三两，甘草三两（炙），大枣十二枚（掰），半夏半升（洗）。

甘草泻心汤：甘草四两（炙），黄连三两，黄芩三两，干姜三两，大枣十二枚（掰）。

为什么是半夏泻心汤衍化为甘草泻心汤，而不是生姜泻心汤衍化为甘草泻心汤呢？

康治本中生姜泻心汤是第 37 条，而甘草泻心汤是第 38 条。从发生学上来说，生姜泻心汤衍化为甘草泻心汤的可能性也应该大一些。但我们从三个半夏泻心汤类方的药物排列次序来看，生姜泻心汤与甘草泻心汤的最后一味药都是半夏，可见两个药方都可能是从半夏泻心汤衍化过来的。

康治本的甘草泻心汤中没有人参，然而宋本的甘草泻心汤中却是有人参的，到底哪一个药方更加有利于临床疗效呢？

杨大华在《皇汉医学选评·甘草泻心汤》中帮我们解答了这个问题。他写道："宋本的甘草泻心汤仅仅比半夏泻心汤多出甘草一两，没有本质的区别，能解决'下利日数十行'等证候吗？笔者表示质疑！康治本对此倒是别具风味，该书所载本方一共 6 味药，没有人参，但黄连用了三两。为什么去人参？可能是本方证以肠蠕动亢进为主要表现，胃部的'心下痞硬而满，干呕'这些症状居于矛盾的次要方面（这一点从症状排序的先后次序不难看出），人参对于心下痞硬有一定的针对性，但目前救急任务是先止下利，为了使药物的合力更加集中，减少不必要的'掣肘'，因此去掉人参。一旦下利缓解，则重新加上人参，改为半夏泻心汤以针对胃部治疗。为什么增加黄连？请看葛根黄芩黄连汤，此方主治'医反下之，利遂不止'，也是用黄连三两，黄芩三两。此处加重黄连，或许是最大限度发挥黄连的'厚肠'作用。甘草泻心汤证以下利为突出表现，而生姜泻心汤证则以胃部的症状明显。"

康治本甘草泻心汤中没有人参，《金匮》甘草泻心汤方中有人参，宋本甘草泻心汤中也有人参，可见宋本成书时应该是参考了《金匮》。《金匮》甘草泻心汤应该是在康治本甘草泻心汤基础上的发展。一个方名两个药方，这种现象一般是"一方多证"合理存在的原因之一。

6. 甘草泻心汤的治疗目标、药证与一方多证现象

甘草泻心汤的治疗目标（《类聚方广义》：呕而心下痞硬，腹中肠鸣而心烦不得安者。

甘草泻心汤方证中的药证（《近代汉方各论》：呕（半夏干姜），心下痞硬（黄连黄芩），腹中肠鸣（甘草大枣黄芩）心烦（黄连）不得安（甘草）者。

甘草泻心汤作为通治方时，可以广泛地应用在许多疾病之中。然而我们也要注意有关甘草泻心汤的条文中，存在"一方多病"的现象。比如康治本第37条的条文是围绕着下利而治的，而《金匮》百合狐惑阴阳毒篇的甘草泻心汤则是围绕着狐惑病而治的。

《金匮》百合狐惑阴阳毒篇甘草泻心汤条文如下：

狐惑之为病，状如伤寒，默默欲眠，目不得闭，卧起不安，蚀于喉为惑，蚀于阴为狐，不欲饮食，恶闻食臭，其面目乍赤乍黑乍白，蚀于上部则声喝，甘草泻心汤主之。

对于这条条文的解读与应用有多种多样，我这里介绍经方临床家李发枝老师的解读。

"状如伤寒"，有发热恶寒、肢体肌肉关节疼痛。急性期可能发高烧，缓解期不一定发热。

"默默欲眠，目不得闭，卧起不安"，是指嗜睡或失眠等精神症状，以及神经的损害。

"蚀于喉为惑"，是指咽喉或口腔溃疡——口腔黏膜损害。

"蚀于阴为狐"，是指前后二阴溃疡——前后二阴黏膜损害。

"不欲饮食，恶闻食臭"，是指消化道症状——消化道黏膜损害。

"面目乍赤乍黑乍白"，不是患者面部的脸色像四川变脸一样，一会儿红，一会儿黑，一会儿白。其条文的意义相当于病情一段时间缓解，患者脸白；一段时间发作，患者脸红；发作之后的一段时间内，患者脸黑。李老师认为：面部乍白乍赤乍黑类似于结节性红斑、痤疮、毛囊炎样皮疹、色素沉着等病，眼目乍白乍赤乍黑类似于结膜炎、巩膜炎、虹膜睫状体炎。

"蚀于上部则声喝"，即音哑症状。

李老师认为，《金匮》甘草泻心汤条文所描叙的症状与西医学之白塞病基本相似。比较

严重的病例死亡解剖后，从口腔到肛门都有严重溃疡。西医认为和免疫有关，有患者长达15～30年，有患者便秘或者大便溏泄。甘草对于黏膜的修复能力很强大，甘草泻心汤治愈率相当高，不易复发。

李老师把反复发作的口腔溃疡分为2个类型：①单纯用甘草泻心汤，不加减。经方使用最好不加减，加减则不能保证疗效。临床上口腔溃疡用甘草泻心汤的概率很高。②用甘草泻心汤不效，则使用三黄泻心汤，此种类型多属于心火亢盛，用之多效。

7. 医案介绍②

李发枝教授在临床上娴熟使用甘草泻心汤诊治各种疑难病证，现举一例如下：

陈某，女，56岁，河南荥阳人。病例号：13070559。

一诊：2013年7月26日。患复发性口腔溃疡10余年，每年约发15次，曾服三黄片、知柏地黄丸及中药汤剂等，或无效，或加重。此次咽部扁桃体及下唇内侧各有两个绿豆大溃疡，已1周未愈合，食欲可，但溃疡处疼痛，便溏、日1～2次。舌淡红，苔白滑，脉弦。

辨病：口疮（复发性口腔溃疡）。辨证：甘草泻心汤证。

处方：清半夏30g，黄芩10g，黄连3g，干姜12g，党参20g，甘草30g，大枣5枚，10剂。

嘱其忌食水果、蜂蜜、白糖、果汁饮料、蛋糕、羊肉、辣椒。

二诊：2013年8月5日。溃疡已不痛，便溏、日1次。上方加上肉桂3g（另包冲服），12剂。

三诊：2013年8月18日。溃疡愈合，大便成型。但前天感冒，不发热，不头痛，咳嗽吐白痰。用8月5日方加苏叶12g，冬花10g，12剂。

四诊：2013年8月29日。咳嗽愈，溃疡未再发作。继服8月5日方12剂。

五诊：2013年9月9日。口腔溃疡未再复发，再取8月5日方14剂，巩固之。

李老师诊治时抓住了狐惑病中的口腔溃疡、便溏等甘草泻心汤证的主症而取效。临床诊治时，李老师既能辨病，也能辨人；既能方证相对应，又能随证治之。自然而然地把"专治"与"通治"之法熔于一炉。他认为口疮乃临床常见病，西医学称其为复发性口腔溃疡。其发病或为免疫缺陷，或为自身免疫反应，亦与遗传密切相关，多有明显家族遗传倾向，父母有复发性口腔溃疡时，子女更易罹患。就中医辨证而言，复发性口腔溃疡有多种病机，如心脾积热证、阴虚火旺证、肺胃积热证、阳虚浮火证等。甘草泻心汤证乃湿热内蕴，脾胃升降失常所致，湿热蕴毒伤及口腔黏膜，故致口腔溃疡，即狐惑病之"蚀于喉""蚀于上"者也。甘草泻心汤证的辨证要点：服清热解毒或滋阴泻火类中药（成药或汤剂）后症状不轻或加重；多伴有上腹胀满（心下痞），大便溏或秘，舌淡红，苔白滑。日久不愈者，可加附子、肉桂，即"引火归原"之意。关于本证忌食的问题，水果、蜂蜜、白糖、果汁饮料、蛋糕均属寒凉甜腻之品，此类食品均能伤脾生湿；而羊肉、辣椒则能生热助火，故均需忌之。临床往往见到服甘草泻心汤已愈的患者，由于不忌口而使口腔溃疡复发。

8.问题讨论

问：为什么《伤寒论》条文中频频出现"发汗后""下后""若下之后""若吐若下后"而误治的"坏病"？有的条文脉症很典型啊，连我们初学者也能诊断出来，古代医师为什么会犯这些低级错误呢？

答：这是一个很复杂的问题。我推测有以下几个原因。

（1）在前经方时代或经方医学的初期，在放弃了外用"火熏"与"水渍"治疗的方法以后，诊治时都是使用汗法、下法。吐法使用的机会可能比较少，所以在康治本中只存在"可汗不可汗""可下不可下"的治法。这个时期医学还处于初创与实验阶段，误治是非常平常的事情。康治本整理者发现，对于"发汗后""下后""若下之后"的"坏病"唯有方证相对应的通治法才是最好的选择，于是就把这些珍贵的临床诊治事实如实地记录了下来。这是给后学者提供理解为什么需要使用通治法的临床背景。

（2）中国地域广大，在中医药学初创的原始时代就存在多种多样的医学流派。对于同一种病证的诊治也会有不同的方法，经方医学是在这种鱼龙混杂的环境里存在而成功地总结出来的。现存的古代医籍也可以佐证这一事实。比如医经学派认为，伤寒类热病只要使用汗法与下（吐）法就可以了。《素问·热论》提出的"阳病用发汗法，阴病用吐下法"，在隋唐时代作为一种治疗惯例与治则被医经派医生所遵循、所使用。《千金要方》《外台秘要》《太平圣惠方》中用附子、乌头发汗治疗太阳病都是常规的治疗。《宋以前伤寒论考》各论三《思考隋唐以前的用药法》中写道："附子在《神农本草经》的功效明确有'治风寒'，并以其强烈的发汗作用为众所周知。""《肘后方》首先用附子发汗。"如此看来，当医者使用这些"附子发汗"的方法时，患者不被误治就怪了。这种不分虚实的治疗方法，在《肘后方》《小品方》《诸病源候论》《千金要方》《太平圣惠方》等医籍中广泛地存在。《宋以前伤寒论考》各论二《关于〈太平圣惠方〉中"太阳病，其脏有寒，当温之"》中提供了医经医学太阴病使用下法的依据："根据《太平圣惠方》卷八的条文，'太阴病腹满吐食'用下法不解，反而'下之益甚'，并引起'腹痛心胸坚满'状态，治疗应根据脉的浮沉而加以区别。《脉经》《千金翼方》《太平圣惠方》都有'下之益甚'，即太阴病腹满吐食之际，首先以下法为正攻法。《素问·热论》中提示了'阴病的下法'。《太平圣惠方》以脉的沉浮加以鉴别，'沉者宜攻其里也。攻里者，宜承气汤'，提示了再用攻下法的情况。即使'下之益甚'仍用承气汤下之，这是很厉害的攻下法，也可以认为是一种像严重的感染性肠炎那样的'不能使用止泻法的下利'。"

所以当孙思邈晚年看到秘藏在民间的《伤寒论》之后，才会发出"极与仲景本意相反"，其治疗是"百无一效"的感叹（《千金翼方·卷第九·伤寒上·序文》）。

（3）虽然《内经》《肘后方》《小品方》《诸病源候论》《千金要方》《太平圣惠方》等典籍"极与仲景本意相反"，但"百无一效"的治法源头一定早就存在于康治本成书之前的年代里。这也许就是康治本条文中频频出现"发汗后""下后""若下之后""若吐若下后"等误治事实记录的原因吧？

现存的最早书目《汉书艺文志》，把古代医学主要流派分为"医经"与"经方"两大类。《内经》与《伤寒论》分别是它们的奠基之作。几千年来，这两大医学典籍像钟摆，左右着中医药发展史的秋千。《内经》诸多作者的基本智力活动都可以归结到探寻某个超越的秩序，它关心隐藏在事物表面之下的生命秩序和结构，追求天、地、人之间的奥秘和规律。所有这些问题和答案，今天看起来既天真又深刻。而在《伤寒论》中另有一套别样的思维方式，天人合一、五运六气等理论被临证体验、现场观察取而代之，因而研究健病之变、诊治方法的途径和视角与"医经"截然不同。《伤寒论》以更多的经验观察代替了形而上的思辨。"经验"乃是人类另外一种探索真理、到达真理的方式，《伤寒论》可谓是经验观察和理性精神结合起来的完美典范。

我只能够根据自己自身的理解，努力对这个问题给予回答。因此，其观点必然是有预设立场和预设知识框架的。而对于一个对经方医学有清醒认识的临床医师，这些预设可能是主动的、具有实践意义的。

第62讲 康治本第39条——黄连汤证治

1. 黄煌教授的一则医话

在解读条文之前，先介绍黄煌教授刊登在《经方》杂志第20170130期上一则题为《细说黄连汤》的医话。

一月不见，那位憔悴的老李脸色红润了，体重也有上升。他是7月16日初诊的。今年58岁，患慢性腹泻30年。4年来，上腹部经常胀痛，胃镜诊断为胆汁反流性胃炎，食欲不振，持续消瘦。身高175cm，体重仅55kg。我给他的处方是经方黄连汤：黄连3g，肉桂10g，党参10g，姜半夏15g，干姜10g，生甘草5g，红枣20g。每天1剂，昼三夜一，分4次服用。老李告诉我，该方服后1周，腹痛腹胀的症状就明显好转，服用1个月不到，恼人的胃病几乎消失。对中药的疗效，老李非常满意，连说这是好方。

这则医话中的老李，憔悴而瘦长，腹泻30年，上腹部经常胀痛，食欲不振。黄煌教授使用黄连汤，服用1个月不到，患者胃病几乎消失。黄煌教授认为："黄连汤适用的病证，或为腹中痛，或为呕吐，或为心悸，或为不眠等。但其人必定消瘦，肤色暗，唇舌多暗紫而淡，舌苔多白。其腹部多扁平，腹肌菲薄而缺乏弹性。其脉多弱，或有心悸、自汗等。这种人是我所说的桂枝体质。黄连汤证是桂枝体质患有黄连病。所谓的黄连病，是心中烦，是不得卧，是心下痞，是下利。"

黄连汤与半夏泻心汤、生姜泻心汤的药物组成仅一二味之差，但其症状却差异较大。黄连汤证以胃部疼痛、纳呆、腹痛、恶呕、口臭为主症；半夏泻心汤似黄连汤证而胃痛轻，腹泻、腹中雷鸣、心下痞硬为主症；生姜泻心汤证似半夏泻心汤证，而发酵作用多，嗳气多者用之。医话中的老李虽然腹泻30年，似乎是半夏泻心汤类方证，但考虑到长期腹泻已经慢性化了，诊治以上腹部胀痛为主症，并依据体质方证投黄连汤而获效。可见方证辨证不能一味求全，不一定要全面涵盖所有症状，而是要认清标本缓急，抓住重点方证而投方。

通过黄煌教授的侃侃而谈，我们已经了解了黄连汤临床应用的情况。医话中的黄连汤治疗胃痛的证治，如此严丝合缝，和条文方证十分般配。

2. 学习条文

第 39 条：伤寒，胸中有热，胃中有邪气，腹中痛，欲呕吐者，黄连汤主之。

黄连三两，人参三两，干姜三两，桂枝三两（去皮），甘草三两（炙），大枣十二枚（擘），半夏半升（洗）。

上七味，以水一斗，煮取三升，去滓，温服一升。

条文论叙了患外感伤寒病时，在胸、胃中有寒热邪气的交杂，引起腹中痛，常要呕吐的患者，可以使用黄连汤治疗。

3. 词语解读

（1）伤寒：严重的外感热病。

（2）胸中有热，胃中有邪气：这是互文结构，泛指消化道寒热交杂的病机病因病位。长泽元夫博士在《康治本伤寒论之研究》中指出"胸中有热，胃中有邪气"，提示医者注意黄连汤证和其他诸方证的鉴别。因为小柴胡汤证的胸胁苦满、柴胡桂枝汤证的心烦、大陷胸汤证的结胸，以及半夏泻心汤证、生姜泻心汤证也都是"胸中有热，胃中有邪气"，都可能出现心下痞、心下悸、心下急、心下痛、心下满、胃中不适等症状。

"胸中有热，胃中有邪气"还有另一种解读，即为"上热下寒。"

日本一项病例系列研究，介绍了 5 例上热下寒证的面部红斑、潮红患者，均以黄连汤取效。研究者从案例中总结"上热"症状包括面部红斑潮红、遇热加重，热汗，黄苔；"下寒"症状包括喜热饮，饮冷后腹泻加重，他觉心下冷感。[引自《黄煌经方使用手册》（第4 版）注解·392]

（3）腹中痛，欲呕吐者：消化道寒热交杂的病变形成腹中痛，而且常要呕吐，胃酸过多引起胃痛、呕吐、食道灼热等症的可能性最大。如果没有热的刺激，不一定呕吐。外感热病过程中的热邪刺激非吐不可。

（4）黄连汤：是以三两桂枝替代三两黄芩的半夏泻心汤。

大塚敬节认为："黄连汤证与半夏泻心汤证相似，因为胸中有热，故增加黄连剂量而去黄芩，并且加入桂枝。据此可知，黄连汤证的病位较半夏泻心汤居于上。"

大家看看大塚敬节的论叙中有没有毛病？

大塚敬节的"增加黄连剂量"，是依据宋本而说的。宋本黄连汤中黄连三两，而半夏泻心汤中的黄连只有一两。但康治本黄连汤、半夏泻心汤中黄连剂量都是三两。《玉函经》黄连汤中的黄连是二两，而宋本中是三两，可见黄连的剂量一直牵动着医者的神经。为什么呢？原因在于黄连的苦味，剂量能少就尽量少。所以黄连从康治本的三两，历代医家都在尝试着减少，直到宋本终于减少到了一两。

4. 条文对照

宋本和康治本第 39 条相对应的是第 173 条：伤寒，胸中有热，胃中有邪气，腹中痛，欲呕吐者，黄连汤主之。

黄连一两，甘草三两（炙），干姜三两，桂枝三两（去皮），人参二两，半夏半升（洗），大枣十二枚（擘）。

上七味，以水一斗，煮取六升，去滓，温服，昼三夜二。疑非仲景方。

宋本比康治本多了"昼三夜二，疑非仲景方"9 个字。

康平本"温服"后有"昼三夜二"的嵌注，并于嵌注附有"昼三夜二疑非仲景法"的旁注。据宋本，可取黄连汤方非仲景方之意。但康平本犹似提示"昼三夜二"的服用方法非仲景法。两种意见都有道理，但是后一种意见更容易理解。

5. 黄连汤的煎煮方法

在康治本里，黄连汤和半夏泻心汤类方（半夏泻心汤、生姜泻心汤、甘草泻心汤）与柴胡剂类方（小柴胡汤、大柴胡汤、柴胡桂枝干姜汤）的煎煮方法都是不一样的。半夏泻心汤类方的煎煮方法都是"以水一斗，煮取六升，去滓，再煮取三升，温服一升，日三服"；柴胡剂类方的煎煮方法都是"以水一斗二升，煮取六升，去滓，再煎取三升，温服一升，日三服"。以上两类药方都是强调"去滓，再煮"。而黄连汤的煎煮方法却是"以水一斗，煮取三升，去滓，温服一升"，没有"去滓，再煮"。

胡希恕老认为黄连汤的煎服方法也应该和半夏泻心汤类方、小柴胡汤等的煎服方法一样，都要"去滓，再煮"。他在《胡希恕讲伤寒论·黄连汤》中说："黄连汤后面这个方后语有些错了。'上七味，以水一斗，煮取六升，去滓，温服'，这个错了。它这个小柴胡汤与这几个泻心全是煮取六升的，它去滓还要煎，取三升，温服一升，日三服，它应该这样。所以它这个'去滓温服，昼三夜二'是错了，这个应该改为'再煮取三升，温服一升，日三服'就对了。但是这个绝不是他的说法，它与前后不一致，大概《玉函经》是这样的。'再煮取三升，温服一升，日三服'，这个可以把它改了。"

那么这两种不一样的煎煮方法，真的是先人多此一举的蛇足吗？问题并非如此简单。因为和黄连汤类似煎服方法的药方还有很多，比如黄芩汤类方、栀子豉汤类方，以及宋本的柴胡桂枝汤、小陷胸汤等药方，煎煮时都没有"去滓，再煮"。

其实，这两种不同的煎煮方法与方证的性质有关。半夏泻心汤证是冷热在同位而相结，其药性需温凉混合方能为功，所以要再煎；而黄连汤证是冷热异其位，药性温凉要各别立功，所以一次煮后不需再煎。

6. 有关黄连汤证上下寒热之争

历代对黄连汤证条文的解释形形色色，特别是关于黄连汤证是上热下寒还是上寒下热的争辩。

为什么呢？黄连汤证条文虽然看上去很短，但其中有一些比较抽象的病理、病机、病位概念，就导致后人不断的猜测，这到底是什么症状啊？如"胸中有热，胃中有邪气"等词句，含义就比较模糊。有的医家认为，黄连汤证是下寒上热证，如成无己在《注解伤寒论·黄连汤》中就说："此伤寒邪气传里，而为下寒上热也。"吴谦编修的《医宗金鉴·黄连汤》也说："程应旄曰：热在胸中，有烦躁郁闷之证可知。胃中反有邪气，以寒邪被格在下故也。"陆渊雷的《伤寒论今释·黄连汤》写道："丹波氏云：《宣明论》，腹痛欲呕吐者，上热下寒也。以阳不得降而胸热欲呕，阴不得升而下寒腹痛，是升降失常也。"有的则认为黄连汤证是上寒下热证，如《误入药室方函口诀》云："此方本义，虽云胸中有热，胃中有邪气，然喻嘉言谓：湿家下之，舌上如苔者，丹田有热，胸中有寒（《金匮》痓湿暍篇）。仲景亦用此汤治之，舌上如苔四字，信而有征。"

围绕黄连汤证"胸中有热，胃中有邪气"的上下寒热之争不知耗费了历代医家的多少口水，可是这些有关病因病机病位的争论对于黄连汤证的诊治有用吗？几千年过去了，《伤寒论译释》第四版对于该条的解释还是："伤寒，胸中有热，胃中有邪气，腹中痛欲呕吐者，黄连汤主之。"译释的文字基本上跟原条文差不多，很多人读了还是不懂。条文里讲的一些内容，还是没有展开。病因病机概念是对临床脉症的高度概括与总结，但一旦要把它还原成具体的脉症就没有一个统一的标准了。疾病虽然会有同样的病机，但症状表现却并不一样，所选的方药也是不一样的。比如，同样都是"胸中有热，胃中有邪气"可以用黄连汤，也可以用半夏泻心汤类方，也可以使用干姜黄连黄芩人参汤等。这也许就是经方医学不喜欢过多讨论病因病机病位的原因吧？

7. 黄连汤证治

我学习条文中的黄连汤证治时，参考了日本汉方家的研究成果，觉得对条文的理解更为明了与深入。

条文中的"伤寒"二字，并不是专指太阳病桂枝汤证或是麻黄汤证，而是泛指外感热病的过程，是指出黄连汤证发生在这样一个环境和场合里。如果没有这一外来的因素，也许病证还不会实时发作。而"胸中有热，胃中有邪气"这种抽象的概念，则是泛指整个消化道寒热交杂的一种病变。接下的这句"腹中痛，欲呕吐者"就比较明确了，是消化道内的一种症状，既有腹中痛，还有想呕吐的状态。这状态类似于胃酸过多引起的胃痛、呕吐、食道灼热等症状。"胸中有热"，也可以理解为食道黏膜由于反流造成的灼热疼痛。条文没有出现大便下利，而是一种胃、食道的上逆症状。

8. 医案介绍

通过下面这个病例来体会一下黄连汤证治在临床上的表现。

李某，男，30岁，温州人。一年前酒后外感发热，服用西药热退之后，一直心窝部隐隐地痛。

2016年7月9日初诊，大便泥样而黏臭，早晨时有恶心呕吐，脉象滑，舌红苔黄腻而厚，口苦口臭，心烦失眠，小便黄臭。腹诊：腹肌中度弹力，心下痞硬。投半夏泻心汤有效，诊治2次，服药12剂，大便成型，然而舌苔依然黄腻，仍有呕恶吐酸，面部时有轰热。腹诊：心下痞，心窝部还是隐隐地疼痛。与黄连汤。

处方：黄连6g，党参6g，干姜6g，桂枝6g，甘草6g，大枣6枚，半夏12g，7剂。

服后有效，守方30剂，呕恶与腹痛消失。

该患者具有脉象滑、腹肌中度弹力等症状，可以排除了虚证、太阳表证和阳明病证，基本是少阳病证的范围。少阳病的心下痞硬归属于半夏泻心汤类方证，"心窝部隐隐地痛""大便泥样而黏臭""恶心呕吐""脉象滑，舌红苔黄腻而厚"等脉症，佐证了非半夏泻心汤莫属，投半夏泻心汤固然有效。然而药后仍然心下痞、呕恶吐酸、面部时有轰热，考虑到胸中有热，故半夏泻心汤去黄芩而增加黄连剂量，并且加入桂枝6g，衍变为黄连汤而治愈。

9. 有关黄连汤中桂枝的问题

中国中医科学院广安门医院的鲍艳举等医生在《黄连汤中桂枝琐谈》一文中提出："桂枝在黄连汤中的作用，主要是降冲逆。虽然条文中没有明确指出气上冲的症状，但我们可以'以药测证'，患者应该有胸闷、气短、头晕等气上冲的表现。只有深刻理解桂枝在本方的作用，临床用之才能疗效卓著。"然而清代徐灵胎在《伤寒论类方·黄连汤》却认为："此方以桂枝易黄芩，去泻心之名而曰黄连汤，乃表邪尚有一分未尽，胃中邪气尚当外达，故加桂枝一味以利表里，则意无不去矣。"这也不是没有道理。其实桂枝的降冲作用是通过升清降浊的路径而达到的，桂枝的升清作用既包括解表，也包括降冲逆。总之，先人对于桂枝证的定位是"上冲"状态，这并不是一个单一的症状。日本平崎能郎博士医生在《介绍千叶古方学派系统》一文中，也谈到了桂枝的效用。他说："桂枝之药性，具有提升生理性正气，及使病理性逆而上行之气下降的双向作用。"这"双向作用"是桂枝升清降浊的效用。

10. 黄连汤的形成

远田裕正博士在《伤寒论再发掘》中认为，黄连汤是在半夏泻心汤的基础上经过加减而形成的。

半夏泻心汤—黄芩+桂枝→黄连汤

半夏泻心汤：半夏半升，黄连三两，黄芩三两，人参三两，干姜三两，甘草三两，大枣十二枚。

黄连汤：黄连三两，人参三两，干姜三两，桂枝三两，甘草三两，大枣十二枚，半夏半升。

11. 黄连汤证的鉴别

龙野一雄博士在《中医临证处方入门》中关于黄连汤的论叙，对于临床方证鉴别有帮助。现在将其有关观点转录如下：

黄连汤用于疼痛、呕吐，均一般状态而不甚虚者（虚则用大建中汤和吴茱萸汤），亦不甚实者（实则用大柴胡汤）。心下部紧满感强，或腹壁亦同时相当紧张，但不像柴胡桂枝汤证那样严重。龙野一雄这么简单的一段话，已经把大建中汤、吴茱萸汤、大柴胡汤和柴胡桂枝汤四个方证做了鉴别。他的从方证系统出发进行方证鉴别的方法是我们学习的方向。

12. 黄连汤的治疗目标及其他

最后介绍汉方医学家们对于黄连汤的治疗目标、方证中的药证、每味药的效用、适应病态，以及适应疾病的研究成果。

黄连汤的治疗目标（《类聚方广义》）：心烦，心下痞硬，腹痛，呕吐，上冲者。

黄连汤证中的药证（《近代汉方各论》）：心烦（黄连），心下痞硬（人参），腹痛（黄连、甘草、大枣），呕吐（半夏、干姜），上冲（桂枝、甘草）者。

黄连汤中每味药的效用（福富稔明著《汉方123处方临床解说》）：

黄连：消炎作用，治疗胃黏膜与食道黏膜充血性炎症性病变。

半夏：止呕吐，止恶心。

人参：心下痞，止心窝部疼痛。

干姜、桂枝：温腹，缓和黄连的寒性

大枣：营养作用，保卫胃肠。

黄连汤的适应病态：胃黏膜与食道黏膜充血性炎症性病变，胃酸分泌过多。

黄连汤的适应疾病：①食道、胃黏黏膜充血性炎症；②胃酸分泌过多；③上消化道反流性证候群。

以上的讨论给大家学习时作为参考，正如平崎能郎博士在《介绍千叶古方学派系统》一文结束语中所说的那样："《伤寒论》简短文章之字字句句，犹如难解的密码，历代注释为后人传递了诸多信息。笔者深感《伤寒论》蕴含着人类精粹智慧，具有深奥广博之魅力，今后仍将以微薄之力继续研究。"平崎能郎博士说的好，《伤寒论》的确蕴藏着一种生长的和催促生长的能力，不仅自身充满灵感，同时更容易给他人带来灵感，造成一种特殊的创造气氛。

13. 问题讨论

问： 黄连汤证特异性症状是什么？用于哪种病为多？请举例说明。

答： 吉益东洞颇为重视黄连汤证中的"心烦"一症。黄连清热安神，黄连汤以其命名为方名，其针对性非常明确，故"心烦"一症是最为重要的症状。他在《类聚方·黄连汤》中说黄连汤能"治心烦，心下痞硬，腹痛，呕吐上冲者"，把"心烦"一症列为黄连汤证的首位。

黄连汤以半夏泻心汤为基础，以桂枝易黄芩，并增黄连量。其方证应该以胃痛、腹痛、呕吐、心中烦闷等为主症，腹证是心下痞硬、腹肌弹力中等以上。加之方中有桂枝甘草基的存在，因此临床上用于有神经性症状的胃炎为多。

我临床使用黄连汤治疗胃病的机会较多，如果方证相对应，其疗效也肯定。举一例如下：

娄某，男，35岁，永强人。中等体型，素来体健无恙。1年前外出旅游途中外感发热，西药与中成药杂投，感冒拖延至1个月方愈。此次外感病以后，身心俱疲，经常出现阵发性胃痛与腹痛，惧怕求医服药，经常因为家人劝其就医而争吵，胃镜检查为浅表性胃炎。

2019年10月26日初诊。近来腹痛时有发生，心烦意乱，情绪不好时也有胃脘不适，没有吐酸与嗳气，早晨起床后口苦口臭，刷牙时总是恶心不已，面部时有升火轰热。食欲、睡眠、大便皆可。脉象弦，舌红苔黄。腹肌弹力中等，心下稍有痞硬。患者问："此病证何延久而不愈？我心里觉得与1年前的感冒发热似有关联。"我也难以作答，但是黄连汤证非常典型，面部时有升火轰热一症可以视为桂枝证之冲逆，投黄连汤3帖。

二诊时，患者说，药汁入口不苦，入胃舒适。服用第一帖后，腹泻2次，泻下之后，无任何不适。3帖已经服完，自己认为不必再服。我同意他的意见，停药观察。果瘳。

第63讲　康治本第40条——黄芩汤类方证治

1. 医案介绍①

黄煌教授在《从黄芩汤谈方证相应的思路·下利》一文中介绍了一则叶天士的误治案，对于我们理解条文与黄芩汤的证治有帮助。现转录如下：

清代著名医家叶天士医技高超，但也有误诊的时候。有一次他治疗一个老太太，夏天痢疾，腹痛后重，体质又非常虚弱，叶天士就认为她这个人身体气血不足，用了人参和人乳，结果病情越来越严重。于是患者来到了龙砂名医姜健这里，姜健一摸脉，脉弦大代数；一问，腹痛后重，肛门如烙，灼热感非常明显；再一看，口干、气急、心跳快。这是热痢啊！怎么还用人参？用黄芩汤还不够，又加栀子、黄连、厚朴、枳壳，把这个患者治愈了。叶天士为什么会误诊？因为他没有抓住热利的关键，以为人瘦就虚弱，但瘦人有热证的很多，所以我们临床时要注意识别。理中汤能够治疗下利，但和黄芩汤的区别是非常明显的。黄芩汤证因为有热，大便浑浊臭秽，而理中汤证有寒，大便含有清稀的分泌物。舌头上也能看的非常清楚，一个舌头红、充血，一个舌头胖、大、淡。识别是比较简单的。

黄煌教授对此则医案的分析非常精到，强调了临床虚实辨证的重要性。告诫后学者，不能够仅仅以形体消瘦与否来诊断虚实证候，必须根据现场四诊综合考虑，同时要注意患者大便的稀稠清浊及臭秽与否来确定寒证和热证。

2. 学习条文

第40条：太阳和少阳合病，自下利者，黄芩汤主之。若呕者，黄芩加半夏生姜汤主之。

太阳与少阳同时发病的患者，自行下利，用黄芩汤治疗；如兼见呕吐的，用黄芩加半夏生姜汤治疗。

3. 词语解释

"合病"：临床时发现三阳病中出现二经或二经以上的症状，称为合病。《伤寒论》文本中的合病发生在三阳病中，三阴病中没有合病。至于三阴病中为什么没有合病，至今还没有得到一个合理的解释。

康治本中还没有出现合方，然而已经出现了太阳阳明合病、太阳少阳合病，以及三阳合病。

然而康治本整理者所命名的"合病"，其实质是什么并非十分明白。比如我们很难从黄芩汤（黄芩、白芍、甘草、大枣）或者黄芩加半夏生姜汤（黄芩、白芍、甘草、大枣、半夏、生姜）中，分析出其治疗所谓"太阳和少阳合病"的依据来。

有人以小柴胡汤去柴胡、人参（黄芩、甘草、大枣、半夏、生姜）是治疗半个少阳病的小柴胡汤，桂枝汤去桂（白芍、甘草、大枣、生姜）是治疗半个太阳病的桂枝汤等来解释黄芩汤类方证是太阳与少阳合病，但总有文过饰非之嫌。

虽然这些三阴三阳的理论概念，使得前经方医学得以整理与提高，但我们也要警惕这些理论概念对于经方医学核心内容的负面影响。如果我们把康治本的文本称为伤寒学原生层的话，在康治本基础上形成的宋本就是伤寒学的次生层。因为经过历史累积而形成的宋本中，夹杂着历代医家阅读的前见。伤寒学正是在这种不断地重新阐释中得以流传，然而也在这个过程中掺杂着其他医学流派的内容。

吉益东洞主张"去《内经》化"，严格要求后学者在学习前期，先行把条文中有方有症的文字学习明白。其方法是对《伤寒论》条文三阴三阳等中医理论概念，用括弧把它们一个个地括起来，搁置在一边而不进行解读与讨论。其目的，就是力图掀掉《伤寒论》身上历史所累积的理论外衣。他的这个观点被称之为"方证主义"，其良苦用心意欲从流溯源，回到伤寒学的原生层。

汤本求真传了吉益东洞的思想遗产，他在《皇汉医学》中写道："至于医学则非单纯之理论所得而解决之，故不得不求于经验的结合。若理论脱离经验的事实，真可谓非真正的理论，当以人体的事实为先而理论为后矣。"

日本汉方医学的古方派在"临床事实"与"理论观点"这两者之间，更为重视"临床事实"。然而很多时候在我们的临床诊治中，大家重视的是观点，而不是事实。

如何分清"事实"和"观点"，是学习经方的第一步。下面有两种有关黄芩汤证的论叙，大家分辨一下哪一个是事实？哪一个是观点？

（1）黄芩汤证是太阳少阳合病。

（2）发热、头痛、口苦、腹痛、下利、脉象弦数是黄芩汤证。

以上两个定义，诸位一看就知道，"黄芩汤证是太阳少阳合病"，这是观点；"发热、头痛、口苦、腹痛、下利、脉象弦数"，是黄芩汤证，是事实。可见，方证就是临床事实，是金指标，而"太阳少阳合病"只是医者的观点。紧紧地抓住黄芩汤方证是第一要务，而对于是不是"太阳少阳合病"这个病名，的确不必争辩出什么结果。

4. 黄芩汤类方的归属

远田裕正博士在《伤寒论再发掘·传来的条文群》中认定，黄芩汤类方是归属于阳和法（和法）。

他认为在前经方时代，其文字条文或者是口诀条文应该是"自下利者，黄芩白芍甘草大枣汤主之。若呕者，黄芩白芍甘草大枣半夏生姜汤主之"。

远田裕正博士的方法，有人一听到就觉得难以接受。其实一点也不奇怪。长期以来，我们学习《伤寒论》总是在一大堆中医理论概念中寻找答案，没有分清"临床事实"与"理论观点"，因此对于汉方家的研究方法很难理解。

我们从以上黄芩汤的条文里，除了下利一症外，很难知道太阳和少阳合病的具体症状，只有通过对药物的分析与推测才能知道。正如陆渊雷在《伤寒论今释》中所言："读仲景书，当药方证候参互推勘，得其活用之法。"

在陶弘景的《辅行诀脏腑用药法要》里，发现有一个黄芩汤加生姜的小阴旦汤。小阴旦汤的条文是："治天行，身热，汗出，头目痛，腹中痛，干呕，下利者。"条文说小阴旦汤可以治疗外感热病中有身热、汗出、头痛，目痛、腹中痛、干呕、下利等症状的患者。条文所论叙的是黄芩汤治疗少阳病的热利。《辅行诀脏腑用药法要》这本书的发现是经方医学研究史上的一个重大的事情。这本书里记载了 5 个阴旦汤和 5 个阳旦汤。小阳旦汤是桂枝汤，小阴旦汤是黄芩汤加上生姜。把桂枝汤命名为小阳旦汤，而把黄芩汤命名为小阴旦汤，也就意味着黄芩汤和桂枝汤的地位相等。桂枝汤我们前面都讲了，它是群方之魁，是治疗太阳病的一个核心方子。那黄芩汤称为小阴旦汤，正好跟桂枝汤相对，应该就是治疗少阳病的一个核心方，少阳病里最重要的柴胡剂、泻心汤剂，都跟黄芩汤类方有极深的渊源。

有些医家认为"太阳少阳合病"，其太阳病证表现为发热、头痛、脉浮等脉症，类似于宋本第 95 条所谓的"太阳病，发热汗出者"，在这样的表证中没有恶寒恶风，故桂枝汤去桂枝；其少阳病证就表现为口苦、腹痛、下利，是其不完备的少阳病证。在这样的少阳病证中，一般没有胸胁苦满与心下痞硬，故小柴胡汤去掉了柴胡与人参。这样就合成黄芩芍药甘草大枣半夏生姜汤。由此看来，黄芩汤证就是日本杉原德行在《伤寒论新解》中称为"不完备主症"的太阳少阳合病。然而也有的医家认为，黄芩加半夏生姜汤证中应该还有胸胁苦满一症，比如明代戴元礼在《证治要诀》中写道："黄芩加半夏生姜汤，治太阳与少阳合病，头痛腰痛，往来寒热，胸胁疼痛而呕者。"可见，一个观点可以派生出各种各样的说法的。

完备主症的太阳与少阳合病，一般是太阳与少阳两经脉症同见，既有恶寒发热、头痛身疼之表证，又有口苦咽干、胸胁苦满等少阳证，如宋本的柴胡桂枝汤证。黄芩汤类方证出现的口苦、下利、肛热后重，以及呕吐等症状，都属少阳病范畴。然而也由于太阳病表证的遗留，还可能出现轻微的发热、头痛，所以称之为胃肠型感冒也有道理。

日本一项回顾性研究，纳入了12例黄芩汤治疗胃肠型感冒的案例。分析黄芩汤证的胃肠型感冒有如下特点：①腹泻经西医治疗后，往往不能治愈；②腹泻的程度轻重不一；③黄芩汤证在大人仅表现为恶心，在小孩则多表现为呕吐；④体温除少数病例外，多集中在37～38℃，患者多仅诉有轻微热感，并无因发热而出现明显不适；⑤患者多主诉有心下部的不适感或轻度腹痛；⑥多数患者体力尚可。［引自《黄煌经方使用手册》（第4版）注解·395］

临床上当黄芩加半夏生姜汤证没有发现腹部拘急而痛，却增加了胸胁苦满、往来寒热、食欲不良的症状时，黄芩加半夏生姜汤证就衍化为小柴胡汤类方证；当黄芩加半夏生姜汤证没有发现腹部拘急而痛，却增加了心下痞硬、腹部肠鸣的症状时，黄芩加半夏生姜汤证就衍化为半夏泻心汤类方证。陆渊雷在《金匮要略今释·呕吐哕下利病篇·黄芩加半夏生姜汤证治条》中写道："此与半夏泻心证近似而不同。以证候言，彼主痞坚肠鸣，此主腹痛下利；以病位言，彼主治胃而兼治肠，此则专治肠而兼和胃也。"

这是当临床症状有较大变动时，《伤寒论》告诉我们应该如何对药方进行相应的加减化裁。

5. 医案介绍②

让我们通过《新编伤寒论类方·刘渡舟医案》中记载的一个临床病例，来认识一下黄芩汤类方。

王某，男，28岁。初夏迎风取爽而头痛身热，医用发汗解表药，热退身凉，头痛不发，以为病已愈。又三日，口中甚苦，且有呕意，而大便下利黏秽、日四五次，腹中作痛且有下坠感。切其脉弦数而滑，舌苔黄白相杂。辨为少阳胆热下注于肠而胃气不和之证。黄芩10g，白芍10g，半夏10g，生姜10g，大枣7枚，甘草6g。服3剂而病痊愈。

这是一个典型的太阳少阳合病的黄芩加半夏生姜汤证，从其发病时的临床表现、随后的治疗，以及3天后出现的"口中甚苦且有呕意，而大便下利黏秽、日四五次，腹中作痛"等一系列脉症来看，就是黄芩加半夏生姜汤证的条文版。

6. 黄芩汤类方是如何形成的

远田裕正在《伤寒论再发掘》中提出，黄芩汤是由黄芩甘草基加白芍甘草基，再加大枣而形成。原始时代的先民发现黄芩甘草基治热利，芍药甘草基治腹痛。在医治热利伴有腹痛的患者时，就把两个药基合在一起使用，结果证实其疗效较好，黄芩甘草加芍药甘草基就初步形成。把两个药基中重复的药——甘草合并，并排在黄芩芍药的后面，就形成了黄芩芍药甘草基。最后在黄芩芍药甘草基中，再加入大枣矫味保胃，这样黄芩芍药甘草大枣汤就固化下来了。固化后的方药证治以口诀条文的形式得以流传。开始的时候这个汤方是全名，每一味药物排列的次序是固定的，即以"黄芩芍药甘草大枣汤"这样的形式保留了下来。到了康治本整理时，则以排在最前位的黄芩重新命名，即以黄芩汤来替代黄芩芍药甘草大枣汤。通过三阴三阳的理论加以整理，从而形成了现在我们看到的康治本第40条的条文："太阳与少阳合病，自下利者，与黄芩汤。"

简要概括黄芩汤的形成过程就是：

黄芩→黄芩+甘草→黄芩甘草

芍药→芍药+甘草→芍药甘草

黄芩甘草+芍药甘草→黄芩芍药甘草

黄芩芍药甘草+大枣→黄芩芍药甘草大枣汤→黄芩汤

7. 黄芩汤的变化衍生

清代医药学家邹润安在《本经疏证》中指出仲景用黄芩有三耦：与柴胡为耦，与芍药为耦，与黄连为耦。这和200年以后日本汉方家远田裕正说黄芩汤的衍生现象如出一辙。

远田裕正《伤寒论再发掘》论叙黄芩汤可以通过药味的变化，加减衍生出三个不同的方群：

（1）黄芩芍药甘草基类：黄芩汤、黄芩加半夏生姜汤。

（2）柴胡黄芩基类：小柴胡汤、大柴胡汤、柴胡桂枝干姜汤。

（3）黄连黄芩基类：生姜泻心汤、半夏泻心汤、甘草泻心汤。

但也有医者对于黄芩汤、小柴胡汤、半夏泻心汤之间的来龙去脉与相互关系有着不同的看法。比如清代名医莫枚士的观点就和邹润安、远田裕正等不一样。他在《研经言》写道："半夏泻心汤，即小柴胡去柴、姜之治表，加干姜、黄连以和胃也。其生姜泻心汤与甘草泻心汤皆即半夏泻心汤原方，而主药略增（从《金匮》有人参）。三方不外干姜、黄连者，以此祛心下痞，乃胃虚上逆所致，与表陷之痞不同，故重在和胃也。其主药皆在小柴胡中，自为一类。其干姜黄连黄芩人参汤，则截半夏泻心之半而为之。其黄连汤，又即半夏泻心去黄芩加桂枝者。但二方皆重用黄连，使与干姜并视半夏泻心为小变也。黄芩汤，即截小柴胡之半而加芍药，以治腹痛。其黄芩加半夏生姜汤，即小柴胡去柴、参加芍药也。二方皆主小柴胡中之黄芩，自为一类。"

虽然莫枚士的看法与邹润安、远田裕正等的观点不同，但他们有一点却是相同的，即都认为这几个药方内部存在相互衍变的关系。我认为这才是最重要的问题。

由此可见，《伤寒论》的秘密都隐藏在药基证中，要发掘出《伤寒论》的药基证比发现药证更为艰难。有一句谚语说得好："要知道一个苹果里有几颗种子不难，但是你要知道一个种子里有几颗苹果就难了。"对于药基证的问题，至今尚未引起医者足够的注意，更谈不上有深入的了解，值得我们深入地去研究。

8. 黄芩汤类方的治疗目标、药证、方证鉴别及应用

（1）黄芩汤治疗目标（《类聚方广义》）：下利，腹拘急而痛，心下痞者。

（2）黄芩汤证中的药证（《近代汉方各论》）：下利（大枣黄芩），腹拘急痛（甘草芍药），心下痞（黄芩）。

（3）黄芩汤类方方证鉴别：黄芩汤是治疗热性下利的主方，黄芩汤证在"太阳病"和"自下利"两点上，与葛根汤证相似。而且临床上，有时发热、恶寒、头痛、下利等症状亦相同。但黄芩汤证下利并有腹痛，而葛根汤证无腹痛，或有也不明显。龙野一雄在《中医临证处方入门》中，把方证鉴别融入腹痛鉴别之中。现简介如下：

①大柴胡汤证必须是实证。疼痛以上腹部为中心，有时涉及脐部。呕吐、下利、胃部紧张等。

②黄连汤证为虚实的中间型。上腹部脐周围或至下腹部发生疼痛，可以说必同时伴有呕吐。

③黄芩汤证为虚实的中间型。心下中心部疼痛，有时波及脐的周围，必伴有下利。

④柴胡桂枝汤为虚实的中间型。疼痛的部位不定，心下部、脐部疼痛皆可使用。有时伴有呕吐，但伴有下利者少。

⑤桂枝加芍药汤证为虚证。脉弱，腹壁亦软。上腹部、脐周围、下腹部等处疼痛时皆可使用。大部分有腹满感，但反而时有腹壁陷凹者。本方使用的目标为虚证。无呕吐，下利为泥状便或黏液便。

⑥大黄牡丹汤证为实证。脉紧，宜用于实证的急性结肠炎排出脓性黏液便者。腹痛限于下腹部，回盲部或乙状结肠部有抵抗、压痛，无呕吐。

⑦桃核承气汤证为实证。脉紧，宜用于急性结肠炎排黏液便混有血便者。腹痛多在左下腹部，有时在下腹部中央或右下腹部。因此，下腹部无论何处疼痛皆可使用。疼痛的部位有抵抗和压痛，这相当于少腹急结。本方用于伴有里急后重者，但无呕吐。

此外，对于有钝痛的虚寒证者，用真武汤、白通汤去葱加芍药等。

9. 黄芩汤证腹证鉴别

黄芩汤证、黄连解毒汤证、黄连汤证、葛根芩连汤证、甘草泻心汤类方证的腹肌都有"中等或中度以上的弹力"与"心下痞"等相似的腹证，诊治时要注意鉴别。

（1）黄芩汤证：心下痞，腹中拘急。腹直肌痉挛，伴有脐部腹痛与下利。

（2）黄连解毒汤证：心下痞，腹部有力，胸中烦热，如栀子豉汤证而热性更大。

（3）黄连汤证：自心下至脐上疼痛，按之硬，时而干呕。

（4）葛根芩连汤证：心下痞，项背强，下利。

（5）甘草泻心汤证：心下痞，腹中雷鸣，口疮。

10. 黄煌教授临床运用黄芩汤的经验

黄煌教授认为黄芩有六大功效：第一是治疗烦热，第二止血，第三安胎，第四止利，第五治热痞，第六治热痹。他在《黄芩汤是这几年我着力摸索的一张经方》一文中写道："我用黄芩汤治疗比较多的是类风湿关节炎、强直性脊柱炎，还有椎间隙感染。现在有很多人腰椎不好，就去做微创手术，做完以后椎间隙感染，腰痛得不得了，根本不能下床，这个病非常麻烦，我也用黄芩汤。这种热痹在女性比较多见，血沉会快，有的类风湿因子阳性，C反应蛋白升高；还有的伴有晨僵，早晨起来手握不拢，肿痛、晨僵也是有内热的一种表现。"在方证鉴别方面，黄煌教授认为要与同样能够治疗痹痛的越婢加术汤相比较。他说："黄芩汤与越婢加术汤治疗痹痛的区别在什么地方？区别就在男女胖瘦、年龄轻老、浮肿有无之别。越婢加术汤由麻黄、石膏、甘草、姜、枣，再加上苍术组成，也是治疗关节疼痛的常用方。越婢加术汤，男人用得比较多，他们多能喝酒吃肉；黄芩汤则女人用得多，尤其是那些瘦瘦的美女。从年龄来讲，黄芩汤年轻人用得多，越婢加术汤老年人用得比较多。而且用越婢加术汤，人要有浮肿，麻黄、苍术的利水作用好，所以有浮肿的症状用越婢加术汤比较好，而用黄芩汤治的是热痹，一般都无浮肿。"

黄煌教授的经验非常宝贵，不仅使我们增加了应用黄芩汤的知识，更可启发、引导我们的临床思路。

11. 我用黄芩汤类方的经验体会

我在临床上发现，黄芩汤类方证是体能不虚的患者，多因暴食暴饮或食物中毒而突发腹痛、腹泻或呕吐，都有发热恶寒、肛门热痛而红的症状。诊治时，只要方证相对应，服药后1～2小时就会热退、吐利止、腹痛消失。

现介绍2则我用黄芩汤治疗热痹的案例。

案一：周女，60岁。有肝病史，近几年来体能尚好。

2017年12月20日初诊。外感发热2天，咽喉火烧样疼痛、干燥，恶风恶寒，头痛无汗，体温38℃，全身肌肉肢节疼痛。人在外地，无法面诊。

处方：葛根汤加桔梗10g，生石膏20g，一帖。

服用后，漐漐出汗。恶风恶寒与咽喉火烧样疼痛、干燥的症状消失，体温37.5℃。自觉发热头痛，口苦口臭，全身肌肉、肢节依然疼痛，在床上不能自由地翻身与转动，不能入睡，还是感到痛苦不已。反复思考以后，其主诉虽然不是黄芩汤条文的主症，但学习了黄煌教授的经验以后，对于黄芩汤证有了新的认识后，知道患者的发热、头痛、口苦口臭、全身肌肉肢节疼痛等症状符合黄芩汤证，于是投黄芩汤 3 帖。

处方：黄芩 10g，生白芍 30g，甘草 5g，大枣 6 枚。

患者服药后，全身肌肉肢节疼痛豁然而愈，仅仅右食指的关节活动稍有不利。

案二： 陈女，38 岁。腰痛 3 个月。2016 年 7 月 9 日初诊。

壮健，面部唇红，口苦口臭，便溏黏臭，尿黄秽臭，恶风无汗，舌红苔黄，脉象浮滑。腹诊：腹肌弹力中度稍强，腹直肌粗而痉挛。投葛根芩连汤和葛根汤合方，加赤芍 10g，6 帖。服后腰痛加剧，腰痛发热，但是汗出，不再恶风。再投 6 帖，腰痛依然，脉滑数。投黄芩汤。

处方：黄芩 20g，白芍 30g，生甘草 20g，红枣 20g，6 帖。

疼痛明显减轻，局部热感减。嘱原方继续服用 6 帖，腰痛消失。

12. 黄芩汤使用注意

黄芩汤清热治利止痛，归属于和法的范畴，不能用于虚寒病证，临床上使用时要谨慎。

宋本第 333 条特地交代要谨慎使用黄芩汤："伤寒脉迟，六七日而反与黄芩汤彻其热，脉迟为寒，今与黄芩汤，复除其热。腹中应冷，当不能食，今反能食，此名除中，必死。"条文提示医者，黄芩汤不能用于虚寒患者。在腹诊时，如果发现患者腹部冰冷或腹肌弹力软弱的话，我们就不能使用黄芩汤。宋本第 333 条虽然不是正面讲叙黄芩汤的证治，但对于临床也有重要的参考价值。

第64讲 康治本第41条——白虎汤证治

1.学习条文

第41条：伤寒，脉浮滑，表有热，里有寒者，白虎汤主之。

宋本与康治本第41条相对应的条文是第176条：伤寒，脉浮滑，此以表有热，里有寒，白虎汤主之。

两条条文的内容基本相同，宋本仅仅加了"此以"二字的修饰语。

条文中因"表有热，里有寒"句而产生了解读的歧义，成为历代中医师争论不休的问题。真所谓是，智者见智，仁者见仁。

林亿、汤本求真等主张"寒""热"二字互换位置，应当取"表有寒、里有热"之意。

柯琴主张将原文的"寒"字改作"邪"字。

程郊倩认为"表里"二字为错简。

宋代许叔微通过一个病例，夹叙夹议，提出一切以"方证相当"为核心，不必囿于"表热里寒"和"表里但热"之争。他在《伤寒九十论·三十六》中论叙：

论曰：仲景称伤寒若吐下后，七八日不解，热结在里，表里俱热者，人参白虎汤主之。又云：伤寒，脉浮无汗，发热不解，不可与白虎汤。又云：脉滑，为表有热、里有寒，白虎汤主之。国朝林亿校正谓，仲景此法必表里字差矣。是大不然。大抵白虎能除伤寒中暍，表里发热。故前后证或云表里俱热，或云表热里寒，皆可服之，宜也。

1000多年过去了，但我们从许叔微的论述中仍然能够感触到他对临床医生应该重视临床事实、重视方证相对应的告诫。

曹颖甫在《伤寒发微》中认为白虎汤条文中"言表有热里有寒，则传写之误也"。

刘渡舟在《刘渡舟伤寒论讲稿》中指出："我认为应该在表底下加一个里字，此表里有热、里有寒这个就简略了，是'伤寒，脉浮滑，此表里有热，白虎汤主之'。"

汉方家长泽元夫博士认为"表有热，里有寒"与"胸中有热，胃中有邪气"一样，是古文的互文笔法，是："表证出现有热、有寒的症状，里证也会出现有热、有寒的症状。康治本42条：'热结在里，表里但热，时时恶风。'康治本43条：'背微恶寒。'以及康治本65条：'脉滑而厥者，里有热。'都是论叙白虎汤证中的表里寒热的症状。"

2. "表有热里有寒"令人费解

（1）由于条文的词不达义，引起诸家众说纷纭，虽强解之，终究还是一个谜。可见"表有热里有寒"句，真是令人费解。长泽元夫博士的观点也可以在历代医案中寻找到白虎汤证中表里寒热症状的佐证。比如《王氏医案·卷二》有则医案可证：

石诵羲，夏杪患感，多医广药，病势日增，延逾一月，始请孟英诊焉。脉至右寸关滑数上溢，左手弦数，耳聋口苦，热甚于夜，胸次迷闷，频吐黏沫，啜饮咽喉阻塞，便溏尿赤，间有谵语。曰：此暑热始终在肺，并不传经，一剂白虎汤可愈者，何以久延至此也？乃尊北涯出前服方见示。孟英一一阅之，惟初诊顾听泉用清解肺卫法，为不谬耳。其余温散升提，滋阴凉血，各有来历，皆费心思，原是好方，惜未中病。而北涯因其溏泄，见孟英君石膏以为治，不敢与服。次日复诊，自陈昨药未投，惟求另施妥法。孟英曰：我法最妥，而君以为未妥者，为石膏之性寒耳。第药以对证为妥，此病舍此法，别无再妥之方，若必以模棱迎合为妥，恐贤郎之病不妥矣。北涯闻而感悟，颇有姑且服之之意。而病者偶索方一看，见首列石膏，即曰我胸中但觉一团冷气，汤水皆须热呷，此药安可投乎？坚不恳服。然素仰孟英手眼，越日仍延过诊，且告之故。孟英曰：吾于是证，正欲发明，夫邪在肺经，清肃之令不行，津液凝滞，结成涎沫，盘踞胸中，升降之机亦窒，大气反能旁趋而转旋，是一团涎沫之中为气机所不流行之地，其觉冷也，不亦宜乎？且予初诊时，即断为不传经之候，所以尚有今日，而能自觉胸中之冷，若传入心包，则舌黑神昏，方合吴古年之犀角地黄矣。然虽不传经，延之逾月，热愈久而液愈涸，药愈乱而病愈深，切勿以白虎为不妥，急急投之为妙，于是有敢服之心矣。而又有人云：曾目击所亲某，石膏甫下咽，而命亦随之。况月余之病，耳聋泄泻，邪气已亏，尤宜慎用。北涯闻之惶惑，仍不敢投，乃约异日广征名士，会商可否，迄孟英往诊，而群贤毕至，且见北涯意乱心慌，情殊可悯。欲与众商榷，恐转生掣肘，以误其病，遂不遑谦让，援笔立案云：病既久延，药无小效，主人之方寸乱矣。予三疏白虎而不用，今仍赴召诊视者，欲求其病之愈也。夫有是病，则有是药，诸君不必各抒高见，希原自用之愚。古云：鼻衄治心，耳聋治肺，肺移热于大肠则为肠澼，是皆白虎之专司，何必拘少阳而疑虚寒哉！放胆服之，勿再因循，致贻伊戚也。座中顾听泉见案，即谓北涯曰：孟英肠热胆坚，极堪倚赖，如犹不信，我辈别无善法也。顾友梅、许芷卿、赵笛楼亦皆谓是。疏方以白虎加西洋参、贝母、花粉、黄芩、紫菀、杏仁、冬瓜仁、枇杷叶、竹叶、竹茹、竹黄，而一剂甫投，咽喉即利。三服后，各恙皆去，糜粥渐安，乃改甘润生津，调理而愈。

王孟英诊治石诵羲是暑热致病，诊断为白虎汤证，然而其父因为患者大便溏泻，认为是寒病不敢服用白虎汤。再加上患者自觉胸有冷气，也坚决不服。患者家属广泛征求诸多名医，讨论是否能服用白虎汤？有大夫认为"如犹不信"王孟英，"我辈也别无善法了"。

最后还是投白虎汤加减，1剂药喝下去，咽喉立刻就畅通了；3剂药喝下去，各种病证都消失了。

这一病例记录了白虎汤证中的寒热兼夹的症状，这样的兼夹症状必然会引起医者处方的举棋不定。同时也可以从临床的角度佐证长泽元夫博士的观点对于我们辨证的启示作用。

（2）在阅读《玉函经》的时候，发现《玉函经》此条为："伤寒脉浮滑，而表热里寒者，白通汤主之。旧云白通汤，一云白虎者，恐非。"

如果从"表有热里有寒"句来说，白通汤证似乎有理，但白通汤证是表阴证，脉象应该是浮迟或沉细，绝不会是浮滑，看来《玉函经》此条的脉证不符。

后来读了康平本的条文云："伤寒，脉浮滑，白虎汤主之。"条文中无"表有热里有寒"句，这样读来就语通句顺了。"脉浮滑"实则意味着白虎汤主治之证，因其里热透表，故脉浮；因其里有热，故脉滑。此处虽然仅仅举出脉象而省略了其他症状，但条文所论叙的临床状态却更为精准。《伤寒论》中不乏这类只有脉象没有症状的条文。如康治本第62条云："少阴病，脉沉者，宜四逆汤。"（宋本第323条）

康平本条文中无"表有热里有寒"句，倒是把我从诸家的纷争中解脱了出来。正如杨大华在《皇汉医学选评》中所说的那样："'表有热，里有寒'似乎成了千古疑案！注家们大多数都在猜谜。换个角度来看，没有这句话，单凭'伤寒，脉浮滑'能不能用白虎汤？也就是说，凭脉即足以排除其他方证，则没有必要再论及外证及腹证。"

（3）我在翻阅汉方医学的资料时，发现有的汉方家认为"里有寒"之"寒"不是寒热之寒，而是"寒性凝滞"之"寒"，其意为"凝滞"，是气血水的凝滞。读后顿刻觉得有柳暗花明之喜。如汉方家宇津木昆台《古训医传》所云："此处'寒'，不能理解为虚冷、寒冷。'寒'有紧密固缩之义，如严寒季节闭藏的蛰虫草木、冻凝的水泉、人身凝滞的气血水。"人身气血水凝滞是痹症。"脉浮滑，表有热，里有寒者"，就是在肢体关节的热痹。对于热痹的治疗一般使用桂枝白虎汤，桂枝白虎汤证的脉应是"脉浮滑"。田畑隆一郎在《比较伤寒论》中认为，石膏、知母能够"主治大烦渴，解里热。治疗背微恶寒、烦躁、骨节疼烦"。这段文字使我也进一步相信此处之"里有寒"和热痹的"骨节疼烦"有内在的联系。

热痹，又称脉痹，是由于人身气血水凝滞，热蕴于关节，而复感风寒湿邪，风寒湿与热相搏而气血水凝滞更甚所致的痹症。热痹的临床脉症是：关节红肿热痛，发热，烦闷，口渴，脉象浮数滑，腹部肌肉弹力中度或中等以上。《金匮》白虎加桂枝汤治疗温疟，就提到骨节疼烦，说明已经开始明确白虎汤类方可以治疗痹证。《类证活人书》提到白虎加苍术汤治疗风湿热造成的病证，把痹证中的寒痹化热称为风湿热。《时病论》里讲到苍苓白虎汤用于湿温身重，胸满头疼，妄言多汗，两胫逆冷；讲到湿邪凝聚造成的关节疼痛。可见，白虎汤类方治疗热痹已经是临床诊治的事实。

（4）有人从《伤寒论》的条文排列结构来研究白虎汤的证治目标，得到了新的启发。在吴宜兴编著的《伤寒论方证新识·第174条、175条、176条病机探析》一文中，就提出了"在太阳病的结尾部分为什么突然插入一条白虎汤治疗热痹的条文"的问题。通过他的解读，这个一直心存芥蒂难以领悟的问题，才找到了一条合理的解释。现转录其论叙及有关病例：

自林亿始，众多医家皆认定白虎汤证的"里有寒"有误，但他们采用的是"理校法"，并无版本学上的证据。对于"理校法"，段玉裁有"最高妙者此法，最危险者亦此法"之说。之所以说其危险，是因为校注者对有关理论的理解未必能够完全正确，如果他们理解有误，必然导致误校。故有人提出，凡是比较成功的校勘，都是采用综合校勘的方法取得的。

从此条（指宋本第176条）的位置分析，前两条（指宋本第174、第175条）讨论的都是风湿痹证，第177条的"伤寒，脉结代，心动悸，炙甘草汤主之"，则是风湿痹证所遗留的风湿性心脏病。所以，前两条的风湿痹症，当是偏于寒湿者。而此条当是风湿痹证之偏于热者，即所谓热痹者。伤寒，指伤于寒的病因和有恶寒发热、体痛等证候而言。浮脉主风，滑脉主热。表有热，指发热也。由于第3条的伤寒有"或未发热"一语，故在这里则明确指出白虎汤所治之痹证必有发热也。里有寒，指《素问·痹论》所说的"风、寒、湿三气合而成痹"的寒，亦指病机、病因，不悖《内经》之宗旨也。

对于此条的认识，历代注家众说纷纭。其实，这里还有着非常奥秘之处，一直还没有被人们发现。原因在什么地方呢？其脉、证、病机、方、药和临床实践分析，第174条有病因，有脉，有证，有病机；第175条有病因，有证，有病机，而无脉；176条有病因，有脉，有病机，而无全症为凭。原因是什么呢？这就需要我们精心思考，科学的研究，来不得半点虚伪。实践证明，第174条的脉也是第175条的脉（浮虚而涩），是风湿痹证之湿重于热（发热）者。而第175条的证（骨节疼烦、掣痛不得屈伸，近之则痛剧），也是第176条的证，是风湿痹证热（里热）重于湿者。

1967年10月，我曾治一例急性风湿性关节炎。患者吴某，男，42岁。发病20余天，多方求医，效果不佳。刻诊：形体消瘦，面色萎黄。两膝关节肿大、僵硬，自觉灼热烦痛，触之也灼热，痛甚。食欲不佳，发热，夜里出汗，不能下床走路，已达到卧床不起的程度，转侧也相当困难。脉滑数，舌质红，苔白腻。诊为热痹。初用《温病条辨》之木防己汤，鞠通自称是"治痹祖方"，加减治之，服药8剂，效果不佳。乃改用白虎汤加味，服药6剂，食欲有所增加，自觉灼热有所减轻。效不更方，加减连服40余剂，病愈为常人。

故第174条的脉也是175条的脉，而第175条的证也是第176条的证。第175条和第176的区别，只在于脉浮虚而涩和脉浮滑。这是仲景写作的奥妙之处。书中此类者颇多，如第37条的脉浮细，即是第96条小柴胡汤证的脉等。我们必须客观整体地看问题，决不能只看局部的片面而陷入主观唯心主义认识论。

近期又遇一例风湿热。患者吴某，女，17岁，学生。2005年3月17日初诊。发病已半年余，初以低热（37.2℃），周身乏力，髂骨有点痛，大便硬。刻诊：脉滑数，舌质绛，苔黄厚腻，体温37.2℃。脉证互参，证属风湿痹证之偏于热者，即所谓热痹者。拟白虎汤原方：生石膏60g（先煎），知母10g，炙甘草10g，粳米20g，水煎服，每日1剂。

3月28日二诊（服药10剂）：纳差好转，大便仍硬，体温降至36.8℃，其他无变化。刻诊：脉滑而不数，舌质已变为红色，黄腻苔变为白腻苔，仍较厚，体温36.8℃。效不更方，原方加白术10g（第174条有"若其人大便硬，小便自利者，去桂加白术汤主之"）。

4月1日三诊：大便已软，其他无变化。原方去白术，生石膏加至90g，知母加至30g。至本书截稿时（4月7日），仍在服本方治疗。此例患者并无周身明显肿痛之处，用白虎汤治疗的标准，全在于舌质绛和苔黄厚腻。

吴宜兴老师在这篇文章的结尾总结道：

第174条是风湿痹证的较早期，虽有身体疼烦，但尚没有骨节疼烦，掣痛不得屈伸，近之则痛剧，故用桂枝附子汤祛风散寒利湿。因风湿痹证的病因为风寒湿三气杂至，合而成痹也。第176条的伤寒，脉浮滑，此表有热，里有寒；还有第175条的骨节疼烦，掣痛不得屈伸，近之则痛剧，汗出短气，乃是风湿痹证的较晚期。第175条的骨节疼烦，掣痛不得屈伸，近之则痛剧，汗出短气，是介于桂枝附子汤和白虎汤之间，它可以用甘草附子汤除湿散寒，又可以用白虎汤清热泻火，区别的标准只在于脉浮虚而涩和脉浮滑。

吴宜兴老师在从另外一个角度来证明，这条条文应该是记录热痹的证治。他的解释，我认为特别有道理。他把白虎汤的前后条文做了系统的分析与对照，认为宋本第174条到第177条这4条条文排在一起不是偶然的，而是作者一种精深的构思。为什么？因为这4条条文都跟风寒湿热痹有关。第一条去桂加白术汤证是一个寒湿痹证；第175条甘草附子汤证是更加严重的寒湿痹证；第176条白虎汤证是寒湿痹热化证；第177条炙甘草汤证是寒湿痹影响到心脏的病证。我们从第177条"伤寒，脉结代，心动悸"的首句是"伤寒"二字中就可以看出端倪。大论把风寒湿痹的症状排列在一起进行讨论，这种思路对于白虎汤是热痹的解释就顺理成章了。

吴宜兴老师独到的见解与临床实践的佐证令人信服，再加上汉方家宇津木昆台对于"寒"字是"凝滞的气血水"的解释，以及田畑隆一郎对于石膏、知母能够主治"骨节疼烦"的经验，使我终于读懂与领会了"伤寒，脉浮滑，表有热，里有寒者，白虎汤主之"这条条文。

3. 医案介绍

贾某，女，35岁。旅游骑马摔伤后，左膝关节肿胀疼痛1年余，近1个月症状明显加重，关节肿胀，上楼梯尚可，而下楼梯则痛不可忍。曾经西医诊治，认为是膝关节炎、滑膜积水，治疗3个月有效，但停药复发。中医诊为热痹，投越婢加术汤、桂枝芍药知母汤、木防己汤等疗效平平。虽然针灸有效，然而难以坚持。2000年8月10日就诊。诊时患者自觉烦热，口渴，欲冷饮，汗多。左膝关节肿大，局部灼热。舌淡红，薄白苔，脉象滑数。腹诊，腹肌弹力中等偏强。投桂枝白虎汤7帖。

处方：生石膏60g，知母15g，甘草6g，粳米20g，桂枝20g。

服药3帖，手足烦热不安，失眠，咽喉疼痛。患者自述，服前中药方都因有如此热性反应而停药。于是让患者把剩下的4帖药方去掉桂枝继续服用。服后左膝关节红肿肿胀疼痛大为好转。守方不变，同时予以不留针的天平疗法。坚持治疗一个半月而愈，随访1年未见复发。天平疗法就是病位交叉对应取穴。这种取穴法在《内经》中叫作缪刺，日本针灸家称之为"天平疗法"，对肢体与关节疼痛的疗效比较显著。它可以分两种，一种是左右对称取穴，一种是左右、上下、前后大交叉取穴。

4. 白虎汤治热痹

白虎汤治疗热痹的悬案萦绕在我脑中大半辈子，正当我渐渐放下的时候，却又出现了新的思想波澜。我在翻看清代陈修园《长沙方歌括·白虎汤》时，无意之中看见了如下的一段文字：

蔚按：白虎汤，《伤寒论》凡三见，太阳条治脉浮滑，而原本此方列于太阳条"甘草附子汤"之下者，言外见风寒湿燥火之气，俱括于太阳之内，且下一条"炙甘草汤"亦即润燥之剂，可知《伤寒论》非止治风寒二气也。

原来陈修园医学团队是发现"非常奥秘之处"的吹哨人。他们早就通过《伤寒论》条文排列的结构，勘破了白虎汤治疗风寒湿化热痹症的秘密。吴宜兴老师观点的源头，就来源于陈修园的《长沙方歌诀》。中医对《伤寒论》的研究是一波一波地传承，吴宜兴老师的研究正是陈修园医学思想的历史回音，中医学累积性的发展信息埋藏得很深很深啊！

5. 问题讨论

问：请问老师，白虎汤在临床上如何活用？

答：经方的活用是《伤寒论》的核心问题，白虎汤也不例外，而具体病例不胜枚举，需要自己慢慢地去体悟。我在这里转录一则黄煌教授活用白虎汤的病例，这则病例是温兴韬医师在《经方临床入门快捷方式》一文中介绍的，对他很有启发与帮助，并且在临床上仿照黄煌教授的证治思路也获得了奇效。

1995年随恩师黄煌教授系统学习经方时，目睹恩师用经方治疑难杂病获奇效，然而对我触动最大的却是恩师独特的临床思维。曾有一19岁女子患崩漏3年，重度贫血。历经中西医诊疗无效，西医妇科专家建议切除子宫，被家长拒绝。患者被其父背着来就诊，当时天寒大雪，患者却不断地喝冷水，恩师据此并结合其脉证选用白虎加阿胶汤，病情迅速好转，直到治愈。对时方医来说，给崩漏患者用白虎汤是无法想象的。进修结束后回本院，恰遇一女年近五旬，患崩漏大半年，查为子宫肌瘤，妇科认为必须手术，患者拒不从。观其有口渴多饮等，投白虎加阿胶汤 10 剂而愈。

本人临证多年曾遇一白虎汤奇案。一八旬老妇来诊，诉近四五年不可进热的饮食，三九天亦不可食热饭菜，且须将饭冷却结冰食之方舒，余无所苦。观其精神饱满，形体健壮，唯诊其脉滑，舌无异常。考虑再三，投以白虎汤一试。不料，药后竟恢复如常，随访多年未发。

读了黄煌教授与温兴韬医师活用白虎汤的病例，使我深深为其有胆有识、眼明心细及处方用药的规范所折服。温兴韬医师是一个传统的中医师，但他能够意识到自己中医药学视野的内在局限性，主动寻找到黄煌教授学习经方，走上了不断地自我超越的道路。对于经方理念曾经被长期屏蔽的中医界，对于一个不知道方证相对应是何物的中医师，重新学习经方医学所面临的问题，的确是水阔波狂、"压力山大"。然而温兴韬医师经历了一场脱胎换骨的蜕变之后，从逻辑层次进入先逻辑的层次，终于破茧而出，而且建立起自己的经方医学体系。他学习经方的经历，不仅仅令人敬服，还值得研究和发扬。

第65讲　康治本第42条——白虎加人参汤证治①

1. 学习条文

第42条：伤寒，下后不解，热结在里，表里但热，时时恶风，大渴，舌上干燥而烦，欲饮水数升者，白虎加人参（汤主之）。

条文里最后的"汤主之"三字，康治本中是没有的，现在根据宋本补上去。

太阳伤寒期间，用下法后病证仍未解除。蕴热于里，表里俱热。时时感觉恶风，大渴，舌苔干燥而心烦不安，想喝大量的水，用白虎加人参汤主治。

2. 词语解读

（1）伤寒，下后不解：为太阳伤寒用下法，属误治。表证虽去，但病证未除，邪热内入而结于里。

（2）热结在里：是邪热传内而结于里。长泽元夫博士在《康治本伤寒论之研究》中认为，"热结在里"是整个条文的主眼。"热结在里"四字在康平本的该条中是嵌注，可见后人嵌注的两面性，既有利于初学者对于条文的理解，但也改变了条文的原始结构。

（3）表里但热：太阳表证已除，里热蒸透于外，因此表里俱热。

（4）时时恶风：是一天当中有时候感觉恶风。其"时时恶风"与表证不间断的恶风不同，是阳气开始衰弱的先兆。而和康治本第43条白虎加人参汤证的"背微恶寒"同义，是人参证的表现。同时区别于"胃家实"的只恶热、不恶风、不恶寒的承气汤证。联系康治本第65条"伤寒，脉滑而厥者，里有热，白虎汤主之"的条文，就知道白虎加人参汤证与四逆汤证也只有一步之遥。所以不要认为白虎加人参汤证与四逆汤证有水火之隔、天地之遥。

（5）大渴：热伤津液就会口干欲饮，津液消耗得多，就更加口渴欲饮。

（6）欲饮水数升：形容患者内心强烈要求饮水的欲望。荒木性次氏在《古方药囊·白虎加人参汤》中称："本方证渴为第一。"

（7）人参：人参在养胃的基础上生津液。古人曰："口至干，舌至燥，无津液也极矣。能生津液神速者，莫若人参，故加之。"

条文概括起来可做如下解读：患伤寒，有表里之证，若下后，表证虽去，但病证仍然不解，热结于里，里热甚，里热透表，形成表里俱热的状态。大量的津液消耗出现了大渴、舌干、频频欲饮水等里热的症状，也出现病证陷入阴证的"时时恶风"之征兆。"时时恶风"不仅有别于表证的恶风，也明确提示该证和无恶风恶寒而只有发热的阳明腑实证的区别，此为白虎加人参汤的主治之证。因为该证既有表里俱热的白虎汤证，又有失去大量体液"时时恶风"的虚象，所以于白虎汤再加人参以养胃生津。

3. 条文对照

康治本第 42 条到了《金匮》消渴小便利淋病篇就简化为："渴欲饮水，口干舌燥者，白虎加人参汤主之。"

远田裕正教授指出，康治本第 42 条到了宋本就变成了第 168 条与 222 条。宋本编者把《金匮》消渴小便利淋病篇中条文"渴欲饮水，口干舌燥者，白虎加人参汤主之"的首句前加一个"若"字，抄入了宋本第 222 条，同时又将康治本第 42 条增加了说明成分后，抄入宋本第 168 条。条文云："伤寒，若吐若下后，七八日不解，热结在里，表里俱热，时时恶风，大渴，舌上干燥而烦，欲饮水数升者，白虎加人参汤主之。"

4. 吴鞠通谈白虎加人参汤

吴鞠通在《温病条辨·白虎加人参汤》中写道："太阴温病，脉浮大而芤，汗大出，微喘，甚至鼻孔扇者，白虎加人参汤主之；脉若散大者，急用之，倍人参。浮大而芤，几于散矣，阴虚而阳不固也。补阴药有鞭长莫及之虞，惟白虎退邪阳，人参固正阳，使阳能生阴，乃救化源欲绝之妙法也。汗涌，鼻扇，脉散，皆化源欲绝之征兆也。"

吴鞠通认为白虎加人参汤证不但阳明热盛，而且具有"阴虚而阳不固"的津气耗伤严重之危象。在这样状态下，"补阴药有鞭长莫及之虞，惟白虎退邪阳，人参固正阳，使阳能生阴，乃救化源欲绝之妙法也"。他精当、中肯地分析了为什么使用人参而不使用生地等滋养津液药物的道理。"急用之，倍人参" 6 个字，真是神来之笔，把白虎加人参汤证的危重性，如果处理不当或处理不及时的可怕后果全盘托出。结尾句他一针见血地警示医者："汗涌，鼻扇，脉散，皆化源欲绝之征兆也。"可见我前面所说的"白虎加人参汤证与四逆汤证也只有一步之遥"并非夸大其词。

5. 李同宪对白虎加人参汤的认识

李同宪在《伤寒论现代解读·白虎加人参汤》中写道："白虎汤证的病理学基础是高烧、大量出汗，引起机体失水失盐，所以出现极度口渴、烦躁。白虎加人参汤证的津液亏损比较严重，比白虎汤证的'汗''渴'更剧烈。脉象无力或虚数，将近进入休克状态。白虎汤是一个不发汗的解热剂，热退后，水电解质紊乱会自动调整。白虎加人参汤除了具有白虎汤的作用外，人参起到防止休克的发生，全身调整的作用。白虎加人参汤证与高热伴休克代偿期是一个证态，白虎汤证与高热伴轻度失水失盐是一个证态。"

李同宪的分析与吴鞠通的观点如出一辙。

远田裕正认为，石膏的基本作用是抑制经过皮肤和胃肠道的一种排水反应，间接地改善了血管内水分减少的状态，其结果经过肾脏的血流会增加，对肾脏的排水有促进作用。

6. 白虎加人参汤方中的药物排列次序、形成过程、治疗目标

（1）白虎加人参汤的药物排列次序

康治本：石膏一斤（碎），知母六两，甘草二两（炙），粳米六合，人参二两。

宋本：知母六两，石膏一斤（碎），甘草二两（炙），人参二两，粳米六合。

白虎汤、白虎加人参汤方的第一味药在康治本中是石膏，而在宋本中则是知母。因此，后世医家就白虎汤、白虎加人参汤方的主药到底是石膏还是知母引起了争议。

（2）白虎加人参汤的组成过程（《近代汉方各论》）

石膏甘草＋知母甘草→石膏知母甘草

石膏知母甘草＋粳米→石膏知母甘草粳米（白虎汤）

石膏知母甘草粳米＋人参→石膏知母甘草粳米人参（白虎加人参汤）

康治本中白虎加人参汤药方中药物排列次序（石膏知母甘草粳米人参）和它的组成过程成正相关，然而在宋本中这种由组方所形成的药方中药物排列次序的规则已经荡然无存了。

（3）白虎加人参汤治疗目标（《伤寒论广义》）：大渴引饮，烦躁，心下痞硬者。

（4）白虎加人参汤证中的药证（《近代汉方各论》）：大渴引饮（知母、石膏、粳米），烦躁（甘草、石膏），心下痞硬（人参）者。

7. 白虎加人参汤方后文字比较

通过康治本、《金匮》、宋本等三个文本中白虎加人参汤方后文字的比较，我们也可以看到伤寒学是沿着以下次序而衍化的证据：康治本→《金匮》→宋本。

康治本第42条：上五味，以水一斗，煮米熟汤成，去滓，温服一升。

《金匮》暍病篇：上五味，以水一斗，煮米熟汤成，去滓，温服一升。

宋本第168条：上五味，以水一斗，煮米热汤成，去滓，温服一升，日三服。此方立夏后、立秋前乃可服，立秋后不可服，正月二月三月尚凛冷，亦不可与服之，与之则呕利而腹痛。诸亡血虚家亦不可与，得之则腹痛利者，但可温之，当愈。

诸位从以上三条白虎加人参汤方后文字的比较中发现什么了吗？

康治本、《金匮》都是"上五味，以水一斗，煮米熟汤成，去滓，温服一升"，而宋本方后添加了"此方立夏后、立秋前乃可服，立秋后不可服，正月二月三月尚凛冷，亦不可与服之……"这段禁忌文字。宋本根据节气用药的思想，对于伤寒学的方证辨证而随证治之的损害极为严重。它的出现由来已久，在《金匮》杂疗方中就已经出现过四季加减和逐月加减的叙述，其中柴胡饮子可以看作是个代表。不过《金匮》杂疗方是作为《金匮》的附录部分而存在，不代表《金匮》的主体医学观点。

康治本白虎加人参汤方后没有这段禁忌文字，到了《金匮》喝病篇，白虎加人参汤成为治疗喝病的专病专方，而到了宋本方才出现这段禁忌文字，并且是围绕着喝病发生的节气来论叙的。大家比较一下，真正体现出经方医学方证相对应诊治原则的是哪一个文本？毋庸置疑，当然是康治本，正如汉方家中西惟忠在《伤寒论之研究》所说的那样："仲景之术不论四时，唯邪为法。"

因此，我们只有沿着"康治本→《金匮》→宋本"的文本发生学的角度来解读宋本方后的这段禁忌文字，才能够得到合理的解释。

宋本白虎加人参汤药方后的"此方立夏以后、立秋之前乃可服"这段话，把白虎加人参汤的治疗时间给锁死了，这是外因决定论，强调外因比内因还重要的错误思想。并且规定"立秋后不可服"和"正月二月三月尚凛冷，亦不可与服之"，假如"立夏以前"或"立秋之后"，患者出现白虎加人参汤证，按照宋本讲就不能服了。假如服了，就会"呕利而腹痛"。这样一种说法，经方医学的随证治之观点就被冲击了，被淹没了。在康治本里就没有这种不符合辨证施治原则的观点，只要有白虎加人参汤证，就应该用白虎加人参汤，不必限于季节时间。

如果我们沿着宋本白虎加人参汤方后的文字延伸思考下去，那这种思维倾向带来的后果将是灾难性的。温病学说就把这种思想发展到了以季节来命名病名的程度。比如我们现在耳熟能详的什么"春温""暑温""暑湿""秋燥""秋温""冬温"等，都是以病因来命名的病名。

静心想来，并不奇怪。这是由于古往今来的医者内心，冥冥之中都在寻找着具体的致病因素，这样的追求到了明清时期达到高峰。关于寒邪温邪之争，从皮毛入还是从口鼻入，新感还是伏邪，伏在哪里，以及季节、气化等，都是过分强调了人与环境相互作用中的环境因素、气候因素、致病因素。一般医家就不必说了，就连被陆懋修先生赞誉为"仲景往矣，2000 年后，升堂而入室者，非先生其谁欤"的莫枚士先生也会陷入其中，难以自拔。其所著的《研经言·疟论》就是一篇具有代表性的过分强调季节环境因素的文字。现转录如下：

叶案治疟，不用柴胡，徐评非之。解之者曰：治伤寒少阳正疟用柴胡，治秋间寒热类疟不用柴胡。泉应之曰：否，不然。《素问·疟论》以夏伤于暑为端，而余疟附焉，是秋间寒热之为正疟，经有明文。《病源》《千金》皆本经说。《外台》既列《病源》之论，而所集方不下千首，鲜用柴胡者。可见谓秋间之寒热，不用柴胡则是，而指为类疟则非。仲景于少阳篇明言往来寒热，形如疟状。"如疟"二字，正类疟之谓。少阳症之为类疟，出于仲景亲口，今反指为正疟何耶？但诸医犹止误于论症，徐氏则并论治亦误。何以言之？伤寒邪从表入，其里无根，以柴胡提之则出；夏秋之病，新凉在外，而蕴暑在中，其里有根，若以柴胡提之，则外邪虽解，而内热即升，横流冲决，不可复制，往往有耳聋、目赤、谵语神昏、汗漏体枯，延成不治者，不得不以徐说为淫辞之助也。噫！亦究古训而已矣。

条文中讨论临床诊治服药的方法，不从患者现场的脉症出发展开辨证用药，而是注重四季外邪的特性，可谓是舍近求远，舍本从末之举。呜呼，何其痛哉！中医学的现实生命力和理论价值恰恰在于：极端重视和紧紧抓住疾病过程中人的抗病系统的整体脉症反应。

8. 医案介绍

现在介绍《续名医类案》中记载的一则白虎加人参汤治案。

翁具茨感冒壮热，舌生黑苔，烦渴，势甚剧。诸昆仲环视挥泪，群医束手，缪以大剂白虎汤加人参三钱，一剂立苏。或问缪治伤寒有秘方乎？缪曰熟读仲景书，即秘方也。

患者外感高热，其临床发病与主症和条文上的方证叙述相契合。缪医生诊治时以"壮热，舌生黑苔，烦渴，势甚剧"为主症，投大剂白虎汤加人参，可谓是方证相对应，因此"一剂立苏"。结尾的一句"缪曰熟读仲景书，即秘方也"，的确是肺腑之言。"读仲景书"还是他度与师度，"熟读"有悟，才能趋于自度。

9. 白虎加人参汤证的方证鉴别

（1）白虎加人参汤证：以发热、口渴为主症。即烦热口渴而口舌干燥，饮水数升，口干不解，仍欲饮者。脉多洪大，大便硬，心下痞硬，时时恶风，背寒小便频者。

（2）白虎汤证：烦渴，高热，津亏不严重。

（3）竹叶石膏汤证：大热后余热未尽，皮肤枯燥，体力衰弱。主诉胸中烦闷，呼吸急促，口渴，或发生呕吐者。

（4）五苓散证：口渴，小便不利，水逆，心下部振水音。

（5）肾气丸证：以腰以下出现脱力感，膝盖无力、容易跌倒，口渴，夜尿频频，少腹肌肉软弱无力或拘急。

方证鉴别重点：白虎加人参汤证、五苓散证、肾气丸证都有口渴之症状，但是白虎加人参汤证有烦渴、脉洪大，而无小便不利；五苓散证口渴、小便不利而脉浮；肾气丸证以腰以下出现脱力感、烦渴、下腹部弛缓或拘急为特征。

龙野一雄对白虎加人参汤的方证鉴别是：白虎加人参汤证当然有烦渴，但是没有小便不利；五苓散、猪苓散证也有烦渴的症状，但是都有小便不利；肾气丸证也有烦渴，小便不利或自利，但是有一个容易抓住的腹证，是下腹部的肌肉比较松弛，出现下腹不仁或下腹拘急。

10. 问题讨论

问：白虎加人参汤的应用条件是非三阴证，非虚证。但是它的临床表现（发热、口渴饮水、汗多、小便自利、烦躁、时时恶风、背微恶寒等症状）中有背恶寒、小便自利等虚证表现。这些虚证表现和白虎加人参汤证的非虚证状态，是否有矛盾？

答：白虎加人参汤归属于和法，当然不是治疗三阴病虚证的药方。然而白虎加人参汤证里面的确有小便自利、时时恶风、背微恶寒这些虚性症状的存在，这样看来好像有矛盾，其实它是矛盾中的一种统一。为什么呢？我讲三点。

第一，方证是各种药证的一个整合体，白虎加人参汤里面，除了石膏、知母具有清热祛邪的作用以外，粳米、甘草、人参则都有扶正储水的作用，是针对白虎加人参汤证里存在的小便自利、时时恶风、背微恶寒等虚性症状。也就是说，白虎加人参汤证不是虚证，但是白虎加人参汤中的一些药物是针对其中的虚性症状。这类情况在经方中很常见，如半夏泻心汤这一类方，它整个治疗不是虚证的，但是它里面的人参、大枣、甘草这些药物是可以治疗虚证的。所以不要认为一个小便自利症状就是虚证了，就认为和整个方的治疗目标有矛盾。

第二，在外感热病过程中，阳明病一般都是由太阳病转化而来的，即先是太阳病，然后得不到正确的治疗以后，转化为整个阳明病；或者治疗是正确的，但病邪非常强大，整个症状在太阳病只解决了一部分，最终还是慢慢地转化为阳明病，这样的情况很多。

从病因、病机这个角度来看，阳明病比太阳病更为趋向于热实证，但我们从人体津液的储存总量来看却并不一定是这样。太阳病刚起，正邪反应不如阳明病强烈，因此人体津液消耗也比阳明病少，而热实证的阳明病，人体津液储存总量就要比太阳病少。从这一点上，阳明病比太阳病更为趋向于虚证。阳明病抗病已经到了高潮，消耗也非常厉害，所以就有向虚演变的可能性。高热、大汗等症状消耗了大量的津液，津液是阳气，津液总量减少以后，就会出现小便自利、时时恶风、背微恶寒等阳虚的症状，这是病证趋向阴证的先兆。

第三，外感热病中的白虎汤证、白虎加人参汤证，由于大量津液消耗，从而陷入阴证的可能性增大。康治本最后一条第65条就讲："伤寒，脉滑而厥者，里有热，白虎汤主之。"虽然是里有热，脉象还是滑的，但是手脚已经出现厥冷。这个手脚已经出现厥冷不是假寒，而是感染性休克的前兆。假如"脉滑而厥者"的白虎加人参汤证不能及时得以控制，体能津液消耗更大，其脉滑也会衍变为脉沉微细而厥，此时就是一个亡阳厥逆休克状态的四逆汤证了。所以讲，在一个非三阴病的这种症状里面，也存在有一种三阴病的虚性症状，白虎加人参汤证就是一个典型，我们对这个问题要有清醒的认识。我也想过，其中能否或如何才能生长出新的"理论"问题，这也是一直困扰着我的一个问题。

第 66 讲　康治本第 43 条——白虎加人参汤证治②

1.学习条文

第 43 条：伤寒无大热，口燥渴，心烦，背微恶寒者，白虎加人参汤主之。

在外感热病时，没有恶寒，身热，口燥而渴，心中烦，背部深处寒气凛然，用白虎加人参汤主治。

2.词语解释

无大热：一般把太阳病的恶寒发热和阳明病腑实证的潮热称为大热，"无大热"则是作为排除太阳表证与阳明腑实证而出现的身热。康治本中有三处条文提到"无大热"。一是第 18 条的干姜附子汤证，二是第 19 条麻杏甘石汤证，三是第 43 条的白虎加人参汤证。

背微恶寒：背部微恶寒，不同于表证的恶寒。如果是表证，则当周身恶寒，而不单单是背恶寒。"微恶寒"，不是轻微的恶寒。微，是幽微的微。微者，不甚显示于外而充溢于内的意思。杨大华从另一个角度来佐证"背微恶寒"不是背部轻微的恶寒。他说："事实上，如果是轻微的恶寒，古人通常不会多费笔墨来描述的，那种情况没有多大临床意义，是可以忽略不计的。"

《临床应用汉方处方解说·白虎加人参汤》记载了奥田谦藏先生诊治其学生藤平健博士感冒发热的一则病例，可以用来佐证"背微恶寒"不是轻微的恶寒。病例转录如下：

1 月 15 日，发病后第 5 日，服用葛根汤、小柴胡汤加石膏、小柴胡汤合白虎加人参汤，病情未见好转。因为痛苦，晨 4 时即醒来。严重口渴，一口喝下一玻璃杯水。心前区不适，高热达 40.2℃，头面、身躯、四肢汗出如洗。然而，脊背寒如泡在冷水中。心下痞硬，鸠尾至脐腹满而上冲。晨 5 时，不待天明即给奥田先生打电话，主诉胸中痛苦难忍，辗转反侧。8 时，热度为 39.7℃，或感冒，或肠伤寒，或败血症，令人不解。10 时，奥田先生至而诊之：其脉洪大，烦渴自汗，背恶寒，心下痞硬等。诊为典型三阳合病，完全符合白虎加人参汤证。背微恶寒，微为幽微之微，即恶寒源于身之深处。服用白虎加人参汤 1 小时，恶寒、心下痞硬先消失，随之背中变温，心下轻爽。3 个半小时，体温已降至 37.5℃，诸症全部消失，有食欲，很快入睡。

3. 关于"背微恶寒"

宋本与康治本第 43 条相对应的条文是第 169 条："伤寒无大热，口燥渴，心烦，背微恶寒者，白虎加人参汤主之。"其内容基本上是一样的。

历代研究《伤寒论》的医家对该条有代表性的注释如下：

《医宗金鉴》对该条的解释为："伤寒身无大热，知热渐去表入里也。口燥渴心烦，知热已入阳明也。虽有背微恶寒一症，似乎少阴，但少阴证口中和，今口燥渴，是口中不和也。背恶寒，非阳虚恶寒，乃阳明内热熏蒸于背，汗出肌疏，故微恶之也。主白虎汤以直走阳明，大清其热。加人参者，盖有意以顾肌疏也。"

吴谦等医家就没有像吴鞠通那样重视白虎加人参汤证中的"背微恶寒"一症，甚至认为此症是"非阳虚恶寒"。

章虚谷在《伤寒论本旨》中对该条的解释为："邪热入里，则表无大热也，口燥渴而心烦，内热已甚矣。热郁肺胃，阳不能舒，故心烦而背微恶寒，以白虎清之；加参助气，气旺则阳舒矣。此恐人疑背微恶寒为太阳未罢，故特申之，其余阳明证具，已在言外矣。"

《伤寒论译释》中该条的按语云："关于本证背微恶寒的机制，《金鉴》断定非阳虚恶寒，乃是阳明内热熏蒸于背，汗出肌疏，故微恶之。章氏认为是热郁肺胃，阳不能舒，故心烦而背恶寒，不可误为太阳表证未罢。虽然理由有'肌疏'与'阳郁'的不同，但已认识到既非阳虚，也非表证，因此，对于深入理解背微恶寒一症都颇有参考价值。从辨证的角度来看，本证的背微恶寒，也可以说是真热假寒证。其中'口燥渴'，是辨别寒热真假的关键。"

《伤寒论译释》认为白虎加人参汤证的"背微恶寒，也可以说是真热假寒证"，这是用医经理论解释《伤寒论》的常规说辞。白虎加人参汤证是真热假寒证吗？这是一个值得深入讨论的理论问题。我认为如果把白虎加人参汤证中的"背微恶寒""时时恶寒"，以及"脉滑而厥"中的厥逆证视为假寒证的话，势必就把白虎加人参汤证中的"背微恶寒"与少阴病附子汤证的"背恶寒"区分开来了。其实这两个方证中的"背微恶寒"与"背恶寒"都是阳气虚的表现。白虎加人参汤和附子汤中都有人参，其方证都具有"心下痞硬""背恶寒"的症状。从疾病的发展来看，白虎加人参汤证与四逆汤证之间也只有一步之遥。李同宪在《伤寒论现代解读》中写道："白虎汤证的病理学基础是高烧、大量出汗，引起机体失水失盐，所以出现极度口渴、烦躁；白虎加人参汤证津液亏损比较严重，比白虎汤证的'汗''渴'更剧烈，脉象无力或虚数，将近进入休克状态。白虎汤是一个不发汗的解热剂，热退后，水电解质紊乱会自动调整；白虎加人参汤除了具有白虎汤的作用外，人参起到防止休克的发生，全身调整的作用。白虎加人参汤证与高热伴休克代偿期是一个证态，白虎汤证与高热伴轻度失水失盐是一个证态。"

试想白虎加人参汤证这样的一个"高热伴休克代偿期"的方证会是假寒证吗？杨大华从心理学、认识论的角度探讨了这一问题，他认为："其实寒热真假的这一'假'字，就体现出我们对不合自己逻辑思维的事物进行了语言和思想上的自我欺骗。"（《我认识的病因》）

我们应该把"大汗淋漓不止""背微恶寒""时时恶寒"，以及"脉滑而厥"的白虎加人参汤证视为已经出现阳气衰落的先兆病证，这样才能在这危急的"高热伴休克代偿期"做出正确的处方用药。

4. 白虎汤类方的三阴三阳归属问题

三阴三阳提纲证是疾病全过程、全局的症，如果抓住了提纲证就抓住了病的主症。讨论白虎汤类方的三阴三阳归属问题是一件颇有趣味的事情。方证与三阴三阳的关系涉及疾病的全过程、全局与疾病发展过程中某一个阶段方证状态的辩证关系。这使我想到了日本汉方家剑持久氏的四神（四柱）八汤立体构成图。

从图1、图2中我们可以发现白虎汤和小柴胡汤都归属于和法，这就进一步证实了阳明病提纲证的科学性。

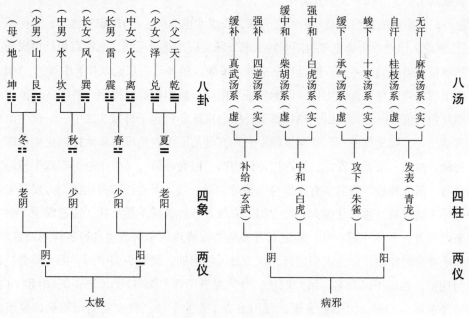

图1　易的生成图和四柱八汤立体构成图（剑持久原图）

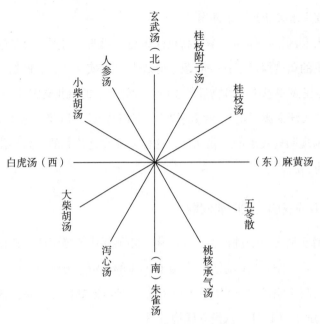

图 2　处方的圆形配置图

这两幅图中都把白虎汤归属于和法（即少阳病）的范畴，那么它的根据又是什么呢？

我概括了一下有以下 5 个方面：

第一，阳明病的提纲证是"阳明之为病，胃家实也"。实，乃胃家实之实，大便不通是也。《伤寒论》已经很明确地规定阳明腑实承气汤类证才是阳明病，而没有包括白虎汤类方证。陆渊雷曾经提到这一点，然而其结论并不清晰。他在《伤寒论今释》中写道："如吾所言，则阳明病当以白虎证为主体，以承气证为附庸。然阳明篇之提纲'胃家实'单指承气证，不及白虎证——古人又以大热证属胃，则白虎证亦可包于胃家实之中——篇中论列又皆侧重承气证，则又何也？"陆渊雷顾左右而言他的原因，是没有从治疗四法的角度去分类。玄武、白虎、朱雀、青龙，是古代神话中的"四大神兽"，《伤寒论》有四个核心方剂的命名与"四大神兽"的名字有直接与间接的关联。当先人通过麻黄桂枝类方发汗来改善各种各样不适症状，通过甘遂大黄类方泻下来改善各种各样不适症状，通过附子干姜类方温热来改善各种各样不适症状，通过石膏柴胡类方清热调和来改善各种各样不适症状时，由于异乎寻常的疗效，让先人们惊奇，认为是天佐神助，就和头脑中的"四大神兽"进行联想与比拟，然后予以命名。治疗四法，分为发表（青龙）、攻下（朱雀）、中和（白虎）和补给（玄武）四种。太阳病表证，要用发表（青龙）法；胃家实的阳明病，要用攻下（朱雀）法；所谓阳明外证的白虎汤类方证是少阳病位，故治疗要用中和（白虎）法；三阴病的虚证，治疗则要用补给（玄武）法。这是前经方时代以治法为纲领，把所有的方证进行分类的模式。如果白虎汤类方证也是归属于阳明病，难道阳明病在四法之中要独占两个位置吗？

中国中医药出版社的刘观涛老师有一次在电话里和我聊天，讨论《伤寒论》的三阴三阳。他提出了一个意味深长的问题。他说，如果把三阴三阳压缩为四经，能够去掉的是哪两条经？

三阴病具有共同的性质，是整体的功能与津血不足，即阳气虚、阴血虚，以及阴阳并虚。因此，我的回答是：在不得已的前提下，只能把三阴病作为一个虚证看待。这样一来，三阴三阳就衍化成太阳病、阳明病、少阳病和三阴病，而为三阳一阴。诸位想想看，在三阳一阴系统中，白虎汤应该如何归属？

用远田裕正"个体病理学"的观点来划分药方群的话，可以分为两大类：一类是储水作用的药方群，另一类是排水作用的药方群。储水作用的药方群就是干姜甘草汤类方、芍药甘草汤类方、芍药甘草附子汤类方。排水作用的药方群，又可以分为强排水与弱排水。麻黄汤、桂枝汤是强排水的发汗剂；十枣汤、承气汤类是强排水的泻下剂；白虎汤、柴胡汤、泻心汤、栀子豉汤、麻杏甘石汤、苓桂术甘汤类是弱排水的利尿剂。总之，可以分为发汗、泻下、利尿、储水四类。如果把三阴三阳与四类治法联系起来的话，那就是太阳病——发汗，阳明病——泻下，少阳病——利尿，三阴病——储水。那白虎汤类方归属于"少阳病——利尿"范畴就确凿无疑了。

第二，"少阳之为病，口苦，咽干，目眩"的提纲证并不是柴胡汤证所独自具备的，它也经常出现在白虎汤证、泻心汤证、栀子豉汤证中。胡希恕老在《胡希恕讲伤寒论》说过："口苦、咽干、目眩，这一系列的问题是一个必然的反应。所以拿它作少阳病的一个特征是比较正确的。但也有不是的地方。这段的意思是这样的：少阳病不是特殊的病，只要在临床上遇到口苦、咽干、目眩这一系列症状，可以肯定是少阳病证。这是辨少阳病的特征。"白虎汤类方证是里热伤津，临床也会出现口苦、咽干、目眩，因此也是少阳病无疑。

第三，诸多医家认为，确定少阳病比较好的方法是排除法。冯世纶也是持这个意见。只要在三阳病的阶段，患者"不可发汗""不可吐下"就是少阳病，白虎汤证完全符合以上要求。

第四，《伤寒论》白虎汤证是阳明外证，《温病条辨》白虎汤是辛凉重剂，我们可以体会到阳明外证是夹在表热证与里热证之间，应该是少阳病的方证。

《伤寒论》中少阳病的方证占大部分。在辨证时，不仅符合"口苦，咽干，目眩者"是少阳病，而且还有许许多多病证可以通过排除法，进入到少阳病之中。如患者没有形寒肢冷或烦热失眠、脉沉浮弱的三阴症状，没有太阳病证，没有可攻下的"胃家实"症状，都可归属于少阳病的范畴。由此可见，白虎汤证在治法上归属于和法，在三阴三阳分类中归属于所谓的"阳明外证"，其实都是少阳病的范畴。

第五，康治本中的白虎汤类方证条文除了第65条"脉滑而厥"的白虎汤证安排在相当于宋本的厥阴病篇的最后、第47条"三阳合病"的白虎汤证安排在相当于宋本的阳明病篇外，其余的四条（第 10、41、42、43 条）的白虎汤类方证都安排在相当于宋本的太阳病篇，特别是第 43 条"无大热，口燥渴，心烦，背微恶寒者"的白虎汤证，被安排在第 44 条"阳明之为病，胃实也"的阳明病提纲证之前，成了名副其实的"阳明外证"。

至此，太阳病证条文就全部讲完了。下一讲就要讨论康治本第 44 条阳明病提纲证了。在新的条文开始之前，我们要进行一次小结，同时要和宋本的条文进行比较。

5. 问题讨论

问：风热表证和风寒表证入里化热，从方证辨证的角度怎么鉴别？

答：风热表证和风寒表证，是主流中医学的概念，是把外感六淫作为病因病机的证型。古往今来的医者内心，冥冥中在寻找着具体的致病因素，如朱丹溪在《丹溪心法·治病必求于本》中说："将以施其疗疾之法，当以穷其受病之源。盖疾疢之原，不离于阴阳之二邪也。"朱丹溪这里的阴阳是指病邪的性质。然而经方医学所使用的"阴阳"概念强调的是机体在抗病时的虚实寒热状态。柯韵伯云："夫病寒病热，当审查其人阴阳之盛衰。"

陆渊雷在《伤寒论今释·补正》中对于伤寒、温热与新感、伏邪之类概念的批驳十分有力。他说："最普通的伤寒定义有两说：其一，冬时感寒即发者为伤寒；冬时感寒不即发，挨到春天发病为温病。夏天发病为热病；若夏天感了暑气发病的为暑病……这话说来好听，实际完全不中用。因为春天、夏天发的病，你怎么分辨他是新感，还是冬天感了挨下来的呢？若说看他证候，那你依着证候用药便罢，何必绕那渺茫圈儿，妄说新感旧感呢？其二，患者虽发热，面色清白、无病气者为伤寒；若面色油脏、病气触鼻者，为温热……这话更不对。依他所说，伤寒不过仲景的'太阳病'，温热不过仲景的'阳明病'，阳明病正是《伤寒论》中一部分，也有阳明方去治，怎说用不得伤寒方？总之，是以耳作目，盲从附和地瞎说罢了。"

那从方证辨证的角度怎么看待风热表证与风寒表证入里化热呢？

风热表证在概念上相当于《伤寒论》的太阳温病。其症状是：发热，微恶风寒，头痛，口干，微渴，或有汗，舌边尖红赤，脉浮数。《伤寒论》没有和其脉症完全相对应的方证，温病学家创立的药方是银翘散与桑菊饮加石膏，银翘散里面含有辛温的荆芥，是针对风热表证症状中的"微恶风寒"。

太阳表证入里化热，主要是指太阳病已解而传入阳明病承气汤类方的腑实证与大陷胸汤类方的结胸病。还有一类是指已经没有太阳表证的阳明外证，如麻杏甘石汤、白虎汤、栀子豉汤等方证。

第67讲 康治本第32～43条小结

1. 条文回顾

康治本第32条到第43条，这12条条文相当于宋本太阳病的下篇。

第32条：伤寒，结胸热实，脉沉紧，心下痛，按之石硬者，陷胸汤主之。（宋本第135条）

本条举出伤寒，未经误下，邪气入里，而成结胸证的病例。"伤寒"二字提示该证严重。脉沉而紧，为水饮内停。结胸证，其腹证有特异性，为心下痛、按之如石样坚硬。此腹证为诊断陷胸汤证的主要依据。

第33条：太阳病，发汗而复下之，舌上燥，渴，日晡所有潮热，从心下至小腹硬满痛，不可近者，陷胸汤主之。（宋本第137条）

本条举出近似于阳明腑实证的重度结胸证，论述承气汤证与陷胸汤证的鉴别。由于太阳病再度发汗，并泻下之，导致体液损耗而身体失于滋润，所以舌上干燥而渴。日暮时分发潮热，与阳明病腑实证相似，但结胸证的潮热程度不如阳明病腑实证。腹证出现了从心下至小腹膨满、疼痛，按之石板样的硬。陷胸汤证是以心下为主，其影响范围抵及下腹，不同于以脐部为中心膨满的阳明病腑实证。

第34条：伤寒，发汗，而复下之后，胸胁满微结，小便不利，渴而不呕，但头汗出，往来寒热，心烦者，柴胡桂枝干姜汤主之。（宋本第147条）

本条论述病家患伤寒，已投予发汗剂，病未解，又复下之的诊治过程。治疗未必适当，因此导致胸胁部出现胀满、轻度变硬的感觉，小便减少，口渴，不呕。仅头部汗出，出现往来寒热、心烦的症状。依据上述症状与腹证，用柴胡桂枝干姜汤主治。

柴胡桂枝干姜汤为柴胡剂中用于虚证程度最重的药方。腹诊方面，胸胁苦满轻微，一般腹部肌肉的弹力弱，多见脐部悸动。口渴程度不严重，大便呈软便或秘结的情况。患者贫血貌，时有微寒、心悸、气短。

第35条：太阳病，发汗而复下之后，心下满硬痛者，为结胸。但满而不痛者，为痞，半夏泻心汤主之。（宋本第149条）

本条论述陷胸汤和半夏泻心汤的区别，所谓泻心即泻去心下有痞满感之意。患太阳伤寒，经过发汗又反复泻下之后，出现了心下部位膨满而硬痛的状态，则是陷胸汤主治的结胸证。如果仅仅是心下部位膨满而压痛并不明显的，则是痞满证，可以用半夏泻心汤。

第36条：太阳中风，下利呕逆，发作有时，头痛，心下痞硬满，引胁下痛，干呕短气，汗出不恶寒者，表解里未和也，十枣汤主之。（宋本第152条）

本条论述太阳中风夹水饮的证治。有水饮证体质或基础病者，又患邪气轻微的太阳中风。水饮为外邪所引动，出现反复泻利、呕吐。如果患者出现头痛，心下痞硬而胀满，牵引胁下疼痛，干呕，呼吸迫促，汗出而不恶寒，此为表证已解、里水尚未去的悬饮证，应当给予十枣汤泻下结于胸胁之水饮。

悬饮证，也是水结于胸胁，也有心下痞硬而满的腹证，与结胸证相似，但硬满压痛程度的区域与陷胸汤证有别，悬饮证有牵引胁下疼痛的特异性腹证。由此可见，两者有必要进行方证鉴别。

第37条：伤寒，汗出解之后，胃中不和，心下痞硬，干噫食臭，胁下有水气，腹中雷鸣下利者，生姜泻心汤主之。（宋本第157条）

本条论述伤寒表证解除后，胃肠消化机能不调和，心下部位膨满痞硬，所摄入饮食物的气味随噫气而出，胁下、腹中有水气，出现肠鸣音活跃而大便下利，此为生姜泻心汤主治之证。

第38条：伤寒中风，反二三下之，其人下利日数十行，谷不化，腹中雷鸣，心下痞硬满，干呕，心烦不得安，甘草泻心汤主之。（宋本第158条）

患伤寒或中风而有太阳表证，医者以泻下法。如此误治二三次之后，导致患者泻利多达日数十次，饮食物不能消化，腹中肠鸣不已，心下胃脘部痞塞膨满而硬，干呕，胸中烦苦而不能安宁，甘草泻心汤是其主治之方。痞证的甘草泻心汤证和结胸的陷胸汤证需要鉴别。两者虽然都有心下痞塞膨满而硬，但是痞硬疼痛的强度、硬度，以及痞硬疼痛的范围都不同。甘草泻心汤证是寒热交错，虚邪上逆所致，如果对其施以泻下之法，则虚邪越发上逆，心下满的病状反而变得更重。

宋本和康治本第38条相对应的条文是第158条：伤寒中风，医反下之，其人下利日数十行，谷不化，腹中雷鸣，心下痞硬而满，干呕心烦不得安。医见心下痛，谓病不尽，复下之，其痞益甚，此非结热，但以胃中虚，客气上逆，故使硬也，甘草泻心汤主之。

通过对照，宋本条文在"心烦不得安"后，增添了"医见心下痞，谓病不尽，复下之，其痞益甚，此非结热，但以胃中虚，客气上逆，故使硬也"33个字。在康平本中可以看到条文中的"此非热结"是作为旁注，"但以胃中虚，客气上逆，故使硬也"则作为嵌注。由此可见，康治本的条文简洁古朴，要言不烦，容易明白。

应用甘草泻心汤，宜参照《金匮》"狐惑之为病，状如伤寒，默默欲眠，目不得闭，卧起不安，不欲饮食，恶闻食臭，甘草泻心汤主之"条。

第39条：伤寒，胸中有热，胃中有邪气，腹中痛，欲呕吐者，黄连汤主之。（宋本第173条）

本条论述患伤寒，在胸中有热，在胃中有邪气，从而提示黄连汤证的腹中痛是由于胃中有邪气所致，呕吐为胸中有热所致。由于黄连汤证和半夏泻心汤证相似，而黄连汤证的病位较半夏泻心汤证居于上方，故用半夏泻心汤加减化裁，去治疗下利的黄芩而加入治疗冲逆的桂枝。大塚敬节的经验是："该方用于胃肠炎，其证候以腹痛、呕吐为主，而泻利较轻者，舌上多见厚白苔。"（《汉方诊疗之实际》）奥田谦藏的经验是："此方使用于心下部痞塞感、胃部停滞感、心中烦悸、食欲不振""腹部一带不甚紧张而软，时常显出右腹直肌轻微拘挛。"（《汉方の临床》第2卷第11号）

第40条：太阳与少阳合病，自下利者，黄芩汤主之。若呕者，黄芩加半夏生姜汤主之。（宋本第172条）

本条论述太阳病与少阳病同时发病，合病的结果出现了自下利，使用少阳和法的方剂黄芩汤。如果泻利而兼见呕恶时，则用黄芩加半夏生姜汤主治之。黄芩汤，特别是黄芩加半夏生姜汤是康治本中核心的药方，通过其衍化，才产生了小柴胡汤与半夏泻心汤等类方。

第41条：伤寒，脉浮滑，表有热，里有寒者，白虎汤主之。（宋本第176条）

本条因"表有热，里有寒"一句而产生种种问题。康平本无此语句，仅仅举出脉象而省略了其他症状。本条的脉浮滑实，则意味着白虎汤主治之证。因其里热透表，故脉浮；里有热，故脉滑。当然，对经典词语的解读，还是有接近或比较接近原意与曲解原意的区分，不能随便怎么讲都行。吴宜兴从条文前后结构排列的角度进行解读，认为"表有热，里有寒"句，是指白虎汤治疗风寒湿化热的热痹。我认为有一定的道理，宜进一步探索与研究。

第42条：伤寒，下后不解，热结在里，表里但热，时时恶风，大渴，舌上干燥而烦，欲饮水数升者，白虎加人参（汤主之）。（宋本第168条）

本条首句的"伤寒，下后"，含意颇深。因为"后"字的提示，可知伤寒表证已去。但里热波及于表，表里均发热。时时恶风，是热邪耗伤气津欲陷入阴病之先兆，并非太阳表证的残存。"时时"二字，提示该恶风不同于表证的恶风，也不同于无恶风恶寒而只有发热的阳明腑实证。"大渴，舌上干燥而烦，欲饮水数升"的症状，提示里热之甚而津液大伤。白虎加人参汤证既有内热炽盛，又现气津耗伤之危象，治疗应该在白虎汤清热保液的同时，加人参养胃生津。如果病象危重，药方中的人参，要用上好的别直参。

第43条：伤寒无大热，口燥渴，心烦，背微恶寒者，白虎加人参汤主之。（宋本第169条）

所谓"大热"，一般是指体表之热与阳明腑实证之潮热。条文中的"无大热"，意味着既无表热，也无阳明腑实之潮热。"背微恶寒"要细细品味，不可轻易地放过，它既有别于疑似的太阳病表证，又有别于少阴病疑似的附子汤证。"无大热"与"背微恶寒"这两句有方证鉴别之意味。前条举出里热透表、表里俱热的病机，而本条则为热邪蕴内、气津耗伤之危象。

宋本太阳病篇最后3条条文都是白虎汤类方证的证治，接下去就是阳明病篇的论叙了。其篇章结构与条文排列的设计有何寓意？是否暗示白虎汤类方证仅仅是"阳明外证"而已？这也许是一个有待破解之谜吧。

2. 小结

第32条到第43条的条文群，举出太阳病邪气已经涉及胸胁的病例，围绕着陷胸汤的证治展开对阳微结的柴胡桂枝干姜汤证，以及半夏泻心汤类方证、十枣汤证、黄连汤证的证治及鉴别的论述。

最后举出白虎汤证、白虎加人参汤证的阳明外证作为结束。

第68讲 太阳病证条文回顾

1. 康治本的写作手法与太阳病证条文的结构

整部康治本由 65 条条文构成，其中大部分条文都是一个独立的方证系统。但也有一些条文，处于前后条文的关系当中，起着积累和传递信息的作用，而不是单独存在。还有一些条文的表达比较隐晦，并不是直奔内容的核心。

要全面理解康治本的写作手法与太阳病证条文的结构，并不是一件容易的事情。康治本编者重视症状、体征的原始形态，重视在一组证候群中区别它们的原始差异，把一种更为复杂、精巧的尺度带进经方医学之中，使之呈现一种宏大的景观，避免了诊治过程中的粗鄙化、简单化。

康治本太阳病证条文是交叉视角所观察到的临床事实记录。不同体质状态、基础病的患者，在外感热病中的病情衍变、发展与证治得以自然地展开与落实。我们从太阳病提纲证入手，把它作为统揽整个条文的约束力量，使太阳病正条文中出现的其他非太阳病方证不会引起无端的误会。

康治本 65 条条文，并没有分篇。不过由于三阴三阳提纲证的存在，我们可以在阅读时自然得知三阴三阳的区界所在。太阳病证条文从第 1 条的太阳病提纲证开始，终止于第 43 条的白虎加人参汤证治。因为第 44 条是阳明病的提纲证了。康治本三阴三阳病证中条文内容的置配，有首重尾轻之特点。太阳病有 43 条条文，占康治本全部 65 条条文的三分之二。说一句骇世惊俗的话，如果康治本只有太阳病证的 43 条条文，我们也能从中窥见前经方医学与原始《伤寒论》的大概轮廓了。

我个人认为，康治本独特的文体，在前 43 条的条文中已经完全建立和成熟。在它有限的篇幅中包含了伤寒学的核心内容，而整个 65 条条文则是一部观点完整而内容还有待于充实的原始本伤寒学。

2. 康治本第 1 ~ 43 条条文简析

第 1 ~ 11 条（宋本太阳病上篇第 1 ~ 30 条）

第 12 ~ 31 条（宋本太阳病中篇第 31 ~ 127 条）

第32～43条（宋本太阳病下篇第128～178条）

太阳病条文论叙，已经把诊病理念——在分清虚实阴阳的前提下展开方证辨证——全方位地呈现。许叔微在《伤寒九十论·伤寒表实证》中云："大抵调治伤寒，先要明表里虚实，能明此四字，则仲景397法可立而定也。"康治本太阳病证43条条文已经达到了使经方医学体系"可立而定"的目的。

太阳病开首是提纲证，然后是中风伤寒的分提纲证，接下去就是具体的方证了。条文的次序安排告诉我们，要把方向感辨证摆在方证辨证的前头，而方证辨证是《伤寒论》诊治疾病的常规方法。以上两点是经方医学的灵魂与核心，所有的病证诊治都以此模式为样板。初学者首先要努力树立上述的经方思维，当这种思维方法在医者的大脑中扎下根来时，随后的学习与应用就容易了。陆渊雷在《伤寒论今释·太阳病》中对于这种首重尾轻的文本结构做过如下的解释："虽然读书为学亦如破竹，数节之后迎刃而解，则后半正不妨稍简耳。"

3.43 条条文四法已备

太阳病证治疗方法并不都是汗法，而是四法具备，如桂枝汤、麻黄汤为核心的（青龙）汗法，以十枣汤、调胃承气汤为核心的（朱雀）下法，以白虎汤、小柴胡汤为核心的（白虎）和法，以真武汤、四逆汤为核心的（玄武）补法。由此可见，太阳病、阳明病、少阳病等病证的划分自成体系，但此种划分并不是画地为牢，而是一种"分工不分家"的状态。正如杨大华所说的那样："临床体系应该是开放的、不饱和的，不能囊括所有处方，但丝毫不影响这种体系的价值。一旦出现体系内无法解决的情况，此刻再考虑体系之外的方法也不迟。体系是'正'，之外是'奇'，守正为先。不足者，奇以补之。"

（1）太阳病使用汗法的方证基本已具备，如桂枝汤、桂枝加葛根汤、葛根汤、葛根加半夏汤、麻黄汤、青龙汤等方证。

（2）阳明病（腑实证）的基础方证已经出现，如调胃承气汤证以及十枣汤、陷胸汤方证。由调胃承气汤所派生出的桃仁承气汤证治也已经出现。

（3）少阳病的所有方证全部出现，如小柴胡汤类（包括大柴胡汤、柴胡桂枝干姜汤）方证、白虎汤类（包括白虎加人参汤）方证、麻杏甘石汤证、栀子豉汤类（包括栀子生姜豉汤、栀子甘草豉汤）方证、半夏泻心汤类（包括生姜泻心汤、甘草泻心汤）方证、黄芩汤类（包括黄芩加半夏生姜汤）方证、黄连汤证、苓桂甘术汤类（包括苓桂枣甘汤）方证，以及桂枝去芍药汤、桂枝去桂加茯苓白术汤等方证。

（4）三阴病的基本方证已经出现，如补阳的核心方证——甘草干姜汤证及其衍生出的四逆汤、茯苓四逆汤、干姜附子汤等方证；补阴的核心方证——芍药甘草汤及其衍生出的建中汤等方证；阴阳并补的核心方证——芍药甘草附子汤及其衍生出的附子汤、真武汤等方证。

娄绍昆讲康治本《伤寒论》

综上所述，康治本的太阳病条文的确已经达到所谓的"麻雀虽小，五脏俱全"的境界，几乎已经完成了最佳中医临床诊治学《伤寒论》的雏形。

4. 太阳病条文中已涉及经方医学的基本治则

（1）康治本第 11 条：伤寒脉浮，自汗出，小便数，心烦，微恶寒，脚挛急，反服桂枝汤。得之便厥，咽中干，烦躁，吐逆者，与甘草干姜汤，以复其阳。若厥愈者，与芍药甘草汤，以其脚伸，若胃气不和，谵语者，与调胃承气汤，若重发汗者，四逆汤主之。

以一个桂枝加附子汤证的患者为例，由于误用了桂枝汤发汗以后，疾病陷入了阴证，出现了甘草干姜汤和芍药甘草汤证。同时还讨论了汗法使用中的不及与太过所造成的人体伤害，可以热邪传入阳明形成调胃承气汤证，或者陷入三阴形成四逆汤证。其实是以汗法为例，提示强排水法（汗法与下法）使用前的方向性诊断的重要性，以及误治后出现坏病的方证证治。

这条条文是随证治之的典型例子，记述了误治后出现的两个性质完全不同方证，转眼之间病情的瞬息万变，颇有深入研究的价值。条文说明讲求疾病的通治方法的重要性，对于坏病、变证没有现成的答案。

大家对条文中的"与甘草干姜汤，以复其阳。若厥愈者，与芍药甘草汤，以其脚伸"需要思考一下，对此误治形成的阴阳两虚病证，为什么不选用合方治疗呢？对于急性外感热病的津液流失所形成的四肢厥冷、汗出不止或下利不止的阴阳两虚病证，要以复阳回逆为先、待到肢暖厥回后再补阴的治疗步骤，这可以理解为《伤寒论》的治疗原则。

康治本第 18、21、22、23、24 条条文联系起来看是一个系列的论叙，其论叙的内容除了上述的干姜附子汤证、苓桂甘术汤证、茯苓四逆汤证、芍药甘草附子汤证、调胃承气汤证、栀子豉汤证、栀子甘草豉汤证、栀子生姜豉汤证等具体方证之外，还明确地传递了同病异治、异病同治的治疗原则以及方证相对应与随证治之的经方医学的核心思想。大塚敬节认为这几条条文是康治本第 11 条（宋本第 29 条）条文的升级版。我们要高度重视康治本中这一系列条文的内容以及所传达的方证相对应与随证治之的经方医学观点。

（2）康治本第 28 条：伤寒，阳脉涩，阴脉弦，法当腹中急痛，先与建中汤。不愈者，小柴胡汤主之。

举出临床出现少阳小柴胡汤证和太阴小建中汤证都有的"腹中急痛"的症状，考虑到小建中汤证比小柴胡汤证更加虚，腹痛更激烈一些，因而按照"先虚后实"和"先急后缓"的原则，先给小建中汤。如果不见效，再给小柴胡汤。这样的治疗方法就形成了经方医学的一个治疗原则。

第69讲 康治本第44条——阳明病提纲证

1. 阳明病条文

阳明病条文在康治本里一共只有4条，就是第44条到第47条。与之相比较，相对应的宋本阳明病篇从第179条一直到第262条，一共有84条条文。然而阳明病证治的基本精神，康治本都已经基本表达了。所以初学者在学康治本这4条条文后，就能够比较简单扼要地抓住阳明病证治的重点。

2. 学习条文

第44条：阳明之为病，胃实也。

条文中的"胃"，不仅仅是解剖学上的"胃"，而是整个消化系统的代称。范行准先生在《中国病史新义》中写道："在诸脏腑中，胃也是一个尚留下原始解剖历史意义的象形文。""盖殷商时已有这一'胃'腑的名词了。"

条文中的"实"，有两种含义：一是指阳明非虚证，是正邪争斗激烈的实证；二是指整个腹部痞满燥实而胀满疼痛拒按，大便秘结，脉象沉实有力。

这条条文的含义，指阳明是里热实证，主要是胃肠的痞满燥实。

大塚敬节认为："本条论述阳明病的大纲，所以不言阳明病，而言阳明之为病。"

阳明病是疾病过程中人体阳气亢旺和邪气最盛的极期阶段，按证候的性质来说，属于里热实证。古人所谓"两阳合明"，即指太阳病、少阳病进一步发展，而阳热亢极之义。阳明病的病机主要是肠胃的消化系统邪实正不虚。"胃实"（胃家实）是里实，"里"专指消化道内外的整个腹部。阳明病胃实的脉象尚充实而有力，其腹证是腹满腹胀腹实拒按，可以使用大黄、甘遂一类的下剂进行治疗。所谓"阳明里实"的方证，是适用于泻下剂的方证。《金匮》产后篇云："病解能食，七八日更发热者，此为胃实，大承气汤主之。"这一条条文也佐证了"胃实"（胃家实）是指腹满腹胀、腹实拒按、便秘等症状的承气汤类方证群。

太阳病提纲首先举出脉浮，表示脉诊对于太阳病证诊断的重要性。而为了明示腹诊对阳明病诊断的重要，阳明病提纲证则不列举脉象，而言腹证的"胃实"。

《伤寒论译释》对于"胃家实"的注释是："胃家实应包括胃的无形热盛与大肠的有形

热结。余无言说：'食物积滞而实者，实也；热邪积滞而实者，亦实也。食物积滞而实者，承气证；热邪积滞而实者，白虎证。'无疑，这种认识是比较全面的。再从尤在泾对白虎、承气两方作用的说明来看：'白虎、承气，并为阳明腑病之方，而承气苦寒，逐热荡实，为热而且实者设；白虎甘寒，逐热生津，为热而不实（编者按：不实，意指无有形燥结）者设，乃阳明邪热入府之两大法门也。'由此可见，主张'胃家实'专属之有形之结是不全面的。把白虎证名为阳明经证，也是不恰当的，不应该墨守下去。要之，胃家实是胃与大肠的邪实，既指有形热结，也寓无形热盛，前者宜用下法，后者宜用清法。所以清、下两法，都是治疗胃家实的正治方法。"

上述对于"胃家实"的注释，虽然行文用词上无可挑剔，但对于临床辨证弊多利少。特别是提出白虎证也是"胃家实"，更加扰乱了伤寒学的诊治原则。中医学理论体系中布满了许许多多的陷阱，千万不要再蹈其覆辙。认为白虎汤是"胃家实"非常勉强，认为白虎汤是清法倒是容易接受。如果跳出三阴三阳，在汗下和补四法中分类，白虎汤应该归属于和法就不证自明了。只有阳明腑实承气汤证、大陷胸汤证才是使用泻下法的名副其实的"胃家实"。

3. 阳明腑实证与阳明结胸证的鉴别

宋本中阳明病提纲证是上承太阳下篇的，而太阳下篇的重心是阳明病的方证鉴别，其中最为常见的是阳明大结胸病与阳明腑实承气汤证的鉴别。它们都是阳明病实热证，都有腹部胀、腹部痛而拒按，都有脉实有力的脉症与腹部胀满疼痛拒按的腹证，因此临床鉴别有一定的难度。这两种都是阳明病的危重病证，辨证稍有差池，患者的生命就有危险。由此可见，两者的方证辨别非常重要。阳明结胸证不仅是心下痞硬压痛，而且是压痛的范围大，从心下一直到小腹，整个紧张、压痛，同时腹肌非常硬，如板块一样，甚至压下去有反跳痛。而阳明腑实承气汤证，腹胀腹痛拒按的区域一般在脐部周围，没有板块一样地硬，更不会出现反跳痛。从西医学的角度来看，阳明腑实承气汤证，虽然病情那么凶险，腹部那么胀满、疼痛、拒按，但它的病变部位还是在整个消化道之内。即使是强烈腹痛的肠梗阻，其病位也只是消化道内平滑肌的痉挛而已。而阳明结胸病就不一样，它的病变部位已经在胸腔内与胃肠消化道之外，归属于急性腹膜炎、胸膜炎一类的疾病。急性腹膜炎分原发性及继发性。继发性多见，其主要原因是阑尾炎穿孔、胃及十二指肠穿孔、急性胰腺炎、胆道透壁性感染及穿孔、肝脓肿破裂、肠伤寒穿孔等。一者这些器官大多紧连膈下，二者膈腹膜下层有丰富的淋巴网，易于把感染引导至膈下间隙，引起膈下间隙感染。当出现弥漫性的腹膜炎的时候，我们去按压患者的腹部就会出现反跳痛，出现板样腹。这是两者最大的区别。相比之下，阳明腑实承气汤证的预后就比较好，而结胸证就比较凶险。所以太阳下篇围绕着结胸病的诸多鉴别，阳明腑实承气汤证和阳明结胸证的鉴别还应该是重中之重。

4.陆懋修对阳明病的研究

在伤寒学发展史上，对于阳明病研究最深透、最有成果的是清代名医陆懋修（1818—1886）。他一辈子研究《伤寒论》，对于阳明病的研究更是不遗余力，著有四卷的《伤寒论阳明病释》。他认为阳明病是中焦危急之候，容易误诊，假如不引起注意的话，是非常危险的。他提出《伤寒论》里除了桂枝汤、麻黄汤、四逆汤、真武汤等证外，大都是热性的病、温热的病，所以用到阳明病辨证的范围就很大。伤寒由太阳传到阳明，从病的角度来讲，其实就变成温病了，所以他提出阳明为"成温之薮"，阳明是温病的源泉，唯有用凉性的、泻下的方药，泻下肠道里的实，才能够救阴液。他把前人所有研究阳明病的最珍贵的、最有意义的论叙收集起来，再参考自己的读书心得和临床体会，对阳明病的证治做了比较深入的归纳和总结，丰富了人们对阳明病的认识。陆懋修的著作在清代就有了刻本，1931年上海中医书局出版了铅印本，书名是《世补斋医书》。他还写了另外一本书叫《不谢方》。我开始不懂什么叫"不谢"。陆懋修的用意有两层：一是说，把患者的病治好了，患者即使不感谢，他也不见怪，因为能够治愈疾病就是他的最大快乐，患者不谢也罢。二是说，中医治疗有时候是预防性的，医者在危急病证出现之前就提前一步治愈疾病，而患者是不知道其发展后的严重后果，认为没有什么可值得感谢的。陆懋修曾经引用过"曲突徙薪无恩泽，焦头烂额为上客"这一谚语来说明上述的意思。

陆懋修在《伤寒论阳明病释》中提出了一个惊世骇俗的观点，认为痞满燥实、谵语潮热的"阳明无死证"，就像小偷进入了死胡同，衙役追进去，小偷是逃不掉的。日本汉方家非常赞同陆懋修的观点。大塚敬节认为，《伤寒论》里多次警示医者，三阴病多死证。虽然三阴病比较危重，但因为其病态发展比较缓慢，患者的痛苦反应反而比较平和，等到最后才会突然出现厥逆的危象。由于少阴病患者抵抗力不足，对病邪反应滞后，所以发病时患者的自觉症状比较少，症状一般也不会像阳证那样显露在外边。其实，这恰是病证重笃的危象，绝对不可小觑。就像战争中双方实力悬殊，战场上只有零星的枪声而听不到猛烈的枪炮声、厮杀声，那是在强敌面前弱方不战而退的溃败。如果不明白这种病象，以"瞎子不怕蛇"的心态，不采取紧急措施，就会错过了治疗机会。而阳明病高热、腹胀、腹痛、便秘、谵语等症状，是正邪斗争激烈的表现，宛若两军势均力敌，乃成激战。症状明显的阳明重症，医者不要惧怕，和邪进正退的三阴病相比较，阳明病的预后要好得多，正所谓"阳明无死证"。

胡希恕老也认为阳明病容易治疗，预后良好，当然其前提是要及时采取方证相对应的治疗。他在《胡希恕讲伤寒论》中说："阳明病本来如实法，实证好治，这就是方才说该谨慎要谨慎，该放胆要放胆，该用大承气必得用。要到谵语直视发生喘满下利，则是延误了。"

5. 阳明病与下法

阳明病，在没有三阴三阳之前的前经方时代是用下（吐）法治疗。先人在没有使用药物之前就已经意识到，好多病证通过自身的泻下与呕吐就能够自然而然地治愈，后来发现了大黄、芒硝、甘遂等泻下药，就渐渐地形成了泻下的治疗方法。

《皇汉医学·腹证及诊腹法之重要》中论述：

肠管为身中最大、最长之下水沟，为排泄饮食之渣滓及毒物之任务。若此种作用障碍，工作不能如常，则毒物不能排泄而反被吸收，即现自己中毒证。以余之实验，一般所谓原因不明之多数疾病，类由于自己中毒证。梅溪尼可夫氏云人类之夭折，多由肠性自己中毒之故。实为余说之确证。中医方中下剂之多，宜也。

杨大华在《皇汉医学选评》中对此评述：

求真时代对肠管的认识还局限在吸收与排泄的层面，现代医学发现胃肠道内含有内分泌细胞，可以分泌肽类激素。有些肽类激素也存在于脑内，称为"脑肠肽"，提示神经系统与胃肠系统之间可能存在某种内在联系。下法除了排泄毒物，是否也能促进肠管分泌肽类激素？另外，所谓的"自己中毒证"是否有充足的依据？是否低估了肠道黏膜的屏障作用？求真引入"自己中毒证"的概念，无非是想为下法找一个理论依据而已。

我认为，汤本求真从肠道的吸收与排泄方面论叙了泻下法的可行性与必要性，而杨大华则从现代医学新的研究成果进一步提出了"神经系统与胃肠系统之间可能存在某种内在联系。下法除了排泄毒物，是否也能促进肠管分泌肽类激素"的新观点。他们的论述都是在为泻下法的合理性寻求科学的根据。当然，这些科学的根据也只是假说而已。我想要寻找到中医泻下法的真正机制可能还需时日，然而这并不影响中医的诊治。

6. 诊治阳明病离不开腹诊

阳明病方证的鉴别，如果没有腹诊是不可想象的。然而，现实中对于一些中医师来讲，腹诊还是一个陌生领域。正如汉方家藤平健博士所说的那样，中医理论繁杂的原因，可能是摒弃了腹诊。

毋庸置疑，腹诊是经验主义的产物，产生于上古时代的原始社会。我一直主张已经发展成繁复层次理论的中医药学，应该要回到它的起源中去。

在《易》的卦九五爻中，有一个扣人心弦的"否"爻，即"其亡其亡，系于苞桑"。桑叶是喂养蚕的基础，一旦桑树死亡，蚕也会因失去食物而死亡，所以蚕农们时时刻刻心系着苞桑树。这种"心系苞桑"的忧患意识，我们每一个中医学子都应该心存不弃。我认为腹证、药证、方证就是滋养经方医学的苞桑树，如果没有了腹诊等诊治术，经方医学走向衰败就是不可避免的。

7. 问题讨论

问：鉴别少阳病与阳明病的抓手在哪里？

答：这是一个很有意思的临床诊治问题。有些医家以呕吐与口渴与否来鉴别少阳病与阳明病，如清代吴谦等主编的《医宗金鉴》中就讨论过这个问题。书中引用了郑重光的观点："少阳、阳明之病机，在呕渴中分，渴则转属阳明，呕则仍在少阳。如呕多，虽有阳明证，不可攻之（212条），因病未离少阳也。服柴胡汤，渴当止；若服柴胡汤已，加渴者，是热入胃腑，耗精消水，此属阳明胃病也。"郑重光仅仅以少阳病中的柴胡剂证与阳明病外证的白虎汤类方证和阳明病承气汤类方证进行比较，并未涉及少阳病与阳明病所有的方证。

鉴别少阳病与阳明病的关键应该在腹证。阳明病的腹肌弹力强实，并且腹满痞硬，腹痛拒按；还伴有潮热、神昏或健忘、大便秘结等症状，以及舌红，苔黄燥，脉象沉实。少阳病的腹肌弹力是中度，而且没有以上阳明病的症状与舌象。

严格地讲，少阳病与阳明病的鉴别还是采取排除法，先行排除阳明病腑实证，如果能排除那就是少阳病。

第70讲 康治本第45条——大承气汤证治

1. 医案介绍①

先介绍《胡希恕医论医案荟萃》中的一则大承气汤证的诊治案例。

岳某，男，67岁。初诊日期：1965年7月3日。

恶寒发热5天，伴头痛、咳嗽、吐黄痰，体温39.5℃。曾服桑菊饮加减（桑叶、菊花、连翘、薄荷、杏仁、桔梗、荆芥、芦根、黄芩、前胡、枇杷叶等）2剂，热不退。经X线检查，诊断为左肺上叶肺炎。又用银翘散加减2剂，汗出而热仍不退。又予麻杏甘石汤加减1剂，汗大出而热更高，体温41.1℃。请胡先生会诊时的症状见汗出，烦躁不宁，时有谵语，咳嗽吐黄痰，腹胀，大便5日未行；舌红苔黄腻，脉弦滑数。胡老认为证属阳明里实证，为大承气汤方证。

药用：大黄（后下）12g，厚朴18g，枳实12g，芒硝15g（分冲）。

结果：上药服1剂，大便通4次，热退身凉，余咳嗽吐黄痰。继与小柴胡加杏仁、桔梗、生石膏、陈皮，服3剂而愈。

胡老诊治的这个患者，前医在开始的太阳病阶段误投辛凉，失去了解表祛邪的良机，病证由表入里。当西医诊断为急性肺炎时，医者又方证辨证不准，倾向于使用专病专治的套方，以致热邪继续深入，出现汗出、烦躁不宁、时有谵语、咳嗽吐黄痰、腹胀、大便5日未行、舌红苔黄腻、脉弦滑数等脉症。胡老认为证属阳明里实证，为大承气汤证。虽有咳嗽吐黄痰，但不是大承气汤证的特异性症状，故还是先投大承气汤。待到便通、热退身凉后，再用小柴胡加味治疗咳吐黄痰。该患者所出现的脉症，和康治本第45条大承气汤证的条文方证基本符合，通过医案所描叙的诊治现场，可以学到胡老对一些不符合大承气汤证的症状如何处理的珍贵经验与方证辨证的思路。

2. 学习条文

第45条：阳明病，发热汗出，谵语者，大承气汤主之。

大黄四两（酒洗），厚朴半斤（炙），枳实五枚（炙），芒硝三合。

上四味，以水一斗，先煮厚朴、枳实，取五升；内大黄，更煮取二升，去滓；内芒硝，更上微火一二沸，分温再服。

条文简明扼要，开头"阳明病"三字，就已经包含了阳明腑实证的所有典型脉症、腹证。又特别指出阳明病容易出现的症状是：发热、汗出与谵语。面对如此脉症，首先要使用大承气汤进行治疗。

3. 条文对照

宋本中和康治本第 45 条相对应的条文是第 217 条：汗出谵语者，以有燥屎在胃中，此为风也。须下者，过经乃可下之。下之若早，语言必乱，以表虚里实故也。（下之愈），宜大承气汤。

条文中的核心词语都是"汗出，谵语"，然而由于后人加入了许多说明文字，给我们阅读理解增添了不少的困难。

对照康平本，该条文是准原文。条文中的"下之愈""此为风也"这 7 个字为后人的旁注。

《伤寒论译释》对该条的译文是：病汗出而言语谵妄的，是因肠中有燥屎阻结，又有太阳中风未罢。里实治当攻下，但必须等待表证已罢，才可攻下。如果攻下太早，必致语言错乱，这是因为表虚里实的缘故。单纯里实证，下之可愈，宜用大承气汤。

宋本条文中有几个词语解释一下：①过经：意指太阳经表证已解。②燥屎：硬结的大便。排出时有两种不同的形态，一种是大便硬结，一种是热结旁流。③胃中：胃肠道，主要指肠道。④表虚里实：表虚，指太阳中风；里实，指阳明腑实证。

对照两条条文，令人感慨不已。

康治本第 45 条明白如话，一看就懂。而宋本第 217 条，后学者可能就不那么容易读懂了。原因是被误入正文中的一些旁注等说明文字所困惑。条文除了以上的旁注之外，还有一些文字、词语也有传写之误，遮挡住你的阅读视线。如山田正珍在《伤寒论集成》该条的注释中云："'风'当作'实'，传写之误也。'下之若早语言必乱'八字，错简也。当在宜大承气汤句下始合。"陆渊雷在《伤寒论今释》该条的注释中云："'此为'至'故也'二十八字，盖后人旁注，传写误入正文，当删。"

等到你把这些词句梳理清楚了，又会遇见历代注家的不同意见。这些意见有的确帮助你解经疏义，加深对原文的理解，但有些意见却使你误入歧途。

如成无己云："胃中有燥屎则谵语，以汗出为表未罢，故云风也。燥屎在胃则当下，以表未和，则未可下，须过太阳经，无表证，乃可下之。若下之早，燥屎里除，则表邪乘虚复陷于里，为表虚里实，胃虚热甚，语言必乱，与大承气汤却下胃中邪热则止。"

徐灵胎《伤寒类方》云："阳明本自汗出，然亦有不汗出者，此指明汗出之为风，则知汗出乃表邪尚在，不汗出者为火邪内结也。下早则引表邪入里，故有虚而里实，虽已误下，然见谵语等症则更下之，亦不因误下而遂不复下也。"

山田氏云："言汗出谵语者，此燥屎在胃中，为实也，须下之。虽然表证未尽解者，不可下之。过经，谓表解也；邪气去表入里，是以表虚里实也。惟其表虚里实，故下之则愈，宜大承气汤。下之若早，语言必乱，以表未虚里未实故也，虚实二字当作邪气之去来看焉。"

陆渊雷对以上注家的批评，使初学者听到了另一种声音。他在《伤寒论今释》该条的注解里写道："经文本自明白晓畅，成氏徐氏辈顺文训说，乃以汗出为表证，牵合此为风也之句。夫中风风温，固以汗出得名，然本篇'阳明病，脉迟，虽汗出，不恶寒者……可攻里也'（216条），'阳明病，发热汗多者，急下之'（258条）。今以汗出为表证之风，未可下，则可攻之汗出，急下之汗多，与表证之汗出，将何以异乎？山田改风为实，于义固胜，然风之与实，形音俱远，何致传写遽误，不宁唯是。证既谵语矣，又云下之若早，语言必乱，不知语言之乱，与谵语又何以异乎？魏荔彤以《内经》胃风、肠风为说，则愈穿凿不可为训，山田、丹波俱已辨之。"

其实宋本第45条也没有陆渊雷所说的"经文本自明白晓畅"，我们对照康治本第45条的原文就明白，其中已经掺入许多历朝历代阅读者的传写之误、错简，以及旁注、嵌注。

4. 医案介绍②

举一个病例来说明大承气汤的条文方证在临床上是如何应用的。

王女，25岁。夜间行走不小心从桥上摔下，脑部严重外伤，当场昏迷不醒，送医院抢救。因为脑外伤后感染，高热不退，西医诊断为"脑部严重外伤后感染性脑炎"，抢救了一天一夜才烧退苏醒。患者苏醒以后，发现自己的眼睛视物不清。西药治疗1周，视力未能恢复，经朋友介绍，要求中医治疗。2005年9月11日初诊。

患者壮实矮胖，脸部严重药疹，沉默寡言，能够回答问题，头重昏昏，烦热不安（体温正常），一身臭汗，口臭口干，牙关稍紧，嘴张不大，尿黄臭，大便闭结不排已经1周。舌红绛，苔厚焦黑燥裂，脉沉实有力。腹肌紧实拘急，腹部膨满胀大，深按有抵抗。这是一个典型的大承气汤证。

处方：生大黄10g，枳壳15g，厚朴15g，芒硝（冲）10g。

中药服用5小时后，排出大量秽臭的大便，感到全身舒畅。1天后，患者眼睛视物不清明显改善，便能起床走动，吃东西了。再服2天后，脸部的严重药疹逐渐减少。共服5天中药后，眼睛视物恢复正常，诸症也大为改善。10年后偶尔相遇，身体无恙，并说自己也在自学中医针灸。

患者脑部严重外伤后昏迷不醒，医院抢救后烧退苏醒，但眼睛视物不清。辨证分两步：一是根据"壮实矮胖"的体质状态，"大便闭结不排"的症状和"脉沉实有力，腹肌紧实拘急，腹部膨满胀大，深按有抵抗"的脉象与腹证，用方向感辨证诊断为阳明腑实证；二是

"高热不退"与"昏迷不醒"的病史，以及"眼睛视物不清"，是条文方证"发热汗出，谵语者"的临床再现。因此，投大承气汤获效。

5. 临床中的大承气汤证

大承气汤证的另一种证型是"热结旁流"，这也是阳明腑实、肠燥屎内结而致。其症状是下利清水、色纯青、气臭秽，脐腹疼痛、按之坚硬有块，口舌干燥，脉滑实，要用大承气汤下之。临床上痢疾、急性肠炎患者会出现这种大承气汤证。

李同宪在《伤寒论现代解读》中，把大承气汤的证态和西医学中非常严重的全身炎症反应综合征和多器官的功能障碍及衰竭联系起来看，他认为它们是一个证态。因此，大承气汤在抢救急性高热病过程中所起的作用要引起我们高度重视。在外感发热初期的方证辨证中，就要注意承气汤证。宋本太阳病篇第29条就提到外感发热谵语的承气汤证，可见承气汤证可以出现在外感发热的初期。后世医家念兹在兹的"温病下不厌早，伤寒下不厌迟"的观点不一定可靠。

6. 日本汉方家浅田宗伯的一则医话

浅田氏云：亡友尾台良作屡称治脚气肿满冲心，莫若大承气汤。余壮年时，未信其说。其后中桥大锯街一商夫，年二十四五许，患脚气，两脚麻痹，微肿，服药四五日，脚疾如失。其人大喜，慢于食禁，动作五六日，忽腹满如鼓，大小便不利，气急促迫，两脚满肿，脉洪数。余诊而惊骇，以为冲心在瞬息间也，欲与降气利水之剂。继思此人适恣饮啖，或当有停滞胃实之证，须先去宿滞而后治冲心，乃急命服大承气汤。二帖而小便稍利，腹满稍减；连服五六帖，大便渐通，诸症皆安；十余帖，大患霍然而愈。据是，余始服良作之说。又阅三位中将所著书名《琉璃壶》者云，若见必死之病，可用承气，勿令人知，其语甚趣。庞安常《总病论》云："营卫不通，耳聋囊缩，昏不知人，速用承气汤下之，则五死可保一生，从容救溺，勿令患者水浆不入，汤液不下，无可奈何云云，亦同意也。"又有用此方于小便闭者，《治疗杂话》云："小便闭之证，宋朝方书多用猪苓、泽泻或萹蓄、木通等利水药。然小便闭，涓滴不通，小腹硬满，有闷乱证者，非寻常利水药所能通。若大便秘而坚者，可用大承气，大便通，则小便亦通，是屡所经验者也。"又云："病后小便闭，虽属例外，若无病之人，壮实之人，小便急闭，则莫善于大承气。要知急闭为实证，所谓欲得南风，须开北牖；欲导潴水，须开支流。"由此理也，医者不可无此活法。

7. 大承气汤的形成过程

大黄甘草基＋芒硝→大黄甘草芒硝汤→调胃承气汤

调胃承气汤（大黄甘草芒硝）－甘草＋厚朴枳实→大黄芒硝厚朴枳实汤→大承气汤

大承气汤是在调胃承气汤的基础上去掉甘草，甘草的位置由厚朴、枳实来替代，形成大黄芒硝厚朴枳实汤，开始命名为大调胃承气汤。费维光在《远田裕正康治本研究·关于承气汤的讨论》中写道："所谓承气即疏通胃肠之间所有正气的意思。大黄、甘草、芒硝在结合基中为承气汤基。对于调胃承气汤、桃仁承气汤、大承气汤三方，其中共同的中药组成为'大黄＋芒硝'，所以使用承气汤这一名称，其来源为有"大黄＋芒硝"这个药组。调胃承气汤的中药排列为大黄、甘草、芒硝，如果把此3味中药组成称调胃承气汤，那么桃仁承气汤的中药排列为桃仁、大黄、甘草、芒硝、桂枝。如果按照上述命名法的大原则命名，应该叫作桃仁调胃承气加桂枝汤才合适。因大承气汤的中药排列为大黄、厚朴、枳实、芒硝，把调胃承气汤中的甘草用厚朴、枳实来代替，是为了加强泻下作用。如同大、小柴胡汤的思维方法，此时叫作大调胃承气汤也是可以的。承气汤一类，在原始时期曾分别叫作调胃承气汤、桃仁调胃承气加桂枝汤、大调胃承气汤；到了康治本成书时，经过简化整理，康治本就叫作调胃承气汤、桃仁承气汤、大承气汤了。康治本中是没有小承气汤的，它的名称是在康治本成书以后，过了一些岁月，到了《金匮》的时代才出现的。其中药组成是从大承气汤中去掉了芒硝，而其他中药的剂量没有改变，这个药方应叫作厚朴三物汤是对的，已载于《金匮》。而且这个药方在康治本、宋本和成本中都没有，可是重复存在于《金匮》，这是从厚朴三物汤中，将厚朴、枳实减量而成为小承气汤的。从中药组成上看，其泻下作用，会比大承气汤小些，因此才叫作小承气汤的。我们可以认为：不知道康治本中已经有了命名法以后的人们，见到康治本有大承气汤而无小承气汤，由于泻下作用的变小，才叫作小承气汤的，这也是不得不谈的问题。"

康治本大承气汤方的药物排列次序（大黄、厚朴、枳实、芒硝）完全符合大承气汤的形成过程。

8. 大承气汤治疗目标、药证及治疗范围

治疗目标（《类聚方广义》）：腹坚满，或下利臭秽，或燥屎者。

药证（《近代汉方各论》）：腹坚满（枳实、厚朴、大黄）或下利臭秽（枳实、芒硝、大黄）或燥屎（芒硝、大黄）者。

治疗范围（《近代汉方各论》）：腹满，便秘，头痛者；腹满，便秘，喘鸣者；腹满，便秘，脑病者；

不恶寒，发热，汗出，里急后重者；各种发热性疾病的中期，无恶寒，发热，汗出，腹满，腹痛，便秘者。

第71讲 康治本第46条——茵陈蒿汤证治

1. 学习条文

第46条：阳明病，发热，但头汗出，渴，小便不利者，身必发黄，茵陈蒿汤主之。

茵陈蒿六两，栀子十四枚（掰），大黄二两（酒洗）。

上三味，以水一斗，先煮茵陈，减二升，内栀子、大黄，煮取三升，去滓，分温三服。

阳明病发热，如果只有头部汗出，从颈以下完全无汗，而且口渴欲饮汤水，但小便不利的患者，必然会出现身体发黄，用茵陈蒿汤主治。

2. 词语解读

条文清楚明白，文意上不解释也可以懂，然而相关的词语还是需要解读。

（1）阳明病：条文开头3个字是指里热实这样一种病证，发热不恶寒、渴、腹满、腹痛、腹肌弹力强、便秘、脉象滑数、舌红苔黄燥是其基本的临床症状。阳明病的"病"和黄疸病、水肿病这些"病"是不一样的，不是指具体的哪种病。阳明病是一个方向感的辨证，是说这种病为一种里实热证，是用大黄、芒硝、甘遂等药组成的承气汤、陷胸汤、十枣汤这类药方泻下的方证。

（2）但头汗出：只是头出汗，身无汗。如果全身出汗，其热越于外，就不会发生黄疸与结胸。

（3）渴：小便不利者口渴嗜饮，又小便不利，水饮不得外排，自然形成了水饮停滞。

（4）身必发黄：身体皮肤出现黄疸。黄疸是湿与热瘀于胃肠所形成。古人认为，如果湿热结于胸膈，那就结胸；如果湿与热郁于里而不结胸那就滞要出现黄疸。结合宋本第134条"太阳病，若不结胸，但头汗出，余处无汗，剂颈而还，小便不利，身必发黄"的条文，就会明白先人的这种理念是根深蒂固的。

（5）茵陈蒿汤：茵陈蒿汤治疗的目标是大小便均不利，属于阳明病里热实证者，通过茵陈蒿汤通利二便得以治疗。

3. 条文对照

宋本和康治本第46条相对应的条文是第236条：阳明病，发热，汗出者，此为热越，不能发黄也，但头汗出，身无汗，剂颈而还，小便不利，渴引水者，此为瘀热在里，身必发黄，茵陈蒿汤主之。

茵陈六两，栀子十四枚（擘），大黄二两（去皮）。

上三味，以水一斗二升，先煮茵陈减六升，内二味，煮取三升，去滓，分三服。小便当利，尿如皂荚汁状，色正赤。一宿腹减，黄从小便去也。

两条条文相比较后，就知道宋本增添了不少说明文字。这些增添的内容是对临床症状的解释与病因病机的概括，对于初学者还是有好处的。特别是服茵陈蒿汤以后的观察："小便当利，尿如皂荚汁状，色正赤。一宿腹减，黄从小便去也。"其临床观察非常真实细致。从"小便当利""尿如皂荚汁状，色正赤""黄从小便去也"看到了湿热从尿液中排出去的征象，进一步佐证了"湿热瘀结"的茵陈蒿汤证是通过清利小便得以治疗的认识。"一宿腹减"，可以倒推出茵陈蒿汤证的患者必有"小便不利"与"腹部胀满"的症状。

宋本第 236 条的解读如下：

阳明病发热，这是蒸蒸发热的里热。如果发热全身汗出，那个热越于外，就不会发黄疸。只是头出汗，身无汗，一到颈项部位以下就没汗了（"剂颈而还"，《玉函经》是"齐颈而还"。古人齐和剂通用，齐于颈项，在颈项以下就无汗了）。小便不利，热就不得越于外，水又不得泻于下，而患者又渴引水，是嗜饮者，即暗示患者体内停饮，于是这个热与水湿纠结在一起了。热与水湿纠结在一起，古人叫瘀热。这里的"瘀"，不做瘀血的解释，而是瘀阻、瘀塞的意思。热瘀于里是一定要发黄的。茵陈蒿汤证的大小便均不利，属于阳明病里热实证者，借助通利二便而退黄。服药后"小便当利，尿如皂荚汁状，色正赤。一宿腹减，黄从小便去也"。正如李同宪在《伤寒论现代解读》中所论述的："阳明病发黄，多由于湿热郁蒸所致。形成湿热郁蒸的条件主要是无汗与小便不利，无汗则热不得越，小便不利则湿不得泄，湿热交蒸，郁而不得出，因而酿成黄疸。"

类似的条文在整个宋本里比较多，宋本第 206 条就讲："阳明病面合赤色，不可攻之，必发热色黄，小便不利。"这是说阳明病面色很红，是什么原因呢？是阳气郁积在那里，郁积在表，因为汗出不来，郁热上冲，所以脸色变红。这个散不掉的郁热，如果出了汗就可以散掉，脸色就不会那么红了。有表证不可以用泻下的药攻之，否则必定会发热、色黄、小便不利。这是由于泻下以后，邪热内陷，再加上患者小便不利，热和水瘀（郁滞）在一块儿，如油入面，难解难分，就形成黄疸。条文从这个角度看，也是讲热散不掉，水饮去不掉，热和湿交织在一起就会出现发黄。

宋本第 260 条也讲到这个问题："伤寒七八日，身黄如橘子色，小便不利，腹微满者，茵陈蒿汤主之。"这是说黄疸的颜色开始时还比较明亮，如新鲜橘子皮色，且腹部微满，压下去的话是有抵抗的，小便不利，可以使用茵陈蒿汤。这个条文以黄疸的颜色鲜明与否为辨证的抓手，再结合脉象与腹证来辨别阴黄与阳黄。阴黄就应该将干姜、附子这一类药物与茵陈合用，如茵陈四逆汤、茵陈术附汤、茵陈理中汤等。一般讲，黄疸的颜色鲜艳一点是属于阳黄，暗一点属于阴黄，但也不是绝对的。重要的，还是以腹证、脉象及全身的神色形态的辨证为主。

4. 医案介绍

林上卿医师有本书叫《桐山济生录》，里面有他治疗急性黄疸型肝炎的经验心得。我们现在通过其中的一个肝昏迷的病例诊治，来看看茵陈蒿汤的证治。

刘某，男，39岁，福鼎沙埕渔民。1975年10月13日就诊。诉于20天前，因纳呆、疲乏、尿黄，赴某医院就诊，诊为"急性黄疸型肝炎"而住院。病情日趋恶化，出现腹水，进而昏迷，拟"急性黄色肝萎缩"转入我院。深度昏迷，皮肤巩膜黄晦，舌苔腻浊而黑，脉弦数。心肺（一），腹部膨隆，有移动性浊音。肝功：黄疸指数80U，白蛋白3.5g%。急投茵陈蒿汤合栀子柏皮汤化裁。

茵陈60g，大黄18g，栀子、黄柏各6g。水煎，分2次服，一日2剂。

10月14日二诊：药后连续下大便3次，约一痰盂，色黑状如糊；尿量增多，如皂角汁状；腹部稍软，神志略清，口干索饮。药既中病机，仍循前法，乘胜进军。

10月16日三诊：又下大便2次，色状同前。黄疸减退，已省人事，腹水减退。此后每日一诊，俱按前方不变。

10月23日四诊：腹水已消大半，能自行坐卧，日大便2次，其色尚黑。此湿热之毒大势已去，余邪犹存也，遵祛邪务尽之旨，将原方量递减一半，日服1剂。

11月3日五诊：黄疸基本消退，大便由黑转黄，小便清长，精神食欲尚佳，至此之际，邪势已去八九，正是撤消阶段，不可过投苦寒，恐伤脾胃，便将原方再减半量加味，最后以丹栀逍遥散加茵陈收功。1979年1月10日查肝功能正常。同年7月超声波检查，肝脏大小正常，能出海捕鱼。随访至1984年，一切良好。

这个病例的证治，跟条文基本上是吻合的。但是有否发热，体温多少，没有讲到。可见茵陈蒿汤，对于发烧的患者可以治，对于不发烧的患者也可以治。

5. 茵陈蒿汤的现代研究

李同宪在《伤寒论现代解读》中介绍了现代对茵陈蒿汤作用机理的研究成果，我认为非常重要。现摘录如下：①茵陈蒿汤具有减低血清转氨酶及胆红素的作用；②茵陈蒿汤具有利胆作用；③茵陈蒿汤对肝细胞具有保护作用；④茵陈蒿汤具有显著的降血脂的作用。

6. 茵陈蒿汤用于治疗皮肤病

黄疸严重的时候，还会出现皮肤瘙痒，这是由于胆盐的刺激。从这一点可以延伸出茵陈蒿汤用于治疗不少皮肤病。比如日本汉方家堀均氏曾用茵陈蒿汤治愈一例荨麻疹。病例转录如下：

26岁妇女。食炸海虾，当夜出现严重的荨麻疹，痒甚，注射钙剂、服下剂等毫无效果。瘙痒严重，不能睡眠。用茵陈蒿汤3日，荨麻疹基本消失，瘙痒止而治愈。郁热型荨麻疹用本方，虽有个别例外，但大部分有效。（《汉方与汉药》8卷1号）

茵陈蒿汤方的构成只有3味药，3味药分开来做动物实验，退黄效果都不明显，而根据原方的比例配成一个方的时候，利胆退黄的作用就增加好多倍。可见，药方的效用不仅仅是方中各味药物效用的总和而已。

7. 茵陈蒿汤形成过程、治疗目标、茵陈蒿汤证中的药证、治疗范围，以及茵陈蒿汤归属于什么治法

茵陈蒿汤的形成过程（《近代汉方各论》）先人发现茵陈蒿能够退黄疸。在治疗过程中，发现黄疸患者都有胸部不安而烦躁的栀子证，于是构成茵陈、栀子一起配合使用的形式。再后来，进一步发现黄疸、胸部不安而烦躁的茵陈栀子基证患者都有便秘的大黄证，于是加入大黄，最后就形成了治疗黄疸、胸部不安而烦、便秘的茵陈栀子大黄汤。康治本的整理者采用了首位药命名法，命名茵陈栀子大黄汤为茵陈蒿汤。

茵陈蒿汤的治疗目标（《类聚方广义》）：一身发黄，心烦，大便难，小便不利者。

茵陈蒿汤证中的药证（《近代汉方各论》）：一身发黄（茵陈），心烦（栀子），大便难（大黄），小便不利（茵陈、栀子）者。

茵陈蒿汤的治疗范围（矢数道明博士著《临床应用汉方处方解说》）：本方主要用于急性黄疸、流行性肝炎、血清肝炎、荨麻疹、皮肤瘙痒症等，亦可用于口腔炎、舌疮、眼目痛、牙龈炎、脚气、肾炎、浮肿、子宫出血等。又可转用于胸中苦闷、不安、失眠等植物神经失调症、神经官能症、血脉症（类似妇女之更年期障碍，为日本独创之病名）、巴塞杜病等。

8. 如何才能扩大茵陈蒿汤的治疗范围

茵陈蒿汤的确能够治疗各种黄疸疾病，包括肝细胞性黄疸、急性肝炎这一类。正如浅田宗伯在《勿误药室方函口诀》中所说："此方为治黄疸圣剂。"以上都是站在疾病分论的专病专治专方角度而说的。其实茵陈蒿汤在临床上的应用范围更为广泛，并不单单是一个黄疸。所以说这里的黄疸，我们要活看，也就是要应用经方医学里对症状的联想和替代的方法加入到方证辨证里。在这个方面，日本学者做了很多研究，积累了很好的经验。

汉方家龙野一雄对这种借用的方法，有专门的研究。什么叫借用？就是表面看上去是治疗黄疸的药方，但除了治疗黄疸以外，还可以治疗其他一些和黄疸有内在联系的症状。

这就需要我们通过联想，把黄疸转化为其他类似相关的症状，然后采用原来治疗黄疸的药方进行治疗。

在《生生堂医谈》中，记载了中神琴溪用茵陈蒿汤治疗一则子宫出血的案例。

一妇女，月经期拖长，每月持续 27 ～ 28 日，已 3 年，医治无效。脉细数，皮肤青白。站立则气促、心动悸，甚至小便失禁。曾用犀角、地黄、当归、胶艾等养血止血药亦无效。诊此证乃郁热所致，服茵陈蒿汤仅 5 日即痊愈。

大塚敬节在《汉方诊疗三十年》中写道：

茵陈蒿汤虽然一般被认为用来治疗黄疸，但该方实际上是应用于古人所谓"瘀热在里"状态的方剂，以口渴、小便不利、尿色赤褐、便秘、胸内苦闷和腹部膨满为指征，并不以黄疸为必须存在。中神琴溪对于多种治疗无效的顽固性子宫出血而里有瘀热者，使用该方而获效。村井琴山用该方治疗脚气病肿胀发热者，而获速效。堀均氏使用该方治愈了荨麻疹。

他还介绍了自己用茵陈蒿汤治疗肾病综合征的案例：

目前患者虽然有高度浮肿，但并不能认为是应用苓术类利尿剂的证候，另外也不像麻黄剂适应证。

该患者除有浮肿外，还诉心胸苦烦（胸口痞闷不畅）、口渴、小便不利、便秘和腹满。并且患者最痛苦的症状是心胸苦烦，因此而难以入眠。这不正是栀子剂证所见的"心中懊恼""虚烦不得眠"之证吗？茵陈蒿汤证中"心胸不安"所指的是这种状态。另外，茵陈具有去除在里之瘀热、疗口渴和增加尿量的功效。茵陈蒿汤即是在这 2 味药物基础上加大黄而成。

基于这样的考虑，便投予了茵陈蒿汤。令人惊叹的奇效迅速出现了，第二天尿量达1500mL，心胸变得舒畅，饮食增加。服药 20 天时，只剩下腹部的浮肿，其他自觉症状消失，基本上已无任何苦痛。心下部的青筋和腹水略有减轻，但还不到完全消除的程度。这时的尿量又有所减少，日尿量约 700 ～ 800mL。因为此时患者心悸感觉尚好，我便考虑在治疗上静守现状。

以上这些病例告诉我们，只要基本方证对应，即便不是黄疸病，也是可以使用茵陈蒿汤的。

第72讲　康治本第47条——三阳合病的白虎汤证治

1.学习条文

第47条：三阳合病，腹满，身重，难以转侧，口不仁，面垢，遗尿。发汗，谵语；下之，额上生汗，手足逆冷。若自汗出者，白虎汤主之。

2.词语解读

（1）三阳合病：就是太阳少阳阳明合病。杨大华认为："'三阳合病'是同时具备三阳病的部分症状，类似于传染病前驱期与发病期重叠，症状较多，涉及多个功能系统。传染病的病期重叠并非罕见，如流行性出血热可以出现发热期、低血压休克期及少尿期三期重叠。《伤寒论》的'三阳病'含有病期的意味。深圳三院的聂广教授提出'分期辨证'的观点，较分型辨证更适合传染病的治疗。"（2019年国庆节·苏州——经方学习班讲课）三阳合病不可汗吐下，只能用和法，其中有白虎汤证的用白虎汤，有小柴胡汤证的用小柴胡汤。在《伤寒论》中，即使有合病或者并病，在条文开头也不一定都冠以合病或者并病之名。

（2）腹满：阳明病的症状，和"谵语""遗尿""若自汗出者"等症状一起，都属于阳明病的临床表现。

（3）身重，难于转侧：太阳病风湿在表的症状。

（4）口不仁，面垢：是少阳病热象。面垢是颜面附着污垢；口不仁是口涩，不能品尝到食物的滋味，为少阳病口苦症状的加重。

（5）发汗，谵语：三阳合病不可以发汗，如果施以"发汗"的治法，则会出现"谵语"。这句话如果与下文的"下之，额上生汗，手足逆冷"连起来读时，就知道"发汗"与"下之"是两种误治。不然的话，就容易把"发汗，谵语"当作两个症状。

（6）下之，额上生汗，手足逆冷：三阳合病也不可泻下，如果误下，会出现"额上汗、四肢逆冷"的阴证。姜佐景《伤寒论精简读本》该条中引用恽铁樵的按语："此章'下之则额上生汗，手足逆冷'，即阴争于内，阳扰于外。先见额汗，次见肢冷。至见肢冷，即不止额上有汗，实是阳破阴消，大危之候，法当回阳救逆。此必白虎证误用大承气乃致此，否则不尔也。王海藏谓病有本是阳证，因下之过当，必须有附子挽救者即此。头汗有两种，里热炽盛，郁不得达，则蒸蒸然头汗，其病遍身干燥壮热，但头有汗，亦为难治。若头汗而手足逆冷，遍身津润，则非大剂回阳不可。《伤寒论》文字古而简，而其所包孕之意义广而活。仅就字面求之，执极简之经文以治病，鲜有不败事者。谬谓古法不适用于今病，宁不冤哉？"

（7）若自汗出者，白虎汤主之：伴随上述三阳合病的症状，即使有自然汗出者，也是白虎汤主治之证。

试把康治本第47条条文中的词句稍做变动，就容易阅读、理解。条文做如下调整："三阳合病，腹满，身重，难以转侧。口不仁，面垢，遗尿。若自汗出者，白虎汤主之。发汗，谵语；下之，额上生汗，手足逆冷。"

现在把词句调整后的条文连起来讲一讲：因三阳合病而出现腹满、身重等症状，为此身体板滞而不能自由地翻身；并有口涩而不知食物的滋味，还出现颜面蒙垢、尿失禁等症状。上述的诸多症状为白虎汤主治之证。另外，伴有上述症状而有自然汗出者，也是白虎汤主治之证。对于此种三阳合病的患者，如果误用发汗，则会出现谵语；如果误下，则额上汗出、手足变得寒凉。这些是误治后的坏病变证，宜随证治之。

汤本求真在《皇汉医学》该条的按语中指出："以意解之，因腹部膨满而生重感，身体难以自由运动，口唇及舌黏膜干燥，味觉脱失，面部生垢，谵语遗尿，汗自出者，称为三阳合病，即以本方为主治也。然本方证之腹满，与大承气汤证之坚满异，只腹壁膨满，内部无充实之毒，故按之无抵抗与压痛，是二证腹满之别。"这里特别交代了白虎汤与大承气汤两个方证在腹证上虚实的鉴别。

大塚敬节《临床应用伤寒论解说》对该条的解读是："此类白虎汤证，虽然有腹满，但无便秘，有谵语而无潮热，有时反而会有恶寒症状。脉浮大，体温也高，舌附白苔而干燥。"

三阳合病不可汗、吐、下，只能用和法。故条文中虽然阳明证的症状多，但亦不用承气汤而用白虎汤。治法有一定之法则，在合病时治其一病，他病亦自愈。康治本第47条条文中，由于里热已经炽盛，出现"腹满""遗尿"，属于阳明证的症状。这个"遗尿"是因里热。由于里热排斥人身上的体液到了太阳，形成表湿而出现"身重，难于转侧"。有表湿存在的阶段，肠道中的燥矢难以形成。"口不仁，面垢"，是少阳病的热象。面垢是颜面附着污垢，口不仁是不能品尝到食物的滋味，为少阳病口苦症状的加重。尾台氏曰："三阳合病之口不仁，谓口舌干燥，不知五味也。与附子汤之口中和，背恶寒者相反。"此种证候为白虎汤主治之证。另外，伴随上述症状而有自然汗出者，也是白虎汤主治之证。虽然有表湿存在的症状，但是不可以发汗。如果误治而施以发汗，则会出现"谵语"。同时不到燥矢成实的阶段是不可泻下的，如果误下，就会出现"额上生汗、四肢逆冷"的阴证。如果里热不甚，有胸胁苦满或往来寒热等症状，则不用白虎汤，而用小柴胡汤。

3. 条文对照

宋本和康治本第 47 条相对应的条文是第 219 条：三阳合病，腹满身重，难于转侧，口不仁，面垢，谵语，遗尿。发汗则谵语，下之则额上生汗，手足逆冷。若自汗出者，白虎汤主之。

宋本条文中增添了"谵语"等词语，给阅读带来了困难。

胡希恕认为，宋本这条条文的行文用字存在以下的问题："面垢"前面应该有个"而"字，就是"而面垢"；"发汗则谵语"后面应该有个"甚"字，就是"发汗则谵语甚"。他在《胡希恕讲伤寒论》该条的讲解中说："要是发汗则谵语甚，经过发汗，胃中更燥了，它这个谵语更厉害了，所以应该有'甚'字。"认为条文中这个三阳合病，虽然偏于阳明，但是并没达到胃家实的证候，所以这个时候只能够清肃内外之热了。

因此，宋本此条文宜改作："三阳合病，腹满身重，难以转侧，口不仁而面垢，谵语，遗尿。若自汗出者，白虎汤主之。发汗，则谵语甚；下之，则额上生汗，手足逆冷。"

4. 医案介绍

先介绍许叔微的一个病例，来看看临床上三阳合病的诊治实况。

有市人李九妻，患腹痛，身体重，不能转侧，小便遗失。或作中湿治。予曰：非是也。三阳合病证。仲景云（见阳明篇第 10 证）："三阳合病，腹满，身重难转侧，口不仁，面垢，谵语，遗尿。不可汗，汗则谵语；下则额上汗出，手足逆冷。"乃三投白虎汤而愈。（《伤寒九十论》第 35 证）

这个病例不是外感热证，也没有神昏谵语，但其他临床症状和条文方证契合。许叔微认定是三阳合病，治从清热法，宜和解之，以顺接内外，汗、下之均非本证所宜。

三阳病治以和法，一般用得最多的是白虎汤或小柴胡汤，有时候也用栀子豉汤。我们怎么选择用白虎汤、栀子豉汤或小柴胡汤呢？这个要看三阳合病中是白虎汤证症状明显，还是栀子豉汤证或小柴胡汤证的症状明显。即使有大便秘结的承气汤证，一般也主张还是用白虎汤，不可直接用承气汤。但也有人主张在白虎汤的基础上再加上大黄、芒硝做一个合方。总之，这是一个非常难以处理的临床病证，每个人对此类病证诊治的认识都不一致，但他们都可以用自己的临床事实来证明自己的观点。所以我们今天讲这个条文的时候，不是一个定论，而是一种讨论。

下面介绍山东省名老中医张志远先生在《张志远医论探骊》中回忆胡姓前辈使用合方治疗一例三阳合病的过程。

老朽少时见一患者，脉浮数，面垢，谵语，目合则汗，稍有寒热现象，以口渴、体温升高、便秘为主要病态，邀河北医家诊治。该胡姓前辈已逾古稀，阅历很广，经验丰富，谓系三阳合病，邪入经腑，因汗出抛开太阳，从少阳、阳明论治，投予柴胡白虎承气汤。计柴胡10g，黄芩10g，石膏45g，知母10g，大黄6g，元明粉3g。水煎分3次服，6小时1次，日夜同进，连用3天，病况大减。发烧、肠道不通、似睡非睡时的胡言乱语都解除了。在当地传为佳话，谓之"死人复生"，号经方大家、伤寒派的魁首。尔后吾临床也曾遇到类此例子，根据表现，掌握倾向、特点，采取数汤联用，不专注一经，获得的效果令人满意。

三阳合病用和法，或治少阳，或使用小柴胡汤、白虎汤、栀子豉汤合方等，其治疗原则都对，但是临床如何处方用药却需随证治之。宋本第268条云："三阳合病，脉浮大、上关上，但欲眠睡，目合则汗。"胡姓前辈就抓住了患者一系列症状中"目合则汗"这一三阳合病的特异性症状，再结合其他脉症而诊断为三阳合病。至于用柴胡白虎承气汤治疗口渴、体温升高、便秘为主要病态，同时兼治脉浮数、面垢、谵语、目合则汗、稍有寒热。其处方用药虽出于规矩之外，但又不离规矩之中。张志远医生说自己学习了胡姓前辈的经验以后，临床上遇到这样的三阳合病，根据患者的表现也采取几个方子连用，不专注一经，获得效果令人满意。这就提醒了我们，对于条文论叙的"三阳合病"而"白虎汤主之"，不能够简单地认为就是白虎汤一个药方单独地去治疗，也可能就包含着两种意思：一种就是真的单纯用白虎汤治疗的病证；一种可能是以白虎汤为主体，兼顾少阳及阳明的腑证。上面这例治疗三阳合病的诊治过程，就是以白虎汤为主体，兼顾柴胡汤、承气汤的例子。它又一次佐证临证之际，很少能遇见和条文一模一样的病证，需要独立思考，灵活变通，随证治之。

我后来发现胡希恕老碰到这样的病证也和胡姓前辈一样，会以白虎汤或小柴胡汤为基础药方再兼顾其他方面用药，很少单独使用白虎汤或小柴胡汤。胡希恕老认为三阳合病是太阳、少阳、阳明的湿与热交错互见，和后世温病学说中的温湿病类似。三阳合病中的湿温，不是外头受湿，而是里热排斥水湿往外、往表。表里上下弥漫的湿温，如果出汗出的多，小便也利，就可能衍变成阳明腑实证。相反，湿温既不往外排水分，又不能向下利小便，就会形成了湿与热交错互见的三阳合病了。他认为三阳合病是阳明病热盛，但是里还不燥，外边还有湿。阳明有湿阶段，那胃还不实，不到那个实的证候是不可下的。下了，虚其胃，病变百出啊！条文中说的额上汗、四肢逆冷，那么这个是湿，从这个湿上说的。他认为条文中的三阳合病可以使用白虎汤。

5. 白虎汤治遗尿

临床治疗遗尿，我们一般都会考虑用建中汤、肾气丸、肾着汤，有时候也会用到葛根汤之类的麻黄剂，很少会想到用白虎汤。汤本求真研究的结果认为："本方有治遗尿之效，虽如尾台氏说'然非特效药，不可漫用'。以余之经验，则此病者反多石膏剂之证。"（《皇汉医学·白虎汤》)。

遗尿一般都是虚证，但临床上有时候也出现实证，可以使用葛根汤、白虎汤之类方药，当然要根据具体的方证来论治。康治本第47条三阳合病条文中就有"遗尿"一症，有些医家就在方向感辨证的基础上（即排除了虚证、阳明腑实证与太阳表证之后），根据患者的"遗尿，多尿，热性症状，口渴"等症状把白虎汤用于治疗遗尿。

我们可以通过许叔微先生下面一个病例，来体会一下白虎汤治疗遗尿的证治。

城南妇人，腹满，身重，遗尿，言语失常。他医曰，不可治也，肾绝矣。其家惊忧无措，密召予至。则医尚在座，乃诊之曰，何谓肾绝？医家曰，仲景谓溲便遗失，狂言，反目直视，此谓肾绝也。予曰，今脉浮大而长，此三阳合病也，胡为肾绝？仲景云腹满身重，难以转侧，口不仁，谵语，遗尿，发汗则谵语，下之则额上生汗，手足厥冷，白虎证也。今病患谵语者，以不当汗而汗之，非狂言反目直视，须是肾绝脉，方可言此证。乃投以白虎加人参汤，数服而病悉除。

许叔微先生首先从方向感辨证的角度否定了他医提出的"肾绝"的结论。其根据就是"今脉浮大而长"，这样的脉象不是虚证。接下去的方证辨证则根据"腹满，身重，遗尿，言语失常"等症状，契合"三阳合病，腹满，身重，难以转侧，口不仁，面垢，遗尿"的白虎汤条文方证。当然，初步诊断白虎汤证以后，他可能还会进行方证鉴别，然后确定使用白虎汤。正如矢数道明博士在《汉方治疗实际》中所说的那样："甘草干姜汤也用于遗尿及多尿，但与白虎汤相反。白虎汤证有热性症状，以新陈代谢亢进为目标；甘草干姜汤证有寒性症状，以新陈代谢减低为目标。甘草干姜汤证口不渴，脉沉无力，手足及下半身冷，口有稀薄唾液，尿清长而量多。"

许叔微先生当时临床诊治可能是直观直觉，一气呵成，如今我们回顾分析免不了一唱三叹。是耶非耶？揣度而已。

第 73 讲　康治本第 44 ～ 47 条小结

1. 为什么把这 4 条条文归在一起进行小结呢

因为这 4 条条文内容在宋本里是属于整个阳明病篇的内容。

宋本阳明病篇是从第 179 条到第 262 条，一共有 84 条。而康治本的这 4 条，基本上集中了阳明病的核心内容。所以说学习《伤寒论》，从康治本入手比起从宋本入手，其容易程度就不可以道里计了。

第 44 条：阳明之为病，胃实也。（宋本第 180 条）

第 45 条：阳明病，发热汗出，谵语者，大承气汤主之。（宋本第 217 条）

第 46 条：阳明病，发热，但头汗出，渴，小便不利者，身必发黄，茵陈蒿汤主之。（宋本第 236 条）

第 47 条：三阳合病，腹满，身重，难于转侧，口不仁，面垢，遗尿。发汗，谵语；下之，额上生汗，手足逆冷。若自汗出者，白虎汤主之。（宋本第 219 条）

首先，康治本第 44 条对阳明病大纲进行了论述，阐明了以腹部充实膨满、便秘为主要症状的承气汤类的证治。接着，第 45 条论叙由太阳病直接衍化为阳明病的大承气汤证候的严重性；第 45 条论叙湿与热瘀结于阳明之里所造成黄疸的茵陈蒿汤证；第 47 条的三阳合病不可汗吐下，应该是白虎汤等和法治疗的原则与证治。

2. 4 条条文的核心学习

掌握了康治本这 4 条条文，再结合太阳病证条文中的结胸病的陷胸汤证与悬饮病的十枣汤证，就抓住了阳明病证的核心内容了。

阳明病证的核心内容是什么呢？就是阳明里热两大方面病证的方证证治。

一是热邪伤津形成肠中有燥屎阻结的阳明腑实证，以承气汤证类为核心的证治；二是热与水湿纠结在一起形成结胸、悬饮、黄疸等病证，以大陷胸汤证、十枣汤证、茵陈蒿汤证为核心的证治。

这个核心内容不包括白虎汤类方证。因为白虎汤类方证不归属虚证，不归属于太阳病，也不归属于阳明病腑实证。白虎汤类方证，只能够归属于"少阳病"。

对照康平本，宋本阳明病篇84条条文中真正的原文只有20条，就是第180、208、209、212、219、220、221、222、223、229、231、232、236、237、238、241、243、248、260、261条。诸位假如有时间，可以看看这20条原文，特别是要看宋本增加的那些有方剂的条文。这样的条文并不多，也只有小承气汤、麻子仁丸、栀子柏皮汤、麻黄连轺赤小豆汤等，再加上蜜导煎、大猪胆汁、土瓜根等几个外用的药方。

第74讲 康治本第48条——少阳病提纲证

1. 学习条文

第48条：少阳之为病，口苦、咽干、目眩也。

这条条文论叙了少阳病的提纲证，主要是口中味苦、咽部干燥和头目晕眩。

条文中所列的这些症状都是通过问诊所得到的，即强调询问患者的自觉症状。这些症状都涉及人的五官空窍的一种自我感觉，但也只列出了口中、咽喉及眼睛的感觉，而没有耳朵内和鼻孔内的感觉。宋本第264条"少阳中风，两耳无所闻，目赤"，则增添了耳朵的感觉，并补充了眼睛的病状。

2. 有关少阳病提纲证

少阳病在康治本里只有这一条提纲证的条文，没有具体的方证证治。为什么呢？这是《伤寒论》篇章结构中的一个陷阱。

《伤寒论》三阳病中的每个提纲证各有侧重，太阳病重视脉象，阳明病重视腹证，少阳病重视患者面部五官与咽喉部的自觉症状。

少阳病以"口苦、咽干、目眩"作为提纲证并不合适，因此有些医家认为原来真正的提纲证已经遗失。汉方家山田正珍就是持上述的观点。他在《伤寒考》中称："少阳篇纲领，本亡而不传矣。王叔和患其阙典，补以'口苦、咽干、目眩也'七字者已，固非仲景氏之旧也。"

陆渊雷在《伤寒论今释》中指出了少阳病提纲证的不合理性。他写道："三阴三阳病篇之首，各有之为病一条，说者相承，以为本经病之提纲。今复考之，惟太阳、太阴二条，足以赅括本经病状，堪当提纲之名。其余四经，颇不然矣。阳明之提纲胃家实，是但举承气腑病，遗却白虎经病也。少阴之提纲，脉微细，但欲寐，亦不是尽少阴之病状。观其本篇及论中用姜附诸证，可以见也。厥阴病自分两种，其一上热下寒，其一寒热胜复。提纲亦举其一，遗其一。本条少阳之提纲，则举其近似之细者，遗其正证之大者，于诸提纲中为尤无理。夫柴胡汤为少阳正证，说者无异辞，论中用柴胡诸条，一不及口苦咽干目眩等证。验之事实，柴胡证固有兼此等证者，然阳明篇云：'阳明中风，口苦咽干。'（197条）

又云:'阳明病,脉浮而紧,咽燥口苦。'(229 条)苓桂术甘证云'起则头眩',真武证云'头眩身瞤动'。是口苦咽干目眩者,非少阳所独,安得为少阳之提纲?又况'目眩'字,论中他无所见乎?"

由于《伤寒论》不同版本条文的编号不一样,为了方便诸位学习,我把这一段文字中所引用的条文号码和宋本的条文号码做一个对照。

"阳明中风,口苦咽干。"(197 条)——宋本第 189 条。

"阳明病,脉浮而紧,咽燥口苦。"(229 条)——宋本第 221 条。

陆渊雷的论叙一针见血,发人所未发。

他是立足于少阳病就是柴胡类方证这个前提而言的。其实,临床上其他很多药方也可以治疗少阳病,只是它们都分散在太阳、阳明、三阴病篇之中。因此,学习少阳病不能按图索骥,而是要自己动脑动手,整理出少阳病方证证治的诊疗系统。

胡希恕老对少阳病的提纲证也有微词,他在《胡希恕讲伤寒论》中申明了自己的看法。现转录如下:

仲景在每一篇都有提纲,即是概括地说。半表半里证的提纲都不好做。少阳证的提纲只是说口苦、咽干、目眩,那还能够说出来半表半里的局部,热盛在局部,顺着腔间往上攻,所以孔窍之间感觉有热候,还说得过去,但太概括了。有些内热的病,如白虎汤证,也有口苦咽干,此为热结于里,为阳明病的外证,故少阳证的提纲也不够好。所以要研究柴胡证,仅凭这还不行。为什么呢?就因为半表半里的部位,即胸腔腹腔,这个空间相当大,为一切脏腑所在之地,心肺肝脾胃肠肾等,如果病邪在此部位充斥,易引很多脏器出现问题,故此部位的病复杂多变。如小柴胡汤主症,虽有往来寒热、胸胁苦满、默默不欲饮食、心烦喜呕,但另外底下有这些的或然见证,或者波及这个脏腑,或者那个,所以没有固定证候,很难概括,没有如表证、里证单纯。唯独半表半里,无论在阳或在阴,都不好说。

最难辨的是半表半里。像口苦、咽干、目眩,白虎汤证也口苦、咽干,也有目眩,它里头有热,顺着孔窍往上来,就会出现这种情况,所以少阳病这个提纲不够全面。

在少阳病一般是口苦、咽干、目眩,甚者有时候耳聋目赤,所以柴胡剂在五官的证候常有使用的机会,尤其耳聋目赤,大概这种应用柴胡加石膏的法子好。

由于少阳病的方证类型太多了,提纲证既难以全面波及,又过于宽泛了。

胡希恕老眼光非常犀利,他看穿了半表半里少阳病提纲证所覆盖的范围不仅仅是柴胡类方证。他在《胡希恕病位类方证解》所论及的半表半里少阳病,就已经波及半夏泻心汤、黄芩汤、黄连汤、栀子豉汤等类方证。

陆渊雷在《伤寒论今释》中写道:"柴胡汤主少阳病,大论列柴胡诸证于太阳篇,而少阳篇仅存空洞之词，何也？"他自设了这个问题，但最后也只用了一个成语——告朔饩羊（比喻照例应付，敷衍了事）来作答。他说："仲景名之少阳，治以柴胡，又以阳明当'热论'之三阴，则少阳当次阳明之前，故论其方证于太阳篇中，而于本篇但存空洞之词，等诸告朔之饩羊，此仲景之不得已也。"

"少阳篇仅存空洞之词，何也？"这是一个无人能够回答的天问。我们可以先搁置不管。重要的是临床诊治时，医者如何通过提纲证去把握少阳病。

3. 日本汉方家对少阳病的研究

日本汉方家对于少阳病的研究比较系统、深入，时出新的成果。比如，汉方家藤平健博士的学生寺泽捷年博士倡导科学地阐明汉方医学的病机，阐明汉方药的作用机制，主张把少阳病进行分类。他在第二版《图解和汉诊疗学·少阳病期的病态与治疗》中写道：

所谓的少阳病，指的是太阳病的病变转移到身体的深层部位（胸腔内部或上消化道附近），同时会让身体处于躁热状态。患者出现咳嗽、食欲降低，觉得食物的味道皆为苦味。有时候甚至会出现腹泻或心窝部闷塞的现象，舌头出现白色舌苔。少阳病发烧时，体温可能在1天之内突然升温或降温，但到了傍晚后可能又出现微微发烧的情形。胸胁苦满，即季肋骨下外围有不舒服感与压痛感，从这个特征可以看出必须使用柴胡剂的处方。除此之外，如果有支气管炎症状，可以服用麦门冬汤或麻杏甘石汤，心窝部觉得不适的话，可以服用半夏泻心汤、茯苓饮、三黄泻心汤、大柴胡汤、柴胡加龙骨牡蛎汤、四逆散、小柴胡汤、柴胡桂枝汤、抑肝散、柴胡桂枝干姜汤等。

他把少阳病的方证分为以下6种类型。

（1）胸内型：麻杏甘石汤、栀子豉汤、木防己汤、越婢加半夏汤、半夏厚朴汤、竹叶石膏汤。

（2）心下痞硬型：三黄泻心汤、半夏泻心汤、生姜泻心汤、甘草泻心汤、黄连汤。

（3）胸胁苦满型：大柴胡汤、小柴胡汤、柴胡桂枝干姜汤、四逆散、柴胡桂枝汤。

（4）瘀血型：桂枝茯苓丸（气逆）、丹栀逍遥散（血虚胸胁苦满）、温经汤（血虚）。

（5）肠型：黄芩汤、葛根芩连汤、白头翁汤。

（6）水滞型：苓桂术甘汤、桂枝去桂加茯苓白术汤、五苓散。

这样的分类，使大家从少阳病只有柴胡汤类方证的单一、传统的思维中走了出来。杨大华在《读和汉治疗学摘记》中认为，寺泽捷年博士的思想与藤平健博士大有不同。他的东西是有体系的，这个体系要比龙野一雄的体系好。客观性强，而且有一定的量化标准。他的体系，把处方简洁明了地进行了归类。少阳病在国内的伤寒家眼中并没有再细分，但寺泽捷年博士却分为6个类型，也可能受《皇汉医学》分类的影响。的确，书中许多观点给人别开生面的感觉。尤其在体系方面，感觉其贡献要胜于大塚敬节、矢数道明博士等人。

远田裕正教授认为，一切通过利尿的弱排水法而达到治愈疾病的药方都是治疗少阳病的药方。所以少阳病的方证除了柴胡汤类方之外，还有桂枝去桂加白术茯苓汤、麻杏甘石汤、白虎汤、白虎加人参汤、栀子豉汤类方、半夏泻心汤类方、黄连汤、黄芩汤类方、苓桂术甘汤类方。

4. 使用排除法来诊断是否少阳病

我想康治本少阳病篇只有一条提纲证而没有具体的条文与方证，这一奇特的结构布局是有隐秘的用意的。其用意是要求后学者不要从正常的辨证途径去辨别，而是使用排除法来诊断是否少阳病。当一个患者出现一系列的临床症状、体征，我们怎么分析是不是少阳病呢？利用前经方时代的诊治四法去判断倒是好办法。

第一步是通过方向感辨证。如果排除了虚证，那所留下的方证都是三阳病证。第二步再进一步辨别是否为太阳病或阳明病。如果排除了太阳、阳明病，那么剩下的就是少阳病的方证了。总之，用四法归类的排除法，能够快速精准地诊断出少阳病。

这么多类方证，仅凭口苦、咽干、目眩这样的提纲证当然是不够的，我们还要通过其他的症状与腹证去一一分辨。

少阳病的方证诊断，腹诊也是最为重要的一环，少阳病总体腹证是腹肌中等弹力，这是一个共同的前提。而具体方证的腹证各有特点。如柴胡汤方证是胸胁苦满，泻心汤方证是心下痞硬，苓桂剂方证是心下或脐部的悸动，黄芩剂方证主要以腹部腹直肌的拘急等，都可以运用腹诊做出可靠的诊断。

正因为如此，我们就应该活看少阳病提纲证，这样就可以扩大其他应该归属于少阳病的方证。比如所谓的阳明外证白虎汤类方证、胃肠中停饮的苓桂术甘汤类方证、肺热咳喘的麻杏甘石汤证、胃肠寒热夹杂的半夏泻心汤类方证、热郁胸膈的栀子豉汤类方证、黄连汤证、黄芩汤类方证等，甚至包括后世的温胆汤、三仁汤、甘露消毒丹等方证都应该是少阳病范畴内的方证。千百年来，治疗少阳病仅仅强调以小柴胡剂类方为核心的和法，而没有提到其他非柴胡剂类方证的少阳病。

5. 对往来寒热是少阳病柴胡类方证的特异性寒热症的认识

有人认为往来寒热是少阳病柴胡类方证的特异性寒热症，这当然不错。但这并不意味患者的寒热症中不是往来寒热就不是少阳病柴胡类方证。如宋本第 379 条："呕而发热者，小柴胡汤主之。"条文中只有发热而没有讲到往来寒热，然而依然是少阳病小柴胡汤证。证之临床，呕吐伴随发热的小柴胡汤证，一般是外感发热而不是杂病发热。如果胃病而呕吐、发热，使用小柴胡汤恐怕效果不好。陆渊雷在《金匮要略今释·呕吐哕下利病篇·呕而发热者小柴胡汤主之》中写道："此非胃病，乃外感卒病也。举发热，示其为外感耳。不然，急性胃炎有呕而发热者，小柴胡汤必不中与。惟外感发热，胸胁苦满而呕者，乃可与小柴胡汤。"

潮热也是少阳病柴胡类方证的寒热症，宋本第104条："伤寒十三日，不解，胸胁满而，日晡所发潮热。已而微利，此本柴胡证，下之以不得利，今反利者，知医以丸药下之，此非其治也。潮热者，实也。先宜服小柴胡汤以解外，后以柴胡加芒硝汤主之。"

6. 少阳病应该用和法，而不能用补法及汗、下（吐）法

陆渊雷就在《伤寒论今释》中以柴胡剂为例，做了如下的论叙：

少阳病位，在表里上下之间，正气抗病之趋势不可知，故汗、吐、下俱不可用也，惟柴胡能助少阳之抗病力，使自择适宜径路以祛毒，故独任之。少阳禁汗而独任柴胡，可知世俗目柴胡为发汗药之非。

少阳病应该使用和法，和法就是通过利尿的弱排水的方法。陆渊雷那时虽然还不知道利尿法是治疗少阳病的唯一途径，但已经了解和解法能够使非虚证的机体自择适宜径路以祛邪了。

虽然治疗少阳病要用和法，但也可以随证在其基础上加泻下药，或加解表药。这一点，胡希恕老讲了很多，我读了以后也得益不少，现在把我读《胡希恕讲伤寒》做的笔记和大家交流一下。

少阳证一般是不可汗、吐、下。如果单独用解表剂或祛下剂，这是不行的。但在使用柴胡剂等和解剂的基础上，同时二解太阳少阳，或者二解少阳阳明是可以的。比如柴胡桂枝汤是二解太阳少阳，那么可不可以用其他的麻黄剂呢？当然可以。尤其是葛根汤证，与小柴胡汤证常常是并发的。像是小孩子的感冒，表证很轻，同时有胸胁满、呕吐，有时甚至有下利等半表半里证，就可以把解表跟和解半表半里的方剂一起用。

胡希恕在临床上常用上叙的方法，他的学生也常用小柴胡汤与葛根汤合方。研究这种方法以后就可以引申开来，既有柴胡桂枝汤的合方，也可以有柴胡汤与麻黄汤合方、柴胡汤与麻杏甘石汤合方。

7. 条文对照

我们现在对照宋本来学习少阳病提纲证。宋本少阳篇的条文从第263条到第272条，共10条条文，但真正的原文也只有3条。除了一条提纲证，还有第266、267条。

（1）第266条：本太阳病不解，转入少阳者，胁下硬满，干呕不能食，往来寒热，尚未吐、下，脉沉紧者，与小柴胡汤。

本来患太阳病，未能及时解除而病证转入少阳，出现胁下硬满、干呕、不能饮食。恶寒之后出现发热，热退后又发作恶寒，形成如此寒与热互相往来的状态。这样的患者，尚

未进行或吐、或泻下的治疗，而出现脉沉紧，给予小柴胡汤治疗。

《伤寒论译释》对此条的浅释："本条首先提出本太阳病不解，转入少阳，表明是自太阳传来。胁下硬满，干呕，不能饮食，往来寒热，无疑为少阳的主症，可是脉却非弦细，而是沉紧，脉与证不符，有人认为此当舍脉从证，似乎简要可从，然而少阳病脉何以会沉紧，却没有交待。殊不知本条的最可贵处，正是示人在脉证不符情况下如何辨证的范例。脉沉紧，一般应是少阴里寒，而不是少阳病，此时的脉沉紧，乃与太阳病脉浮紧相对而言，特提出尚未吐下，这是结合问诊，极有参考价值。若是经过吐下，沉紧则可能是正伤邪陷于里，未经吐下，只表明邪已内传，但不是邪陷，况且少阳主症已具，脉证合参，因此断为邪在少阳，可治以小柴胡汤。似乎是舍脉从证，实际上仍是脉证合参，具体分析，不应仅就表面简单理解。"

同样的一条条文，有的医家认为是"脉证不符"时的"舍脉从证"治法，如尤在泾云："本太阳脉浮、头痛、恶寒之证，而转为胁下硬满、干呕不能食、往来寒热者，太阳不解而传入少阳也。尚未吐下，不经药坏者，脉虽沉紧，可与小柴胡以和之，以证见少阳，舍脉而从证也。"也有的医家认为是并非"脉证不符"，而是"脉证合参"，如徐灵胎云："此为传经之邪也。以上皆少阳本证，未吐下，不经误治也。少阳已渐入里，故不浮而沉，紧则弦之甚者，亦少阳本脉。"

两种互相对峙的不同观点都有道理，初学者如何看待？

《伤寒论》条文中小柴胡汤证的脉象很少出现，即使在有脉象的条文中，也不是仅仅只有脉象。比如宋本第 231 条云："阳明中风，脉弦浮大而短气，腹部满，胁下及心痛，久按之气不通，鼻干，不得汗，嗜卧，一身及目悉黄，小便难，有潮热，时时哕，耳前后肿。刺之小差，外不解。病过十日，脉续浮者，与小柴胡汤。"由此可见，脉象不是小柴胡汤证的特异性脉证。从临床实践出发，小柴胡汤证的脉象有很多种，有浮脉，也有沉紧脉，比如宋本第 148 条云："此为半在里半在外也。脉虽沉紧，不得为少阴病。所以然者，阴不得有汗，今头汗出，故知非少阴也。可与小柴胡汤。设不了了者，得屎而解。"

读《伤寒论》时会遇见如此不得要领的地方，常常使人迷惑不解，容易被条文中词语所限而死于句下，故陆渊雷在《伤寒论概要》中发出了"以不通彻之头脑读不通彻之医书，宜其终身闭塞已"之感叹。

（2）第 267 条："若已吐、下、发汗、温针，谵语，柴胡汤证罢，此为坏病，知犯何逆，以法治之。"

"若已吐、下、发汗、温针，谵语"，是说假如这个患者已经经过误治，误吐、误下、误发汗、误用温针，结果出现神昏谵语，脑子已经出现了问题。

"柴胡汤证罢"，柴胡汤证已经没有了。

"此为坏病"，经误治后，又没有柴胡汤证，现在这个病已经很难从常规去推导是什么病，这是坏病变证了。

"知犯何逆，以法治之"，对照康平本，知道这8个字是后人嵌注的。其意思是，医者有必要了解是何种误治而形成的坏病，但治疗时要根据现场的脉症来随证治之，出现什么方证就用什么药方去治。

有人认为"知犯何逆"的含义是要医者追究到底是什么原因造成患者现在的谵语等坏病，然后再以法治之。我认为这样的理解值得商榷。因为你再追究它是什么原因造成的，对辨治意义并不大。我们前面已经提到的麻杏甘石汤的证治，不管是宋本第176条的下之后，还是宋本第63条的发汗后，只要符合于"身无大热、汗出而喘"都用麻杏甘石汤。至于形成"身无大热、汗出而喘"的原因是发汗以后，还是下了以后，并不影响我们的辨证用药。如果医者把"知犯何逆"误认为是追究误治原因的话，那就走上了歧途。

这个条文还有一种言外之意，就是发汗、吐、下以后柴胡证还存在时，仍然可以用柴胡汤。这个也非常重要。也就是说，不管前面怎么治，治错也好，治对也好，只要还有柴胡证，就可以用柴胡类方。如果已经没有柴胡证了，那就随证治之，该用什么就用什么。这样来思考，问题就变得明确而简单了。

8. 医案介绍

下面举一个张子淮医生治疗高热的医案，来说明临床上碰到这一类病证时，我们如何诊治。

一个姓李的女性，25岁。主诉发病已经3天，高热不退，体温40℃以上，发病的时间是冬天11月5日。曾经注射青霉素和红霉素这些消炎的药，但是症状没有减少。现在觉得口苦想呕吐，一下子冷一下子热，脉象是弦数，舌苔白和黄，脸色潮红，大、小便的情况都是正常的，但心烦想呕吐，不欲饮食。这个病开始的时候是头痛怕冷的，也就是说开始是一种太阳病的状态，现在这些口苦想吐、一下子冷一下子热、往来寒热、脉象弦数、脸色潮红、心烦喜呕、不欲饮食等症状，是典型的小柴胡汤证。虽然她开始的时候有头痛发热，但现在已经没了。我们经过辨证认为，开始怕冷发热有头痛，这是风寒在太阳经。表邪应该用汗解除掉，但发汗没有把表邪解决好，现在出现的是一下子冷一下子热，口苦欲呕吐，这个病已经进入少阳，治疗用和解的办法，处方是小柴胡汤。柴胡12g，黄芩12g，党参15g，半夏9g，甘草6g，大枣5枚，生姜3片，吃1帖药。二诊的时候，这个患者说自己已经没有往来寒热了，也不呕吐了，想吃饭了，体温已经降到了37.0℃，自己觉得还有头痛，脉象还是浮而有力。少阳的病已经减轻了，但还有病邪在表，所以她还有头痛，脉象又浮，治疗还应该用小柴胡汤，并加上桂枝9g，白芍9g，使她这个病邪从表解。服药以后，她有微微发汗，所有的病都好了。

这个医案比较有趣。患者开始有太阳表证，用了抗生素治疗，转化为少阳的小柴胡汤证。当吃了小柴胡汤以后，病情好转的时候，太阳的表证又出现了。张子准医生就以现场的脉症为目标，开始用小柴胡汤，后来用了柴胡桂枝汤。医者的处方用药随着病证的变化而变化，这种随证治之的方证辨证应该是一种具体问题具体解决的好方法。

9. 问题讨论一

问：少阳病除了柴胡剂证，还有半夏泻心汤方证、大黄黄连泻心汤类方证、黄芩汤类方证、麻杏甘石汤证、白虎汤类方证、栀子豉汤类方证、苓桂术甘汤类方证，这一点打破了我原有的知识框架。请以苓桂术甘汤证是少阳病为例，详细说明一下其中的机制。

答："口苦、咽干、目眩"这 3 个症状，是少阳病的提纲证，然而由于少阳病的方证类型太多了，提纲证既难以全面波及，又过于宽泛了。

苓桂术甘汤证与小柴胡汤证是两种不同类型的方证，为什么都会归属于少阳病呢？

太阳病是汗法，阳明病是下法，少阳病是和法，这三种治疗方法都是人体抗病力量占上风时的祛邪方法。其中太阳病的汗法、阳明病的下法，是积极排水祛邪的方法；而少阳病的和法，是消极祛邪法，所以也称之为"弱排水法"。当然，三阴病证的汗法、下法、和法都不能用，要用扶正的补法——储水法。

苓桂术甘汤证和小柴胡汤证虽然是两种不同类型的方证，但它们都是归属于"和"法，因此苓桂术甘汤证和小柴胡汤证都是少阳病的方证。

为什么苓桂术甘汤也归属于"和"法的少阳病呢？我们用排除法来一步一步地分析。

首先要排除苓桂术甘汤证不是三阴病。苓桂术甘汤是化饮利水的药方，治疗目标不是三阴病，这是毋庸置疑的。接着排除苓桂术甘汤证是太阳病。苓桂术甘汤不是汗法，苓桂术甘汤证没有恶寒、发热、头痛、脉浮的太阳病症状，不符合"太阳之为病，脉浮，头项强痛而恶寒"的太阳病提纲证，所以它不是太阳病。

最后排除苓桂术甘汤证是阳明病。苓桂术甘汤不是泻下法，苓桂术甘汤证没有腹胀、腹满、大便秘结、潮热这一类阳明腑实证，不符合"阳明之为病，胃家实"的提纲证，所以它不是阳明病。

通过以上的一一排除，苓桂术甘汤证的归宿也只能是少阳病了，所以治疗苓桂术甘汤证应用的是利尿的"和"法。

再者，苓桂术甘汤证也符合少阳病的提纲证。苓桂术甘汤证由于水饮停滞，一般也都具有口干与小便不利，"咽干、目眩"也会有。

总之，少阳病的提纲证"口苦、咽干、目眩"仅仅是一个方向感辨证，归属少阳病的方证不一定全部符合上述的 3 个症状。具体方证辨证时，还需要细化，结合脉症与腹证。

第 75 讲　康治本第 49 条——太阴病提纲证

这一讲开始我们讨论三阴病，康治本三阴病条文除了最后两条（第 64 条栀子豉汤、第 65 条白虎汤的证治）之外，所有条文的首句都冠以"某阴病"三字，和前面三阳病的条文截然有别。那最后两条条文的首句为什么不冠以"某阴病"三字呢？原因很简单，因为最后两条条文不属于三阴病的范畴。宋本少阴病篇的条文就没有了上述的规律。这是为什么？我至今也还没有寻找到令自己信服的答案，有待于诸位去破解。

1. 学习条文

第 49 条：太阴之为病，腹满而吐，自利也。

太阴病所表现的证候，为腹中虚满膨胀而呕吐，同时自泻利不已。

什么是"自利"？明代吴绶在《伤寒蕴要全书》中云："凡自利者，不因攻下而自泻利。"

第 49 条是太阴病的提纲，论叙了太阴病虚寒证的典型证候。患者平素体能衰减，新陈代谢功能低下。胃肠的功能紊乱，残余之水谷发酵为气体，故令腹满。由于消化道黏膜的分泌亢进，胃液多了就容易吐出来，肠液多了就容易腹泻自利。

陆渊雷认为："《金匮》腹满吐利诸证之属寒者皆是，是皆所谓太阴病，故曰太阴当属杂病，不属伤寒也。伤寒阴证，实际惟少阴一种，因拘牵三阴三阳之数，必欲分阴证为三，故有此舛错耳。"

陆渊雷的观点有一定的道理，但是没有被中医界同道所接受。其原因是外感热病也有出现"腹满而吐，自利也"的太阴病。现在转录《皇汉医学·太阴病》中的两个病例，从中可见太阴病也存在于外感热病之中。

《麻疹一哈》曰："予尝治一妇人，发热仅二三日，疹子已出，复骤隐。诊之腹满拘挛甚，脐边有结块。自言经信不利。因作桂枝加芍药汤使饮之，又杂以浮石丸（方中有芒硝）使服。其夜发热甚，疹子从汗出，经信利而诸症自安。"

一人年二十有五，发热如燃而无汗，经四五日，疹子不出，腹满拘痛，二便不利，时或腰甚痛。因作桂枝加芍药大黄汤使饮之，微利二三行，拘痛渐安，兼用紫丸下之，下水五六行，其夜熟眠，发汗如洗，疹子随汗出，疹子收，全复旧。

以上两个病例，都是外感热病中的太阴病。由此可见，陆渊雷的结论还有值得商榷之处。

2. 条文对照

现在来看看宋本第273条的太阴病提纲证。

条文云："太阴之为病，腹满而吐，食不下，自利益甚，时腹自痛，若下之必胸下结硬。"

历代医家都认同这条条文是太阴病的提纲证，但杨大华对这个条文的句读提出了怀疑，认为"自利益甚"这一词语怪异而稀罕。自利是自己大便次数比较多。这样的状态下，如果没有交代其他什么外来干扰的话，"益甚"因何而起？于是，杨大华在"自利"的后面加一个句号，条文成了下面这样：

太阴之为病，腹满而吐，食不下，自利。益甚时，腹自痛。若下之，必胸下结硬。

杨大华对于太阴病提纲证的注解是："腹满而吐，食不下，自利。这组证候群是太阴病的主症。当进一步发展，症状加重时，患者会出现自发的腹痛。另外，'时腹自痛'也读之不顺。桂枝加芍药汤条文有'因尔腹满时痛者'，以此类推，'时腹自痛'当为'腹时自痛'的句式。因此，断为'益甚时，腹自痛'似乎更好一些。康治本则为'太阴之为病，腹满而吐，自利也'，相比之下，言简意赅！"

这真是开口见胆之言！他的观点值得我们去思索。

我们再来看看大塚敬节对宋本第273条的这个提纲证是怎么解释的。他在《临床应用伤寒论解说》中认为，本条论述太阴病的大纲。对于其中"自利益甚"四字，有一些疑问。《医宗金鉴》引吴人驹之说，认为"自利益甚"四字应当在"胸下结硬"之后，因为对于自利愈发加重者，不应该再用泻下剂。中西深斋、多纪元简、浅田宗伯等也赞同此说。丹波氏云："'自利益甚'四字不允当，且《脉经》《千金翼》文有异同，可知此条固有差错也。"但所谓自利是指不使用泻下剂而自然发生的泻利，如果使用泻下剂，因此而致胸下结硬、泻利，这种泻利则不应称作自利，以吴人驹的说法似是而非。太阴病，腹胀，呕吐，食物不下行，自发泻利，泻利并非一时性，越来越加重，腹部也时时自发疼痛。此时，如果认为腹中有何恶物残留而使用泻下剂，则导致心口窝部位硬而窒塞不通。

山田正珍认为，太阴等三阴病的形成和患者的体质虚弱有关。他在《伤寒论集成》中写道："三阴诸证，多是平素虚弱人所病。"

李同宪认为慢性消化功能障碍可以由急性胃肠道感染（泻心汤痞证），或者肠梗阻（阳明病）反复发作引起，可以是肝胆胰感染（少阳病柴胡汤证）的后遗症（传经），也可以由低毒性的病原体感染所引起（直中），或是界于消化功能性疾病与健康之间的中间状态。从临床表现、疾病的成因，以及在疾病过程中的位置看，太阴病与慢性消化功能障碍是一个证态。

对宋本的第 273 条条文，我是这样理解的。

太阴病是里虚证，腹满是胃虚停饮所致，胃里停饮就会引起吐，就会引起食不下。胃虚停饮假如不能够收敛，停饮就可能进入整个肠道，就会引起自利益甚。这是胃肠道的自行下利，不是服了泻下剂的缘故。胃虚停饮一直衰弱到失去收敛作用的时候，自利就越来越厉害，出现时腹自痛，这是一种阵发性的、痉挛性的腹部疼痛，是里虚证。三阴病以"下"为禁，不能够泻下，而应该用补。如果把腹满误认为里实，误下之后必定会形成胸下结硬的脏结。临床上，患者腹满、腹痛、下利这些症状不一定全部出现，可能有的患者只有腹满、腹痛，有的患者只有腹满下利。一般讲，整个太阴病是气血不足。其中阴津不足的腹满患者大部分还伴有痉挛性腹痛、便秘或排便不爽、下重难通等建中汤类方证；阳气虚弱的腹满患者，大部分是伴随着下利，严重起来就变成了四逆辈类方证。

3. 医案介绍①

现介绍《伤寒九十论·二十三》中的一个病例，通过许叔微的临床诊治来看看太阴病的临床表现。

医案选录：曹生初病伤寒，六七日，腹满而吐，食不下，身温，手足热，自利，腹中痛，呕，恶心。医者谓之阳多，尚疑其手足热，恐热蓄于胃中而吐呕，或见吐利而为霍乱。请予诊。其脉细而沉。质之，曰太阴证也。太阴之为病，腹满而吐，食不下，自利益甚，时腹自痛。予止以理中丸。用仲景云如鸡子黄大，昼夜投五六枚。继以五积散，数日愈。

许叔微按：予见世医论伤寒，但称阴证阳证。盖仲景有三阴三阳，就一证中又有偏胜多寡，须是分明辨质，在何经络，方与证候相应，用药有准。且如太阴、少阴，就阴证中，自有补泻，岂可止谓之阴证也哉？

许叔微所记录的这个病例也是外感热病中的太阴病而不是杂病。曹生因外感热病而陷入太阴病，出现"腹满而吐、食不下、自利、腹中痛、呕、恶心"等一系列消化道感染性病证。许叔微首先通过"诊其脉细而沉"这一方向感辨证，就确定是虚证，再根据《伤寒论》太阴病提纲证，就肯定地回答病家的质疑："曰太阴证也。"至于引起前医者疑惑、"谓之阳多"的"身温、手足热"仅仅是阴盛后的格阳外热而已，就像茯苓四逆汤证的烦躁，随着理中汤温阳祛寒，这些症状就会不治而愈。许叔微的按语，告诫后学者，辨证不能停留在"但称阴证阳证"的方向感辨证阶段，还要落实到"方与证候相应，用药有准"的处方用药才为诊治的完成。读罢许叔微这个引人深思的病例，你会有什么心得？

太阴病的"方与证候相应，用药有准"的处方用药，一般分两大类。一类是吐泻为主症的理中汤类方，另一类是以腹痛为主症的桂枝加芍药汤类方。上面许叔微的曹生案就是理中汤类方证的临床版，而下面介绍的慢性菌痢一案则是桂枝加芍药汤类方证的临床版。

王某，男，46 岁。患菌痢，当时经治已减，后又复发，缠绵不愈，变成慢性菌痢。每日少则三四次，多则五六次，排便甚急，不及入厕则污衣裤，然登厕后又排便不爽，下重难通，大便状不成形，有红白黏液。据患者告诉：下痢之前，则觉有一物往肠子里下坠，这时就必排便，急不可耐，伴有腹痛肠鸣等症。脉象沉弦而滑，舌红苔白。观其所服之方，寒必芩连，热必姜附，补以参术，涩如梅诃，尝之殆遍，迄无所效。

辨证：此乃脾胃阴阳不和，肝气郁而乘之证。

治法：调和脾胃阴阳，并于土中平木。

方药：桂枝 9g，白芍 18g，炙甘草 9g，生姜 9g，大枣 12 枚。服 2 剂，下痢减至一二次；照方又服 2 剂而痊愈。[山东中医学院学报，1977（1）：27]

王某患菌痢缠绵不愈，衍变为慢性菌痢，也等同于外感热病而陷入太阴病。患者"脉沉"，并自诉"下痢之前，则觉有一物往肠子里下坠，这时就必排便，急不可耐"为阳气下陷失去统摄之能的表现，在方向感辨证上就确定是虚证。再进一步以"每日少则三四次，多则五六次，排便甚急，不及入厕则污衣裤，然登厕后又排便不爽，下重难通，大便状不成形"是典型的太阴病的"自利不止"，并考虑到"伴有腹痛肠鸣"等症状，选择桂枝加芍药汤也基本符合方证相对应的原则。

以上两则都是太阴病的病例，都有"腹满而吐，食不下，自利益甚，时腹自痛"。但前者以"吐呕"为主，故投理中汤；后者以"排便不爽，下重难通"为主，故投桂枝加芍药汤证。

4. 医案介绍②

下面介绍日本汉方家寺泽捷年博士在《和汉诊疗学·太阴病》（第 2 版）中记载的两则病例。

（1）腹直肌挛急型的典型病例

10 岁女儿，身材矮小而容易伤风感冒。幼儿时期开始的夜尿症，每晚 1 ～ 2 次，一直持续到现在。2 年来，饭后特别是早餐后脐部周围出现腹痛与肠鸣，大约持续 1 个小时。1 年前，因为体位性低血压到小儿科受诊，一直服用调整植物神经与肠道的药物，但没有什么效果而来求诊。消瘦体型（身高 135cm，体重 30kg），面色苍白，眼光无力，体质虚弱。仰卧位的血压 96/44mmHg，站立位 82/40mmHg。脉象细弱紧，舌苔呈淡红白色，被湿润的白苔所覆盖。腹诊所见：腹肌弹力软弱，腹力 1/5，腹直肌挛缩，胃部振水音。

治疗过程：请患者服用小建中汤。2 周后，腹痛消失；10 周后，夜尿减少为每周 1 次。

（2）心下痞硬型的典型病例

75 岁，男性。空腹时胸口闷闷的，心窝部到胸腔内感觉好像有东西往上推一样，因此来到医院求诊。这样的症状大约发生于 6 个月前，虽然在内科接受了胃透视与内视镜检查，但除了轻微的胃炎之外，并无其他的异常。

虽然医生给他服用胃黏膜保护剂，但症状仍没有改变，最近体重减少了 4kg，因为又出现全身倦怠感，所以来到本诊疗部求诊。

在以往的病史中，20 岁左右得了肠躁症；35 岁时有肺结核，接受 1 年的内科治疗之后，接受了左肺叶切除的手术。

自觉症状除了刚才所述之外，还有食欲不振、全身倦怠感、休克、健忘、无法持之以恒、容易感冒、浅眠等症状。

患者身高 162cm，体重 45kg，体温 36.4℃，血压 120/84mmHg。脸色缺乏生气，走路速度也很慢，皮肤干燥，脉象很弱，舌苔呈淡红白色，被湿润的白苔所覆盖。

治疗过程：请患者服用人参汤。服用 1 星期左右，患者的主诉症状减去一半；服用 4 个月左右，全身倦怠感也消失了，体重也增加了 2kg，变成 47kg。

以上两则病例，反映了同样是太阴病虚证的两种不同方证类型。一类是条文中已经论叙的桂枝加芍药汤类方证，包括桂枝加芍药大黄汤、小建中汤证、黄芪建中汤等方证；另一类是康治本中还没有论叙的甘草干姜汤类方证，包括人参汤、附子理中汤、四逆汤等方证。

在学习汉方家寺泽捷年博士的这两则病例时，我们要从体质与腹证的角度来观察太阴病的证治。

5. 汉方家寺泽捷年对太阴病证治的认识

寺泽捷年博士对《伤寒论》研究多年，他在《图解和汉诊疗学·太阴病》中将太阴病划分为 5 大类型，使人耳目一新。现将他的的有关论叙介绍如下：

没有元气的时期——阴病期

太阴病期，患者腹部冰冷，开始拉肚子。胃下垂，腹部有胀满感，出现腹痛。

从太阴病期看治疗方法：所谓的太阴病，指的是阳性症状开始发作的意思，如果以战争来做比喻，是我方形势开始变弱的时候。病情拖很长，身体无法散热，体力愈来愈下降，容易有气虚和血虚现象。消化器官的功能愈来愈差也是一个最大的特征。

（1）太阴病的病位与脉症

体质形态：全身疲倦劳累。

主症：食欲不振，全身倦怠，腹泻，腹痛。

脉象：较沉，迟。

病变的舞台：里。

寒热的情况：发冷（全身性的）。

治疗秘诀：为了治疗太阴病，必须去除体内的寒气，提高脾胃（消化器官）的功能，增强气血，消除气血水的滞留现象。

（2）太阴病可分成以下 5 大类型

①心下痞硬型→服用加入人参的处方。

②腹直肌急性抽筋型→服用建中汤类。

③血瘀型→服用加入当归或芍药的处方来治疗。

④水肿型→服用附子来温热身体，去除多余的水分。

⑤气滞型→服用加入厚朴的处方。

（3）代表性的治疗处方

◎人参汤：太阴病、心下痞硬型患者最常服用的处方。腹泻容易导致四肢冰冷，心窝感觉闷闷的。（请参照典型的病例）

◎建中汤类：以小建中汤为中心的处方，有黄芪建中汤、当归建中汤等，适合容易疲累、腹痛时使用（腹直肌急性抽筋型）。

◎当归芍药散：可以改善女性的不安全感之名药，有冰冷症的女性最适合服用（血瘀型）。

◎桂枝加术附汤：排尿困难，容易出汗感到冰冷。适合体内有水毒，身体冰冷的人服用（水肿型）。

◎厚朴生姜半夏人参汤：肚子胀胀的时候服用（气滞型）。

（4）照护要点：脾胃功能衰退，所以容易有气虚和血虚现象。患者没什么元气，而且对自己的疾病失去信心。请给予精神方面的支持，注意室温，以摄取可以让身体保持温热状态的食物为中心。

6. 问题讨论一

问：《伤寒论》太阴病篇的方证很少，这是为什么？

答：这个问题，我借用陆渊雷的见解来回答你。他在《伤寒论今释》中写道："太阴篇文简而方证少，非太阴病证本少也。其主方理中汤丸在霍乱篇中，而《金匮》腹满寒疝呕吐哕下利诸篇中之虚寒证，皆太阴也。"在这段文字中，陆渊雷又一次强调太阴病是杂病，所谓的"三阴病"其实只有"少阴病"一病而已的观点。

7. 问题讨论二

问：你所讲叙的人参汤证都是以大便下利或大便溏薄作为主症，临床是否存在大便正常的人参汤证呢？

答："人参汤证以大便下利或大便溏薄作为主症"这一说法没有错，但临床上也存在大便正常的人参汤证。这并不矛盾，前者是指常态的人参汤证，后者是人参汤证非常态的存在。就好像肾气丸证，可以是"少腹不仁"（《金匮》中风历节病篇），也可以呈现"少腹拘急"（《金匮》血痹虚劳病篇）的状态；可以是"小便反多"（《金匮》消渴小便不利淋病篇），也可以呈现"小便不利"（《金匮》血痹虚劳病篇）。我的临床所见，肾气丸证以"少腹不仁"而软弱无力、"小便反多"而失禁难忍为常态，以"少腹拘急""小便不利"为非常态。

我在治疗慢性肝病的过程中经常遇见一些大便正常的人参汤证患者，现举一则病例。

一位 50 岁的男子，同乡人。患慢性乙肝大三阳多年，曾经西医药治疗 20 多年，治疗期间肝功能正常。近年来，在服用西药期间却出现肝功能异常，血红蛋白浓度减低。因此求治于中医药，但服中药 2 个月后，肝功能没有改变，反而更加憔悴无力，情绪低落。经人介绍来诊。2018 年 11 月初诊。

患者脸色贫血貌，神疲短气，手脚不温，食欲差，口中充满唾液、频频想吐掉，大便正常，小便淡黄。舌体胖大有齿痕，舌苔白润，脉象脉沉稍弱，腹部弹力颇呈软弱，心下痞硬。谷丙转氨酶 150U/L，谷草转氨酶 175U/L；血红蛋白浓度 10g/L。方向感辨证是虚证、阳虚证，但还没有出现脉象沉弱无力、肢冷形寒状态的四逆汤证，也不是头晕心悸、腹痛、小便不利的真武汤证。虽然大便正常，但仍然是人参汤证，投人参汤 2 周。中药店的药剂师认为肝病属于肝胆湿热，前医投疏肝清热利湿剂也进步不大，现在服用扶阳温中剂肯定更加不行。患者请中药店的药剂师打电话和我沟通，我在电话里对药剂师说，正因为投疏肝清热利湿也进步不大，说明患者不是肝胆湿热。患者现在出现脾胃虚寒的脉症，所以我们对证候治疗不会错。患者服药后，诸多症状有所改善，大便反而变得溏薄不成形。一直服用人参汤加减 3 个月，肝功能恢复正常，血红蛋白浓度 10.8g/L。接下去改汤剂为人参汤的颗粒剂，再服用 3 个月，肝功能与血红蛋白浓度正常，大便成型，大三阳转化为小三阳而停药。

通过这个病例还可以看出，从病名病因病机出发，认定乙肝患者基本都是湿热的观点是一种误导。只有根据患者现场的方证辨证，才能走出方病辨证的误区。这里所谓的"方病辨证的误区"只是说明不能单独使用专病专治的方病辨证来统治所有的疾病，并不因此而否定专病专治的方病辨证的临床意义与治疗价值。

专病专治的方病辨证的意义与价值毋庸置疑。比如治疗蛔虫心腹疼痛，在"无大建中汤之定候"的情况下，仅仅依据"大建中汤治疗蛔虫心腹痛"的方病辨证的方法有时也能取效。这里引用日本汉方家有持桂里《方舆輗》中记载的一则病例加以佐证。

大建中汤用于蛔虫心腹痛有效。京极街美浓屋三郎兵卫之室女，伤寒差后腹大痛，余见其胁下痞硬，与大柴胡柴桂之类，无寸效。于是潜心脉之，寸关洪大，盖蛔所为也。即投鹪鸪菜汤及槟榔鹤虱散，痛犹自若。乃与大建中汤，一帖而知，三帖而始思食，五帖而痛如失。然此女腹中，无大建中汤之定候，乃试之而神应如此，记之以备后考。

由此可见，医者通治法与专治法都要娴熟在胸，以通治法应付千变万化的病变，以专病专治诊治单一独立的疾病。抱法处势，达权知变，以治无过，以诊则不失矣。

第76讲　康治本第50条——桂枝加芍药汤类方证治①

1. 医案介绍①

为了帮助大家对条文中桂枝加芍药汤类方证治的理解，先介绍大塚敬节在《汉方的特质》中所记载的使用桂枝加芍药汤加味治疗一则肠闭塞而腹痛的血友病患者病例。

患者突然发作剧烈的腹痛，并在腹部长出块状物。附近的医师不予受理，叫其速到大学医院去。于是，住进了T大学医院。

经该医院诊断为肠闭塞，但谓因其原有血友病不能施行手术。既手术不能，则将只在二三日的生命云云。

因此想起了我，哭着打电话来。当时，我感觉像有一种灵感似的，答曰："能治，汉方能治。"其母亲赶着跑来，我就把桂枝加芍药汤加蜀椒人参与之。结果，正午过后才饮服此药，而在傍晚6时，开始有屁放出，腹痛便变轻了。

对待其死亡的医师，到了翌日，看见患者的病状次第轻快，变有元气而惊叹为奇迹。因为患者不用医院的药，只有饮服我的汉方，主治医师并不知情。

在一个月左右连服此药期间，患者食欲增进，已无死的危险，并且已能步行。至四月下旬，便出院了。

桂枝加芍药汤中加蜀椒与人参，若再加入饴糖时，即是小建中汤与大建中汤的合方。故此，我将之命名为中建中汤，使用于肠之蠕动不稳、肠之痉挛等证，实为极有价值的药方。

大塚敬节的病例告诉我们，桂枝加芍药汤是极为平常的方药，然而方证药证相对应时就能创造奇迹。使用此方的前提是虚证，这一点大塚敬节的病例中语焉不详，这是需要补充的。从这个医案的记录中，我们还看到了中建中汤是如何在大塚敬节的手中诞生的，然而它和小建中汤、大建中汤的形成是不一样的。大小建中汤是经过了上万年无数人次的实验而沉积下来的，比如康治本中的50个药方，可以看作是后世诸多药方的母方。而中建中汤则是某一个著名的医家在个人的诊疗过程中发现的，后经他同时代或后代医家的使用有效而存世的。显然，两者的价值与地位是不同的。

2.学习条文

第50条：太阴病，腹满而吐，食不下，自利益甚，时腹自痛者，桂枝加芍药汤主之；大实痛者，桂枝加芍药大黄汤主之。

腹中胀满而呕吐、食欲不振的太阴病患者，如果腹部出现阵发性疼痛时，当用桂枝加芍药汤以助阴止痛。桂枝加芍药汤证的患者，如果肠中有积滞而局部出现压痛，当用桂枝加大黄汤治疗。

大实痛——肠中有积滞而局部压痛。"大实痛"中的"实"字，是整理者对前经方时代"腹痛拒按，大便闭结"等症状的高度概括。

时腹自痛——时有时无的阵发性、痉挛性疼痛。

自利益甚——姜佐景在《伤寒论精简读本》中根据《脉经》《千金翼》把宋本该条中的"自利益甚"修改为"下之益甚"。我认为姜佐景的观点较为合理。

假如已经读过宋本第273条太阴病的提纲证（太阴之为病，腹满而吐，食不下，自利益甚，时腹自痛。若下之，必胸下结硬），以及第279条桂枝加芍药汤、桂枝加芍药大黄汤的条文（本太阳病，医反下之，因尔腹满时痛者，属太阴也，桂枝芍药汤主之。大实痛者，桂枝加大黄汤主之）的读者，会觉得迷惑与混淆。康治本第50条条文，在宋本里被分为了两条，既是提纲证，又是桂枝加芍药汤证、桂枝加芍药大黄汤证。确实如此，宋本的这两条条文是康治本第50条的改写。

太阴病是虚证，然而条文里却有"大实痛者"四字，由此引起了不少的争辩。条文论叙了虚证的太阴病患者，在局部有滞塞不通"大实痛"的证治。其治疗方法，是在补虚的桂枝加芍药汤的基础上加大黄。总体上讲，桂枝加芍药大黄汤中虽有大黄，但还应该是一个补虚的方子。为什么呢？因为总体补虚与局部攻下的药物效用相比较，大黄所占的比例很小。太阴病有多种类型的方证，有时候以"自利益甚"的理中汤证、附子理中汤证的类型出现，有时以"时腹自痛"的桂枝加芍药汤证、小建中汤证出现。桂枝加芍药汤对整个脾胃有一种通阳补阴与缓解疼痛的作用。桂枝加芍药汤证的腹肌软弱，但是腹壁表面紧张。桂枝加芍药大黄汤证因为局部有实邪，可能在某一个局部的深处有抵抗、有压痛。桂枝加大黄汤仍然归属于补法，乃补中有下，以补为主。

我们设想一下，当先人已经认识到芍药能够解除肌肉痉挛而减少患者的疼痛，大黄能够通大便、治疗腹痛拒按的"腹满而痛"，当面对一个"腹满而痛"的桂枝汤证患者时，试着在桂枝汤的基础上加重芍药，以发挥它的止痛解痉作用是有可能的。而当临床有效之后，就有了桂枝加芍药汤。

再进一步设想一下，如果遇到桂枝加芍药汤证的患者，腹部某一局部疼痛拒按，并有便秘的症状。先人在桂枝加芍药汤的基础上，加排积通便的大黄也不是不可能的。如果诊治成功，那就有了康治本第50条"太阴病，腹满而吐，食不下，自利益甚。时腹自痛者，桂枝加芍药汤主之，大实痛者桂枝加芍药大黄汤主之"。

3. 临床应用的一点心得

对于桂枝加芍药汤及桂枝加大黄汤和黄芪建中汤的临床应用，我也有一点心得，不妨说出来与大家交流交流。

我遇见肤色白净、消瘦的腺病质的腹痛患者，若寒热病性模糊的，就用桂枝加芍药汤；腹痛喜按喜温的，则用建中汤类方；腹痛，局部拒按或者大便闭结的，即投桂枝加大黄汤。如果遇见体胖肤白、肌肉松软、短气易汗的肌肉质患者，腹痛喜按喜温，一般用黄芪建中汤；特别是腹肌如棉花一样者，黄芪可以多用。

肌如棉花柔软的患者使用黄芪，我是学习了大塚敬节的经验而获知的。他在《汉方的特质·变形性膝关节症越婢加术汤》中说过："黄芪是以俗称水胖而肌肉不结实的患者为目标。"对于各种各样建中汤证的患者，如果大便秘结时，要加当归，我临床几十年来都是这样用的，颇有效果。

4. 医案介绍②

李某，男，56岁。发热、大便溏泄伴呕吐10天。医院诊断为急性肠胃炎，先后用中西药收效不大。患病的经过：患者外出东南亚三国旅游半月，由于饮食不节，起居不时，在回国途中就感到烦热、厌食。到家后呕吐、腹泻，开始每日3～5次，近日呕吐、腹泻次数增多到每日6～7次。大便呈泥样，并夹有少量黏液，伴有里急后重，每次吐出与泻出的量不多。初诊：2018年7月20日。

神疲憔悴，语低懒言，手足不温。小便自利，尿色淡黄。腹部胀满不适，时有疼痛。畏寒状态，天气炎热而不觉得热，衣服比家人穿得多，自觉稍有烦热，体温38℃左右。无汗，皮肤不干燥。食欲差，食物入口就欲吐出，因为整天蜷卧在床，全身肢节疼痛。夜间辗转反侧，彻夜难眠。口中干涩，时欲饮入微量温热开水。舌淡红，苔白厚，脉浮大数。腹诊：腹肌中度以下弹力，喜按喜温，腹直肌拘挛。太阳太阴合病，桂枝加芍药汤证。

处方：桂枝15g，白芍30g，甘草10g，生姜6片，大枣6枚。2剂。

服药以后，呕吐与下利次数显著减少，腹满腹痛渐渐消退。3剂后则体温恢复正常，大便基本成形，少腹之里急消失；服至5剂，则诸症而瘳。

这个患者由于旅途劳顿，饮食不节，起居不时，病从口入。这个病太阴的虚证中带有太阳的表证，所以除了出现康治本第50条"太阴病腹满而吐，食不下，自利益甚，时腹自痛，桂枝加芍药汤主之"中的所有症状以外，还有脉浮数、发热恶寒这些太阳中风的表证。患者虽然没有汗，但体能比较差，再加上皮肤不干燥，所以认定这种表证不是麻黄汤而是太阳中风的表证。宋本第276条讲："太阴病，脉浮者，可发汗，宜桂枝汤。"患者既有桂枝汤证，同时有太阴病桂枝加芍药汤证，和宋本第274条的"太阴中风，四肢烦痛"所描述的症状不差，可以看作是太阴病伴有太阳表证发热。从西医的角度看是急性胃肠炎，所以我处方的时候就用桂枝加芍药汤去补助胃肠，滋阴补血，镇痛止痉。我们也可以从这个角度来讲，一般有虚证首先要治虚。但是这个方证有点特别，因为桂枝汤虽然是一个发汗解表的方子，但同时它也是一个补气补血补虚的方子，而桂枝加芍药汤中就潜藏着一个桂枝汤，所以用桂枝加芍药汤在理论上也是对的，就是先治虚，再治表证。其实这个治虚也带有一种解表的作用，用这个方子应该说是方证对应的，因此服药后就有效果。

再把此案的辨证过程回顾一下：方向感辨证是虚证，如精神疲倦憔悴、语声低微、手脚不暖、蜷卧在床、脉象大、腹直肌紧张拘急、腹肌是中度以下的弹力、腹部喜按喜温，这一系列的脉症都是虚证的表现。患者又有发热怕冷、关节疼痛、脉象浮数这些太阳病的症状，同时具有腹满而吐、食不下、自利、时腹自痛等桂枝加芍药汤证，综合起来还是桂枝加芍药汤证。由此可见，桂枝加芍药汤证有两种表现形式，一种是单纯的太阴病，另一种是太阴病与太阳中风的合病。

5. 桂枝加芍药汤与桂枝加芍药大黄汤的形成过程、治疗目标及范围

桂枝加芍药汤方：桂枝（去皮）三两，芍药六两，甘草（炙）二两，生姜（切）三两，大枣（擘）十二枚。上五味，以水七升，煮取三升，去滓，温服一升。

桂枝加芍药大黄汤方：桂枝（去皮）三两，芍药六两，甘草（炙）二两，生姜（切）三两，大枣（擘）十二枚，大黄（酒洗）二两。上六味，以水七升，煮取三升，去滓，温服一升。

（1）桂枝加芍药汤

桂枝加芍药汤形成（《近代汉方各论》）：桂枝汤＋芍药甘草汤→桂枝加芍药汤。

桂枝加芍药汤治疗目标（山田光胤《汉方处方应用的实际》）：虚弱人的腹痛，下利，腹部膨满，腹直肌拘挛，脉弱。

桂枝加芍药汤治疗范围：痢疾，肠炎，内脏下垂体质者。

（2）桂枝加芍药大黄汤

桂枝加芍药大黄汤形成（《近代汉方各论》）：桂枝加芍药汤＋大黄→桂枝加芍药大黄汤。

桂枝加芍药大黄汤治疗目标（山田光胤《汉方处方应用的实际》）：桂枝加芍药汤证（虚弱人的腹痛，下利，腹部膨满，腹直肌拘挛，脉弱）伴有里急后重样的下利，或顽固性便秘。

桂枝加芍药大黄汤治疗范围：痢疾，肠炎，内脏下垂体质者的便秘。

6. 方证鉴别

桂枝加芍药汤证	太阴病，发热或不发热，恶寒，腹满，食不下，呕吐，下利，腹痛或压痛，腹软，腹直肌拘挛
葛根加半夏汤证	太阳阳明合病，发热恶寒，口干，呕吐，下利
半夏泻心汤类证	少阳病，发热或不发热，心下痞硬，呕吐，肠鸣下利
五苓散证	少阳病，发热或不发热，口渴，小便不利，心下痞满，呕吐下利

7. 桂枝加芍药大黄汤证治要点

日本汉方家对于桂枝加芍药大黄汤证治都强调以下两点：第一，这个病证是虚证；第二，腹满而痛并有局限性的压痛。

他们举了几种例子，但是都没有忘掉它是一个虚证。不过对有人说的桂枝加芍药汤用于虚寒腹痛证，我持保留意见。应该讲桂枝加芍药汤用于虚性的腹痛。因为真正的虚寒腹痛，一般都是用大建中汤或者理中汤这一类。桂枝加芍药汤，从药理上解释有一定的复杂性。因为桂枝汤是一种虚性的发汗解表药，其本身所治疗的急性外感病，还是属于太阳病的范畴。也就是说，桂枝汤还是治疗三阳病的，是治疗表阳证的药方。它虽然具有调和营卫、补气血的作用，但并不能说它是一个补剂。芍药是一味凉性的补药，加上芍药以后，你就说它是治疗虚寒，那就不对了。应该讲桂枝加芍药汤是治疗气血虚，同时还带有一种津液不足、精血不足，因为芍药本身补津、补阴的。由此可见，桂枝加芍药汤是用于虚性的腹痛，而不是虚寒的腹痛。

8. 关于芍药

桂枝加芍药汤证出现在太阴病证中，却有人认为是太阳阳明合病，其根据是宋本第280条"太阴为病，脉弱，其人续自便利，设当行大黄、芍药者，宜减之。以其人胃气弱，易动故也。下利者，先煎芍药三沸"的条文。他们认为药方中的芍药酸苦微寒，有"小大黄"之称，大黄苦寒泻下，加芍、大黄是泻阳明之实。认为条文中"行大黄、芍药者，宜减之"的大黄、芍药并提，是强调它们同样具有泻下的效用。

芍药在《伤寒论》中是补阴的药物，芍药甘草汤是补阴的母方。《神农本草经》认为，芍药"益气"。历代医家认为，芍药是一个补血补阴的药物，所以四物汤里是芎、归、芍、地。

陆懋修很注意补虚法则的应用，他也认为芍药甘草汤是补虚的方药。他认为在"虚不达邪，或无病体虚，或者病后体虚"的情况下，可以使用补虚的药物。那他用什么补虚药物呢？"始则芍药、甘草而已，继则人参、芍药、甘草而已。"

远田裕正从个体病理学的角度来看芍药的功能，认为芍药具有保持体内水分的作用，是一个储水的药，同时它会止汗，能够抑制消化道的排水。

《伤寒论》中黄芩汤、真武汤、葛根汤、四逆散等治疗下利的药方中都有芍药。再对照宋本第280条，它是紧跟在宋本第279条桂枝加芍药汤证与桂枝加大黄汤证后面的，是举例说明中气虚弱之人用芍药补阴、用大黄泻下时，必须注意用量。总之，视补阴的芍药为"小大黄"是不对的。

9. 问题讨论一

问：桂枝去芍药汤、桂枝加芍药汤、桂枝加芍药大黄汤、小建中汤都是围绕着桂枝汤的加减方，能够简明地说明一下它们之间内在的联系吗？

答：历代医家都在关注上述的问题，我多年以来也在寻找着答案，最终在山田光胤博士所著的《汉方临床应用的诀要·桂枝加芍药汤》中找到了让我满意的答案。山田光胤博士的论述如下：

桂枝汤加减方的意义。加减芍药，往往是桂枝汤的各种加减方。桂枝汤去芍药，是太阳病脉促、胸满，这是一种坏病，下之后症状变化，有气向上冲的状况。相对的，加芍药这个处方，是太阳病误下，腹痛腹泻，简而言之，转到了太阴证。

严格地说，桂枝加芍汤证是腹痛、腹泻、腹满。前面所说的腹泻是所谓的里急后重，但排便不畅。腹满也是虚性的，感觉腹胀，但是客观而言没有严重问题，就算是膨满，力量也不是很足，腹肌比较软。虽然如此，却可以感受到两腹直肌是非常坚实的，这个腹证非常突出。这就是用芍药的原因。

如前所述，桂枝加芍药汤除下痢时可以使用外，四肢冷而有轻度的便秘时也可以使用，有时会再加大黄。

桂枝加大黄汤证说明里有寒实，假如里为虚寒则是加饴糖的小建中汤。以上诸方关系如图所示：

$$\nearrow（虚：＋饴糖）$$
$$（下之后：－芍）←桂枝汤→（里虚：＋芍）$$
$$\searrow（实：＋大黄）$$

我认为山田光胤博士所示之图，已经准确、形象而简明地把围绕着桂枝汤的加减方证之间的关系表达清楚了。他的论叙重点是说明桂枝汤与桂枝汤加减方之间内在的联系，至于其中所谓的"虚"与"实"都只是相比较而言。临床之际，有时候需要抛开一切顾虑，不去劳心费神地想患者的脉症往哪里归类，只要把方证对应上就行了。为什么我们就不能把方证辨证放在更宽阔的舞台上呢？

10. 问题讨论二

问：您对于合方是怎么看的？

答：我认为合方是必要的。临床使用合方的机会很多，有些病证不使用合方可能难以解决。

日本汉方家对于临床同时存在两个方证的时候是否使用合方，有着不同的看法。汤本求真、山田光胤等医家主张合方，而龙野一雄等医家不主张合方。对此，杨大华在《十年一觉经方梦·合方应用》中做了比较研究，现有关内容摘录如下：

（1）汤本求真：倡导合方应用。从应用合方的角度来看，汤本求真是合方的积极倡导者。《皇汉医学·合方的方法》指出："所谓合方者，是指集合二方乃至数方内之共同药物与非共同药物而组成一方之方法也。若共同药物用量有多少者，以多量者为合方之用量。"同时，汤本求真还指出，后世医家"仅知仲景方之单用而不悟加味合方之活机，遂以古方寡少，难应众病，杜撰无数之劣方"，提出后世方的出现是因为后世医家虽使用古方但不会合方运用所致。由此可见，汤本求真坚持合方使用态度之坚决，倡导之积极，无人能出其右。但从汤本求真的角度来看，既要照顾到古方的灵活应用，又要高举古方派大旗，结局只能是——在古方范畴内进行广泛的合方了。

（2）龙野一雄：主张原方应用。与汤本求真相反，龙野一雄可谓是合方应用的消极反对者。《汉方入门讲座·附录一》中谈及合方，明确指出："这个问题按学派有所不同，某一派主张合方。但著者主张尽可能不用合方，而用单一的处方，其他人也有这样的主张。所谓合方是同时有 A 汤的使用目标和 B 汤的使用目标，而将 A 汤和 B 汤混合为一剂使用。有时，还有把三四个处方作为合方使用的人。"从这段话可知，龙野一雄不主张使用合方，故可以理解为他是合方的消极反对者。他认为合方并非古方体系原本所固有。换言之，对龙野一雄来说，古方本来并不存在合方概念，而是某些学派所自创。既然龙野一雄不愿意在合方上有所涉及，这也使得他在古方的原方使用上更加精专。换一个角度来看，他不愿意合方使用，一定还依仗着自己使用原方的丰富经验。唯此，他才有深厚的底气和自信来抗拒合方应用。事实上，从龙野一雄的著作中，我们也看到了他的深度。总之，龙野一雄对于合方的普遍使用持"消极"反对的态度。

我自己则倾向于使用合方。我在临床上经常使用合方取得了疗效后，也就渐渐地形成了习惯。而使我倾向于使用合方的是山田光胤，他在《汉方临床应用的诀要》中的有关论叙使我坚定了使用合方的念想。现在我把他的论叙与几个病例摘录如下，与大家一起分享。

①我常常使用小建中合人参汤，或者是大塚先生说的大小合用的中建中汤。前者主要是针对各种里虚、脾虚，比较起来合方好使。里虚兼有胃内停水的时候，大体上小建中汤的腹证，又确认了心下部的振水音，同时腹直肌不是很紧张的时候使用。

②最近有一个妇人，3个月以来腹痛不断。喝了不少药，还是治不好，来我处就诊。人比较瘦，比较弱的样子，面色很差，腹部全体软弱，稍微有些膨满，剑突下中度的停水声。给予2周的人参汤，腹痛没有治愈；给予小建中汤，2周之后还是不太行。于是就给予小建中汤合方人参汤，1周见好，2周收功。

③猪苓汤合四物汤的场合。单独用猪苓汤治疗血尿的时候是有的，偶尔也有合四物汤的时候。慢性肾炎有红细胞的时候，吃其他药一直不好。这时候用猪苓汤、四物汤合方，效果还是可以的。大塚先生有的时候用露蜂房兼用合方，治疗肾结核。

④猪苓汤合方五苓散看起来好像是画蛇添足，但成功的例子还是不错的。

某30岁男性，数年前慢性肾炎来院。体格中等，比较健硕。尿蛋白（++）。腹诊腹力中等，没有其他特征。仅仅是有胸胁苦满指标，给予小柴胡汤加味茯苓、黄连或者柴苓汤之类的，数月内尿蛋白减到了（+），但持续了二三年都没有完全康复，拖了快5年。

万策用尽，相见三郎先生有对肾炎使用猪苓汤的经验。于是我合方猪苓汤和五苓散，3个月后，尿蛋白转阴了。我感觉给力了，于是守方续进。有时候偶尔有感冒之类的症状冒出来，继续服用1年多时间，当初和尿蛋白强阳性情况比较起来，感觉非常轻快。

⑤猪苓汤合当归芍药散治疗经验。女性慢性膀胱炎和习惯性膀胱炎很多，长的数十年，短的数年，非常恼人。我的患者里最可怜的是一个30年以前一个排尿痛的患者。这种场合，一般患者都是手脚凉，虚弱，年轻时候就月经不良，尿检看不到病原菌，但膀胱炎的症状老是好不了。这种时候，我一般针对稍微虚弱的患者，稍微减少当归、川芎（1日2g）的量，给予当归芍药散的合方。这个患者吃了药以后反映，30年久违的通畅又回来了。

症例：前两天关西来的一个老妇人，四五年前她是严重的习惯性膀胱炎，手脚冰凉，腹部很无力，用了这个合方，现在很少复发，发了也很快就好，手脚也比较温暖。她是来道谢的。

⑥柴苓汤是小柴胡和五苓散的合方，在亚急性或者慢性肾炎的时候常用，二者兼证时候使用。大塚敬节、矢数道明、清水藤太郎、木村雄四郎几位先生共著的《汉方诊疗之实际》里面提到了。大塚先生说这是木村的经验方，和小柴胡加茯苓、黄连的方意类似。我是首先就会想到用柴苓汤或者是加减桂枝的这个方子。尿蛋白弱阳性的情况使用起来比较好。

以上山田光胤的合方经验帮助我提高了疗效。比如使用柴苓汤治疗慢性乙肝、慢性肾病与肾炎、克罗恩病，当然其前提是方证相对应。但病证相对应的经方循证数据与信息也是十分重要的。最近看到《黄煌经方使用手册》（第4版）中的"经方循证证据主要研究结果和参考文献"也进一步佐证了这个问题。如："日本的一项随机对照研究纳入了100例慢性乙型肝炎患者，对比了柴苓汤与肝宁片的疗效，发现二者对肝功能的改善作用相仿。""日本的一项前瞻性随机对照研究，纳入101位新诊断的儿童局灶微小系膜增生IgA

肾病患者。柴苓汤治疗组 50 位患者中，46 位完成 2 年的疗程；空白对照组 51 位患者中，48 位完成了研究。结果显示，柴苓汤显著改善了患者的蛋白尿和血尿，提高尿常规正常化率（46% 与 10%，$P < 0.01$）。""日本一则案例报道，介绍了一例克罗恩病的女性患者。主要表现为一天数次的软便、黏液便，据其症状及既往柴苓汤在调节免疫方面优秀的作用，使用柴苓汤治疗该患者，并联合使用具有肠道黏膜保护作用的紫苏油。服药后，患者每日 1 次排出正常成型大便。后逐渐减少并停止使用柴苓汤，仅用小剂量紫苏油维持，患者始终处于缓解状态。"

第 77 讲　康治本第 50 条——桂枝加芍药汤类方证治②

1. 条文对照

上一讲我们讨论了康治本桂枝芍药汤类方的证治，现在准备通过宋本第 279 条桂枝芍药汤类方证治的讨论，来看看两个不同文本的异同。

宋本第 279 条：本太阳病，医反下之，因尔腹满时痛者，属太阴也，桂枝芍药汤主之。大实痛者，桂枝加大黄汤主之。

条文告诉我们，本是太阳病的患者，医生反用攻下药；或者患者原有胃肠道的基础病，由于外感引发了腹中胀满，并时时腹痛，这是邪陷太阴，当用桂枝加芍药汤主治。假使出现便秘、腹满，有重度腹痛主诉者，则属于太阴病夹肠道有积滞的大实痛，是桂枝加大黄汤的主治之证。

2. 历代医家对这条条文的不同认识

（1）《伤寒论译释》把对该条的不同认识做了归纳

一是兼表、无表之争。持兼表看法者认为，桂枝加芍药汤与桂枝加大黄汤为两解表里之剂；而持无表看法者，则认为两方都是治里之剂。

二是证候虚实之争。有认为属虚，有认为属实。

三是阴实与阳实之争。有的认为桂枝加芍药汤类方证属于阳实，有的则认为桂枝加芍药汤类方证属于阴实。

迄今为止，以上认识仍然未能统一。《伤寒论译释》编者认为，兼表之说拘于桂枝汤解表发汗，不一定符合原文精神，也不符合临床实际。桂枝加大黄汤证固然属实，桂枝加芍药汤证也不能说完全属虚。就桂枝加大黄汤中全部用药性味来看，温热药重于寒凉药，应是温下剂而非寒下剂，也只能属于阴实而不是阳实。

《伤寒论译释》的编者并没有确定桂枝芍药汤与桂枝加大黄汤是正儿八经的治疗太阴病的药方。

（2）冉雪峰却肯定这两个药方是"不离太阴"的药方。现把他在《冉注伤寒论》的论叙摘录如下：

桂枝、四逆是太阴正面，太阴常法……桂枝加芍药、桂枝加大黄，是太阴反面，太阴变法。总之，不离太阴为近是。各家见有桂枝即扯向太阳，见有大黄即扯向阳明，经论旨意毫未领略。

①"本太阳病"，可见太阳已转入太阴。"本太阳病"四字，已成追溯过去的名词，各注多谓太阳未罢，未罢何以为太阴？据何项条例，凭何项义理，断为未罢？混扯太阳，实说不下去。

②"医反下之"是下太阳，不是下太阴。下为太阳转属太阴病变的关键。太阴无下法，而此加芍药，加大黄，又生出下法来，下后用下，与太阳陷胸汤下后用下同，混扯阳明，义更难通。

③"因尔腹满时痛"中的"腹满时痛"四字，是太阴正确的象征，即为太阳转太阴切实的凭据。真知道者，在知事理之因，"因尔"两字写得十分明透，兹再补出，不宁比上条彰显，较提纲条又是另一番境地。

④桂枝为群方之魁，泛应曲当，可以和外，可以和内，究之温煦暖营，是为温法。加芍药，加大黄，是为寓下法于温法之中，适合太阴下而不下、不下而下意旨。综上以观，此是太阴的温法，不是其他的温法；是太阴的下法，不是其他的下法。桂枝而纳入大黄，定法中有活法；大黄而融入桂枝，活法中又有定法。反不失正，变不乖常，始终仍是用温，始终仍是禁下。

冉雪峰对该条的注释的基本观点与《伤寒论译释》编者的按语相左，却得到了编者的高度认同，非常难得。编者们对于冉雪峰的注释评价很高："冉氏的分析极其精辟，而且切中时弊，足以破疑解惑。"

冉雪峰所说的桂枝加芍药汤证、桂枝加芍药大黄汤证是"太阴反面，太阴变法"，无非是指太阴病除了阳虚证候之外，还存在着阴阳并虚的证候。冉雪峰通过"定法中有活法，大黄而融入桂枝；活法中又有定法，反不失正，变不乖常"等虚幻的笔法，透露出自己不同的观点。"太阴反面"无非是指桂枝加芍药汤是针对太阴病另一个方面的补益药方，"太阴变法""太阴的下法"无非是暗喻桂枝加芍药大黄汤是在补益太阴基础上的局部攻下法，从效用合力的角度来看，还是应该归属于补法之范畴。

从冉雪峰需要这样大费周折地来表达自己医学见解的事实中，也可以知道这条条文的暧昧模棱、幽微难测。

日人丹波元坚以桂枝加大黄证为太阴寒实证，则阴中亦有实矣。也就是倾向于桂枝加大黄证是太阴虚证的范畴内夹有大黄证。

我自己对于这条桂枝加芍药类方证的虚实阴阳之归类，也是兜兜转转，不知经过了多少反复。然而就是在这样的进进退退的认识过程中，渐渐地体悟到桂枝加芍药类方证应该归属于太阴病虚证范围。这也是我最近才有的观念与心得，与昔日所发表之主张不尽相同。

从这一艰难的认知历程中，也可见对于方证的虚实阴阳归类之不易。我诊治过一个 80 岁胃癌手术后的老人，个子瘦长，面色清癯苍白。他是因为腹痛来诊的，说自己脐腹部隐隐作痛已经 30 年了，做过心脏搭桥手术。患者脉象细弦，便秘，多日一行，腹肌菲薄紧张。根据体能、年龄、脉症、腹证，诊断为太阴病虚证，投桂枝加大黄汤 7 帖，腹痛大减。再 7 帖，腹痛消失。全家亲友奔走相告，惊奇不已。临床实践的疗效，使我更加坚定了"桂枝加芍药类方证应该归属于太阴病虚证范围"这一观点。

3. 医案介绍①

接下去，通过日本汉方家的医案来看看桂枝加芍药大黄汤证患者的临床证候。

内某，13 岁，女。初诊：1982 年 1 月。游走肾，内脏下垂，经常腹痛，营养一般，体重 50kg，自发病后已减轻 5kg。主诉腹痛。1980 年 10 月发病，历经内、外、妇科检查，均未发现特殊所见，但腹痛、恶心及 37.3℃左右微热却持续存在，最后经癌症研究所诊断为胃、肠、胰腺均下垂并有游走肾倾向。腹痛部位不固定，下腹部及脐旁均发生过，横卧位时疼痛减轻。排气多，时有腹鸣、便秘倾向，常服番泻叶。面色稍带苍白，脉弱，血压 120/80mmHg。腹部稍虚，腹直肌轻度紧张，有胃内停水，脐左右到下腹部有压痛。根据"腹胀时有疼痛"而投给桂枝加芍药大黄（0.5g）汤。服药 1 个月，大便顺畅，腹痛减半，2 个月后疼痛基本消失，3 个月后生活已正常而舒适，腹力已复原，不再有疲倦感。（《汉方临床治验精粹·矢数道明博士医案》）

患者面色稍带苍白，脉弱，腹部稍虚，自发病后已减轻 5kg 等脉症在方向感辨证上是虚证无疑；主诉腹痛、恶心、持续微热、胃内停水、时有腹鸣等症状，为太阴病之桂枝加芍药汤证；脐左右到下腹部有压痛、便秘倾向等症状，符合桂枝加芍药大黄汤证。细心的读者会发现，在病例和条文之间存在着十分明确的重合之点。因此，坚持服药 1 个月见效，3 个月痊愈。通过这个具体病例可以看出，患者的桂枝加芍药大黄汤证绝不是实证。《伤寒论译释》编者们认为"桂枝加大黄汤证固然属实，桂枝加芍药汤证也不能说完全属虚"之结论还需进一步讨论。

矢数道明博士还特地引用了龙野一雄的一个研究成果。他说桂枝加芍药大黄汤适宜于虚证而腹满或者腹部有钝痛的人，这是一种；第二种虚证而有硬结为主，或者腹满或钝痛或者急性阑尾炎并发局限性的腹膜炎而呈虚证者；还有原因不明的腹痛并呈虚证者等，这一类患者为数很多。

换言之，矢数道明博士认为桂枝加芍药汤用于虚寒的腹痛。其临床表现大致为脉和腹力都是比较弱，腹直肌有轻度的紧张，或者部分的腹直肌有拘挛、硬结，因为积气而导致腹胀感，经常有腹痛，这个时候用本方大多奏效。

4. 方证鉴别

我一直在留意桂枝加芍药汤证与小建中汤证之间的方证鉴别点。矢数道明博士说桂枝加芍药大黄汤适宜于虚证而腹满或腹部钝痛者，那么小建中汤是不是适宜于虚证而不腹满或腹部钝痛者呢？后来在临床上找到了肯定的回答。再后来，在阅读藤平健博士《汉方选用医典·胃十二指肠溃疡》时，看到了他的经验："桂枝加芍药汤是将小建中汤里面的胶饴去掉的处方，腹部胀又痛时用之。"而在该书的"胃炎胃弛缓症"中，看到了上述两个方证的对比以及他的自验例。其内容如下：

（1）桂枝加芍药汤：体力中等或以下者适用。突然胃部强张发生绞痛，此时以手触胃感觉硬硬的，这时候一服本方立即可愈。

〔症例〕

我本身大学时代常因急性胃炎痛苦，一年级的中半开始研究汉方医学，嗣后不久开始胃痉挛的发作。该时服用此桂枝加芍药汤，二三分钟即停止了。以前即需要激痛二三十分钟时间。因此，益加使我对汉方研究的吸引力，以我来讲是非常宝贵的体验。

有以上经验，碰到同样症状所苦朋友，皆劝他们用此方，每每皆得著效。以汉方一年生来讲，自认有相当成就而得意。

本处方若使用不甚正确也没有什么危险，因此非专家也可安心试用。

（2）小建中汤：体力中等度或者以下的人，慢性胃炎平常就脸色不好的人。胃发生激烈绞痛时，一用本方，马上可以止痛。但本处方没有桂枝加芍药散那样胃部张硬症状，又处方的内容与桂枝加芍药汤不同者，小建中汤多一味胶饴（麦芽做的糖饴），以饴的有无分别治胃部的胀痛及不胀而痛的分别。这一点真是汉方的微妙所在，古人的智慧。

于是我从理论到临床实践，才明白了同样归属于太阴病虚证的桂枝加芍药汤证与小建中汤证的鉴别。它们之间的鉴别，是桂枝加芍药汤治胃部的胀痛，小建中汤证治胃部不胀而痛。

5. 龙野一雄善于使用桂枝加芍药汤与桂枝加芍药大黄汤治疗疑难病

他在《中医临证处方入门》一书中，对于桂枝加芍药汤类方证的论叙如下：

所谓太阴病是发生虚证之腹满、下利等状态。腹满、腹痛、下利不一定完全出现，有时只有腹痛、下利，有时只有腹痛。

因为是虚证，所以脉弱。如有热，脉虽亦有时为浮弱，但一般是不甚浮，亦不甚沉的。在腹证方面，自觉地或他觉地多为膨满，但不是必然的、决定的所见。无膨满而只有腹痛、脉弱时，亦常用此方。当然此时如有腹满，则更为有力的见证。

腹痛的部位不定，有的脐部痛，有的下腹部痛，但心下部疼痛者较少。

下利多为泥状便、黏液便，至少不是水样便。

如果考虑到腹满是部分的存在，那么本方亦可用于局限性的硬结。实际上，由于腹膜肥厚而引起的硬结，本方是可奏卓著功效的。但在这种情况下，还必须根据腹直肌的状态，有无发热症状，以及有无其他显著的变化等，以确定是否为其他处方的适应证。桂枝加芍药汤之证是以腹壁软，症状只限于腹部为特征。本方对腹满有效而对腹水则无效。

根据以上所见，本方用于急性慢性肠炎、急性慢性结肠炎、腹痛（原因不明者多）、急性慢性阑尾炎、结核性腹膜炎（特别是硬结性的）、移动性盲肠、误泻后的腹满等颇多。

以上是龙野一雄对于桂枝加芍药汤、桂枝加芍药大黄汤的临床研究，我每次阅读之后总是感慨不已。他还在《金匮》虚劳篇中寻找出"其人疾行则喘喝，手足逆寒，腹满，甚则溏泄，食不消化也"的重度虚弱的桂枝加芍药汤证。一个日本医生对于这条文字简略、含义模糊的条文，能够揣摩出如此具体的内容，并撰写成如此清晰的、具有可操作性的文字来，真是值得借鉴。

6. 龙野一雄对于桂枝加芍药汤类方的临床应用更具有随证治之、方证相对应之妙

现举例如下：

（1）急性结肠炎：桂枝加芍药大黄汤用于里急后重、腹痛而不恶心，带有虚证，脉稍弱，腹壁亦不似大柴胡汤证时之紧张者。多用于虚弱体质者，或发病后经数日难以治愈者。

（2）急性阑尾炎：桂枝加芍药汤用于发热、右下腹痛、腹肌不甚紧张、虚症而脉弱者。不管硬结之大小，急性期轻症的虚证阑尾炎，几乎大部分是桂枝加芍药汤的适应证。桂枝加芍药汤多用于自觉、他觉症状皆轻者。腹痛的程度轻或为中等程度者多，辗转反侧痛苦者少。腹痛的部位一般是以右下腹部为中心，但对于向脐部或上腹部放散者，亦可使用本方。各种压痛点与本方的使用原则并无直接的关系。腹壁多为膨满，肌性防御在初期轻症的本方证时，一般为轻；但在重症的本方证时，则为显著。硬结有从几乎触不到的程度以至指头大的各种情况，触不到硬结者，很少有剧烈的压痛，而多有略软的感觉。舌湿润，无舌苔者多。脉弱或沉，但多不沉而只弱。脉搏数 80～100 者最多，如其他所见与本方证相符，即使脉搏数更多，也可使用本方。虚证者，脉亦可能紧或大，但本方证则无紧或大者。大建中汤和薏苡附子败酱散证的脉不易判断，而桂枝加芍药汤证的脉多易判断。腹痛在服药后 24 小时内大致可缓解，且体温下降，但大便无变化。倘若服用本方后，腹痛反而加重者，则是诊断的错误，须再慎重地研究。对于经大黄牡丹皮汤误治后，患者的体质陷于虚证时，可以使用桂枝加芍药汤类方救治。

（3）结核性腹膜炎：桂枝加芍药汤用于虚证脉弱，虽亦用于硬结，但有腹水者几乎无效。

（4）移动性盲肠：几乎大部分是虚证，其中桂枝加芍药汤类方最常用。

（5）胃肠炎（以腹痛为主者）：桂枝加芍药汤证为虚证，脉弱，腹壁亦软。上腹部、脐周围、下腹部等处疼痛时皆可使用。大部分有腹满感，但反而时有腹壁陷凹者。本方使用的目标为虚证。无呕吐，下利为泥状便或黏液便（以下利为特征者）。桂枝加芍药汤证没有腹痛，仅有时伴有腹满感的下利。特别是慢性肠炎时，除下利外，几乎没有其他的自觉症状。此时可以在脉象和体质虚、自觉症状少时而使用本方。

（6）胃肠炎：桂枝加大黄汤证为虚证，但腹部局部亦有实者。故脉的紧张为普通或为普通以下，腹部所见与桂枝加芍药汤证相似，但深部有实性的抵抗。本方虽亦用于普通的排出泥状便的急性肠炎，但不如用于急性结肠炎排出黏液便而有里急后重的时候多。不伴有呕吐。

龙野一雄博士认为桂枝加芍药汤类方是急性阑尾炎的常用药方，急性期轻症的虚证阑尾炎大部分是桂枝加芍药汤的适应证。第一次看到龙野一雄的这个观点，我的震动很大，使我对使用桂枝加芍药汤类方治疗虚性腹痛、急腹症的理论与临床实践产生了兴趣。同时让我清醒地认识到"以通为用"治疗腹痛的真实含义。治疗腹痛与急腹症提倡"以通为用"没有错，但容易给人造成治疗腹痛与急腹症以泻下为用的误解。不管是中药还是针灸，最后都要达到六腑的正常通畅，用大黄类方药泻下仅仅是其中的一种方法而已。然而有人把治疗所达到的最后目的、状态误解为治疗方法，这就把复杂的问题简单化了。对于实证急腹痛的治法是"痛者下之""郁则开之"，而对于虚证急腹痛的治法是"虚者补之""塞因塞用"。经方医学对于治疗腹痛与急腹症的方证辨证，对于实证急腹痛的治法属于大黄类的大小陷胸汤、承气汤类、大柴胡汤，对于虚证急腹痛一般选用白芍类的桂枝加芍药汤、小建中汤和大建中汤，以及芍药甘草附子汤和附子类的附子粳米汤证等。

比如日本《温知堂谈》第21号中发表了冈田昌春的文章，其中引用了《老医口诀》论述："盲肠周围炎或 Dudgeno's 窝肠疡，亦会呈现大建中汤证。此情况的体温上升者多。我持有对盲肠周围炎而体温达38℃以上用大建中汤后肠脓疡而自溃，多量的臭脓从肛门排出而痊愈之经验。星野俊良氏曾有 Dudgeno's 窝肠疡用大建中汤，肠脓疡自溃而痊愈之例报告。"

7. 龙野一雄博士对于桂枝加芍药汤类方的方证鉴别

（1）建中剂类方证比桂枝加芍药汤类方证更为虚证，在腹部以外尚有其他所见。建中剂系指大小建中汤和黄芪建中汤、当归建中汤。

（2）乌头桂枝汤证的腹痛剧烈，且腹部和手足的冷感显著。

（3）当归四逆汤证系自腹股沟部沿两侧骶髂关节至腰部疼痛者。

（4）四逆汤证，手足冷，不消化便，脉之紧张亦沉弱。

（5）真武汤证，下利、腹部钝痛时或难鉴别。但小便不利、胃内停水时，用真武汤；

腹满且有局限性的抵抗时，用桂枝加芍药汤。此外，真武汤证的大便为水样性，或水分多的黏液性，桂枝加芍药汤证的水分少。

（6）桂枝加大黄汤证亦如桂枝加芍药汤之证，但桂枝加大黄汤用于局部的实者（以深部有抵抗、压痛证实之）或便秘。

龙野一雄博士的方证鉴别方法，我在临床实践中反复运用。

8. 医案介绍②

下面再介绍矢数道明博士的一个病例，说明桂枝加芍药汤类方是补虚的方。

中某，23 岁，女。初诊：1983 年 4 月。主诉月经痛，每次经期，下腹及腰部均感疼痛，第 1 天最重，必须卧床休息。营养一般，面色不佳，脉弱，血压 100/70mmHg，食欲、大便正常。另外，两侧肩凝较重，自肩井至两侧背部发酸、发硬，有压痛；手足冰冷，全身倦怠，有起立性头昏，右眼深处有沉重感。颜面有粉刺，皮肤易变粗糙。腹部脐下两侧有抵抗压痛，经期中脐下两侧及背腰部疼痛难忍。舌无苔而润。以上表现属虚证，有冷症及贫血倾向，应为当归芍药散证。但因尚有中等程度的瘀血腹证，故最初投给了当归芍药散与桂枝茯苓丸提取物粉末剂合方，1 日 5g，分 2 次服。服药 2 个月后，背部酸痛及眼深处沉重感虽减轻，但主诉月经痛却毫未见效。按照两脐旁抵抗压痛为太阴病腹拘急的表现来看，根据"腹满时有疼痛"口诀，本例虽无腹满，但仍试用桂枝加芍药汤提取物粉末剂 1 日 5g，分 2 次服，以观察经过。服此方后，次月经期时，果然基本上未感疼痛，连续服用 3 个月后，始终未发生疼痛，腹证也见好转。对于虚证而有冷症的月经痛，脐旁脐下拘挛，有抵抗压痛患者，用桂枝加芍药汤治愈的病例，为数还是相当多的。

通过这个病例，我们就更进一步会了解，桂枝加芍药汤是治疗虚证的，这个是我们这节课重点的重点。严格地讲，桂枝加芍药汤的效用是通阳补阴、镇痛止痉。患者的"冷症"与其说是阳虚所致，还不如说是阳气阻滞不通更确切。

9. 问题讨论

问：请老师谈谈脉象在经方医学的诊治中的重要性，好吗？

答：我认为在经方医学的诊治中，应当把腹诊摆在首位，然后是症状体征，再然后是脉象，这是遵照汉方家吉益东洞"先症而不先脉，先腹而不先症"的遗训。我们既不能忽视脉象，也不要抬高脉象的作用。如果以脉定证，就违背了《内经》"卒持寸口，何病能中"的警戒。经方医学的脉象是指全脉而不是寸口三部分脉。"古者脉分阴阳，而不论三部。"（引自《续医断·脉候》）《伤寒论》里的条文有的有脉象，有的没有脉象。没有脉象的条文，说的是这个方的常规适应证。例如康治本第 5 条："太阳病，头痛发热，汗出恶风，桂枝汤主之。"这个条文没有脉象，患者出现头痛、发热、恶风、有汗四个典型症状，就知道是桂枝汤证。如果条文所论述的方证和其他方证相类似，难以辨别清楚时，则一般会特地加上脉象来加以区别。比如康治本第4条的桂枝汤证，正因为它是无汗，当同时出现发热、恶风、恶寒等一系列症状时，就很容易和麻黄汤证相混淆，诊治时难以鉴别，所以条文中加了"脉阳浮而阴弱"的描述。

我们不能够忽视脉象的原因有二：一是脉象是方向感辨证的重要依据；二是脉象是四诊中的一环，有时候脉象的形态也可以决定选方用药。如日本汉方家有持桂里在《方舆輗·大黄附子汤》中写道："此条则以脉紧弦为确征。凡仲景书中，有以证起论者，有以脉立说者，然今时之医，取证而已，何尝措意于脉。有一男子，自右胁下连腰疼痛甚，四五十日，诸治无效。余诊其脉紧弦，因与此汤，奇中妙应，淹滞之患，十余日而痊愈。"

还要注意临床上脉症不符的现象有很多。路振平教授在《医圣秘法》中说："在《伤寒论》中，理论和临床方证相符的只有几十条条文，而大量的条文是论述在方证不典型、脉症不对应的病况下如何进行诊治的问题。"

总之，初学经方医学的脉学时，以上几个问题要记在心里。

第78讲　康治本太阴病证条文小结

1. 温习条文

康治本有关太阴病证的条文只有两条。

第49条：太阴之为病，腹满而吐，自利也。

第50条：太阴病，腹满而吐，食不下，自利益甚，时腹自痛者，桂枝加芍药汤主之；大实痛者，桂枝加芍药大黄汤主之。

第49条是太阴病的提纲证，反映了消化道处于虚的状态下的临床主要症状。这里应该包括两种证候，一种是以"自利"为主的阳虚证，另一种是以"腹满（包括腹痛）"为主的非典型的阴阳并虚证。提纲证已经代表了这两种证候。由于条文古朴简洁，导致在后世医家的意识里，太阴病以"自利"为主的阳虚证显现，而"腹满（包括腹痛）"这一类型的阴阳并虚证则隐现。正因为如此，康治本与宋本中以"腹满腹痛"为主症的条文受到了一些医家的质疑，认为治疗"腹满腹痛"这类病证的桂枝加芍药汤类方不是太阴病的药方。

第50条出现了太阴病证的主方，即治疗虚性腹满、腹痛的桂枝加芍药汤和治疗虚性腹满、腹痛夹带局部实邪阻滞的桂枝加芍药大黄汤。而治疗太阴病另一类阳虚下利证候的主方，则到宋本时代才以"四逆辈"这样的方名在准原文中以嵌注的形式出现。康治本这两条条文虽然论叙了宋本太阴篇大部分的内容，但宋本还是做了有益的补充。

2. 条文对照

宋本太阴病篇是由第273条到第280条共8条条文组成。对照康平本，这8条条文中，原文只有2条。一条是在康治本第49条基础上增添了一些说明内容的提纲证，另一条是在康治本第50条基础上稍有文字变动的桂枝加芍药汤证与桂枝加芍药大黄汤证。而其他6条则是追文和准原文。

《宋以前〈伤寒论〉考》各论二《太平圣惠方》卷九至十八的《伤寒论》指出了宋本太阴病篇条文较少的原因："在《太平圣惠方》卷九中，有阴病以吐下法的展开。《太平圣惠方》卷九中太阴病的条文仅次于太阳病，多数是吐法条文。参考《太平圣惠方》卷九，太阴病运用吐法治疗确实存在。在《太平圣惠方》卷八和《宋版伤寒论》，太阴病的条文较少，也许受到了吐法条文被删除的影响吧？"这里我们可见到宋本的编者拒绝了隋唐医学主流所遵循的"阳病发汗，阴病吐下"的治疗原则，而坚持了阴病使用补法（温法）的治疗原则。

第79讲　康治本第51条——少阴病提纲证

1. 学习条文第51条：少阴之为病，脉微细，但欲寤也。

已经熟悉《伤寒论》教材与读过宋本的人就会发现，这里是不是有一个字写错了？在宋本里是"少阴之为病，脉微细，但欲寐也"。

"寤"是醒的意思，而"寐"是睡的意思。《毛传》云："寤是觉，寐是寝。"二者是完全不一样的精神状态。正是这两种不一样的精神状态，才能够囊括少阴病两种不同的方证类型。一种是新陈代谢功能低下，白天与晚上精神不振，"但欲寐也"的阳虚证；另一种是由于阴津不足，烦躁内热而"但欲寤也"的阴虚证。

中国古代文献汇编《逸周书》中有以"寤"为题的多个篇章（《寤儆》《和寤》《武寤》《武儆》），记载了武王的恶梦之痛。武王常常辗转终夜无法入眠，黎明时分方恍然睡去。（摘引自李硕《颠覆历史认知：周灭商之惊心动魄超乎想象》）

"窈窕淑女，寤寐求之。""寤寐"二字，早在《诗经》中就出现过。年轻漂亮的姑娘，小伙子无论是白天或者晚上，醒着或者睡着，都想念她，在精神上追求着她。

宋本少阴病提纲证只讲了阳虚的"但欲寐"的精神状态，而有了康治本第51条，我们就知道少阴病还有一种是阴虚热化，出现虚性的兴奋，白天烦躁，晚上睡不着觉的类型。两个不同文本的少阴病提纲证中的脉象都是"脉微细"，脉微是脉的搏动轻微无力，属于阳气衰弱的一种表现；脉细是指脉的形态非常细小，属于营血不足的状态，阴虚内热的时候就形成虚性兴奋，脉象就会变成细数。

很多所谓的失眠患者，其实是睡眠障碍者。他们的临床表现是白天出现极度疲劳的"但欲寐"，到了晚上则出现烦躁不安的"但欲寤"。这种一天之内表现出两类相反的脉症，恰恰就是"少阴之为病，脉微细，但欲寤（寐）也"的典型病况。

2. 少阴病的阳虚寒盛证与阴虚阳亢证

（1）阴虚热化：少阴之为病，脉微细，但欲寤也。（康治本第51条）

本条论述少阴病的阴虚热化。少阴病，因阴津衰微，所以呈现细弱的微小脉象，表现为夜间易醒难眠的状态。

（2）阳虚寒化：少阴之为病，脉微细，但欲寐也。（宋本第281条）

本条论述少阴病的阳虚寒化。少阴病，因阳气衰微，所以脉象呈现微弱、难以触及、无宽度的微小脉象。即使如此，并无痛苦的主诉，表现为只愿随便躺倒而欲睡的状态。

因此，少阴病的提纲证应该是：少阴之为病，脉微细，但欲寤（寐）也。

李同宪在《伤寒论现代解读》里提出，少阴病阳虚证与全身营养不良、体质衰弱是一个证态，少阴病阴虚阳亢证与慢性疲劳综合征是一个证态。

全身营养不良、体质衰弱者的临床表现有疲乏无力、精神萎靡、健忘、消瘦、多尿、体位性晕厥、脉微细、浮肿等，慢性疲劳综合征者则因长期疲劳导致虚弱、中度发热、咽痛、肌肉不适或疼痛、浅表淋巴结肿大、睡眠障碍及心烦易激动等。

李同宪所论叙的少阴病都是营养不良的慢性病与体质虚弱者，然而这些患者在外感发热的时候所出现的病证更应该引起我们的注意。我们在临床上发现这类患者会出现如下的症状：一是脸色苍白，或者贫血貌，精神疲倦；二是虽然体温表测量是高热，但患者自觉却无热感；三是全身恶寒，四肢冰凉，特别是头部畏寒明显，患者需要戴帽来保暖；四是肢体、关节不适或疼痛，特别是头痛，患者喜欢用布带捆紧；五是脉象沉数而虚。日本汉方家把以上的病证称之为"表阴证""表寒证"，可谓眼光独到。他们认为，凡小孩、产妇、老人等体弱的人外感表证，即普通感冒、流感、各系统感染性疾病的初期，所有急性传染病的前驱期都归属于"表阴证""表寒证"的范围。

（3）柯琴在《伤寒来苏集》中写道："发汗后反恶寒，里虚也。表虽不解，急当救里，若反与桂枝攻表，此误也。故于桂枝汤去桂、姜、枣，加附子以温经散寒，助芍药、甘草以和中耳。脚挛急与芍药甘草汤，本治阴虚，此阴阳俱虚，故加附子，皆仲景治里不治表之义。"这是对《伤寒论》"发汗病不解，反恶寒者，虚故也，芍药甘草附子汤主之"条文的注解。柯琴提出的芍药甘草附子汤是治疗"阴阳俱虚"的病机，对于理解阴阳并补的最核心方证——芍药甘草附子汤及其所衍生的附子汤、真武汤等药方的病机颇有理论意义。

3.医案介绍

我临床上用芍药甘草附子汤治疗风湿关节痛、软组织损伤、神经性疼痛较多，而用其治疗长期低热较少，下面介绍一例诊治反复低热的成功病案。

李男，70岁，住在我诊所附近。5月份感冒后，2个月来反复低热，经各方诊治无明显疗效，诊为原因不明性发热。有人建议至上海诊治，被患者拒绝，后经邻居介绍来我诊所就诊。

2016年7月30日初诊。诊见步履困难，神色疲惫，形体消瘦，烦热畏寒，白天体温几乎正常，傍晚开始到黎明体温37.5℃左右，酷暑季节仍然一身秋装，形寒肢冷，口干不欲水，食欲尚可，出汗无异常。大便干结而不畅、三四日一行，下肢无力，难以长时间行走。舌红胖大，舌苔薄白干燥，脉沉细。腹肌软弱，但两侧腹直肌细长拘挛。患者忧虑重重，言语不多。我遂以表阴证为目标，投以桂枝加附子汤，前后服药10剂，病情没有明显好转，夜间低热依然。反复琢磨，无方可用。于是主动和患者交谈，发现患者说话发音含糊，进一步询问，得知其舌体拘挛，不能上卷。结合形寒肢冷，下肢无力，难以行走，以及腹直肌拘挛，终于心中明白，此表阴病为芍药甘草附子汤证。日本汉方家能条玄长在《医圣方格》中云芍药甘草附子汤治"阴病，恶寒而挛急者"。于是改投芍药甘草附子汤：生白芍20g，甘草10g，附片10g（先煎），一日2次温服。此方服至5剂，形寒肢冷减轻；续服6剂，夜间低热消失，停药观察，从此而愈。

这位患者治愈后，我有针对性地翻阅了一些汉方医学的资料，如矢数道明博士在《临床应用汉方处方解说》中云："芍药甘草附子汤用于芍药甘草汤证恶寒，阳虚证寒冷加重，脉多微弱而沉者。"桑木崇秀在《汉方诊疗便携》中云："本方系芍药甘草汤加附子而成。附子为热性药物之代表，同时还有镇痛作用，本方对属于芍药甘草汤证同时并见发冷、恶寒等象者较为适宜。特别是对有上下肢发冷、抽筋、疼痛者来说，本方是一首最为合适的治疗方剂。"他们都已经把此方的特异性症状讲清楚了，至于临床之际的具体病例总是和文本或名家的论叙有一定的距离。而我治愈了这个病例之后，又遇见几个类似的病例，诊治起来就容易多了，减少了思维上许多的纠结。可见方证辨证只有从条文方证到名家的经验方证，再到医生治疗成功后形成自己的经验方证状态后，心中才能真正把它留住。

大塚敬节治疗虚人"似轻而实重的感冒"用芍药甘草附子汤，是其在诊治外感热病中的应用，极具临床指导意义。他认为："一般情况下，药方越简约，组成越单纯，越是能够救治突发的危急证候。"（引自《临床应用伤寒论解说》）

4. 问题讨论一

问： 少阴病是表阴证吗？请您再简明地讲叙一下少阴病。

答： 我对于少阴病的认识是通过汉方医学的学习与思考而渐渐地形成的，特别是山田正珍对于什么是少阴病等问题的研究，对我的帮助很大。我把山田正珍在《伤寒考》中的相关论叙抄录如下：

凡外邪之中人，其人素属实热者，则发为太阳；其人素属虚寒者，则发为少阴。寒热虽不同，但均是外感初证而已。故太阳篇辨之云："发热恶寒者，发于阳也；无热恶寒者，发于阴也。""发"字，示其为初证也。今邪从其虚寒而化，故其脉微细，但恶寒而欲寐也，宜与麻黄附子甘草汤微发其汗也。成无己谓："脉微细为邪气传里深也。"非矣！按三阴三阳纲领诸条，脉证兼说者，惟太阳少阴，而其他四经唯言证而不及脉，可见太阳乃三阳之始，而少阴果为三阴之首矣。古人未有此说，因赘于兹。

通过学习山田正珍的这段话，再深入体会其精神，我们可以知道，少阴病是三阴病的本证，表阴证仅仅是三阴病初始阶段的表证。由于患者体能虚弱，表阴证的阶段极为短暂，表阴证容易传里而陷入三阴里证。

5.问题讨论二

问：阅读日本汉方医生大塚敬节与矢数道明博士的病例，获益匪浅。但也产生了一个疑问，就是他们有些病例的疗程很长，有的甚至长到 3～5 年。请问，这样长期的治疗可行吗？

答：这里说明一下，所谓汉方是日本近代所创生的一个词语，起初仅仅是日本社会对于中国医学的称呼而已。现在日本已经没有了专门的汉方医生，现代所谓的汉方医生都具有西医医师资格后又研究汉方医学的医师。因此，他们对于《伤寒论》的评价可能会更为客观与理性。

现在回答你的问题。我们原则上不主张长期服用中药，但临床上有些慢性病的患者不得不长期治疗，那就另当别论了。

对于必须长期服药的患者也要有间隔，间歇期间可以配合针灸、推拿、拔罐、刮痧等外治法，加上平日饮食起居的调护，直到邪气去尽为止。用药及饮食都不能太过，否则会伤害人的正气。如果邪气还不能去尽，则按以上的方法继续调治。这就是《素问·五常政大论》中所告诫的："大毒治病，十去其六；常毒治病，十去其七；小毒治病，十去其八；无毒治病，十去其九。谷肉果菜，食养尽之。无使过之，伤其正也。不尽，行复如法。"

岳美中老师所倡导的治疗慢性病要"有方有守"，其中的"守"字就是长期治疗。他自己青年时代曾患过肺结核，当时没有一线的抗痨药，就是依靠长期服用中药而治愈的。《岳美中医案》中记载了一位消化能力很弱的肺结核患者，长期服用西药抗痨无效，岳老诊治时处以六君子汤，患者守方服用 1 年而痊愈。我在《中医人生》中也讲述了一位中专护士班的学生，在杭州邮电医院实习时发现尿毒症而昏迷，经过抢救回到温州。因为家庭困难无法进行西医常规的治疗而求诊于中医。我为她进行了 4 年的诊治，时而有方有守，时而原方进退，时而重开新方，珍惜患者微弱的抗病力量，谨守病机，因势利导，最终化险为夷而彻底根治。现在她已结婚生女，健康地生活着。

对于这些需要长期治疗的患者，千万不要轻易放弃。在这里介绍一本有关慢性病需要长期治疗的著作给诸位，这是在美国旧金山医院行医 20 多年的维多利亚·史薇特博士撰写的《慢疗——我在深池医院与 1686 位病患的生命对话》。在书中，史薇特医师除了缅怀那样美好的医患关系外，更提供了一种人文视野的省思，阐释了疗愈应有的本质："生命本应缓慢，疗愈无法用效率衡量。"我想借用该书封面上印着的一句话作为回答这个问题的结束语："疾病酝酿了多久，疗愈的时间就要多久。"

第80讲 康治本第52条——黄连阿胶汤证治

1. 学习条文

第52条：少阴病，心中烦，不得卧者，黄连阿胶汤主之。

少阴病，出现胸中烦苦，不得安卧，此为黄连阿胶汤主治之证。

条文论叙少阴病中一种血燥阴虚热化证治，由于内热造成了精神上的一种不安，影响睡眠。结合康治本第51条"少阴之为病，脉微细，但欲寐也"的提纲证，就进一步了解了少阴病阴虚内热的脉症。

认识黄连阿胶汤的证治，首先要认识黄连阿胶汤证是用补法（储水法），因为它是阴病虚证中的阴虚内热证。第一步要从患者的脉细数、舌红、腹肌软弱等方向感辨证入手来得知；第二步通过失眠、烦躁等症状，抓住具体的黄连阿胶汤证；第三步则要和猪苓汤、栀子豉汤、泻心汤等证进行方证鉴别。

黄连阿胶汤证的心中烦、不得卧，与栀子豉汤证的虚烦不得眠相似，二者在方向感辨证时就可以分辨出来，黄连阿胶汤证是虚证，栀子豉汤证非虚证。栀子豉汤证为无形之热犯扰胸膈，伴有心中懊恼、胸中窒、心中结痛等症；黄连阿胶汤证是阴虚有热，其脉细而舌红干燥。二者在脉象、腹证上大相径庭。

黄连阿胶汤证和康治本第61条的猪苓汤证都是阴虚热化而出现心烦不得眠。相比之下，黄连阿胶汤证内热亢盛，肤燥面红，手心烦热；而猪苓汤证除了失眠之外，还伴有水饮内停而口渴、小便不利。

2. 条文对照

宋本条文和康治本第52条相对应的是第303条：

少阴病，得之二三日以上，心中烦，不得卧，黄连阿胶汤主之。

宋本增添了"得之二三日以上"七字，再次强调了少阴病表证的发病时间在1～3日之间。宋本虽然没有采纳《素问·热论》的伤寒日期传变体系，但条文中仍有大量"一二日""三四日"等日期传变的描述。

日本学者森立之在《伤寒日期编纂考·序》中云："盖古者诊病之始，其邪之浅深，脉之虚实，证之寒热，并无法识别，故先立日期而定之。若无日期则何以为之垠崖乎？然则日期是为规矩，有日期而后阴阳顺逆之诸症可以知，犹有规矩而有方圆，长短之诸形可以得也。日期固然是伤寒的绳墨，则医匠不得不据此以取则也。"

森立之先生明确指出："日期固然是伤寒的绳墨，则医匠不得不据此以取则也。"他把条文中日期的研究分为二途，一是医籍研究，二是临床诊治。一是一，二是二，不能混为一谈。对于以临床诊治为目标的医学生来说，这些发病时间的含义可以先不急于学习，通过悬置的方法把它留在括弧之内，留待以后再研究。

3. 日本汉方家对于本条条文的临床研究

（1）尾台榕堂《类聚方广义·黄连阿胶汤》曰："治久痢，腹中热痛，心中烦而不得眠，或便脓血者。治痘疮内陷而热气炽盛，咽燥口渴，心悸烦躁，清血者。"

（2）大塚敬节在《临床应用伤寒论解读》中认为对于黄连阿胶汤的应用，如果考虑所组成药物的功效，便可应用至失眠症、泻利症，也可用于皮肤病等多个方面；如果把芍药、鸡子黄、阿胶看作取代泻心汤中的大黄，则可以考虑用于泻心汤、黄连解毒汤证的虚证。这3种药物具有滋润的功效，鸡子黄、阿胶还有强壮的作用，所以宜从这几点来考虑具体应用。

（3）龙野一雄博士认为黄连阿胶汤证与泻心汤证难解难分，只有通过虚实的辨证才能够鉴别。他在《中医临证处方入门》中写道："黄连阿胶汤似可称为少阴之泻心汤，呈现与泻心汤证极为相似的症状，但为与泻心汤证之虚实、寒热相对时使用的处方。发现其为虚候的方法，可注意：虽有上火感，但充血的强度不相平行，相反地充血较强而上火感较少，或充血与上火感均较强，但脉弱或夜间较白昼更为兴奋等矛盾。""黄连阿胶汤不仅有高热、谵语、兴奋、失眠或心中烦等症状，且舌湿润而无苔，便秘而腹满不明显。此方恰如称为少阴之泻心汤，而为充血兴奋性，属于阴，故以阴性之血热为使用目标。脉有普通或普通程度以上的紧张。"

龙野一雄博士把黄连阿胶汤称之为"少阴之泻心汤"一说，源于柯琴的观点。柯琴在《伤寒来苏集》中就明确地用了这样的比喻，使初学者对于黄连阿胶汤证一目了然。

4. 医案介绍①

下面介绍刘渡舟教授一则治疗不寐症的病例，体味一下黄连阿胶汤的临床证治。

李某，男，49岁。患失眠已两年，西医按神经衰弱治疗，曾服多种镇静安眠药物，收效不显。自诉：入夜则心烦神乱，辗转反侧，不能成寐。烦甚时必须立即跑到空旷无人之地大声喊叫，方觉舒畅。询问其病由，素喜深夜工作，疲劳至极时，为提神醒脑起见，常饮浓厚咖啡，习惯成自然，致入夜则精神兴奋不能成寐，昼则头目昏沉，萎靡不振。视其舌光红无苔，舌尖宛如草莓之状红艳，格外醒目。切其脉弦细而数。脉证合参，此乃火旺水亏，心肾不交所致。治法当以下滋肾水，上清心火，令其坎离交济，心肾交通。

黄连 12g，黄芩 6g，阿胶 10g（烊化），白芍 12g，鸡子黄 2 枚。

此方服至 3 剂，便能安然入睡，心神烦乱不发。续服 3 剂，不寐之疾从此而愈。（《伤寒名医医案精选》）

刘渡舟教授从患者年近五十、舌光红无苔、脉弦细等脉症，辨为虚证与虚热证；从既有"昼则头目昏沉，萎靡不振"的"但欲寐"之症状，也有"入夜则心烦神乱，辗转反侧，不能成寐"的"但欲寤"的状态，判断符合"少阴之为病，脉微细，但欲寤（寐）也"的少阴病提纲证。因此，具体处方用药和"少阴病，心中烦，不得卧者，黄连阿胶汤主之"的黄连阿胶汤相对应。黄连阿胶汤用于"心中烦不得卧"的虚证患者，以有内热而体液枯燥为目标。患者"烦甚时必须立即跑到空旷无人之地大声喊叫，方觉舒畅"一症和汉方家寺泽捷年博士在《汉和诊疗学》所述的"黄连阿胶汤证有心神烦乱发大声"的经验重合。刘渡舟教授投药 3 剂，患者便能安然入睡，心神烦乱不发；续服 3 剂，不寐之疾从此而愈。病案中所谓的"火旺水亏""坎离交济""心肾交通"等都是解释的词语，说说而已，不说也罢。

5. 我的经验

我经常使用黄连阿胶汤治疗崩漏，只要患者具有"心中烦，不得卧"的黄连阿胶汤证就会取效。

一个姓张的妇女，38 岁，因为月经量多，每次经后都心烦心悸，失眠烦躁。初诊时，发现她脸很红，眼睛有血丝。另有口苦口干，饮水不多，手心、脚心都烫，舌色深红，脉象细数，腹肌软弱缺乏弹力，但是腹直肌拘挛。根据长期月经量多、舌红、脉象细数、腹肌软等脉症就可以诊断为阴虚内热证。患者主诉是心烦心悸，失眠烦躁，符合少阴病的阴虚热化证，就给她黄连阿胶汤 6 帖。

处方：黄连 5g，黄芩 10g，生白芍 10g，阿胶 10g，鸡子黄 1 枚。

服了 3 帖以后，患者就告诉我症状有缓解，特别是失眠、烦躁、心悸感到有好转。这个方子，前后吃了 3 个月。为什么吃那么长？虽然失眠、烦躁症状好的比较明显，但还要把月经的量多减下来。不然的话，病根在那里，即使治好了，过一段时间还是会反复的，所以要坚持 3 个月的时间。治疗后，心悸、失眠、烦躁的症状逐渐消失，月经量趋于正常。

宋本第293条云："少阴病八九日，一身手足尽热者，以热在膀胱，必便血也。"柯韵伯《伤寒来苏集》指出："热在膀胱而便血，是指小便言，轻则猪苓汤，重则黄连阿胶汤可治。"从这个病例来看，"热在膀胱，必便血也。"其"便血"也包括妇女的崩漏出血。

我也经常用黄连阿胶汤治疗失眠患者。对于符合"少阴之为病，脉微细，但欲寤（寐）""心中烦，不得卧"这些典型病况的虚证患者，我的经验是：早晨空腹服用轻剂量的麻黄附子细辛汤之类的阳升散的药方，促使白天精神兴奋，晚上则服用黄连阿胶汤养阴安神，帮助睡眠。

6. 黄连阿胶汤的构成、治疗目标及范围

远田裕正认为，黄连阿胶汤是由黄芩汤（黄芩、芍药、甘草、大枣）加黄连减去甘草、大枣，再加上鸡子黄，然后再加阿胶而构成黄芩芍药黄连鸡子黄阿胶汤。康治本成书时，以首尾两味药物命名为黄连阿胶汤。

黄连阿胶汤：黄芩汤（黄芩、芍药、甘草、大枣）＋黄连－甘草、大枣＋鸡子黄＋阿胶"黄芩芍药黄连鸡子黄阿胶汤"黄连阿胶汤

人体在下利腹痛的过程中消耗了大量的体液，现在下利腹痛等黄芩汤证的症状没有了，而出现精神不安与兴奋状态，于是用黄连、黄芩治疗精神不安与兴奋状态，用芍药改善体内水分的欠缺，用鸡子黄、阿胶补养身体、增强体力的不足。

黄连阿胶汤：治久利，腹中热痛，心中烦而不得眠，或便脓血者。（尾台榕堂《类聚方广义》）

黄连阿胶汤：患者下利后，出现轻度的体能减退、水分缺乏，引起精神不安与失眠。黄连阿胶汤通过储水后的消极利水作用改善上述病态。（远田裕正《伤寒论再发掘》）

黄连阿胶汤的临床应用（《日本汉方医学》）：①阴虚火旺失眠；②高热昏迷；③躁狂症；④甲状腺功能亢进症；⑤室性早搏、心律失常；⑥神经衰弱、梦遗、早泄、阳痿；⑦高热下痢脓血；⑧支气管扩张出血；⑨肠出血；⑩慢性溃疡性口腔炎；⑪眼珠出血症；⑫尿血；⑬皮肤病色红而干燥者。

7. 日本汉方家用黄连阿胶汤治疗皮肤病的经验

（1）大塚敬节34岁那年，其妻子因颜面发生顽固的皮肤病而苦恼。病灶是略为圆形的发疹，以两颊为中心，向外扩展，会发痒，稍带有红色易干燥，有小块落屑，受到强风吹拂或阳光照射则更泛红，发痒也会增加。大塚敬节开始投与大柴胡汤加石膏、大黄牡丹皮汤、桂苓丸、黄连解毒汤等，治疗100天毫无好转，反而有增恶的趋向。妻子也沉不住气了，认为不能再用汉方治疗。大塚敬节再三思考，改变思路，投以黄连阿胶汤，用阿胶润燥，黄连、黄芩去热与发红。结果发生显著效果，服1帖药后，发红就变淡；1周后，发痒便告消失，一个月治愈。之后治好了好几个妇女发生在颜面的皮肤病。

治疗目标：发疹很少，不甚隆起而低平，不大显目，色红而干燥者。

（2）矢数道明博士也曾经用黄连阿胶汤治疗皮肤病。病例刊登在杨大华的《汉方治验选读·顽固性皮炎及指掌角化症用黄连阿胶汤》中，现转录如下：

青某，50岁，女。初诊1979年8月10日。患者是一位除顽固性皮肤病外，还患有多种疾病，深受病痛折磨。患者于27岁时结婚，婚后操持家务时，因经常洗刷，逐渐发现手

指甲处发干、粗糙、颜色变红，不久波及整个手掌变红、干燥、发硬、有痒感，瘙痒后皮肤发生皲裂，从而无法从事洗刷工作。其后，口唇也变粗糙，逐渐扩展到全身，以上半身最重，颜面、全胸、两上肢均变粗糙、发痒，皮肤表面如同撒上一层白粉。下肢则主要在膝窝处干燥、粗糙，足底特别是脚跟部出现皲裂，可剥落硬皮，足底前部还生出大的鸡眼，坚硬如石且有痛感。整个皮色变红，痒感严重。最近病情日益加重。初期曾用激素软膏外敷，不仅无效，反而出现满月脸，故停止使用。患者足部有冷感，易上火。此外，还有习惯性偏头痛，时常有严重发作。近来又频繁出现打不出来的呵欠，脸部突然感到发热。月经量虽不多，但至今尚未停止。

体格、营养中等，脉大体上正常，血压130/80mmHg；腹诊脐两侧有轻度抵抗压痛，多少有些瘀血证的表现；皮肤发红，痒感严重，触诊粗糙为干性病变，无分泌物，属郁热迁延状态。根据上述症状，投给了温清饮加连翘3g，甘草1g，手掌及足底则外敷紫云膏。服药3周后有所减轻，故连续服用了2个月，但痒感未消除。其间因发生过严重头痛，故又以血症头痛为目标，改服清上蠲痛汤后，头痛很快减轻，鸡眼在外敷紫云膏后也由硬变软而脱落。此后，患者因故暂时停药，到第2年9月再度来院，改服最初的温清饮加味方后，效果仍不理想。12月复诊时，脸部病情有所加重，发红、肿胀、有热感。

由于总的所见虽呈实热证，但用温清饮加减不能奏效，反而陷入慢性化状态，因而考虑或许属于虚热。虽无充分把握，仍试行投黄连阿胶汤。同时，本不应偏于成见，但考虑了便于患者服用，黄连、黄芩量不可过多，而将处方略加改变：芍药5g，黄芩4g，黄连2g，阿胶3g，卵黄1个（1日量）。按常规方法，先将芍药、黄芩、黄连3味加至600mL水中，煎至水量减半；去滓后放入阿胶，加热1分钟，待其溶化，稍放凉至皮肤温左右时，加入卵黄，充分搅拌，食前1小时分3次服用。

服用开始后第3天，患者称服后心下部有些疼痛感，故在其后的5天内将药量减半，结果反而出现了奇迹般的效果。1周后症状明显好转，2周后面部的发疹、变红、痒感基本消除，12月底时皮肤已变得很光滑。原来的皮科主治医生对如此迅速好转感到无比惊异，并一再询问所服药方名称等。1981年1月15日（服黄连阿胶汤40天后）复诊时，已彻底痊愈。患者称在新年中试着做了20年来第1次的轻度化妆，并未发生异常，手已恢复正常。过去一碰盐就立刻恶化，多年来不敢腌菜，今年腌了菜，至今未出问题。全身皮肤变软，肌理重现了青年时期的细腻光泽了！（《汉方临床治验精粹》）

杨大华按：黄连阿胶汤用于皮肤病也是汉方的创见。原文治"心中烦，不得卧"，本案的痒感严重，一定会导致心烦不安的。因此，从更广的视野来看，依然没有脱离原文的指示。"脸部突然感到发热"也是使用本方的重要线索，没有上部的充血，黄连、黄芩之用便失去支撑。值得重视的是，鸡子黄与阿胶的营养作用，对于处于燥热状态皮肤的修复应该是有所裨益的。本案将黄连阿胶汤的煎煮方法详细介绍，强调了加入阿胶与鸡子黄的时机，这是值得点赞的！毕竟，对煎服细节的关注应该是医生的必修课。古方不仅仅体现在方证的识别上，煎服法也是重要的一环。

值得关注的是，案中对黄连阿胶汤的用量做了调整，严格来说，属于改良版的黄连阿胶汤。原方剂量为黄连 4.0g，芍药 2.5g，黄芩 2.0g，阿胶 3.0g，鸡子黄 1 枚。改版后的处方，黄连用量变少，芍药用量反而最大，已经失去了原本的制方精神。如果使用原方，疗效是否也会如此呢？不得而知。本案的减量动机可能是对黄连阿胶汤信心不足，为了避免黄连的苦味伤胃而减之。出现不适后，又把药量继续减半，但也有效。由此，我们也可以从本案得到启示，没有较大把握时，可以采取小剂量投石问路，避免大剂量引起不良反应。

我反复阅读以上两个病例，发觉他们都是运用逆向思维而取效的。临床上经常会遇到自己自信地认为方证已经相对应，然而投方无效的情况。当撞到了南墙以后不得不回头的时候，往往会感到迷惑，不知道下一步何去何从？此时就需要"反其道而思之"，让思维向对立面的方向发展。比如原来用泻法的转为补法，原来用补法的转为泻法，这是经方临床中的逆向思维。如大塚敬节妻子颜面发生的顽固皮肤病，他曾经投利尿和法的黄连解毒汤等药方无效，后改投补阴储水的黄连阿胶汤而愈。黄连解毒汤证与黄连阿胶汤证同是内热证，但在方向感辨证上却有虚实之分。在自认为方证相对应的情况下，以为是实热证而用清热泻火却无效，虽然医者认为脉症上并无虚热证表现，但其治疗的结果无效也是一种负面的反馈，说明医者认证有误，患者实质上是虚热。可见治疗效果的好坏，也是进一步辨证的依据。

8. 医案介绍②

欧阳卫权所编著的《伤寒论六经辨证与方证新探——经方辨治皮肤病心法》中记载了用黄连阿胶汤治疗皮肤病取得很好疗效的病例。他认为："黄连阿胶汤反映的病机关键是机体内的阴血耗伤，心火亢盛。那么外在的证候表现呢？既可以是心烦失眠，也可以是体表皮肤因阴血耗伤无以濡润的枯燥、脱屑、龟裂等，二者病机一致，故能治之。"

下面就介绍欧阳卫权医师用黄连阿胶汤治愈慢性湿疹的病例。

胡某，女性，50 岁。2005 年 1 月 14 日初诊。面、颈部及四肢散发红斑疹，瘙痒反复 2 年。以面颈部皮疹为甚，伴干燥、脱屑。曾就医，用外擦激素等药膏，初有效，后效欠佳。口干，二便可。舌暗红，苔薄，脉细。

初诊时见皮疹干燥、脱屑，形体不虚，考虑热盛伤阴，予温清饮加减，3 剂。外擦羌月软膏，药后不应。

二诊：仔细询问证候，知其常面有潮红、烘热感，且长期夜寐不宁，心烦。症、舌、脉相参，此阳明、少阴合病。乃心火亢盛，肾水不足，心肾不交，故长期失眠、心烦、面部烘热也；又因阴血长期耗伤，不能荣养肌肤，则皮疹干燥、脱屑而痒。故知此乃黄连阿胶汤证。

处方：黄连 9g，黄芩、赤芍各 10g，阿胶（烊化）10g，鸡子黄 1 枚，3 剂。

三诊：药后面部红斑疹明显消退，瘙痒消失。患者诉服药当晚睡眠变得异常之好，睡到次日天大亮方醒。

遂继服前方5剂。药后皮疹、瘙痒全消，睡眠很好，亦无心烦。

我们从这个医案的总结中，能够体会到方证辨证卓越的疗效。他既能通过《伤寒论》条文，读懂其内在的病机，又能够在临床中"见病知机"达到方证相对应的诊治效果。

然而，由此医案的学习所引发的"方症对应"与"方证对应"之区别，却一直在心里悬置着。因此，讨论并不因为病证的治愈而结束，思考还在路上。

9. 问题讨论

问： 康治本药方中药物的排列次序大多和宋本不一样，其中蕴藏着什么样的秘密？请以黄连阿胶汤为例加以说明。

答： 黄连阿胶汤方中的药物排列次序（黄连、黄芩、芍药、鸡子黄、阿胶）在康治本和宋本中是一样的，然而其他许多药方中的药物排列次序不一样。用《素问·至真要大论》中的方剂配伍关系理论来衡量的话，黄连阿胶汤方中的药物排列次序就不符合君臣佐使的规定。

主流中医学强调方剂配伍要符合君臣佐使，然而这种方剂配伍的关系并不是《伤寒论》方剂配伍的原则。很多人说，宋本和成本中的一些方剂配伍都采用了君臣佐使的原则。这实际上是《伤寒论》被《内经》化的言论。"君臣佐使"的方剂配伍原则，不是天然形成的法则，而是人为的主观联想和臆测，是用封建社会的一种伦理关系来譬喻方剂内的药物配伍关系。读了康治本就会知道，《伤寒论》方剂药物的配伍关系并不是"君臣佐使"这样的结构。远田裕正认为，康治本在时代上出自《黄帝内经》以前，有自己的组方原则，并不按《内经》的君臣佐使原则来组合。

黄连阿胶汤中，黄连排在第一位，阿胶排在最后一位，其方名是以首尾两味药物来命名的。假如根据君臣佐使方剂配伍原则的话，药物排列为什么把重要的臣药阿胶放在最后呢？说不通啊。在黄连阿胶汤方中，其药物配伍是围绕着方证与药基证而展开的。黄连阿胶汤的治疗目标是"心中悸而烦，不得眠者"，其药物配伍和药基证的关系表现为"心中悸（黄连、黄芩）而烦（芍药、阿胶、鸡子黄），不得眠者"。黄连阿胶汤的形成并不是从天而降，是从黄芩汤衍化而来。这是一个已经没有下利症状的黄芩汤证（下利腹拘急，心下痞者），因此去了能够抑制肠道水分排出的甘草与大枣，加黄连就形成黄连黄芩基，它既是泻心汤的核心药基，能改善胃肠障碍与心下痞满；又可以抑制精神不安所出现的心烦。芍药、阿胶、鸡子黄都能够改善体内水分的缺乏，因此就形成芍药阿胶鸡子黄基治疗体内水分不足、体能减退的病证。这样的药物配伍相对应与患者发汗后、泻下后、出血后，体内水分不足、体力减弱（芍药、阿胶、鸡子黄）所出现的精神不安而心悸、心烦、失眠（黄连、黄芩）的状态相符合。

第81讲 康治本第53条——附子汤证治①

1.医案介绍①

在条文解读之前,我们先来学习俞长荣先生的一个附子汤证治医案,由此来熟悉一下附子汤临床证治的实况。

陈某,男,30岁。初受外感咳嗽,愈后但觉精神萎靡,食欲不振,微怕冷,偶感四肢腰背酸痛。自认为病后元气未复,未即就医治疗,拖延十余日,天天如是,甚感不适,始来就诊。脉象沉细,面色苍白,舌滑无苔。此乃脾肾虚寒,中阳衰萎。治当温补中宫,振奋阳气,附子汤主之。

处方:炮附子9g,白术12g,横纹潞(注:潞党参)9g,杭芍(酒炒)6g,茯苓9g,水煎服。

服1剂后,诸症略有减,次日复诊,嘱按原方续服2剂。过数日,于途中遇见,病者愉快告云:前后服药3剂,诸症悉愈。

该案患者初受外感后病陷入少阴附子汤证,所谓"愈后但觉精神萎靡,食欲不振""天天如是,甚感不适",以及"脉象沉细,面色苍白",其实就构成了方向感辨证的"阴病虚证",而作为方证辨证的眼目症状则是"微怕冷,偶感四肢腰背酸痛"。患者没有讲叙口干舌燥欲饮水等症状就是条文中的"口中和",而"微怕冷,偶感四肢腰背酸痛"就是条文中不典型的"其背恶寒者"的临床活的表现。难就难在医者要在临证诊治之际能有如此的悟性,不然的话,即使倒背《伤寒论》条文,也只会落得"按图索骥""望洋兴叹"而已。

2.学习条文

第53条:少阴病,口中和,其背恶寒者,附子汤主之。

条文论叙了少阴病阳虚寒盛而风湿在表的证治。条文告诉我们,少阴病口中没有异常的感觉,亦不苦涩,亦不燥渴,其背部觉得怕冷的,可以用附子汤主治。

3.词语解读

(1)"少阴病",是辨别此病证的方向与基础。魏荔彤曰"少阴病"三字中,含有脉沉细而微与但欲寐之见证，却不发热，只背恶寒，此为少阴里证之确据也。全篇亦视此句为标的。

（2）"口中和"，排除了里热证，特别是排除了也有"背微恶寒"但口渴欲饮的白虎加人参汤证。本方证与白虎加人参汤证都有"背恶寒"，都有补益胃气的人参证，然而一虚一实，在方向感辨证上却是大相径庭。大塚敬节认为，此处特别提出"口中和"，目的在于与"伤寒，无大热，口燥渴，心烦，背微恶寒者，白虎加人参主之"进行鉴别。白虎加人参汤证在体表无热、背恶寒方面，与附子汤证很相似。但白虎加人参汤证因里有热，出现口燥渴；附子汤证因里有寒，则为口中和。那么，少阴病，脉微细，但欲寐，无口舌干燥状，背恶寒者，为附子汤主治之证。

（3）"背恶寒"，是全身恶寒基础上的更甚者，是阳虚胃中有水饮停滞。《金匮》痰饮病篇云"夫心下有留饮，其人背寒冷如手大"，当扶阳温中逐饮，以附子汤主之。然而仅仅以"口中和"与"背恶寒"两个症状就作为附子汤证是不够的，应该结合下条（康治本第54条）的"少阴病，身体痛，手足寒，骨节痛，脉沉者，附子汤主之"中的症状。

4. 附子汤的形成过程

附子汤方：附子（炮、去皮、破八片）二枚，白术四两，茯苓三两，芍药三两，人参二两。

附子汤方的形成过程：真武汤增加附子剂量，再以人参易生姜而成。（远田裕正《近代汉方各论·附子汤》）

先人了解了白术、茯苓结合附子，能够驱寒利水。在此基础上，再加上能够减轻腹痛、肌肉疼痛的芍药，再加上能够治疗呕吐与下利的生姜就形成了真武汤。附子汤是在真武汤的基础上增加了附子剂量，以改善严重的恶寒与肢节疼痛。由于呕吐、下利不明显而去生姜，并为了改善体内津液缺乏而背部恶寒的症状加人参，这样就形成了附子白术茯苓芍药人参的生药复合物。此生药复合物对于改善形寒肢冷、小便不利、腹痛、身体挛急疼痛、背部恶寒、心下痞硬等证候群有效，于是就被固化了下来。康治本时代，为了强调加量的附子在改善恶寒、疼痛、小便不利等症状的特殊效用，就命名附子白术茯苓芍药人参的生药复合物为附子汤。

汪苓友在《伤寒论汇注精华》中就谈到了附子汤的命名问题，他写道："武陵陈氏曰四逆诸方皆有附子，于此独名附子汤，其意重在附子。他方皆附子一枚，此方两枚可见也。附子之用不多，则其力岂能兼散表里之寒哉！两枚生用，生则辛烈善走，不独温少阴之经，而又走卫气以治背恶寒也。邪之所凑，其气必虚。参、术、茯苓皆甘温益气，以补卫气之虚，辛热与温补相合，则气可益而邪可散矣。既用生附之辛烈，而又用芍药者，以敛阴气，使卫中之邪不遽全进于阴耳。"

5.附子汤的治疗目标、药证及应用范围

附子汤的治疗目标：身体挛急疼痛，小便不利，心下痞硬或腹痛者。(《类聚方广义》)

附子汤证中的药证：身体挛急疼痛（附子、白术、茯苓、芍药），小便不利（附子、白术、茯苓），心下痞硬（人参）或腹痛（附子、人参、芍药）者。(《近代汉方各论》)

附子汤应用范围：①寒湿痹阻经脉筋骨的关节疼痛，肌肉挛急；②肾阳虚的尿闭、多尿、遗尿；③慢性胃炎、慢性肠炎、慢性肝炎；④脏器下垂，如胃下垂、子宫脱垂等；⑤冠心病之背恶寒，心功不全之怔忡；⑥外周血管病，如脉管炎、雷诺病等；⑦妊娠腹痛、水肿，月经后期，附件炎、盆腔炎引起的白带过多；⑧梅尼埃综合征。(《伤寒论译释》)

6.医案介绍②

现在介绍经方家夏仲方的一则盗汗夜尿多医案，来看看附子汤在治疗内伤杂病中是如何运用的。

某，男性，40岁。据述：任何季节，苦于夜寝时从腰到脚出汗，近两年来更甚。在寒夜怕汗出多，下身只盖两层毛巾，还是汗出湿裤而起换数次，加上夜尿三四回，搅得不能安眠。奇怪的是，上身截然无汗，而且特别怕冷。大热天也需多穿件衣，且不出汗。胃口、大便皆正常。舌色淡润，苔薄滑腻，脉象弦而软，兼有支气管性哮喘宿疾，不久前曾发作，服小青龙汤数帖即定。

中医辨证：归纳上述症状和体征，并联系到宿疾哮喘，综合起来是一个"水饮证"。当水饮上泛时，与外感结合，则暴发宿疾哮喘，服小青龙汤即愈者，是水饮得疏散之效也。平时背常觉冷者，亦为"心下有留饮"之征。水饮注于下，则发为下半身盗汗，同时夜尿频多。这种盗汗和夜尿，可解释为生理性的代偿作用。脉之弦软，舌之淡润，皆为水饮盛而阳气衰的具体表现。根据水饮为患"以温药和之"的治则，想到肾着病有腰中冷、汗出、小便自利等症与本例类似，先予甘姜苓术汤治之。

服五帖，病如故；再五帖，仍如故。分析肾着汤之所以不效者，治水饮而未治病因根源。当此炎暑之季，人皆汗流浃背，独病者犹穿毛线马甲，阳气低落如此，附子正是其治。根据"春夏养阳"的理论，于是改附子汤治疗。

处方：熟附子9g（先煎），白术9g，党参9g，白芍6g，熟甘草4.5g，茯苓9g。

服此方的12天过程中，下身盗汗逐渐减少，夜尿亦减至1次。原方再服16帖，盗汗完全治愈。（摘录自《中医经方学家·夏仲方专辑》）

患者脉象弦而软，舌头淡润，是一种阳虚而水饮停滞的证候。夜间汗出多而小便自利，肾着汤为首选，但肾着汤有干姜没有附子，而患者"当此炎暑之季，人皆汗流浃背，独病者犹穿毛线马甲"，阳气低落到这样的程度，肾着汤可能就鞭长莫及，应该考虑到附子剂。

治疗水饮病的附子剂以真武汤、附子汤为首选。患者"上身特别怕冷，大热天也需多穿件衣"，故选用了附子汤。上身特别怕冷，就包括"背恶寒"一症，这是真武汤证与附子汤证方证鉴别之眼。方证相对应，故冷、盗汗、夜尿完全治愈。

7. 医案介绍③

我想再介绍赵守真的一个医案。赵守真是现代著名中医，在湖南省中医药研究所工作。他以一部《治验回忆录》而饮誉中医学界。在这本回忆录中，记载他使用附子汤治疗"督脉背痛"的医案，我们可以从中看到了赵老诊治时的思考过程。

刘道生，患背冷如冰，脊骨不可按摩，虽衣重裘不暖，四时皆然，而饮食、工作则如故。医有作风寒治者，有作肾虚治者，甚至作痰饮治者，且曾用针灸治疗数月，均不效，历有年矣。今冬彼来城视兄，其兄道衡与余友善，邀为诊治，详述致病经过。诊其脉沉而细微，背冷脊疼如昔。盖背为督脉所行，《素问·骨空论》云："督脉生病，治督脉，治在骨上。"《伤寒论》少阴篇亦云："少阴病得之一二日，口中和，其背恶寒者，当灸之，附子汤主之。"又曰："少阴病，身体痛，手足寒，骨节痛，脉沉者，附子汤主之。"此属阳虚湿重之方证，恰与本病相符，即书原方与服：附子五钱，芍药三钱，白术三钱，党参四钱，茯苓三钱。

4剂病未改善，沉思是证是药当属不谬，其所以疗效不高者，药力之未足欤？又嘱再服4剂，每次加吞金液丹一钱，一日2次，仍未减轻。乃于原方加鹿胶三钱，破故纸、枸杞、狗脊、千年健各四钱。外用紫金桂附膏（中药店有售）溶化于方形布块成一圆圈，中置白砒细末一钱，烘热贴背心冷处。又服药3剂，寒疼均减。惟贴处起粟形作痒，知为胶药砒末之力居多。不再服药，专用膏药贴如前法，五日一换，半月症状消失，欣然还乡。

该案患者"脉沉而细微""背冷如冰，脊骨不可按摩，虽衣重裘不暖"，方向感辨证不难诊断为虚证中的阳虚证，再进一步根据"背冷脊疼"的主诉，契合于《伤寒论》附子汤的条文方证，的确"是证是药，当属不谬"。问题是方证相对应却"疗效不高"，赵老的办法是一边在附子汤的基础上加补肾阳与祛寒湿的药物，一边使用外治法，用温阳止痛的紫金桂附膏中置白砒细末，烘热贴背心冷处。通过内外合治而瘳。对于这类寒湿痹痛，赵老坚信方证相对应而有方有守，同时采用外治法才治愈此沉疴痼疾。如果不从方证辨证出发，在病因病机上绕来绕去，就可能让人不辨真伪而失去判断。

8. 关于"少腹如扇"

附子汤后来出现在《金匮》妊娠病篇中，条文曰："妇人妊娠六七月，脉弦，发热，其胎愈胀，腹痛恶寒者，少腹如扇。所以然者，子脏开故也，当以附子汤温其脏。"

这里讲的是怀孕的妇女出现了发热，同时有腹痛，有全身怕冷，还有更重要的"少腹

娄绍昆讲康治本《伤寒论》

如扇"。历代医家一直都在研究"少腹如扇"这4个字是什么意思，其中大部分理解为小腹这个位置非常冷。我们认为附子汤证可以在患者的某一个局部存在特别冷的区域，康治本条文里讲的是"背恶寒"，而《金匮》讲的是"少腹如扇"，就是少腹这里特别冷。这些论叙可以补充我们对附子汤证的理解。

下面介绍韩国医生朴盛洙治疗妊娠出血及少腹冷感的一个病例，病例中对"少腹如扇"这个附子汤证的症状，做了一个临床的叙述。

32岁妇女，妊娠5个月，无任何原因而恶寒，伴有下腹部疼痛及膨满感，见子宫出血，脉沉紧，舌无苔，未见胸胁苦满等。少腹较妊娠5个月大，若以手触之无寒冷感，患者自觉下腹部凉，似有人以扇扇之。此为"少腹如扇"之附子汤证，与3剂有效，继续治疗而愈。（《汉方の临床》8卷4号）

从韩国医生朴盛洙的临床报道中，我们看到了"小腹如扇"这一附子汤证症状的具体表现。可见，对于"背部恶寒"的理解，不能光局限于一个背部，还应看到全身都是怕冷的，手脚也是凉的，而且在小腹部或者胃部等某个地方感到特别冷。

大塚敬节在《金匮研究·妇人妊娠病篇》该条的解读中写道："浅田宗伯在《杂病论识》中对该证进行解释，其意为本条也是论叙胎动一证。该证脉象当沉，但现在却呈弦象，并且有发热，似有表邪。但身体无疼痛，反而有腹痛且恶寒，这是因为阴寒侵犯胎气而突然出现腹痛。所谓'开'，是指缺乏收缩包裹性；'少腹如扇'是形容子宫打开的状态。有注释者认为是'扇风'之意，是错误的。子脏开，是指子宫不能够包裹胎儿，因此出现少腹如扇的样子。此时宜急予温暖子宫，使用附子汤。该附子汤处方不详，《伤寒论》的附子汤是否适用？不甚明了。"

大塚敬节所引用的是浅田宗伯的意见。浅田宗伯认为"小腹如扇"是下腹部肿胀的状态。大塚敬节认为，《脉经》"如扇"后有"之状"二字。"之状"二字，似乎符合浅田宗伯所谓的"下腹部肿胀的状态"。

9. 关于"背恶寒"

"背恶寒"应该是附子汤证的特异性症状，然而诊治"背恶寒"时，还要和《寿世保元》的清湿化痰汤证进行方证鉴别。因为湿痰流注经络的清湿化痰汤证也经常出现"背恶寒"症。然而清湿化痰汤证除了"背心一点如冰冷"的症状之外，还有周身四肢骨节走注疼痛，牵引胸背，喘咳烦闷；或作肿块，痛难转侧；或四肢麻痹不仁，脉滑等脉症可资鉴别。

下面介绍汉方家大塚敬节一例背部冰冷疼痛及腰的治验供诸位参考。

33岁男性，汽车司机。平时体弱，既往患有肺炎及肺门淋巴结炎。这次发病于1个月前，感觉身体寒冷，精神萎靡，不想做工作。某医生说并无大病，注射某药物治疗，但未见任何效果。总是感觉背部冰冷，并且时时有疼痛的感觉从背部传向腰间，下肢也疼痛乏力。大便约4天1次，质硬。嗜烟，喜食肉食和甜点。胃有振水音。

诊察过程中好像也怕冷，面色不佳。对此我使用了清湿化痰汤治疗。该方效果显著，仅服药3天，寒冷感便无影无踪了，有了工作的愿望，背部和下肢的疼痛也基本上消失。患者说，如果知道是这样，早些来看病就好了。服药10天后便外出工作了。背部有点状如冰一般寒凉感，是应用该方的指征之一。该方用于肋间神经痛样的胸痛也多有良好的效果。（《汉方诊疗三十年》）

患者背部冰冷疼痛及腰，平时体弱，面色不佳，颇似附子汤证。然而通过对于清湿化痰汤原著条文脉症和药方中药物的分析就知道，清湿化痰汤证是非虚证。《寿世保元·痰饮·清湿化痰汤》云："治痰湿流注经络，关节不利，遍身四肢骨节走注疼痛，牵引胸背，四肢麻痹不仁，背心一点如冰冷，脉沉滑者。"其脉症提示内有痰湿。清湿化痰汤由半夏、木香、甘草、白芥子、白芷、羌活、芥子、苍术、茯苓、陈皮等药物组成，没有一味扶正补益的药物，也表明其作用是清湿化痰通络。因此，我们在方向感辨证阶段就可以把两者区别开来。

第82讲 康治本第54条——附子汤证治②

1. 学习条文

第54条：少阴病，身体痛，手足寒，骨节痛，脉沉者，附子汤主之。

条文论叙了少阴病阳虚寒盛痹痛的证治。

少阴病，身体疼病，手足寒凉，骨节疼痛，脉象沉弱的，可以用附子汤主治。

如果说康治本的第53条"少阴病，口中和，其背恶寒者，附子汤主之"是以疾病总论的角度看待附子汤证的话，那么这一条可以说是倾向于以疾病分论的角度来看待附子汤证。正如《伤寒论译释》所说的那样："《伤寒论》的大量兼证变证，实际都属于杂病，许多配伍严谨的名方也都是治疗杂病的常用方剂。"

大塚敬节认为，《伤寒论》中的"身体"，包括躯干和四肢。"手足寒"为患者的主观症状，自我感觉到寒冷，与手足厥冷不同。"手足厥冷"或者厥逆，是指手足很冰，但自己并不一定有多大程度上的畏寒感觉。重症危笃的患者，心脏衰弱，手足处于厥逆状态，但有些患者并无畏寒的感觉。根据我个人的经验，少阴病的附子汤证与太阳病的麻黄汤证所述之症状相似。但太阳病之麻黄汤证为表有热，脉象浮紧有力；而少阴病之附子汤证为里有寒，脉象沉弱。另外，麻黄细辛附子汤证和麻黄附子甘草汤证亦同为少阴病，但其属于发病初起，尚处于表阴证的阶段。

身痛一症，《伤寒论》有多处论及，如麻黄汤证、桂枝新加汤证，以及本条附子汤证等，临证时必须详加鉴别。麻黄汤证的身痛为风寒之邪闭塞肌表，营阴郁滞；必伴有发热、脉浮、手足不寒。治当发汗解表，汗出邪去则身痛自除。桂枝新加汤证的身痛系气阴两虚，肌体失养；证见汗出，身痛，脉象沉迟。治当补益气阴，疏通营卫，气阴复，营卫利，则身痛可止。附子汤证的身痛，因少阴阳虚，寒湿凝滞。证见手足寒，脉沉。治当温经驱寒除湿，阳气复而寒湿去，则身体即愈。

《伤寒论译释》对于该条条文的注释是："从'手足寒，脉沉'，可以看出本证的症结所在，主要是阳气虚弱。由于里阳不足，生阳之气陷而不举，所以其脉沉。阳气虚衰，不能充达于四肢，所以手足寒。正由于阳气虚弱，阴凝之气滞而不行，留着于经脉骨节之间，所以产生了身疼痛、骨节痛等症，治以附子汤温经驱寒除湿，俾阳气复而寒湿去，则身痛即愈。"

大塚敬节以"所述之症状相似"为着眼点，把该条条文与"太阳病，头痛，发热，身疼腰痛，骨节疼痛，恶风，无汗而喘者，麻黄汤主之"条文相比较，这对于两个方证的鉴别大有帮助。但更为重要的是比较它们治法上的差异。上述麻黄汤证条文和"少阴病，口中和，其背恶寒者，附子汤主之"条文一样，是以外感热病为例，论叙方证的通治之法。而"少阴病，身体痛，手足寒，骨节痛，脉沉者，附子汤主之"条文更倾向于对痹痛病的辨证施治。正因为如此，同样的附子汤证在康治本中前后并列两条，其目的就在于提示后学者要注意《伤寒论》中两大类不同治法条文的差异。学习《伤寒论》，能够了解条文设计的真实用意极为要紧，正如清代汪廷珍所说："学者诚能究其文，通其义，化而裁之，推而广之，以治六气可也，以治内伤可也。"

2. 医案介绍

下面我们通过张志民医师用附子汤治疗痛痹的一个医案，来看看条文方证在临床是如何运用的。

患者男性，41 岁。初诊：1961 年 7 月 3 日。胃痛已 2 年，近半年来加剧，发作转频，每餐食少。恶性贫血，羸瘦，弱于行步，经治稍愈。常便秘，三四日一行。近日来每夜感左半身麻痹，骨节疼痛，彻夜难眠，头晕心悸，面㿠唇淡，手足寒冷，舌苔淡薄，脉沉细弱。

方用：炮附子 15g，白芍 10g，茯苓 10g，白术 12g，党参 12g。

服药 1 剂，痹除痛减，头晕心悸亦减，大便乃畅行。继服 3 剂而痛止。（《皕一选方治验实录》）

该案患者既有近日出现的痹痛，又有发作转频的胃痛与恶性贫血。治疗的时候，张志民医师以痹痛为治疗重点，在方向感辨证的基础上选用专治肢节疼痛的附子汤，患者服药后痹除痛减。方向感辨证是通治法与专治法都要首先进行的辨证方法，该案也不例外。患者"恶性贫血，羸瘦，弱于行步""常便秘，须三四日一行""面㿠唇淡，手足寒冷，舌苔淡薄，脉沉细弱"等脉症的指向非常明确，是虚证，是阴阳气血并虚证候。进一步考虑，在阴阳气血并虚证候状态下的痹痛就是附子汤证了。为什么不以发作转频的胃痛作为诊治的目标呢？因为胃痛是旧疾，痹痛是新病，再加上痹痛在剧烈发作，"近日来，每夜感左半身麻痹，骨节疼痛，彻夜难眠"，严重地影响患者的生活质量。无论是从"新病先治，旧病后治"，还是"急者先治，缓者后治"的治疗原则来衡量，都应该先治痹痛。痹痛治愈后，下一步就要继续治疗胃病与贫血。该医案中，张志民医师没有交代后续的治疗。

非虚证痹痛的方证有越婢加术汤证、麻黄加术汤证、葛根汤证、防风通圣散证、麻杏苡甘汤证等，而虚证痹痛的方证有偏于阳虚的乌头汤证、甘草附子汤证、桂枝附子汤证、

娄绍昆讲康治本《伤寒论》

白术附子汤证等方证和阴阳并虚的芍药甘草附子汤证、附子汤证、桂枝芍药知母汤证等。上述医案患者虽然"羸瘦",但没有"患部关节肿胀、周围肌肉瘦削、皮肤干燥"的桂枝芍药知母汤证的辨证指标,也没有"急迫性强烈肌肉拘挛与疼痛"的芍药甘草附子汤证的辨证指标,却具有附子汤证的"身体痛,手足寒,骨节痛"的特异性症状,因此选择附子汤作为治疗主方是法循理定的,从而收效显著。

3. 附子汤也是一个常用的通治方

附子汤不仅是治疗阴阳并虚痹痛的专病专方,而且也是一个常用的通治方,广泛地用于治疗各种各样的病证。临证时,患者的脉症只要符合阴阳并虚的方向感辨证范畴,符合"脉微细,但欲寐(寐)也"与"口中和,其背恶寒"附子汤证,就可以使用。我临床上甚至用附子汤治疗慢性肝病,我这里为什么用"甚至"二字呢? 因为在相当一部分中医师的脑子里都认为慢性肝病的病机病因离不开肝胆湿热,用附子汤恐怕会觉得有点匪夷所思。

还是通过一个临床病例来看看作为通治法是如何使用附子汤的吧。

王某,男,9岁。慢性乙肝史,近半年肝功能异常,B超肝脏未见异常。初诊:2017年10月28日。

患者形体中等,颜面苍白无泽,形寒肢冷,周身关节疼痛,口淡欲呕,肝区不适,尿细淡黄,其脉沉弱,舌淡苔白。腹诊:腹肌软,心下痞硬。半个月前的检查:白细胞、血红蛋白偏低,谷丙转氨酶180U/L,谷草转氨酶190U/L。投附子汤。

处方:附片10g,茯苓15g,党参15g,白术10g,生白芍10g,6帖。

二诊:服药后,形寒肢冷、周身关节疼痛,以及晨起肝区不适稍减,口淡欲呕、尿细淡黄依然。前方加生姜5片,7帖。

三诊:患者自叙,服药后全身舒适,形寒肢冷、周身关节疼痛减轻,口淡欲呕消失。再继续服附子汤,剂量减半,服5天停2天。2个月后赴医院复查,肝功能与血常规正常,停药观察。

2018年9月复查肝功能与血常规未见异常。腹肌依然偏软,未见心下痞硬。

这是运用通治法而选择附子汤随证治之有效的典型病例。

首先,根据患者长期的慢性病史,颜面苍白无泽,形寒肢冷。其脉沉弱,舌淡苔白,以及腹肌软、心下痞硬等脉症、腹证判断为虚证,是气血阴阳并虚之证候。再根据"口淡""脉沉弱""形寒肢冷、周身关节疼痛"等脉症,并参以"心下痞硬"腹证,可推断为附子汤证。条文方证与临床脉症呼应之间,得其微意,故投附子汤。而对于慢性乙肝史、肝区不适,以及肝功能异常的状态,由于没有寻找到相应的佐证,比如胸胁苦满等腹证,故就暂且不论了。开始对于"欲呕"一症也不予考虑,二诊时"形寒肢冷、周身关节疼痛,以及晨起肝区不适稍减",然而"欲呕"一症依然存在,于是原方加生姜一味。由于方证相对应，病药合和，故取效显著。

总结这个病例的时候，我不由自主地想到了以下问题：

如何让下一代中医初学者在方证辨证的路上真正地向前跨出一小步呢？

如何以更彻底的方式让某些中医师告别过去单一的先辨病后辨证的诊治模式呢？

如何讨论病例时不讲空话，让大家都活在真实的经验中？

如何让中医界恢复《伤寒论》疾病总论的视野呢？

如何把疾病总论的思维方式、诊治方法系统化呢？

4. 关于通治法与专治法条文的讨论

我们从康治本第53、第54条的条文中发现，《伤寒论》的编者把通治法与专治法两种不同的治法通过条文的组合同时呈现在我们的面前。

康治本以六（经）病及其演变为经纬，以风寒袭人致病，作用于不同体质而引出临床不同诊治为例，反复讨论了方证辨证通治法的可行性，而比较少有专门论叙专病专治专方的诊治内容。但文本中也有专病专治专方的条文，且并非附子汤条文是偶然独有，编者有意识地用一些不同条文的组合进行彼此的衬托与对照。

比如：

康治本第17条："伤寒脉浮缓，身不疼但重，乍有轻时，无少阴证者，青龙汤发之。"

康治本第28条："伤寒，阳脉涩，阴脉弦，法当腹中急痛，先与建中汤。不愈者，小柴胡汤主之。"

康治本第64条："发汗，若下之后，烦热，胸中窒者，栀子豉汤主之。"

以上3条条文的设计，颇有倾向于对溢饮、腹痛、食道反流等病名的辨证施治。比如吉益东洞用大青龙汤发汗而治愈严重溢饮而水肿的患者，就是专病专治专方的诊治方法。他在《医事惑问》中云："某人患肿满，乞诊于余。喘鸣息迫，烦渴，小便不通，因与大青龙汤。用之虽经四十日，药不效。然舍此药外，更无的中其病证之方，故犹大剂用之。其后经二十日，来告急变。往视之，则前证益剧，恶寒战栗，辘辘然汗出不止，家人以为无命矣。余曰：先死固不可知，然药如不瞑眩，其何能治？犹复用前剂，则终夜大汗出，易衣六七度，至其翌朝，肿满减半，喘鸣亦治，小便快利，其后十日而复常。"病例中患者服用大剂大青龙汤后"前证益剧，恶寒战栗，辘辘然汗出不止"，由于患者是溢饮水肿，犹复用前剂，则终夜大汗出而复常。

我认为反复发汗后出现强烈的瞑眩反应，都应该是条文中"发之"二字应有的含义。遥想到汉代枚乘所作的《七发》一文，文章夸丽风骇、声势威貌，极尽夸张渲染之势，就是以"发"字为题。

到了《金匮》时代，以诊治某一个独立疾病的辨证分型作为主体来论叙方证辨证，专病专治的方证辨证内容得以全面地展开。从《千金》《外台》《温病条辨》到现代中医各科教材，都是在研究各种独立疾病的治疗方法，它们都属于《金匮》的疾病分论。近2000年来，疾病分论得到充分的发展，已经成为中医临床诊治方法的主流。我们临床诊治风湿性关节肿痛与神经痛也经常考虑使用附子汤，其依据是：方向感辨证是虚证，或中等度以下体能患者，关节肿痛发生在多处，虽然关节肿痛但关节处还没有变形，患者总是觉得全身畏寒，背部出现手掌大小的寒冷或寒凉的部位。

宋本基本上继承了康治本疾病总论的内容与结构框架，然而也增添了不少《金匮》专病专治前提下方证辨证的内容与精神。历史衍变过程中留下的这一积淀，对于经方医学今后发展的利与弊是一个大的课题，还需要深入地研究与讨论。

远田裕正对于宋本条文中的这一变化颇有微词。他在《我对康治本伤寒论的管见》一文中，深感遗憾地说道："不论在《金匮》的'呕吐哕下利病脉证第十七'，还是在《伤寒论》的'辨厥阴脉证并治第十二'，都出现了完全相同的条文，即'热利下重者，白头翁汤主之'，这条出现在关于下利的许多条文之中。这样一来，使人感到因为不能逐渐熟悉康治本对疾病的独特见解，而对《金匮》的感情变得浓厚了。与其说《伤寒论》与康治本相比，失去了相当多的康治本的本质东西，倒不如说具有了一些《金匮》的性质，也许这是由于康治本对疾病独特见解难度太高的缘故吧！"(《中医经方临床入门》)

我们可以从远田裕正以上婉转的语气中，看到了他心中对于《伤寒论》与《金匮》价值的不同评价。在他的心目中，《伤寒论》的通治法永远摆在中医诊治的第一制高点上。如果不是这样，不重视方证相对应的原则，就容易偏离经方医学的主流主脉。就连陆渊雷先生这样的博学聪睿大家也难免犯错，请看看他在《金匮要略今释·胸痹心痛短气病篇》开篇的这段话吧！他写道："古书所称胸痹心痛，以心胸部特异感觉为主，包括心绞痛（或译为绞心痛、狭心症，又或译为心胸绞窄痛）及大动脉之炎症、瘤症。然心绞痛及大动脉之炎症、瘤症系不治之病。本篇诸方所治，盖胃神经痛、肋间神经痛及食管病耳。"我们从方证相对应的角度来诊治胸痹心痛的病证，就不会过于专注于"本篇诸方所治"的疾病病名了，临床事实也佐证了"本篇诸方所治"不仅能够治疗"胃神经痛、肋间神经痛及食管病"等疾病，而且治疗"以心胸部特异感觉为主"的心绞痛等疾病也能够取效。

第83讲 康治本第55条——桃花汤证治

1. 医案介绍①

先介绍矢数道明博士在《临床应用汉方处方解说》中应用桃花汤治疗一例迁延赤利的病案。

34岁妇女，50日前发高热，第3日开始有血便，虽经隔离室治疗后，但症状仍重。现已不发热，无其他自觉症状，但一日排脓血便数行，既无后重又无腹痛。便秘已大约3日，灌肠又便出血液、黏液和脓汁，呈现严重消瘦衰弱贫血状。脉沉细略频数，舌苔污秽，如吃粥后残留之污秽。食欲尚好，心下痞硬，脐下虚弱。由于久利而下焦虚脱，与《寿世保元》之白术和中汤无效。体温下降，手足冷，自觉胸苦动悸，因此诊为虚寒性下利。改用桃花汤后，脓血便数日即止，近已为白色便。与十全大补汤，白利亦愈，约2个月后愈。桃花汤全部同煎亦有效，如果煎后再入赤石脂2.5分，疗效尤佳。

杨大华对本案的按语，是本案为慢性结肠炎用桃花汤治疗。患者体质虚弱，炎症修复缓慢。桃花汤中干姜温热，促进血液循环，以利于慢性炎症之修复；赤石脂成分为硅酸铝，有收敛疮疡作用；粳米可能有吸附赤石脂作用。《寿世保元》之白术和中汤组成为当归、白芍、白术、白茯苓、陈皮、黄芩、黄连、甘草、木香，主治下利白多，不拘新久者。此方所主应该是炎症亚急性期，能够耐受黄连、黄芩者，整体状况应该不会虚弱。桃花汤所主为完全的慢性阶段，且体质陷于衰惫状态。

患者"呈现严重消瘦衰弱贫血状"，使用桃花汤脓血便停止后，改为十全大补汤改善体质。"近已为白色便"，当为白色黏液便，依然是黄色大便，而不是呈现白陶土样大便，那种大便见于阻塞性黄疸。赤利与白利的划分是非常朴素的，以此指导治疗恐有不当。(《汉方治验选读》)

阅读矢数道明博士这则医案与杨大华的按语，对于理解该条条文大有帮助。矢数道明博士的诊治，也是以方向感辨证的结果作为下一步方证辨证的基础。患者"呈现严重消瘦衰弱贫血状，脉沉细，略频数""脐下虚弱""体温下降，手足冷"等脉症及腹证足以诊断为虚证，是阴阳气血并虚，而以阳虚为主。在此基础之上，再根据"一日排脓血便数行，既无后重，又无腹痛。便秘已大约3日，灌肠又便出血液、黏液和脓汁"等症状，选择桃花汤，基本合于方证相对应。如果仅仅只是"心下痞硬"的理中汤证，一般不会排脓血便，也不会出现"脐下虚弱"与"便秘已大约3日"的症状；如果是赤石脂禹余粮汤证，则一般伴有肛门重坠的特点。待到"脓血便数日即止，近已为白色便"时，改用补益全身阴阳气血虚弱的十全大补汤来改善体质为合适的善后之举。十全大补汤有利于改善患者的"严重消瘦衰弱贫血状""心下痞硬"与"脐下虚弱"。日本汉方家把十全大补汤称为医生诊治虚弱患者无计可施时的"撒手锏"，当然这并非是胡乱用方，而是对于重危患者最后一搏而取胜的绝招。

现再引用藤平健博士在《汉方选用医典·贫血·十全大补汤》中的一则病例，来说明十全大补汤的证治。

为商业上的事务去美国二三个礼拜，因辛劳及日常食物不习惯，回到羽田机场时已变成一个重症患者，到家后连话都说不出来，所以要我赶快到他家往诊。

脸色如白纸般惨白，不能说话，诊察结果好像胃溃疡恶化，当时感到动他不得。将手头所预备的十全大补汤给服，等待其反应。经过约2小时后，脸色稍呈红润，也能说话了。他说："我以为这样就要死掉了。"

服用1个月左右，才能稍微出来走动，到大医院接受详细检查，结果："癌症恶化，难以处置。"被这样诊断，家人跑来报告。

我劝其"再另外找一处看看……"别的医院说："大拇指大的溃疡，一般可能破裂出血已经致命，怎么能好到这样呢？"又说："大概没有什么问题，但是也可能恶化成癌，所以割掉比较安全。"被这样吩咐，我也赞成。开刀结果良好，经过3年的今天，仍很健康地工作。

本例为因胃溃疡出血所发生的贫血，一时危急至休克状态但得治愈的例子。

2.学习条文

第55条：少阴病，下利，便脓血者，桃花汤主之。

条文论叙了，少阴病，下利滑脱而有脓血样的黏血便，用桃花汤主治。

桃花汤证归属于虚寒下利，大便有黏血便，滑脱不禁。由于作为主药的赤石脂又名桃花石，因此命名为桃花汤。

下利便脓血，即今之痢疾的黏液脓血便。若脉微细而腹痛滑泄不止，无里急后重者，可与本方温涩之。实热下利，一般脉滑数而里急后重，而非温涩所宜，不可使用桃花汤。对于桃花汤的证治还要注意以下几点：

（1）此当有少阴病的脉微细、但欲寐，而又下利、便脓血，是少阴里证阳虚下利。便脓血是下利日久，以至滑脱经久不愈，故下利不止。无热象，应不渴而口和。正如汪琥在《伤寒论辨证广注》中所言："此条乃少阴中寒，即成下利之证，下利便脓血，协热者多，今言'少阴病下利，必脉微细，但欲寐，而复下利也。下利日久，至便脓血，乃里寒而滑脱也'。"

（2）这种下利宜温中固脱，故以桃花汤主之。阳性病之下利，因正气不衰或里实，故一般有里急后重，万不可上来即用止泻药，必须因势利导，使病邪有出路。

（3）此方主治少阴病大肠滑脱不禁之下利。其证候特点是便色暗淡，脓血杂下，里急后重不明显，腹痛绵绵，喜温喜按，口淡不渴等。本方重在温涩，赤石脂一半用粉末冲服，令其留着肠中，则收涩之性更强。因其固涩力强，对于久泄滑脱不禁者，虽无脓血，亦可应用。

（4）方中赤石脂的收涩作用是其他药物无法替代的。朱师墨医师在《名老中医之路（一）·从施今墨老师获得的学识和教诲》中回忆了施今墨用赤石脂类药物的经验体会，对于我们掌握赤石脂类药物的运用很有帮助。现在将其转录如下：

回忆初从施老师学医时，对施老师治疗妇科崩漏病常用赤石脂、禹余粮、煅龙骨、乌贼骨、棕榈炭、陈阿胶等不理解，请教他根据是什么。施师因我是初学，医学知识还幼稚，所以只用简单的物理比喻作解说："假如屋内墙壁坏了漏水，泥工补漏，须用泥土、稠胶和麻缕等掺合一起，才能补牢。对功能性子宫出血症，如其证候宜用涩法，要达到补漏止血的效果，就必须采用质黏而性涩的矿土赤石脂、禹余粮，质稠而善补的阿胶和纤维韧密而性能敛涩的棕榈等综合施用，始能奏效。《伤寒论》第92条方赤石脂禹余粮汤主治下焦滑脱性下利，亦是取其填涩作用而已。"

3. 条文对照

现在对照看一下宋本有关桃花汤的条文。

第306条：少阴病，下利，便脓血者，桃花汤主之。

第307条：少阴病，二三日至四五日，腹痛，小便不利，下利不止，便脓血者，桃花汤主之。

第308条：少阴病，下利便脓血者，可刺。

宋本第306条与康治本第55条相同，第307条则补充了上条桃花汤证应该出现的腹痛、小便不利等症状。第308条认为可用针灸之法做辅助治疗。

学习康治本该条条文，还要参考宋本第59条："伤寒，服汤药，下利不止，心下痞硬。服泻心汤已，复以他药下之，利不止。医以理中与之，利益甚。理中者，理中焦，此利在下焦，赤石脂禹余粮汤主之。复不止者，当利其小便。"

之所以参考宋本第59条，是因为桃花汤与赤石脂禹余粮汤都可治疗滑脱下利不止，需要进行方证鉴别。桃花汤所主滑脱下利，伴有肢冷等阳虚症状，而赤石脂禹余粮汤所主滑脱下利，以下利日数十行、肛门坠重为表现特点。除此之外，参阅宋本第59条，还为了让医者正确对待诊治过程中屡行更换方药现象。条文中所论叙的屡换方药的情况貌似以药试病，其实是《伤寒论》编者应用"病证－治法－方证系统"，选择相对应的药方而随证治之的真实临床记录。

4. 日本汉方家应用桃花汤的经验

汤本求真的心得是："腹痛者，因肠溃疡面为病的异物刺激而引起。小便不利者，因下利不止，消耗体液也。下利不止者，因于肠管麻痹，故用温性收敛剂之本方以治之也。"（《皇汉医学·桃花汤》）

大塚敬节认为该方证的泻利，与赤石脂禹余粮汤证相似。赤石脂具有收敛的作用，用于直肠括约功能减退的泻利症，故而该方用于无食欲不振、呕恶等胃方面症状而病变局限于直肠者。赤石脂往往会碍胃，宜加以注意。《百疢一贯》亦云："即使泻利，而疼痛于上腹部者，不可用桃花汤、赤石脂禹余粮汤类。"

大塚敬节云："适宜于赤石脂禹余粮汤的泻利证不多见。当有食欲不振、恶心呕吐等从中焦而来的症状时，如果使用该方，其病状反而加重，必须加以注意。该方可用于大肠近末端部分约束力差而引起的腹泻。我曾对一位脱肛症患者配伍赤石脂的处方，仅仅服用一次，患者就抱怨说胃部感觉非常难受。"（《临床应用伤寒论解说·桃花汤》）

大塚敬节在《汉方治疗实际·桃花汤》中写道："桃花汤虽能用于下黏液和血便，但多用于发病日久，炎症大部分消失，唯有缠绵不愈，长期下利不止者；同时又无里急后重，不发热，腹部软弱者。"

大塚敬节有关桃花汤效用的病位与禁忌的正反两方面经验都非常宝贵。

5. 医案介绍②

现介绍清代名医叶天士应用桃花汤的一则医案。

某。脉微细，肢厥，下痢无度。吴茱萸汤但能止痛，仍不进食，此阳败阴浊，腑气欲绝，用桃花汤：赤石脂、干姜、白粳米。（《临证指南医案》）

叶天士处方用药平正轻灵，却往往能收效于意料之外。此案首句"脉微细"三字，是少阴病提纲证中的脉象，提示其诊治是从方向感辨证开始，"肢厥，下痢无度"已抓住桃花汤证的特异性症状。后人认为叶天士临床诊治巧思独具，其实其奥秘还是方证相对应。至于"吴茱萸汤但能止痛，仍不进食，此阳败阴浊，腑气欲绝"等话语，只是分析前医方药乏效的原因与论叙桃花汤证的病机，都是和处方用药无大关系的说明性文字。说说也罢，不说也无妨，并不会影响诊治的结果。

6. 桃花汤形成过程、治疗目标、方证中的药证及应用范围

桃花汤方：赤石脂一斤（一半全用，一半筛末），干姜一两，粳米一斤。

桃花汤形成过程（参考《近代汉方各论》）：开始先人发现赤石脂能够改善便脓血与下利，后来进一步发现对于发病日久者加干姜才能取效，再后来发现粳米能改善口渴与便脓血与下利，于是就在赤石脂干姜基的基础上追加了粳米，形成了赤石脂干姜粳米生药复合物，反复使用有效后就固化了下来。《伤寒论》原始本整理时，就以赤石脂（桃花石）为主药，命名为桃花汤。

桃花汤的治疗目标（《类聚方广义》）：腹痛下利，便脓血者。

桃花汤证中的药证（《近代汉方各论》）：腹痛下利（粳米、干姜），便脓血（赤石脂、干姜）者。

桃花汤的应用范围：①虚寒滑脱之久泻、久痢；②虚寒性吐血、便血；③伤寒肠出血；④妇女崩漏。

药证研究是现代经方医学的重要课题。如果把经方医学比作参天大树，那么药证就是那颗神奇的种子与深入土壤的根须。有了这个药证作为起点，才有药基证、方证，才有了后来繁花似锦的经方医学。

7. 下利的方证鉴别

以下六个方证，除半夏泻心汤证是非虚证之外，其他五个方证都是虚证。

（1）桃花汤：下利，下利脓血，脉微细，但欲寐。

（2）真武汤：下利，水样便，心下悸，腹痛，小便不利，眩晕，身瞤动等之动摇性症状。

（3）桂枝人参汤：下利不渴，心下痞，发热、恶寒、头痛。

（4）人参汤：下利，心下痞，口淡不渴。

（5）参苓白术散：下利，食欲不振，嘈杂，腹部喜按。

（6）半夏泻心汤：下利，心下痞硬，呕吐。

第84讲 康治本第56条——吴茱萸汤证治

1. 医案介绍①

在学习条文之前，先来看看大塚敬节用吴茱萸汤治疗感冒的一个病例。

此患者10多年以来，无论有什么病，都是服用本院的药。如其罹患感冒时，则大都出现吴茱萸汤证。

最初使用吴茱萸汤，是在1959年10月3日。此患者是一位身材瘦高而有胃下垂的妇人。过去，曾经服用过半夏白术天麻汤、五积散、葛根汤、半夏泻心汤、真武汤、麦门冬汤、小柴胡汤、香苏散、加味逍遥散等药方。

1959年秋罹患感冒时，与以往不同，足部极冷，并有激烈头痛，头难抬起。因不能前来看病，只叫人来要取感冒的药。虽未经诊察，但以其所告的足冷与头痛激烈为目标，乃以吴茱萸汤与之。后来听说此患者仅饮服此药一次，头痛即止，翌日便能起床。自此，每遇感冒都出现吴茱萸汤之证。不但如此，而且在人多混杂或乘坐车船等场合，就会出现逆吐与激烈的头痛。所以，我劝她把吴茱萸汤持续服用，经过半年左右，吴茱萸汤之证便不再出现了。（《汉方的特质·感冒用吴茱萸汤》）

众所周知，吴茱萸汤一般治疗剧烈的头痛、偏头痛与呕吐，很少用于感冒。大塚敬节的这个病例告诉我们，患者如果外感热病时出现了吴茱萸汤证，就应该毫不犹豫地使用此方，因为《伤寒论》的所有药方都以治疗外感热病为例子来论叙通治法的。

2. 学习条文

第56条：少阴病，吐利，手足逆冷，烦躁欲死者，吴茱萸汤主之。

条文论叙了少阴病，因呕吐、腹泻、手足厥冷而致极度烦躁，非常烦苦，挣扎不宁，如欲死状，用吴茱萸汤主治。这是阳虚寒盛、正邪剧争而寒饮上逆的证治。条文中并没有治疗"头痛"有效的内容，可能是编者仅把"头痛"作为烦躁的一种临床表现来看待。

本条以少阴病冠首，吐利、四逆亦酷似四逆汤证，然而吐利、四逆的少阴病往往是用四逆汤回阳救逆，更为严重者会导致死亡，可此条为何用吴茱萸汤治疗呢？关键在于本条的"烦躁欲死"只是患者的自觉症状，有别于阴盛阳亡的"脉微，手足厥冷，但欲寐而烦躁"的证候，因此可以用吴茱萸汤通阳泄浊、降逆化饮。可以说，吴茱萸汤证不是常规的少阴病证，张启基等医家合编的《伤寒论手册·类方》中就把吴茱萸汤归属于"杂方类"。

3. 词语解读

少阴病：吴茱萸汤证可能出现在表阴证而剧烈头痛的时候。它一般归属于脉微细、但欲寐、形寒肢冷的少阴病寒饮上逆证。药方中的生姜不仅是镇呕止吐，也可以发汗解表。

吐利：虽然说是"吐利"，但是以吐为主。这是由于水饮上逆所引发的呕吐。

手足逆冷：阳虚寒盛的少阴病一般都有形寒肢冷的症状，然而吴茱萸汤证强烈呕逆的刺激更会造成手足逆冷。

烦躁欲死：也是由于水饮往上的冲逆，患者精神上难以忍受而出现烦躁不宁的"欲死"样自觉症状。"欲死"二字，恰如其分地表述了患者难受异常的感觉。

4. 吴茱萸汤证与四逆汤证的鉴别

吴茱萸汤证的恶寒不是很严重，这是它与四逆汤证鉴别的金指标。恶寒严重与否是衡量循环系统是否失去代偿功能的重要指征，也是判断营养不良严重程度的敏感指征。西医学认为，若患者的基础代谢率下降至 –20% 以下时，就会出现恶寒的症状；如果低至 –30% ～ –40% 时，就会有剧烈的畏寒（四逆汤类方证）。宋本第 295 条云："少阴病，恶寒，身蜷而利，手足逆冷者，不治。"第 296 条云："少阴病，吐、利、烦躁、四逆者，死。"同样是吐利、烦躁、手足逆冷，然而恶寒不很严重的吴茱萸汤证可治，而剧烈畏寒的四逆汤证却是"不治"或"死"。历代经方家都曾围绕着这个问题展开讨论，如尤在泾对吴茱萸汤证与四逆汤证进行比较时指出："少阴病，吐利躁烦，四逆者死，此复以吴茱萸汤主之者，彼为阴极而阳欲绝，此为阴盛而阳来争也，病证则同，而辨之于争与绝之间。"四逆汤证的"不治"或"死"，是由于大量的津液流失，造成全身新陈代谢衰竭的必然结果，是"绝"；而吴茱萸汤证的津液流失与全身新陈代谢低下程度远远没有四逆汤证严重，是阴盛而阳来"争"也。

借用宇津木昆台的笔法来形容吴茱萸汤证与四逆汤证的区别，如果吴茱萸汤证是被强盗按压住而不得动弹的话，那么四逆汤证就是自己气力竭尽而动弹不能。总之，同样具有吐利、厥逆的症状，四逆汤证要较吴茱萸汤证重笃。

大塚敬节认为，本条与四逆汤证相似。四逆汤证的呕吐、泻利程度重，手足厥冷，脉微弱，甚至可出现死亡者；而吴茱萸汤证之"欲死"，只是对烦躁程度甚重的形容，并无会导致死亡的意思。本条虽未言及头痛，但实际存在剧烈头痛的主诉，多数场合下还有心口窝部胀满。

陈同宪等在《伤寒论现代解读》吴茱萸汤条中解读本条与宋本第 296 条四逆汤证之不

同。本条是因为剧烈的呕吐腹泻，首先引起烦躁欲死，同时引起手足逆冷，属于神经性休克。神经性休克是由于剧烈的刺激如疼痛、外伤、呕吐等引起强烈的神经反射性血管扩张，周围阻力锐减，有效循环量相对不足所致。而宋本第296条的"四逆"是在机体衰弱的情况下，又发生低血容量休克的表现。在此基础上再出现吐、利、烦躁，会发展为难治性休克而导致死亡。四逆汤证与低血容量休克是一个证态。本条与宋本第243条"食谷欲呕，属阳明也，吴茱萸汤主之"的病理机制都属于脾胃虚寒证，以呕吐为主要表现，只是轻重程度不同，吴茱萸汤是调节神经系统功能、止痛、止呕、改善胃肠功能的有效方剂，尤其用于治疗以干呕、吐涎沫、头痛为主要表现的病证效果更好。神经性休克只要解除强烈的刺激，休克状态会很快纠正。吴茱萸汤证一旦解除了呕吐，"手足逆冷，烦躁欲死"也会很快被纠正。

日本汉方家小林丰等医生通过实验也佐证了吴茱萸汤证与四逆汤类方证的治疗目标的不同，特别是腹证的差异。他们研究成果以"茯苓四逆汤治疗慢性头痛的使用经验"为题发表在《日本东洋医学杂志》2004年第1期上，现摘录如下：

日本一项病例系列研究，介绍了5例慢性偏头痛患者用西药及吴茱萸汤效果不佳，考虑虚寒证采用茯苓四逆汤后疼痛缓解。作者认为，茯苓四逆汤证与吴茱萸汤证的区别在于前者属于虚寒，后者属于寒饮上逆。故在腹诊上，吴茱萸汤证多见心下膨满及疝癖，而茯苓四逆汤证多见心下痞硬及脐旁压痛。

这里所谓的"茯苓四逆汤与吴茱萸汤的区别在于前者属于虚寒，后者属于寒饮上逆"也只是自圆其说而已。的确如此，有些方证的归类是比较困难的，比如桂枝加芍药汤、麻黄附子细辛汤、炙甘草汤等方证就是一些难以进行非此即彼归类而处于半明半暗的氛围之中。现在勉强地进行归类，并不名至实归，也不恰如其分。所以说，三阴三阳的分类是必要的，但也是有限的，真正鲜活存在的是方证，三阴三阳只是一种分类的工具罢了。

方证如果具有意识的话，一定会嘲笑一切将其纳入理论范式和逻辑规范的做法。一些特殊方证的存在打破了三阴三阳的全部规则，是对那些标签性概括的最大反对。由此看来，三阴三阳等理论概念在伤寒学中只是"理论轿夫"而已，它们存在的意义，更多的是为了初学者入门的需要。如果在临床诊治中时时处处都以理论概念为规范，就会动辄得咎，寸步难行。这是因为，不是我们掌握了理论概念，而是理论概念掌握了我们。

5.医案介绍②

现在介绍《成绩录》中记载的汉方家吉益南涯的一则病例。

一男子，卒然如狂，捧头踊跃如头痛状，不能言语，干呕，目闭，手足微冷，面无血色，周旋堂中，不得少安。先生与吴茱萸汤五六帖，痊愈。

这是一个活生生的临床版的非外感热病类的吴茱萸汤证。"目闭，手足微冷，面无血色"等症状，方向感辨证为虚证、阳虚证，就是条文里的"少阴病"。"手足微冷"，可知阳虚程度不很严重。"卒然如狂，捧头踊跃如头痛状，不能言语，干呕"与"吐利，手足逆冷，烦躁欲死者""干呕，吐涎沫，头痛者"等吴茱萸汤的条文方证契合。因此，吉益南涯举重若轻地投了吴茱萸汤而取效。

6. 条文对照

吴茱萸汤证在康治本中只有第 56 条这一条条文，宋本第 309 条条文内容与其完全一样。

学习、应用吴茱萸汤证治，还要联系《金匮》呕吐哕下利病篇的两条吴茱萸汤条文和宋本第 243 条、第 378 条条文。

《金匮》呕吐哕下利病篇两条条文如下：

呕而胸满者，茱萸汤主之。

茱萸汤方：吴茱萸一升，人参三两，生姜六两，大枣十二枚。

上四味，以水五升，煮取三升，温服七合，日三服。

干呕，吐涎沫，头痛者，茱萸汤主之。方见上。

其中第一条"呕而胸满者，茱萸汤主之"，通过词语修饰与变动，就衍变为宋本第 243 条的"食谷欲呕，属阳明也，吴茱萸汤主之。得汤反剧者，属上焦也"。其意思是，当进食时气逆欲呕，是胃气虚寒证，可用吴茱萸汤主治。

而第二条"干呕、吐涎沫，头痛者，吴茱萸汤主之"则抄入了宋本 378 条中。

这里有几个词解释一下。

（1）食谷欲呕：当食物进入时，患者就欲呕难忍。也可以看作是患者消化功能不良的一种表现。

（2）阳明：此处指代胃脘。山田正珍曰："'阳明'二字，本当作'中焦'，乃对下文上焦句而言。"山田正珍未见康平本，康平本中"得汤反剧者，属上焦也"句为后人嵌注。因此，他的注释当是主观臆想。《伤寒论译释》阐释："阳明包括胃与大肠，本条提出食谷欲呕属阳明，主要指胃寒气逆。胃主纳谷，胃气以下行为顺，胃寒则不能纳谷，胃气不降而上逆，所以食谷欲呕。既是阳明虚寒，温中降逆，自为的对治法，那么吴茱萸也自是的对主方了。然而病情是复杂的，临床上因食谷欲呕而服用吴茱萸汤后，也间有不是痊愈而是更加剧烈的，可能是上焦蕴热的缘故。这就表明任何事物都不能视作绝对。论中所以这样叙述，正是临床实践的总结，不但有正面的经验，也有反面的教训，所以尤为可贵。同时也可看出临床辨证必须周密细致，切忌马虎大意。"

杨大华说："笔者注意到康平本里阳明病篇吴茱萸汤只有条文，没有出方药。吴茱萸汤在此是第一次出现，按照体例应该有方药，让人怀疑有错简可能。"（《皇汉医学选评》）

杨大华的怀疑有道理。宋本第 243 条的吴茱萸汤证来源于《金匮》呕吐哕下利病篇的

"呕而胸满者，茱萸汤主之"，条文中并没有"阳明"二字。

现在解读一下宋本第378条："干呕，吐涎沫，头痛者，吴茱萸汤主之。"

本条论叙胃脘阳气虚而痰饮上逆所出现的症状。干呕，有声无物，是阳虚胃气不降而上逆之故。呕吐有时伴有剧烈头痛，甚至会呕吐胆汁，头痛发作时手足冷。口中吐涎沫，是胃脘中的痰饮上逆之征象。胃脘阳气虚，会出现心下痞硬，痰饮停滞会胸闷。出现以上一系列症状时，可以用吴茱萸汤主治。

7. 医案介绍③

下面先介绍一则我诊治的医案：

崔某，女，33岁，农民。主诉：间断性呕吐2年，伴有头痛。病史：患者2年前开始恶心，呕吐，间断性发作。屡经中西医治疗，均未治愈，于2005年7月14日来我院就诊。症见：呕吐伴有头痛，每每以生气为诱因，心烦易怒，重时吐食物，轻时吐涎沫；同时伴有胁肋胀。脉沉而弦，舌苔白。

辨证：本证属胃虚肝乘，致肝胃不和而呕，肝寒气上冲而致头痛。

治则：温中降逆，佐以舒肝。

处方：吴茱萸15g，台参20g，生姜15g，大枣5个，半夏15g，茯苓20g，香附15g。

2剂后复诊，恶心、呕吐痊愈，头痛减轻，胁肋胀消失。原方加白芷15g，川芎10g。此后病未复发。

患者间断性呕吐长期不愈，脉沉而弦，方向感辨证倾向于虚证；呕吐伴有头痛，每每以生气为诱因，心烦易怒，重时吐食物，轻时吐涎沫，和条文方证"干呕，吐涎沫，头痛者"契合。投吴茱萸汤加半夏、茯苓、香附而治愈。加半夏、茯苓是以痰饮为目标，加香附是以心烦易怒与胁肋胀为目标。此病例如果腹诊时腹肌弹力中度或以上，伴有胸胁苦满，就要考虑小柴胡汤类方证。

再介绍刘渡舟老师的一则医案，有助于我们进一步了解吴茱萸汤的证治。

某女，32岁。主诉胃脘疼痛，多吐涎水而心烦。舌质淡嫩，苔水滑，脉弦无力。初以为胃中有寒而心阳不足，投以桂枝甘草汤加木香、砂仁，无效。再询其证，有烦躁夜甚，涌吐清涎绵绵不绝，且头额作痛。辨为肝胃虚寒夹饮。吴茱萸9g，生姜15g，党参12g，大枣12枚。服3剂后，诸症皆消。（《经方临证指南》）

吴茱萸汤在宋本中三出。一是第243条："食谷欲呕，属阳明也，吴茱萸汤主之。得汤反剧者，属上焦也。"二是第309条："少阴病，吐利，手足逆冷，烦躁欲死者，吴茱萸汤主之。"三是第378条："干呕，吐涎沫，头痛者，吴茱萸汤主之。"此医案患者的脉症在宋本第243、309、378条条文方证中都有所出现，只不过其烦躁程度没有达到"欲死"般的严重而已。

患者"舌质淡嫩，苔水滑，脉弦无力"的脉舌证，显示为虚证，为阳虚伴有水饮证。在这一方向感辨证的基础上，再结合上述的条文方证，就能够抓住吴茱萸汤证了。至于最后的方证鉴别，刘老的医案中未有记录。熟练于方证辨证的老中医，其方证鉴别的过程都是在大脑中片刻完成的。

8. 吴茱萸汤的形成过程、方证中的药证、治疗目标及治疗范围

吴茱萸汤的形成过程（《近代汉方各论》）：生姜大枣基是吴茱萸汤的核心药基，一般药方中生姜的量是三两，而吴茱萸汤中生姜的量却是六两，这是了解吴茱萸汤组成的线索。开始针对以呕吐为主症的"吐利，手足逆冷，烦躁欲死者"的是吴茱萸人参生姜大枣生药复合物（汤）。方中药物排列次序是吴茱萸第一位，人参第二位，生姜第三位，大枣第四位。生姜是常量——三两，后来发现疗效不理想，于是就把生姜的剂量增加到了六两。根据康治本药方中药物排列次序的原则："作为加味方，一是原方中没有的中药，加味后，放在药方的最后；一是原方中已有的中药需要增量时，该中药仍在原药方上的位置不变。"（费维光《中医经方临床入门》）那么，生姜加量后的吴茱萸人参生姜大枣生药复合物（汤）的药物排列次序应该还是：吴茱萸人参生姜大枣。到了原始《伤寒论》时代，为了让后来的医者重视生姜的剂量，就打破药物排列次序的原则，把生姜的位置安排到最后一位，并把吴茱萸人参生姜大枣生药复合物（汤）命名为吴茱萸汤，从而形成了现在康治本吴茱萸汤方中的药物排列次序：吴茱萸（洗）一升，人参三两，大枣（擘）十二枚，生姜六两。

吴茱萸汤的治疗目标（《类聚方广义》）：呕而胸满，心下痞硬。

吴茱萸汤证中的药证（《近代汉方各论》）：呕（生姜）而胸满（吴茱萸大枣），心下痞硬（人参）。

吴茱萸汤的治疗范围（《临床应用汉方处方解说》）：①急性头痛、呕吐、烦躁；②偏头痛发作时，目昏暗、手足厥冷、出冷汗、脉沉迟；③习惯性呕吐；④习惯性吐涎沫；⑤食物中毒后干呕、噫气不除；⑥蛔虫症之呕吐、吐涎沫；⑦胃酸过多症之吞酸、头痛和呕吐；⑧尿毒症之呕吐、烦躁；⑨子痫症之呕吐、烦躁；⑩呃逆；⑪脚气冲心；⑫慢性阵发性头痛，引起呕吐、眩晕及其他如虚脱、昏倒、脑肿瘤、药物中毒等。

9. 吴茱萸汤证的方证鉴别

吴茱萸汤证与半夏泻心汤类方证、柴胡类方证、五苓散类方证最根本的不同，是通过方向感辨证来鉴别的。吴茱萸汤证是虚证，而半夏泻心汤类方证、柴胡类方证、五苓散类方证等是非虚证。

（1）吴茱萸汤证：阳虚而寒饮上下流窜，既吐又下，烦躁、手足厥冷，症状严重者。

（2）半夏泻心汤类方证：非虚证，口苦口臭、肠鸣下利为主要临床表现。

（3）柴胡类方证：非虚证，以胸胁苦满的腹证为主要鉴别点。

（4）五苓散类方证：非虚证，以口渴欲水而小便不利为主要鉴别点。

10. 杨大华对于吴茱萸汤证表述的"公式化"研究思路

杨大华从澳大利亚著名全科医师莫塔（John Murtagh）所著的《全科医学》中得到启发，认为方证是方剂应用的适应证或用方指征，是经方医生用方的重要依据。于是他借鉴莫塔"诊断提示"的表述思路，对方证的表述模式做了有益的探讨。杨大华在《十年一觉经方梦》"由莫塔思路想到的——对方证表述模式的探讨"一文中对吴茱萸汤做了探研，现摘录如下：

形成方证的表述模式：某方证 =A+B+（或 ±）C

在此方证的表述公式中，我们将 A 确立为"核心证"，将 B 与 C 定位为"外围证"。如将方证比作一枚鸡蛋，则"核心证"无疑如蛋黄，而"外围证"则类似于蛋清与蛋壳。蛋黄为鸡蛋的主要部分，蛋清与蛋壳对鸡蛋起到保护作用。"核心证"则为方剂治疗的主要目标，非此不能确立该方的方证；"外围证"则对"核心证"提供背景的支持。

吴茱萸汤证原文摘录："干呕，吐涎沫，头痛者，吴茱萸汤主之。"

方证探析本条载于厥阴病篇，其核心证当为"干呕、吐涎沫"，而"头痛"则为外围证。另外，厥阴病有"厥"的表现。因此，将"厥"补充为 C 项。吴茱萸汤证的公式表述为：

吴茱萸汤证 = 干呕 / 吐涎沫 + 头痛 + 厥

"干呕"，可见于小半夏汤证，"吐涎沫"可见于甘草干姜汤证，但二者均无"头痛"及"厥"，因此，单纯的"干呕"或"吐涎沫"不能使用吴茱萸汤。"头痛"及"厥"为吴茱萸汤提供了背景支持。或许，有人会认为应以"头痛"为核心证，无外围证。但结合吴茱萸汤的其他条文来看，多以呕吐为治疗目标。另外，从条文症状排列的先后顺序来看，头痛亦不应作为核心证。

杨大华的探索是研究方证的一项有意义的创新，对于学习经方医学的医生无疑增添了一条学习经方的快捷便道。正如他自己所说的那样："方证表述的'公式化'展示了一个新的研究视角，也开拓了一条新的研究思路。"

11. 吴茱萸汤证的现代研究

日本一项回顾性分析，纳入了 84 例慢性头痛患者。在服用吴茱萸汤 4 周后，57 例有效。比较有效例和无效例的症状体征差异，发现他觉的足冷、胃内停水、胸胁苦满、脐旁压痛、腹部动悸 5 项是吴茱萸汤证的用方指征，23 位无效案例中 20 位不具备上述任一特征。[引自《黄煌经方使用手册》（第 4 版）注解·736]

汉方家小田口浩等通过这项回顾性，提出此方不仅可以治疗急性的"烦躁欲死"的头痛，也可以治疗一般的头痛。重要的是，吴茱萸汤治疗头痛时，一定要做到方证相对应。如果没有达到这一用药指征，就会影响疗效。在这项研究报告中，对于吴茱萸汤证的特异性症状重点在腹证之上，这一经验对我们把握吴茱萸汤证治很有帮助。

12. 问题讨论一

问：吴茱萸汤证是少阴病寒饮上逆的病证，但条文里没有提到脉象，请问吴茱萸汤证的脉象如何？临床上是否会出现脉症不符的现象？

答：吴茱萸汤证是少阴病寒饮上逆的病证，其脉沉微迟是其基本脉应。但在寒饮上逆时，剧烈呕吐、头痛等刺激，可能会出现一时性的数脉。至于吴茱萸汤证临床上有否出现脉症不符的问题，答案是肯定的。《伤寒论》条文中的方证，脉症相符的是少数，大多数的条文是脉症不符的，即《对山医话》中所谓的"然亦有脉症两歧者，故前人有取症不取脉，取脉不取症之义"。学习经方医学者，应该反其道而行之，把自己的目光放在研究每一个具体的患者身上，也就是放到每一个非典型证上。下面就介绍大塚敬节在《汉方的特质·偏头痛用吴茱萸汤》中记载的一个脉症不符病例。

患者是 41 岁的主妇，身材高瘦。之前数年起，每在疲劳时或人多混杂等场合，便会引起剧烈的偏头痛。据云：当头痛发作，即呕吐食物，故需二三日间，什么也不吃而只睡觉。在一个月中，会发作 3 ～ 4 次，而以月经之前后发作剧烈。发作时，背颈酸硬，其酸硬以右为甚，乃沿着少阳经，从耳壳之后，出耳壳之上，而至颞颥。其头痛也是以右之太阳穴为中心而发生的。纵在不发作的时候，早上起床也觉得头部有似被紧束着，好不舒服。大便则一日一行，月经亦正常。其脉呈细数。腹诊：左右腹直肌稍见紧张，脐上有振水音。又在脐上稍靠左侧，出现动悸亢进。询其是否足冷，据告：在冬天则足冷，并会足趾抽筋。从以上症状，给与吴茱萸汤。惟在此引为疑虑的是脉。因为吴茱萸汤证，其脉应为沉迟，极少有细数者。但服用此方之后，其每早有头部似被紧束着的感觉及肩部之酸硬都告消除，就这样地，偏头痛症便好了。

通过以上的分析与大塚敬节的病例介绍，已经回答了"临床上有否出现脉症不符的现象"这个问题。如果我们对"左右腹直肌稍见紧张，脐上有振水音，又在脐上稍靠左侧出现动悸亢进"等水饮的腹证和"冬天则足冷，并会足趾抽筋"等虚寒状态有更加深入了解的话，应用吴茱萸汤就更加具有内在的根据了。

13. 问题讨论二

问：一位中年男子，已经患有 10 多年慢性血管神经性头痛的病史。虽然体能中等度以下，面色暗黄，但体检没有显示什么大病。平时形寒肢冷，食欲不振，偶然胃脘不适，冬天头痛发作频繁，发作前肩背部僵硬拘挛，发作时时有恶心呕逆。腹肌软弱，心下痞硬。这样的临床表现是不是吴茱萸汤证？这样的患者一般要治疗多少时间才能痊愈？

答：如果患者临床表现都符合你所叙说的话，应该是一个吴茱萸汤证。其前提是你的四诊取证必须符合患者的实际情况。至于疗程则很难事先就能做出判断，因为影响疗程的因素不仅仅是药物。我这里介绍藤平健博士在《汉方选用医典·头痛·吴茱萸汤》中记载的一位老年妇女病例，以供参考。

63岁气色不好的妇人例子。约20年前开始胃部不好，也有头痛毛病。身边十二时辰皆携带胃肠药和镇痛药。最近胃病及头痛益加恶化，非常难受，手足非常虚冷，整年皆穿足袋（日式袜鞋）。然头痛发作即手足愈加寒冷，兼有厉害的呕吐。由以上症状判断，此正是吴茱萸汤的适应症状，而投与此方。服用后手足渐渐温暖起来，头痛的发作也减少。服用1年，胃部也转舒适，头痛不再发生。到现在仍未再发，系以汉方根治的典型例子。

藤平健博士治愈这位头痛了20多年的妇人，足足用了1年的时间。这对于西医来讲，也是值得深入研究的事情，可见方证相对应的科学性。这样长的疗程，也应该考虑日本汉方家的用药剂量较小，仅是我国中医师常用剂量的1/3。

14. 问题讨论三

问：麻黄附子细辛汤与吴茱萸汤都能够治疗少阴病的恶寒肢冷与头痛，临床如何鉴别这两个不同方证的头痛症状？

答：《伤寒论》条文中明确指出了吴茱萸汤治疗头痛，如宋本第378条云："干呕，吐涎沫，头痛者，吴茱萸汤主之。"却并没讲到麻黄附子细辛汤治疗头痛。但通过对药物的分析，麻黄附子细辛汤中的3味药物配伍，可以温散表邪与化饮，治疗表阴证兼夹痰饮的咳嗽与头痛。我临床上也多次应用麻黄附子细辛汤治疗头痛患者。如我曾3次用麻黄附子细辛汤治愈父亲感冒后表阴证的头痛。他老人家体弱消瘦，每次感冒发烧都形寒肢冷而卧床嗜睡，头痛剧烈，用布带捆紧才稍安，但是都没有呕吐等症状。明代赵献可在《医贯·麻黄附子细辛汤》条中云："有头痛连脑者，此系少阴伤寒，宜本方，不可不知。"可见你所提出的问题具有临床方证鉴别的价值。吴茱萸汤证之头痛是胃中寒饮上逆，麻黄附子细辛汤证的头痛为表阴证夹肺中痰饮。因此，吴茱萸汤证之头痛伴随呕吐与极度的烦躁，是呕吐引发头痛；而麻黄附子细辛汤证之头痛伴随发热、恶寒、但欲寐与咳喘，一般没有呕吐与极度的烦躁。陆渊雷在《伤寒论今释·麻黄附子细辛汤》中说过："头痛连顶，有胃证者，吴茱萸主之；无胃证，或有支气管证者，细辛主之。"我认为陆渊雷的方法已经抓住了吴茱萸汤证与麻黄附子细辛汤证的鉴别要点。

当然，临证时我们要灵活运用方证辨证的方法，要自觉地清算那种依样画葫芦的懒汉思想，以及非此即彼的僵化思维模式。

第85讲　康治本第57条——甘草汤证治

1. 学习条文

第57条：少阴病，咽痛者，甘草汤主之。

条文论叙了少阴病全身水液不足之先兆——咽喉干痛。

仅仅一味药的甘草却独立成方，还冠以"少阴病"三字作为条文的首句。条文的设计真是别致，可谓"以盐投水"，味在其中，编者用心良苦却又不露痕迹。

条文指出，少阴病由于津液的流失，咽喉疼痛者，用甘草汤主治。

我们要在少阴病提纲证的基础上，体会这条条文的含义。条文提示医者，患者在少阴病脉微细、但欲寐（寤）的病况下，出现咽喉肿痛而不红的状态（非渗出性咽喉炎），是全身津液不足的先兆，可以使用甘草汤治疗。

《伤寒论》中的少阴病与咽喉疼痛有着密切的关联。宋本第283条云："此属少阴，发当咽痛而复吐利。"条文告诉了我们，少阴病的"咽痛"与"吐利"是因果链的两极，没有"吐利"等津液的大量流失，哪来"咽痛"？

《千金翼方·卷十五》的温液汤，其药物甘草三两，也只有一味。《内经》云："劳者温之……损者温之。"温，补也，并非仅仅是温热一途。温液汤，顾名思义就是补充水液的药方。补充水液，远田裕正谓之"储水"。在《伤寒论》中用一味药组成一个药方，同时以这一味药来命名方名的，只有一个甘草汤。编者的处心积虑，我们要细细体会。

吉益东洞认为："甘草主治急迫也。"这与所谓的"病者苦急，急食甘以缓之"具有同一含义。这是因为甘草能够缓解人体抗病中的激烈反应，比如疼痛、拘挛、精神紧张、昏迷、休克等。甘草参与到芍药甘草汤、桂枝甘草汤、甘麦大枣汤、甘草干姜汤、四逆汤之中，通过方证相对应，可以分别有效地治疗各种急性疼痛、肌肉的过度痉挛（芍药甘草汤）、心脏的剧烈跳动（桂枝甘草汤）、神智的极度兴奋或紧张、癔病及癫痫的发作（甘麦大枣汤），以及由以上诸多原因造成的昏厥与肢冷（四逆汤类方）等病证。

2. 甘草的储水作用

甘草储水，是治疗三阴病的最核心药物。因此扶阳剂、阴阳并补剂、补阴剂中都有甘草，除非在三阴病中伴有严重的水饮或风湿停滞，比如真武汤、附子汤等、猪苓汤等药方中才去掉甘草，或者由于剂型中有了甘草之后，丸剂、散剂难以保存等非效用方面的原因才去掉甘草，比如五苓散等。

能够储水的甘草也是治疗三阳病的排水剂中不可或缺的药物，如麻黄汤、桂枝汤、葛根汤、大青龙汤、小青龙汤等发汗剂，调胃承气汤、桃仁承气汤等泻下剂，白虎汤类方、麻杏甘石汤类方、小柴胡汤类方、半夏泻心汤类方、苓桂术甘汤类方等和解剂都有甘草。甘草在排水剂中发挥拮抗作用，因为没有甘草配伍的排水剂，必然会排水无度，耗伤津液。只有为了达到快捷排水目的的大承气汤、十枣汤等排水剂，才去掉甘草。

远田裕正推测，古人在药方的初创阶段，知道了甘草的甘甜可以矫味后，就在所有的药物服用时都加上了甘草。这一无心插柳的举动却迎来了药方配伍的春天。桂枝、麻黄、大黄等强烈排水作用的药物，和甘草相伍后，发汗或泻下的排水效果明显得到了控制，减少了排水过度的弊病。这储水的甘草和排水的桂枝、麻黄、大黄所产生的拮抗作用。拮抗作用的发现在方剂组合方面的意义极为重大，正如汽车中的发动机配上了制动器。可想而知，没有制动器的汽车就是一辆废车，而没有甘草配伍的桂枝、麻黄、大黄也永远走不出单方治病的困境。古人积累了这一经验之后，在药物组合方面就掌握了主动权。比如利用调整两种具有拮抗作用药物的比例，就能够逐渐达到医者的预期效果。

3. 甘草与桂枝、麻黄、大黄、黄连的配伍比例

甘草与这几味药的配伍比例一直处于衍变之中，这一事实我们可以在康治本与宋本的同一个药方中寻找到证据。康治本麻黄汤中麻黄与甘草的比例是 3：2（麻黄 3 两，甘草 2 两），而宋本中两者的比例变为 3：1（麻黄 3 两，甘草 1 两）。康治本半夏泻心汤类方中黄连与甘草的比例是 3：3（黄连 3 两，甘草 3 两），而宋本中两者的比例变为 1：3（黄连 1 两，甘草 3 两）。这是先人为了追求临床疗效的最佳值而调整药物配伍比例的真实记录，它为我们研究先人在试错过程中的摸爬滚打提供了珍贵的佐证。医者通过药物配伍比例的变化，就有了控制病证发展演变的能力，医者的思维能力也有了相应的发展。

甘草干姜汤、芍药甘草汤、芍药甘草附子汤的构成，是储水的甘草与储水的干姜、芍药、附子相配伍的结果。这种具有协同作用的配伍，能够加强反发汗、反泻下的作用，更好地保持血管内的水分，而达到储水的效果。这种协同作用的发现与形成，也是纯属偶然，并非刻意设计的。为了矫味而发现药物的协同关系，确实是歪打正着的偶然巧合。即使为了矫味使用干姜或芍药和甘草相伍是人为的行为，那也与最终发现它们之间的协同关系没有正相关。

4. 条文对照

康治本第 57 条：少阴病，咽痛者，甘草汤主之。

宋本第 311 条：少阴病二三日，咽痛者，可与甘草汤，不差者，与桔梗汤。

通过以上两条条文的比较，我们可以得到以下两点认识：

（1）康治本的整理者对甘草汤治疗咽痛的疗效是肯定的，因此使用了"主之"二字，而宋本的整理者通过大量临床，却对甘草汤治疗咽痛的疗效有所保留，因此条文中使用了高度谨慎的"可与"二字，并且在此条文后，紧接着的第312条苦酒汤、第313条半夏散及方条文都是诊治咽痛的。由此可以看到，诊治咽喉疼痛从早期单一的经验积累，一步一步走向丰富与完善的历程。然而更应该引起我们关注的是，康治本关注的是甘草治疗少阴病，而宋本关注的是咽喉痛，两者的差异不可以道里计。

（2）条文中记载甘草汤治疗咽痛的经验事实，为什么要冠以"少阴病"3个字？我认为，这里的"少阴病"可以泛指三阴病。"少阴病"患者都会出现水液不足，而咽痛者则是咽喉水液不足所引起的非渗出性咽喉炎，甘草能够保持体内水液，具有纠正水液不足的作用。另外，甘草对于咽喉部有特殊的亲和力，如与干姜配伍的甘草干姜汤，能够治疗"咽中干"，因此，咽喉水液不足所引起的非渗出性咽喉炎就非它（甘草）莫属了。特地指出这种不红不肿的咽喉炎为少阴病的重要标志性症状，正是《伤寒论》整理者的苦心所在。只要联系阅读宋本第283条的"患者脉阴阳俱紧，反汗出者，亡阳也，此属少阴，法当咽痛而复吐利"，我们就会豁然开朗。

5. 莫枚士重视甘草在《伤寒论》中的地位

莫枚士是历代研究《伤寒论》特别有贡献的医家，陆懋修曾为莫枚士的《经方例释》写过序。在序的结尾部分，高度赞扬了莫枚士："仲景往矣，2000年后升堂而入室者，非先生其谁欤？"

莫枚士特别重视甘草在《伤寒论》中的地位，这从他所著《经方例释》的编排结构与次序安排中就可以看出。《经方例释》分为上、中、下三部分，共收药方340首，第一首方就是甘草汤，这与远田裕正教授赞誉甘草是"《伤寒论》组方的第一原则"有着异曲同工之妙。杨大华在《十年一觉经方梦》中评莫枚士之《经方例释》："在写作体例上也有着与众不同之处。方子的编排没有按照三阴三阳，也没有按照病名，更非按照类方，而是从一味甘草开始。由甘草引发出去，两味方、三味方、四味方……从药物的变化入手，逐渐把相关联的方剂牵出，犹如水波由内向外渐渐推开。方与方之间既有联系，又有比较，展现了经方体系形成的脉络，还原了当年制方者的思路。"

6. 汤本求真、大塚敬节均突出甘草在汉方中的地位

汤本求真在《皇汉医学·甘草汤之注释》中特别重视甘草汤证治条文中的"少阴病"三字，他写道："仲景称'少阴病'云云，有深意存在焉。""有深意存在焉"六字，已经点中要害，至于深意何在，他却语焉不详。

大塚敬节在1971年出版的《汉方的特质·中药药方的特质与构成》中把"甘草"作为

核心药物展开讨论，认为："甘草汤乃是用于阳气衰、气力无而咽痛者的药方。"他还举了用甘草汤治疗自己女儿咽喉疼痛的例子。他说："大约20年前，我的女儿某日突然感觉咽痛。她虽然素性很能忍耐，但仍见痛苦不堪。诊看其咽喉，并不见有什么变化。因此，只煎甘草汤与之饮。当药饮下，通过咽喉之后，便像说谎一般而马上好了。"

接着，大塚敬节以"以甘草为例，试叙由于组合配伍之不同而药效如何变化"为题，把《伤寒论》《金匮》一味药、二味药、三味药和甘草配伍后所产生的效用变化做了一个系统的归纳总结：

（1）首先通过桂枝、麻黄、干姜、芍药、大黄、桔梗等六味药和甘草的配伍，组成了治疗心悸亢进的桂枝甘草汤、治疗浮肿及喘息的甘草麻黄汤、治疗厥冷多尿的甘草干姜汤、治疗肌肉挛急的芍药甘草汤、治疗由于便秘食入即吐的大黄甘草汤、治疗咽喉疼痛的桔梗甘草汤。

（2）桂枝甘草汤加茯苓、大枣，就衍变为治疗"脐下悸，欲作奔豚"的苓桂枣甘汤；桂枝甘草汤加茯苓、白术，就衍变为治疗"心下逆满，气上冲胸，起则头眩"的苓桂术甘汤；桂枝甘草汤加龙骨、牡蛎，就衍变为治疗"烦躁"的桂枝甘草龙骨牡蛎汤；桂枝甘草汤加白术、附子，就衍变为治疗"骨节疼烦，掣痛不得屈伸"的甘草附子汤；桂枝甘草汤加茯苓、生姜，就衍变为治疗"厥而心下悸"的茯苓甘草汤；桂枝甘草汤加茯苓、五味子，就衍变为治疗"手足痹，其面翕热如醉状，因复下流阴股，小便难，时覆冒者"的茯苓桂枝五味甘草汤。

（3）甘草麻黄汤加桂枝、杏仁，就衍变为治疗"头痛发热，身疼腰痛，骨节疼痛，恶风无汗而喘者"的麻黄汤；甘草麻黄汤加杏仁、石膏，就衍变为治疗"汗出而喘，无大热者"的麻杏甘石汤；甘草麻黄汤加杏仁、薏苡仁，就衍变为治疗"一身尽疼，发热，日晡所剧者"的麻杏薏甘汤；甘草麻黄汤加附子，就衍变为治疗"水之为病，其脉沉小"的麻黄附子甘草汤。

（4）甘草干姜汤加茯苓、白术，就衍变为治疗"身体重，腰中冷，如坐水中，形如水状，小便自利，饮食如故，腰以下冷痛"的苓姜术甘汤；甘草干姜汤加人参、白术，就衍变为治疗"霍乱，寒多不用水者，喜唾，久不了了，胸上有寒"的人参汤；甘草干姜汤加附子，就衍变为治疗"清谷不止，下利腹胀满，大汗出，吐利，四肢拘急，手足厥冷者"的四逆汤。

（5）芍药甘草汤加附子，就衍变为治疗"发汗，病不解，反恶寒者"的芍药甘草附子汤；芍药甘草汤加柴胡、枳实，就衍变为治疗"其人或咳，或悸，或小便不利，或腹中痛，或泄利下重者"的四逆散。

（6）大黄甘草汤加芒硝，就衍变为治疗"大便不通，胃气不和"的调胃承气汤。

（7）桔梗汤加生姜大枣，就衍变为治疗"诸疡脓血的肿物或咽痛"的排脓汤。

大塚敬节是想通过分析甘草的不同配伍变化，形成了《伤寒论》《金匮》最重要的核心药方，来突出甘草在汉方中的地位。

7. 医案介绍

现在介绍一则我诊治的医案。

汪女，70岁。3年来，多种疾病缠身（肺结核、胃病、神经衰弱、失眠早醒），容易感冒，感冒时有低热，对于药物治疗有厌烦的心理。2017年10月7日初诊，感冒1周，自愈刚刚2天，自觉咽喉干燥疼痛，夜间稍安，咽喉稍肿而不红。脉象微细，舌淡红，苔薄白。腹部肌肉柔软无力。符合"少阴病，咽痛者，甘草汤主之"的条文证。开了生甘草10g，每日口含1片，用药2天而愈。以后该患者每次外感发热而咽喉疼痛时，都用同样的方法有效。

8. 甘草与大枣鉴别

对于临床上经常使用的甘草和大枣，需要鉴别一下。它们都是甜味的，都对脾胃有帮助作用，对胃肠有保护作用，那它们有什么不一样呢？杨大华总结了两个方面：一个是甘草具有保水的作用，是储水，大凡汗、吐、下脱水者，都用到甘草；而大枣含有糖分等营养物质，其补充热量是甘草达不到的。另一个是甘草的配伍相当广泛，几乎是百搭，什么药都能够跟它配上去，而大枣的配伍相对狭窄一点。这两者合用，主要体现在补津液，也起到一定的矫味作用。有时候甘草和大枣配用在一起，所起的作用都是补充津液，同时是甜的也起到一种矫味作用。我认为他总结得非常清楚。

9. 甘草汤的应用范围

《伤寒论译释》总结了以下数种，可供参考：①风热咽痛，口唇溃疡；②舌卒肿大，满口塞喉，气息不通；③肺痿，涎唾多，心中温温液液；④痈疽、疮疖、发背；⑤食物中毒，如毒蕈、木薯中毒等；⑥瘦疾，甘草以小便煎，顿服；⑦大便秘结；⑧小儿遗尿，大甘草头煎汤夜夜服之；⑨小儿尿血；⑩小儿撮口发噤；⑪阿狄森病；⑫十二指肠溃疡病。

10. 问题讨论一

问：请问三阴三阳理论在《伤寒论》中的地位与作用如何？

答：三阴三阳理论的加入，是经方医学发展史上的一件大事。在以法类方的前经方医学时期，治法作为方向感辨证，具有符号意义。然而把前经方医学的以法类方体系用三阴三阳理论进行整理，则在理论上更为完善，但也会付出一些损失与代价。正像有一句外国俚语所说的："经验的粗脚往往穿不进理论的水晶鞋。"这应该是任何有意识理性无法避免的弊病。深知自己历史使命的远田裕正教授就感叹道："从来《伤寒论》的研究，说不定已经在出发点上有了重大漏洞。也就是说，纯粹的由经验归纳出来的《伤寒论》的条文群真正原来的形态，是去掉了其他抽象概念的形态，这是一种对《伤寒论》完全单纯的认识。"远田裕正先生的话讲得很绝对，似乎把纯粹经验与抽象理论对立了起来，对此观点我持保留意见。因为康治本毕竟是在前经方医学的延长线上发展起来的产物，它们之间的承传远远大于它们之间的裂变。真正的承传下来的内容，一定是在今天仍然产生影响的。

方证辨证为了适应三阴三阳的理论框架，有时就把复杂的临床现象简化，或生拉硬套地把一些看起来相似、实际不相同的病证放在一起，以致张冠李戴、削足适履的事时有发生，造成后世诸多误解与认知障碍。日本汉方家远田裕正认为，回到前经方时代，我们就可以和原始《伤寒论》的整理者站在同一历史位点来思考问题。也许这样，才能把问题看得更明白。他认为《伤寒论》必须"由最纯粹的经验归纳出来的经验法则的条文群来开始研究才行"。反观国内对于《伤寒论》的研究，总是围绕着阴阳、三阴三阳理论进行没完没了的探讨，我们不妨把远田裕正教授的观点作为他山之石来参考。

前面已经讲到的吉益东洞教学生读《伤寒论》时所采取的悬置原则，把三阴三阳、病名病因病机等理论概念"加上括弧"，排除于考虑之外，不必彼此牵合，强作解释。如果故意深求，遂致节外生枝。所以中医师的看家本领要集中在条文中的方证状态，重新还原原始状态的条文方证。吉益东洞的教导给我带来很大的启示。

有一句西方的谚语："人类一思考，上帝就发笑。"其含义正如克尔凯郭尔提示的那样："在上帝眼中，人的智慧就是愚蠢。"它非常形象地表达了人类在进步中遇到的这样一种尴尬的窘困，这也许就是人类的宿命。当然，这里只是警惕理性的自负，而不是贬低理性的作用。人类要用理性思考的同时，也要注重非理性的直觉，经方医生也不例外。

当然，不能由此而贬低有意识理性的作用。

还是以三阴三阳理论存在的价值来说明这个问题。甘草汤是《伤寒论》中以单味药组成并命名的一个方子，被列入少阴病之中，明确地指出它能主治"咽痛"。

康治本第 57 条云："少阴病，咽痛者，甘草汤主之。"

宋本第 311 条云："少阴病二三日，咽痛者，可与甘草汤；不差，与桔梗汤。"

从这两条甘草汤条文的不同之处中，就可以发现不同历史时期的《伤寒论》文本，从简约走向成熟的证据与迹象。

甘草治疗咽痛这一个临床事实，与"少阴病"这一个抽象的病机概念有什么内在的联系呢？

我们从宋本第 283 条的论叙中就知道"咽痛"一症不可轻看，"病人脉阴阳俱紧，反汗出者，亡阳也，此属少阴，法当咽痛而复吐利"。它是由于高热，或者汗、吐、下不当，造成体液流失而亡阳的先兆。用现代的话来说，就是患者已经开始出现有效循环血容量不足，这就是"少阴病"的起点。

体液流失而造成咽喉部的正常水液不足，在这状态下最容易出现的症状就是不甚红肿的咽痛（符合非渗出性咽炎）。甘草的缓急作用就是反发汗，反泻下，改善血管内水分储存的不足，恢复咽喉部的正常水液供给，从而使咽痛得以减轻与消除。

少阴病和甘草汤的关系，可以在甘草干姜汤、四逆汤、四逆加人参汤、茯苓四逆汤等以甘草为主药的方剂中表现出来，特别是甘草与干姜配伍以后所形成的甘草干姜汤，就成为构成四逆汤类方的核心药基。如果条文中没有"少阴病"这3个字，仅仅只有"咽痛者，甘草汤主之"的话，甘草在《伤寒论》中举足轻重的作用就可能永远地被埋没，其条文所表达的深层内涵就会更加难以理解。

11. 问题讨论二

问：甘草汤以一味甘草成方，除了突出甘草在《伤寒论》中特殊的作用之外，编者是否还有什么其他的寓意呢？

答：讨论甘草汤以一味甘草成方的问题，不是无中生有，小题大做，而是有临床意义与研究价值的。目前我只想到以下几点，供大家参考。

（1）甘草汤以一味甘草成方，这就意味着《伤寒论》中的其他中药，也都可以像一味甘草那样，以一味药物成方。从流溯源，前经方医学时代的中医药学就是从一味一味中药单独治病发展起来的，我们不能够有了多味药的药方与方证，就丢弃了单味药的药证。我在拙著《娄绍昆一方一针解伤寒·夏成锡的故事3》中所讲的夏成锡用一味乌梅治愈了李老伯媳妇"口干舌燥，但是口水多，不欲饮水，口水有时甚至会流出来。多年来大便一直不正常，偏于溏薄、黏滞，45岁小便就经常失禁，时有肢节疼痛"的沉疴痼疾就是一个典型的例子。叶橘泉、林乾良等医家也呼吁过这个问题。如中医书友会第1419期曾转发过浙江中医药大学林乾良教授写的一篇题为《化繁为简，一味药也能治病》的文章，文章里介绍了人参、黄柏、吴茱萸、五味子、薏苡仁、夏枯草、苦参等65种单方中药，疗效非常好。我们今后要重视这个问题。

（2）现代研究认为，甘草的化学组成极为复杂。其中有单体，有化合物。到目前为止，从甘草中分离出的化合物有甘草甜素、甘草次酸、甘草苷、异甘草苷、新甘草苷、新异甘草苷、甘草素、异甘草素，以及甘草西定、甘草醇、异甘草醇、7- 甲基香豆精、伞形花内酯等数十种化合物。

因此，从微观的角度来看，一味甘草就是有多种多样单体、化合物等药物组成的药方。推而广之，其他中药也是这样。由此可见，方与药没有绝对的界限。

（3）宋本药方中包含甘草的就有70方（次）。在日本古方派汉方家的眼中，从方证相对应的角度，每一方的使用与一味药的使用没有什么绝对的差别。因此，一个药方都事先制成了一种颗粒剂，使用时无须也无法进行药物加减。从宏观的角度来看，这样状态下的药方就是一味药。

第86讲　康治本第58条——白通汤证治

1.学习条文

第58条：少阴病，下利，白通汤主之。

条文告诉我们，少阴病腹泻者，用白通汤主治。

由于条文过于简单，其内在的含义需要通过对白通汤方药效用的分析之后，通过目标倒推法才能够完整得知。所以首先要知道白通汤中有什么药组成？治疗的效用是什么？白通汤由葱白四茎，干姜一两，附子一枚组成。葱白是个发汗药，辛温发汗，四根葱白是很大的分量呀！干姜、附子是大热的药，是治疗阴证的，与前面讲的麻黄附子甘草汤、麻黄附子细辛汤一样，也是治疗少阴病表阴证的一个方剂，跟葛根汤治太阳阳明合病是一个方法。条文所论叙的是一个少阴表阴证的患者，同时伴有下利不止的症状，治疗要用白通汤温阳通表才能够回阳止利。

白通汤中的葱白是辛温通表发汗药，加上回阳驱寒的干姜、附子，类似于桂枝人参汤温中解表治疗下利的方法，不过其表阴证更为严重。

2.词语解读

（1）少阴病：指脉微细但欲寐、形寒肢冷的表阴证与里阴证。白通汤里有葱白，就是针对表阴证而治，附子、干姜配伍葱白能够温阳解表而止利。

（2）下利：这里的下利是表阴证伴有下利。治疗要在温阳的基础上，再通过表解，才能达到止利目的。

（3）白通汤主之：白通汤温阳解表，其作用类似于麻黄附子细辛汤、桂枝加附子汤、真武汤、桂枝人参汤等治疗少阴病的表阴证。白通汤在治疗少阴病表阴证的同时，又能够治疗少阴病里阴证的下利。

3.白通汤的治疗目标

白通汤证的治疗目标一直没有得到共识，所以值得展开讨论。

《伤寒论译释》的编者认为，白通汤证属脾肾阳虚，阳气不能通达四肢。书中谓："少阴病下利，有生死之殊，寒热之异。其死证大都属于阴盛阳绝，其可治证属寒的有四逆汤证、通脉四逆汤证、白通加猪胆汁汤证、桃花汤证等，其属热的有猪苓汤证、猪肤汤证等，各有脉证特点为依据。本条亦属少阴虚寒下利，但叙证很简。根据315条"少阴病，下利，脉微者，与白通汤"，因知本证也必然是脉微。另从方药推测，方中用干姜、附子，则知本证亦属脾肾阳虚，阳气不能通达于四肢，是以本证还当有恶寒、四肢厥冷等证候。本方即四逆汤去甘草加葱白，恐甘草缓姜、附之性，反掣急阳之肘，所以去而不用，加葱白取其急通上下阳气，根据317条通脉四逆汤方后加减法有"面色赤者，加葱九茎"，因而推知白通汤证中应有面赤症状。

大塚敬节也认为白通汤治疗少阴病里阴证的下利。他在《临床应用伤寒论解说》中写道："少阴病，有泻利，呈现出微弱到难以清晰触摸程度的脉象，宜给予白通汤。"

胡希恕提出了白通汤证是表阴证，他在《胡希恕讲伤寒论》中的论叙：

少阴病同时有下利，少阴病也是表证，这个下利以表证出现，这个病还是要欲表解的一种反应呀，所以用白通汤主之。我们在临床上遇到下利，如果有表证，要是现无汗、脉浮紧的这种情况，用葛根汤；如果汗出脉弱，那就要用桂枝汤；如果像阴证的这种情况，脉反而微细，当然也有表证存在呀，就用白通汤，但是下利没有表证，那千万不可用白通汤。所以中医是讲辨证，不是说发汗能治下利，下利而以表证出现者，那你就要发汗，所以这个方剂呀，是个发汗的方子。

胡希恕老卓然不惑，慧眼识珠，法循理定，验而不忒，真所谓活法在人也。

本条所提示白通汤证的内容仅泻利一症，其义不甚清晰，历代医家倍感困惑难解。连大塚敬节也把白通汤证的脉症混淆于通脉四逆汤证，也很少看到他用白通汤的记录。《伤寒论译释》认为，白通汤证是阴盛格阳于上。如果是阴盛格阳于上，用茯苓四逆汤、通脉四逆汤犹恐不及，哪有使用通阳解表的葱白之理？由此可见，胡希恕老对于《伤寒论》研究有独到的贡献。

4.宋本白通汤条文解读

宋本第314条：少阴病，下利，白通汤主之。葱白四茎，干姜一两，附子（生，去皮，破八片）一枚。

第315条：少阴病，下利，脉微者，与白通汤。利不止，厥逆无脉，干呕烦者，白通加猪胆汁汤主之。服汤，脉暴出者死，微续者生。

我们先看看胡希恕是如何解读这条条文的，他说：

看看宋本第314条说"少阴病，下利"，没说"脉微"呀。宋本第315条说"少阴病，下利，脉微者"，头一个"少阴病，下利"，当然脉不是微，这一段特提出个脉微，这不是随便说的，这个注家也把这个脉微给抹了，就认为前后是一个病，事实上不是一个病。总之，少阴病下利、脉微者不能与白通汤，与白通汤不但利不止，还出现底下这个逆症——厥逆无脉，干呕而烦。而且这个病有生死的关系，你看后来，吃了这个药，"脉暴微者死，微续者生"，多么严重呀！外边没有津液，不能发汗，一发汗，再次亡阳，虚极，一定转入阴寒重证。要知道，虚寒到了极点，想要去这种沉寒，得扶阳，非用附子、干姜不可。白通汤的干姜、附子用量比较轻，比四逆汤还轻，与通脉四逆汤更比不了（干姜一两半，附子1个，而且是分温再服，分二剂）。那么已经厥逆无脉而用这个分量是不行的，你再加上发汗，那就更不行了。历来注家都认为白通汤不是发汗药，他们认为葱白也是辛温药，因此在认识上一误再误。临床遇见脉微、下利者，那也只能治里，不能够再攻表，所以与白通汤是误治。不但利不止，而且厥逆无脉、干呕而烦。厥逆无脉是虚脱的样子，以前它并没有厥逆无脉，这是吃这个药后加重了。后面的白通加猪胆汁也有问题呀。既然吃了白通汤后是这样了，那还可以用白通加猪胆汁汤吗？这也错了。这个应该是通脉四逆加猪胆汁汤。患者已经厥逆无脉，哪有还用白通汤发汗呀？再发汗则非死不可。加猪胆汁，也应加在通脉四逆汤里头，不能加在白通汤里头。

白通汤那个脉应该浮迟，浮为在里，迟为里寒，说是表热里寒是对的，用四逆汤不如用白通汤。可能是白通汤，白通那个药，是干姜、附子、葱白，葱白配合干姜、附子，前者解表、后二者温里，既治表邪又治里寒，四逆汤只温里不解表。

白通汤都有哪些药物？它是附子、干姜，搁大葱葱白。这个葱白是个发汗药，温性发汗药，那边那个少阴病下利，咱们后头有的，用白通汤。那么这个就让我们用葛根汤治阳性那个太阳阳明合病的那个下利是一样的。下利现表证，有用解表治下利这么个手段。他的这个病下利，是一个病，就是痢疾了。现表证就要由表解，疾病的反应就是这样的，所以你吃葛根汤一发汗，热一出，里就好了。那么如果现于阴证，你用葛根汤是不行的，需要用白通汤，这个白通汤既温里也解表，也是个两解的法则。

胡希恕老的讲解句句在理，字字玑珠，道出了白通汤证治的秘密。胡希恕老的学术传承人冯世纶教授也持如是观点。他在《解读张仲景医学（第2版）·经方六经类方证·少阴病》中这样解读：

《伤寒论》第316条：少阴病，下利，白通汤主之。

【解读】既有少阴病的外证，而同时又有下利里证，此亦少阴、太阴合病，表里合病之属，宜白通汤主之。

【按】下利而有表证，现太阳病者，宜葛根汤；现少阴证者，宜白通汤。其理同，可互参。""白通汤方：葱白四茎，干姜一两，附子（生，去皮，破八片）一枚。上三味，以水三升，煮取一升，去滓，分温再服。

方解：葱白为一辛温发汗药，配伍姜、附使皮肤汗出，故称白通。本方配伍姜、附，亦和麻黄附子甘草汤、麻黄附子细辛汤等同属少阴病的发汗剂。由于本方作用于下利，故少阴病下利宜本方，而不用前两方。

按： 这里应特别注意，本方以葱白发汗为主，主在解表，因少阴病虚寒甚，故必配温阳强壮的附子才能解表。后世注家因囿于葱白通阳而救格阳，而忽视葱白发汗，因致不解少阴病本质。

宋本白通汤和康治本白通汤中的药物基本上一样，但是减少了其中一个非常核心的药——干姜的剂量。在康治本中，白通汤和四逆汤里的干姜剂量都是一两半，而宋本白通汤中的干姜是一两。这个就更加证明了此方更重要的是帮助葱白，用扶阳解表的办法达到治疗的目的，与麻黄附子细辛汤、麻黄附子甘草汤这类方子相似，而和四逆汤、通脉四逆汤就有区别。这样一比较，主要的药物不一样，干姜的剂量不一样，白通汤温阳解表的作用也就明显表现出来了。可见在长期的临床实践中，古人们渐渐地解开了温阳解表的白通汤治疗表阴证的奥秘。

5. 唐步祺医案

唐步祺用白通汤治疗高热不退，取得满意效果。

患儿张某，9岁，高热39℃以上，注射针药已4日，高热不退。来诊的前夜，哭闹不宁，将转为抽风。以手摩小儿头部及上身，热可烫手，但腿部以下渐凉，至脚冰冷。此为阴阳相格，上下不通，虽发高热，却非凉药可治。因白通汤虽能宣通上下之阳，但必须加猪胆汁或童便乃能入阴，故为之处方如下：附片30g，干姜20g，葱白30g，童便引。病者1剂减轻，2剂痊愈。以后凡治此类患者发高热，久治不愈者，即以此方轻重上斟酌治之而愈，其例不下十数。（引自《郑钦安医书阐释》）

唐步祺医师的病例实为白通汤类方治疗表阴证高热的典型医案。虽然他以"阴阳相格，上下不通"等医经医学的用语加以阐释，但从方证、药证的辨证角度来看，其实就是应用温阳解表的白通汤治疗表阴证高热的事实。

6. 赵守真医案

让我们从赵守真《治验回忆录·头痛》中记载的一个病例来看看临床上白通汤的另一方面证治吧。

有彭君以文者，患头痛五年矣。凡疏散补泻之药尝之殆遍，均鲜疗效，迄今头隐作痛，乍止乍作。恒畏寒，喜戴帽，或厚带缠结，略觉宽解一时。不过人日清瘦，而饮食如常，未尝急治。

诊其脉细数无力，两尺尤虚，头痛喜热敷，肢寒身冷，舌白润无苔，尿清长，大便溏薄。脉证参合，乃系阴寒之气逆冲脑海，而无阳气以守之，故阴盛阳衰，证见虚寒，成为阳虚头痛。惟阳虚头痛较之真头痛为轻，其来势也缓，或由病久虚致，或由攻伐太过逐渐形成。若真头痛则不然，其来势暴，头脑尽痛，手足寒至节。两证虽有彼轻此重攸分，而治法则皆以抑阴扶阳为主，不过用药尚有等差耳。本证不特阳虚，而脾土亦弱。拟用：黄芪六钱，白术四钱，乌附三钱，肉桂二钱，细辛一钱。

四剂病未衰，惟痛时较昔减短，畏寒则如故。揆思证属虚寒，理应温补而效，其不效者，或通阳药中参有补剂，反制其肘而不能发挥回阳威力，则不如专力侧重扶阳之为愈。因改拟白通汤，重用生附以起下焦之阳，倍干姜大温中焦之气，葱白引阳气上通于脑以驱阴寒，浊降清升，病当自愈。

其服药后，即觉一缕热气由下而上，达心胸则豁然开朗，通头脑则痛止神清，药效之神验若是，非臆所及。连进三帖，五年沉疴顿即霍然，后用温阳益肾药进退调复。

赵守真老前辈的病例，记述了患者是一位阴盛阳虚，头部强烈疼痛的戴阳证，用了白通汤治好了。从这个病例得出，葱白通阳打开气郁的结论是非常合理的。但若进一步思考，似乎觉得跟条文方证并不完全符合。赵守真先生"重用生附以起下焦之阳，倍干姜大温中焦之气"和条文中白通汤的"干姜一两半，附子一枚"的配制原则不符。此处方颇有通脉四逆汤的效用，重用干姜和附子，虽然有葱白，但加了那么多的干姜、附子，提示这个病证应该是脉微，而白通汤证的脉象应该比四逆汤证稍微有力一点。

我们可以从中得知，白通汤中如果增加干姜、附子的剂量，就可以治疗里阳虚寒盛的头痛病。

7. 白通汤及四逆类汤方的异同

我们先来看看康治本中白通汤方的组成。

白通汤方：葱白四茎，干姜一两半，附子（生用、去皮、破八片）一枚。

古人认为，葱白有温通温散的作用，其颜色是白色的，因此方名就叫白通汤。从药方的命名，到药物的组成，可知它是以四逆汤作为基础方的。

初学者都会想到这两张方子共同的地方，随着学习的深入，才会渐渐地辨别它们的不同点。白通汤与四逆汤的共同点很明显，即都有干姜、附子。对于四逆汤、通脉四逆汤、干姜附子四逆汤加茯苓、四逆汤加人参、茯苓四逆汤这些方子，可以说都属于四逆汤这一类。其共同点大家都会看到，但却容易忽略它们最重要的差异点。

康治本第 58 条白通汤条文，一共只有 10 个字，解读一下好像也不难，正像大塚敬节所解读的那样："少阴病下利之人，用白通汤主治。"其实，这样的解读只是一个方向感的辨证，在临床上还没有通过方证鉴别这个关。因为少阴病出现腹泻，除了白通汤证，还有真武汤证、四逆汤证、吴茱萸汤证、理中汤证等，它们之间有什么不一样，这应该是最重要的，否则就不能够精准地应用白通汤。

四逆汤、通脉四逆汤、茯苓四逆汤这些方子，其组成都有二两甘草，只有白通汤没有。

由此可知，白通汤储水的能力比起其他那些方子要差一点。另外，葱白和甘草比较，葱白有种温散温通的作用，而甘草主要是储水。因此，其他那些方全部都主要具有储水作用，而只有白通汤除了储水作用之外，还有温散温通的作用。温散、温通，是一种排水的作用。

干姜的剂量，四逆汤是一两半，白通汤一两半，茯苓四逆汤也是一两半，只有通脉四逆汤是三两。一比较就知道，通脉四逆汤中干姜量是四逆汤、白通汤、茯苓四逆汤的一倍，也就说明通脉四逆汤证的阳虚寒盛程度是最深重的，患者生命的危险迫在眉睫，所以临床表现上除了"四肢厥逆"之外，已经出现"脉微欲绝"。

四逆类方中的附子全部是"生用"，其剂量虽然都是一枚，然而有大小之别。四逆汤、白通汤、茯苓四逆汤是一枚，通脉四逆汤在康治本里也是一枚，但到了宋本，其剂量就增加到"大者一枚"。大的和小的分量相差一二倍，大的有 30g 以上，而小的只有 10g 左右。宋本通脉四逆汤中干姜三两，是四逆汤的一倍了，而且"强人可四两"，可见通脉四逆汤是重用干姜、附子扶阳通脉。

茯苓四逆汤中干姜、附子的量和四逆汤差不多，那主要相差在什么地方？茯苓四逆加上人参、茯苓，意味着胃气不足，要在四逆汤的基础上增加补胃气的药，而到了通脉四逆汤反而不加，这里有在不利情况下面临绝境，为求得出路而破釜沉舟、背水一战的意味。

现在我们看看下面这个四逆类方表格（表1），粗看上去都差不多，等到你慢慢学进去后，就会觉得非常有味道，在药物分量的差异中，每一个药方都显示出它们各自的特点。

表1　四逆类方的药物组成和剂量比较

方	药
白通汤	葱白四茎，干姜一两半，附子一枚生用
四逆汤	甘草二两，干姜一两半，附子一枚生用
通脉四逆汤	甘草二两，干姜三两，附子一枚生用
茯苓四逆汤	甘草二两，干姜一两半，附子一枚生用，人参二两，茯苓四两

8. 问题讨论一

问：白通加猪胆汁汤由干姜、附子、葱白、猪胆汁、人尿等5味药物组成，其中的"白通"的命名，是指葱白或是人尿吗？

答：虽然葱白与人尿的颜色都是白色，但这里"白通"的命名是指葱白而不是人尿。理由有三：

（1）白通加猪胆汁汤是在白通汤基础上加味的药方，而白通汤只有葱白、干姜、附子，显然"白通"的命名和葱白有关。

（2）康治本中只有白通汤而没有白通加猪胆汁汤，可见白通汤是以葱白命名的。

　　　　　　　　　　　　　　　　　　　🏵 娄绍昆讲康治本《伤寒论》

（3）康治本白通汤与宋本中的白通汤、白通加猪胆汁汤方中的首位药物都是葱白，可见葱白是主药，而用主药命名为白通顺理成章。

9. 问题讨论二

问：医者在诊治时，如果出现方向感辨证的错误，会发生什么样的后果？

答：所谓中药的副作用，除了极为个别的几味具有肾毒性、肝毒性的药物之外，更多的就是由于方向感辨证错误所引起的。方向感辨证错误大致有两种情况：一种是实证误诊为虚证而投补剂，会错过治疗时机；另一种是虚证误诊为实证而投攻邪剂，会因为患者体质的强弱、发病的新久及误治程度的轻重等不同，而表现为不同的坏病与变证。

如误用吐法，会出现饥而不能食，或朝食暮吐，或当恶寒而不恶寒、心中烦热不欲近衣等症状。由于医者几乎不用吐法，因此医史上关于由吐法误治所引起不良后果的记载不是很多。

如误用汗法，会出现汗出不止、心下和脐下悸动等症。因此要记住，阴病脉象沉细数者不可发汗，阴病腹部动悸亢进者即使有表证亦不可发汗，应该等到动悸平静之后再发汗解表。康治本第29条"伤寒，心中悸而烦者，建中汤主之"的条文，就是对医者的警示。也就是说，腹部动悸的阴病虚证患者具有小建中汤证。汉方家山崎武俊等医生以一项案例系列研究，介绍了4例辨证属虚证的动悸患者，使用小建中汤取得良好效果。4例患者除动悸外，均有明显的消化道症状（食欲不振、腹泻），同时体质瘦弱、皮下脂肪菲薄、腹皮拘急。作者认为，消化道症状显著是小建中汤与其他治疗动悸的桂枝剂的鉴别点。[引自《黄煌经方使用手册》（第4版）注解·769]

上述4例患者如果误用下法，会发生心下胀闷作痛、泄泻、腹部胀满、吃东西不消化等。因此，虚证的动悸患者不可用泻下；脉沉无力而恶寒者亦不可用泻下；脉细弱者，虽数日便秘亦不可用泻下；腹部虚软而缺少弹力者不可用泻下；四肢厥冷者不可用泻下；呕吐者亦不可用泻下。有人认为大柴胡汤中有大黄，是泻下剂，为什么可以治疗"呕不止"呢？其实康治本与宋本中的大柴胡汤并没有大黄，大柴胡汤是和解剂不是泻下剂，因此可用于"呕不止"。

这里还要注意的是，即使是实证患者也有虚实之分，因此使用泻下剂也有重轻之别。比如临床辨证难以决定是大承气汤证或是小承气汤证时，宋本第209条告诉医者："若不大便六七日，恐有燥屎，欲知之法，少与小承气汤，汤入腹中，转矢气者，此有燥屎也，乃可攻之。"这里的"乃可攻之"就是指用大承气汤攻下。由此可见，同样的泻下剂，也有虚实重轻之别。

为了具体地说明这个问题，现介绍"胡希恕经方医学"公众号上刊登的一篇刘燕芳医师写的"虚证按实证治疗体悟"的文章。其文如下：

于某，女，33岁。网诊。患者数月来口腔有异味。晨起自感舌苔厚，舌头腻腻涩涩的，感觉不舒服。无口干口苦。腹部撑胀。老想打嗝，但打不出来。心烦，脱发明显。四肢凉。大便2～3日1次。小便正常。舌诊：舌面粗糙，苔白。

辨证：少阳阳明病。

处方：大柴胡汤。

柴胡12g，黄芩10g，姜半夏20g，陈皮30g，枳实10g，大黄5g，厚朴12g，苍术10g，茯苓15g，甘草6g。

服用2剂后，患者症状加重，心口和喉咙更堵，想打嗝打不出来。腹痛，肚子咕噜咕噜地响，大便拉不净。

仔细问患者，患者到秋冬季胃部这些症状就会出现，已经有两年多了。平时不能吃寒凉食物，食后会腹痛，用手揉揉腹部症状会好转。哎呀！自己辨证错误，这是典型的太阴病，胃虚寒证呀！以前在临床也多次遇到这种情况，但不知道错在什么地方。这次终于明白。患者无口干口苦等热象，秋冬季症状出现，食凉后症状加重，这是里寒证。大便2～3日一行，但大便不干，揉腹后症状减轻，这是虚证。食后撑胀，舌苔白考虑内有停饮。应该用茯苓饮呀！

处方：茯苓饮加减。

茯苓15g，党参15g，白术25g，枳实10g，陈皮30g，甘草6g，半夏20g，砂仁9g，木香10g，豆蔻10g。

服用2剂后，症状缓解。

在这次治疗过程中，错误有两点：①问诊不仔细，症状收集不完整。②辨证错误。还是按以前经验给药，不是按伤寒三阴三阳辨证，以致用方不准确。

刘燕芳医师如果重视一下腹证与脉象等方向感辨证的状态，就不会出现这样的误诊误治了。腹证、脉象是先人留下的宝贵经验结晶，是为了使医者更准确、更方便地掌握和运用药证方证而设立的。

我认为，学习经方医学要养成做年代置换或身份置换的思维游戏。如果能够做到这点，那么再遥远的过去，都仿佛就发生在眼皮底下，对我们学习经方的人来说，就获得了一种先人诊治疾病时的现场感。希望大家细细地体悟一下托马斯·索维尔的这句话："如果你认为人类总是理性的，那么至少一半的历史是无法解释的。"更何况，前经方时代的先人，就是在运用无意识理性思维（野性思维）的背景下产生了方证辨证的方法。

第87讲 康治本第59条——真武汤证治

1.医案介绍①

真武汤临床应用的机会真的是太多了。我凡遇见主诉是"在行走时头晕"或"身体不稳感"的患者，只要其体能虚弱、面色不华、下肢无力而冷，就会考虑是真武汤证。如果腹诊发现腹肌弹力软弱或腹壁薄、心下或脐部悸动亢进的话，不管西医诊断为什么疾病，我都会诊断为真武汤证。

以上是我个人的经验。我们还是要通过条文学习，全面掌握真武汤的证治。

在解读条文之前，我先介绍杨淑芳老的一个病例。

李某，女，4个月，尉氏县庄头乡人。患儿因患肺炎，住院治疗。咳喘，发烧，体温持续在40℃以上，经输液、肌内注射退热药、口服抗生素与安宫牛黄丸等药及物理降温，热势不减，危在旦夕。适逢吾至该院，遂邀杨老医治。视其面色苍白，手足欠温，腹软微胀，两目涩，神态嗜睡，微有咳喘，大便溏薄，舌赤口烂，脉迟而弱。此为脾肾阳虚，虚阳外越，用真武汤以温补脾肾，固阳益气。

方药：茯苓 10g，生白芍 10g，焦白术 6g，制附子 3g，生姜 10g。

服1剂诸症悉减，体温降至37℃。改用异功散加白扁豆、莲子肉、五味子、桔梗调理之，4剂而愈。[杨淑芳，杨文明.真武汤治疗阳虚高热临床体会.河南中医药学刊，2002，17（5）：69]

2.学习条文

康治本第59条：少阴病，腹痛，小便不利，四肢沉重疼痛，自下利，或咳，或小便利，或不下利，呕者，真武汤主之。

条文论叙了少阴病由表入里，因此出现腹痛、自下利的症状。由于表阴证仍在，故有四肢沉重疼痛的风湿在表的症状。由于患者素有水饮停滞，所以有小便不利、自下利的症状。不先去水，则表阴证不解。而水饮停滞还会衍生出种种症状，"或咳，或小便利，或不下利，或呕者"，水饮有了出路则"小便利，或不下利"。

《勿误药室方函口诀》本方条曰："此方以内有水气为目的，而与其他附子剂不同。"真武汤中白术、茯苓、附子去水气，加生姜既能解表又能止呕，加芍药既能补充津液，又能够治疗腹痛。真武汤用于陷于阴证的水气停滞，由于是阳虚水饮停滞，因此利尿的白术、茯苓加附子才能温化水饮。真武是镇水之神，白术茯苓基是消除水饮最重要的药物。因此，白术、茯苓安排在真武汤的前面，同时也意味着阳虚未达到厥逆的程度，所以没有以四逆或附子命名。日本汉方家山本严先生曾经指出，要认识到真武汤证的两副面孔，一是由于消化道的寒水停滞所造成的下利，二是由于体表的寒水停滞所造成的浮肿。

3. 医案介绍②

汉方家绪方玄芳在《汉方与现代医学汇通治验录》中记载的一则用真武汤治疗慢性腹泻和神经痛的医案，比较接近于条文方证，可以帮助我们加深对条文的理解。

患者 73 岁，男。初诊于 1974 年 4 月 27 日。

病历：主诉水样腹泻（一日 4～5 次），食欲不振，神经痛，痔痛。

1973 年 11 月 25 日，手上拿着的碗突然掉地而发病，诊断为轻度脑溢血而入某医院。从那时起，开始腹泻。1974 年 2 月 23 日出院，但不能独立站立，一日水样腹泻 5 次。

主治医师给他服用的药达 11 种，但毫不见效，病情逐渐恶化。

现症：身体非常消瘦，口干，四肢厥冷，小便白天次数多、量少，夜间起床小便数次，舌色淡红、干，左手脉难触及，右手脉实，腹壁薄，软弱无力，能见肠蠕动。

家属请求我说："患者不能自己解大便，因此家属护理累，能将腹泻止住就好了。"

治疗：连服真武汤 10 日，腹泻稍被止住。再连服 10 日，完全止住。为了慎重起见，再连服 20 日，腹泻治愈，夜间也无尿意。

绪方博士用真武汤，除了没有腹痛外，其脉症和条文方证相对应。服药后腹泻逐日减轻，1 个多月后，腹泻治愈，夜间也无尿意。

我是怀着难以抑制的激动读完这篇医案的，其方证相对应的疗效真是令人惊叹不已。患者"一日水样腹泻 5 次，身体非常消瘦，四肢厥冷，左手脉难触及，腹壁薄，软弱无力"，提示是阴病阳虚证，再考虑到"口干，小便不利"的水饮停滞，真武汤证非常典型。

4. 条文对照

宋本与康治本第 59 条相关的条文是第 316 条：少阴病，二三日不已，至四五日，腹痛、小便不利、四肢沉重疼痛、自下利者，此为有水气。其人或咳、或小便利、或下利、或呕者，真武汤主之。

茯苓三两，芍药三两，白术二两，生姜三两（切），附子一枚（炮，去皮，破八片）。

上五味，以水八升，煮取三升，去渣，温服七合，日三服。若咳者，加五味子半升，细辛一两，干姜一两。若小便利者，去茯苓。若下利者，去芍药，加干姜二两。若呕者，去附子，加生姜，足前为半斤。

尾台氏曰："《玉函》'或小便利'，作'或小便自利'。按'或下利'者，当作'或不下利'，否则与上文'自下利'语不相应故也。或下四证，亦皆为本方所治也。"

大塚敬节曰："中西深斋推测道，本条的'或下利'系'或不下利'而脱落了'不'字。但我考虑，由于'不'与'下'二字相似，会不会是在抄写'不利'时，误写为'下利'。在《伤寒论》云不利，则意味着大便不下利，而言小便的场合必定用小便利、小便不利等说法。所以，这里的'或不利'意味着大便不下利。"

宋本该条内容与康治本第59条大体相同，只是增添"二三日不已，至四五日"和"此为有水气"等说明语，前者说明真武汤证的出现时间，后者说明真武汤证的病因病机。对于初学者，后者的说明有提示作用。康治本该条的或然证是"或不下利"与上文'自下利'语气相应。

作为通治法，条文方证并非专门治疗某几个疾病，而是可以治疗所有的外感热病与内伤杂病，这就是老子所谓"无为而无不为"的道理。条文指出患少阴病，有腹痛，小便减少，四肢感到沉重疼痛，大便溏泄。如果水气乘寒气而动，或咳嗽，或大便不下利，或腹泻，或呕吐等症状，宜用真武汤主治。

条文可以分为两个部分，一是主症，二是客症，主症提出了四个，即腹痛、小便不利、四肢沉重疼痛和自下利，客症则以"或"字作为标识。

真武汤证的四个主症应该是发生在"脉微细、但欲寐"的"少阴病"基础上的。至于那些客症，或咳嗽，或小便利，大便不下利，或呕吐等，我们可以先不理会它。有或然症也好，没有或然症也好，有一个也好，有两个也好，只要是少阴病腹痛、小便不利、四肢沉重疼痛、自下利，就可以用真武汤。

胡希恕老在《胡希恕讲伤寒论·真武汤》中的解读如下：

这个"或下利"不对，因为前面有个"自下利"。如果条文中还是"或下利"，这语意重复，不对头，应该"或不下利"，这样语意相符。这段是论叙内有停水，小便不利。小便不利在太阳也好，少阴也好，表不解，二三日不已者，那么二三天以前是要麻黄附子甘草汤发汗的，以二三日无里证嘛，故微发汗也。他搁个不已，是虽然服了麻黄附子甘草汤而病不已。为什么不已呢，根本是由于小便不利，里有停水，你不先去水呀，则表不解。所以他这个书前后有些病理的关系是一致的，没有说这会儿这么讲，那会儿那样讲。咱们讲太阳病治理中，与"服桂枝汤或下之，仍头项强痛，翕翕发热，头汗，心下满，微痛，小便不利者"是一样，那个就因为小便不利，表不解，就像无汗的表证似的。而心下满微痛呢？是水不往下行，往上撞，就像里有所实似的，所以你发汗、下之都不能解，你非利小便不可，他用桂枝汤去芍药加茯苓、白术就好了。这段也是这样，二三日所以不已，就由于小便不利，里头有水气，这个少阴病要是小便不利，里头有水气呀，一到四五天传里，非下利不可。所以到四五天传里了，腹痛，四肢沉重疼痛，自下利。那么由于小便不利到四五日，你看看，四肢沉重疼痛，这个表还不解，不过他这个不解，里头有湿呀，四肢沉重。他不光痛，这个郁于表的水分都存在，里头也有水呀，而且不能收摄。他自下利呀，转到太阴病，这就变成少阴太阴的并病。可是主要由于里头停水，那么这就说明了二三日所以不已，四五天所以四肢疼痛、自下利，一个原因是因为小便不利，里头有停水，所以肯定下一个结论，"此为有水气"，都是这一个主要原因。其人或咳，这种水气呀，表也没解，湿邪郁肺，他也"或咳"，或者也许有小便利，头前不是有小便不利吗？或者也小便利，或者不下利，他小便利就不下利，小便不利则水走肠间呀。这个应该是不下利，不是或下利，那么或者至里水上犯而呕，无论或然以下的证候有无，只要有以上"小便不利，四肢沉重疼痛，腹痛自下利"，就可以用真武汤。这个书呀，你们从前头看，凡是有或然的都给弄一个加味的方子，这个方子绝不是张仲景的，因为有些很不合理，这是后人所补。他这个说是什么方主之呀，他是冲这个主症说的，这个客症有无，只要把水气去了，都能好的，去水气以解表嘛，表也解了，水气也去了。这个真武汤也是个附子剂，用于陷于阴证，这是少阴病呀，太阳病只是用一般的利尿就行了，这个利尿之中加附子的，所以他也用茯苓、白术；加生姜它是止呕了，加芍药治腹痛。那么这个水气只是在胃，冲逆于上，或者呕，或者下利，腹痛，他都治，但是陷于阴证，不加附子是不行的，这个方子非常有用。上五味，以水八升，煮取三升，去滓，温服七合，日三服。底下这个"若咳者，加五味半升，细辛、干姜各一两"，这些都要不得呀，他是根据小青龙汤那套，加五味、细辛、干姜，其实这不对。"若小便利者，去茯苓""若下利者，去芍药"也不对。芍药这个药呀，虽然它不是个酸收敛药，但是……你们看大泻下药中都不用芍药，如承气汤里头没芍药，他起收敛作用。可是下利药里头，他用芍药；治腹痛，如建中汤里面用芍药。这个阴证哪有去附子的？这都乱说，所以这个去和加的方法要不得。

我读了胡希恕老对于该条的解读后，归纳了以下5个要点：① "少阴病，二三日不已"，麻黄附子甘草汤证虽然服了麻黄附子甘草汤，但病不已。为什么呢？根本是由于小便不利，里有停水，不先去水，而发汗、下之都不能解，不利小便则表不解。②四肢沉重疼痛，是表阴证未解并伴有郁于表的水分表现。腹痛、小便不利、下利等症状是太阴病有水气。③水气停滞还会衍生出种种症状，如其人或咳，或小便利，或不下利，或呕者。④有或然症的加味方子，绝不是《伤寒论》原文的，是后人所补，因为不合理。⑤芍药有收敛作用，因此大泻下药都不用芍药，如承气汤里没芍药。治下利、治腹痛，用芍药，如建中汤里用芍药。阴证要用附子，哪有阴证去掉附子的道理？

5. 医案介绍③

接下去通过大塚敬节《汉方诊疗三十年·肠狭窄与下利》中记载的一则医案来看看真武汤的临床证治。

42 岁妇女，主诉下利与月经过多来院就诊。患者曾患腹膜炎，因粘连引起肠狭窄，持续腹胀，肠鸣辘辘，下利不止，身渐消瘦。月经每月持续 2 日，腹剧痛。投与真武汤，腹满肠鸣减，下利亦轻。因月经期腹痛不止，故用当归建中汤。下利复发，病情恶化，又用真武汤。服 1 个月余，月经过多、腹痛、下利皆愈。气色转佳，身体健壮。

大塚敬节的这个病例省略了脉象、腹证。我们推测，像这样一个身渐消瘦的慢性患者，长期月经过多和下利过多，可见全身津液消耗厉害，应该在方向感辨证上趋向于虚证，为阴阳并虚证。刻诊有下利，经期腹痛，真武汤可谓方证相对应。真武汤用下去以后，肠部的胀满肠鸣就减少了，下利也就减轻了，可见这个真武汤契合患者的病证。但由于月经期腹痛不止，所以改用当归建中汤。当归建中汤是一个补中、补血、缓急、止痛的药方，由于方中没有利尿与温阳的药，下利复发，病情又恶化，不得已又用真武汤。真武汤用了一个月而治愈。这个病例告诉我们，阳虚水滞证的腹痛下利证，要首选真武汤。医者不要被月经期腹痛不止的主诉所迷惑。其实真武汤中已有芍药，要有方有守地使用真武汤。大塚敬节对于下利的诊治，还注重真武汤与甘草泻心汤、人参汤的方证鉴别。他在《汉方诊疗三十年·肺结核患者的腹泻》中写道："对于用甘草泻心汤后，腹泻反而加重者，给予人参汤而治愈的验案有二三例。另外，有时用人参汤后反而腹泻，给予真武汤有效。许多的场合难于判断应该用人参汤还是真武汤，但对于慢性腹泻，真武汤证比人参汤证多见。"下利时，需要用人参汤与真武汤的患者都是虚证，都是阳虚证，其腹部肌肉的弹力都在中度以下。然而人参汤证以心下痞硬为主，而真武汤证则以恶寒、腹痛、肢体沉重或浮肿为主；人参汤是甘草干姜汤类方，而真武汤是芍药甘草附子汤的类方。

6. 日本汉方家对真武汤证治的认识

真武汤的适应病态（福富捻明《汉方 123 处方——临床解说》）：①新陈代谢衰弱患者的水湿停滞状态；②寒湿的下利；③体表的水滞。

真武汤的适应疾患（福富捻明《汉方 123 处方——临床解说》）：①寒湿的慢性下利；②寒湿的体表水肿与肢体重痛；③湿的水肥体质。

大塚敬节在《汉方的特质》中写道："真武汤，有人称之为少阴病的葛根汤。意思是说，真武汤之于少阴病，与葛根汤之于太阳病同样重要，其应用范围也甚广泛。"

大塚敬节的意思是，葛根汤治疗太阳病的表阳证，真武汤也可以治疗少阴病的表阴证。阴性虚证的皮肤病，可以看作是表阴证。这是总论思维指导下的通治之法，使用通治之法可以弥补按皮肤病专科辨证分型治疗的不足。

7. 医案介绍④

通过以下大塚敬节《汉方诊疗三十年·患慢性肾炎老妇人的瘙痒证》的治验例，大家可以对真武汤证的临床诊治进一步加深印象。

前几年，有一位患有慢性肾炎的 69 岁老妇人请我往诊。

该妇人每逢夏末至秋初，就开始出现腰背部瘙痒，出极小的皮疹，用多种外用药也难以奏效，入冬后就更加严重。到了来年五月，即使不进行治疗，不知不觉中症状也就消失了。

肾炎已转为慢性，无明显自觉症状，只是夜间排尿三四次，影响睡眠。有便秘倾向，用泻下剂后，疲惫而萎靡，并发生眩晕。身体消瘦，肤色浅黑，偶有下肢浮肿，脉细紧。

主诉为腰背部瘙痒。

根据以上症状，投予了真武汤治疗。

服药后，每天有大便，非常畅快。第四五天时，瘙痒程度减轻了一半。服药 3 周后，皮疹便消失了。

村井琴山口诀云："老人亦有身体瘙痒，非真武不愈。年轻者病愈之际有瘙痒，桂麻各半汤可治。老人则须用附子。"我从这里得到启发，对于该患者寒象明显、泻下后眩晕、夜间小便多、浮肿等症状，参考脉象和腹证，使用了真武汤。

在该患者之后，又有一位 57 岁妇人，腹背部出现皮疹，瘙痒，久治不愈，予以真武汤，2 周后痊愈。这名患者无慢性肾炎，但消瘦，血色不佳，腹部凹陷，易腹泻，手足冷，心窝部悸动明显，脉沉小，根据这些症状而投予真武汤。

8. 问题讨论

问：真武汤证在临床可见几种类型？它有什么特有的方证诊断指标吗？请结合具体病例叙说一下。

答：真武汤证在临床可见四种类型。

第一种类型，是出现在外感发热的时候，真武汤中有生姜三两，可以治疗表阴病。表阴病时的真武汤证为发热，恶寒严重，头痛，眩晕，心下悸动，肌肉眴动，脉象沉紧。与康治本第 25 条所论叙的"太阳病发汗，汗出后，其人仍（发）热，心下悸，头眩，身眴动，振振欲擗地，脉沉紧者"基本相同。

第二种类型，是康治本第 25 条所论叙的"心下悸，头眩，身眴动，振振欲擗地，脉沉紧"在内伤杂病的表现，是一些形寒肢冷的虚者，在行走时容易出现心悸不安、头眩眼花，如腾云驾雾的虚幻感。

第三、四种类型是出现在内伤杂病中，都以恶寒、面色苍白或萎黄、脉弱、腹肌软弱等为基础脉症。第三种类型以浮肿、小便不利等为主诉；第四种类型以腹痛、下利等为主诉。康治本第 59 条的"少阴病，腹痛，小便不利，四肢沉重疼痛，自下利，或咳，或小便利，或不下利，呕者"，就包括第三、四种类型的真武汤证。

这里介绍大塚敬节在《汉方的特质》中记载的一个病例。

51 岁妇女。血色不佳，消瘦。其眩晕、头痛、恶心等主诉，持续已数年之久。容易疲劳，尤以眼睛疲劳特甚。肩部酸硬，常有热感，足则寒冷。食欲少，大便硬。月经自 3 年前已经停止。血压 100/66mmHg，脉弱。腹部缺乏弹力，而无抵抗压痛，脐上有振水音，给真武汤。饮此 10 日后来院，虽然眩晕尚有，但头痛则已消失。其间，曾经有过一次伴有腹痛的下利。第二次 10 日分量的药饮完后，眩晕与下利都没有了，暂时休药。

这是第三种类型真武汤证在临床上的具体证治。

大塚敬节发现了真武汤证在腹诊方面一个特有的方证诊断指标。

真武汤腹证表现为腹壁薄，由脐上正中央呈直线状小如铅笔芯硬者，触之 5 ～ 15cm 为多。该硬物在皮下可触及，但必须用手指尖轻轻按寻才能找到。(《汉方诊疗三十年·真武汤备忘录》)

第88讲　康治本第60条——通脉四逆汤证治

1. 医案介绍①

我们先通过赵守真《治验回忆录·伤寒变证》中的一则医案来了解一下通脉四逆汤证的临床诊治。

王新玉伤于风寒，发热怕冷，身疼汗出，服表散药未愈，转增腹痛泄泻。舌白润，口不渴，小便清利。一变而为太阳太阴并病，用时方平胃散加防风、桂枝，不惟前证未减，反益心下支结，胸胁满痛，口苦烦渴，再变而为太少二阳及太阴诸病矣。窃思证兼表里，《伤寒论》中之柴胡桂姜汤，病情颇为切合。其方柴桂发散和解，可治太少二阳之表；姜草健脾止泻，可温太阴之里；牡蛎开结住汗，有利气机之调畅；黄芩清热，蒌根生津，能清内在之烦渴。是一方而统治诸证，书方与之。不料患者又以病变时延，易医而欲速效。医不详察证情，认为表实里热而迭汗下之，遂致漏汗洞泻，息短偃卧而势甚危殆。又复邀诊。脉微欲绝，四肢厥逆，汗泻未已，不时转侧手扰，此属阴阳垂绝之象，亟宜通脉四逆汤挽将绝之阳，配童便救将尽之阴，以策万全。

附子一两，干姜两半，炙草五钱，浓煎，冲童便少许。

频频灌下，自晨迄暮，尽二大剂，泻汗逐减。当子夜阳回之时，汗泻全止，身忽发热，是阴复阳回之兆。按脉浮缓无力，阴阳将和，邪气外透。乃煎桂枝汤加参续进，益气解肌，二剂热退人安。后以补脾胃和气血调理匝月复元。夫是病几经转变已濒于危，虽得幸愈，然亦险矣。

临床之际会出现大量的非典型性、非对应性、非完整性的脉症与方证，碰到这种情况如何随机应变，拆招应付是治愈疾病的关键。现代湖南名医赵守真的《治验回忆录》是一部为数不多的能够让初学者反复揣摩思考的医案精品，它不仅能够提供给我们身临其境的现场感，而且还能够提供给我们真实的临床思辨过程。正如张山雷先生所说的那样："多读医案，绝胜随师侍诊而相与唔对一堂，上下议论，何快如斯？"

王新玉伤于风寒一案，被列为《治验回忆录》第一案。患者屡经误治势甚急险，已濒于危亡之际，赵守真一剂通脉四逆汤使其阴复阳回，绝处逢生。其方证辨证的根据是"脉微欲绝，四肢厥逆，汗泻未已，不时转侧手扰"。患者的"不时转侧手扰"就是通脉四逆汤证中的"心烦"，其程度比四逆汤证、茯苓四逆汤证更甚。配童便，是加强阳回阴复的效用。以医案来对照条文方证，几乎严丝合缝，可见条文方证就是临床病案的真实记录。

2. 学习条文

第60条：少阴病，下利清谷，里寒外热，手足厥逆，脉微欲绝，身反不恶寒，其人面赤色，或腹痛，或干呕，或咽痛，或利止脉不出者，通脉四逆汤主之。

甘草二两（炙），附子一枚（生用，去皮，破八片），干姜三两。

上三味，以水三升，煮取一升二合，去滓，分温再服。

本条条文论叙了阴盛格阳于外的通脉四逆汤证治。条文告诉我们，少阴病，腹泻，排泄物中完谷不化。患者出现里寒外热的危象，如手足厥冷、脉象微小到极点，然而心中烦躁而身上不怕冷，面部红色等。还有一系列伴随的或然证，如腹痛，或干呕，或咽痛，或腹泻虽然停止，但脉搏仍然按摸不到的，用通脉四逆汤主治。

3. 词语解释

（1）少阴病：阴证中严重的里寒阳虚证。

（2）下利清谷：在下利的排泄物中发现所进食物尚未消化，以原来的样子泻利而出。

（3）里寒外热：体内寒冷，外表或面部有热症，是阴盛格阳、阴盛戴阳的状态。严重的"里寒"阳虚证出现阳气溃散于外的"外热"症状。

（4）脉微欲绝：比"形寒肢冷、手足厥逆"的四逆汤证更为严重的里寒阳虚证，才会出现"脉微欲绝"的症状。

（5）身反不恶寒，其人面赤色：为"外热"的表现，这是阴盛格阳时人身上的最后一点阳气、热能都溃散到身体外面的危象。

（6）咽痛：一般认为咽痛是热证，然而少阴病的津液不足也会咽喉疼痛。如康治本第57条云："少阴病咽痛者，甘草汤主之。"

（7）通脉四逆汤主之：用通脉四逆汤，能使脉应复通，所以命名为通脉四逆汤。

学习这条条文时，可以把它分成两部分，一部分是通脉四逆汤证的主症，一部分是客症，我们可以把条文从"其人面赤色"这里断开，前面是主症，后面的或然证（或腹痛，或干呕，或咽痛，或利止脉不出者）等就是客症了。

本证阳虚寒盛的病势，较四逆汤证更为严重。下利清谷，四肢厥冷，和四逆汤证相同，但身热不恶寒，面赤色，则为本证所独有的外热之象。且四逆汤证的脉象是沉或微细，而本证的脉应竟出现微细至欲绝之危象。"里寒外热"正是其病机和证候特点，其病机是阴阳格拒，病情危急，并且或然证甚多。若内寒则腹痛，阴寒上逆则干呕，阴津亏耗则咽痛。危象没有改善，却发现腹泻停止，这一转变并非佳兆，实为阳气大虚，阴液内竭所为。这时能够精确反映出病证真相的是"脉微欲绝"。这样的脉症比四逆汤证严重，于是在四逆汤的基础上增加了干姜的剂量，宋本的通脉四逆汤还加重了附子剂量，由生附子一枚变为生附子大者一枚，把四逆汤重新命名为通脉四逆汤，以此方来主治通脉四逆汤证。

4. 医案介绍②

再介绍大塚敬节氏《汉方治疗实际》中的一个病例，来了解一下在内伤杂病中通脉四逆汤证治。

医案选录：呕吐、下利。

62 岁男子，卒发呕吐、下利。下利为水样腥臭便，其量甚多。下利数行之后，突然失语，腓肠肌痉挛，强度拘急，额流冷汗，切脉微。与大剂量通脉四逆汤，以温少腹与下肢。服后 1 小时，腓肠肌痉挛止，下利亦止；当夜饮米汤未吐；翌晨，自发病以来初次小便，已脱离危险。通脉四逆汤证较四逆汤证的一般症状为甚，且比茯苓四逆汤证烦躁更甚。

我反复读了这个医案之后，联系康治本第 60 条的条文，有几点体悟与大家分享：

第一点，此案下利并未"完谷不化"，也没有"心烦不恶寒，其人面色赤，或腹痛，或干呕，或咽痛，或利止脉不出"等通脉四逆汤的条文方证，大塚敬节的辨证之眼是"四逆汤证而吐利、厥逆甚者"。这一辨证之眼，来源于《类聚方广义·通脉四逆汤》一书，是尾台榕堂提出通脉四逆汤的一个治疗目标。

第二点，"卒发呕吐，下利量甚多，突然失语，腓肠肌痉挛，额流冷汗，脉微"等脉症是患者阴阳并虚证。其中的"脉微""突然失语""额流冷汗"为亡阳之兆，"腓肠肌痉挛"是阴津流失之象。有医者说，阴阳并虚证而脉微，腓肠肌痉挛，强度拘急，为什么不选择阴阳并补的芍药甘草附子汤呢？这个问题提的非常好。其答复是：阴阳并虚证，在阳虚已经出现阳脱、阳亡之际，只能以回阳救逆为当务之急，康治本第 9 条的治疗原则在这里再次运用。至于是选择甘草干姜汤，还是四逆汤，或者通脉四逆汤，需视当时的现场脉症而随证治之。

第三点，患者"服后 1 小时，腓肠肌痉挛止，下利亦止，当夜饮米汤未吐。翌晨，自发病以来初次小便，已脱离危险"。在大塚敬节记录的这些好转症状中，意味着"已脱离危险"的临床表现是什么呢？最重要的是"自发病以来初次小便"。正如宋本第 111 条所说的："阴阳俱虚竭，身体则枯燥……小便利者，其人可治。"《伤寒论》是这样观察小便，并作为判断生死存亡的指标。

第四点，这个病例论叙中还缺 2 个重要的症状：一是四肢冰冷，从他叙说的"温少腹与下肢"，就可见肢厥症的存在；二是腹肌非常软弱的腹证。通脉四逆汤证的确定，少不了这两个临床表现的依据。大塚敬节在记载临床病例的时候，省略了这两个依据，所以我们要补充上去。

5. 与宋本通脉四逆汤方比较

康治本通脉四逆汤方：甘草（炙）二两，附子（生用、去皮、破八片）一枚，干姜三两。上三味，以水三升，煮取一升二合，去滓，分温再服。

宋本第317条通脉四逆汤方：甘草（炙）二两，附子（生用、去皮、破八片）大者一枚，干姜三两（强人可四两）。以水三升，煮取一升二合，去滓，分温再服，其脉即出者愈。面赤色者，加葱九茎。腹中痛者，去葱，加芍药二两。呕者，加生姜二两。咽痛者，去芍药，加桔梗一两。利止、脉不出者，去桔梗，加人参二两。病皆与方相应者，乃服之。

这两张方子有两个地方不同。

一是康治本用附子一枚，宋本用附子大者一枚，强调附子要用大的。一枚附子，小一点的10g左右，中等者15g左右。现在强调一定要大的一枚，一枚大的附子重量有30g以上，这样剂量上就增加了1倍。还有干姜，康治本用三两，宋本在干姜的后面加了一句"强人可四两"。有人认为四逆汤证到了这个程度怎么还有强人？四逆汤证当然是阳虚，但它是急性阳虚，而不是长期慢性病中的阳虚。这里的"强人"主要是指人的整个外形、体重还比较壮实的样子。壮实的人出现四逆汤类方证也是有的，因为壮实的人出现"骤然"吐泻不止，造成津液大量流失而阳虚，甚至阳脱、亡阳、休克都有可能。这类"骤然"而起的四逆汤类证，属于急性阳虚。

二是在康治本中，虽有或然证的记载，但并没有因为或然证而进行加减的记录。康治本编者可能认为或然证并不重要，可有可无，用通脉四逆汤就可以治疗。但经过了很长时间的临床实践，后世的医生认为适当加减可能会更好，所以宋本就增加了如何加减的内容。其中面色赤者，加葱九茎。"其人面色赤"应该是主症，因为是里寒外热证，加葱进去能够更好地治疗。日本汉方家尾台榕堂认为，"脸色赤"也是或然证。我认为如果主症中不包括"其人脸色赤"的话，那条文讲的里寒外热证的"外热"就没有了指征。面色赤者加葱九茎，葱的加入才能够和"通脉四逆汤"的通阳作用相吻合。当然，通脉四逆汤是在大量的干姜、附子的基础上加葱，而宋本白通汤里干姜只有一两，附子只有一枚，所以这个加葱跟白通汤又有点不一样。此外，腹中痛者去葱加芍药，呕者要加生姜，咽痛者要加桔梗，利止、脉不出者去桔梗加人参，这样病和方就相应，乃服之。这些内容康治本里都没有。这里需要强调的是，很多医生认为加上去的东西不一定对，胡希恕老就特别反对加上去的药物。这两种意见，大家今后在临床上可以自己去进行比较与揣摩。

6. 通脉四逆汤的形成、治疗目标、方证中的药证和治疗范围，以及与四逆汤的比较

通脉四逆汤的形成（参考《近代汉方各论》）：四逆汤（甘草二两，干姜一两半，附子一枚生用）＋干姜一两半→甘草附子干姜→通脉四逆汤。

我们现在来看一下通脉四逆汤的整个构成，不管是康治本还是宋本，都是把干姜放在后面。康治本所有药方里都遵循药物排列次序的规则，所以其通脉四逆汤将姜放在后面是有其特殊意义的。虽然宋本通脉四逆汤方中的干姜也在最后面，但这很可能是无意识的，因为那个年代药方中药物排列次序的法则已经被历史的尘埃淹没了。

四逆汤中甘草、干姜、附子3味药，甘草二两，干姜一两半，附子一枚生用。前面已经讲过，附子生用一定是跟干姜在一起的。如果没有干姜附子基的附子类药方，那就不会命名为"四逆汤"，如芍药甘草附子汤、真武汤、附子汤、甘草附子汤、白术附子汤、桂枝附子汤、桂枝加附子汤等药方中都有附子而没有干姜，因此药方名都没有"四逆"两字；并且这些药方中的附子都不是生附子，而是炮附子。康治本药方中跟干姜配伍的附子都是用生附子，即使不以"四逆"命名的方子也是如此，如干姜附子汤中的附子也是生附子。

根据康治本方子命名的一般方法，通脉四逆汤最初应该叫四逆加干姜汤才是，就好像桂枝加芍药汤，桂枝汤里本来就有芍药，再加芍药的时候就叫桂枝加芍药汤。先人可能认为，如果四逆汤再加干姜的药方称为四逆加干姜汤的话，没有突出通脉的效用，所以就把该方命名为通脉四逆汤。通脉四逆汤还是甘草、干姜、附子这3味药，但把干姜的位置从第二位移到了第三位，以这样违反药物排列次序原则的方式形成了通脉四逆汤，以引起医者的注意。

通脉四逆汤的治疗目标（《类聚方广义》）：四逆汤证而吐利、厥逆甚者。

通脉四逆汤证中的药证（《近代汉方各论》）：四逆汤证（附子、甘草、干姜）而吐利厥逆甚（干姜）者。

四逆汤的治疗目标（《类聚方广义》）：四肢厥逆，身体疼痛，下利清谷，或小便清利者。

《勿误药室方函口诀·通脉四逆汤》云："治四逆汤之重证，后世虽用姜附汤、参附汤等单方，然其妙旨在有甘草，有混合姜附多量之力，所以名通脉也。"

四逆汤证中的药证（《近代汉方各论》）：四肢厥逆（干姜），身体疼痛（附子、甘草），下利清谷（附子、干姜），或小便清利（甘草、干姜）者。

龙野一雄在《中医临床处方入门》中，对四逆汤与通脉四逆汤做了如下的比较：①有人认为四逆汤只可用于非常严重的病情，其实并非如此，对于普通的伤风或肠炎的初期，使用者颇多。②四逆汤可用于陷于虚寒状态的各种急性传染性热病，或救治因不适当的治疗或误治而陷于虚寒者，对于因疫痢、霍乱样疾病而病势危至九死一生者，用四逆汤幸得挽救者决非少数。③四逆汤证有四肢拘急或身体疼痛的症状，这是由于寒和水分缺乏，以致循环障碍、运动神经机能减退、因肌肉的代谢障碍而强直等互相结合而发生的现象，如宋本第353条"大汗出，热不去，内拘急，四肢疼，又下利，厥逆而恶寒者，四逆汤主之"等亦是。但此症状为客症，以此作为主症用四逆汤者较少，而使用桂枝加附子汤、桂枝加芍药生姜人参新加汤、栝楼桂枝汤、乌头桂枝汤等较多。因此，只要了解四逆汤可用于身体疼痛和四肢拘急，以求运用于实际即可。④虽为四逆汤之证，但更为虚寒，脉已极微，反有动摇性假热症状时，可用通脉四逆汤。⑤通脉四逆汤的虚寒证与四逆汤证相似，但本方证伴有颜面潮红或干呕等气上冲的症状。用本方的人很少，但著者对四逆汤证有颜面发烧、腹痛者，用本方加芍药，有立即治愈的经验。回忆起来，过去未能治愈的症例中，有很多是本方之证，如果注意这个问题，就可以体会到应该使用本方的证不是很少的。

7. 四逆汤类方的鉴别及临证应用时的注意点

对于四逆汤类方鉴别，下面引用矢数道明博士在《临床应用伤寒论解说·四逆汤》中的内容。

四逆汤：以四肢厥逆、身体疼痛、下利清谷，或小便清利为目标。用于新陈代谢极度衰竭，急需振奋鼓舞者。

通脉四逆汤：近似四逆汤证，故用于呕吐、下利、手足厥冷甚，脉欲绝者。

四逆加人参汤：近似四逆汤证，故用于严重疲劳与贫血，体液又不足者。

茯苓四逆汤：近似四逆加人参汤证，故用于除四逆加人参汤证之外，尚有烦躁、心悸亢进、浮肿等。

白通汤：宋本第225条"脉浮而迟，表热里寒，下利清谷者，四逆汤主之"才是白通汤证。用于表里同时有病，那么下利清谷的里虚得厉害，用四逆汤舍表救里也可以，但是不如用白通汤。

大塚敬节在《临床应用伤寒论解说·通脉四逆汤》中指出："通脉四逆汤证与真武汤证之泻利不同，该证泻利的着眼点在于急迫、重笃。"

我长期以来，临证用四逆汤类方的机会很多，总结了以下使用时的注意点，供诸位参考：①四逆汤类方在方证相对应的前提下，还必须严格掌握用药配伍和剂量轻重。②附子用量应从少量开始，视病证而增减，5～10g就要久煎1个小时以上。③干姜的用量在舌淡苔白而不厚的情况下，可酌情少用；苔白而厚者可多加，直至与附子等量。④甘草的用量不超过附子的一半。⑤服药后比较理想的反应，是周身暖和，舌质和面色均现红润。

8. 问题讨论

问：请老师能否用通俗的语言解释一下什么是阴盛阳虚格阳呢？

答：让我引用陆渊雷先生的话来回答你的问题吧。他在《金匮要略今释·痉湿暍病》中写道："或曰信如所言，阴盛格阳为体温上集之救济，然用附桂以温纳阳气，岂非故意与机体为难，阻碍其救济作用乎？曰：是不然。机体之救济，不由于意识而由于反射，故各种机能不相调协，往往反而危及生命。不然，自然疗能将与调节机能无异，病理机转亦将与生理机转无异，无所用其医治矣。皮肤汗腺本司放散体温，汗腺之排列于身体也，上部密而下部稀。体温集中于上部，则上部之皮肤汗腺尽量为之放散，既被放散，则他部之体温愈益集中于上部，此二种机能不相调协，终至亡阳而死。治之以附桂者，附子所以生阳，肉桂所以摄阳于下部，肉桂之力与体温上集之力平衡，则卫阳真阳不致亡越于上矣。或又曰病有阴寒气盛而不见格阳者，则又何也？曰：是因机体不能起救济，其病尤重于格阳，不过格阳者，可以立见阳脱，其死速；不格阳者，阳虽微，不致遽脱，其死缓。论病势则格阳者尤急，论病情则不格阳者尤重也。"

第89讲　康治本第61条——猪苓汤证治

1. 医案介绍①

先介绍《宋元明清名医类案》中记载的一则肖琢如医师猪苓汤证诊治医案。

谷某之子，年十余岁，其父携之求诊。据云咳嗽、发热、口渴，小便不甚利，服发散药不愈，已数日矣。同道二人先后拊脉毕，皆主小青龙汤，正写方未毕，余适自外归，询知其状，即持脉，浮而微数，心知方错，未便明言。写方者询方是否？即慢应曰是。病者去，乃谓之曰：顷间方症不对，试再细思。一人曰：先生必别有妙方，请明示之。余曰：小青龙症，仲师虽未言脉，然即表不解三字推之，则可知其脉必浮紧也。今脉浮而微数，乃是猪苓汤症，试取《伤寒》《金匮》细阅便知。吾意病者明日必来，当照方更正。次日，其人果来，谓方无效，乃为疏猪苓汤，一剂知，三剂疾如失。

肖琢如用猪苓汤治疗咳嗽，非一般中医师所能理解，然而此医案的确是猪苓汤证治之经典。医案中"发热口渴，小便甚不利"等症状，既是阴津不足之象，又是水饮停滞指征。本证咳嗽，与水饮射肺有关，发热不兼恶寒，更不同于表证，可见前医主小青龙汤之误。医案中脉象是"浮而微数"，虽为浮脉，并非表证，而是阴虚内热，契合于宋本第223条所论叙的"若脉浮，发热，渴欲饮水，小便不利者，猪苓汤主之"的条文方证。

然而肖琢如所谓"今脉浮而微数，乃是猪苓汤症，试取《伤寒》《金匮》细阅便知"的论叙值得商榷。有关猪苓汤证的脉象，唯有《金匮》消渴小便利淋病篇的"若脉浮，发热，渴欲饮水，小便不利者，猪苓汤主之"的记载，宋本第223条所论叙的猪苓汤证治条文是《金匮》消渴小便利淋病篇猪苓汤证治的原文抄入。也就是说，细阅《伤寒》《金匮》也无法"便知""今脉浮而微数，乃是猪苓汤症"。所谓"今脉浮而微数，乃是猪苓汤症"的结论也仅仅是肖琢如的个人观点，根本扯不到原典中去。我认为肖琢如的观点并非正确，其实"脉浮而微数"恰恰是外感热病太阳中风桂枝汤证的典型脉象。

2. 学习条文

第61条：少阴病，下利，咳而呕渴，心烦不得眠者，猪苓汤主之。

猪苓一两，泽泻一两，茯苓一两，阿胶一两，滑石一两。

上五味，以水六升，煮取二升，去滓，内阿胶烊尽，温服七合，日三服。

本条条文论叙了少阴病，阴津不足，水饮停滞的证治。条文告诉我们，水饮内停者由于下利后阴津大量流失，引起了阴津不足与水气不利以及一系列虚热的症状。阴津不足的症状是心中烦躁不能安睡，水饮停滞的主要症状是口渴而小便不利。水饮犯肺则咳，犯胃则呕。虚热是由于阴虚内热与水饮化热，其临床表现除了心烦失眠之外，最为主要的是小便短赤涩痛。宋本第223条"脉浮发热，渴欲饮水，小便不利者，猪苓汤主之"，可以和本条互相参照，然而其条文中的脉症并非相对应。

在进一步讨论条文时，我们需要了解一下《伤寒论》研究者对该条条文的看法。

《伤寒论译释》认为本条少阴病下利，伴有咳而呕渴，心烦不得眠，如与223条"脉浮发热，渴欲饮水，小便不利者，猪苓汤主之"相参，可知本证亦当有小便不利。所以总的病机是阴虚有热，水气不利。水气偏渗大肠则下利；水气上逆，犯肺则咳，犯胃则呕；水气内停，津不上布则渴；阴虚有热，上扰神明，则心烦不得眠；湿热内停，水气不化，故小便短赤。本条下利、心烦口渴和282条见证相同，但彼属阳虚寒盛，而此属阴虚水气。所以彼证虽有心烦而仍但欲寐，并且小便清长，故论中指出："小便色白者，少阴病形悉具。小便白者，以下焦虚有寒，不能制水，故令色白也。"本证心烦却不得眠，且小便短赤不利。本条咳、呕、下利与316条真武汤证相似，而且都是水气为患。但真武汤证是阳虚寒盛，兼水气不利，并有四肢沉重疼痛等症；本证是阴虚有热而水气不利，更有心烦不得眠等症。只要抓住两证病机的同异，再结合其他兼证是不难鉴别的。本证的心烦不得眠，与303条黄连阿胶汤证同而病机迥异。黄连阿胶汤证，阴虚阳亢，不兼水气，且邪热与阴虚均较严重；猪苓汤证不但阴虚有热，更重要的是夹水气不化，而且以水气不利为主，热势较轻，阴虚亦不太甚，故论中有"汗出多而渴者，不可与猪苓汤"的禁例。

《伤寒论译释》对于本条的解读比较客观与全面，特别是通过宋本第223、224、319条的对照比较，补充本条所省略的主症，同时论述了猪苓汤证中一系列症状存在的合理性。著者以猪苓汤为中心对照《伤寒论》中其他有关条文，以及真武汤证、黄连阿胶汤证等临床症状相类似的方证进行比较，有的虽然多有水饮停滞的共同病机，但却有阴阳并虚与阴虚的不同，有的从方向感辨证入手进行鉴别，立论公允，分析有据，值得我们参考。

李同宪等医家在《伤寒论现代解读·猪苓汤》中解读如下：①猪苓汤的利尿作用通过对猪苓汤、五苓散、柴苓汤利尿作用的研究，发现中药也具有与西药同样或更强的利尿作用，特别是猪苓汤的利尿作用显著，而且猪苓汤的利尿作用以不破坏水盐平衡为特点，对于人体在利尿的同时有保钾作用，并能改善代谢性酸中毒。猪苓汤在水滞状态时服用，有利尿作用。②猪苓汤具有排除泌尿道结石的作用。③猪苓汤对于慢性肾功能不全引起的蓄积于体内的无机盐离子，具有增加其从尿中排泄的作用。猪苓汤中的阿胶含非必需氨基酸为主，故肾功能不全者慎用。

《伤寒论现代解读》对猪苓汤的现代研究，说明了猪苓汤的效用机制，并提出了应用猪苓汤的禁忌。

我在临床上应用猪苓汤治疗过多例泌尿道结石的患者，在方证相对应的基础上均取得很好的疗效，也佐证李同宪所总结的"猪苓汤具有排除泌尿道结石的作用"的经验不虚。

3. 医案介绍②

现在介绍矢数道明博士应用猪苓汤与芍甘汤合方治疗肾结石引起绞痛的一则医案。

患者，男，42 岁。1977 年 10 月初诊。初诊时，主诉身体过劳且操劳之后出现不整脉，尚有呼吸困难、不眠、甲状腺亢进等症状，经住院治疗不甚理想，遂求助中医治疗。投予炙甘草汤，使其不整脉迅速好转，医院觉得很惊讶。

其后 1978 年 12 月 13 日，患者左下腹部急剧疼痛发作，出现血尿。医院检查结果，发现左肾肿，呈水肾症症状，透视可见结石，大约 6mm。医院称尿道堵塞，且有肾积水。5mm 以上的结石通过尿道是困难的，要求患者做好手术的思想准备。此患者体格营养一般，血压 130/80mmHg，一直还在坚持上班。由于医院劝做手术，患者十分担心，遂来到作者医院要求服中药。从 1979 年 1 月 21 日起，投给猪苓汤合芍甘汤。患者感到左下腹和左背腰部沉重，时有绞痛感，但一直坚持服药。如此 3 个月，至 4 月 22 日早晨，排尿时出现剧痛，使尿一时停止，患者仍坚持忍耐，疼痛了一阵之后，便不断排出浊尿，随之尿道痛止。经仔细检查浊尿，发现结石已经排出，取出洗净量之，其大小为 12mm×8mm。随后打电话告诉医院，医院觉得不可思议，认为那么大的结石排出是不可能的。据说，患者并未事先告诉医院已经服用中药。患者于 4 月 29 日，将结石带到作者医院，向作者深深地表示了感谢。由于猪苓汤和芍甘汤可使尿道紧张弛缓，故能促使肾结石排出。（参见《汉方治疗百话》第五集）

矢数道明博士用猪苓汤和芍甘汤排出其大小为 12mm×8mm 的肾结石一案，是应用方病相对应的诊治方法。由此可见，临床上也不要拒绝方病相对应的诊治方法。正如黄波博士在《黄煌经方医案》的按语中所言："中医治病有的需要抓体质，有的需要抓主症，但有些病也许是有专方的。如大柴胡汤是治疗胰胆疾病的专方，半夏泻心汤是治疗如口腔溃疡、急慢性胃炎、胃及十二指肠溃疡，以及急慢性肠炎、溃疡性结肠炎等消化管道感染的专方一样，猪苓汤可能是治疗尿路感染如膀胱炎、肾盂肾炎，以及尿路结石、肾积水等泌尿系疾病的专方。哪些病有专方必效方，值得研究，希望探讨！"

我临床上用猪苓汤和芍甘汤合方治疗肾结石肾绞痛的案例，在《中医人生》中已详言之，这里就不再复赘，有兴趣者可以去翻翻。

4. 刘渡舟老师的一则医案

《伤寒论》的精髓是疾病总论，方证相对应的通治法应该是经方医生的基本功。刘渡舟老师用猪苓汤治愈产后下利的这则医案，就是应用通治法获得成功的范例。这个医案也是晚年刘渡舟老师的诊治思路转变到"方证相对应"上去的一个标志。现转录如下：

崔某，女，35岁。产后患下利，前医作脾虚论治，曾服不少补脾药而无效。证见下利而口渴，舌绛而苔薄黄，脉沉略滑。初以为厥阴下利，投白头翁汤不效。细询后，知有夜寐不佳，咳嗽而下肢浮肿与小便不利等症。猪苓10g，茯苓15g，泽泻10g，滑石10g，阿胶10g。连服5剂后，小便畅利，腹泻随止，其他各症亦消。

按：初诊以其下利兼见口渴，作厥阴下利治之，投白头翁汤，服后不见效。一日又来诊治，自述睡眠不佳，咳嗽而下肢浮肿，问其小便如何？则称尿黄而不利。聆听之后思之良久，恍然而悟，此乃猪苓汤证。《伤寒论》第319条不云乎："少阴病，下利六七日，咳而呕渴、心烦不得眠者，猪苓汤主之。"验之此证，小便不利，大便下利，肢肿而少寐，与猪苓汤主症极为合拍。遂用：猪苓10g，茯苓10g，泽泻10g，滑石10g，阿胶10g（烊化）。此方连服5剂而小便畅通，随之腹泻止，诸症悉蠲。

刘渡舟老师通过这一病例的诊治，触发了思想突变，使其对《伤寒论》研究产生了方向性的转变。患者因产后腹泻，前医误以为脾虚，屡进温补，未能奏效。刘老视其舌红绛、苔薄黄，切其脉沉而略滑，初诊以其下利而又口渴，误作厥阴湿热下利，投白头翁汤不甚效。至第三诊时，询问得知患者咳嗽、少寐而下肢浮肿，小便不利，大便每日三四次，口渴欲饮水。思之良久，乃恍然大悟，此证非虚非湿，乃猪苓汤（咳、呕、心烦、渴）之证。遂疏猪苓汤5剂，腹泻止、小便畅利，诸症悉蠲。

本案如实记录了刘渡舟老师临证思维过程的前后变化，开始从理法辨证入手，误作厥阴湿热下利，投白头翁汤不效；思之良久乃恍然大悟，于是改变了临床思维，运用方证辨证的方法，从咳、呕、心烦、渴等主症的辨认中，对照《伤寒论》第319条，抓住了相应的方剂——猪苓汤，果然疗效非凡。刘老1981年10月在北京举办的"中日《伤寒论》学说讨论会"上，亦以此案为例说明方证辨证抓主症的重要性。其报告的题目也别出心裁——使用经方的关键在于抓住主症。刘老在报告的结尾部分大声疾呼："由上述治案来看，不抓主症则治疗无功，若抓住了主症则效如桴鼓。然抓主症亦非易事，往往几经波折，走了许多弯路以后，才抓住了主症……我认为抓住主症，治好了病，也就发展了《伤寒论》的治疗范围，扩大了经方的使用，使人增长才智，把辨证推向新的飞跃。为此，抓住主症，使用经方的意义也就在于此了。"

刘老的肺腑之言，道出了中医辨证的奥秘。的确如此，中医辨证是对于复杂性交织病况的判断。前医认为患者是脾虚投补脾药，以及刘老"初以为厥阴下利，投白头翁汤"皆是对中医辨证的挪用与重构。医者欲得中医辨证之真相，需摒弃一切现成的结论，从方证辨证入手，才能够横断众流，直入堂奥。

5. 猪苓汤方的形成、治疗目标及方证中的药证

猪苓汤的形成（参考《近代汉方各论·猪苓汤》）：古人早就发现白术茯苓基能够利水化饮，治疗口渴、小便不利的水饮停滞诸病证。

白术茯苓→口渴、小便不利

但由于患者呕吐下利使消化道津液流失严重，白术燥热不适合全身津液不足的水饮停滞病证，因此从利水化饮的白术茯苓基中减去了温燥的白术而加上猪苓泽泻基。

白术茯苓基－白术＋猪苓泽泻→猪苓泽泻茯苓基

因为这个津液不足又有水饮停滞的患者出现咳嗽、心烦不得眠的症状，于是就在猪苓泽泻茯苓基的基础上加上既能够储水养津，又能够除烦助眠止咳的阿胶。

猪苓泽泻茯苓基＋（咳嗽、心烦不得眠）阿胶→猪苓泽泻茯苓阿胶生药复合物

再因为这个津液不足又有水饮停滞而出现咳嗽、心烦不得眠的患者，同时有明显的小便不利或淋漓不止的症状，于是就在猪苓泽泻茯苓阿胶生药复合物中再增添了利水通淋的滑石，这样就形成了猪苓泽泻茯苓阿胶滑石汤。

猪苓泽泻茯苓阿胶生药复合物＋（口渴、尿急）滑石→猪苓泽泻茯苓阿胶滑石汤

最后，《伤寒论》整理者，把猪苓泽泻茯苓阿胶滑石命名为猪苓汤。

猪苓泽泻茯苓阿胶滑石汤→猪苓汤。

开始以白术茯苓基治疗口渴、小便不利的水饮停滞病证，由于呕吐下利，消化道津液流失严重，而白术燥热不适合全身津液不足的水饮停滞病证，于是用猪苓泽泻替代白术，形成了猪苓泽泻茯苓基治疗津液流失严重的水饮停滞病证。一些津液不足的水饮停滞病证出现咳嗽，或强烈的咳嗽引起了呕吐，以及大量的阴津不足引起"心中烦不得眠"，先人们在黄连阿胶汤的应用中得知阿胶能够改善咳嗽与"心中烦不得眠"，于是就在猪苓泽泻茯苓基上加上阿胶，形成了猪苓泽泻茯苓阿胶生药复合物。最后对于猪苓泽泻茯苓阿胶生药复合物证的严重口渴与小便短赤涩痛追加能够改善口渴与小便短赤涩痛的滑石，最终就形成了猪苓泽泻茯苓阿胶滑石汤。到了原始《伤寒论》时代，认定利尿作用明显而不伤阴的猪苓为猪苓泽泻茯苓阿胶滑石汤的主药，遂命名为猪苓汤。

猪苓汤的治疗目标（《类聚方广义》）：小便不利或淋漓，渴欲饮水者。

猪苓汤证中的药证（《近代汉方各论》）：小便不利（泽泻、茯苓、猪苓）或淋漓（阿胶、猪苓、滑石），渴欲饮水（泽泻、猪苓、滑石）者。

6. 猪苓汤的治疗范围（《中医诊疗要览》）

本方有利尿之效，能消退尿路炎症，故用于肾炎、肾石症、膀胱尿道炎、淋病等。能增加尿量，制止血尿，治尿意窘迫、排尿时疼痛。用于腰以下浮肿，亦常有效。

临床治疗上述病证，我应用猪苓汤的依据是：方向感辨证是虚证，或体能是中等度以下，渴欲饮水，出汗少，尿意频数与排尿时尿道刺痛，或尿中常有渗血等症状。出现以上症状的患者，一般都已经过西医药的治疗，发热、尿痛强烈、血尿等急性期的症状已经缓解，但是尿频、尿急、尿痛的膀胱刺激症状依然存在，这个时段里的方证大都是猪苓汤证。

7. 猪苓汤与五苓散的方证鉴别

临床上主要从以下几个方面来鉴别：

（1）从病位上看，五苓散主全身性的水液代谢失常，而猪苓汤则侧重于治疗泌尿生殖系统为主的下焦疾病。换言之，五苓散的治疗范围较广泛，而猪苓汤对于泌尿系统的疗效则更加专一。

（2）从病性上来讲，五苓散用桂枝，服后又要求患者多饮暖水，其证偏寒；而猪苓汤中用滑石，其方证性质则偏热，并且方中还有阿胶，可用于治疗尿血（或为肉眼血尿，也可为镜下血尿），而五苓散证是没有血尿的，这也是二方证的重要不同。

（3）从方证的宜忌方面，五苓散适应证多见汗出，而猪苓汤则忌用于汗出过多之时，如《伤寒论》第224条说："阳明病，汗出多而渴者，不可与猪苓汤。以汗多胃中燥，猪苓汤复利其小便故也。"

（4）呕吐剧者用五苓散，而烦躁不寐时则首选猪苓汤。

（5）从方药的功能和治疗趋向来看，五苓散以发汗为愈病途径，而猪苓汤则以利小便为治疗手段。

（6）五苓散中苓桂合用，可平冲逆，以头痛、眩晕等气机上冲症状者为宜；而猪苓汤中含有滑石、阿胶，对于消化道和泌尿道炎症时的黏膜受损则更有特长。

日本汉方家大泽捻采用了独创的图表方式，撰写了图文并茂《写给女性的温养中药本》一书，其中就有一张关于泌尿道感染系列方证，以及它们之间鉴别的图表，张默川、夏豪天翻译的《汉方临床应用的诀要·猪苓汤》中也引用了这张图表。

现在我把这张图表（图 1）转录如下：

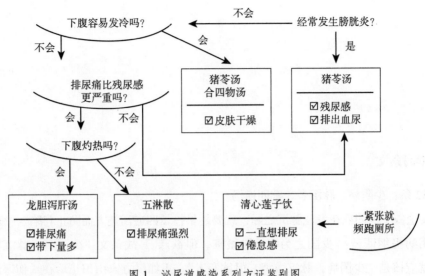

图 1　泌尿道感染系列方证鉴别图

8. 问题讨论

问：老师，您临床上用猪苓汤的依据是什么？治疗什么疾病为多？

答：我临证用猪苓汤的机会是比较多的，其依据是两条：一是方向感辨证上是虚实相间而稍微偏虚；二是具有尿频尿急，兼有血尿倾向，口渴欲饮，小便不利，出汗较少等症状。我临床上用猪苓汤以治疗泌尿道感染、肾炎、肾结石等病为多。

我平时偶然出现尿频、尿急、尿痛等泌尿道感染的症状时，一般煎服 2～3 次的车前草、白茅根这一类草药就很快消失。2015 年 6 月，杨梅刚刚成熟的季节，有一天我和几个朋友一起到郊区杨梅山上吃了很多杨梅。再加上天热、疲劳等原因，当天傍晚，就出现了尿频、尿急、尿短、尿痛等症状。我马上煎服了 30g 的车前草，然而一点效果也没有。第二天早晨，除上述症状依然存在外，还出现发烧，体温 38℃，烦热口渴，精神不振，疲乏已极，尿血，口干口渴，脉沉细而数等。我当年已经 72 岁了，体能应该是中等度偏虚，加上这一系列的虚证状态，就是一个典型的猪苓汤证了，于是就服用了常量的猪苓汤。服药后一天，体温恢复正常，泌尿道感染的症状大为减轻，继服原方 1 周而痊愈。

第 90 讲 康治本第 62 条——四逆汤证治

1. 学习条文

第 62 条：少阴病，脉沉者，宜四逆汤。

条文论叙了少阴病在发现脉沉之际，就要趁早投予四逆汤类方而防止其陷入厥逆危境。

少阴病提纲证云："少阴之为病，脉微细，但欲寐。"故条文"少阴病，脉沉者"，无需言语就应该是"少阴病，脉沉微细，但欲寐者"。正如汉方家山田正珍在《伤寒论集成》中说的那样："少阴病之脉沉，乃脉微细而沉也，'微细'二字，含蓄在'少阴病'三字中矣。"

学习该条条文时，还应该与宋本第 91 条"伤寒，医下之，续得下利，清谷不止，身疼痛者，急当救里；后身疼痛，清便自调者，急当救表。救里宜四逆汤，救表宜桂枝汤"和第 92 条"病发热头痛，脉反沉，若不差，身体疼痛，当救其里，四逆汤方"互勘。特别要把条文中的"急当救里""当救其里"细细体味，体味其中"见机于早，治之于微"的寓意，提醒我们处方用药要当机立断，不必等待虚候毕具时方采取诊治措施。

此条未见其症，而但凭脉论治，并不是说独持寸口就可以诊断，而是告诫在少阴病初起之时，虽然未见形证，但若稍迟片刻，神昏厥逆、脉微不至等危象可能就会接踵而至，故必须知微见著，未雨绸缪，以济急救难。

2. 大塚敬节对条文的解读

大塚敬节认为，外感热病中的一些少阴病，"是因风邪久留不去酿成肺炎而热度不高却恶寒，也有食欲，咳嗽也少，一见像轻症。而脉微细不数，也多是重症，这是需要警惕的症状。若是脉小而数，或有结代，虽护士也知道病重，会打樟脑针。假如脉数不改平常，就意外很放心，所谓'瞎子不怕蛇'。不知道中医称之为阴证脉象之可怕，所以乐观到不可思议的态度。医生望一望体温表，脉数不多，以为没有心脏衰弱之症，也就乐观了，随口说二三天就会好的。哪知医生一走，骤然急变，闹得医生都没赶上。病是身体向病邪作斗争，两军势均力敌时乃成激战。激战是明显的重症，谁见了都不会错。可是有不战而败的，强敌面前的弱卒是不战而走的。这样的战争是听不到枪炮声的。不听见枪声就说没有战事，

那是错误。"（引自日本汉方家鲶川静编写的《中医治疗经验》）

大塚敬节在这里所列举的治疗这些虚人"因风邪久留不去酿成肺炎而热度不高"都是少阴病，其能够最早反映其端倪的是"沉微细"的脉象。他反复告诫医者，要通过脉象来认识少阴病，把"不知道中医称之为阴证脉象之可怕"的医者，称之为"不怕蛇"的"瞎子"。可谓苦口婆心，语重心长。

由此也可见，四逆汤对于临床诊治的重要性。

3. 条文对照

宋本条文和康治本第62条相对应的是第323条：少阴病，脉沉者，急温之，宜四逆汤。

两者相比较，宋本多了"急温之"三字。这三字把条文的寓意更为明确地表达了出来。它警示医者对于少阴病阳虚证，只要发现脉象沉微细之时，就要趁早使用回阳救逆的四逆汤来温扶阳气。不然的话，等到下利厥逆亡阳时，再仓皇地投四逆汤，就为时晚矣。

大塚敬节在《临床应用伤寒论解说》中也提出如上的见解。他认为条文这里虽言脉沉，但应为脉微细而沉。在少阴病篇开始有"少阴之为病，脉微细"条，所以此处应是省略了"微细"记述。如果有发热、身体痛等病状，则必须使用麻黄细辛附子汤等。如果脉沉实，则必须使用承气汤类。如果脉微细而沉，则使用四逆汤类。

《伤寒论译释》认为，本条的脉沉当是沉而微细，不是沉而实大，是可以肯定的。不过值得探索的是"急温之"一句，因为仅说脉沉，并没有指出亡阳虚脱之证，为什么要提出"急温之"呢？这是仲景指示我们，对虚寒见证，应该早期治疗，以免延误病机。如下利清谷、四肢厥冷等症悉具，则显而易见属少阴虚寒，稍具医学知识的医生都可放胆用温药治疗。本条虽然上述诸症未必悉具，但既见脉沉微细，是少阴虚寒之本质已经毕露，若不急用温法，那么恶寒身蜷、吐利大汗、躁烦厥逆等亡阳虚脱证候就会接踵而至。因此，提出"急温之"，可以未雨绸缪，具有防止病势增剧的积极意义。

汪苓友在《伤寒辨证广注》中提出："少阴病，本脉微细，但欲寐。今者，轻取之，微脉不见；重取之，细脉几亡，伏匿而至于沉。此寒邪深中于里，殆将入脏，温之不容以不急也。少迟，则恶寒身蜷，吐利躁烦，不得卧寐，手足逆冷，脉不至等死证立至矣。四逆汤之用，其可缓乎？"

《伤寒论译释》与汪苓友等对本条"少阴病""急温之"的解读非常到位，道出了本条存在的价值与意义。临床上经常看到一些老人、小孩、产后妇女，以及体弱多病的人，只因感冒伤风而变成肺炎，有的开始时候只是精神差点，脉搏弱，食欲不差，几天之内就出现中毒性休克。这些患者如果一开始就诊断为少阴病而"急温之"，大部分都可以及时治愈。

至于"脉沉者"与"宜四逆汤"则要活看。四逆汤证，并非脉沉一象；四逆汤方，亦并非专指四逆汤一方，而是泛指四逆汤类方。医者临证时要知常达变，圆机活法，随证治之。

4. 医案介绍

现在通过《皇汉医学》所引用的荒木性次氏的医案，来看看少阴病的临床危象，以及病证虽然陷入阴病，但只要治疗及时，也可以豁然而愈的事实。病例转录如下：

13岁女孩，因肺炎持续高热数日，使用强而有效的注射剂，高热降至37℃，但元气已衰，食欲不振，口干欲饮，与之则又不饮。颜面色青，蒙眬似睡，时时烦躁，而且呻吟，又有抽嗒哭泣。脉浮细而数，尿频。此为里寒阳虚之重证，所以与四逆汤。服药后呻吟得止。1小时后，欲食点心，谈笑自如无病态，服一二剂后即痊愈。此患者可能强服以西药，抑制阳气大过之故。

荒木性次接诊时，女孩体温已经正常。但是从神色形态与"蒙眬似睡，时时烦躁，而且呻吟，又有抽嗒哭泣""尿频"来看，已经陷入少阴病，"食欲不振，口干欲饮，与之则又不饮"也是阳虚里寒证之佐证。然而脉象并非"脉沉者"，而是"脉浮细而数"。荒木性次舍脉从证投四逆汤，"服药后呻吟得止。1小时后，欲食点心，谈笑自如无病态，服一二剂后即痊愈"，真可谓效如桴鼓。

5. 大塚敬节的临床体会

大塚敬节在《似轻而实重的感冒》一文中谈了他的临床体会，现转录如下：

汉方医生称之为"感冒的疾病"，其实流行性感冒、肺炎都可以包括在内。现在来谈谈那些似轻而实重的症状。感冒或肺炎而发高热，咳嗽，胸痛剧烈，不单是医生，是外行也都认为是重症。可是这种病证只要治法不特别拙劣，是都会好的。反而是恶寒多，却热度低，老人、小孩平素身体弱的人伤了风，多现此种症状。几乎没有咳嗽，也想食，也不诉苦痛、口渴，极为安静地躺着，不单是家族，医生也往往断为轻症。表面上看来似乎不甚严重，不到一个钟头就陷入危笃，出现纤维素中毒问题，常是这类的患者……那么，这样的时候该怎么办呢？一般知识，伤风首先给发汗剂，而这种患者对发汗、吐剂、下剂都是禁忌。一般伤风，用桂枝汤、葛根汤、麻黄汤、小青龙汤、柴胡桂枝汤、小柴胡汤等就能好。但是对阴证的患者，这一些方剂都无效，不独无效，反能增加病势。对于以上的病证，中医应该如何治疗呢？有人认为上述这些虚人"似轻而实重的感冒"是表阴证，治疗表阴证的药方就会是麻黄附子细辛汤、麻黄附子甘草汤、桂枝加附子汤。这样就把具体问题简单化了。上述这些虚人的"似轻而实重的感冒"，也不一定就出现表阴证。假设我们还是生活在康治本时代，当时还没有麻黄附子细辛汤、麻黄附子甘草汤，那还要考虑到哪些药方？

现在列举二三阴证的治剂加以解说：

（1）芍药甘草附子汤：芍药、甘草各4.8g，附子1.6g，一回量，水二合煎为六勺，顿服。

此方出于《伤寒论》太阳病篇："发汗病不解，反恶寒者，虚故也，芍药甘草附子汤主之。"还不至于躺倒在床，时躺时起来，一见不像重症，这种患者往往有芍药甘草附子汤之证。如以为发汗未畅，连投发汗剂，随个人体质之不同，可以越发成为阴证而不救。我也曾见病流行性感冒，而一连几天给了发汗剂，便呈现桂枝加附子汤证的。

（2）桂枝加附子汤：桂枝、芍药、大枣、生姜各2.4g，甘草1.6g，附子1.2g，一回量，水一合四勺煎为六勺，顿服。

此方见于《伤寒论》太阳病篇："太阳病，发汗，遂漏不止，其人恶风，小便难，四肢微急，难以屈伸者，桂枝加附子汤主之。"这种患者两腿哆嗦站立不住，小便都要人扶。坐便器，小便不得出，非此方不救。症状至于如此，病家、医师都着急，张皇施治。可是像上文芍药甘草附子汤条下所叙那样的症状，就很容易被认为轻症而耽误。我又曾见过阴证肺炎只因投了葛根汤、小柴胡汤而陷入干姜附子汤证的。

四逆汤类方证一般多是四肢厥冷，脉沉弱，但有的时候也并不如此，反而出现桂枝汤证样的温暖。大塚敬节在《汉方诊疗三十年·缠绵不愈的阑尾炎》一案中写道："四逆汤在急性疾病时应用较多，慢性疾病时应用较少。该方应用指征一般为面色苍白、恶寒、脉沉迟而微、手足厥冷、或腹泻、尿澄清如水状，但与此相反，当也有用于面红赤、体温上升、脉浮迟而微、手足无厥冷、无腹泻等情况时。后者易被认为桂枝汤证。"诚为老吏断案，深于鞠谳。其心得体会虽为经验之谈，但不可忽视。

6. 问题讨论一

问：请你介绍一些火神派医家使用大剂量附子的四逆汤类方治疗沉疴痼疾的医案或医话，好吗？

答：好！我最为心仪的火神派医家是范中林先生，《范中林三阴三阳辨证医案》一书是我的枕边书，陪伴着我走过了整个中年时期，我把此书中的病案一个一个都做成了卡片，时时地忖度、揣摸、反思、判断与分析。

现在把他应用四逆汤类方的二则医案简要地介绍如下：

（1）少阴证淋病（前列腺炎）

张某，男，57岁。某电影制片厂导演。

（病史）1961年冬，在某地农村，睡新修湿炕而致病。初起，一侧睾丸肿大，坐立行走均疼痛难忍，因未能及时就医而日益加重。某医大附院确诊"前列腺炎"，经某中医研究所治疗一年而愈。1974年冬，旧病复发，先后迁延约3年。开始仅尿频，睾丸不适，服中药清热利尿剂数付，即告缓解。其后屡犯屡重，不仅尿急、尿频、尿路灼痛，并常感生殖器冰冷麻木。某医院检查确诊，仍羁"前列腺炎"［检查报告脓球（++），磷脂体少许，白细胞每高倍镜视野50个以上，红细胞每高倍镜视野30个］。从1977年4月至8月，开始采取中西医各种方法治疗：化疗、超声波理疗、热水坐浴、针灸、按摩等，同时服清热解毒利湿等中药150多剂，但自觉症状有增无减，并发展至阳痿，全身瘫软，步履艰难，终于被迫全休。1977年8月30日来诊，按少阴阳衰阴盛证论治，治疗3个月病愈……经检查，前列腺炎基本痊愈；同时，多年来之低血压、头昏、失眠等症亦均消失；饮食骤增，精神大振。

范中林老师处方是四逆汤加肉桂，限于篇幅，具体诊治过程就不展开了。问题是，如此"尿急，尿频，尿路灼痛"的前列腺炎患者，为什么用四逆汤加肉桂而效？我们如果不囿于局部的"尿急，尿频，尿路灼痛"的湿热症状，而通过通治法来看就会明白。一是患者年近60岁，久病不愈，常感生殖器冰冷麻木、阳痿、全身瘫软、步履艰难等症，应该是三阴的虚证；二是"服清热解毒利湿等中药150多剂，但自觉症状有增无减"的治疗史，不是已经告诉我们该患者的病证应该是治疗方向的反面吗？

（2）少阴证哮喘（支气管哮喘、肺气肿）

刘某，男，49岁，安徽省某局干部。

（病史）10余年前，患慢性支气管炎，后发展为哮喘，经常发作，每冬必重，常须住院治疗。经安徽省某医院确诊为"支气管哮喘""肺气肿"，久治未愈。1978年7月4日来诊，按少阴证论治。前后八诊，已1年未再复发。

范中林老师对于"患慢性支气管炎，后发展为哮喘，经常发作，每冬必重，常须住院治疗"的咳嗽哮喘患者，不考虑用化痰平喘止咳的药方，而是从全身的脉症出发来处方用药。初诊时，患者"气紧，心累，乏力，偶有咳嗽，痰少，清稀色白。体稍胖，两颧赤暗，唇乌，舌淡白，苔灰白厚腻。时值伏天，哮喘虽未大作，但病根犹存"，范中林老师认为"此证属少阴。法宜扶先天之元阳，镇纳浊阴之气，以四逆加味主之"。这真是一则使用通治法治疗成功的典型案例。《范中林三阴三阳辨证医案》的编者告诉我们："患者于1979年1月，向有关研究部门反映，着重提出两个问题：①据说川附片超过4钱，就要中毒，多服干姜有害于肾。但范老所处药方，每剂药附片用到二两以上，干姜用量亦不少，4个月内，附片累计服用20余斤，不仅没有中毒和其他反应，而且疗效显著，究竟是何缘故？②我在京服汤药，是从1978年7月12日开始，至9月20日。时值伏天，每天1剂，早中晚3次分服。有的医生对盛暑服用如此大量热药很担心。像类似陈规，范老为什么敢于突破？建议一并作为专门课题研究总结。我们认为，患者提出的这些问题十分中肯。如能采取现代科学手段，加以认真研究，是有现实意义的。"

患者所提出的问题，可能和现行中医教材的观点相抵牾。然而临床比教材复杂，患者病证变化的偶然性太多，教材永远跟不上变化。我们只有通过经方医学知识的精微体悟，才能够得到圆满的回答，因此我们不要因其不合我们教材的规定而将其置之不理。

7.问题讨论二

问：患者长期形寒肢冷是否是四逆汤类方证？

答：长期形寒肢冷是一种疑难病证，并不容易治愈。医者面对任何单一的症状都不能贸然做出诊断，诊断长期形寒肢冷是否是四逆汤类方证也是一样。

诊断此方证，第一步也是从虚实入手进行方向感辨证，在此基础上第二步才进行方证选择。非虚证的长期寒肢冷大部分是瘀血阻滞的桃仁承气汤、桂枝茯苓丸等方证，虚证的长期寒肢冷也有当归芍药散证、肾着汤证、当归四逆汤类方证，当然也有四逆汤类方证。

日本人，特别是日本女性患这种长期形寒肢冷的病证特别多，日本汉方家把这种病证称之为"冷症"。诊治"冷症"要先辨虚实，在辨清虚实的基础上，再辨别各种各样的方证。下面摘录藤平健博士在《汉方选用医典·虚冷症》中的论叙与病例以供参考。

一讲"冷症"就很容易想到有温暖效果的药来使用，这是会发生错误的原因。因为汉方有实证及虚证的区别，实证的人是能量有病性的过剩，若取例于火车头锅炉蒸气过剩快要爆炸的状态，这样的时候，当然要把能量减少，回复正常的状态才行。若对此实证的人，使用对于虚证的人所常用的处方（温补剂），即益加能量的过剩，症状一定将更加恶劣。

冷症虽然是常说的名词，但不能掉以轻心。

冷症的汉方药，用于实证者有2种，虚证者有5种，先由实证的处方来介绍。

【实证】

（1）桃核承气汤：体格强壮的人，脸色带红或赤黑，时而油光多脂，容易便秘，容易上火，也会肩硬，妇女即有月事障碍等症状，而手足寒冷厉害者，用本处方可能获得很好的效果。

又脐的斜左下2～3cm处向腹底按下去，有如轻度凝硬般的东西感觉得到；再加力一点时，其上生闪电般的疼痛，像这样的腹部症状是用本处方的目标。

服用此方即能去除冷症，同时上火、便秘等其他症状也转好，渐渐恢复健康。

〔症例〕

住于附近，40岁的妇人，体格大，臂部如木材那么粗，脸色赤黑，呈油脂质，很适合桃核承气汤的体型，腹部也如前述，呈该症状，月事也常迟延等。

该妇人夏天的此刻，背部仍须穿棉袄，不然觉得太寒冷，且一定要坐在电气蒲团上面，才过得去的严重冷症。

可是服用此项桃核承气汤以后，即渐渐现出功效。该年冬天手脚已不冷，不必穿日本式布袜子（足袋），同时脸色也近普通状态，月事顺调。此效果的快速，患者本人也甚感惊奇又高兴。

这是桃核承气汤奏效的显著例子。

（2）桂枝茯苓丸：作为目标的症状与桃核承气汤颇为相似。不过本方即对于较为轻症的人使用机会为多，乃以脸部不那么红，没有便秘，腹部的抵抗及压痛不那么严重者为使用对象。

【虚实间】

五积散：体力中等或以下的人，脐部以上烘热至甚，但脐部以下冰冷、食欲不振、容易疲劳等者可见效。

【虚证】

（1）当归四逆加吴茱萸生姜汤：最常用于虚证的厥冷症处方。

本处方能确切适合的对象——好像略为体力差的体形者，腰部以下的冷症甚厉害，膝盖有时冷如冰，因此夏天也须穿袜子睡觉。

（2）当归芍药散：身材苗条、皮肤细白的妇人较适用。有月事障碍，诉说手足及膝盖冷得受不了者。诊其腹部，可以发现全面的乏力。脐的左斜下 2cm 处有轻度抵抗压痛等症状时可使用，即见效。

（3）四逆汤：相当严重的虚冷症适用处方。体力的衰弱显著，手足像冰一样的感觉，诉说全身寒冷得不得了。夏天脸色仍像进入冰冻室般的苍白，因为感觉寒冷常发生毛骨悚然的情况，像这样强度的冷症时，使用很有效。

〔症例〕

为治疗白内障而在通院的 70 岁妇人，忽然没来治疗，到底发生何事而在疑虑中，至夏天又开始来通院。妇人说，自从春天起，常常手足冰冷，身体寒冷得不得了。所以到国立医院住院接受检查，结果"这不算病，多保重……"这样被打发回来。"像这样的夏天，手足仍冷得受不了。"看来真的好寒冷的样子。

当时认为是四逆汤的适应证给药，嗣后即一天比一天地好起来，恢复健康，冬天来临也不像以前怕冷了。这样说着甚为高兴。

（4）苓姜术甘汤：这是下半身，特别于腰部虚冷得受不了者使用。原典是这样写的，"腰如带五千钱"又"如坐水中"。像所说腰部非常重，且有强度冷症为特征。又尿量会增加，像水一样浅颜色的小便也为本方的使用目标。

藤平健博士对于诊治冷症的系统分型论治与两个生动病例的叙说，是对于初学者会出现简单性思维的纠正，颇有警示作用。

第 91 讲　康治本少阴病证条文小结

康治本第 51 条到第 62 条都是叙述少阴病证的条文，宋本与之相对应的条文是少阴病篇第 281 条到第 325 条。

1. 温习条文

第 51 条：少阴之为病，脉微细，但欲寐（寐）也。（宋本第 281 条）——少阴病提纲证。

第 52 条：少阴病，心中烦，不得卧者，黄连阿胶汤主之。（宋本第 303 条）——阴虚内热。

第 53 条：少阴病，口中和，其背恶寒者，附子汤主之。（宋本第 304 条）——阳虚寒湿在表。

第 54 条：少阴病，身体痛，手足寒，骨节痛，脉沉者，附子汤主之。——寒痹证治。

第 55 条：少阴病，下利，便脓血者，桃花汤主之。（宋本第 306 条）——阳虚下利滑脱。

第 56 条：少阴病，吐利，手足逆冷，烦躁欲死者，吴茱萸汤主之。（宋本第 309 条）——胃肠寒饮冲逆。

第 57 条：少阴病，咽痛者，甘草汤主之。（宋本第 311 条）——治疗阴病要储水，阳虚加干姜，阴虚加芍药。

第 58 条：少阴病，下利，白通汤主之。（宋本第 314 条）——通过治疗表阴证而治利。

第 59 条：少阴病，腹痛，小便不利，四肢沉重疼痛，自下利，或咳，或小便利，或下利，呕者，真武汤主之。（宋本第 316 条）——阳虚水泛。

第 60 条：少阴病，下利清谷，里寒外热，手足厥逆，脉微欲绝，身反不恶寒，其人面色赤，或腹痛，或干呕，或咽痛，或利止脉不出者，通脉四逆汤主之。（宋本第 317 条）——脉微欲绝于格阳戴阳。

第 61 条：少阴病，下利，咳而呕渴，心烦不得眠者，猪苓汤主之。（宋本第 319 条）——阴虚水气不化。

第 62 条：少阴病，脉沉者，宜四逆汤。（宋本第 323 条）——阳未脱，脉先兆。

2. 康治本第 51 ~ 62 条条文简释

第 51 条是少阴病的提纲证:"少阴之为病,脉微细,但欲寤也。"宋本是"但欲寐也",这两条互相补充就比较完整。这里讲的睡眠障碍,一种是由于新陈代谢功能比较低落,所以嗜睡、精神不振;另外一种是整个新陈代谢功能出现虚性的兴奋,所以失眠烦躁。两者虽然不一样,但都是精神状态出现异常的睡眠障碍。像这种睡眠异常,往往出现在一个患者身上,白天只想睡,晚上睡不着。这种睡眠障碍有两大类,一类是虚证,就是康治本第 51 条的少阴病;另一类是非虚证,就是少阳病的苓桂术甘汤证。日本汉方家山本严把非虚证的白天只想睡、晚上睡不着叫作"夜枭证"。夜枭是猫头鹰,猫头鹰晚上飞出来,白天在睡觉,借此形容此类患者的症状特点。

第 52 条提出了"少阴病,心中烦不得眠"的黄连阿胶汤证治,即先论叙"但欲寤"的精神虚性亢奋失眠的黄连阿胶汤证治。之后的条文则分别论叙附子汤、桃花汤、吴茱萸汤、白通汤、通脉四逆汤等阳虚证的证治。

第 53 条讲少阴病附子汤的证治,条文中的"口中和,其背恶寒"要对照白虎加人参汤证进行方证鉴别。白虎加人参汤证是口中烦渴、背微恶寒,附子汤是口中和、其背恶寒,两个方证有虚实的不同。当然二者也有联系,其联系点就在人参,即两个方里都有人参。白虎加人参汤证虽然属于阳明的外证,但是由于大汗造成体液消耗,有一种陷入阴证的先兆;而附子汤证的背部寒冷是由于阳虚寒盛所造成的。

第 54 条还是附子汤证,但是叙述了阳虚寒痹的证治。条文在通治法的基础上兼治寒湿痹,开了专病专治专方之先河。

附子汤与真武汤内在的联系,真武汤少一味人参多一味生姜就衍变为附子汤了。真武汤证与附子汤证当然都里阴证,但是也有表阴证的临床症状。手脚寒、骨节痛、身体痛这一类风寒湿痹的症状就是体表的病证。附子汤与真武汤中的附子是炮附子,附子汤中用二枚,而真武汤用一枚,可见附子汤治疗风寒湿痹的机会更多。附子汤白术的用量康治本是三两,宋本则是四两。白术和附子量的增加,也是针对附子汤证的阳虚风寒湿痹,这是值得注意的地方。

第 55 条是桃花汤证治。桃花汤证是阳虚下利滑脱,治疗主要用由干姜、赤石脂、粳米组成的桃花汤。因为主药赤石脂又名桃花石,所以叫桃花汤。这条重点是讲对于一种阳虚造成的腹泻,长期治疗不愈,应该在扶阳的基础上专用一种具有肠道黏膜保护和有收敛作用的药物——赤石脂。

第 56 条论叙阳虚的吴茱萸汤证治,条文中吐利症状并重,但重点应该在呕吐。吴茱萸汤证的手足厥冷、烦躁欲死的状态跟四逆汤证不同,四逆汤手脚厥冷、烦躁欲死的程度更厉害。对于四逆汤证来讲,是由于有效血容量不足造成微循环衰竭的休克,预后较差。相比较，吴茱萸汤证就是另外一回事了，它是由于冲逆、呕吐造成神经极为紧张，而导致这种肢厥欲死的症状，预后较好。

第57条甘草汤证治。这条条文的重点，是讲由于阴病而津液流失，需要储水。津液不足的先兆是咽喉会干燥、疼痛，甘草可以储水，储水的结果补充了津液而治疗咽痛。单独一味药组成的甘草汤，在《伤寒论》方证结构组合上的重要性应引起我们高度的重视。甘草和干姜配合，形成的甘草干姜汤是治疗阳虚证的母方；甘草和芍药组合，形成的芍药甘草汤是治疗阴虚证的母方；甘草和芍药、附子配伍，形成的芍药甘草附子汤则是治疗阴阳并虚证的母方。

第58条是白通汤的证治。白通汤的药物和四逆汤比较起来，没有甘草而有葱白，重点是通过扶阳解表治疗表阴证而达到治疗下利的目的。我们应该联系宋本的麻黄附子甘草汤、麻黄附子细辛汤，联系葛根汤治疗太阳阳明合病的下利，联系桂枝汤在太阴病篇中治疗脉浮下利，来理解这条条文的机制。

第59条叙述阳虚而水饮泛滥的真武汤证治。条文中或咳嗽，或下利，或小便利，或呕等或然症状，是阳虚水泛状态下形成的，用真武汤后水饮化解了这些症状随之而愈。所以康治本中没有针对或然证而加添药物。而宋本第316条真武汤的证治则有所不同，条文中每一个或然证都加上了相应的药物。这一条文结构上的不同，反映了两个文本编者不同的诊治思想。康治本重视通治法，而宋本在重视通治法的基础上，兼顾专药专治。

第60条讲的是通脉四逆汤的证治。通脉四逆汤和四逆汤的药物组成是一样的，但是四逆汤中干姜只有一两半，而通脉四逆汤中干姜是三两。对照宋本通脉四逆汤方附子用大的，可以判断通脉四逆汤证比四逆汤证阳虚的程度更重。四逆汤证形寒肢冷、精神疲惫、脉象微细等脉症，通脉四逆汤证都有而且更为严重，特别是脉象不仅是微细而且微细欲绝。还有出现脸色红、咽痛这些格阳证，这是由于人体阳气溃散而出现的一种阳气外泄的热象。

第61条是猪苓汤证治。猪苓汤证是阴虚内热又伴随着水气不化。猪苓汤证条文中极为重要的小便不利一症被省略了，一定要增添进去才完整。猪苓汤与五苓散的治疗目标容易混淆，历代医家对此的争论大都在学理上，在概念上，很少有在临床诊治上展开。陆渊雷在《伤寒论今释》写道："本论中猪苓汤证二条（本条及三百二十二条），猪苓汤禁一条（次条），证候殊不析。本条云脉浮发热，渴欲饮水，小便不利，乃与五苓散证无异，注家或以为太阳阳明之辨，或以为气分血分之差，皆徒托空言，未有确指其证候者。若非怀宝迷邦，则是不知用法耳。惟日本医谓猪苓汤治淋病脓血，殆因《金匮》载之淋病篇中，遂尔悟出。今所试效，则五苓证病在肾脏，虽小便不利，而小腹不满，决不见脓血；猪苓证病在膀胱尿道，其小腹必满，又多带脓血。苟熟知乎肾脏病与膀胱尿道病症状之异，则二方决不致误施。朱肱谓五苓脉浮，猪苓脉沉，王宁泰因谓本条'若脉'字下脱一'不'字，当作'若脉不浮'，皆捕风捉影之谈，不可从矣。"

第 62 条讲少阴病的四逆汤证治。奇怪的是，这条条文仅仅只有一个脉象。其用意是要我们知道，在少阴病的状态下，医生要通过非常敏感的脉象状态去抢时间诊治，以防病证陷入不治。宋本增加了"急温之"三字，则警示医者要抢时间服药治疗。

3. 少阴病证条文小结

到这里，康治本的第 51 条到第 62 条就全部讲完了。现在结合宋本有关内容把康治本少阴病证条文做一个简单的小结。

第一条"少阴之为病，脉微细但欲寐（寐）也"，首先揭示少阴病提纲证，论述了少阴病共同具有的脉症：是由于血容量不足，引起血液循环系统衰弱，以及精神活动的障碍。在康治本中，还没有提到表阴证的证治，到了宋本就有了具体的方证。在少阴病状态下出现阴虚内热和阳虚里寒的两种类型，这两种类型的虚证都会影响精神状态，正如《灵枢》寒热病篇里讲到的"阳气盛则慎目，阴气盛则瞑目"，就是阳气盛则眼睛会动起来，阴气盛则眼睛会闭拢。阴虚与阳虚都会出现睡眠障碍。接着就举出少阴热化的黄连阿胶汤的证治，然后分别论述了少阴病阳虚里寒证，列举附子汤、桃花汤、吴茱萸汤、白通汤、真武汤、通脉四逆汤等方证的证治，其间尤其重点提示了少阴病的甘草汤证治。最后，举出少阴病热化的猪苓汤证和少阴病寒化的四逆汤证，以此两个典型方证总结性地阐述完少阴病的变化。

大塚敬节《临床意义伤寒论解读》中对少阴病篇扼要的回顾，我觉得对于初学者很有帮助，因此转录如下：

本篇首先揭示少阴病总纲，论述该病为里有寒，呈现出脉微细，只欲躺卧睡觉的状态。其次，论述少阴病兼有表邪的证治，举出麻黄细辛附子汤、麻黄附子甘草汤。然后论述一转，举出少阴寒邪转变而成热者，记述黄连阿胶汤的证治。接着，论述作为少阴病本来面目的里寒证，列举附子汤、桃花汤、吴茱萸汤、白通汤、白通加猪胆汁汤、真武汤、通脉四逆汤、四逆汤等。其间穿插着提示少阴病具有咽痛症状的证治，列举出猪肤汤、甘草汤、桔梗汤、半夏苦酒汤、半夏散及汤。最后，举出少阴病兼有气滞证的四逆散，以及寒转变为热者之猪苓汤、大承气汤等，阐述完少阴病的变化。

4. 问题讨论

问：康治本中的 50 个药方远田裕正是如何进行分类的？

答：远田裕正在《伤寒论再发掘》第 14 章"汤的结合基别分类"中，把康治本的 50 个方子以核心药基证为依据分成六类。

（1）甘草基群：甘草基群里又分五类。

①甘草基类，只有一个方，即甘草汤。

②芍药甘草基类，有两个方，一个芍药甘草汤，一个芍药甘草附子汤。

③桂枝甘草基类，有桂枝汤、桂枝加葛根汤、桂枝去芍药汤、桂枝加芍药汤、桂枝加芍药大黄汤、建中汤和桂枝加附子汤7个方。

④麻黄甘草基类，有麻黄汤、青龙汤、葛根汤、葛根加半夏汤、麻杏甘石汤，一共是5个方子。

⑤石膏甘草基类，有白虎汤、白虎加人参汤。

（2）大黄基群：又分四类。

①大黄甘草基类，有调胃承气汤、桃仁承气汤2个方。

②大黄枳实基类，只有大承气汤1个方。

③大黄栀子基类，只有茵陈蒿汤1个方。

④大黄芒硝基类，也是1个陷胸汤方。

（3）干姜基群：也分四类。

①甘草干姜基类，有甘草干姜汤、四逆汤、通脉四逆汤、茯苓四逆汤4个方。

②姜附子基类，有干姜附子汤、白通汤2个方。白通汤没有甘草，而是有葱白。

③赤石脂干姜基类，只有桃花汤1个方。

④人参干姜基类，是黄连汤。康治本中还没有人参汤，故只有一首黄连汤。

（4）黄芩基群：又分三类。

①黄芩甘草基类，有黄芩汤、黄芩加半夏生姜汤2个方。

②柴胡黄芩基类，有小柴胡汤、大柴胡汤、柴胡桂枝干姜汤3个方。

③黄连黄芩基类，有半夏泻心汤、生姜泻心汤、甘草泻心汤3个方。

（5）栀子基群：分为三类。这些药方都只有几味药，非常不引人注意。其实它的分类倒是非常复杂。

①栀子甘草基类，栀子甘草豉汤。

②栀子生姜基类，栀子生姜豉汤。

③栀子豆豉基类，栀子豉汤。

不要小看这几个只有几味药的方子，一般认为它们都是一个方，是栀子豉汤的加减。其实不是的。从它的读音前后排列，栀子甘草豉汤是栀子甘草基再加豆豉，而不是我们平时讲的栀子豉汤中加一个甘草。它的排列是栀子、甘草、豆豉，甘草是第二位，是栀子甘草基的结构。

（6）茯苓基群：也分三类。

①茯苓甘草基类，有茯苓桂枝甘草大枣汤、茯苓桂枝甘草白术汤2个方。

②白术茯苓基类，有桂枝去桂加白术茯苓汤、真武汤、附子汤3个方子。

③泽泻茯苓基类，只有猪苓汤1个方。

远田裕正把康治本中的药方从药方形成的角度进行了一次系统的分类研究，大家如果深入学习的话，对临床思维有很大的帮助。

第92讲　康治本第63条——厥阴病提纲证

1. 学习条文

第63条：厥阴之为病，消渴，气上撞心，心中痛（疼）热，饥而不欲食，食则吐。下之，利不止。

康治本"疼"字缺损，据宋本补上。

2. 词语解释

（1）消渴：指饮水多而渴仍不解。五苓散证也会出现消渴，但是伴有小便不利。

（2）气上冲心：患者自觉有气流冲撞心胸部位，一般伴随心悸亢进与胸部苦满。

（3）心中痛热：胸部疼痛、灼热、苦闷，或伴随着高度的心悸亢进。

（4）饥而不欲食：胃脘中有饥饿感、空虚感，但食欲全无。

本条是厥阴病的提纲证。厥阴病是虚证，是寒热错杂、上热下寒的证候。条文论叙了厥阴病所表现的证候是饮水多而渴仍不解，有逆气上冲撞心，心胸部疼热，饥不欲食，食则吐出来。假使误用攻下的药方，就将腹泻不止。

3. 有关厥阴病的不同认识

《伤寒论》的厥阴病篇，历来是争议较多之章节。

一般认为，厥阴病是外感疾病发展过程的最后阶段，其证候性质是寒热错杂、厥热胜复（阴阳胜复）。至于厥阴病提纲，多数注家都认为就是康治本第63条（宋本第326条）。然而也有少数医家，如袁家玑教授等人认为，宋本的第327条"厥阴中风，脉微浮为欲愈，不浮为未愈"可作为厥阴病提纲之一，以补第326条之不足。

日本汉方家丹波元坚对于厥阴病的看法是："厥阴病者，里虚而寒热相错证是也。其类有二，曰上热下寒，曰寒热胜复。其热俱非有相结，而以上热下寒为之正证。盖物穷则变，是以少阴之寒极，而为此病矣。然亦有自阳变者，少阳病误治，最多致之，以其位稍同耳。更有自阳明病过下者，其为证也。消渴，气上撞心，心中疼热，饥而不欲食者，上热之征也；食则吐蛔，下之利不止者，下寒之征也。是寒热二证一时并见者，故治法以温凉兼施为主。如乌梅丸实为其对方，干姜黄芩黄连人参汤亦宜适用矣。寒热胜复者，其来路大约与前证相均，而所以有胜复者，在人身阴阳之消长，与邪气之弛张耳。其证厥热各发，不一时相兼。故治法，方其发热，则用凉药；方其发厥，则用温药。调停审酌，始为合辙，倘失其机，必为偏害矣，此厥阴病要领也。要之，上热下寒，与寒热胜复，均无所传，其唯阴阳和平，病当快瘥焉。"

陆渊雷认为厥阴病是不存在的："乃不得不出于凑合，此拘牵三阴三阳名数，削趾适履之过也。"他在《伤寒论今释》中云宋本"伤寒厥阴篇，竟是千古疑案。篇中明称厥阴病者仅四条，除首条提纲有证候外，余三条文略而理不清，无可研索。以下诸条，皆不称厥阴病。《玉函》且别为一篇，题曰辨厥利呕哕病形证治第十。然其论意与序次，则厘然可辨。首论厥与发热，次专论厥，次论吐利，次专论下利，次专论呕，末二条论哕。夫下利呕哕，为诸经通有之证，无由辨为厥阴。易辨者惟乌梅丸条吐蛔一证，与厥阴提纲偶同耳。乱下利呕哕诸条，皆《金匮》杂病之文，惟厥热诸条，为《金匮》所不载，故小丹波但取厥热诸条为寒热胜复，与提纲一条为上热下寒，合为厥阴病，以符旧注寒热错杂之定义焉。"

我认为，所谓厥阴病只是阴病虚证中的一种寒热错杂、上热下寒的证候而已，特地列为一种病似乎没有必要。我的这种观点，最早就是受到陆渊雷前辈的影响。他认为"厥阴病出于拼凑"。（引自《伤寒论概要》）

陆渊雷认为"篇中明称厥阴病者仅四条，除首条提纲有证候外，余三条文略而理不清"，这里指的是宋本厥阴病篇的 4 条条文，即第 326、327、328、329 条。对照康平本，其厥阴病篇的原文和康治本一样，的确只有一条提纲证，其余的 3 条条文均为后人的追文。宋本厥阴病的提纲证是第 326 条，和康治本第 63 条内容基本上差不多，只是在"饥而不欲食，食则吐"后面加了一个"蛔"字，即"食则吐蛔"。康平本里也有"吐蛔"这两个字，不过这两个字是用括弧括起来的，是旁注。而到了宋本，"食则吐蛔"就出现在正文中。

胡希恕老对于厥阴病提纲证也是持保留意见的。他在《胡希恕讲伤寒论》中说："对少阳病的提纲、厥阴病的提纲要活看，这个不是一定。你看少阳病也是的，凡是有内热，无论在肠道之里，或者在胃肠之外，大概有口苦咽干，那不定是少阳病，但少阳病可能有口苦咽干，这个比较泛。而此厥阴病的提纲比较窄，这个是厥阴病有这种情况的，上边虚的厉害，下边寒的厉害，寒乘虚往上来呀，感觉气上冲心，心中疼热，这是自觉证。这个蛔，现在也研究了，大概古人没有蛔虫的很少，过去卫生差。如果寒从下往上冲，蛔要受波及，要吐蛔。如果没有蛔，再怎么冲也不会吐蛔，故有些注家牵强附会。"

4. 宋本厥阴病篇与厥利呕哕条文

宋本厥阴病篇的条文从第 326 条一直到第 381 条，共 56 条，其中讲到厥阴病的只有 4 条，其他都是关于厥、利、呕、哕的条文，这些条文中的症状都跟胃肠有关联。李心机老师在《伤寒论疑难解读》中专门论叙过这些条文是怎样混到整个厥阴病篇中的，大家如果有兴趣的话可以去看看。

明代赵刻宋本一个非常鲜明的特点，就是在《辨厥阴病脉证并治第十二》的下面有至关重要的"厥利呕哕附"5个小字。这就说明林亿、孙奇、高保衡在校对《伤寒论》的时候，他们所见到的文本，厥利呕哕的条文是厥阴病条文的附录部分。

《伤寒论》另一传本《金匮玉函经》也是王叔和编的，其中《辨厥阴病脉形证治第九》中有4条厥阴病的条文，《辨厥利呕哕病形证治第十》独立成篇，接下去就是《辨霍乱病形证治第十一辨》《阴阳易差后劳复病形证治第十二》。通过《金匮玉函经》这样的篇目编排，厥利呕哕篇和厥阴病篇就完全是两类不同的病证诊治。

康治本论及厥阴病的条文只有1条，宋本厥阴病篇的条文也只有4条，而真正有用的只是一条提纲证，后人掺入的其他3条意义不大。

宋本厥阴篇结构紊乱，厥阴病的有些方证也出现在厥利呕哕之中，如乌梅丸证、当归四逆汤证都是厥阴病中的方证，这两个方证补充了厥阴病的提纲证。《宋以前伤寒论考》各论三《思考隋唐以前的用药法》中写道："《太平圣惠方》卷九治伤寒一日方中，'乌头（附子）、术、桂、细辛'四味药物的配伍很多见，这在以上所举的两种出土医籍中也有，典型的如桔梗散。本处方和《宋版伤寒论》厥阴病的乌梅丸和上述出土医书相同，都有四味构成，根据'出汗'的表记和附子重量换算的方法，可考虑乌梅丸是汉代的古经方。"如果真的"乌梅丸是汉代的古经方"，那么康治本成书就应该在汉代之前。因为康治本厥阴病篇里，还没有该篇的主方——乌梅丸。

因为厥阴病提纲证没有具体方证的证治，后世医家大都认为可以使用乌梅丸。

5. 宋本第 338 条乌梅丸的证治条文

条文云：伤寒脉微而厥，至七八日肤冷，其人躁无暂安时者，此为脏厥，非蛔厥也。蛔厥者，其人当吐蛔。今病者静，而复时烦者，此为脏寒。蛔上入其膈，故烦，须臾复止；得食而呕又烦者，蛔闻食臭出，其人常自吐蛔。蛔厥者，乌梅丸主之。又主久利。

乌梅丸方：乌梅三百枚，细辛六两，干姜十两，黄连十六两，当归四两，附子（炮，去皮）六两，蜀椒（出汗）四两，桂枝（去皮）六两，人参六两，黄柏六两。

上十味，异捣筛，合治之。以苦酒渍乌梅一宿，去核，蒸之五斗米下，饭熟捣成泥，和药令相得，内臼中，与蜜杵二千下，丸如梧桐子大。先食饮服十丸，日三服，稍加至二十丸。禁生冷、滑物、臭食等。

6. 医案介绍①

许叔微在《伤寒九十论》中有一个乌梅丸证的病例比较典型。转录如下：

娄绍昆讲康治本《伤寒论》

治中表病，渴甚饮水不止，胸中热痛，气冲心下，八九日矣。或作中喝，或作贲豚。予诊之曰：证似厥阴，曾吐蛔否？曰：昨曾吐蛔。予曰：审如是，厥阴证也。可喜者，脉来沉而缓迟耳。仲景云：厥阴为病，消渴，气上撞心，饥不欲食，食则吐蛔。又云：厥阴病，渴欲饮水者，少少与之愈。今患者饮水过多，乃以茯苓甘草白术桂枝汤治之。得止后，投以乌梅丸，数日愈。

康治本厥阴病提纲证的条文中没有"吐蛔"的症状，可见"吐蛔"与否并非乌梅丸证的特异性症状。但许叔微在初步诊断为乌梅丸证后的"曾吐蛔否"之问，值得我们注意。其实只要脉症符合厥阴病提纲证的患者，就可以确诊为乌梅丸证，与是否有"吐蛔"关系不大。

我在临床上用乌梅丸治疗过几个胃肠功能紊乱的患者。现在把其中疗效较好的一则病例介绍于下：

一个范姓男子，40岁，两年来间歇性发热，热度都在38℃左右，每次发病都出现腹泻呕吐，经过西医多次住院检查，排除了肝病、克罗恩病、结核病、肿瘤等疾病，诊断为原因不明的胃肠功能紊乱。虽然西医治疗也有效，但难以根治。患者认为中药难以下咽，不喜欢中医。这次3天前发热，后经家人反复动员来诊。

初诊时，患者体重是51kg，身高170cm，非常消瘦，精神萎靡，形体消瘦，营养衰弱，眼眶低陷，眼睛无神。发热后，胸部感到烦热异常，咽喉无干燥疼痛，口干烦渴，时时呕逆，小便黄臭，大便黏涩溏薄，一天六七次。患者手脚冰冷，并自觉畏寒。脉象微弱细数，舌色红，舌苔黄腻，腹部自觉胀满，但腹肌弹力柔软。从患者的神色形态、脉象与腹证，可以诊断为虚证。再从热、厥、吐、利等的寒热交杂症状中，认定为乌梅丸证。

处方：乌梅10g，细辛3g，干姜10g，黄连10g，当归5g，附片6g，川椒5g，桂枝10g，党参10g，黄柏6g，3帖药。同时嘱咐患者禁忌生冷的、腌制的、香辣的、油腻的食物。

二诊：热已退了，四肢冰冷的状态也减轻，精神也有好转，干呕、腹泻明显减少。嘱咐其服用中成药乌梅丸。1周后，患者症状基本消退而停药。

2年后随访，患者的病证没有反复，体重增加到60kg，非常兴奋地说："想不到中药有这样好的效果！"

7. 厥阴病的现代研究

学习厥阴病，还要从现代医学作为背景来研究。杨麦青老师对于厥阴病的解读值得我们注意。他在《伤寒论现代临床研究》中提出"厥阴病证候群"这一独到的见解。现在我把自己读了以后的笔记摘录如下，和大家分享。

关于厥阴病的本态：论中有"厥阴消渴""厥热胜复""见厥复利""发痈脓""咽中

痛""喉痹""便脓血""口伤烂赤""烦躁""下利厥逆"等句，把这些主要构成厥阴病的症状联系起来，可以给我们画个轮廓，其本态乃是中毒性血脑屏障破坏证候群。厥阴病在伤寒中，它本质上是属于机体功能衰退范畴，而属性上却是以机能亢奋的形式表现着的，这是中枢神经损害的表现。它破坏了皮层及机体全身的防卫反应，加快了机体消耗，因而其预后是严重的，甚至难逆。这种病态称之为"厥阴病证候群"。如麻疹肺炎中的厥阴病证候群，即中毒性血脑屏障破坏证候群。如病情热化者，治同"少阴热化"条，其寒热交错者，予乌梅丸。按《伤寒论》原意，"厥阴病，消渴，厥热而利，发痈脓，其喉为痹，便脓血"，提示与少阴病之手足逆冷不同。用现代术语作解，在于毒素对中枢神经（包括血管运动中枢）之侵袭作用，而非为少阴病之循环衰竭。

杨麦青老师认为"厥阴病证候群"即为"中毒性血脑屏障破坏证候群"，而乌梅丸证仅仅是厥阴病证候群中的寒热交错者。其厥阴病证候群中的"病情热化者"，一般表现为"少阴热化"的黄连阿胶汤等方证。杨麦青老师的观点还有待于进一步的证实与证伪。

8. 宋本关于乌梅丸的条文

有关乌梅丸作为专病专治的专方治疗蛔厥，宋本第 338 条条文的第一部分是讲患者的脏厥，内脏出现厥。这个患者最重要的是脉象非常微，而且人怕冷，整个人手脚都冰冷，有厥逆，同时很烦躁，外面的皮肤都非常冷，这是非常严重的疾病。这种病千万不要跟蛔厥混起来。所谓蛔厥，是患者平时都是很平静的，突然自己烦躁起来，这是蛔往上冲时冲到了横膈膜，一冲到这个位置就会出现非常烦躁；当蛔不往上冲时，这烦躁又突然没有了。当你吃饭的时候，又会出现呕吐，出现烦躁，可能是蛔闻到食物的香气又出来活动了。患者如果有经常吐蛔的病史，应该用乌梅丸去治疗。同时乌梅丸也可以治疗久利。

这条条文讲到蛔虫病出现上逆那种状态，也会出现手脚冰冷，非常烦躁，甚至非常疼痛，有时候严重的话就昏过去。此外，还讲到一个非常奇怪的现象，就是等到你吃饭的时候，这个病又会发起来。

9. 乌梅丸治蛔厥医案介绍

郝万山老师在《伤寒论讲稿》中有过一个非常生动的讲述。他说有一次开全国的张仲景学术研讨会，四川的老医师姓江叫江尔逊。江尔逊先生在这次会议上发表了一篇文章，专门讲到蛔厥。他说有一年遇到一个四五岁的儿童，得了麻疹并发肺炎，高烧住院，住院好了以后就一阵一阵的烦躁，西医大夫说这是高热以后留下的脑病，用镇静药也没有效；中医大夫讲这个是高热以后伤了津液，肝肾阴虚，阴虚就动风，所以表现烦躁，用补阴、抑阳、镇静这些药也没有效果。家长一看孩子发烧也退了，吃饭也可以，在医院住着也没什么意义，一阵一阵烦躁一下子又治不好，就把他接回家了。江先生住在这个有病孩子的附近，所以他的妈妈就请江医生去出诊。江医生到了这孩子住的院子里，孩子正在院子里玩得非常专心。他妈妈说"回来回来，江爷爷给你看看。"这个孩子不听话，她妈妈只好拿出一片桃片糕去哄孩子。这个孩子一看有吃的东西马上就过来了，抢桃片糕吃了，刚刚拿起桃片糕这个孩子又烦躁起来，又拍胸脯又拍自己的肚子，躺在地下打滚，桃片糕也就扔到地下去了。过一会儿，他又爬起来，又捡起桃片糕要吃，他妈妈说脏了、脏了，再换一片就可以吃了，这样一讲他就又不烦躁了。江医师一看这种情况就符合条文里讲的"得食而烦，须臾复止，此非蛔厥乎"，就非常像是蛔厥，当时就开了一个乌梅丸，又增加了一些驱蛔虫的药。第二天就泻下蛔虫无数，或死的，或活的，以后这个烦躁不再发作了。江先生心里特别高兴，原来这个是蛔厥，蛔厥这条条文描述的就跟这个一模一样，一看到桃片糕唾液就开始分泌，胃肠开始蠕动，这个孩子蠕动失调，他受不了就开始烦，过一会儿这种特殊的蠕动缓解了，所以也就不烦了。这是仲景看到的蛔厥患者，然后再接下去就可以吃饭。又过了几年，江医生被某个医院请去会诊，看到的这个患者也是一个儿童，十二三岁，是麻疹并发肺炎，烧退了以后一阵一阵的烦躁，这个孩子烦躁的特点是咬手，手上缠着一块一块的纱布。因为咬破了以后化脓感染了，家长有时候一看他烦躁咬手就抓住那个孩子的手。你想一个十二三岁的小男孩，有时候不小心就把他妈妈的手都咬破了，所以他妈妈手上也都是伤，也在这个医院里住着，中药、西药都没什么办法。请江医生会诊，先生问这个孩子什么时候烦躁，他妈妈说每到吃饭的时候就烦躁。江医师一看这种情况是"得食则烦，须臾复止，此蛔厥也"，肯定了是一个乌梅丸的证，所以也就进行了乌梅丸的加减化裁。第二天、第三天连续两天泻下蛔虫无数，或死的，或活的，从此以后烦躁就不再发作了。江先生在这一次学术交流会上深有感情地说，张仲景如果不是亲自看到这种患者，他怎么能够写得这么形象、这么准确、这么生动！当然后世医生说既然是蛔虫的病，一定还有腹痛，所以还有人补充腹痛的症状。有的患者虽然有蛔虫，但不一定有腹痛，《伤寒论》原文里就没有说腹痛。我们诊断蛔厥的这个病最重要的是两个特点，一个是有吐蛔虫的历史，一个是一下子烦、一下子不烦，得到食物就会烦，在他烦的时候可能还会出现手脚厥冷，凭着这两点我们就可以诊断蛔厥。真的是把这条条文解释活了，从临床患者的具体症状去解释，这是最恰当的。

郝万山老师所介绍的江尔逊先生使用乌梅丸治愈蛔厥的逼真讲述，让人有身临其境的感觉。对照宋本第338条中的词语与句子，不得不产生"《伤寒论》是先人临床病案记录"的感慨。

10. 病案介绍②

乌梅丸既是专病专治的专方，也是随证治之的通方。通方是我杜撰的词语，就是指通治法的药方。

作为专病专治专方的乌梅丸，的确可以治疗蛔厥。然而站在疾病总论通治法的立场上看，乌梅丸的治疗目标是虚证的厥热吐利的寒热错杂、上热下寒的通方。这是同一个药方，两种不一样的诊治思维，以及所产生的两种不一样诊治方法的路径依赖。

下面介绍蒲辅周先生运用乌梅丸治疗厥阴病的一个病例。医案中的患者寒热错杂、上热下寒而厥热吐利，可以作为使用通治法治疗外感热病厥阴病真实的佐证。蒲老病例原文非常具体细致，篇幅过大，我现在把自己当年的读书笔记抄录如下，以供参考。

1963 年 8 月 26 日，蒲辅周诊治一例急性中毒性痢疾的 1 岁半幼女。患儿于 8 天前因高热 8 小时、抽风 3 次、腹泻脓血便多次而入院。当时神志不清，腹胀满，肝在肋下 3cm，呼吸、血压正常，按中毒性痢疾轻症治疗。经用西药冬眠疗法治疗，不再抽风，第二天开始，一直寒战高热，持续败血症样热型，逐渐发展到中毒性肠麻痹，频次呕吐，下利每天 17 ~ 26 次，脓血便顺肛流出，四肢凉而色绀，白细胞低下，减到 1.05×10^9/L，中性粒细胞 30%，大便培养为福氏痢疾杆菌，血培养阴性，经用多种抗生素治疗亦不敏感。无汗，口渴喜饮，小便尚多，面色青黄，腹胀大按之软，脉沉微滑无力，舌质正红，无苔有津。诊为暑湿互结成痢，正虚邪陷。投香薷饮加减，先后服用 7 剂，服后症状无变化。

9 月 2 日复诊：下利仍 20 多次，色转青黑而黏、带脓血，有里急后重感，体温仍在 36.5 ~ 39.5℃之间波动。恶心干呕，偶吐涎沫，烦躁，腹仍胀满，按之软，手足厥冷，日夜无休止，仍无汗，微咳无痰，神清呆滞，脉沉弦细数无力，舌质暗红少津，苔现黄腻。寒热错杂、上热下寒的阴病所呈现的"厥热吐利"最危之候，投以乌梅丸加味。9 月 4 日再诊，药后体温略退，无寒战，烦躁及腹满俱减，下利仍 10 余次，仍呕吐，精神好转，肢仍凉，面色转红润，仍无汗，尿色黄而稍多，脉沉数虚，舌质转正红，苔现黄腻。原方加减再投。8 天后，体温已基本正常，一切正常，白细胞已恢复到 9.1×10^9/L，中性粒细胞 52%，痊愈出院。

蒲辅周先生这个病例的治愈，对于我们后学者的启示有二：一是蒲老开始按照在辨病（痢疾）的基础上用辨证分型的诊治方法，在没有疗效以后转为使用通治法，以厥阴病的"厥热吐利"为抓手，投方证相对应的乌梅丸而获效。可见，中医师都要同时掌握两种诊治方法才能立于不败之地。二是明确了乌梅丸证的特异性症状是阴病基础上的厥、热、吐、利等证候群，治疗蛔厥仅仅是乌梅丸诸多应用性病证中的一种，并非是乌梅丸证的特异性症状。

11. 日本汉方家的认识

大塚敬节、矢数道明、清水藤太郎等汉方家从另一个角度论叙了三阴病与厥阴病。他们三位是汉方家中的翘楚，其论叙可以代表日本现代汉方家的主流观点。我把他们在《中医诊疗要览·三阴三阳》里的论叙转录如下：

如以三阳病比作白昼，则三阴病好比是夜里。其中太阴病就相当于初夜，少阴病相当于午夜，厥阴病相当于拂晓。三阴病与三阳病治法不同，太阴病、少阴病、厥阴病的治法都只有温补。因此，诊断时三者多不需要严格区别，但认阴病就可以了。

论三阴病的开首就说过，阴病治法不像阳病分得清楚，并多无区分之必要，不论太阴病、少阴病或厥阴病，均是可用四逆汤者居多，其症状亦多相同，有时难以判定是何种阴病。

大塚敬节、矢数道明博士、清水藤太郎等人的观点惊世骇俗，走出了离章辨句、通释经传、义疏注释、述而不论的老路，他们把三阴三阳体系的天戳破了一个大窟窿。我刚一看到这种惊心骇神的结论时，就感到新奇，随之就是震撼。经过了多年的思考以后，我认同了他们的这个观点。太阴、少阴、厥阴的治法都是补法，一般都是使用四逆汤类方、真武汤方、桂枝加芍药汤类方、黄连阿胶汤等药方为多，过于辨别太阴、少阴、厥阴就太过于理论化了。

三阴病如果不需要严格的区别，那么三阴病变成一个阴病，三阴三阳就变为一阴三阳了。治疗三阴病就用补益储水，只要在补益储水的基础上再分补阴、补阳虚、阴阳并补三类不同的补法就可以了。这样一来，作为方向感辨证的诊治方法就清晰了。

第93讲 康治本第64条——栀子豉汤证治

1. 学习条文

第64条：发汗，若下之后，烦热，胸中窒者，栀子豉汤主之。

宋本与其相对应的是第77条，然而宋本条文是在太阳病中篇，条文云："发汗，若下之，而烦热，胸中窒者，栀子豉汤主之。"宋本在康治本第64条"若下之后"句中去掉了一个"后"字，在"烦热"前面加添了一个"而"字，其他内容保持一致。

条文论叙了经过发汗与泻下之后，患者感到烦热，胸中苦满堵塞，要用栀子豉汤主治。这是告诉后学者，太阳病发汗后，或者阳明腑实证泻下以后，出现胸膈区域的苦满堵塞与全身的郁热、烦躁与不安。无形的热邪聚集在胸膈部位的栀子豉汤证，应该归属于少阳病的范围。这样的栀子豉汤证应该和类似的"气上撞心，心中疼热"的厥阴病严格鉴别开来，不要犯"虚虚实实"之误。宋本的编者把康治本厥阴病提纲证后的第64条编入太阳病中篇栀子豉汤类方的条文群里，可见没有真正领悟康治本编者的原始意图。

康治本在厥阴病提纲证之后出现栀子豉汤的证治，其编者的原始意图是什么呢？

从表面上来看，厥阴病中出现栀子豉汤证是为了方证的鉴别诊断。因为栀子豉汤证的"烦热，胸中窒"，类似于厥阴病的"气上撞心，心中疼热"，一为阳证，一为阴证，两者容易混淆，必须严加区别。但编者的深层意图是否如此，还值得进一步推敲。

2. 词语解释

（1）胸中窒：言胸膈部位自觉苦满阻滞的感觉。陆渊雷认为："栀豉诸汤，能治轻证膈噎，可知胸中窒即指膈噎，所谓食管狭窄病也。"

（2）烦热：为烦躁、身热。全身或某一局部的热感。《伤寒明理论》云："烦者热也，与发热若同而异也。发热者，怫怫然发于肌表，有时而已者是也。烦者，为烦而热，无时而歇者是也。二者均为表热，而烦热为热所烦，非若发热而时发时止也。"成无己所谓的"表热"，指身热、体热。

3. 中外医家对此条条文的注释

《伤寒论今释》谓："心中懊憹，即虚烦之剧者；反复颠倒，即不得眠之剧者。无论剧易，皆栀子豉汤主之。夫既经发汗、吐、下，则毒害性物质之在表者已从汗解；在上者，已从吐解；在下者，已从下解。其虚烦不眠，非因毒害性物质，乃由脑部心脏部之充血，阳证机能亢进之余波也。何以知是充血？以其用栀豉知之。栀豉皆称苦寒药，夫药之寒温，非可以温度计测而知也。能平充血症状，抑制机能之亢进者，斯谓之寒；能治贫血症状，兴奋机能者，斯谓之热。《本草》于栀豉，皆云味苦寒，故知其病为充血也。何以知充血在脑与心脏？因不得眠是脑充血症状，虚烦懊恼是心脏部充血症状也。既是充血，则其病为实，今云虚烦，何也？因吐下之后，胃肠空虚，无痰饮食积相夹为患，异于胃实结胸之硬满，故谓之虚耳。若阴证之虚，岂得用栀豉之苦寒哉？"

汉方家龙野一雄在《中医临证处方入门》中提出栀子豉汤证以虚热为主症，用于胃痛和嘈杂，但与小陷胸汤等不同，因非实证，故脉和腹肌无紧张性，且亦非虚寒证，故不似茯苓饮等那样软弱，亦无寒的症状。虽然有热的自觉症状，但他觉上不易发现实的现象，这是本方的特征。根据经典著作，本方虽用于心中懊恼，但可将热的感觉转用于嘈杂、胃痛、胃部绞痛感等。因脉和心下部腹壁的紧张弱，故不易发现实的所见。总之，栀子豉汤证自觉症状比较多，他觉症状比较少。

《伤寒论现代解读》认为，栀子豉汤证的临床表现特点是没有明显的器质性病变，没有某一个器官感染的特异性症状，病位在胸膈，在胸腔的下部和腹腔的上部（胃、十二指肠、肝胆等），包括膈在内。和痞证的病位不一样，痞证主要是在胃肠道内的感染，还具有器质性的改变。从西医的角度看，这一组症状可以发生在水电解质紊乱过程中，可以发生在发热过程中，也可以是胃、十二指肠、肝胆等器官感染的轻型或早期病例，也可以是轻度脑功能障碍的表现。所以只要出现该组症状，是栀子豉汤证（热扰胸膈证），是栀子豉汤的适应证。该组症状是：中度发热，烦躁不安，心中郁闷烦杂之甚（胃脘部即上腹部极度不适）难以忍耐，所以辗转反侧，影响睡眠。这些都是功能性变化，没有某一个器官感染的特异性症状。

4. 药物的药理作用

淡豆豉含有丰富的蛋白质、脂肪和碳水化合物，以及多种维生素，具有消炎、解热、助消化作用。栀子具有保肝、利胆、退黄、降低转氨酶和血清胆红素含量的作用，具有促进胰腺分泌、对胃机能产生抗胆碱能性的抑制作用，以及显著的泻下作用，还具有抗菌、抗炎作用和镇静、降温作用。所以栀子豉汤的药理作用与栀子豉汤的适应证（栀子豉汤证、热扰胸膈证）是一致的，与栀子豉汤的禁忌症也是一致的。原来就有慢性腹泻的患者，不要用栀子汤，因为栀子具有显著的泻下作用。

5. 栀子豉汤证的临床表现

我和很多初学者一样，开始的时候难以理解栀子豉汤证的临床表现，这样陷入迷茫之中而不自觉的心路历程值得回顾。我在拜读温兴韬的著作时，发现了他也有过这样的历程。他在《步入伤寒论之门》中敞开心扉地向读者叙说了这一过程。现在我把他的叙述转录如下：

刚毕业时，一师兄来访，问我："栀子豉汤如何用？"我回答："此等小方未曾关注。"师兄厉声曰："临证若遇此证，奈何为之？"我一时无言以对。此后我曾翻阅数据，却仍未搞清楚。直到随恩师黄煌教授学习经方后，才学会用此方，将之广泛运用于消化道疾病及心脏病、哮喘等。

曾有一男青年，胸膈灼热，疼痛难忍，查胃镜示食道憩室。消化科医生嘱其去合肥手术治疗。其母心疼儿子，不愿让其做手术治疗，逼我为其子开中药治疗。我当时真的没把握，因记得胡老《经方传真》有此一案，姑且一试，遂用原方3剂，药后诸症若失。事后我屡屡嘱其复查胃镜，想了解憩室的情况，无奈其母子俱不从，甚为遗憾。

一老翁因胸膈灼痛，吞咽困难，查胃镜并做病理示食道癌。某三甲医院消化科主任言其病程不过半年。后来我处求治，据其脉证以四陷汤合栀子豉汤加减治疗半年余，症状逐渐改善，复查3次胃镜均正常。像胸膈、胃脘部的灼热嘈杂等症，非用此方不可。这是经方独具特色的特异性。

温兴韬医师这篇文章真实可掬。开始轻视两味药的栀子豉汤，读了胡老《经方传真》栀子豉汤类方治疗食道病有效的治验后有所心得，但由于自己没有实践上的亲身经历，所以还是不自信。在"没把握"的情况下，"姑且一试，遂用原方3剂，药后诸症若失"。有了诊治经验以后，在下一次治疗一老翁食道癌"因胸膈灼痛，吞咽困难"时，"据其脉证以四陷汤合栀子豉汤加减治疗半年余，症状逐渐改善，复查3次胃镜均正常"。这两例都说明了栀子豉汤类方对于食管疾病的良好效用。从专病专治专方的角度来看，栀子豉汤类方治疗食管疾病的经验值得推广与应用。

6. 医案介绍

然而作为通治法的栀子豉汤，其治疗范围应该远远超过外感热病与食道疾病的范围。郝万山老师告诉我们宋孝志老用此方治愈过多年不愈的哮喘患者。这个鲜活的病例真是匪夷所思，令人咂舌。现在我把病例转录如下：

某患，过敏性哮喘，每年"五一节"发作，"国庆节"休止。病起于二三年前"国庆节"，因游行劳累后饮冷食凉所致。现症胸闷，心烦，喘促时作，发作时需用西药喷剂控制。宋老（宋孝志）诊之，予栀子豉汤：焦山栀15g，淡豆豉15g，7剂。7剂后，心烦减。后按此方服用两个半月而愈。

郝万山老师的按语：在《伤寒论》，栀子豉汤用于治疗热扰胸膈诸症，但并未出现喘症。宋老抓住患者因天热游行劳累后，大汗出，饮冷食凉，热被遏胸中这一发病过程，断定此患者之喘为热扰胸膈所致，故用栀子豉汤两味药而愈此顽疾。宋老抓的是病机而用方，扩大了栀子豉汤的适用范围。但从原文来看，诸条文皆有心中懊侬或胸中窒之症。患者也有胸闷、心烦之症，只不过不是主症罢了。此证再结合病机，用此方，终究还是以原文为基础。（选自《郝万山讲〈伤寒论〉》）

有人说："这例哮喘病的治愈颇有盲打误撞之嫌，栀子豉汤中没有止咳平喘的药物，只能称之为歪打正着的偶然。医者诊治的机制曲里拐弯，含混不清，事后的辩解牵强附会，难以找到病证与药方之间的合理解释。成功的病例应该有逻辑，有节奏，因而能够期待，可以模拟、效仿与借鉴。"

我认为宋老用栀子豉汤治愈多年哮喘患者，是疾病总论指导下的通治法中方证相对应的成功运用，患者诊治前后的起承转合顺理成章，符合逻辑。通治法中方证辨证有不同的诊治起点，因不同的个人而展开，来自不同方向上的力量互相作用、对抗和转化，临床脉症的变化在已知和未知、规则和变化、不可避免和难以预料之间。只有从疾病总论体系出发的通治法，才能够抓住其中的重点方证。然而对于长期浸淫在整齐划一专治法的医者心中，由于"通治法"失去了存在的土壤，所以才会如此难以理解，才会产生出那样的想法。栀子豉汤主要治疗心中懊侬、烦热、胸中窒者，至于哮喘不哮喘，跟栀子豉汤的关系不是很密切。不过"胸中窒者"中，也应该包括咳喘。"烦热，胸中窒者"是栀子豉汤类方证的特异性症状，而咳嗽气喘仅仅是栀子豉汤的应用范围而已。我们首先要学好方证的特异性症状，逐步熟练运用通治法，然后再进一步了解方证的应用性症状，最后全面掌握专病专治法。

由这个病例就自然引出了杨大华提出的一个问题："病名与方证哪个更重要？认定方证是否可以忽视病名？"其实这就是一个总论通治与分论专治的关系问题。我认为这个问题不只有一个答案。一般情况下，的确需要"不拘病名，不离病名"（杨大华语）。然而在特殊情况下，也可以认定方证而忽视病名。宋孝志的这个病例就是认定方证而忽视病名的例子。我们在赞叹宋老医术精湛的同时，更要知道他的诊治方法也是得益于方证相对应。万变不离其宗，方证就是处方用药之"宗"。我这里还有一个比喻，如果把先辨病后辨证看作是脉症加法综合的话，那么宋老的方法恰恰相反，他是通过减除掩盖在本质方证上面的东西，看清了栀子豉汤证的本质与真面貌。

7. 栀子豉汤的适应证

栀子豉汤这个方用于单纯性的黄疸，心下没有痞满，或者用于食道癌这个症状者，有时候可以奏奇效。此外，有时还用于失眠、口腔炎、痔核有灼热感。痔核有灼热感的辨证要点在哪里？是说身热在人体某一个局部的表现，它有时候脸上，有时候是肛门。肛门痔核有时候有灼热感，这也应该是栀子豉汤一个重要适应证。

第94讲 康治本第65条——白虎汤证治

1.问题提出

康治本为什么要在三阴病证条文的结尾，还要论叙非补剂的白虎汤证治呢?

（1）由于三阴病中会出现类似于白虎汤证，特别是白虎加人参汤证的证候，如果方向感辨证有误，就会祸不旋踵。大塚敬节在《汉方诊疗三十年》中引用的日本江户时期医家盐田陈庵有关高度重视虚实阴阳，谨慎使用白虎汤、承气汤等清热泻下剂的一段话，就说明了上述的这一问题。

大塚敬节写道："《陈庵医话》云:'胃中有虚候，口干大渴，有不同于白虎、承气证者。对此证，使饮白虎、承气类，口渴不得愈，反而生大害。胃中虚实，为治疗万病的方药之机关，一旦失误，离分生死，医者须明察。'诚为出自经验的训诫。"

(2)康治本编者在三阴病证条文的结尾，还要论叙非补剂的白虎汤与栀子豉汤的证治，其意就是警示医者临床诊治除了要把握明确的、典型的、确定的知识之外，更要高度重视隐蔽的、非典型、不确定的知识。正如美国作家弗兰克·赫伯特的小说《沙丘》中所说的人必须选择不确定性，远离确定性。

2.学习条文

第65条：伤寒，脉滑而厥者，里有热，白虎汤主之。

宋本也将此条热厥的白虎汤证治编入厥阴篇，其条文的文字与康治本一模一样。宋本的编者意识到《伤寒论》条文设计的目的可能是为了展开有关不同状态、性质的"厥证"的比较与鉴别。

3.词句解读

（1）伤寒：泛指外感热病过程中的严重病证。

（2）脉滑而厥：脉滑为里热，里热盛则脉滑；而厥，指手足的厥冷。

太阳伤寒脉滑而厥，是热深引起厥深。因此，用白虎汤清阳明外证的里热，热退了手足厥冷也就会消除。

本条条文论叙了热厥的脉象与白虎汤证治。条文告诉我们，外感热病，脉象滑利而手足厥冷的，是为里热所致，应当用白虎汤主治。

此阳明热极发厥之证，康治本的编者因其手足逆冷，遂编入厥阴病证中进行方证鉴别。手足厥冷而见脉滑，并伴随有口渴、烦躁的患者，可以断定厥的性质不属虚寒而属实热，故主白虎汤，以清里而除热也。本条只提四肢厥冷与脉象，未及其他证候，主要是突出热厥的特异性脉症。我们要把康治本第65条白虎汤证条文中的"里有热"和康治本第41条白虎汤证条文中的"有寒者"，作为互文来对待，来研究。

厥阴病证中出现脉滑而厥的热厥白虎汤证，其手足厥冷类似于厥阴病证的手足厥冷，其口渴烦躁类似于厥阴病证的消渴与气上撞心，两者的鉴别点在于脉象，白虎汤证的脉滑，厥阴病证的脉沉微细。联系宋本阳明病篇第225条"脉浮而迟，表热里寒，下利清谷者，四逆汤主之"的四逆汤证，可见《伤寒论》编者重视方向感辨证与治疗原则。

4. 历代医家的注释与评论

宋代医家朱肱在《活人书》中对于此条条文的注释："热厥者，初中病必身热头痛，外别有阳证，至二三日乃至四五日方发厥。其热厥者，厥至半日却身热，盖热气深则方能发厥，须在二三日后也。若微厥即发热者，热微故也。其脉虽沉伏，按之而滑，为里有热。其人或畏热，或饮水，或扬手掷足，烦躁不得眠，大便秘，小便赤，外证多昏聩者，知其热厥，白虎汤。又有下证悉具而见四逆者，是失下后血气不通，四肢便厥，医人不识，却疑是阴厥，复进热药，祸如反掌。大抵热厥，须脉沉伏而滑，头上有汗，其手虽冷，时复指爪温，便须用承气汤下之，不可拘忌也。"

朱肱的注释完全是从临床角度入手，从厥证转为身热的时间长短来判断厥微与厥深，并认为热厥的脉象是"沉伏而滑"。同时还指出，热厥除了白虎汤证之外，还要考虑承气汤类方证。陆渊雷在《伤寒论今释》条中对朱肱的注释赞誉有加。陆渊雷按语谓："脉滑者，浅层动脉之血行甚畅，例不当厥，朱氏补出沉伏，始合病理，此非经验者不能道也。"

汤本求真认为，辨证不要仅仅以诊断出"热厥"为终点，还应进一步辨明具体的方证。他在《皇汉医学·白虎汤》中对于该条的按语："伤寒，有滑脉而四肢或全身厥冷者，为里有热（此所谓热厥），即以本方为主治也。然此证与大承气汤、调胃承气汤等之热厥及四逆汤、通脉四逆汤等之寒厥疑似，不易鉴别，故宜熟读下说以分辨之，是医之所最易忽误，而病者生死所关也。"

《伤寒论译释》认为，白虎汤主治的热厥属于阳明无形之热内郁，注家意见一致，但对出于"厥阴篇"中，却看法不一。有从病变机转解释，如钱氏说"为阴经之邪复归阳明"，虽似有理，实嫌牵强。有直接断为讹误，如尤氏提出："此阳明热极发厥之证，误编入厥阴者也。"因而有许多注家主张将本条移入阳明病篇。就方证来说，也有一定道理，但竟由此断为讹误，恐亦不够确切。因为《伤寒论》体例特点往往是相似证类举以辨证，厥阴病篇在讨论厥证的同时，列举许多不属厥阴的厥证，正是为了同中求异、鉴别比较，揭示辨证论治的方法，因而极有指导意义。汪氏对此提出"叔和因其手足逆冷，遂撰入厥阴篇"这一说法，是符合实际的。

汉方家长泽元夫博士在《康治本伤寒论の研究》中指出，领会这一条条文要和康治本第41条"伤寒，脉浮滑，表有热，里有寒者，白虎汤主之"的条文互相对照着学习。这条条文论叙阳明病的手足厥冷，是因为里热造成肢体末端血液循环的障碍，形成所谓的热厥。然而厥阴病的手足厥冷是因为里寒造成的供血不足所形成的寒厥。两者的原因正好相反，然而其症状却是非常类似。白虎汤证里热出现的口渴，也和厥阴病的外热、上热下寒相类似。在厥阴病的状态下，明确地认识到这条条文的意义是很重要的。

李同宪老师认为，此条热厥的白虎汤证符合感染性发热。厥者，阴阳气不相顺接。无论是热厥或者是寒厥，其实质都是微循环灌注量不足。手足逆冷是末梢微循环障碍的表现，可以是全身性的，也可以是局部性的，如果病情得不到控制，就会发展为感染性休克。因此，如果以"外露假寒，里蕴真热"来概括热厥是不恰当的，因为一个"假"字，会使医者忽视与轻慢了热厥的危急性。其实热厥的出现，是机体从感染性发热可能走向感染性休克的开始。

宋本这条条文出现在厥阴病的中间，而康治本这条条文却安排在文本的最末尾，可见康治本除对于方证虚实鉴别的重视之外，还另有用意。

5. 现代医学解读

李同宪在《伤寒论现代解读》中写道："现代医学认为，各种微生物及其产物作为发热启动物作用于机体，启动产生致热原细胞，产生和释放内生致热原（EP），再经一系列后续环节，引起中枢发热介质的释放，由下丘脑发出信息，经交感神经使皮肤血管收缩而致浅层血流减少，引起皮肤苍白和皮肤温度下降，后者刺激冷感受器，把信息传递到感觉中枢而感到发冷或恶寒，此为发热的第一期升温期。当中心体温上升到一定高度后，下丘脑不再发出'冷反应'冲动，皮肤血管转为舒张，血温升高也引起血管舒张，皮肤血流因而增多，皮肤发红。升温的血液灌注皮肤，刺激温感受器，信息传入中枢而表现为酷热感。皮温增高，使浅表水分蒸发增多，故皮肤、口唇干燥，此为发热的第二时期高温期，可持续数小时、数天，甚至一周以上，此期与白虎汤证一致。由于微生物及其产物或炎症灶产物可能不断进入体内，有许多感染往往有二次菌血症、毒血症、病毒血症，以及败血症的出现，上述典型过程可能重复出现或重叠出现，导致四肢皮肤缺血发凉（厥）与高热交替反复出现，即'厥者，必发热，前热者，后必厥'。实验表明，毒素毒力愈强、量愈大，交感神经兴奋性愈强，畏寒、寒战愈剧烈，体温升高愈明显，即'厥深者热亦深，厥微者热亦微'。可见，热厥符合感染性发热。"

6. 方证鉴别

《医宗金鉴》对于此条条文的注释注重于厥证的方证鉴别。《医宗金鉴》云："伤寒脉微细，身无热，小便清白而厥者，是寒虚厥也，当温之；脉乍紧，身无热，胸满而烦厥者，是寒实厥也，当吐之；脉实，大小便闭，腹满硬痛而厥者，热实厥也，当下之；今脉滑而厥，滑为阳脉，里热可知，是热厥也，然内无腹满痛不大便之证，是虽有热而里未实，不可下而可清，故以白虎汤主之。"

临床上对于热厥的白虎汤证，要和四逆散证、四逆汤证、当归芍药散证、大建中汤证、当归四逆汤证相鉴别。具体鉴别要点如下：

（1）白虎汤证：手足冷，汗出，烦渴，烦躁，阳实证，脉滑，洪大。

（2）四逆散证：四肢冷，腹直肌紧张而长细，胸胁苦满。

（3）四逆汤证：四肢厥冷，下利清谷，脉沉迟。

（4）当归芍药散证：冷，腹痛，贫血，胃内存水，血水证，腹肌挛急。

（5）大建中汤证：腹痛，疝痛，手术后粘连，有便秘倾向。腹壁软如棉，用拳压腹壁可直达后腹壁。大建中汤证一个特殊的腹证，是脐部周围他觉的腹部皮肤温度较低。汉方医学认为，这是大建中汤取效的重要指征。

（6）当归四逆汤证：以手足厥冷、脉细小为目标。腹证为全腹多呈虚满状，底部无力，腹直肌表面紧张且拘急，腹股沟压痛，手足厥冷则腹部胀气，腹胀而疼痛者。

日本汉方家在《中医诊疗要览·诊察时应注意事项》中指出："今当结束这诊断法概要，特欲指出的一点，是证有真伪，不可不辨。例如烦渴引饮喜冷水，脉搏洪大，颜面潮红，一见若当用白虎汤之阳证，而实际却相反是当用真武汤之阴证。鉴别此类真伪，须注意于极微妙的地方。虽然脉搏洪大、颜面潮红，但是细察其脉其面，总觉有点不同阳证之处。能够察见这不同阳证之处，乃是诊断的奥窍。悟得这种奥窍，非积经验不可。口诀歌诀便是要传达这种奥窍的，但是仍还有口诀歌诀所不能传达的。"

日本汉方家认为证有真伪，不可不辨，辨别最为重要的地方还是虚实阴阳。

7. 医案介绍

某男，38岁，中暑高热。烈日下，在田间劳动时因大汗淋漓而昏倒，被农友抬回了家。经邻人刮痧后苏醒，但是身热烦躁，体温39℃。因此，患者的父亲来请我出诊。

初诊：1975年7月20日。患者手足厥冷如冰，自觉恶热不恶寒，神疲蜷卧，口干舌燥，小便色黄。脉象滑大，舌红苔黄，腹肌中度弹力。热厥病，典型的白虎汤证。

处方：生石膏30g，知母10g，甘草6g，粳米30g。

服 1 剂，则热退厥回。但仍神疲纳呆，口渴欲水，再投白虎加人参汤一剂，病愈而安。病愈后，我回顾了整个病证的诊治过程，整理了医案。我的体会如下：

（1）虽然神疲蜷卧、手足厥冷，但患者素来体健，急性发病，腹肌中度弹力，脉象滑大，舌红苔黄，排除了三阴病。

（2）无恶寒发热、无头痛、脉象不浮，排除了太阳病。

（3）无腹部胀满疼痛、腹部无压痛抵抗、无便秘，排除了阳明腹实证。

（4）大汗淋漓之后出现手足厥冷如冰、神疲蜷卧，疑似寒厥的四逆汤证，然而他的腹证、脉症一开始就排除了寒厥四逆的可能性。

（5）身热烦躁、恶热不恶寒、口干舌燥、无小便不利等症，是白虎汤证。

（6）白虎汤证同时出现手足厥冷如冰、神疲蜷卧是热厥，正如《伤寒论》所云："伤寒，脉滑而厥者，里有热，白虎汤主之。"条文所谓的"白虎汤主之"，其实也包括白虎加人参汤。然而该患者仅仅是口干舌燥，还未发展到"大渴，欲饮水数升者"，也没有"时时恶寒""背微恶寒"，也没有"心下痞硬"，因此选择了白虎汤。

8. 问题讨论一

问：大塚敬节在《临床应用伤寒论解说》中说："口渴甚，热度也高，脉亦洪大，而认为一定是白虎汤证的时候，但事实上很令人意外，这种场合非常多的却是真武汤证，特别是在流感和急性肺炎等疾病时屡屡遇见。"看到大塚敬节这段话时非常不解，临床上会存在白虎汤证和真武汤证不易鉴别的情况吗？请老师结合临床谈谈您的高见。

答：大塚敬节的著作里面反复提到在治疗流感和急性肺炎等这些高热疾病时，屡屡遇见貌似白虎汤证，其实是真武汤证的病例，在其他人的书里也常常提到这个问题。比如，有一本日本汉方医学著作《医学救弊论》中就记录了一个失败的病例："一男子，甫及三十，冬十二月，头痛，发热，恶寒甚，某医给予麻黄汤，连服数日，因而大汗出，浸透衣衫，元气大衰，无力如圊（上厕所大便）。邀余往诊，诊得脉浮，舌干，喉甚干渴，汗流不止。于是给予白虎汤，虽口渴立止，但元气益衰，随即死亡。该患者须用真武汤，反误予白虎汤，形同杀之。前医用麻黄汤缩短其生，余以白虎汤断送其命。诚乃追悔莫及之失败。"日本汉方家和田东郭也说过："一般疫病会出现大热、烦渴、谵语等症状，如果其热如火燃烧，渴如焚石滴水，谵语如狂乱之人，大部分的医者都会说这个患者是白虎汤证或承气汤证。诚然如此，但即使是这样，也有意料之外的情况，是说有真武汤证的存在。"

为什么会出现这种误判误治，我想原因不外乎以下几点：

（1）外感热病中，高热一般都出现在三阳病之中。因此，初学者的心里就容易形成一种思维定式，误认为体温高、口渴、面红、眼红、烦躁等症状肯定是三阳病。这种先入为主的思维定势会无休止的纠缠，是误判误治原因。这个疑难的辨别发生在一个高热的环境里面，在这种环境里面，大部分的人是白虎汤、承气汤这一类清热、泻下方的适应证。但有的也不是，一旦你思想上放松了，就可能会犯这个错误。

（2）大热、大汗、大烦、脉象洪大，这是阳病经常出现的症状，但在患者陷入阴病的时候也会出现类似的情况。如果忽视了腹证、脉证，以及这个患者的神、色、形态这种方向感辨证的话，也就是不会运用虚实阴阳的方向感辨证的话，那就容易犯错，正如大塚敬节所讲的"虚实阴阳的差别存在于微妙的地方"。哪些微妙的地方呢？辨别神色形态、腹证、脉证，这些不就是微妙的地方吗？辨别这些方面的虚实，很难用文字去表达，这是一种默会知识，"还是需要积累经验，努力抓住仿佛如斯的不同之处"。他说"口渴甚、热度也高、脉亦洪大"，你认为一定是白虎加人参汤证的时候，"但事实上很令人意外，这种场合非常多的却是真武汤证，特别是在流感和急性肺炎等疾病时屡屡遇见，必须防止判断错误"。比如脉象是洪大的，但它没底力，重按下去，下面是空的，这是虚脉；腹证也一样，你感到压上去腹壁皮肤很紧张，其实压下去，下面肌肉弹力是软弱的等。这些微妙的地方你不知道，就被外面的这些症状所迷惑，假如没有掌握好诊察脉证、腹证的技术，就会导致误治。

（3）在还没有掌握好诊察脉证、腹证的技术之前，你要坚持一个原则——虚实辨别不清楚的情况下，应该按照虚证来治疗。大塚敬节的经验是："如果犹豫不决，不能明确判断是真武汤证，还是白虎加人参汤证时，宜先给予真武汤进行观察。"也就是先用补益药方比较安全。大塚敬节说："当不知是应当攻伐，还是应当补益，难以清楚选择时，进行补益是无大碍的。对于必须补益之证，如果误以攻伐，则会更加虚弱，甚至促其死期；但对于必须攻伐之实证，即使误以补益，也不会立即陷于危笃境地，所以尚有重新考虑的余地。"

从诊治的策略方面去考虑，你认为这个病证好像是白虎汤证了，但处方用药后病情恶化，那就要想到患者可能是和白虎汤证虚实相反的真武汤证。由此可见，疗效也是方证辨证的重要依据。中神琴溪在《生生堂治验》中云："某之妻，患下利数年。食不进，形体尪羸，肌肤甲错，非有人扶持则不能卧起。更医治之，皆用参附䗪之类。先生诊之曰:《百合篇》所谓见于阴者，当以阳法救之。乃以大剂桂枝汤，覆取汗，下利止，更与百合知母汤，以谷食调理，渐渐复常。"形体尪羸，食不进，患下利数年的患者，诸医用参附䗪之类无效。其长期的疗效，证明患者为非虚证的下利，故"大剂桂枝汤，覆取汗"不失为一种权宜治法。这正是《金匮》所谓的逆治法。《金匮》百合狐惑阴阳毒病篇云："百合病，见于阴者，以阳法救之；见于阳者，以阴法救之。见阳攻阴，复发其汗，此为逆；见阴攻阳，乃复下之，此亦为逆。"

当然我们也要考虑其中的灰色地带，警惕非此即彼的僵化思想模式。

第 95 讲　康治本厥阴病证条文小结

1. 康治本第 63 ~ 65 条条文和宋本厥阴病篇相对应

康治本第 63 条是厥阴病提纲证，论叙了三阴病中寒热错杂、上热下寒的证候。

《伤寒论》提纲证都没有相对应的药方，厥阴病提纲证也一样。后世医家根据厥阴病提纲证的临床表现，认为与其相对应的药方是乌梅丸。

康治本第 64 条栀子豉汤证与第 65 条白虎汤证都不是三阴病的方证，却出现在厥阴病提纲证后，可能有两种原因：一是栀子豉汤证的"烦热，胸中窒"类似于厥阴病的"气上撞心，心中疼热"，热厥白虎汤证的"手足冷""口渴""烦躁"等症状类似于厥阴病的"手足厥冷"与"消渴"。但栀子豉汤证与白虎汤证为阳证，厥阴病提纲证是阴证，虽然两者在临床上有类似的症状，但在方向感辨证上是相反的，因此必须严加区别。二是康治本厥阴病条文的结尾出现栀子豉汤、白虎汤等阳性病的条文，也寄托着编者期待从阴返阳的愿望，由此奠定了中医学乐观的诊治观。自古以来，中医学都寄希望于患者的生命力与抗病力，医者面临苛疾大病敢于勉力挽救而永不放弃的精神就源于此。

康治本厥阴病证一共只有 3 条条文，一条是厥阴病提纲证，其余两条不是厥阴病的方证。这是一个还在研究、积累中而未完成的篇章，甚至还没有一个药方。

2. 问题讨论

问：请问老师，您是如何理解胡希恕教授的"方证是辨证施治的尖端"这一观点的？并希望能看到胡老在临床病例中是如何实践这一观点。

答：理解胡希恕教授的"方证是辨证施治的尖端"这一观点，首先要理解他提出的"经方医学研求患病机体普遍反应的规律，并在其基础上讲求疾病的通治方法"这一论叙。"研求患病机体普遍反应的规律"是与"研求患病机体的特殊反应规律"相对应的。作为疾病总论的《伤寒论》就是"研求患病机体普遍反应的规律"，而作为疾病分论的《金匮》就是"研求患病机体的特殊反应规律"。中医学的诊治方法有两种，一种是疾病总论的通治法，另一种是疾病分论的专治法，它们分别出自《伤寒论》与《金匮》，通治法与专治法相对而互补。《伤寒论》的通治法对于医者的要求不同于疾病分论的专治法，它更加注重药方的活用。然而，无论是《伤寒论》还是《金匮》都是以"方证"作为辨证施治的手段与目的，所以说"方证是辨证施治的尖端"。

胡老的"方证是辨证施治的尖端"还有一层含义，就是方证相对应下的处方用药能够获得最好的疗效。而病名病因病机等理论概念都要让步于方证。

我经常想，如果应用疾病总论通治法的经方医生与应用疾病分论专治法的经方医学面对同一个危重患者展开真刀真枪的华山论剑，那该是一种何等的景象呢？多年来，这个景象常常萦绕在我的脑海。后来当我读到了胡希恕、刘渡舟、董建华、王绵之、赵绍琴、杨甲三等北京6位名老中医抢救单玉堂教授的会诊记录，终于让我见到了渴望已久的情景。

单玉堂教授是针灸名家，当时患肺心病住院，已经出现肾积水。导尿失败后，病情在恶化，高烧、神智昏迷，大小便不通，出现心衰合并肾功能不全。为了挽救单老的生命，院方邀请胡希恕等多位名老中医会诊。会诊时，这些老中医对于治疗方案意见不一，最终采用了胡老的治疗方案。

单玉堂教授的儿子单志华医生在《我的老师》一文中追忆了那次会诊过程。现在转录如下：

在跟随刘老攻读中医经典著作期间，1982年初夏，一个偶然的机会，让我有幸结识了中医学院（注：北京中医药大学）东直门医院的另一位名老——胡希恕老先生。记得父亲当时患肺心病住院，病情发展出现肾积水，导尿失败，其中一位名老提出用麝香外敷肚脐，借其芳香开窍之力或许有效，于是院方派人去山西讨回一点上好的麝香给父亲用上，果然尿液点滴而出，可是也就这样了，终未能解决问题。

父亲病情在恶化，高烧、神智昏迷、大小便闭塞不通，已出现心衰合并肾功能不全。院方邀请中医药大学（即北京中医药大学）的六位名老中医（包括董建华、王绵之、我老师刘渡舟、胡希恕、赵绍琴、杨甲三）会诊，有位名老提出心衰合并肾功能不全当以扶正为主，先保心肾控制住病情。

84岁的胡老诊完舌象、脉象后，提出一个与众人截然不同的"峻剂攻下"法并处方案，还说"小大不利治其标"，必须先解决大小便问题——这就是救人，态度非常果断。众名老念其年事最高，便都依了。但大家都捏着一把汗，服药到第2天，奇迹发生了——大便5次，开始排尿。到第5天，尿量已达正常，肾积水消失，父亲开始下床活动……

就这样，一周后父亲出院了。

单志华医师的追忆中没有具体的方药，还好冯世纶教授保存了当年的病案，我们从中得知胡老用的方是大柴胡汤合桃核承气汤。

近年来我一直在思考，在场的六位都是精通"仲景之学"的老中医，为什么独独只有胡老一人能够开出"出人意外"的处方用药呢？胡老这"出人意外"药方背后的诊治思维是什么呢？

梳理这个会诊医案的来龙去脉是一件困难的工作，然而如何一层一层地解开胡老治法用方的谜团，却是一件欲罢不能而引人入胜的渴求。让我们在重新学习胡老的经方医学思想的基础上，从三方面入手做一个合理的推断吧。

（1）单玉堂当时的病情与分析：患者患肺心病住院，病情发展出现肾积水，导尿失败，病情在恶化，高烧、神智昏迷、大小便闭塞不通，出现了心衰合并肾功能不全。如果依据中医诊治老年人肺心病出现心肾衰竭的规范，"以扶正为主，先保心肾控制住病情"的治法，应该是临床中医师的共识。然而胡老并不满足于这样的诊治规范，他所尊奉的是"经方医学研求患病机体的普遍反应规律，并在其基础上讲求疾病的通治方法"。所以他的目光不仅仅停留在患者"心衰合并肾功能不全"之上，而是立足于"研求患病机体普遍反应的规律"。那单玉堂教授当时机体普遍反应的规律是怎样的呢？我们通过"高烧、神智昏迷、大小便闭塞不通""肾积水"等临床表现，特别是胡老的处方——大柴胡汤合桃核承气汤——采用综合结果倒推法来分析，可以得知患者是少阳阳明合病。这一诊断完全是根据当时现场的脉症、腹证等，所做患者整体的结论，它准确地反映出单玉堂当时机体普遍反应的规律。也因此，其治法就和从"心衰合并肾功能不全"出发的疾病分论的诊治方案不同，甚至大相径庭。因为"患病机体普遍反应的规律"所呈现的是"病的人"，也就是在疾病中单玉堂的全身整体抗病趋向与状态；而"患病机体的特殊反应规律"所呈现的是"人的病"，也就是单玉堂患"心衰合并肾功能不全"的病况。

（2）胡老的诊治方法与分析：胡老所采用的诊治方法是通治法，就是他所倡导的"在其（患病机体普遍反应的规律）基础上，讲求疾病的通治方法"。这种治疗方法，不是根据某一个病的辨证分类所使用的预先规定好了的"专病专方"，而是根据人体总体反应的方证状态、方证趋向，现场综合辨证来选方用药。胡老的观点，就是对《伤寒论》中疾病总论指导下的通治法理论的概括与总结。胡老不仅为《伤寒论》的疾病总论思想定了位，为经方医学正了名，而且为通治法的适用范围划了线。

通治法临床诊治的具体方法，即方证相对应的随证治之。这一诊治方法类同于民间谚语所谓的"见招拆招""水来土掩，兵来将挡""逢山开路，遇水搭桥"，所强调的是要在现场采取相对应的方法，具体问题具体解决，而不是事先就把"拳头"过早地攥紧，袭用一套预先规定好的药方。

（3）胡老诊治的方证、方药与分析：胡老当时诊断的方证是"大柴胡汤证合桃核承气汤证"，开出的药方是大柴胡汤与桃核承气汤合方。这是他所主张的"方证是辨证论治的尖端"这一观点在临床实践中的具体运用。在《中国百年百名中医临床家丛书——胡希恕》一书中，冯世纶教授回忆说："初跟随胡老抄方，常听胡老说：'这个哮喘患者是大柴胡汤合桂枝茯苓丸证''这个肝炎患者是柴胡桂枝干姜汤合当归芍药散证'，并见其方总是原方原剂量，很少加减，疗效却很好。感到很奇怪，于是请教胡老，胡老笑曰：'辨方证是辨证的尖端。'"

对于什么是"方证相对应",汉方家寺泽捷年博士在《汉和诊疗学》中有一段形象生动的比喻。他说:"汉方处方是针对所有不同症状的疾病所配出来的处方,能够将这些处方的效果牢记在脑中的医生,一定可以针对患者的症状,为患者选择最适合的处方。这样的方式和一个擅长配对的媒人很像,一个有经验的媒人,只要知道新娘与新郎的个性、生活状态,或者分别希望找对象的条件,就可以很快地将一对新人做成夫妻。"

由此看来,单志华医生追忆中所记录的胡希恕诊治时所说的"小大不利治其标。必须先解决大小便问题——这就是救人"这段话,并非就是胡老平时诊治思维的真实反映。在胡老的著作中,很少使用这种主流中医学常用的"《内经》化"言语,这种理法方药的"理论根源"所反映的并不是他的学说精髓。正如他的好学生冯世纶教授说的那样:《伤寒论》之理论与《内经》之理论是两个不同体系,所以用《内经》的思想理论来解释《伤寒论》的条文是错误的。"即使胡希恕用这样的言语,那也只是在那个特定场合的一种非常规的表达而已,当不得真。因为"小大不利治其标"这种缺乏操作性的治法和"大柴胡汤合桃核承气汤"还有着相当的距离。

我第一次读到这个会诊病例是在冯世纶教授主编的《中国百年百名中医临床家丛书——胡希恕》一书刘渡舟教授的序言中写道:"每当在病房会诊,群贤齐集,高手如云,惟先生能独排众议,不但辩证准确无误,而且立方遣药,虽寥寥几味,看之无奇,但效果非凡,常出人意外,此皆得力于仲景之学也。"刘渡舟老与胡希恕老都是中国现代伤寒学的领军人物,但两人的学说观点与诊治方法不同。

胡希恕老的临床水平能够得到刘渡舟老的赞誉,除了几十年的同事同道之外,这个病例的诊治成功也是一个重要的原因。然而刘渡舟老的回忆中没有具体讲到哪一次会诊,但这一会诊的病例挥之不去,时时萦绕在我脑子里,总想寻找到这次会诊的具体记录。

我第二次是在黄煌教授的一个演讲中又听到这个病例的。那是在 2014 年 12 月浙江省中山医院"2014 中山学术月"的经方讲座上,黄煌教授介绍了胡老的那次会诊病例的前因后果。黄煌教授说:"这到底是说的是哪一件往事?今年 7 月 11 日在兰州举行的甘肃经方论坛上,冯世纶先生告诉我,那是当年会诊单玉堂老先生的事。""那么,到底用的什么方?冯世纶先生告诉我,胡老用的方是大柴胡汤合桃核承气汤。他说,这是单老第二次住院。第一次住院时,单老肺部感染发热,也是胡老开的方,用的是大柴胡汤加桂枝茯苓丸、生石膏甘草。后来还给我寄来了当年的病案。大柴胡汤是胡希恕先生的最爱。他不仅用大柴胡汤加生石膏治疗肺炎,也用大柴胡汤加桂枝茯苓丸治疗哮喘,治疗单老肺心病多脏器功能衰竭,则用大柴胡汤加桃核承气汤。这是胡老的智慧!大柴胡汤本是张仲景用来治疗宿食病的方,但不限于宿食病,伤寒发热,张仲景就用大柴胡汤,后世也是这样用法。其着眼点是方证,即'按之心下满痛'。而且从方证相应出发,大柴胡汤的应用范围不断扩大。"

我第三次是在网络上寻找到单志华医生深情回忆那次会诊过程的《我的老师》一文。当时我反复读了3次，读后心情非常激动，唏嘘不已，因为我自己还从没有遇见过如此危急的患者。我在想，如果自己遇见这样的病例会怎么样？在那样的场合能够开出类似的药方吗？想来想去，还是觉得可能性很少，因为我不具备胡老开出那个处方的各方面的条件与素质。84岁高龄的胡老，面对单玉堂教授如此危急的病情，在"群贤齐集，高手如云"的会诊中，"能独排众议"别出心裁，如果不具备如下几个条件与素质是难以想象的。

（1）对于经方医学通治法的祛病祛邪能力充分自觉与自信。这种自觉与自信来自几十年的临床实践经验的积累与理论修为的升华，而非一朝一夕之功。有了自觉与自信，才能把握通治法，而不是反被通治法所把握。

（2）具有灵敏强大的直觉直观的诊察能力，通过四诊，一眼就能够确定患者身上出现的大柴胡汤、桃核承气汤的方证。特别是这一合方证，胡老更为娴熟，因为他应用这一合方而治愈的各种各样疑难杂症难以计数。胡老对于这类常见的方证或合方证的确是洞若观火，一目了然。他就是美国电影《教父》中所赞誉的，是一个"花半秒钟看透本质的人"。只不过胡老花半秒钟看透的不是人的品性与才能而是患者的"本质方证"。

（3）谚语说得好，"艺高胆就大"。对于在纷繁复杂的危急重病中，如何使用通治法，如何方证辨证，如何随证治之，如何处方用药等诊治环节，胡老早就胸有成见，所以在"群贤齐集，高手如云"的会诊中，才能够有识有胆地"独排众议"，开出来"寥寥几味，看之无奇，但效果非凡"的药方，最终挽救了单玉堂教授的生命。

学习了这个会诊病例，我进一步体会到胡老临床运用方证辨证的卓越疗效，深深地感受到胡老就是一个以自己的一生全身心去触碰《伤寒论》的人，一个把《伤寒论》融合到自己血液里的人，是一个在临床中不断实践自己所倡导的"在其（患病机体普遍反应的规律）基础上，讲求疾病的通治方法"的人。只有真正对自己有所认识的人，才能够真正认识经方医学。

我偏爱《伤寒论》的临床应用，偏爱临床应用《伤寒论》的病例。因此，在这次的讲课中也引入中外古今许许多多精彩的医案记录。我在选择病例时，既重视条文方证的临床再现，也重视相似方证的鉴别，所以时常免不了会增添一些话语。比如对于上述胡老诊治单玉堂的病例，我反复阅读之后，还是遐想不已，一些需要深长思之的题外问题，总是挥之不去。我渴望自己生有一双穿越时空的眼睛，能够窥视到胡老的内心，特别想窥见他的辨证思路，窥见他方证鉴别的一幕。我猜想，胡老所选择的大柴胡汤合桃核承气汤证最为接近的应该是木防己汤合桃核承气汤证，它们都有"心下痞硬"的腹证。也许是由于患者的高烧与胸胁苦满，也许是由于患者没有"面色黧黑""下肢浮肿"的症状，所以胡老选择了前者。

3. 问题讨论二

问： 现在中医师临床上大多采用先辨病、后辨证的诊治方法，而用疾病总论通治法的很少。纵观中医学发展史，前经方时代产生出来的《伤寒论》疾病总论的通治法并没有成为中医学的主流，魏晋以后逐渐被先辨病、后辨证的专病专治法所取代。您认为这是中医学的进步，还是挫折？

答： 根据远田裕正教授的研究，康治本作为伤寒学的原始本来源于前经方时代，它是以总体、整体的视觉通过方证相对应来诊治疾病的。后来随着病名病因病机的发现，出现了《金匮》这样的先辨病、后辨证的专病专治法。再后来到了东汉末年，张仲景将前后两种不一样的诊治方法合二为一，编写成《伤寒杂病论》。他在形式上、结构上把流动不定的东西和稳固不变的东西巧妙地结合到了一起。从伤寒学自身的发展过程中，我们可以看到以总体、整体为诊治对象的通治法在先，先辨病、后辨证的专病专治法在后，最后发展成为两种不同视角的诊治方法合二为一，优势互补。

然而，我们要正确理解"优势互补"这个问题。学习经方医学典籍，应该先行学习《伤寒论》为好，应该把《伤寒论》的随证治之通治法作为经方医学的基础来加以训练。如果相对于先辨病、后辨证的专治法，随证治之通治法的主体性没建立起来的时候，也就是说通治法的基本视角没有建立以前，两种不同诊治方法的差异还没有充分展开之前，就讲优势互补，就很有一种本末倒置、喧宾夺主的意味，就容易丢失掉随证治之通治法的一些基本立场。环顾目前中国中医界的现实情况，让人深深地感到一种痛失阵地的危机。

作为原始社会的先人还处于野性思维的阶段，还不能够用有意识理性去形成抽象的概念，还缺乏概括事物的能力，只能够用总体、整体与综合的方法认识具体的事物。随着有意识理性的成熟，出现了文字与语言，人类进入了文明时代，要研究一个事物，就把它细分、再细分，研究清楚每一个细节，再还原到整体的"还原论"渐渐成为认识论的主流。然而，"有意识理性本身有着一些先天性的缺陷，它有一种逻辑上'自圆其说'的能力，它会编织出一种观念的罗网，让人脱离现实，变成作茧自缚的'观念人'。"（引自萧功秦《知识分子与观念人》）

其实，佛经里就讲到人理性的局限性，要求理性与非理性的互补与融合。《金刚经》甚至提出要脱离语言文字，认为语言越说越繁，术语越多，对于以"悟"为最高智慧的修为是一种伤害。

作为经方临床家对这一方面的体会更加深切，更能够体悟到个中甘苦。王宁元在《从现象学原理分析胡希恕"辨方证是辨证的尖端"》一文中云："人的理性有天然局限，以局限的能力建立的体系，其弊不言自明，凡居科学最尖端的科学家比一般人有更深的体会。就经方而言，再以局限的能力诸如逻辑言辞等去解释本来就局限的体系，岂不是局限的进一步深陷，所以胡希恕认为辨方证是辨证的尖端，而不言辨病机是辨证的尖端，便是一位经方临床家的高度感悟。"

疾病分论的辨病分证诊治方法，的确是一种诊治单一疾病的好方法、好工具。但我们要意识到，一个工具的诞生，在让人类更方便的同时，也会限制人类的想象力。正如美国金融家查理·芒格所说的那样："对于拿着锤子的人来讲，全世界都是钉子。"可见，要想获得临床诊治的自觉直观的洞察力，首先要破除的，就是单一辨病分证的诊治方法。

伤寒学的发展也是应顺着这样的规律而衍变的。《金匮》的出现是"分化是把握整体的关键"还原论的产物。由于忽视总体、整体，重视细枝末节的结果根本就无法还原到整体，故先辨病、后辨证的专病专治法的还原论无法全面认识事物。于是《伤寒杂病论》应顺而生，它的出现弥补了《金匮》的局限性。这个认识事物的过程，完全符合马克思主义的"否定之否定"的辩证法的原则。但目前主流中医学界还停留在辨病基础上的辨证施治，没有建立起"《伤寒论》是疾病总论"的观念，这是受"分化是把握整体关键"的还原论的误导。经方医生诊治时，常常把患者的脉症拆解成非常原始的状态，拆解到最基础的方证、药基证，甚至药证等状态，然而这种还原、分化、拆解是为了再以另外一种方式进行重组的目的。由此看来，重视《伤寒论》的疾病总论应该是当前每一个经方医生的使命。只有从流溯源，返璞归真，也才有可能补偿其前迟滞不进中所损失之岁月，而获得奔轶绝尘之发展。

4. 问题讨论三

问： 老师，课程就要结束了，对于《伤寒论》的学习您还有什么想说的吗？

答： 康治本的学习就要结束了，那我们下一步该怎样呢？我的意见是，把康治本的内容进一步地巩固下来，深入思考其内在的诊治思维，熟悉其中的方证表现，反复揣摩方证与方证之间的关系，而不要急于去学习新的课程。有人总觉得《伤寒论》的药方不够用，总想学习新的药方来补充它。这种想法不奇怪，我在学习《伤寒论》的初期也是这样。读了杨大华所著的《十年一觉经方梦》，得知他也有这样的经历与体悟，读后被其坦诚、独白与卓然不惑的思考所触动。现在引用如下，以供参考。

回想起来，真正研习经方大约有 10 年了。10 年来，有坎坷，有崎岖。梦醒时刻，抚今追昔，略有感慨，志之以自励。

过去，对经方研习不够坚定，恰如《小猫钓鱼》里的那只小猫，一会儿捉蝴蝶，一会儿捉蜻蜓。曾经一度迷上"火神派"，一度暗恋"圆运动"，《长江医话》等五大医话也很上心，总觉得经方那些东西不够用，想寻找一些来补充。恰如下象棋，老是觉得自己 16 个棋子不够用，"要是有 3 个车该多好啊！"没有好好去研究子力之间的配合，不去发挥兵、马、炮各自的有效性，不去琢磨各自之间的联系性，却幻想寻找"第十七子"。说到底，还是对经方没有信心的表现。诚然，经方不能尽愈诸病，但把经方作用最大限度发挥，不也是很快乐的事吗？一个医生，不应该追求治好所有的病。

杨大华说出了我想说而没有说出来的内心思考，希望对大家有用。

在课程结束之际，我还想说几点自己的希望：

（1）每一个中医师要明白经方医学来源于药证辨证与方证辨证。从药证、方证入手，就能够追本溯源，返璞归真。正如稻盛和夫在《活法》中所说的那样："真理的布是由一根线编织出来的。因此，把事情看得越单纯，越接近真理。"因此找到药证、方证这个"线头"，就能够进入经方医学的大门。

（2）经方医生一定要把康治本作为自己在经方医学路上登堂入室的靶子。让我们记住司马光《答陈充秘校书》的一则名言："夫射者必志于的，志于的而不中者有矣，未有不志于的而中者也。"这段话说的很辨证，射箭之人当然以射中靶子为自己努力的目标，其中可能有竖了靶子而没中靶的，但是绝对没有未竖靶子却中了靶的。

（3）有比较才有鉴别，才有选择，才有差距。因此，在解读康治本的同时还要对照其他版本的《伤寒论》，在比较学习的过程中，防止自己进入"达克效应"的陷阱。"达克效应"是一种心理学效应，是指一般能力越差的人总高估自己，而能力越高的人越容易低估自己。而《伤寒论》丰富的文化及历史视野作为一种知识储备，可以帮助你摆脱自己临床上的认知障碍，走出"达克效应"的陷阱。

（4）《伤寒论》的主要任务不仅仅是传授方证知识，还在于启发智能与思路，触动你去想问题。例如，以前你认为理所当然的道理，陆渊雷、远田裕正说"这不对"，并说出一套一套道道来，弄得你手足无措，迫使你不得不反复思量，这是为什么呢？由此，你可能就会发现很多新的道理与问题。

（5）在《伤寒论》条文的学习中，思考思维形式是如何表达思维内容的应占有一定的地位。从这个意义上说，从思维、语言和《伤寒论》条文的三极关系来理解阅读《伤寒论》的动态过程与效果更为合适。

（6）我们这次讲课内容仅仅围绕康治本《伤寒论》第65条条文的解读、梳理，以及和宋本条文的比较、甄别等问题展开，其重点是讨论康治本中作为疾病总论的通治法在临床各科如何应用。学习了通治法就要先在临床上去应用，去尝试，去探索，然后再思考，再规划，再去重复试验。要先做后想，再做再想。如果没有做就去思考，那只能是纸上谈兵。

（7）我们学习经方医学的时候，还有一种必不可少的知识，就是有关我们自身的知识。要拥有关于自己的恰当知识，在善于体认自己的潜质，并将其特质辨认出来的同时，要了解对自身的无知与距离，要了解我们难以逾越的有限性，要意识到自身可能存在的盲点。宋代易学家邵康节在《梅花易数》中写道："道不虚传只在人。"强调了知识运用之妙，存乎一心的奥秘。这和印度著名哲学家克里希那穆提（1895—1986）的"让人用自己的思维之光来照亮我们自己"这句话非常接近。因为思维之光将我们一分为二，可以自己观看自己、审视自己，省验自己，不断对自己的观察进行再观察，对自己的思想进行再思想。让它唤醒你自己身上沉睡的东西吧，它必将成为你进一步发展的动力源。

（8）《伤寒论》的思想能量迄今还没有得到正当释放，它今后可以开拓的领域无限开阔，恰如未开垦的原野横亘在中医人的门前，等待着有志于此的中医师去垦荒、播种与收获。让《伤寒论》的诊治方法立足本土而关照全球，守正创新，为全人类共同享有。

（9）如果你真的爱上了《伤寒论》，爱上了经方医学，那祝贺你！让《伤寒论》的阳光照亮你的未来！

5. 康治本结尾部分的数字之谜

康治本结尾部分有二组数字：

〇二四八六十四五十

五十四十五五十五〇

这两组数字比较神秘，我们至今也不知道它的含义。

李保柱先生在"山西民间仲景学说研究"的博客上发了一篇"康治本《伤寒论》卷尾数字符号破译"博文，现将其转录如下：

抄写于唐代并流传在日本的康治本《伤寒论》残卷末尾，有六组数字符号，至今一直无人能解，其意义不详已成定论。其实不然，用伤寒医算盘即可轻松破译其所表达的含义是什么。

第一组数：二四八，表示的是两仪四象和八卦及阴阳四季和八节。

第二组数：六十四，表示的是周天八八六十四卦。

第三组数：五十，表示的是大衍之数五十。去掉太极数一，其用则四十九。

第四组数：五和十，表示的是天地之数。

第五组数：四十五，表示的是洛书数。

第六组数：五十五，表示的是河图数。

以上这六组数，在伤寒医算盘中都清楚地标注着，一目了然，只缘世人不识庐山真面目，而道在眼前人不识。

以上李保柱先生的观点值得参考。

康治本末尾的数字符号和《周易》卦象中的象数有关，它们的存在年代可能还要追溯到《周易》之前。李硕博士在《颠覆历史认知：周灭商之惊心动魄超乎想象》一文中谓："现存《周易》《彖辞》部分，据说是文王周昌所作。""掌握甲骨占卜和八卦推算技术的都是巫师家族，他们世代传承此职，将其作为家传绝技秘不示人。后世人传说，周文王在被商纣囚禁期间，将八卦推衍为六十四卦，这种说法也许有一定来历，但周昌接触和演算八卦的开端肯定更早。可以想象，当老年周昌对'八卦'发生兴趣后，肯定对占卜师软硬兼施，采用了各种手段，终于迫使他们交待出了卦象运算原理。"

知识考古是一门学科，也是一种关于时间的哲学。文字、语言是透视一个时代的窗口，是一个历史文化的深层表达。汉方家剑持久氏根据《伤寒论》行文用词与篇章、文辞等方面的研究，认为"《伤寒论》与《周易》是同一时代的产物"这一结论有一定的根据。他认为，汉字的文字、语言的排列组合是一门研究古代人类遗存的学问，它以一种奇妙的方式参与了当下，连接了过去和未来。

贾春华在《日本汉医古方派研究〈伤寒论〉》中提出，《伤寒论》一直被日本古方家视为"周代遗法"。日本发现的康治本也许是"周代遗法"所遗留下的唯一成果，这应该是当下现存最早的《伤寒论》原始文本了。倪剑青教授在《古代中国的思想世界》中写道："正如现代西方经验都可以追溯到对古代希腊罗马以来的存在经验的解读中去一样，中国经验如果可能，那么它就必须被追溯到对上古三代以来的解读之中去，尤其是追溯到春秋时期现实的关注和经验之中去。在那个时候，现代中国经验的深层结构已经被或强或弱地决定了。"

弗里德里希·恩格斯曾经说过："一个民族要想站在思想的高峰，就不能没有哲学。"回顾世界上其他国家、地区、民族的经验医学在人类进入文明社会之后就一步一步地走向衰落，甚至土崩瓦解，唯有以《伤寒论》为诊治核心的中医学能够在世界现代化的潮流中巍然屹立而没有溃败，这就是《周易》阴阳论的历史贡献。

临床病证的变化是无限的，而《周易》则是以有限来概括无限，其概括的意义就是反无限。当然，我们也要辩证地看到这种理性概括的局限性。正如金克木教授在《书读完了·显文化隐文化》中所指出的那样："画八卦以概括人类社会以至宇宙的变化方式，这是思想发展的一个重要标志吧？若不这样追求概括，恐怕什么科学、哲学都没有了。然而这里又埋伏着知识已到尽头，宇宙和人已经全归掌握的想法。这就会从求知变成不再求知，终于变成不知。"

康治本最后的落款有两个：上一个是"唐贞元酉岁写之"，下一个是"康治二年亥九月书写之沙门了纯"。"唐贞元酉岁写之"，是指唐贞元二十一年（805 年）日本最澄和尚抄写。最澄和尚当时担任日本的国家遣唐使，相当于日本国家派遣到中国的文化大使。他回国时带了一个只有 65 条条文的《伤寒论》抄本。"康治二年亥九月书写之沙门了纯"，是指日本康治二年，也就是 1143 年，相当于中国南宋初，永源寺里的一位名叫了纯的和尚，从一个秘藏的楼阁上发现了最澄和尚的《伤寒论》抄本，并进行了再次的抄写。后来就以第二次抄写的时间——"康治"年代来命名这本书，这就是我们现在所讲的康治本《伤寒论》。

编辑手记

今年 2 月 6 日，在微信朋友圈看见一则消息，娄绍昆老师因病医治无效去世，我们简直不敢相信自己的眼睛。两个月前，娄老还出席"2022 国际经方大会"并做了专题讲座，怎么会就突然离开了我们！此时此刻，悲恸之情无以言表，为失去一位睿智的中医思想者，卓越的经方实践、传播者，一位可敬可爱的长者而深深惋惜。同时又非常内疚、自责，作为策划、责任编辑，没能让娄老亲眼看见他生前一直挂念着的《娄绍昆讲康治本伤寒论——65 条学完一本〈伤寒论〉》的正式出版。

这本书主要根据娄老十多年前讲授的《65 条学完一本〈伤寒论〉》精品课程录音整理而成，凝聚了娄老一生研究、实践《伤寒论》的心得、体悟和经验。在书中，娄老以《伤寒论》的原始本——康治本《伤寒论》为切入点，旁征博引，条分缕析，言必有据，论之在理，力求通过对 65 条条文深入浅出的生动讲解，让读者能够掌握《伤寒论》的核心内容，以达到事半功倍的目的。可以说这是一本不可多得的学习《伤寒论》的优质读本。

书稿是讲课录音文稿，加之体量较大，内容丰富，涉及面广，如何既能保持娄老讲课的风格，尽可能还原娄老讲解的本意，又要符合出版规定，便于读者阅读、理解，这就对编辑加工提出了极高的要求。为此，我们不敢有丝毫马虎，花费大量时间，对整个文稿做了认真架构，对每个段落、每个字句都反复斟酌，仔细推敲，不厌其烦地多遍校看、修改，力求保证本书的高质量。我们想，这也一定是娄老的愿望吧？！

娄老一生孜孜不倦地研习、实践《伤寒论》，不遗余力地推广、普及经方，令人感佩，为我们树立了榜样。作为中医药出版人，编辑、出版更多、更好的中医药读物，为弘扬、传播传统中医药文化，推广、普及经方而尽力所能及的力量，就是对娄老最好的缅怀。

2023 年 7 月